AF667851

Stephen Harrod Buhner

Pflanzliche Antibiotika

Stephen Harrod Buhner

PFLANZLICHE ANTIBIOTIKA

Wirksame Alternativen bei Infektionen
durch resistente Bakterien,
Krankenhauskeime und MRSA

HERBA PRESS

Für David Hoffmann, mit dem alles begann

Impressum

Deutsche, erweiterte Ausgabe

Die deutsche Ausgabe wurde mit Fotos der wichtigsten Heilkräuter ergänzt. Die Familiengeschichte, u.a. über die deutschen Wurzeln von Stephen Harrod Buhner, „Meine DNA und die Wurzeln der Heilkunst", rundet diese Ausgabe ab.

Buhner, Stephen Harrod. Pflanzliche Antibiotika. Wirksame Alternativen
bei Infektionen durch resistente Bakterien, Krankenhauskeime und MRSA.
7. Aufl., 2022
ISBN 978-3-946245-00-1

Herba Press ist ein Imprint der Edition Reuss GmbH
www.herba-press.de
info@herba-press.de

Englische Originalausgabe
Buhner, Stephen Harrod. Herbal Antibiotics / by Stephen Harrod Buhner – 2nd ed.
Storey Publishing. 210 MASS MoCA Way North Adams, MA 01247, www.storey.com

Übersetzung aus dem Englischen: Dr. med. Eberhard Wormer, Dr. Natalie J. Lauer
Layout/Grafik: Dr. Natalie J. Lauer
Lektorat: Dr. Ulrike Voigt

Abbildungsnachweis:
© Stephen Harrod Buhner: Abb. 384, 387, 394, 399, 401, 417, 459
© Steven Foster: 154, 168, 234, gr. Abb. 256, gr. Abb. 270, 282, 300,
gr. Abb 308, 318, 324, 340, 352
© Rolv Hjelmstad: gr. Abb. 190, 360, 368
© Ulrich Meve: Abb. 112
© Stefan Porembski: Abb. 144
© Matthias Reuss: kl. Abb. 190, 212, 224, kl. Abb. 256, kl. Abb. 270, kl. Abb. 308
© Marco Schmidt: Abb. 126

Inhalt

Geleitwort zur deutschen Ausgabe

Eine post-antibiotische Ära, in der harmlose Infektionen und kleine Verletzungen tödlich sind, ist alles andere als eine apokalyptische Fantasie – sie ist im Gegenteil ein sehr reales Szenario für das 21. Jahrhundert.

WHO, *Antimicrobial Resistance Global Report on Surveillance* 2014

Die Antibiotika der modernen Medizin gelten als Fortschritt zum Wohl der Menschheit. Wir müssen aber heute akzeptieren, dass ihre Wirksamkeit maßlos überschätzt wurde. Schon im Jahr 1945 verkündete Alexander Fleming in seiner Nobelpreis-Rede die drohende Resistenzentwicklung gegen das von ihm entdeckte Wundermittel Penicillin. Seine Warnung sollte sich bewahrheiten: Seither wurde bei jedem weiteren Antibiotikum innerhalb eines relativ kurzen Zeitfensters Resistenz beobachtet. Und wir müssen zugeben, dass wir das Desaster der Antibiotikaresistenz selbst verschuldet haben – durch Missbrauch und durch die unvernünftige, unkontrollierte Anwendung dieser Medikamente. Antibiotika sind inzwischen fester Bestandteil der Nahrungskette, tauchen im Trinkwasser auf und werden unter anderem großzügig in der Fleischproduktion gebraucht. Antibiotikarückstände belasten die Umwelt in hohem Maße und sind fast überall nachweisbar. Das schwächt ihre Wirkung, und teilweise bleiben konventionelle Antibiotika sogar vollständig wirkungslos. Die Resistenzentwicklung ist kaum rückgängig zu machen.

Der hunderttausendfach beschleunigten Anpassungsfähigkeit von Mikroorganismen an potenziell tödliche Stoffe haben wir nichts entgegenzusetzen. Die Keime sind zu clever, und sie nutzen die Erfahrung von Jahrmillionen der Evolution, um ihr Überleben zu sichern. Was ihre Antworten auf antibiotische Stoffe betrifft, sind Bakterien bemerkenswert anpassungsfähig und erfindungsreich. So weisen beispielsweise die bodenbewohnenden Streptomyceten Resistenzen gegen Umweltgifte sowie gegen sämtliche bekannten Antibiotikawirkstoffe auf. Noch verblüffender ist allerdings die Tatsache, dass diese Bakterien eigens Antibiotika produzieren, gegen die sie selbst resistent sind. Der von der Menschheit proklamierte „Krieg gegen die Keime" war und ist zum Scheitern verurteilt. Und – solange es Massentierhaltung gibt, die Tausende Tonnen Antibiotika pro Jahr verbraucht, wird es niemals eine Lösung für das Resistenzproblem geben.

Wie nahe uns die bedrohliche Resistenzentwicklung bereits gekommen ist, zeigen Schätzwerte für den Zeitraum 2013 bis 2016 in Deutschland. Von etwa 15.000 MRSA-Infizierten stirbt jeder dritte Betroffene, von etwa 9.500 ESBL-Infizierten fast jeder zweite, von etwa 14.000 Infizierten mit Vancomycin-Resistenz jeder dritte bis fünfte. Und bis zu 40.000 Menschen sterben hierzulande pro Jahr an nicht beherrschbaren Krankenhausinfektionen, davon etwa 10.000 an MRSA-Infektionen.

Angesichts der Hilflosigkeit der Medizin stellt uns Stephen Harrod Buhner mit diesem Buch ein unschätzbar wertvolles Hilfsmittel zur Verfügung. Heilkräuter sind die letzte verbliebene Hoffnung zur wirksamen Behandlung antibiotikaresistenter Infektionskrankheiten. Buhner hat mehr als 1800 Studien ausgewertet und stellt auf dieser Basis Therapiestrategien vor, die bei resistenten Keimen hochwirksam sind. Antibiotikakräuter sind die einzige noch verbliebene wirksame Alternative, wenn konventionelle Antibiotika versagen.

Die Informationen in diesem Buch können dazu beitragen, Leben zu retten.

Dr. med. Eberhard J. Wormer

Vorwort zur ersten Ausgabe

von James A. Duke, PhD

Stephen Buhner hat eine schockierende Wahrheit zu seinem Thema gemacht, die Sie im *Journal of the American Medical Association* vergebens suchen werden – und er offenbart diese Wahrheit dem Leser dieses Buchs: Unsere Waffen im Krieg gegen die Keime gehen zur Neige. Da der Generationenwechsel von Keimen im 20-Minuten-Takt vor sich geht, wofür die Reproduktion des Menschen 20 Jahre in Anspruch nimmt, ist es kein Wunder, dass Keime im selben Tempo gegen unsere chemischen Waffen resistent werden, wie wir diese entwickeln.

Wenn das Antibiotikum Vancomycin komplett versagt – was früher oder später passieren wird, werden wir, wie Stephen im vorliegenden Buch prophezeit und wie ich es an anderer Stelle prognostiziert habe, auf jahrtausendealte biblische Heilkräuter wie Knoblauch oder Zwiebel zurückgreifen müssen. Jede dieser Pflanzen enthält Tausende antibiotisch wirksame Stoffe – manche Menschen lehnen die Bezeichnung „antibiotisch" ab, wenn von phytochemischen Stoffen die Rede ist, aber ich bin mit dieser Haltung ganz und gar nicht einverstanden. Für rasch reproduzierende Parasiten- oder Bakterienarten ist es ein leichtes, eine Monosubstanz unschädlich zu machen. Sie lernen, wie sie die Substanz „zerlegen" oder gar für den eigenen Stoffwechsel nutzen können – aber die in Heilkräuten vorkommenden komplexen Komponenten sind nicht so leicht „auszutricksen". Wissenschaftler kennen dieses Phänomen und entwickeln deshalb komplexere Arzneistoffe wie beispielsweise einen AIDS-Cocktail oder unterschiedliche Chemotherapien gegen Krebs. Dieselben Superwissenschaftler, die die Behauptung von Phytotherapeuten herunterspielen, dass Synergien die Wirksamkeit von spezifischen Heilkräutern und Kräuteranwendungen ausmachen, setzen nun mit ihren Medikamenten auf die Synergie von drei bis vier Wirkstoffen.

Sicherlich ist es einfacher, die synergistische Wirkung von zwei Stoffen nachzuweisen, als herauszufinden, wie 200 oder 2000 und noch mehr unterschiedliche Inhaltsstoffe (ein Kennzeichen aller Pflanzen) synergistisch agieren können. Somit wird die wissenschaftliche Gemeinde davor zurückschrecken, die bemerkenswerten synergistischen Effekte natürlicher Pflanzenstoffe zur Kenntnis zu nehmen. Allerdings können wir uns eine solche Ignoranz wirklich nicht leisten – denn die Natur favorisiert Synergien vorteilhafter pflanzenschützender Komponenten mit antibakteriellen, antifungalen, antiviralen und insektiziden Eigenschaften innerhalb einer Pflanzenart und sortiert Antagonisten aus.

Wenn wir uns antibiotische Stoffe von Pflanzen zu Nutze machen, tun wir gut daran, alle Substanzen zu nutzen – und nicht nur eine einzige hochwirksame Komponente. Picken wir einen einzigen Stoff heraus, gehen die Synergieeffekte verloren. Tatsächlich unterstützen wir dadurch noch die Fähigkeit des Feinds (des Keims), die monochemische Medizin unwirksam zu machen. Die polychemische synergistische Mixtur, die als Heilkraft in Medizinkräutern konzentriert vorliegt, ist unsere größte Hoffnung angesichts antibiotikaresistenter Bakterien.

Die Evolution der „modernen" Medizin

(aus Internet-Fundstücken zusammengestellt von Jim Duke)

Vor 8 000 000 Jahren Sagt ein Schimpanse zum anderen: „Ich habe Bauchweh …" (*auf Schimpansisch und reibt sich am Bauch*). Antwort: „Hier, Schimpanse, iss diese bitteren Kräuter!" (auf Schimpansisch)

Vor 5 000 000 Jahren „Hier, Hominide, iss diese bitteren Kräuter!" (*auf Hominidisch*)

Vor 2 500 000 Jahren „Hier, Homo sapiens, iss diese bitteren Kräuter und lass ein paar übrig, damit sie die Leakeys finden können!" (*in hominoider Zeichensprache*)

2500 v. Chr. „Hier, Mensch, iss diese bitteren Kräuter!" (*auf Arabisch, Koptisch, Farsi, Hebräisch etc.*)

Jahr Null „Der Heiland ist geboren! Glaube kann heilen. Iss diese bitteren Kräuter (*wenn der Glaube versagt!*)."

1200 n. Chr. „Diese bitteren Kräuter sind heidnisch. Sprich ein Gebet, wenn Du sie einnimmst!"

1850 n. Chr. „Das Gebet ist ein Aberglaube. Hier, trinke diesen bitteren Trank!"

1900 n. Chr. „Der bittere Trank ist Quacksalberei. Hier, schlucke diese bittere Pille!"

1950 n. Chr. „Die bittere Pille ist unwirksam. Hier, nimm dieses bittere Antibiotikum!"

2000 n. Chr. „Das bittere Antibiotikum ist synthetisch, unwirksam und giftig. Darüber hinaus sind alle Mikroben resistent dagegen und einige von ihnen ernähren sich sogar davon (das trifft selbst auf Vancomycin zu). Hier, iss diese bitteren Kräuter – und bete, dass sie Dir helfen werden" (*Berichten zufolge beten 95 Prozent der Amerikaner, aber nur 33 Prozent der Psychologen*).

Vorwort zur zweiten Ausgabe

Hat man den Punkt erreicht, ab dem man alles, was die eigene Lehrmeinung stören könnte, nicht mehr beachtet, betreibt man keine Wissenschaft mehr, noch nicht einmal mehr eine Fachdisziplin – man ist lediglich einem selbstgefälligen, engstirnigen Irrglauben verfallen.

Paul Krugman

In den Jahren, nachdem ich die erste Ausgabe dieses Buches verfasst hatte, hat sich mein Wissen über die Heilkraft der Kräutermedizin beachtlich erweitert. Deshalb ist die vorliegende Ausgabe von *Pflanzliche Antibiotika* (*Herbal Antibiotics*) sehr viel umfangreicher als mein erster, grob vereinfachender Versuch. Es finden sich mehr Kräuter, einige der ehemals erwähnten Heilpflanzen wurden gestrichen oder sie wurden einer anderen Wirkungskategorie zugeordnet (beispielsweise gehört Echinacea nun zu den Immunkräutern und nicht mehr zu den antibiotischen Kräutern). Darüber hinaus wurde das Originalmaterial über Bakterien und bakterielle Resistenz maßgeblich erweitert.

Jahrelang wurde ich häufig gefragt, weshalb dieses oder jenes Kraut auftaucht und ein anderes nicht. Gute Frage, hier die Antwort.

Ich habe die Kräuter für dieses Buch nach einem von zwei Kriterien ausgewählt: 1. Ich selbst oder von mir geschätzte Phytotherapeuten bewerteten das jeweilige Kraut als hochwirksam zur Behandlung von antibiotikaresistenten Erkrankungen, oder 2. fundierte Forschung und die Anwendung der Pflanzen in anderen Ländern bestätigte deren hohe Wirksamkeit.

Wenn Sie die umfassenden Informationen über Therapiestrategien und die Monographien der berücksichtigten Pflanzen lesen, können Sie meiner Meinung nach meine Pflanzenauswahl klar nachvollziehen. Es gibt einige ziemlich überzeugende Erkenntnisse über die Behandlung von resistenten Bakterien, die in der ersten Ausgabe nicht vorkamen – in erster Linie deshalb, weil weder ich noch die Pflanzenheilkundler in den USA zum damaligen Zeitpunkt ausreichend Verständnis und Erfahrungen damit in der klinischen Praxis hatten.

Ich habe manche Pflanzen weggelassen, da ich sie 1. entweder in der klinischen Praxis nicht als stark wirksam einstufe (wenngleich sie schwach wirksam oder unter gewissen Umständen wirksam sind) oder 2. zu wenig klinische Studien verfügbar sind, die ihre Wirksamkeit belegen.

Deshalb wird das Olivenblatt in der vorliegenden Ausgabe nicht ausführlich erläutert, obwohl das Kraut antibakterielle Eigenschaften hat. Alle Pflanzen enthalten antibakterielle Substanzen – allerdings haben mich weder die klinische Praxis noch die Forschungsergebnisse davon überzeugen können, dass das Olivenblatt wirklich so gut wirkt, wie es euphorische Anekdoten suggerieren, die im Internet kursieren. Für manche Menschen und unter manchen Umständen ist es ein wertvolles Kraut, das zur Behandlung von Erkrankungen nützlich ist. Mich interessieren aber in diesem Buch Kräuter, die eine potentere und effektivere – und zuverlässigere – Behandlung von antibiotikaresistenten Mikroorganismen ermöglichen.

Würde ich selbst an einer lebensbedrohlichen antibiotikaresistenten Erkrankung leiden, würde ich die hier beschriebenen Kräuter bei mir persönlich einsetzen.

Mit anderen Worten: Wenn ein sterbenskranker Patient bei mir Hilfe suchen würde, würde ich auf die in diesem Buch enthaltenen Kräuter zurückgreifen. Würde ich selbst an einer lebensbedrohlichen antibiotikaresistenten Erkrankung leiden, sind das die Kräuter, die ich persönlich einsetzen würde (und angewendet habe) – ohne zu zögern.

Olivenblatt hat meiner Ansicht nach nicht dieses breite Wirkspektrum gezeigt und es hat sich auch als nicht zuverlässig wirksam erwiesen. In manchen Fällen und bei manchen Patienten ist das Kraut aber hocheffektiv.

Auch Knoblauch hat es nicht in das Buch geschafft, obwohl er in der ersten Ausgabe vorkommt. Nachdem ich Knoblauch in den letzten 20 Jahren in der klinischen Praxis eingesetzt habe, bin ich zu dem Schluss gekommen, dass er nicht sehr wirksam zur Behandlung von innerlichen bakteriellen Infektionen ist. *In vitro* zeigen die Pflanze und ihre Komponenten eine umfassende Wirksamkeit. Aber Laborergebnisse lassen sich nur schwer auf die wirkliche Welt übertragen. Klinische Forschungen sowie *in vivo*-Studien bestätigten die Ergebnisse der *in vitro*-Studien nicht. Dies gilt insbesondere für die Wirkung der Pflanze bei Erkrankungen, die durch resistente Bakterien verursacht werden. Auf Grund der breitgefächerten antibakteriellen Aktivität eignet sich Knoblauch meiner Meinung nach am besten zur topischen Anwendung – es gibt aber eine Vielzahl anderer Pflanzen, die hier genauso gut oder sogar besser wirken. In manchen Fällen kann Knoblauch in begrenztem Umfang bei systemischen Infektionen nützlich sein, wenn er sachgerecht eingesetzt wird.

Generell ist Knoblauch für andere Anwendungsgebiete besser geeignet. Knoblauch senkt den Blutdruck, hilft bei erhöhtem Cholesterinspiegel, ist ein hervorragendes Nahrungsergänzungsmittel, das die Immunfunktion (tonisierend) stärkt, und er hilft bei der Vorbeugung von Erkältungen und Grippe.

Der berüchtigte „Knoblauchatem" kommt nicht vom Verzehr von Knoblauch, sondern beruht auf Pflanzstoffen, die im Lungengewebe während des Ausscheidungsprozesses exprimiert werden. Deshalb ist Knoblauch in gewissem Grad auch bei viralen Atemwegsinfektionen nützlich. Trotz seines Rufs, ein antibakterielles Mittel zu sein, und trotz seiner langen Anwendungsgeschichte habe ich keine derart starken Wirkungen beobachtet, die Knoblauch als primäres Heilkraut zur Behandlung von resistenten Mikroorganismen qualifizieren würden. Wenn es um Leben oder Tod geht, wäre Knoblauch keinesfalls die erste Wahl meiner Therapieoptionen. Demnach kann ich Ihnen diese Pflanze wohl kaum empfehlen.

Sofern Sie die erste Ausgabe diese Buches kennen, wird Ihnen wahrscheinlich auffallen, dass ich Pampelmusen-Samen-Extrakt (GSE – Grapefruit-Samen-Extrakt) hier nicht mehr erwähne. *Citrus paradisi* (Grapefruit) enthält – wie alle Zitruspflanzen – reichlich antibakterielle Komponenten, die gegen unterschiedliche Mikroorganismen wirksam sind (siehe hierzu z. B. Z. Cvetnic und S. Vladimir-Knezevic: Antimicrobial activity of grapefruit seed and pulp ethanolic extract, *Acta Pharm* 54 (3): 243–50). Zweifellos ist die Pflanze antibakteriell wirksam und wird unter anderem seit Jahrtausenden in der traditionellen Medizin benutzt. Allerdings fand man mittels intensiver Forschung heraus, dass fast alle kommerziell vertriebenen GSE-Produkte synthetische Desinfektionsmittel wie Benzethonium- oder Benzalkoniumsalz enthalten (Die beste Arbeit hierzu stammt von Sugimoto et al.: Survey of synthetic disinfectants in greapefruit seed extract and its compounded products, *Shokuhin Eiseigaku Zasshi* 49 (1): 56–62).

Jene, die darauf beharren, Grapefruit selbst wirke nicht antibakteriell, sondern die synthetischen Desinfektionsmittel würden GSE wirksam machen, hatten damals wie heute Unrecht. Jene (inklusive meine Person), die behaupten, GSE sei ein natürliches Mittel, lagen schon immer falsch. Kommerzielle Grapefruit-Samen-Extrakte sind einfach keine natürliche Medizin. Deshalb wurde GSE aussortiert. Obwohl alle Teile der Grapefruit-Pflanze antibakterielle Eigenschaften haben, gibt es trotzdem viele andere Antibiotikakräuter, die stärker wirksam sind als *Citrus paradisi.* Aus diesen Gründen fehlt die Pflanze in diesem Buch.

Wie schon die erste Ausgabe fokussiert die zweite Ausgabe gleichfalls auf die Behandlung von antibiotikaresistenten Erkrankungen. Resistente Bakterien erregten 1991 mein Interesse, das bis heute ungebrochen ist. Die Fakten waren damals bereits klar: Wir haben nur eine begrenzte Zeit zur Verfügung, um unser Verhalten zu ändern, wenn wir Antibiotika auch weiterhin als medikamentöse Therapieoption nutzen möchten. Viele Bakteriologen und Epidemiologen wussten seit langem Bescheid – aber etwas wissen und vernünftig handeln sind zwei verschiedene Dinge. Menschen fällt wahrscheinlich nichts schwerer, als Wissen anzuwenden, um vernünftig zu handeln. In Bezug auf den Missbrauch von Antibiotika haben wir unser Verhalten nicht dem angepasst, was uns Forscher seit Jahrzehnten predigen: Wir müssen damit aufhören, Antibiotika einzusetzen – außer in absolut zwingenden Fällen wie lebensbedrohlichen Zuständen oder bei möglichem Risiko einer dauerhaften Behinderung.

Heute sind wir mit den katastrophalen Konsequenzen konfrontiert. Wir sind medikamentös unheilbaren und schweren Erkrankungen in unseren Ländern und Gemeinden ausgeliefert. Diese Erkrankungen betreffen nicht nur Einzelne hin und wieder. Vielmehr werden sie sich zu weitverbreiteten Epidemien entwickeln – mit enormer Virulenz. Und solche Epidemien beschränken sich nicht nur auf die bisher bekannten Mikroorganismen. Jahr für Jahr werden weitere Arten von resistenten Bakterien (und Viren) auftauchen.

Die Wachstumskurve von Mikroorganismen ist unerbittlich. Es ist nur eine Frage der Zeit, bis es zu Epidemien resistenter Mikroorganismen kommt. Wir haben nicht mehr viel Zeit. Wenn diese Zeit gekommen ist, werden die meisten – wenn nicht gar alle – pharmazeutischen Antibiotika nutzlos sein.

Es gibt Alternativen zu den Pharmazeutika, die einst unsere Retter zu sein schienen und uns nun zum Verhängnis geworden sind. Bakterien entwickeln keine Resistenzen gegen Medizinkräuter. Sie können es nicht. Pflanzen haben sich mit Bakterien auseinandergesetzt, bevor die menschliche Spezies überhaupt existierte – etwa 700 Millionen Jahre lang.

Pflanzen waren lange Zeit die primäre Medizin des Menschen und sie sind es noch heute. Sie besitzen bestimmte Eigenschaften, die Pharmazeutika niemals haben werden: 1. Ihre chemische Zusammensetzung ist hoch komplex, zu komplex, um Resistenzentwicklung zuzulassen; im Gegensatz zum Wundermittel (Monosubstanz) verfügen Pflanzen über Hunderte oder Tausende Wirkstoffkomponenten. 2. Pflanzen haben während Jahrmillionen raffinierte Abwehrmechanismen gegen bakterielle Invasoren entwickelt. Und die komplexen pflanzlichen Komponenten wirken synergistisch zusammen. Sie wurden so angepasst, dass eindringende Pathogene mit einer Vielzahl von Mechanismen deaktiviert und zerstört werden – im vorliegenden Buch finden Sie Beschreibungen solcher Mechanismen. 3. Heilkräuter sind kostenlos – zumindest für jene, die sie in ihrem Habitat identifizieren, sie ernten und Medizin aus ihnen herstellen können. Selbst wenn Sie Kräuter kaufen und sie selbst anbauen, sind sie sehr preiswert. 4. Jeder kann pflanzliche Antibiotika zu Heilzwecken einsetzen. Sie brauchen keine 14 Jahre Ausbildung, um zu wissen, wie man sie anwendet und damit heilen kann. 5. Heilkräuter sind sehr sicher – trotz gebetsmühlenartiger Hysterie und Angstmache in den Medien. Sachgemäß benutzte Kräutermedizin verursacht kaum Nebenwirkungen, insbesondere im Vergleich zu Millionen Patienten, die Jahr für Jahr unter Nebenwirkungen von Medikamenten leiden. Nebenwirkungen von Arzneimitteln sind dem *Journal of the American Medical Association* zufolge Todesursache Nummer vier in den USA. 6. Heilkräuter sind umweltverträglich; Kräutermedizin ist eine natürliche, erneuerbare Ressource. Darüber hinaus verursachen sie keine schweren Umweltschäden wie Pharmazeutika – ein Hauptgrund für die Resistenzentwicklung von Mikroorganismen und schwere Erkrankungen bei Menschen.

Heilkräuter sind die Medizin der Menschen. Sie waren es immer. Sie waren unserer Begleiter, als wir aus dem ökologischen Bauch des Planeten gekrochen sind. Sie begleiten uns noch immer und sie heilen die Notleidenden – zumindest jene, die über sie Bescheid wissen. Geben Sie sich keinen Illusionen hin: Es kommt der Tag, an dem wir sie brauchen.

Stephen Harrod Buhner

Durch die Erfolge von Waksman und Schatz (Streptomycin) sowie Duggar (Tetracyclin) in den späten 1940er-Jahren hat sich manch einer dazu verleiten lassen, zu glauben, dass bakterielle Infektionen im Prinzip besiegt seien. Dieses Trugbild führte zum weitverbreiteten unkontrollierten Einsatz und zum expliziten Missbrauch von antibakteriellen Arzneistoffen. Dennoch haben wir bis heute die Resistenz gegenüber antibakteriellen Arzneistoffen weder umfassend verstanden noch angemessen zur Kenntnis genommen … Viele bedeutende Fortschritte der Medizin stehen tatsächlich auf der Kippe. Multiresistente Bakterien schränken die Möglichkeit ein, routinemäßig operative Eingriffe durchzuführen … Ein häufiger Befund auf dem Totenschein: „[Der Patient] verstarb an postoperativen Komplikationen" – kaum jemand weiß, dass diese „Komplikationen" recht häufig multiresistente Infektionen sind.

Steven Projan, *Bacterial Resistance to Antimicrobials*

Wir haben zugelassen, dass der hemmungslose Einsatz von Antibiotika die Evolution der Mikrobenwelt umgestaltet hat, und uns dabei selbst jeder Hoffnung auf einen sicheren Umgang damit beraubt … Antibiotikaresistenz hat sich unter derart vielen unterschiedlichen und unerwarteten Arten von Bakterien ausgebreitet, dass das einzig angemessene Urteil hierzu lautet: Wir haben erfolgreich das natürliche Gleichgewicht durcheinander gebracht.

Marc Lappé, *When Antibiotics Fail*

Es ist naiv zu denken, wir könnten gewinnen.

David Livermore

Prolog
Siegeszug der Superkeime

Man kann sich kaum der Erkenntnis entziehen, dass wir im Fall einer bakteriellen Infektion in der Bredouille sind. Als ich vor 20 Jahren erstmals auf dieses Thema aufmerksam wurde, konnte man in Zeitungen etwa einmal im Monat etwas über Antibiotikaresistenz oder den Ausbruch resistenter Infektionskrankheiten lesen. Heute stoße ich fast täglich auf derartige Berichte. Häufig lauten die Schlagzeilen folgendermaßen:

Hospital Continous to Limit Visitors as It Fights Superbugs
(Krankenhaus beschränkt weiterhin die Besucherzahlen, da Superkeime bekämpft werden)
Ottawa Citizen, 21. Dezember 2010

Staph Bacteria: Blood-Sucking Superbug Prefers Taste of Humans
(Staphylokokken: Blutsaugender Superkeim bevorzugt Menschen)
Science Daily, 16. Dezember 2010

Hospital is preparing for killer bug
(Krankenhaus bereitet sich auf Killerkeim vor)
AsiaOne, 2. Dezember 2010

Eight Deadly Superbugs Lurking in Hospitals
(Acht tödliche Superkeime lauern in Krankenhäusern)
Nikhil Hutheesing, *Health Care*, 17. Oktober 2010

New „superbugs“ raising concerns worldwide
(Neue „Superkeime“ lösen weltweit Bedenken aus)
Rob Stein, *Washington Post*, 11. Oktober 2010

New Drug-Resistant Superbugs Found in 3 States
(Neue resistente Superkeime in drei Staaten entdeckt)
Associated Press, 14. September 2010

The Spread of Superbugs
(Die Verbreitung von Superkeimen)
Nicholas Kristof, *New York Times*, 7. März 2010

Report: Superbugs killed record number
(Reportage: Rekordzahl an Todesopfern durch Superkeime)
UPI, 23. Mai 2008

Manchmal sind die Artikel auch personenbezogen:

The fight for life against superbugs
(Überlebenskampf gegen Superkeime)
Boonsri Dickenson, *Smartplanet*, 24. März 2010

'The NHS failed my mum', says distraught daughter
(„Das staatliche Gesundheitssystem NHS hat bei meiner Mutter versagt", verzweifelte Tochter klagt an)
Grantham Journal, 4. Dezember 2010

The 'catalogue of errors' that cost his fathers life
(Der „Fehlerkatalog", der seinen Vater das Leben kostete)
Denis Campbell und Anushka Asthana, *The Guardian*, 27. November 2010

Die erste Art von Artikeln (z. B. *Superbugs on the increase in care homes* [Superkeime auf dem Vormarsch in Pflegeheimen], Daniel Martin, *The Mail Online*, 16. Juli 2007) bezieht sich auf Zahlen und Fakten und berichtet kaum über die Probleme der Menschen, die damit konfrontiert sind. Solche Berichterstattungen schließen häufig mit dem Kommentar einer behördlichen oder medizinischen Autorität, die die baldige Einführung neuer Verfahren oder von der Entwicklung neuer Antibiotika verkündet (was nicht der Fall ist). Experten zufolge gibt es nichts, worüber man sich Sorgen machen müsste, wenngleich das Ganze doch ein wenig beunruhigend klingt. Sie behaupten: alles unter Kontrolle (ist es nicht).

Die andere Art der Berichterstattung widmet sich der Schilderung der Probleme, die die Keime unmittelbar für den Menschen mit sich bringen. Solche Artikel häufen sich von Jahr zu Jahr und sind zunehmend alltäglich. Hier schwingt weniger blasierte Gleichgültigkeit mit. Ein treffendes Beispiel hierfür ist *The empowered patient* (Der ermächtigte Patient), eine Reportage von Sarah White. Der Artikel erzählt die Geschichte von Jeanine Thomas (später hat sie eine Selbsthilfegruppe für MRSA-Überlebende gegründet) und berichtet von dem Moment, in dem sich Schlagzeilen in sehr persönliche Schicksale verwandeln:

> Thomas' Expertise begründet sich aus der Perspektive der MRSA-Patientin,

> die ihren eigenen Kampf gegen lebensbedrohliche Bakterien führte. 2001 schwebte sie in Lebensgefahr, nachdem sie sich in Folge einer Gelenkoperation mit MRSA [Methicillin-resistenter *Staphylococcus aureus*] infiziert hatte.
> „Da lebt man ein ganz normales Leben – war niemals krank, pflegte einen gesunden Lebensstil – und plötzlich kämpft man um sein Leben. Und dies betrifft Menschen tagtäglich", sagte Thomas.
> Die Infektion breitete sich in ihrem Blutkreislauf und in ihrem Knochenmark aus und verursachte einen septischen Schock mit Organversagen. Nach mehrfachen Operationen, darunter eine Knochenmarktransplantation, und der „endlosen Einnahme von Antibiotika" überlebte sie die Tortur.[1]

Thomas überlebte relativ unversehrt – viele andere erwartet ein schlimmeres Schicksal. Verzweifelt versuchen sie, die Ausbreitung der Infektion zu stoppen. Sie verlieren Gliedmaßen und leben in der Folge mit Behinderung. Andere haben noch weniger „Glück".

Denis Campbells und Anushka Asthanas Artikel erschien im November 2010 in der britischen Tageszeitung *The Guardian*. Hier werden die letzten Monate im Leben von Frank Collins geschildert.

> Der ehemalige Hafenarbeiter Frank Collins (72) wurde nach einem Sturz im Mai 2009 ins Krankenhaus eingeliefert. Als er einige Tage später entlassen wurde, hatte er gebrochene Rippen und eine Hautinfektion … Er starb vier Monate später …
> Kurz nachdem er im Krankenhaus von Hull ankam, hatte er sich mit dem tödlichen Superkeim MRSA infiziert. Erstaunlicherweise wurde sein Sohn Gary von Medizinern nicht darüber informiert. Dass sein Vater eine potenziell tödliche Infektion und ein starkes Antibiotikum via Infusion bekommen hatte, erfuhr Gary nur deshalb, weil er den Namen des Medikaments gegoogelt hatte. „Ich bin in die Luft gegangen", sagte er.[2]

Eine persönliche Bedrohung durch die Resistenzepidemie gelangt häufig erst auf diese Weise in das Bewusstsein der Menschen. Sie selbst oder ein Verwandter begeben sich auf Grund eines kleinen Eingriffs oder nach einem Unfall ins Krankenhaus. Was sie dann im Krankenhaus vorfinden, ist aber weitaus schlimmer als der Grund, weshalb sie diesen Ort ursprünglich aufgesucht haben.

> Am Boden zerstörte Geschwister, die noch immer vom einige Monate zurückliegenden Tod ihrer Mutter erschüttert sind, verlangen weiterhin Antwor-

> ten darauf, wie sich ihre Mutter den tödlichen Superkeim zugezogen hat.
> Fiona Weatherstone und ihre vier Brüder standen unter Schock, als ihre 73-jährige Mutter Sylvia Weatherstone im *Lincoln County Hospital* nach einer einfachen schmerzlindernden Injektion verstarb …
> Im Januar wurde die aus Bristol Close stammende Mrs. Weatherstone ins Krankenhaus eingewiesen, um dort eine Nervenwurzel-Injektion zu bekommen, die ihre Rückenschmerzen lindern sollte.
> Am folgenden Tag verschlechterte sich Mrs. Weatherstones Gesundheitszustand und man führte Tests durch, um den Infektionsherd ausfindig zu machen.
> Einige Tage später identifizierte man *C. Diff* [*Clostridium difficile*] und Mrs. Weatherstone verstarb einen Monat später im Krankenhaus.[3]

Tatsächlich sind neben der Massentierhaltung Krankenhäusern und Arztpraxen die primären Brutstätten von Superkeimen. Eine einfache Spritze oder ein kleiner operativer Eingriff können zu einem mehrmonatigen Krankenhausaufenthalt, dem Verlust von Gliedmaßen oder zum Tod führen – und das inzwischen fast regelmäßig. Da draußen ist eine neue oder besser eine alte Welt, die uns klar macht, dass man einen Preis für Selbstüberschätzung zahlen muss …

Anmerkungen

1. Sarah White, "The Empowered Patient," Medhill Reports, December 8, 2010.
2. Denis Campbell and Anushka Asthana, "The 'Catalogue of Errors' That Cost This Father His Life," The Guardian, November 27, 2010.
3. "'The NHS Failed My Mum,' Says Distraught Daughter," Grantham Journal, December 14, 2010.

Mit dem Einzug der Keimtheorie begann gleichzeitig ein Rachefeldzug. Verschiedene Bakterienarten sind an Anthrax, Gonorrhoe, Typhus und Lepra beteiligt. Mikroben, zuvor amüsante kleine Anomalien, wurden plötzlich verteufelt … Sie mutierten zum «krankmachenden Etwas», das zerstört werden muss.

Lynn Margulis und Dorion Sagan, *What is Life?*

Trotz der Tatsache, dass Mikroben kleiner sind als ein Millionstel Meter, stellen sie ganze 60 Prozent der Biomasse des Planeten.

Brad Spellberg, *Rising Plague*

Das Ende der Antibiotika

In Krankenhäusern herrscht ein spezieller Geruch vor, eine Mischung, die zu gleichen Teilen aus Krankheit, Reinigungsalkohol, Angst und Hoffnung komponiert ist. Nur wenige Krankenhauspatienten vergessen jemals diesen Geruch oder die Gefühle, die dadurch ausgelöst werden. Hinter diesen erinnerungsintensiven Gerüchen und Gefühlen verbirgt sich der Glaube daran, dass an diesem Ort, in diesem Krankenhaus, eine Armee von Männern und Frauen um unser Leben kämpft, um uns mit allen Kräften von der Schwelle des Todes zu zerren. Wir haben gelernt, wurden belehrt und wissen, dass diese Armee den Kampf gegen die Krankheit gewinnen wird und dass Antibiotika das Ende der meisten Infektionskrankheiten eingeläutet haben. Ein tröstlicher Glaube. Bedauerlicherweise ist das, was wir „wissen“, komplett falsch.

Ende 1993 berichtete Sharon Begley von der *Newsweek* über Dr. Cynthia Gilbert. Die Spezialistin für infektiöse Erkrankungen betrat den Raum eines Langzeit-Nierenpatienten. Dabei hatte sie einen Mundschutz umgebunden. Eine Maske, wie sie Ärzte seit Jahrhunderten benutzen, wenn sie kommen, um das Urteil über ihre Patienten zu fällen. Der Mann ließ sich nicht täuschen, er begriff sofort, worum es ging. „Sie kommen, um mir mitzuteilen, dass ich sterben werde“, sagte er.

Nach kurzem Zögern nickte sie. „Wir können nichts mehr für Sie tun.“ Beide hielten inne. Während der eine über das Ende seines Lebens sinnierte, dachte die andere über das Versagen ihrer Zunft und den damit verbundenen Verlust nach. Dr. Gilbert atmete tief und schmerzlich durch. „Es tut mir leid“, seufzte sie.

Der Mann schwieg. Es gab keine Worte für das, was ihm durch den Kopf ging. Seine Ärztin nickte vehement, als ob sie sich selbst bestätigern wollte. Dann drehte sie sich um, ging hinaus und betrat abermals den langen Korridor, der mit den Gerüchen von Krankheit, Reinigungsalkohol, Angst und Hoffnung angefüllt war sowie mit den Fragen, auf die sie keine Antwort geben konnte.

Ihr Patient würde auf Grund einer leicht heilbaren Sache einige Jahre früher sterben – eine Infektion, verursacht durch Enterokokken. Da dieses spezielle Bakterium jetzt antibiotikaresistent war, hatte die Ärztin neun Monate lang jedes in ihrem Arsenal befindliche Antibiotikum ausprobiert. Der von Krankheit geschwächte Mann war nicht in der Lage, sich gegen ein Bakterium zu wehren, das gegenüber Arzneimitteln unempfindlich war. Einige Tage später erlag er der massiven Blut- und Herzinfektion.

Dieser Verlauf, der noch einige Dekaden zuvor unfassbar war, wird mehr und mehr zur Normalität. In den Vereinigten Staaten erleiden jährlich Millionen Menschen resistente Infektionen. Rund um den Globus sind hunderte Millionen Menschen betroffen. Da sich die Virulenz und die Resistenz der Bakterien erhöhen, nimmt die Zahl der Patienten zu, die an bislang behandelbaren Krankheiten sterben. Schätzungen zufolge steigt die Zahl Toten und Betroffenen mit jedem Jahr – es gibt kaum Hoffnung auf einen Rückgang.

Die Verluste steigen an, da die Zahl der durch resistente Bakterien infizierten Menschen ansteigt – vor allem dort, wo sich die Kranken, die jungen und alten Menschen und die Armen versammeln, in Obdachlosenunterkünften, Problemvierteln, Gefängnissen und Kindergärten. Was der gefährlichste Ort ist? Nun, es ist das Krankenhaus. Nirgendwo sonst treffen so viele kranke Menschen aufeinander. Nirgendwo sonst tummeln sich mehr pathogene (krankheitserregende) Bakterien. Und nirgendwo sonst sind Mikroorganismen mit einer derartigen Vielzahl von Antibiotika konfrontiert. Wir blicken einer ungewissen Zukunft entgegen – aber es ist kaum bekannt, wie dies geschehen konnte.

Das Antibiotika-Zeitalter

Sie haben wahrscheinlich noch nie etwas von Anne Miller gehört – kaum jemand kennt sie. Nichtsdestotrotz wurde ihr Nachruf in der *New York Times* veröffentlicht, als sie 1999 im Alter von 90 Jahren das Zeitliche segnete. Warum brachte das „Erfolgsblatt" einen Nachruf zu Ehren einer obskuren alten Dame? Nun, sie war die erste Person, die durch ein brandneues experimentelles Arzneimittel gerettet wurde – ein Medikament, das die Geschichte der Menschheit veränderte.

Im März 1942 lag Anne Sheafe Miller in einem Krankenhaus in New Haven, Connecticut – sterbenskrank mit einer Lungenentzündung, verursacht durch eine Streptokokken-Infektion. Sie befand sich im Delirium, war immer wieder bewusstlos und hatte 42 Grad Fieber. Ihre Ärzte hatten alles mögliche versucht, von Sulfonamiden bis Bluttransfusionen. Nichts half. Bis sich jemand daran erinnerte, etwas über ein neues, experimentelles Medikament gelesen zu haben. Es gelang den Ärzten, eine kleine Menge dieses Wundermittels von einem Labor in New Jersey aufzutreiben. Nachdem sie Anne das Mittel injiziert hatten, sank ihr Fieber über Nacht auf Normaltemperatur ab. Am nächsten Tag war sie wieder bei Bewusstsein und binnen Tagen konnte sie wieder aufrecht sitzen, Mahlzeiten einnehmen und mit ihren Besuchern plaudern. Diese Begebenheit veränderte unsere Welt. Neuigkeiten über Annes wundersame Gesundung machten landesweit Schlagzeilen. Pharmaunternehmen reagierten prompt und starteten mit der Produktion der ersten „Wunderarznei". Welche Wunderarznei? Penicillin.

Im Jahr 1942 betrug das gesamte Penicillinangebot lediglich 32 Liter (entspricht etwa 29 Kilogramm). 1949 waren es jährlich 78 000 Kilogramm Penicillin und des neuen Antibiotikums Streptomycin, hergestellt aus einem gewöhnlichen Bodenpilz. Im Jahr 1999 erhöhte sich die Produktion der Antibiotika für Menschen, Vieh, Forschung und Nutzpflanzen alleine in den USA auf unglaubliche 20 Millionen Kilogramm pro Jahr. Zehn Jahre später wurden 30 Millionen Kilogramm Antibiotika in den USA *jährlich* verbraucht und unzählige Millionen Kilogramm weltweit. Etwa 15 Millionen Kilogramm wurden in den USA ausschließlich für die Massentierhaltung der Lebensmittelproduktion benötigt. Diese Zahlen beziehen sich wohlgemerkt nur auf ein Jahr!

Wendy Powell, Epidemiologin und Tierärztin an der *Canadian Food Inspection Agency* (Kanadische Kontrollbehörde für Lebensmittel) gibt an, dass „1991 mehr als 50 Penicilline, 70 Cephalosporine, 12 Tetracycline, 8 Aminoglycoside, 1 Monobactam, 3 Carbapeneme, 9 Macrolide, 2 neue Streptogramine und 3 Dihydrofolatreduktasehemmer" auf dem Markt waren.[1] Diese Zahlen sind heute noch höher.

Die meisten Leute begreifen es nicht, aber – diese Antibiotika? Sie werden niemals einfach so verschwinden.

Antibiotika, in reiner oder metabolisierter Form, sind ein wesentlicher Bestandteil des Klinikabfalls. Millionen Kilogramm davon werden von Millionen Patienten ausgeschieden, die jedes Jahr in den Krankenhäusern aufgenommen werden. Verfallene Antibiotika (millionenfach gekauft oder unverkauft) werden schlicht in den Müll geworfen. Antibakterielle Substanzen wie etwa Desinfektionslösungen und Antibiotikareste verschiedenster

Behandlungen landen ebenfalls im Abfall von Krankenhäusern. Alle Antibiotika, die von Krankenhäusern gekauft werden, enden so oder so in der Umwelt, meist via Abwasser. Hier beginnen sie ihre Reise zu den Kläranlagen und gelangen von dort aus mehr oder weniger unverändert in die weltweite Wasserversorgung.

Amerikanische Ärzte außerhalb der Kliniken stellen jährlich weitere 250 Millionen Antibiotikarezepte aus und diese rezeptierten Antibiotika belasten gleichfalls die Umwelt. Hinzu kommen Antibiotikaabfälle der Pharmaindustrie – tausende Tonnen entsorgter Pilz- und Antibiotikarückstände, die bei der Antibiotikaproduktion anfallen, gelangen in das Ökosystem und sind immer noch antibiotisch wirksam. Die Massentierhaltung in den USA verbraucht pro Jahr etwa 15 Millionen Kilogramm Antibiotika oder mehr, damit Amerikas „Fleischlieferanten“, vor allem Schweine, Rinder und Hühner, die Massentierhaltung überleben (geringe Mengen von Antibiotika fördern die Gewichtszunahme und erhöhen somit den Ertrag). Millionen Liter Exkremente werden in Schmutzwasserlagunen geleitet, von wo sie relativ unverändert in das lokale Ökosystem gelangen. Weidetiere (ebenso wie andere domestizierte Tiere – meist Hunde oder Katzen) geben ihre antibiotischen Fäkalien direkt auf den Erdboden ab. 97 Prozent des Antibiotikums Kanamycin gelangen unverändert durch den Darm der Tiere auf die Erdoberfläche.

Im Krankenhaus erworbene resistente Infektionen stehen konservativen Schätzungen zufolge mittlerweile an vierter Stelle auf der Liste der Todesursachen in den USA.

Kurz: der amerikanische Kontinent ist – wie der Großteil der Welt – von Antibiotika buchstäblich überflutet. Der Arzt und Wissenschaftler Stuart Levy bemerkt, dass manche Antibiotika alles andere als biologisch abbaubar sind: „Sie können in der Umwelt intakt bleiben, sofern sie nicht durch hohe Temperaturen zerstört oder anderweitig physisch geschädigt werden, etwa durch ultraviolettes Sonnenlicht. Als aktive Antibiotika töten sie fortwährend empfindliche Bakterien ab, mit denen sie in Kontakt kommen.“[2]

Innerhalb eines extrem kurzen Abschnitts der geologischen Zeitrechnung wurde die Erde mit hunderten Millionen Tonnen biologisch nicht abbaubarer Pharmazeutika gesättigt, die meist als spezifische biologische

Arzneistoffe zur Abtötung von Bakterien entwickelt wurden. Die Aktivität vieler Antibiotika (was wörtlich „gegen das Leben“ bedeutet) ist unspezifisch und tötet ein breites Spektrum verschiedenster Bakterien ab – wann immer man sie benutzt. Das weltweite Umwelt-„Dumping“ von derart riesigen Mengen synthetischer Antibiotika in den letzten 65 Jahren hatte den unfassendsten Einfluss auf die Geschichte der Bakterien, seitdem Sauerstoff erzeugende Bakterien methanogene Mikroorganismen vor 2,5 Milliarden Jahren verdrängt haben. Dies hat, wie Levy erklärt „evolutionäre Veränderungen angestoßen, die einmalig in der Geschichte sind.“[3] Kurzfristig bedeutet dies, dass einzigartige, für Menschen, Tiere und Nutzpflanzen pathogene Bakterien entstanden sind. Auf lange Sicht bedeutet dies, dass es letzendlich zu Epidemien von Infektionskrankheiten kommen wird, die todbringender sind als alle Epidemien in der Geschichte der Menschheit jemals zuvor.

Die Grenzen von Antibiotika

Vermutlich wurde kein technischer Fortschritt jemals umfassender propagiert und vermarktet als die Entwicklung von Antibiotika. Sie wird unablässig als einer der größten Erfolge der anwendungsorientierten Naturwissenschaften und der modernen westlichen Medizin gefeiert – ein Sieg wissenschaftlicher Methodik über die unwissende Medizin der Vergangenheit.

Die Begeisterung über die Entdeckung und den vielversprechenden Nutzen von Antibiotika in der Medizin war in den späten 1950er-Jahren und den frühen 1960er-Jahren derart ausgeprägt, dass viele Ärzte übereinstimmend das Ende epidemischer Krankheiten verkündeten, darunter mein Großonkel Lee Burney, späterer Gesundheitsminister der Vereinigten Staaten, sowie mein Großvater David Cox, Präsident der *Kentucky Medical Association*. Dem damaligen Zeitgeist entspricht ein Kommentar des australischen Arztes und Nobelpreisträgers Sir Frank Macfarlane Burnet. Ende des 20. Jahrhunderts sagte er, die Menschheit würde „praktisch dem Ende von Infektionskrankheiten als einem wesentlichen Faktor des gesellschaftlichen Lebens entgegen sehen.“[4]

Sieben Jahre spater bezeugte der Gesundheitsminister William Stewart, einer der Nachfolger meines Großonkels, vor dem Kongress dass, „es Zeit sei, das Buch der Infektionskrankheiten zuzuklappen.“[5] Pocken waren ausgerottet und Polioimpfstoffe zeitigten erstaunliche Erfolge in Bezug auf die Infektionsprävention bei Millionen von Menschen in den USA, Afrika und in Europa. Man prophezeite, dass Tuberkulose und Malaria bis zum Jahr 2000 kein Thema mehr seien. Mit größter Zufriedenheit stellte David Moreau in einem Artikel der *Vogue* fest, dass „die chemotherapeutische Revolution beinahe alle nicht-virusbedingten Erkrankung auf die Bedeutung einer schweren Erkältung reduziert habe.[6]

Ein Trugschluss.

Als sein Artikel 1976 erschien, waren Infektionskrankheiten trotz Moreaus Optimismus bereits wieder auf dem Vormarsch. Im Jahr 1997 war das Ausmaß derart dramatisch, dass in den USA drei Millionen Patienten mit schwer behandelbaren, antibiotikaresistenten, bakteriellen Infektionen in Krankenhäuser eingewiesen wurden. Die *Centers for Disease Control* (CDC) gingen für das Jahr 2002 von weiteren 1,7 Millionen Infektionen aus, hervorgerufen durch einen Krankenhausaufenthalt. Man schätzte, dass etwa 100 000 Patienten, die sich auf diese Weise eine resistente Infektion zugezogen hatten, sterben würden.

„Ich wiederhole", sagte Brad Spellberg von der *Infectious Diseases Society of America* (Gesellschaft für Infektionskrankheiten der USA), „diese Menschen kommen in das Krankenhaus auf Grund eines Herzinfarkts oder wegen Krebs oder wegen eines Traumas nach einem Autounfall oder sie haben einen chirurgischen Eingriff oder irgendein anderes medizinisches Problem und sterben am Ende an einer Infektion, die sie sich im Krankenhaus eingefangen haben … Die Zahl derjenigen, die an Krankenhausinfektionen sterben, ist heute unbestritten höher und beträgt alleine in den USA mit Sicherheit mehr als 100 000 im Jahr."[7]

Dieser Befund würde resistente Krankenhausinfektionen gemäß konservativer Schätzungen zur vierthäufigsten Todesursache in den USA machen. Dabei ist hier noch nicht einmal die Zahl der Todesopfer durch gängige Infektionskrankheiten enthalten – jene Infektionskrankheiten, die im Jahr 2000 ausgerottet sein sollten. R. L. Berkelman und J. M. Hughes stellten im Jahr 1993 in den *Annals of Internal Medicine* fest: „Die nackte Wahrheit ist, dass infektiöse Erkrankungen die weltweit führenden Todesursachen sind, und sie werden auch weiterhin die Hauptursache für Krankheit und Tod in den USA bleiben."[8] Der Pathologe und Wissenschaftler Marc Lappé ging noch weiter. Er proklamierte in seinem Buch *When Antibiotics Fail* (Wenn Anibiotika versagen): „Die Zeit, die einst euphemistisch als Zeitalter der Wundermittel bezeichnet wurde, ist endgültig vorbei."

Das Ende der Wundermittel

Obwohl Penicillin im Jahr 1929 entdeckt wurde, fand seine kommerzielle Entwicklung erst im Zweiten Weltkrieg statt, und schon vor dem Ende des Krieges kam es routinemäßig zum Einsatz. Es waren aufregende Zeiten. Es schien, als ob die Wissenschaft allmächtig wäre. Täglich wurden neue Antibiotika entdeckt. Das Arsenal an Medikamenten war überwältigend. In der allgemeinen Euphorie blieben die wenigen warnenden Stimmen ungehört. Unter ihnen befand sich paradoxerweise Alexander Fleming, der Entdecker von Penicillin. Dr. Fleming merkte schon im Jahr 1929 im *British Journal of Experimental Pathology* an, dass zahlreiche Bakterien bereits resistent gegen das Mittel waren, das er entdeckt hatte. In einem Interview der *New York Times* aus dem Jahr 1949 warnt er vor der unüberlegten Anwendung von Penicillin, da dies zwangsläufig zur Entwicklung resistenter Bakterien beitragen würde. Flemings Beobachtungen waren vorausschauend. Als das Interview gemacht wurde, waren lediglich 14 Prozent der *Staphylococcus aureus*-Bakterien Penicillin-resistent. 1953, als der Einsatz von Penicillin weit verbreitet war, waren 64 bis 80 Prozent der Bakterien resistent geworden. Auch über Tetracyclin- und Erythromycinresistenz wurde berichtet – 1995 waren unglaubliche 95 Prozent der Staphylokokken Penicillin-resistent. 1960 zählte man resistente Staphylokokken zu den weltweit häufigsten Erregern von Krankenhausinfektionen.

Deshalb begannen Ärzte, Methicillin anzuwenden (ein Betalactam-Antibiotikum), das sich als wirksam gegen Penicillin-resistente Stämme erwiesen hatte. Innerhalb eines Jahres tauchten Methicillin-resistente *Staphylococcus aureus* (MRSA) auf. Die erste schwere Epidemie in Krankenhäusern ereignete sich 1968 in den USA – nur acht Jahre später. Wahrscheinlich sind MRSA-Stämme gegenüber allen verfügbaren klinischen Antibiotika resistent – mit Ausnahme von Glycopeptiden (Vancomycin und Teicoplanin). Und im Jahr 1999, 54 Jahre nach dem Beginn der kommerziellen Produktion von Antibiotika, hatte der erste Staphylokokken-Stamm, der gegen alle klinischen Antibiotika resistent ist, erstmals drei Personen infiziert.

Ursprünglich beschränkt auf Krankenhauspatienten, tauchten seit 1970 resistente Stämme auch außerhalb von Krankenhäusern (der vorrangigen Brutstätte für Bakterien) auf. Nun sind sie in der gesamten Weltbevölkerung allgegenwärtig. Im Jahr 2002 stieß ich erstmals auf eine resistente Staphylokokken-Infektion außerhalb einer Klinikumgebung. Jetzt (2011) bekomme ich jeden Monat eine Email oder einen Anruf von jemandem, der sich infiziert hat.

Diese Quote der Resistenzentwicklung wurde eigentlich für unmöglich gehalten. Entwicklungsbiologen beharrten darauf, dass die bakterielle Evolution (wie bei allen anderen Spezies) nur durch spontane funktionelle Mutationen vor sich geht – Mutationen, die nur äußerst selten in jeder Generation vorkommen: 1:10 Millionen bis zu 1:10 Milliarden Mutationen. Man hielt es für unmöglich, dass Bakterien eine signifikante Resistenz gegenüber Antibiotika innerhalb von nur 35 Jahren entwickeln könnten. Dass die Spezies Mensch mit dem Ende der Antibiotika nur 60 Jahre nach ihrer Einführung konfrontiert sein könnte, galt als abstrus. Tatsächlich reagieren Bakterien mit außerordentlich raffinierten Maßnahmen auf den „Krieg" der Menschheit gegen die Krankheit.

Die Zeit, die einst euphemistisch als Zeitalter der Wundermittel bezeichnet wurde, ist endgültig vorbei.

Marc Lappé,
Germs that won't die

Die Zunahme der bakteriellen Resistenz

Was so viele Menschen inklusive meiner Vorfahren nicht bedacht hatten, ist die Tatsache, dass alles irdische Leben hoch intelligent und unglaublich anpassungsfähig ist. Bakterien verkörpern die älteste Form von Leben auf diesem Planeten und sie haben außerordentlich gut gelernt, auf existenzielle Bedrohungen zu reagieren. Zu diesen Bedrohungen zählen Tausende, wenn nicht gar Millionen antibakterielle Substanzen, die seit jeher existieren.

Einer der wesentlichen Umstände, die von den frühen Forschern ignoriert wurden – obwohl sie heute absolut offensichtlich sind (nur durch Anmaßung konnten sie so lange verborgen bleiben), ist die Tatsache, dass die Welt mit antibakteriellen Substanzen angefüllt ist. Sie werden meist von anderen Bakterien, Pilzen oder Pflanzen produziert. Um zu überleben, lernten die Bakterien vor langer Zeit, wie sie auf derartige Stoffe reagieren müssen – oder wie Steven Projan von *Wyeth Resarch* es formuliert: Bakterien „sind die ältesten lebenden Organismen und daher seit drei Milliarden Jahren Teil der Evolution unter widrigen Umständen und sie halten deshalb chemischen Angriffen stand."[10]

Was das Problem noch ungeheuerlicher macht ist, dass die meisten Antibiotika, die von Menschen entwickelt wurden, ihren Ursprung in Pilzen haben – Pilze, welchen die Bakterien schon vor langer Zeit begegnet sind. Auf Grund dieser Bedingungen wird es selbstverständlich zu Problemen für unsere Antibiotika kommen. Vielleicht, und ich betone, vielleicht wäre das Ausmaß der Probleme geringer ausgefallen, wären wir maßvoller mit Antibiotika umgegangen. Aber so war es nicht. Die Menge an reinen Antibiotika, die in der Umwelt abgeladen werden, ist ohnegleichen in der Evolutionsgeschichte. Und dies hatte enorme Auswirkungen auf die bakteriellen Gemeinschaften der Erde. Dabei gehen Bakterien in Bezug auf die Lösung bedrohlicher Probleme äußerst methodisch vor. Genau wie wir wollen sie überleben, und genau wie wir sind sie sehr anpassungsfähig. Tatsächlich sind sie um einiges anpassungsfähiger, als wir es jemals sein werden.

Genau wie wir wollen Bakterien überleben, und genau wie wir sind sie sehr anpassungsfähig.

Der Trend zur bakteriellen Resistenzentwicklung in Bezug auf Antibiotika ähnelt der zunehmenden Resistenz landwirtschaftlicher Pflanzenschädlinge gegenüber Pestiziden. 1938 kannten Wissenschaftler nur sieben Insekten und Milben, die eine Resistenz gegen Pestizide entwickelt hatten. 1984 stieg die Zahl auf 447 an und umfasste die weltweit am meisten verbreiteten Schädlinge. In Folge des vermehrten Pestizideinsatzes und einer größeren Auswahl an Pestiziden haben Schädlinge raffinierte Mechanismen entwickelt, um gegen die Wirksamkeit der spezifisch tödlichen Chemikalien Widerstand zu leisten. Pestizide eliminieren darüber hinaus die natürlichen Feinde der Schädlinge, so ähnlich wie Antibiotika gefährliche Bakterien als natürliche Feinde im Körper vernichten.

Michael Schmidt, *Beyond Antibiotics*

Resistenzmechanismen

Sobald ein Bakterium auf ein Antibiotikum trifft, beginnt es mögliche Reaktionsmechanismen zu generieren. Dieser Vorgang nimmt Zeit in Anspruch, üblicherweise einige Bakteriengenerationen. Aber Bakterien leben rasanter als wir. Eine neue Generation kann alle 20 Minuten entstehen. Ihr Reproduktionszyklus läuft demnach 500 000 Mal schneller ab als bei uns. Wegen dieses Zeitraffertempos haben Bakterien eine Menge Wege gefunden, auf Antibiotika zu reagieren.

Modifizierte Aufnahme

Bakterien können die Aufnahme von Antibiotika vermindern. Antimikrobielle Stoffe müssen in den meisten Fällen in die Zellen der Bakterien eindringen, um diese abzutöten – sie müssen also die Zellmembran durchdringen, die das Bakterium umgibt. Nährstoffe sind überlebenswichtig für Mikroorganismen und strömen täglich in die Bakterienzellen. Manche Antibiotika machen sich dies zu Nutze, indem sie an diese andocken und dadurch in die Zelle gelangen.

Um dies zu vermeiden, verändert das Bakterium die Struktur der Zellwand, die externe Substanzen in die Zelle lässt. Für die Antibiotika ist es dann schwieriger oder gar unmöglich, sich in die Zelle zu „schleichen" – damit wird die Wirksamkeit des Medikaments gegenüber dem Bakterium deutlich abgeschwächt.

Zielmodifikation

Bakterien können ihre innere Struktur so verändern, dass die vom Antibiotikum angepeilte Zielstruktur nicht aufgefunden wird. David Hopper von der *Division of Infectious Disease* im *Massachusetts General Hospital* ist der Auffassung, dass Resistenz, die dem Prinzip der Zielmodifikation entspringt, eine bemerkenswerte Vielfalt von bestimmten Veränderungsmöglichkeiten eröffnet, die von einigen klinisch bedeutsamen Bakterien benutzt werden.[11]

Sie ändern also ihre Struktur so spezifisch, dass Anteile, die eigentlich von Antibiotika angegriffen werden würden, verschont bleiben. Das Antibiotikum dringt zwar in die Zelle ein, bewirkt aber rein gar nichts.

Enzymatische Modifikation

Bakterien können Antibiotika abbauen oder zerstören, selbst dann, wenn diese in die Zelle eingedrungen sind. Dies gelingt durch antibiotikaspezifische Inaktivierung oder durch die Mobilisierung von Enzymen, die das Antibiotikum zerlegen. Häufig handelt es sich dabei um Enzyme wie Extended-Spektrum-Betalactamasen (ESBL). Harry Taber vom *New York Department of Health* bemerkt hierzu: „Es ist nicht überraschend, dass Antibiotika-inaktivierende Enzyme in der Zellmembran zu finden sind: Betalactamasen und Aminoglycosid-modifizierende Enzyme sind Beispiele hierfür.“[12]

Neu auf diesem Gebiet ist die Neu-Delhi-Metallo-Betalactamase (NDM-1). NDM-1 ist vergleichbar mit ESBL, verursacht aber deutlich mehr Probleme. Sie ist sehr wirksam gegen Antibiotika der Carbapenem-Klasse, eine Gruppe von Betalactamasen, die eigentlich resistent gegen ESBL-Inaktivierung waren. Informationen zum NDM-1-Gen sind via Plasmidcontainer einem großen Spektrum von Bakterien zugänglich. „Das Beunruhigende daran ist“, sagt Timothy Walsh, Professor für Mikrobiologie und Antibiotikaresistenz an der *Cardiff University* in Großbritannien (UK), dass „es sich schnell zu verbreiten scheint.“[13]

Effluxpumpen

Bakterien können Antibiotika, die in die Zelle gelangt sind, umgehend entfernen. Dafür sorgen sogenannte Effluxpumpen. Sie pumpen verschiedene Substanzen aus der Zelle heraus. Alle Bakterien verfügen über Effluxpumpen unterschiedlicher Art. Jede ist für spezielle Stoffe codiert. Manche Pumpen transportieren nur eine bestimmte Substanz nach außen, während andere mehrere (sehr verschiedene) Substanzen auf einmal entfernen (Multidrug-Effluxpumpen). Häufig haben diese Substanzen wenig gemeinsam – wie die Pumpen bei so vielen verschiedenen Arten von Substanzen wirksam sein können, ist bislang unklar.

Sobald eine dieser Substanzen vom Bakterium identifiziert wird, wird die Pumpe aktiviert und der Stoff wird ausgeschieden. Forscher wiesen darauf hin, dass diese „Pumpen positiv oder negativ geladene sowie neutrale Moleküle, hydrophobe, hydrophile Substanzen (z. B. Aminoglycosid-Antibiotika), organische Lösungsmittel und Lipide erkennen und ausstoßen.“[14]

Bakterien haben im Laufe eines langen evolutionären Zeitraums ein breites Spektrum solcher Pumpensysteme entwickelt, um sich vor Millionen mikrobenhemmenden Substanzen zu schützen. Es gibt fünf Hauptformen von Pumpensystemen:

- *Major Facilitator Superfamily* (MFS)
- *APT-binding cassette superfamily* (ABC)

- *Small Multidrug Resistance Family* (SMR)
- *Resistance-Nodulation-Cell Division Superfamily* (RND)
- *Multi-Antimicrobial Extrusion Protein Family* (MATE)

Die meisten grampositiven Bakterien benutzen MFS-Pumpen als primären Mechanismus, gramnegative Bakterien RND-Pumpen. Diese Pumpen dienen vielfältigen Zwecken. So schützen Sie die Bakterien beispielsweise auch vor Gallensalzen oder Magensäure. Die Pumpen agieren in gewisser Weise wie Antibiotika bei pathogenen Bakterien.

Perfekte Anpassung

Gelegentlich lernen Bakterien auch, wie sie in einer antimikrobiellen Umgebung leben und sich vermehren können. Ein Beispiel hierfür sind die antiseptischen Bedingungen in Krankenhäusern. So steht in einem Artikel einer Zeitschrift: „Kontaminierung, hauptsächlich durch gramnegative Bakterien, wurde in zehn frisch vorbereiteten Lösungen und in 21 von 22 zu entsorgenden Lösungen nachgeweisen.“[15] Manche Bakterien ernähren sich sogar von Antibiotika!

Resistenz kommunizieren

Hat ein Bakterium einmal einen Resistenzmechanismus gegen Antibiotika entdeckt, wird dieses Wissen anderen Bakterien extrem schnell mitgeteilt. Unter Antibiotikadruck interagieren und kommunizieren Bakterien mit möglichst vielen anderen Bakterien und mit sonstigen Mikroorganismen. Die Kommunikation überschreitet dabei die Grenzen der Bakterien-Spezies. Darüber ist man sich erst seit der Einführung von Antibiotika im Klaren. Zuallererst geben Bakterien Resistenzinformationen weiter – und zwar auf viele verschiedene Arten.

Encodierung von Plasmiden

Bakterien codieren verschiedene Arten von Plasmiden, das sind Chromosomen-unabhängige DNA-Abschnitte. Jeder Abschnitt beinhaltet Resistenzinformationen, die an andere Bakterien weiter gegeben werden. Plasmide sind hypermobile Genabschnitte und in der Bakterienwelt weit verbreitet. Beispielsweise wurden hochwirksame Aminoglycosid-Antibiotika aus dem Bakterientypus *Actinomycetes* gewonnen. Diese Bakterien produzieren selbst Aminoglycoside, um bedrohliche oder rivalisierende Mikroorganismen zu vernichten. Da Aminglycoside ebenfalls Actinomyceten vernichten können, entwickelten Actinomyceten zusätzlich einen Code zur Deaktivierung von Aminoglycosiden, der in Plasmiden gespeichert wird. Der Plasmid-Code, einst von den Actinomyceten kreiert, ist die Ursache der weltweiten Aminoglycosid-Resistenz. Dies betrifft auch Organismen wie *Pseudomonas* und *Acinetobacter*. Mit der verantwortungslosen Verordnung solcher Antibiotika durch die Ärzteschaft wurden Plasmide mit Resistenzinformationen im gesamten Bakterienreich mobilisiert. Als ob man Löwenzahnsamen durch kräftiges Pusten im Wind verteilt hätte.

Nutzung von Transposons und Integrons

Bakterien benutzen Transposons, spezifische bewegliche DNA-Segmente, die normaler Bestandteil ihres Genoms sind. Sie sind auch unter der Bezeichnung „springende Gene" bekannt und können leicht zwischen Chromosomen und Plasmid ausgetauscht werden. Sie lassen sich ohne weiteres in bestehende DNA-Strukturen integrieren. Ist das der Fall, kommt es zu Veränderungen von Funktion und Form der Bakterien. Sie nutzen Transposons, um einen Großteil der Resistenzinformation in das bakterieneigene Genom zu transferieren. Oft werden Transposons auch in freier Form in die Umwelt entlassen und dort von anderen Bakterien aufgenommen.

Darüber hinaus bauen sie DNA-Sequenzen (Integrons) an bestimmten Stellen in die Genom-Struktur ein. Integrons vermitteln sowohl Resistenz- als auch Virulenzinformationen.

Nutzung von Viren

Viren oder Bakteriophagen sind ebenfalls nützlich, um Resistenzinformationen zwischen unterschiedlichen Bakterienarten auszutauschen. Es ist inzwischen bekannt, dass Bakteriophagen nicht bloß sich selbst kopieren, sondern Abschnitte von Chromosomen nachbilden, die Resistenzinformationen enthalten und diese an neu infizierte Bakterien weitergeben. Oder anders ausgedrückt: Viren, die Bakterien befallen (auch sie werden krank) zeigen diesen, wie sie antibiotikaresistent werden können.

Bakterien können Informationen direkt kommunizieren oder einfach aus ihren Zellen ausstoßen, damit sie später von einem beliebigen umherstreifenden Bakterium aufgenommen werden. Oftmals experimentieren sie und kombinieren Resistenzinformationen aus verschiedenen Quellen auf unterschiedliche Weise. So erhöhen sie die Resistenz, generieren neue Pfade oder regen die Resistenz gegenüber ihnen noch unbekannten Antibiotika an. Und sogar im inaktiven oder absterbenden Stadium geben sie

Resistenzinformationen weiter. Haben die Bakterien einmal den Resistenzcode in ihre DNA aufgenommen, wird er auf ewig an die nachfolgenden Generationen vererbt (Lamarckismus). Wissenschaftler haben bemerkt, dass die wachsende Antibiotikaresistenz in den letzten 50 Jahren direkt durch die ansteigende Produktion und Nutzung von Antibiotika verursacht wurde. Resistenzmechanismen werden nicht nur an andere Bakterien übermittelt, sondern bleiben auch innerhalb der Spezies genetisch fixiert erhalten.

Lernfähige Bakterien

Bedauerlicherweise ähnelt die Wirkung von Antibiotika jener von Pheromonen. Sie agieren als chemische Lockstoffe und ziehen buchstäblich Bakterien an. Ist ein Antibiotikum erst präsent, erhöht sich die Lernrate des Bakteriums um ein Vielfaches. Tetracyclin, selbst in sehr geringer Dosierung – und ganz besonders in geringer Dosierung –, aktiviert den Transfer, die Mobilisierung und die Bewegungen von Transposons und Plasmiden tausendfach – übrigens: zur Behandlung von Akne sowie in der industriellen Massentierhaltung werden niedrige Dosierungen von Tetracylin eingesetzt, nicht selten jahrelang. Wendy Powell merkt an, „dies bedeutet, dass bei Antibiotika-induziertem Stress die Antibiotika selbst den Austausch der Plasmide begünstigen, die resistente Gene enthalten können."[16]

Aktuelle Studien haben ergeben, dass die gesamte Wasserversorgung der Industrieländer mit geringen Mengen von Antibiotika kontaminiert ist. Daher sind sämtliche Bakterien ständig mit Antibiotika in Kontakt. Diese Belastung führt zum exponentiellen Anstieg der Lernkurve der Mikroorganismen in Sachen Resistenz; je mehr Antibiotika in das Wasser gelangen, umso schneller können die Bakterien die dadurch übermittelten Informationen für sich nutzen.

Sobald Bakterien eine Resistenz erwerben, geben sie die Informationen sogleich an alle anderen Bakterien weiter, auf die sie stoßen. Sie konkurrieren nicht untereinander, sondern kooperieren miteinander, indem sie überlebenswichtige Informationen teilen. So äußerte sich eine Forschergruppe folgendermaßen dazu: „Äußerst überraschend ist die offensichtliche Mobilität der Gene, wie beispielsweise von *tetQ* und *ermB* zwischen Mitgliedern der normalen Mikroflora bei Mensch und Tier-, Bakterienpopulationen, deren Spezieskomposition unterschiedlich ist."[17]

Anaerobe und aerobe, grampositive und gramnegative Spirochäten und Plasmodien tauschen allesamt Resistenzinformationen aus – ein Tatsache, die

Wie clever sind Bakterien?

Wissenschaftler setzten ein einziges Bakterium in eine Nährlösung, die eine subletale Dosis eines neu entwickelten Antibiotikums enthielt. Sie fanden dabei heraus, dass die Bakterien innerhalb kürzester Zeit eine Resistenz gegen das benutzte Antibiotikum entwickelten. Darüber hinaus waren sie anschließend resistent gegen zwölf weitere antibiotische Wirkstoffe, mit denen sie zuvor nicht in Berührung gekommen waren. Einige davon wiesen sogar strukturelle Unterschiede zum ersten Antibiotikum auf. So beobachtete Stuart Levy: „Es ist so, als ob Bakterien die Konfrontation mit anderen Arzneimitteln strategisch antizipierten, wenn sie gegen eines resistent sind."[18]

Bakterien rechnen im Voraus mit der Entwicklung neuer antibiotischer Stoffe, an die die Menschheit noch nicht einmal gedacht hat. Die Mikroorganismen bringen sich gegenseitig bei, wie die durch sie ausgelösten Krankheiten intensiviert und noch virulenter gemacht werden können. Sie benutzen für den Austausch der Virulenzfaktoren dieselben Mechanismen wie für die Übermittlung von Resistenzinformation. Tatsächlich arbeiten sie ungeheuer gut zusammen. Ihre Reaktion auf den menschlichen „Krieg gegen Keime" bewegte Levy zu folgender Aussage: „Man beginnt, Bakterien nicht länger als individuelle Spezies zu sehen, sondern betrachtet sie als weites Feld interagierender Komponenten einer integrierten mikrobischen Welt."[19] Donald Kennedy, ehemaliger Beauftragter der Lebensmittelüberwachungs- und Arzneimittelzulassungsbehörde der Vereinigten Staaten (FDA), greift dies auf, indem er erklärt: „Die Belege lassen den Schluss zu, dass enterische Mikroorganismen in Tier und Mensch, ihre R-Plasmide sowie menschliche Krankheitserreger ein eigenes, vernetztes Ökosystem bilden. Jede Aktion, die sich hier ereignet, hat Auswirkungen auf die übrigen Komponenten des Systems."[20]

Wo immer bakterienhemmende Mittel eingesetzt werden, sind bakterielle Ansammlungen und deren Lernrate ebenfalls erhöht. Intensiver Einsatz von Antibiotika verursacht also unmittelbare bakterielle Ansammlungen, schnelle Lerneffekte und in der Folge eine Resistenzinformationskaskade durch die ganze Membran hindurch, wo die Informationen jederzeit abrufbar sind. Der Forscher J. Davies behauptet, dass der genetische Pool der Resistenzinformationen den Bakterien ohne Weiteres zugänglich ist, wenn sie dem harten selektiven Druck ausgesetzt sind, der sich durch den Einsatz antibiotischer

Wirkstoffe in Krankenhäusern, in der Landwirtschaft sowie in der Tiermast ergibt (Antibiotika dienen in der Vieh- und Geflügelhaltung als Wachstumsförderer).[21]

Resistenzkaskaden treten überall dort auf, wo Antibiotika auf Menschenansammlungen oder erkrankte Tiere in großen Zahlen teffen: Pflegeheime, Kinderkrippen, Obdachlosenheime, Tierkliniken sowie Massentierhaltung. Aber das sind nicht die gefährlichsten Orte. Trotz der scheinbaren Reinlichkeit von Krankenhäusern, den weißen Kitteln, den leisen Stimmen, finden sich hier mehr resistente Bakterien als an irgendeinem anderen Ort auf der Erde.

vor der Einführung von Antibiotika unbekannt war. Was zur wachsenden Erkenntnis beigetragen hat, dass die Natur nicht mit blutrünstigem Hauen und Stechen vorgeht, wie man bislang gedacht hatte – vielmehr besteht eine wechselseitige Vernetzung zwischen Mikrorganismen. Das Wissen über die Natur des Genoms ist inzwischen umfassend. Genetische Strukturen aller Organismen sind nicht statisch, sondern flexibel, manchmal außerordentlich variabel. Barbara McClintock hatte sehr früh die Existenz von Transponsons erkannt. 1983 erklärte sie in ihrer Nobelpreis-Rede, dass das Genom „ein hochsensibles Organ der Zelle ist, das bei Stress seine eigene Umbildung und Erneuerung initiieren kann.“[22] Darüber hinaus stellte sie fest, dass die Instruktionen über die Kombination und die Zusammensetzung der Erbanlagen eines Genotyps nicht nur vom Organismus selbst ausgehen, sondern auch von der Umwelt beeinflusst werden. Je höher der Stress ist, umso flexibler und spezifischer reagiert das Genom darauf.

Bakterien konkurrieren nicht untereinander, sondern sie kooperieren miteinander, indem sie überlebenswichtige Informationen teilen.

Das Genom eines Organismus ist in der DNA enthalten. Antibiotika zerstören oftmals die DNA des Bakteriums, indem sie die Produktion von freien Radikalen (Sauerstoffmoleküle) innerhalb der Mikroorganismen ankurbeln. Die hochflexible Zellorganelle wird durch Antibiotika teilweise geschädigt. Sobald dies passiert, beginnt der Mikroorganismus sogleich den Schaden zu beheben. Das Bakterium programmiert schließlich die DNA neu und berücksichtigt dabei die codierte Genomstruktur. Es restrukturiert das Genom so, dass es den vormaligen Schaden, also die Bildung von freien Radikalen, abwenden kann. So entwickelt der Mikroorganismus Resistenz gegen alle Antibiotika, die freie Radikale erzeugen.

Die Ausbreitung resistenter Erkrankungen

Resistente Bakterien neigen dazu, sich auf die Infektion eines speziellen Körperteils zu spezialisieren. *Enterococcus, Pseudomonas, Staphylococcus* und *Klebsiella* verursachen nach chirurgischen Eingriffen in Krankenhäusern meist Wund- oder Blutinfektionen.

Staphylokokken benötigen Eisen, dass sich von Natur aus in den Blutzellen befindet. Darüber hinaus bevorzugen Mikroorganismen ein spezielle Art von Blut – unseres. Wo immer menschliches Blut leicht verfügbar ist, versammeln sich diese Bakterien in großer Zahl. Staphylokokken sind die „Hauptursache für eitrige Haut- und Weichteilinfektionen sowie für infektiöse Herzerkrankungen. Sie sind zudem die Nummer eins unter den Bakterien, die Krankenhausinfektionen verursachen, und eine der vier Hauptursachen von Lebensmittelvergiftungen.“[23] Und der Mikroorganismus bleibt immer lernfähig.

Abwässer von Städten sind mit ausgeschiedenen Antibiotika getränkt und resistente Staphylokokken fließen in die Meere, die die Städte umgeben. Resistente Staphylokokken kommen in allen von Ozeanen umgebenen Landmassen endemisch vor – und an den zugehörigen Stränden. Auch durch Sex sind sie übertragbar – die neueste sexuell übertragbare Erkrankung lässt grüßen.

Haemophilus, Pseudomonas, Staphylococcus, Klebsiella und *Streptococcus* infizieren das Lungengewebe. Häufig bekommen sie „per Anhalter“ Zugang über kontaminierte Atemschläuche, die ja ach so sorgsam vom Krankenhauspersonal beim Patienten eingeführt werden. Die Bakterien verursachen Lungenentzündungen, die bei älteren Krankenhaus- und Pflegepatienten oftmals unbehandelbar sind. Einst als Freund betagter Menschen betrachtet – weil sie die Alten und Schwachen relativ sanft in den Tod geleiteten –, traten Lungenentzündungen durch den Einsatz von Antibiotika zunächst seltener auf. Nunmehr erlebt diese Krankheit ihr Comeback und zählt inzwischen zu den Haupttodesursachen bei älteren Menschen.

Pseudomonas und *Klebsiella* bahnen sich ihren Weg in die Harnröhre via Katheter, der von Krankenschwestern eingeführt wird. Bei vielen Patienten verursachen sie schwere oder hartnäckige Harnwegsinfektionen. Nachlässige Hygiene öffnet diesen Bakterien zudem die Harnwege der weiblichen Krankenhausbelegschaft. Hier mutieren sie rasch, da sie durch die Gratis-Antibiotika, die dem Klinikpersonal zur Verfügung stehen, unter Druck gesetzt werden. In der Regel sind die Hände von Krankenschwestern und Ärzten mit resistenten Bakterien bedeckt, ob sie nun die Hände waschen oder nicht – Händewaschen und Handdesinfektion sind zwei verschiedene Dinge.

Haemophilus und *Streptococcus* lösen besonders auf Kinderstationen schwere Ohrinfektionen aus (die manchmal zu Meningitis führen). Trotz mehrfacher Antibiotika-Anwendungen bleibt der gewünschte Behandlungserfolg oftmals aus. Die genannten Mikroorganismen können zudem lebensbedrohliche Infektionen des Verdauungstrakts auslösen, begleitet von starkem, hartnäckigem Durchfall. Und sie sind nicht die einzigen Auslöser solcher Infektionen. Einer der neueren, noch bedrohlicheren infektiösen Mikroorganismen im Darm ist *Clostridium difficile*. Wie die Gesellschaft für Infektionserkrankungen der Vereinigten Staaten mitteilt, hat sich die Häufigkeit von *Clostridium difficile*-Infektionen in US-amerikanischen Krankenhäusern zwischen 2000 und 2003 verdoppelt. Ausbrüche von schweren *C. difficile*-Erkrankungen bei Krankenhauspatienten und Fälle von ungewöhnlich schweren *C. difficile*-Infektionen bei Patienten mit einem ursprünglich geringen Erkrankungsrisiko wurden in zahlreichen Bundesstaaten beobachtet. Viele Veränderungen des Infektionsverlaufs beruhen auf der epidemischen Verbreitung eines *C. difficile*-Stammes mit erhöhter Virulenz sowie erhöhter Resistenz gegen übliche Fluorochinolone.[24]

Laut den *Centers for Disease Control and Prevention* in den USA (CDC) ereigneten sich im Jahr 2004 viermal so viele tödliche Ausgänge dieser Krankheit wie im Jahr 1999. Die Mikroorganismen sind mit Antibiotika nur schwer behandelbar. Deshalb wenden Schulmediziner eine neue Behandlungsmethode an: Stuhltransplantation. Ja, Sie haben richtig gelesen. Hierfür wird der Stuhl von jemand anderem in den Darm eingebracht. Dabei hofft man, dass sich die gesunde Darmpopulation durchsetzt. Wie die gesunde „Kacke“ in den anderen Körper gebracht wird? Durch einen Schlauch in der Nase des Patienten – das ist moderne Medizin.

Vermeintlich eliminierte Erkrankungen auf dem Vormarsch

Tuberkulose (TB) ist zunehmend resistent und breitet sich in städtischen Ballungszentren, Obdachlosenunterkünften und Gefängnissen aus. Etwa zwei Milliarden Menschen haben vermutlich eine latente TB, also eine von drei Personen. Davon werden zweihundert Millionen der Betroffenen infektiös werden (15 Millionen in den USA) und drei Millionen werden jährlich daran sterben. Ungefähr 80 Prozent dieser Infizierten weisen Anzeichen von Antibiotikaresistenz auf. Zwei Prozent oder 40 Millionen Menschen weltweit sind von einem unbehandelbaren resistenten Stamm befallen. Tatsächlich ist TB inzwischen so schwer behandelbar, dass man manchmal ältere Methoden benutzt, wie beispielsweise die chirurgische Entfernung der erkrankten Lunge.

Auch die Gonorrhoe ist wieder aufgetaucht. Die Gonokokkeninfektion hatte dabei eine potente Resistenz im Gepäck, die sie in vietnamesischen Bordellen erworben hatte. Den dortigen Prostituierten wurden regelmäßig tägliche Rationen Antibiotika verabreicht. 700 000 Infektionen werden nun jährlich in den USA verzeichnet.

Bei der durch Moskitos übertragenen Malaria ging man einst davon aus, sie würde nur in den Tropen vorkommen. Die Tropenkrankheit tötet jedoch weltweit eine Million Menschen pro Jahr und ist resistent gegen 85 Prozent aller heutigen Arzneimittel.

Durch die unsachgemäße Antibiotikaanwendung von Ärzten ist auch die Cholera mittlerweile gegen einige antibiotische Wirkstoffe resistent. Sie reagiert zudem resistent auf die primäre Substanz, die es in der Wildnis abtötet – Chlorin. Obgleich es ein natürlicher Bestandteil des Ökosystems ist, existiert es nur selten in reiner Form. Gewöhnlich wird es chemisch gebunden, beispielsweise in Kochsalz (Natriumchlorid). In der Industrie werden jährlich etwa 25 Millionen Kilogramm chemisch reines Chlor produziert. Es wird für Chlororganika benötigt (z. B. für PVC-Kunststoffe in der Medizin) und üblicherweise zur Desinfektion und Entkeimung in der Wasserversorgung verwendet. Cholera und *Escherichia coli* (Kolibakterien) haben infolgedessen eine Chlorresistenz entwickelt. Gerade weil *E. coli* einer Vielzahl von Antibiotika im menschlichen Darmtrakt ausgesetzt ist, erwirbt es dort Resistenzen und gibt sie sogleich an andere Mikroorgamismen weiter. Andere Typen von Darmbakterien können die Informationen ohne weiteres aufnehmen, insbesondere, wenn sie gramnegativ sind. Wie die Erreger der

Cholera (*Vibrio cholerae*). Als im Jahr 2000 erstmals der Ausbruch einer simultanen Infektion von enterotoxischen Kolibakterien und Choleraerregern in Indien bekannt wurde, waren beide Mikroorganismen resistent.

Häufig ist das Wasser nahe menschlicher Siedlungen mit Choleraerregern verunreinigt. Hier verharren die Erreger in einem Ruhezustand, bleiben aber infektiös. Während dieser Ruhephasen treffen die *Vibrio cholerae* nicht bloß auf Chlor, sondern auch auf andere Antibiotika, die in subletalen Dosen stets in die weltweite Wasserversorgung gelangen. Resistenzauslöser sind unter Cholera-Serotypen weit verbreitet. Wie bei allen pathogenen Bakterien ist der Anstieg der Resistenzkurve von choleraerregenden Mikroorganismen exponentiell. Im Jahr 1992 waren lediglich 35 Prozent der *Vibrio cholerae*-O1-Serotypen Ampicillin-resistent. Fünf Jahre später waren es bereits 100 Prozent.

Sofern der fäkale Bestandteil des Abfallstroms sehr hoch ist, kommt es zum Ausbruch von Choleraepidemien. Auf der Suche nach einem Wirt bahnen sich die Keime ihren Weg durch das Abwasser – bis sie einen solchen finden.

Antimikrobieller Druck führte zur Entwicklung neuer pathogener Varianten von *E. coli*, darunter das potenziell tödliche *E. coli*-O157:H7. Epidemiologen wissen dank genetischer Marker inzwischen, dass das Bakterium seine Virulenz durch Shigellen erworben hat. Die Wissenschaftlerin und Ärztin Marguerite Neill ist Spezialistin für Infektionskrankheiten. Sie betrachtet *E. coli*-O157:H7 als Informationsvermittler. Dabei lautet ihre alarmierende Botschaft, dass es „die Menschheit im Feldzug gegen Infektionskrankheiten mit Gegnern zu tun hat, die eine neue Verteidigungslinie mit frischen Truppen aufgestellt haben.“[25] Neills zufolge sollte man dieser Erkenntnis mehr Beachtung schenken.

Wie Krankenhäuser zum Problem beitragen

Die beste Möglichkeit für Bakterien, Resistenzen sowie Virulenzen zu entwickeln, bietet sich in Krankenhäusern. Hier treffen häufig jede Menge pathogene Bakterien auf Antibiotika. Forscher haben Krankenhausabwässer untersucht und kamen zu dem Ergebnis, dass sich eine außergewöhnlich hohe Menge an resistenten Keimen sowie massenhaft ausgeschiedene antibiotische Wirkstoffe nachweisen lassen. Gemeinsam gelangen sie schließlich in die Umwelt und verbreiten sich dort überall. Julie Gerberding von den

Centers of Disease Control (USA) kommentiert den Umstand folgendermaßen: „Einst beschränkt auf die Krankenhäuser, wo schwer kranken Patienten ständig Arzneimittel verabreicht werden, haben sich diese [resistenten Bakterien] inzwischen in der Bevölkerung ausgebreitet."[26]

Die gewaltige Produktion antibakterieller Seifen, die schließlich im Wasser enden, stimulierten zugleich die Resistenzentwicklung zahlreicher Gruppen von Mikroorganismen. Lange bevor bakterienhemmende Seifen auf dem amerikanischen Markt zugelassen waren, war die Resistenzdynamik bekannt. In den USA verhindert der Druck seitens der Unternehmen ein Verbot solcher Reinigungsmittel bis heute. Und wie alle anderen antibakteriellen Substanzen führen sie zu einzigartigen Resistenzen in der globalen Bakterienwelt. Die Angst vor Keimen, die durch TV und Werbung gründlich geschürt wird, hat das Resistenzproblem unnötigerweise beschleunigt und verschärft.

Die Lektion aus unseren landwirtschaftlichen und medizinischen Erfahrungen ist auffallend konsistent: Wer evolutionäre Merkmale des Biosystems ignoriert, bewegt sich am Rande einer ökologischen Katastrophe.

Marc Lappé, *When Antibiotics Fail*

Gemäß den *Centers for Disease Control* in Atlanta/Georgia hat sich der Anteil an antibakteriellem Triclosan im „amerikanischen Urin" – Triclosan ist in keimhemmenden Seifen enthalten – von 2003 bis 2006 um 42 Prozent erhöht. Studien haben gezeigt, dass die chemischen Zusätze, die in solchen antimikrobiellen Produkten stecken, die bakterielle Resistenz ankurbeln. Bei regelmäßiger Anwendung derartiger antimikrobieller Produkte kommt es darüber hinaus zu Störungen des Hormonhaushalts. Triclosan findet sich häufig in Zahnpasta, beinahe allen antibakteriellen Seifen und sogar auf Messern und Schneidebrettern.

Solche Bedingungen haben die Resistenzrate von Keimen exponentiell erhöht. Reagierten im Jahr 1999 noch 95 Prozent von *E. coli* empfindlich auf Ciprofloxacin, war das Antibiotikum im Jahr 2006 nur noch bei 60 Prozent der Kolibakterien wirksam. Die Antibiotikaeffizienz gegenüber *Acinetobacter* verringerte sich innerhalb von vier Jahren um 70 Prozent. Im Jahr 1992 waren 36 Prozent der *Staphylococcus*-Bakterien resistent, aber 2003 schon 64 Prozent. Das sind die üblichen exponentiellen Lernkurven der Bakterien. Aber sie sind nur ein Teil der Geschichte.

Massentierhaltung: Noch schlimmere Geschichten

Der Verbrauch von Antibiotika in der Massentierhaltung sowie die ausufernde Verordnung antibiotischer Wirkstoffe seitens der Tierärzte für unsere Haustiere hat eine ähnlich rasante Fortentwicklung der Mikroorganismen heraufbeschworen. Mindestens die Hälfte – wenn nicht gar mehr – des gesamten Antibiotikaverbrauchs in den Vereinigten Staaten geht auf das Konto der Massentierhaltung – was gewaltige und rasche Resistenzen bei einem breiten Spektrum von Bakterien verursachte. Der Journalist Brandon Keim (ja, das ist wirklich sein Familienname!) äußert seine Besorgnis wie folgt: „Viel davon wird entweder für die Behandlung von Krankheiten oder zur Wachstumsförderung in der Massentierhaltung eingesetzt. In der Folge wurden Landwirtschaftbetriebe zu gigantischen Petrischalen für Superbakterien. Insbesondere der gegenüber zahlreichen Wirkstoffen resistente *Staphylococcus aureus* bzw. MRSA ist hier präsent. Er sorgt jährlich für 20 000 Todesopfer in Amerika – an AIDS sterben weniger Menschen.“[27]

Nicole Fox macht im Exposé zu ihrem Buch *Spoiled: The Dangerous Truth About a Food Chain Gone Haywire* auf folgendes Problem aufmerksam:

> Die Umstände, unter welchen [Nutztiere] aufgezogen werden, erfüllen sämtliche Bedingungen für Infektionen und Krankheiten: die Tiere werden auf engstem und in geschlossenem Raum gehalten; sie sind Stress ausgesetzt; sie werden oftmals mit kontaminiertem Futter und Wasser versorgt; sie sind Krankheitsüberträgern ausgesetzt (Flöhe, Mäuse, Ratten), die Seuchen von einer Herde zur nächsten übertragen; Einstreu ist verdreckt; Antibiotika werden verabreicht (die sie ironischerweise noch anfälliger für Krankheiten machen), um das Wachstum zu fördern und zum Schutz vor anderen Infektionen … Jegliche Bedingungen, die die Übertragung der Krankheiten von Tier auf Mensch begünstigen, wurden so noch mehr begünstigt. Die Massentierhaltung wurde intensiviert, Schlachtungen wurden automatisiert und beschleunigt, Nahrungsmittel in ungeheuren Mengen produziert und der Vertrieb wurde erweitert.[28]

Spezialisierte pathogene Bakterien gibt es nicht nur beim Menschen, sondern auch in der Tierwelt: *E. coli*-O157:H7 findet sich in Rindfleisch, *Salmonella* in Hühnereiern, *Campylobacter* in Hühnerfleisch, *Listeria* bei Fleischdelikatessen – und es gibt noch weitere infektiöse Mikroorganismen wie beispielsweise *Cyclospora, Cryptosporidium* oder *Yersinia.* Genauso wie resistente Krankenhausbakterien erobern Mikroorganismen von Mastbetrieben rasch die Außenwelt. Die Besitzer industrieller Viehzuchtbetriebe leugnen die Tatsache, dass ihre Praktiken irgendetwas mit dem vorherrschenden Bakterienproblem zu tun haben. Dabei weisen offenbar nur Tiere, die in den arktischen Regionen im Norden leben, keine antibiotikaresistenten Mikroorganismen auf, die mit solchen aus der Massentierhaltung genetisch vergleichbar sind.

Einer der frühen Pioniere auf dem Gebiet der Antibiotikaresistenz ist Stuart Levy. Er ist Professor und leitet das *Levy Lab* im *Center for Adaption Genetics and Drug Resistance* im Medizinischen Institut der Tufts Universität in Massachusetts (USA). Um die Laufbahn resistenter Bakterien von landwirtschaftlichen Betrieben in die Umwelt zu ergründen, führte er eine Studie mit sechs Hühnergruppen durch, die er in Käfige sperrte. Vier Käfige brachte er in einem Schuppen unter, zwei wurden im Freien aufgestellt. Die Hälfte der Hühner bekam Futter, das subtherapeutische Dosen Oxytetracyclin enthielt. Die Fäkalien aller Hühner wurden ebenso wie der Stuhl der zugehörigen Bauernfamilie sowie auch jener von benachbarten Familien wöchentlich untersucht. Innerhalb von 24 bis 36 Stunden nach der ersten Aufnahme des mit Antibiotika versetzten Futters wiesen die Fäkalien der Hühner, die mit Antibiotika gefüttert wurden, bereits eine *E. coli*-Resistenz auf.

Bald darauf beobachtete man bei den Hühnern, die keine Antibiotika erhalten hatten, gleichfalls tetracyclinresistente *E. coli.* Noch bemerkenswerter war allerdings der Umstand, dass die Kolibakterien aller Hühner nach drei Monaten resistent gegen Ampicillin, Streptomycin und Sulfonamide waren – obwohl das Geflügel niemals mit diesen Stoffen in Berührung gekommen war. Besonders alarmierend war, dass die Fäkalien der benachbarten Familien (sie hatten absolut keinen Kontakt zu den Hühnern) nach fünf Monaten tetracyclinresistente *E. coli* aufwiesen. Nach sechs Monaten waren deren Kolibakterien gegenüber fünf weiteren Antibiotika resistent. Eine ähnliche Studie aus Deutschland, die sich allerdings über einen längeren Zeitraum erstreckte, ergab, dass sich die Resistenz sogar bis in die nächste Ortschaft ausbreiten kann – dies benötigte wenig mehr als zwei Jahre Zeit.

Salmonellen, die sich in den Ovarien vieler agrarindustriell genutzter Hühner befinden (und demnach in den Eiern, die hier entstehen), überleben Einfrieren, Kochen, Schmoren und Frittieren. Die Keime können lediglich abgetötet werden, wenn man die Eier ausgiebig frittiert oder neun Minuten lang in siedendem Wasser zubereitet. Listerien in Fleischdelikatessen bleiben gleichfalls nach dem Einfrieren im Gefrierfach keimfähig. *E. coli* halten sich inzwischen in Orangen- und Apfelsaft – zwei säurehaltige Flüssigkeiten, die einst für dieses Bakterium bedrohlich waren. Eine Studie aus dem Jahr 2011 brachte zu Tage, dass beinahe 50 Prozent sämtlicher Fleisch- und Geflügelwaren aus Supermärkten mit Staphylokokken kontaminiert waren. Davon waren mehr als die Hälfte der getesteten Keime resistente Stämme. Lance Price, der Hauptautor der Studie bemerkt hierzu: „Die Tatsache, dass eine große Anzahl wirkstoffresistenter *S. aureus* [in den Proben] auftauchte, der mit hoher Wahrscheinlichkeit von den zum Verzehr vorgesehenen Tieren selbst stammte, ist besorgniserrend.“[29]

Wenigstens die Hälfte – wenn nicht gar mehr – aller Antibiotika, die in den USA benutzt werden, gehen auf das Konto riesiger Tiermastbetriebe.

Diese in Lebensmitteln befindlichen Bakterien werden in immer größerer Anzahl Teil der menschlichen Nahrungskette und der Bevölkerung. Im Jahr 2010 rief die amerikanische FDA (*Food and Drug Administration* der Vereinigten Staaten) 23 Mal Produkte auf Grund einer Kontaminierung mit *Salmonella, Listeria, Clostridium, E. coli* und *Bacillus* zurück.

Einer der Hauptüberträger resistenter Mikroorganismen sind Fliegen, wie jüngst eine Studie bestätigte. In einem Zeitraum von sechs Wochen besuchen mindestens 30 000 Fliegen eine Geflügelproduktionsstätte. Forscher untersuchten einige Fliegengruppen solcher Betriebe und fanden heraus, dass sie genau mit solchen genetischen Varianten resistenter Bakterien infiziert waren, die auch in den Ausscheidungen des Geflügels gefunden wurden. Das gleiche Phänomen ist in großen Rind- und Schweinemastbetrieben zu beobachten.

Der Anstieg der Resistenz- und Virulenzraten ist derart gewaltig, dass Stuart Levy bereits vor 15 Jahren feststellte: „Einige Analysten warnen vor modernen Szenarien, in denen infektiöse antibiotikaresistente Bakterien ganze Bevölkerungen zugrunde richten … Aus diesem Umstand ergibt sich die niederschmetternde Aussicht, dass die Therapie mit Antibiotika eines Tages nur noch von historischem Interesse sein wird."[30] Für viele ist das Problem noch weitreichender. Einer von ihnen ist David Livermore, MD des *Antibiotic Resistance Monitoring and Reference Laboratory* in London. Er sagt, „es ist naiv, zu denken, wir könnten den Kampf gegen die Bakterien gewinnen."[31]

In der ersten Auflage diese Buches habe ich angemerkt, dass Bakterien innerhalb von wenigen Jahren Antibiotikaresistenzen erwerben. Einst benötigten sie hierfür Dekaden. Bis zur zweiten Auflage hat sich die Zeitspanne abermals reduziert. Resistenzen entwickeln sich nun innerhalb von sechs Monaten. Brad Spellberg, Spezialist für Infektionskrankheiten, meint: „Resistenz ist unvermeidlich."

Resistenz im Ökosystem

Die Wirkung resistenter Bakterien beschränkt sich nicht auf den Menschen und dessen Nutztiere, wenngleich Studien sowie die Medien auf die infektiösen Erkrankungen in Bezug auf beide Gruppen am häufigsten eingehen. Bakterien bewegen sich frei im Ökosystem und in der Tierwelt. Gemäß aktueller Untersuchungen verbreiten Möwen und andere Vogelarten resistente Bakterien in der ganzen Welt. Diesbezüglich schreibt Jeffrey Fisher in seinem Buch *The Plague Makers*:

> Resistente Bakterien, die das Ergebnis einer rücksichtslosen Praxis sind, beschränken sich nicht auf die Tiere, wo sie sich entwickelt haben. So etwas wie „Kuh-Bakterien" oder „Hühner-Bakterien" gibt es nicht. Was die Mikrobenwelt betrifft, sind Mensch und Tier Teil eines gigantischen Ökosystems. Resistente Bakterien, die im Darmtrakt einer Kuh oder eines Schweins heranwachsen, gelangen irgendwann in unsere Körper.[32]

Damit ist vor allem dann zu rechnen, wenn Antibiotika ins Wasser gelangen. Die Transmission von Resistenzmerkmalen im Ökosystem wird überall dort verbessert, wo überwiegend in wässrigen Systemen auftretende Biofilme vorherrschen. Sie begünstigen das Bakterienwachstum auf der Wasseroberfläche, auf Steinen im Wasser, in Sedimenten von Teichen, Flüssen sowie in den Ozeanen. Antibiotika, die an Fische verfüttert werden, kontaminieren alle diese Umgebungen. Gleiches gilt für die antibiotikareichen Abwässer in der Massentierhaltung und für Abfallaufbereitungsanlagen. Resistenzen werden in diesen Biofilmbiotopen von domestizierten zu wilden Bakterien transferiert und verbleiben schließlich in solchen natürlichen Ökosystemen.

Wie die Forscher Christian Daughton und Thomas Ternes berichten, „geht aus einigen Gewässer-Übersichtsarbeiten hervor, dass bei dort natürlich vorkommenden Bakterien Resistenzen gegen ein breites Spektrum antibiotischer Wirkstoffe signifikant verbreitet sind, unter anderem gegen Vancomycin. Isolate von wilden Gänsen aus dem Umland von Chicago, Illinois, zeigten Resistenzen gegen Ampicillin, Tetracyclin, Penicillin und Erythromycin."[33]

Forscher haben 16 Antibiotika entdeckt, die gewöhnlich im Grundwasser sowie in Oberflächengewässern im Mikrogramm-pro-Liter-Messbereich nachweisbar sind. Mitteilungen von einigen Forschern weisen darauf hin, dass diese antibiotischen Rückstände genotoxisch sind. Sie beeinflussen demnach die genetischen Strukturen anderer Lebensformen. Daughton und Ternes betrachten diesen Umstand als Grund zur Sorge, da Bakterien offenbar niemals vergessen, was ihnen angetan wurde:

> Der maßlose und umfassende (manchmal auch unkritische) Einsatz von Antibiotika sowie die anschließende Flutung der Umwelt mit antibiotischen Rückständen sind die Hauptursachen der beschleunigten Resistenzverbreitung unter pathogenen Bakterien. Die Lage verschärft sich dadurch, dass die Resistenz erhalten bleibt, selbst wenn kein selektiver Druck vorliegt (das ist ein irreversibler Vorgang). Ausreichend hohe Konzentrationen könnten ebenfalls einen akuten Effekt auf Bakterien haben. Darüber hinaus kann dies leicht zu Strukturveränderungen mikrobieller Gemeinschaften in der Natur führen, was die übergeordnete Nahrungskette beeinflussen würde.[34]

Lachs, Wels und Forelle – aus kommerziellen Züchtungen – bekommen hohe Dosierungen von Antibiotika oder anderen Medikamente ab, die meist in das Futter gemischt werden. Auf diese Weise gelangen die Wirkstoffe in das Wasser. Zuchtlachs wird im Gegensatz zu Wels und Forelle in Netzgehegen, Fjorden oder in Küstennähe gehalten. Dies beschleunigt die antibiotische Vergiftung der Ozeane. Da die Gehege der Fische überfüllt sind, werden die 27 Millionen Kilogramm US-Lachse seit langem regelmäßig mit Antibiotika versorgt – etwa 75 Kilogramm Antibiotika pro *acre* (4046,9 m^2) Lachs. Stuart Levy bemerkt:

> Seitdem sie [die Antibiotika] im Wasser abgeladen werden, können sie leicht

von anderen Meerestieren aufgenommen werden. Tetracyclin baut sich nur langsam in Fischen ab. So wird es in aktivem Zustand mit den Fäkalien ausgeschieden und lagert sich schließlich auf dem Meeresgrund ab. Fern von direktem Sonnenlicht, das dem Wirkstoff schaden kann, bleibt es hier relativ beständig. Folglich ist der ökologische Effekt dieses antibakteriellen Stoffes im Meer der gleiche wie bei den Landtieren: eine Langzeitselektion resistenter und multiresistenter Bakterien in Lachsen und anderen marinen Lebensformen.[35]

Auch Pflanzen und Böden sind dem direkten Einsatz von antimikrobiellen Stoffen ausgesetzt – nicht nur durch antibiotikahaltige Abwässer. Um in Obstgärten Feuerbrand bei Äpfeln und Birnen zu bekämpfen, werden manchmal antibiotische Wirkstoffe wie Streptomycin in hoher Dosierung direkt auf die Pflanzen gespritzt. Jährlich werden in den USA 20 000 bis 25 000 Kilogramm Tetracyclin und Streptomycin zum „Schutz" der Obstbäume eingesetzt (mit einem halben Kilogramm Tetracyclin kann man 450 Menschen behandeln). Solche Mittel töten nicht bloß die Bakterien auf den Pflanzen ab, sondern vernichten gleichzeitig alle empfindlichen Mikroorganismen in den Böden. Dies bewirkt einen Kaskadeneffekt auf die Integrität und Gesundheit des Bodens.

Während durch das Spritzen wirksame Mengen Streptomycin in das Ökosystem gelangen, werden andere Antibiotika, darunter Oxytetracin, manchmal direkt in die Stämme und Wurzeln größerer Pflanzen injiziert. Kein Wunder, dass dort, wo man sich solcher Praktiken bedient, resistente pathogene Pflanzenbakterien in Böden und Pflanzenbiotopen nachweisbar sind.

Bakterielle Transposons, die bei Feuerbrand während des Resistenzerwerbs entstehen, wurden in sieben den Boden besiedelnden Bakterienarten nachgewiesen. Alle diese Mikroorganismen sind nun resistent gegen Streptomycin, das normalerweise von Bodenpilzen der Region produziert wird. Dieselbe Dynamik vollzieht sich in Böden mit Weizenanbau.

Der Einsatz bzw. die Verbreitung von antibiotischen Stoffen in der Umwelt fördern die Entstehung von Resistenzgenen in natürlichen Bodengemeinschaften, unter anderem bei bakteriellen Wildformen. Auf diese Weise stören sie die normale Balance der Bodenorganismen. Düngemittel und Schwermetalle der Agrarindustrie kontaminieren den Boden massiv und erhöhen die Dichte resistenter Pathogene im Boden. Wissenschaftler haben zudem damit begonnen, bakterielle Resistenzfaktoren direkt in die genetische Struktur einiger Pflanzen einzubauen (z. B. in die Zuckerrübe). Allerdings fand man heraus, dass diese Resistenzfaktoren in die Bakterien des Ökosystems wandern.

Die enorme Produktion antibakterieller Stoffe, die einst nur in geringer Zahl in der Umwelt vorhanden waren – zum Selbstschutz der territorialen Integrität von Bodenpilzen, Bakterien oder Pflanzen produziert – beeinflusst zunehmend den Lebenszyklus von Bakterien und Tausenden anderen Organismen des Ökosystems und wirkt sich in der Folge auf die Bodengesundheit und unseren Planeten selbst aus.

Wie Marc Lappé in seinem Buch *The End of Antibiotics* betont, hat „unsere gewissenlose Anwendung von Antibiotika zu einem evolutionären Wandel in der Mikrobenwelt geführt. Darüber hinaus hat sie uns der Hoffnung auf eine sichere Handhabung beraubt."

Bakterien als Partner

Bakterien sind nicht unsere Feinde, wie einige Wissenschaftler behauptet haben. Sie sind auch keine gefährliche Lebensform, die die Menschheit mit Krankheiten heimsucht – wie es uns TV-Spots weismachen wollen. Bakterien sind unsere Vorfahren und wir ähneln ihnen sehr. Wie wir Menschen verstoffwechseln sie Fett, Vitamine, Zucker und Eiweiß. Lynn Margulis kommentiert prägnant: „Eine ausgewogene Betrachtung der Mikrobe als Kollege und Vorfahr findet so gut wie nie statt. Unsere Kultur ignoriert die hart erkämpfte Tatsache, dass aus diesen Krankheits-„Erregern", diesen „Keimen" jedwedes Leben entstanden ist. Unsere Vorfahren, die Keime, waren Bakterien."[36] Bakterien sind keine Keime, sondern „Keimer" – und der Stoff, aus dem alles Leben auf der Erde gemacht ist. Ihnen den Krieg zu erklären, ist eine Kampfansage gegen jedwede Lebensform auf Erden, inklusive gegen uns selbst.

Einer der wenigen von Natur aus sterilen Orte auf Erden ist die Gebärmutter. Die Schwangerschaft ist die einzige Zeitspanne, wo der menschliche Körper (das ungeborene Kind) bakterienfrei ist. Unmittelbar nach einer natürlichen Geburt sucht das (hoffentlich gesunde) Kind auf dem Bauch der Mutter instinktiv nach der Brustwarze. Hautkontakt und Muttermilch leiten die lebenswichtige Besiedelung des Nachwuchses mit den mütterlichen Keimen ein. Durch das Stillen gelangen Lactobazillen und Bifidobakterien in den Darmtrakt des Neugeborenen – diese Bakterien sind von größter Bedeutung für die Gesundheit des Kindes. *Lactobacillus acidophilus* produziert wichtige Vitamine und Nährstoffe, inklusive Vitamin B1, B2, B3, B12 und Folsäure. Die Bakterien sind bei der Verdauung hilfreich und schütten natürliche antibiotische Substanzen wie Acidophilin, mehrere organische Säuren und Peroxide aus, die vor bakteriellen Infektionen schützen.

Unsere bakteriellen Untermieter machen 500 bis 1000 Gramm unseres Körpergewichts aus. Die Bakterien, die uns in der Kindheit besiedeln, haben traditionell eine koevolutionäre Beziehung zum Menschen. Sie sind integraler Bestandteil der Entwicklung unserer Spezies und unserer Körperökologie. Zudem stehen sie an vorderster Front bei der Abwehr von Erkrankungen.

Den Bakterien den Krieg zu erklären, ist eine Kampfansage gegen jedwede Lebensform auf Erden – letztendlich gegen uns selbst.

Haut, Schleimhäute und der Darmtrakt sind für Bakterien das, was fruchtbare schwarze Erde für Pflanzen ist. Egal, ob man Erde umpflügt, das Pflanzenwachstum stört oder überhaupt nichts anpflanzt, die Erde wird in Kürze mit neuen Pflanzen dicht bewachsen sein. Dasselbe passiert in unserem Körper, wenn die Bakterienökologie gestört wird – häufig durch Antibiotika.

Warum wir Bakterien brauchen

Die Bakterien, die unseren Körper besiedeln, sind freundlich und nützlich. Sie haben sich überall dort eingenistet, wo sie gute Lebensbedingungen vorfinden. Somit gibt es keinen Platz für weniger freundlich gesinnte Mikroorganismen. Aber damit nicht genug. Alle unsere koevolutionären Keime erzeugen antibiotische Substanzen, die andere, weniger freundlich gesinnte Erreger abtöten. Beispielsweise leben im Rachenraum Streptokokkenarten, die große Mengen antibiotischer Stoffe speziell gegen *Streptococcus pyogenes* produzieren, der Streptokokken-Angina verursacht.

Wenn wir im Kindesalter regelmäßig Kontakt mit pathogenen Keimen haben, lernen unsere Körper und unsere „Partnerbakterien“, wie sie am effektivsten auf gefährliche Krankheitserreger reagieren müssen. Das stärkt die Gesundheit im späteren Leben. Studien zeigen, dass Kinder, die in einem besonders sauberen Umfeld aufwachsen – mit antibakteriellen Seifen und Tüchern, und somit vor Bakterien „geschützt“ sind –, tatsächlich nicht gesünder sind. Vielmehr leiden sie häufiger unter Krankheiten als der Nachwuchs, in dessen Umfeld die Hygiene nicht so übertrieben wird. Die permanente Exposition einer mit Bakterien angefüllten Welt – die Welt, von der die Spezies Mensch abstammt – stimuliert unser Immunsystem im Wachstumsalter. Um gesund zu bleiben, *müssen* wir mit den Mikroorganismen auf Tuchfühlung bleiben.

In Wahrheit leben wir in einer uralten und gesunden Symbiose mit Bakterien, Viren und einer Mikrofauna. Unsere Körper gleichen dem Erdboden, der innen und außen mit einer außerordentlich vielfältigen Mikrofauna ausgestattet ist, was komplex vernetzten nützlichen Zwecken dient. Jede Erkrankung bedeutet, dass unsere Partnerschaft mit den Bakterien – die Ökologie des Körpers – gestört ist. Im eigentlichen Sinne stören Krankheiten dieses Gleichgewicht der Körperfauna und nicht die pathogenen Keime, die dann zum eigenen Vorteil Teile des Körpers besetzen. Antibiotika heilen Krankheiten nicht, sie vernichten lediglich „opportunistische“ Bakterien. Ohne die Fähigkeit des Körpers, ein gesundes Gleichgewicht wiederherzustellen, würden Menschen ohnehin sterben.

AIDS hat uns mehr als alle anderen Erkrankungen die Grenzen von Antibiotika und des bakteriellen Krankheitskonzepts aufgezeigt. Ungeachtet der Mengen von benutzten antibiotischen Wirkstoffen sterben AIDS-Patienten, wenn ihre Körper das innere Gleichgewicht nicht mehr wiederherstellen können. Marc Lappé drückt es so aus: „Letztendlich ist es der *Körper*, der Infektionen kontrolliert, nicht die Chemikalie. Ohne grundlegende Immunfunktionen sind Medikamente wertlos.“[37] Ironischerweise haben Medizinhistoriker darauf hingewiesen, dass die größten Rückgänge der Sterbe- und Erkrankungsraten nicht wie vielfach geglaubt auf den Einsatz von Antibiotika zurückzuführen waren, sondern vielmehr auf der verbesserten Hygiene beruhten.

Antibiotika führen zum nachteilig gestörten Gleichgewicht der menschlichen Mikrofauna, da sie mitsamt den pathogenen Keimen auch einen Großteil der symbiotischen Mikroorganismen vernichten. Neue Erkrankungen durch Nährstoffdefizite, Pilzinfektionen, bestimmte chronische Infektionen, Allergien und chronische Immunschwäche werden heute direkt auf die durch Antibiotikanutzung zerstörten „inneren Landschaften“ bezogen. Marc Lappé stellt diesbezüglich fest:

> Lincomycin eliminiert fast alle Bakterien, die Sauerstoff benötigen, während Neomycin und Kanamycin die Anzahl von aeroben Keimen und grampositiven

anaeroben Bakterien vermindern, was das Wachstum von *Candida albicans* und *Staphylococcus aureus* begünstigt. Polymyxin kann native *E. coli* vernichten, in der Folge können sich Staphylokokken und Streptokokken vermehren. Erythromycin hat eine ähnlich förderliche Wirkung auf Streptokokken, Bacitracin und Damycin favorisieren hingegen das Wachstum von *Clostridium difficile*.[38]

Nicht nur Menschen haben koevolutionäre bakterielle Partner, auch Pflanzen, Insekten und alle Tiere leben mit solchen Symbiosen. Wenn diese anderen Lebensformen mit Antibiotika in Berührung kommen, wird ihr inneres und äußeres Gleichgewicht gleichermaßen gestört.

Hätten Bakterien nicht gelernt, Resistenzen zu entwickeln, wäre sämtliches Leben auf der Erde ausgestorben – auch der Mensch. Wenn wir versuchen, alle Krankheitserreger auf diesem Planeten zu töten, bringen wir uns letzten Endes selbst um.

Die Situation ist schrecklich. Es gibt Lösungen, allerdings keine einfachen Lösungen. Wie David Livermore sagte, wäre „ein Großteil der modernen Medizin unmöglich machbar, wenn die Fähigkeiten, Infektionen zu behandeln, verloren ginge.“[39] Routineoperationen wären nicht länger Routine und könnten kaum mehr sicher durchgeführt werden. Infektionskrankheiten würden in regelrechte Epidemien ausarten und ganze Bevölkerungsgruppen heimsuchen. Heute seltene Quarantäne-Maßnahmen gehören dann zum Alltag. Die Sterblichkeit älterer und sehr junger Menschen würde massiv ansteigen. Die Wahrnehmung der Welt, wie sie die meisten Menschen in den Industrienationen kennen, würde bröckeln. Wir befänden uns erneut (medizinisch betrachtet) im Jahr 1928.

In der ersten Ausgabe dieses Buches habe ich – wie viele andere auch – die Menschen dazu gedrängt, von der Antibiotikaeinnahme abzusehen, wenn keine schwere tödliche Bedrohung oder Behinderung zu befürchten ist (ich dachte auch, Immobilien in Nevada seien eine gute Geldanlage …). Mehr als ein Jahrzehnt später ist klar, dass sich der Antibiotikaverbrauch nicht verringert hat, sondern weit höher ist als vor 15 Jahren. Die Menschheit hat niemals gelernt, vernünftig zu handeln, bevor es zu spät ist. Wir werden erst damit aufhören, Antibiotika zu benutzen, wenn sie wirkungslos geworden sind. Und selbst dann werden sich die Menschen der westlichen Welt weiterhin an Antibiotika klammern und ein verhängnisvolles, fehlerhaftes bakterielles Krankheitskonzept vertreten.

Nur für diejenigen, die genau verstehen was das Wort „exponentiell“

bedeutet, und für diejenigen, die sich und ihre Familien auf eine Zeit vorbereiten wollen, die rasend schnell auf uns zukommt, gibt es Optionen.

Sie können ihre Gesundheit und Gesundheitsvorsoge selbst in die Hand nehmen. Sie können sich wappnen. Sie können lernen, pflanzliche Arzneien anzuwenden, um Krankheiten zu heilen. Und Sie können lernen, was zu tun ist, wenn Sie eines Tages resistente Infektionen behandeln müssen. Dieses Buch wird Ihnen dabei helfen, genau das zu tun.

Anmerkungen

1. W. J. Powell, "Molecular Mechanisms of Antimicrobial Resistance," technical report #14, Feb. 2000. Online at http://foodsafety.ksu.edu/articles/280/molecular_mechanisms_anti- mic_resist.pdf, page 2.
2. Stuart Levy, *The Antibiotic Paradox* (NY: Plenum Press, 1992), 94.
3. Ibid., 75.
4. Ibid., 3, 5, Ibid.
6. zitiert in Barbara Griggs, *Green Pharmacy* (Rochester, VT: Healing Arts Press, 1991), 261.
7. Brad Spellberg, *Rising Plague* (NY: Prometheus, 2009), 36–37.
8. R. L. Berkelman and J. M . Hughes, "The Conquest of Infectious Diseases: Who Are We Kidding?" *Annals of Internal Medicine* 119, no. (5) (1993): 426–27.
9. Marc Lappé, *When Antibiotics Fail* (Berkeley, CA: North Atlantic Books, 1995), 187.
10. Steven Projan, "Antibacteria Drug Discovery in the 21st Century," in Richard Wax et al., *Bacterial Resistance to Antimicrobials*, second edition (Boca Raton, FL: CRC Press, 2008), 413.
11. David Hooper, "Target Modification as a Mechanism of Antimicrobial Resistance," in Richard Wax et al., *Bacterial Resistance to Antimicrobials*, second edition (Boca Raton, FL: CRC Press, 2008), 134.
12. Harry Taber, "Antibiotic Permeability," in Richard Wax et al., *Bacterial Resistance to Antimicrobials*, second edition (Boca Raton, FL: CRC Press, 2008), 172.
13. Rob Stein, "New 'Superbugs' Raising Concerns Worldwide," *Washington Post*, October 11, 2010.
14. Olga Lomovskaya et al., "Multidrug Efflux Pumps: Structure, Mechanism, and Inhibition," in Richard Wax et al., *Bacterial Resistance to Antimicrobials*, second edition (Boca Raton, FL: CRC Press, 2008), 46.
15. C. Werry, "Contamination of Detergent Cleaning Solutions during Hospital Cleaning," *Journal of Hospital Infection* 11, no. (1) (1988): 44–49.
16. W. J. Powell, "Molecular Mechanisms of Antimicrobial Resistance," technical report #14, Feb. 2000. Online at http://foodsafety.ksu.edu/articles/280/molecular_mechanisms_ antimic_resist.pdf.
17. Abigail Salyers et al., "Ecology of Antibiotic Resistant Genes," in Richard Wax et al., *Bacterial Resistance to Antimicrobials*, second edition (Boca Raton, FL: CRC Press, 2008), 11.
18. Stuart Levy, *The Antibiotic Paradox* (NY: Plenum Press, 1992), 101.
19. Ibid., 87.
20. zitiert in Philip Frappaolo, "Risks to Human Health from the Use of Antibiotics in Animal Feeds," in William Moats (ed.), *Agricultural Uses of Antibiotics* (American Chemical Soci- ety, 1986), 102.
21. zitiert in W. J. Powell, "Molecular Mechanisms of Antimicrobial Resistance," technical report #14, Feb. 2000. Online at http://foodsafety.ksu.edu/articles/280/molecular_ mechanisms_antimic_resist.pdf.
22. W. J. Powell, "Molecular Mechanisms of Antimicrobial Resistance," technical report #14, Feb. 2000. Online at http://foodsafety.ksu.edu/articles/280/molecular_mechanisms_ antimic_resist.pdf.
23. "Staph Bacteria: Blood Sucking Superbug Prefers the Taste of Humans," *Science Daily*, December 22, 2010.
24. Infectious Diseases Society of America, "Facts about Antibiotic Resistance," April 2011, http://www.idsociety.org/AR_Facts/.
25. zitiert in Philip Hilts, "Gene Jumps to Spread a Toxin in Meat," New York Times, April 23, 1996.
26. Maggie Fox, "Modern Life Comes with Disease Price Tag," Reuters, AOL Online, September 20, 2000.
27. Brandon Keim, "Antibiotics Breed Superbugs Faster Than Expected," Wired.com, December 22, 2010.
28. Nicols Fox, Spoiled: *The Dangerous Truth about a Food Chain Gone Haywire* (NY: Penguin, 1998), 122.
29. Marissa Cevallos, "Meat Contaminated with Resistant Bacteria," LATimes.com, April 15, 2011.
30. Stuart Levy, *The Antibiotic Paradox* (NY: Plenum, 1992), 183.
31. Sarah Bosley, "Are You Ready for a World without Antibiotics?," *The Guardian*, August 12, 2010.
32. Jeffrey Fisher, *The Plague Makers* (NY: Simon and Schuster, 1994), 90.
33. C. G. Daughton and T. A. Ternes, "Pharmaceutical and Personal Care Products in the Environment: Agents of Subtle Change?" *Environmental Health Perspectives* 107, suppl. 6 (1999), 907–38; see also Janet Raloff, "Waterways Carry Antibiotic Resistance," *Science News Online* 155, no. 23 (June 5, 1999).
34. C. G. Daughton and T. A. Ternes, "Pharmaceutical and Personal Care Products in the Environment: Agents of Subtle Change?" *Environmental Health Perspectives* 107, suppl. 6 (1999), 907–38.
35. Stuart Levy, *The Antibiotic Paradox* (NY: Plenum Press, 1992), 175.
36. Lynn Margulis, *Symbiotic Planet* (NY: Basic Books, 1998), 75.
37. Marc Lappé, *When Antibiotics Fail* (Berkeley, CA: North Atlantic Books, 1995), xviii.
38. Ibid., 25–26.
39. Sarah Bosley, "Are You Ready for a World without Antibiotics?," *The Guardian*, August 12, 2010.

Die größten Probleme, die wir heute haben, können wir nicht auf der Ebene des Denkens lösen, auf der wir uns befanden, als wir die Probleme hervorgerufen haben.

Albert Einstein

Zu den grampositiven Pathogenen zählen Methicillin-resistente Staphylococcus aureus und S. Epidermidis, Vancomycin-resistente Enterococcus faecium und E. faecialis sowie die schnell wachsenden Mykobakterien. In den letzten Jahren wurden immerhin vier neue Wirkstoffe zugelassen, die eine klinische Wirksamkeit gegen diese Bakterien zeigen. Tatsächlich besteht aber der größte medizinischen Bedarf in Bezug auf multiresistente gramnegative Bakterien, und nur ein einziger neuer Wirkstoff wurde während einer Dekade zugelassen.

Steven Projan, *Bacterial Resistance to Antimicrobials*

Resistente Mikroorganismen

Infektionen und wie man sie behandelt

Viele Menschen glauben, dass es immer wirksame Antibiotika geben wird. Sie gehen davon aus, dass andere entdeckt werden, die sich ebenso gut bewähren, sobald die jetzigen Antibiotika keine Wirkung mehr zeigen – kein Grund zur Sorge also. Die Wahrheit sieht leider anders aus. Praktisch befinden sich keine neuen antibiotischen Wirkstoffe in der Entwicklung, und das wird wahrscheinlich auch in Zukunft so sein. Pharmaunternehmen haben die Suche nach neuen Antibiotika fast komplett aufgegeben. Dafür gibt es zahlreiche Gründe – der Hauptgrund ist selbstverständlich finanzieller Natur.

Entgegen üblicher Vorstellungen können Ärzte verhältnismäßig wenige Krankheiten heilen, die uns zu schaffen machen. Bei erhöhten Cholesterinwerten verschreiben sie Cholesterinsenker, bei Arthritis müssen entzündungshemmende Mittel her und so weiter. Diese Medikamente verändern die körperliche Befindlichkeit, aber sie heilen nicht die eigentliche Erkrankung. In der Folge werden Arzneimittel häufig jahrzehntelang eingenommen – eine unerschöpfliche Einnahmequelle für die Unternehmen, die sie herstellen. Wie hoch war nochmal der Umsatz der weltweiten Top-12-Pharmahersteller im Jahr 2009? *100 Milliarden* Dollar.

Auf der anderen Seite sind Antibiotika zu erfolgreich. Sie werden für einen kurzen Zeitraum eingenommen. Anschließend ist die Krankheit vernichtet und der Patient ist geheilt. Die Wirkstoffe sind Opfer ihres eigenen Erfolgs. Brad Spellberg, Autor von *Rising Plague,* schreibt: „Seit einigen Jahren sind sich führende Mitglieder der *Infectious Disease Society of America* (IDSA) darüber im klaren, dass von vielen Pharmaunternehmen keine Antibiotika mehr entwickelt werden. Tatsächlich haben einige Pharmaunternehmen ihre Forschung und die Programme für die Entdeckung antibiotischer Wirkstoffe eingestellt."[1] Stuart Levy, wahrscheinlich der führende Forscher über resistente Mikroorganismen in den USA, bemerkt, „das Problem ist, dass die pharmazeutische Industrie das Forschungsfeld verlassen hat und deshalb keine neuen Antibiotika hinzukommen."[2] Er sagt, es sei profitabler für die Arzneimittelhersteller, Medikamente für Langzeit-Erkrankungen wie Herzkrankheiten oder Arthritis zu produzieren als neue Antibiotika zu finden. Wie Studien von Spellbergs Forschungsteam ergeben haben, sind die Investitionen für die Erforschung und Entwicklung von Antibiotika in den Vereinigten Staaten im Zeitraum 1983 bis 2008 um 75 Prozent gesunken. Sein Team fand nur etwa fünf bis sieben neue Antibiotika in der „Pipeline", deren Marktreife um 2012 erwartet wird – und alle waren nur leicht veränderte Versionen bereits existierender Antibiotika.

Das Geld steckt nicht in der Heilung von Krankheiten, sondern in den Medikamenten.

Chris Rock, Comedian

Und nein – Biotechnologieunternehmen schneiden auch nicht besser ab. Alle Biotechnologieunternehmen zusammen hatten nur ein einziges Antibiotikum in Entwicklung. Noch schlimmer ist, dass jedes Antibiotikum, das 2012 auf den Markt kommen sollte, für grampositive Bakterien geeignet war. Es gibt *keine* in Entwicklung befindliche Antibiotika, die gegen gramnegative Mikroorganismen wirksam sind – die am schnellsten wachsende Kategorie der resistenten Pathogene.

Was kommt nach 2012? Nichts. Es werden keine neuen Antibiotika entwickelt und es existieren auch keine Pläne hierfür. Eine Tatsache, die die meisten Leute schockiert. Sie glauben einfach nicht, dass die Arzneimittelhersteller so selbstgefällig sind – oder, dass sie sich so wenig darum kümmern. Ich denke, es ist ihre Aufgabe, Menschen zu helfen … oder nicht?

Resistenz: Eine exponentielle Wachstumskurve

Es gibt eine sehr alte Geschichte von einem König und einem Mann, der dessen Leben rettete – sie handelt eigentlich von Gier und ein wenig von Mathematik. Der König war sehr dankbar und sagte dem Mann, er würde ihn mit der Erfüllung eines Wunsches belohnen. Der Mann sagte dem König, dass das einzige, was er möchte, etwas Reis sei. Dann fragte er den König, ob er Schach spielen könne. Der König entgegnete, ja, er könne Schach spielen. Um die Menge an Reis zu bestimmen, die er letztendlich bekommen werde, wollte der Mann das Schachbrett benutzen. Er bat den König, ein

Reiskorn auf dem ersten Feld zu platzieren, dann zwei auf dem zweiten, vier auf dem nächsten und so weiter. Der König stimmte zu, da er es als gute Idee betrachtete und bat seine Bediensteten alles so zu machen. Kurz darauf kehrten die Bediensteten zurück und erklärten dem König zögerlich, dass sie das nicht tun könnten. Der König war sehr wütend und fragte nach dem Grund. Er erfuhr, dass der Mann beim letzten Feld mehr Reis bekäme, als im gesamten Königreich verfügbar wäre. Ich bin mir nicht sicher, aber ich glaube, der König ließ den Mann enthaupten – niemand mag Klugscheißer. Bakterielle Resistenz nimmt exponentiell zu, ähnlich wie die erwähnten Reiskörner auf dem Schachbrett. Praktisch bedeutet das, eine Zeitlang ist für uns ist alles in Ordnung, etwa von 1945 bis 2010. Wie Sie am Beispiel der Geschichte gesehen haben, dauert es, bis sich die großen Zahlen ergeben. Willkommen im Reich der großen Zahlen.

MRSA, einst begrenzt auf sehr junge, alte und immungeschwächte Menschen, taucht inzwischen nicht nur in der Allgemeinbevölkerung auf, sondern ist mittlerweile für den gesündesten Teil unserer Bevölkerung besonders virulent und infektiös: für junge Erwachsene. Spellberg schreibt hierzu: „Die in den Medien publizierten Ausbrüche von MRSA-Infektionen werden von der enormen Anzahl an Fällen, die jeden Tag in den USA und weltweit auftauchen, in den Schatten gestellt. Gesunde Kinder, Erwachsene und Teenager sind teilweise schwer von MRSA-Infektionen betroffen. Diese Fälle wurden bis vor kurzem nicht öffentlich gemacht.“[3]

Junge, völlig gesunde Leute erkranken, werden in die Notaufnahme eingewiesen und bekommen die Diagnose einer unkontrollierbaren MRSA-Infektion. Nach einem einfachen Hautriss, zeigt sich eine Weichteilentzündung in Form von geschwollenen Armen oder es kommt zur systemischen Infektion, die das Blut (Bakteriämie), das Herz (Endokarditis), das Rückenmark (Myelitis) oder die Knochen (Osteomyelitis) betrifft. 2007 hat der Staat Virginia 21 Highschools geschlossen, um eine MRSA-Infektion zu stoppen, die einen Schüler getötet und andere krank gemacht hatte.

Die Situation wird sich weiter verschlechtern. Innerhalb von fünf Jahren wird MRSA mit Antibiotika überhaupt nicht mehr zu behandeln sein.

30 Prozent aller *E. coli*-Harnwegsinfektionen sind behandlungsresistent. Vor zehn Jahren waren es noch fünf Prozent. Die Resistenzrate hat sich in den letzten zehn Jahren verfünfzigfacht. Eine der beunruhigenden Resistenzmechanismen von *E. coli* sind die sogenannten Betalactamasen mit breitem Wirkungsspektrum (ESBL/*extended-spectrum beta-lactamase*).

ESBL-Bakterien sind hochansteckend und sehr resistent gegenüber Betalactam-Antibiotika. Dabei handelt es sich um hochwirksame Antibiotika, die bei gramnegativen Bakterien noch immer nützlich sind. Betalactamase ist ein Enzym, das von Bakterien produziert wird und ihnen bei der Deaktivierung von Antibiotika hilft. *Alle* gramnegativen Bakterien sind im Begriff, sich genetische Resistenzinformationen anzeignen. *E. coli* und *Klebsiella* sind zwei der Vorreiter.

Im Jahr 1990 betrug die ESBL-Resistenzrate von *E. coli* 3,6 Prozent. Drei Jahre später waren es bereits 14,4 Prozent und 1995 etwa 25 Prozent in Europa – in Frankreich sogar 40 Prozent. Die einzigen Antibiotika, die bis vor kurzem noch ESBL-resistente Stämme von *Klebsiella* bekämpfen konnten, waren Carbapeneme und das ältere Antibiotikum Polymyxin. Letzteres ist nur teilweise wirksam und verursacht häufig schwere Nierenschäden.

Absolut resistente Stämme von *Klebsiella* sind inzwischen allgegenwärtig (seit 2011) und werden oftmals abgekürzt – wie MRSA – als CRKP (*Carbapenem-resistant Klebsiella pneumoniae*) bezeichnet. Der Keim ist geradezu unbehandelbar, 40 Prozent der Infizierten sterben. „Es sind sehr schwere Infektionen, hochgradig kompliziert, da die Behandlungsoptionen äußerst begrenzt sind", stellt Dr. Ajun Srinivasan vom *Centers of Disease Control* in Atlanta, Georgia, fest. Der erste Fall von CRKP tauchte 1999 in New Jersey auf. Im Jahr 2010 sagte Srinivasan: „Aus dem ganzen Land kommen Berichte über diesen Mikroorganismus."[4]

Im März 2010 ereignete sich ein schwerer CRKP-Ausbruch in Südkalifornien – ein weiterer trat im März 2011 in Los Angeles auf (Mein Manuskript war gerade fertig). Brad Spellberg vom *Los Angeles Biomedical Research Institute*, Torrance, stellte fest: „In der nächsten Dekade wird es nichts geben, was diese Bakterien bekämpfen könnte ... [Es] gibt derzeit keine Behandlungsmöglichkeit für CRKP-Bakterien und es wird wahrscheinlich auch in Zukunft keine geben."[5]

Neil Fishman, Präsident der *Society for Healthcare Epidemiology* von Amerika, ist noch direkter, wenn er sagt: „Wir haben unser Ultima-Ratio-Medikament verloren."[6]

Multiresistente *Pseudomonas* und *Acinetobacter* sind gleichfalls gefährlich. *Pseudomonas* haben zudem begonnen, Resistenzen gegen Carbapenem-Antibiotika zu entwickeln. Die Bakterien sind nur noch mit Polymyxin zuverlässig zu behandeln. *Acinetobacter*, *E. coli* und *Klebsiella* haben sich auch das neue Plasmid NDM-1 einverleibt. Es ermöglicht die Resistenz gegen ein breites Spektrum von Antibiotika, darunter Carbapenem. „Das war`s, in jeder Beziehung“, sagt Timothy Walsh, ein Spezialist für Mikrobiologie und resistente Bakterien an der Cardiff-Universität in Großbritannien. „Es sind keine Antibiotika in der Pipeline, die gegen NDM-1-produzierende *Enterobacteriaceae* wirksam sind. Das sind trübe Aussichten für die nächsten zehn Jahre.“[7]

Einst gut behandelbare Enterokokken-Infektionen sind nicht mehr therapierbar. George Eliopoulos, von der *Division of Infectious Diseases* am *Beth Israel Deaconess Medical Center* in Boston, Massachusetts, meint:

> Bedauerlicherweise haben sich in den letzten zehn Jahren Enterococci, die resistent gegen viele antimikrobielle Wirkstoffe sind, zunehmend in den Krankenhäusern ausgebreitet ... Mehr als die Hälfte dieser Enterokokken-Isolate waren resistent gegen Tetracyclin, Levofloxacin und Quinupristin/Dalfopristin. 28 Prozent weisen eine Resistenz gegen Ampicillin auf und etwa 20 Prozent waren unempfindlich gegenüber Vancomycin. Die ICUs [Intensivstationen] in den Vereinigten Staaten berichtetet über noch höhere Raten von Vancomycin-Resistenz ... Vancomycin-Resistenzgene, die ursprünglich von Enterokokken abstammen, wurden nun in einigen klinischen *S. aureus*-Isolaten entdeckt. Dies bestätigt die Befürchtungen, die bereits vor mehr als zehn Jahren geäußert wurden, dass VRE als Genreservoir dient, das Resistenzen gegen Glycopeptid-Antibiotika auf Staphylokokken übertragen könnte, also auf die einzigen [noch verbliebenen] Antibiotika zur Behandlung von Infektionen, die durch methicillinresistente Stämme [MRSA] verursacht werden.[8]

Es sind *keine* neuen Antibiotika entwickelt worden, um diese resistenten Stämme zu behandeln. Das aktuellste Antibiotikum ist Tigecyclin. Es kam 2005 auf den Markt. Das halbsynthetische Antibiotikum wirkt gegen resistente Formen von *Acinetobacter*. Resistente *Pseudomonas* sind unempfindlich für den Wirkstoff. Nur Tigecylin sowie das gefährliche und ältere Antibiotikum Polymyxin können resistente *Acinetobacter* bekämpfen. Selbst Polymyxin bekommt es gelegentlich mit resistenten Bakterien zu tun – gleiches gilt für Tigecyclin.

Spellberg schreibt: „Hätten wir kein Tigecyclin, wären diese Infektionen definitiv unbehandelbar.“ Er betont zudem, „dass eine Tigecyclin-Resistenz nur zwei Jahre nach der Marktzulassung beobachtet wurde. Tatsächlich berichtete man mir vor nicht allzu langer Zeit, als ich ein Krankenhaus an der Westküste besuchte, dass bereits in fast allen Krankenhäusern *Acinetobacter* resistent gegen Tigecyclin ist.“[9]

Wer sich heutzutage in ein Krankenhaus begibt, hat ein hohes Risiko, sich eine unbehandelbare Infektion einzufangen. Mehr als 70 Prozent aller pathogenen Bakterien in Krankenhäusern weisen zumindest eine minimale Resistenz auf. Die zuvor erwähnten Keime sind gegen die meisten Hauptgruppen von Antibiotika resistent. Die Onkologie-Krankenschwester Sue Fisher drückt es so aus: „Diese Kinder kommen für eine kurze Behandlung hierher und am nächsten Tag klagen sie über Seitenstechen und am übernächsten Tag sind sie tot. Wenn wir sie dann obduzieren, stellen wir fest, dass ihr ganzer Körper von resistenten Keimen besiedelt ist, die fast jedes Organ befallen haben. Nichts kann sie aufhalten und es geschieht alles rasend schnell."[10]

Resistente Mikroorganismen: Besonderheiten

Die erste Auflage dieses Buches befasste sich mit 12 resistenten Pathogenen, die in der Forschung als besorgniserregend galten. Auf der neuen Liste befinden sich 21, wobei die verschiedenen Subspezies jeder Gattung, die inzwischen resistent sind (das dürften um die 40 sein, von den Varianten abgesehen) oder viele andere, die sich der Kenntnis der Forscher entziehen, nicht enthalten sind. Das Problem, vor dem einige Epidemiologen gewarnt haben, wächst exponentiell an. Ein Ende ist nicht in Sicht.

Einige dieser Mikroorganismen wie der Methicillin-resistente *Staphylococcus aureus* (MRSA), verursachen bereits weltweit schwere Probleme in Krankenhäusern und in der Allgemeinheit. Andere wie *Clostridium difficile* breiten sich immer weiter aus und werden zunehmend gefährlicher. Und andere mehr wie *Stenotrophomonas maltophilia* fangen gerade an, Resistenz zu entwickeln.

Die meisten der resistenten Pathogene sind entweder gramnegativ oder grampositive Keime – eine Liste hierzu findet sich nachfolgend unter den entsprechenden Überschriften. Mittlerweile gefährlich resistent: ein parasitärer Protist (Malariaparasit), ein Schimmelpilz (*Aspergillus*/Gießkannenschimmel) sowie ein Hefepilz (*Candida*). Bei dem Schimmelpilz handelt es sich um *Aspergillus spp.* (*A. fumigatus*, *A. flavus*, *A. terres*) und die Hefepilze sind *Candida spp. Candida albicans* ist sehr dominant, aber die meisten Arten sind heute resistent.

Die Bezeichnungen grampositiv sowie gramnegativ beziehen sich auf die differenzierende Gram-Färbung für die mikroskopische Untersuchung. Größere Bedeutung hat vor allem ihre unterschiedliche Zellstruktur.

Was bei uns die Haut ist, ist bei den Bakterien die Zellmembran, auch bekannt als Zellwand. Ihr Zellinneres wird Cytoplasma genannt. Dann gibt es die cytoplasmatische Membran, die das Cytoplasma bedeckt und schließlich die Zellwand. Die Zellwand besteht hauptsächlich aus Polymeren, Peptidoglycane genannt. Gramnegative Bakterien haben eine zweite Membran, die äußere Membran. Im Kompartiment zwischen den beiden Membranen gramnegativer Keime befindet sich das Periplasma. Grampositive Bakterien haben eine dickere Zellwand ohne zweite Membran.

Mehr als 70 Prozent aller pathogenen Bakterien in Krankenhäusern sind zumindest minimal resistent.

Auf Grund der Tatsache, dass grampositive Bakterien nur eine Zellwand haben, sind sie wesentlich einfacher zu behandeln als gramnegative Bakterien. Bei gramnegativen Bakterien müssen zwei Zellwände überwunden werden. Die Mikroorgansimen haben zwei Möglichkeiten, einen feindseligen antibakteriellen Wirkstoff zu erkennen und auszuschalten. Selbst wenn ein Antibiotikum in den periplasmatischen Raum gelangt, tötet es das Bakterium in der Regel nicht ab, da es noch die zweite Zellwand durchdringen muss.

Gramnegative Bakterien reagieren in hohem Maße synergistisch auf antibiotische Stoffe. Dabei benutzen sie drei optimal koordinierte Mechanismen, um Antibiotika unschädlich zu machen. Die doppelte Zellwand ist die erste Abwehrmaßnahme. Die zweite umfasst eine spezielle Gruppe von Enzymen. Sie heißen Betalactamasen und können Betalactam-Antibiotika (die am häufigsten benutzten Antibiotika) besonders effektiv deaktivieren. Die dritte Maßnahme sind verschiedene Effluxpumpen. Diese Pumpen funktionieren im Grunde wie ein Pumpensumpf. Sie befördern antibiotische Substanzen genauso schnell, wie sie in das Bakterium gelangt sind, wieder hinaus – und der Mikroorganismus bleibt intakt.

Grampositive Bakterien verlassen sich auf ihre dickere Zellwand sowie auf ihre unglaublich schnellen Effluxpumpen. Sie haben keinen periplasmatischen Raum, wo Antibiotika zwischengelagert werden können. Einige grampositive Mikroorganismen wie Staphylokokken haben sich die Anwendung von Betalactamasen nach dem Vorbild der gramnegativen Mikroorganismen angeeignet.

Was ist eine Gram-Färbung?

Hans Gram (1853–1938) fand heraus, dass er Bakterien besser unter dem Mikroskop betrachten konnte, wenn er sie anfärbte. Hierfür verwendete er eine Lösung von Kristallviolett, dem Phenol zugesetzt wird (Karbol-Gentianviolett). Unterschiedliche Bakterientypen absorbieren den Farbstoff unterschiedlich. So können die Forscher die Bakterien leichter identifizieren.

Resistenzerkrankungen und ihre Behandlung

Nachfolgend finden Sie allgemeine Überlegungen, die Sie im Kopf behalten sollten, wenn Sie resistente Pathogene behandeln möchten. Denken Sie immer daran, dass Sie es mit virulenten, äußerst pathogenen mikrobiellen Infektionen zu tun haben. Deshalb sollte Ihre Therapie fokussiert und ununterbrochen sein, bis das Ergebnis erzielt ist – so oder so.

Die folgenden Empfehlungen sollten Sie als allgemeine Faustregel betrachten, wenn Sie es mit resistenten Infektionen zu tun haben.

Erkrankung	Pflanzliche Mittel
Systemische Infektion	*Cryptolepis* (Hundsgiftgewächse), Alchornea (Wolfsmilchgewächse) oder *Sida* (Malvengewächse) wirken fast immer. *Bidens* (Zweizahn) ist ebenfalls sehr gut geeignet, aber in höherer Dosierung.
Schwerer Durchfall/Dysenterie	Das Alkaloid Berberin ist fast immer wirksam. Es ist in der Berberitze (*Berberis vulgaris*) und der Gewöhnlichen Mahonie (*Mahonia aquifolium*) enthalten.
Harnwegsinfektion	Eine Kombination aus *Juniperus* (Wacholder) und *Bidens* (Zweizahn) ist fast immer wirksam.
Hautinfektion oder Wundinfektion nach Operationen	Honig ist hier *immer* wirksam.

Erkrankung	Pflanzliche Mittel
Meningitis	Benutzen Sie eine Mischung aus Piperin (im schwarzen Pfeffer), *Isatis* (Waid), *Fallopia japonica* (japanischer Knöterich) oder *Stephania* (Mondsamengewächs). Ihre Wirkung ist bemerkenswert.
Bakteriämie	Benutzen Sie *Echinacea angustifolia* in hoher Dosierung.
Sepsis	Benutzen Sie eine Tinktur aus *Salvia miltiorrhiza* (Rotwurzel-Salbei) und *Angelica sinensis* (Chinesische Engelwurz) in hoher, häufiger Dosierung.

Hinweis: Grampositive Bakterien sind häufig äußerst anfällig für Hyaluronidase-Hemmer. *Echinacea* ist ein sehr wirksamer Hyaluronidase-Hemmer – bleibt Ihre Behandlung unzureichend, können Sie diesen Wirkstoff hinzuzunehmen.

Endotoxine erkennen

Endotoxine sind Bestandteil der äußeren Zellmembran gramnegativer Bakterien. Stirbt das Bakterium ab, gelangen sie in den menschlichen Organismus. Bei einer Vielzahl von Erkrakungen ist nicht das Bakterium tödlich, sondern vielmehr dessen Endotoxine. Ein Beispiel hierfür ist die Beulenpest. Behandeln Sie eine systemische Infektion, ausgelöst durch gramnegative Bakterien, ist der Einsatz von Endotoxin-Radikalenfängern und -Schutzstoffen wichtig. *Isatis* (wenngleich diese Pflanzengattung im vorliegenden Buch nicht besprochen wird) ist wahrscheinlich das beste Kraut für diesen Zweck – Ingwer ist gleichfalls empfehlenswert.

Anwendung von Synergisten

Behandeln Sie eine schwierige Infektion, empfiehlt sich der Einsatz von Synergisten. Dies gilt vor allem für Erkrankungen, die durch gramnegative Bakterien ausgelöst wurden. Es gibt zwei Arten von Synergisten: Hemmstoffe für die Effluxpumpen der Bakterien und Stoffe zur Verbesserung des Transports der Kräuterwirkstoffe über die Darmschleimhaut in das Blut. Hier erweist sich Piperin (Hauptalkaloid von *Piper nigrum*/schwarzer Pfeffer) als sehr potent. Lakritze bzw. Süßholz (*Glycyrrhiza glabra*) gilt als der beste

Synergist bei gramnegativen Bakterien. Piperin befördert Pflanzenwirkstoffe sehr effizient über die Darmschleimhautbarriere hinweg und erhöht ihre Konzentrationen im Blut. Mehr Informationen hierüber finden Sie im Kapitel zu den synergistischen Kräutern (S. 247).

Natürliche Abwehr stärken

Optimieren Sie stets die natürliche Immunabwehr durch immunstimulierende Kräuter, die täglich eingenommen werden sollten. Die vorgeschlagenen Anwendungen umfassen immunstimulierende Kräuter, die auch gegen spezifische Mikroorganismen wirksam sind – man schlägt dann zwei Fliegen mit einer Klappe. Folgen Sie dennoch nicht sklavisch diesem Gedanken, da immunstimulierende Kräuter ohne antibakterielle Wirkung oftmals das Immunsystem besser stärken. Es handelt sich hier nur um Anregungen.

Hinweis zu den vorgeschlagenen Anwendungen

Die Rezepturen, die ich für die Behandlung von verschiedenen Bakterien und den von ihnen ausgelösten Infektionen angebe, sind nur als Anregungen zu betrachten. Sie können jederzeit variiert werden. Versteifen Sie sich nicht darauf, dass sie die einzigen Optionen sind. Lesen Sie das Buch und insbesondere die Pflanzenmonografien. Hier ist einiges möglich. Es sind nur Empfehlungen.

Zu guter Letzt – vergessen Sie nicht, dass Zuneigung und Fürsorge den Heilungsprozess erheblich fördern. Es handelt sich um eine Medizin, die Sie auch zur Heilung bei anderen Menschen benutzen. Die Gewissheit, mit dem eigenen Leid nicht alleine gelassen zu werden, ist für Erkrankte von großer Bedeutung. Es ist sehr schwer, ohne Liebe zu leben, und beinahe unmöglich, ohne Liebe geheilt zu werden.

Benutzung dieses Buches

Der Rest dieses Kapitels beschäftigt sich mit den einzelnen resistenten Bakterien und den gegen sie wirksamen Heilkräutern. Darüber hinaus werden einige spezifische Behandlungsvorschläge gemacht. Dabei handelt es sich um grundlegende Informationen, die Sie brauchen, damit Sie selbst und Ihre Familie gesund bleiben.

Nachfolgende Kapitel erörtern verschiedene Kräuter detailliert, beleuchten deren Wirkung auf Mikroorganismen und erklären weitere medizinischen Wirkungen. Darüber hinaus wird auf den Anbau, die Ernte und medizinische Zubereitung von Heilkräutern eingegangen. So können Sie Ihre Gesundheitsvorsorge selbst in die Hand nehmen, wenn Sie das möchten.

Das nächste Kapitel beschäftigt sich eingehend mit immunstimulierenden Kräutern. Einige davon sind auch bei resistenten pathogenen Bakterien sehr wirksam. Weitere Kapitel setzen sich mit der Zubereitung von pflanzlichen Medikamenten auseinander. Hier werden sämtliche Kräuterarzneien besprochen, die Sie jemals brauchen werden.

Warnhinweis Piperin

Unter keinen Umständen darf Piperin bei Infektionen wie *E. coli* 0157:H7 oder Cholera angewendet werden. Piperin erhöht die Durchlässigkeit der Darmschleimhaut. Dies erleichtert resistenten Bakterien den Zugang in das Körperinnere, was die Erkrankung verschlimmern kann.

Behandlung von grampositiven Bakterien

Die wichtigsten resistenten grampositiven Bakterien sind …

- *Clostridium difficile*
- *Enterococcus spp.* (*E. faecalis*, *E. faecium*)
- *Mycobacterium tuberculosis*
- *Staphylococcus aureus*
- *Streptococcus spp.* (*S. pyogenes*, *S. pneumoniae*)

Hinweis: Alle angeführten Rezepte/Anwendungen für den jeweiligen Bakterientyp sollten gleichzeitig benutzt werden. Einige stimulieren das Immunsystem, andere wirken antibakteriell und wieder andere sind für ein bestimmtes Beschwerdebild geeignet.

Clostridium difficile

Es gibt etwa 100 verschiedene Arten, vier davon verursachen Krankheiten beim Menschen. Oftmals bilden diese Bakterien Sporen. Wenn sie in eine Schnittwunde oder in den Darmtrakt gelangen, führen sie unter Umständen zu gefährlichen Erkrankungen.

C. botulinum verursacht Botulismus (durch Lebensmittelvergiftung oder Botox-Anwendung) und Wundinfektionen. *C. perfringens* führt unter anderem zu Nahrungsmittelvergiftung und Gasbrand. *C. tetani* verursacht Wundstarrkrampf (Tetanus). Resistenzprobleme gibt es vor allem mit *C. difficile*, insbesondere in Krankenhäusern – die massive Antibiotika-Exposition macht diesen Mikroorganismus hochgradig therapieresistent. Derzeit sind C. difficile-Infektionen auf Krankenhäuser beschränkt, die Infektionsraten erhöhen sich aber exponentiell. Der Keim verursacht schwere Durchfälle und Darmentzündungen – gelegentlich enden Erkrankungen tödlich.

Primär wirksam sind Berberin, Cryptolepis, Isatis (Waid), Usnea, Lomatium, *Glycyrrhiza glabra* (Süßholz) und Echinacea. Da *Juniperi fructus* (Wacholderbeeren) bei *C. perfringens* wirksam ist, schlage ich dessen Verwendung bei *C. difficile* ebenfalls vor.

Behandlung von *Clostridium difficile*

Anwendung 1 (antibakteriell) Cryptolepis- oder Berberin-Tinktur: 1 TL bis 1 EL, drei- bis sechsmal täglich, je nach Schwere der Erkrankung.

Anwendung 2 (immunstimulierend) Echinacea-, Ingwer- und Süßholz-Tinktur (1:1:1): 1 TL sechsmal täglich.

Anwendung 3 (durchfallhemmend/darmberuhigend) Brombeer- und Eibischwurzel (1:1), Heißwasserauszug: bis zu 6 Tassen täglich. Hinweis: Brei aus *Ulmus fulva* (Ulmenrinde) beruhigt den Darm ebenfalls.

Enterococcus spp.

Früher glaubte man, diese Bakterien gehören zur Gattung der Streptokokken. In den 1980er-Jahren ordnete man diese Bakterien dann neu ein. Auch wenn *E. casseliflavus* und *E. raffinosus* manchmal Infektionen beim Menschen auslösen, machen *E. faecalis* sowie *E. faecium* am häufigsten Probleme. Die beiden letzteren Mikroorganismen sind oft erstaunlich antibiotikaresistent, insbesondere in Krankenhäusern. Betalactam-Antibiotika (Penicilline, Cephalosporine), Aminoglycoside und zunehmend auch Vancomycin sind oft nur schwach wirksam gegen Enterococcus-Stämme.

Enterokokken verursachen Harnwegsinfektionen, Bakteriämie (Keime im Blut), Herz- und Darmentzündung (Divertikulitis) sowie Meningitis. Wirksam sind: Sida, Alchornea, Cryptolepis, Bidens, *Zingiber officinale* (Ingwer), Echinacea, *Juniperi fructus* (Wacholderbeeren), Usnea, *Artemi-*

sia annua (Einjähriger Beifuß), *Glycyrrhiza glabra* (Süßholz), Oreganoöl, *Acacia aroma* (Akazien) und Honig. Wenn es sich um eine Vancomycin-resistente Infektion handelt, wird die zusätzliche Anwendung von Ingwersaft empfohlen. Er hemmt effizient Resistenzmechanismen der Bakterien.

Behandlung von Enterokokken-Infektionen

Anwendung 1 (antibakteriell) Sida-, Alchornea- oder Cryptolepis-Tinktur: 1 TL bis 1 EL, drei- bis sechsmal täglich, je nach Schwere der Erkrankung.

Anwendung 2 (immunstimulierend) Süßholz-Tragant-Rosenwurz-Tinktur (1:1:1), 1 TL dreimal täglich.

Anwendung 3 Piperin: 20 Milligramm, zweimal täglich; die erste Dosis wird morgens eingenommen, 30 Minuten bevor die anderen Anwendungen erfolgen; die zweite Dosis um 16 Uhr.

Anwendung 4 Tinktur aus Isatis (Blatt oder Wurzel) plus entweder Japanischer Knöterich oder Stephania (1:1): 1 TL, drei- bis sechsmal täglich.

- Bei systemischen Enterokokken-Infektionen, Divertikulitis and Endokarditis: Anwendung 1 und 2.
- Bei Enterokokken-Harnwegsinfektion: Anwendung 1 plus Wacholderbeeren- und Bidens-Tinktur (1:2) mit ein wenig Wasser: 30 Tropfen, drei- bis sechsmal täglich, je nach Schwere der Erkrankung.
- Bei Enterokokken-Bakteriämie: Anwendung 1 plus *Echinacea angustifolia*-Tinktur, ein halber TL bis 1 EL mit ein wenig Wasser, alle halbe bis ganze Stunde.
- Bei Enterokokken-Meningitis: Anwendung 1, 2, 3 und 4.

Mycobacterium tuberculosis

Der Tuberkulose (TB)-Erreger entwickelt zunehmend Resistenzen und ist damit nur schwer behandelbar. Es gibt 130 *Mycobacterium*-Spezies, acht Arten verursachen Erkrankungen bei Menschen – eine schwierige Mikrobengattung unter den grampositiven Bakterien. Die Bakterien lassen sich nur schwer einfärben. Darüber hinaus haben sie im Gegensatz zu gramnegativen Mikroorganismen keine Doppelmembran, sondern eine „wächserne" und dickere Zellhülle als andere grampositive Keime, was sie insgesamt widerstandsfähiger macht. *M. leprae* verursacht Lepra, *M. avium* häufig eine Lungenentzündung bei AIDS-Patienten und wird mit Morbus Crohn in Verbindung gebracht.

Seit Jahrzehnten entwickelt *Mycobacterium tuberculosis* zunehmend Resistenzen. Bei mehrfach resistenten Bakterien, MDR-TB (*multidrug-resistent* TB), bleiben die primär geläufigen TB-Antibiotika Isoniazid und Rifampicin wirkungslos – dies betrifft etwa 450 000 Menschen pro Jahr. Extensiv-resistente Keime, XDR-TB (*extensively drug-resistant* TB), sind gegen fast alle TB-Antibiotika resistent – dies betrifft knapp 45 000 Menschen pro Jahr. 90 Prozent der Erkrankungen verlaufen tödlich.

Wirksam sind Cryptolepis, Sida, Bidens, Piperin, *Artemisia annua* (Einjähriger Beifuß), berberinhaltige Pflanzen (Berberitze, Gewöhnliche Mahonie), Wacholder, Usnea, Lomatium, *Glycyrrhiza glabra* (Süßholz), Echinacea und Rosenwurz.

Behandlung von Tuberkulose

Anwendung 1 (antibakteriell) Cryptolepis-Sida-Tinktur (1:1): 1 TL bis 1 EL, drei- bis sechsmal täglich, je nach Schwere der Erkrankung.

Anwendung 2 20 Milligramm Piperin: zweimal täglich, erste Dosis morgens, 30 Minuten vor Einnahme der anderen Anwendungen; die zweite Dosis um 16 Uhr.

Anwendung 3 (immunstimulierend) Lomatium-Süßholz-Rosenwurz-Tinktur (1:1:1): 1 TL dreimal täglich.

Staphylococcus aureus

Der Methicillin-resistente Keim *Staphylococcous aureus* bzw. die Lesart *multidrug-resistant* (MRSA) ist heute ein bedrohliches Gesundheitsproblem von epidemischem Ausmaß. MRSA betrifft sowohl Patienten in Krankenhäusern als auch die Allgemeinbevölkerung. Menschen mit einem schwachen Immunsystem sind besonders gefährdet für schwere infektiöse Erkrankungen, selbst wenn sie scheinbar gesund sind. Es gibt zahlreiche Staphylokokken-Stämme – einige sind dabei resistenter als andere. Mit Verlaub! MRSA sollte für „*multidrug-resistant*“ (mehrfachresistent) und nicht bloß für „methicillinresistent“ stehen.

MRSA-Infektionen zeigen sich zunächst als kleine rote Knötchen oder Ausbeulung, die Pickeln oder Bisswunden von Spinnen ähneln. Manchmal treten zugleich Fieber und Hautausschlag auf. Mit fortschreitender Erkrankung vergrößern sich die Beulen, sind schmerzhaft und entwickeln sich zu eitrigen Geschwüren. Wenn die Antibiotika-Therapie versagt und die Infektion tief in Gewebe vordringt, müssen manchmal betroffene Gliedmaßen amputiert werden.

In Krankenhäusern kann MRSA offene Wunden, intravenöse Katheter, die Harnwege sowie die Lungen kontaminieren. Die Infektion ist äußerst gefährlich, da sie sich im gesamten Organismus ausbreiten kann. In der Folge können Komplikationen an den Herzklappen, den Knochen und Gelenken, den Organen, im Blut (Bakteriämie, Sepsis) mit Schock-Syndrom und Weichteilnekrosen entstehen. Jedes Jahr sterben weltweit unzählige Menschen daran.

Wirksam sind Cryptolepis, Sida, Alchornea, Bidens, *Piper nigrum* (schwarzer Pfeffer), berberinhaltige Pflanzen (Berberitze, Gewöhnliche Mahonie), Usnea, *Juniperi fructus* (Wacholderbeeren), *Glycyrrhiza glabra* (Süßholz), *Zingiber officinale* (Ingwer), *Withania somnifera* (Ashwagandha), Echinacea, *Ceanothus americanus L.* (Säckelblumen), *Ganoderma lucidum* (Reishi), Honig und *Artemisia annua* (Einjähriger Beifuß).

Behandlung von MRSA-Infektionen

Anwendung 1 (antibakteriell) Cryptolepis-Tinktur: 1 TL bis 1 EL, drei- bis sechsmal täglich, je nach Schwere der Erkrankung.

Anwendung 2 (immunstimulierend) Ingwer-Reishi-Süßholz-Tinktur (2:2:1): 1 TL, dreimal täglich.

- Bei MRSA-Harnwegsinfektion zusätzlich Wacholderbeeren-Bidens-Tinktur (1:2) mit ein wenig Wasser: 30 Tropfen, drei- bis sechsmal täglich.

Streptococcus pyogenes/pneumoniae

S. pyogenes verursacht Gaumenmandelentzündung (Tonsillitis), akute Nierenentzündung (Glomerulonephritis) und nekrotisierende Faszienentzündungen. *S. pneumoniae* löst Lungen- (Pneumonie), Mittelohr- (Otitis media), Hirnhaut- (Meningitis) und Bauchfellentzündung (Peritonitis) aus. *S. agalactiae* verursacht Lungenentzündung, Bakteriämie, Hirnhaut- (Meningitis), Darmentzündung sowie Entzündungen im weiblichen Genitaltrakt. Die ersten beiden Streptokokken-Arten sind die häufigsten Erreger von Infektionen.

Wirksam sind Cryptolepis, Sida, Alchornea, Bidens (hier sind größere Dosen nötig, die über einen längeren Zeitraum eingenommen werden), berberinhaltige Pflanzen (Berberitze, Gewöhnliche Mahonie), Usnea, Wacholder, Lomatium, *Glycyrrhiza glabra* (Süßholz), *Zingiber officinale* (Ingwer), Echinacea, *Ceanothus americanus L.* (Säckelblumen) und Honig.

Behandlung von akuten, lebensbedrohlichen Streptokokken-Infektionen

Anwendung 1 (antibakteriell) Echinacea-Tinktur: 1 EL in ein wenig Wasser, stündlich.

Anwendung 2 Cryptolepis- oder Sida- oder Alchornea-Tinktur: 1 EL in ein wenig Wasser, stündlich.

Anwendung 3 Lomatium-Rosenwurz-Eleuthero-Tinktur (1:1:1): 1 TL, viermal täglich.

- Bei Nierenentzündung (Glomerulonephritis) Anwendungen 1, 2 und 3 und zusätzlich Wacholderbeeren-Tinktur, 10 Tropfen, bis zu sechsmal täglich.
- Bei Bakteriämie, nekrotisierender Fasziitis, Lungenentzündung sowie Entzündungen des weiblichen Genitaltrakts Anwendung 1, 2 und 3.
- Bei Gaumenmandelentzündung (Tonsillitis) Echinacea-Tinktur: ein halber TL, unverdünnt, im Mund behalten, bis vermehrter Speichelfluss eintritt, dann langsam den angesammelten Speichel herunterschlucken, so dass er an die betroffenen Stellen gelangt, stündlich.
- Bei nekrotisierender Fasziitis (topisch) Honig oder Echinaceawurzel-, Berberin-, Wacholderbeeren- und Lomatium-Wurzelpulver zu gleichen Teilen mischen: als Wickel/Umschlag anwenden, alle 2 Stunden erneuern.
- Bei Darmentzündung Berberin-Cryptolepis-Lomatium-Tinktur (1:1:1): 1 TL bis 1 EL, drei- bis sechsmal täglich, je nach Schwere der Erkrankung.
- Bei Hirnhautentzündung (Meningitis) Behandlung wie bei Enterokokken-verursachter Hirnhautentzündung.

Behandlung von gramnegativen Bakterien

Bei Infektionen durch gramnegative Bakterien wird die Wirksamkeit pflanzlicher Antibiotika deutlich verstärkt, wenn zugleich pflanzliche Synergisten eingesetzt werden. Bei Krankheiten, die durch *Shigella spp.*, *Serratia mar-*

cescens, *Salmonella spp.*, *Klebsiella spp.*, *Enterobacter spp.* oder *E. coli* verursacht wurden, empfiehlt sich die Zugabe von Süßholz bei den verschiedenen Mixturen. Süßholz hemmt Resistenzmechanismen (Effluxpumpen) bei diesen Bakterien (AcrAB-TolC). Sie können Piperin bei allen Infektionen mit Ausnahme von Magen-Darm-Infektionen, beispielsweise durch *E. coli* oder bei Cholera einsetzen. Piperin macht die Darmwand für Kräuterwirkstoffe durchlässiger, die aber eigentlich im Darm gebraucht werden. Gramnegative Bakterien sind …

- *Acinetobacter baumannii*
- *Campylobacter jejuni*
- *Enterohemorrhagic E. coli* (*E. coli* O157, *E. coli* O157:HM, *E. coli* O157:H7)
- *Haemophilus influenzae*
- *Klebsiella pneumoniae*
- *Neisseria gonorrhoeae*
- *Proteus spp.* (*P. vulgaris*, *P. mirabilis*)
- *Pseudomonas aeruginosa*
- *Salmonella spp.* (*S. typhi*, *S. enteritidis*, *S. typhimurium*)
- *Serratia marcescens*
- *Shigella spp.* (*S. dysenteriae*, *S. flexneri*, *S. sonnei*)
- *Stenotrophomonas maltophilia*
- *Vibrio cholerae*

Acinetobacter baumannii

Acinetobacter baumannii ist ein multiresistenter Keim, der auch unter der Bezeichnung MDRAB bekannt ist. Fast alle Antibiotika sind gegen ihn machtlos, nur ältere Polymyxine zeigen eine gewisse Wirksamkeit. Dieser Wirkstoff wurde jahrzehntelang auf Grund seiner Toxizität nicht mehr eingesetzt – Tigecyclin war bislang das moderne Mittel der Wahl, aber die Resistenz von *Acinetobacter* nimmt rapide zu – in manchen Kliniken ist Tigecyclin überhaupt nicht mehr wirksam. Es ist unvermeidlich und nur eine Frage der Zeit, bis auch Polymyxine unwirksam sein werden, je häufiger man sie zur Behandlung von *Acinetobacter*-Infektionen benutzt.

Acinetobacter spp. sind in hohem Maße empfänglich für den Austausch von DNA-Strängen mit anderen Bakterien, die Resistenz- sowie Virulenzfaktoren enthalten. Viele verwundete Soldaten, die von Kriegseinsätzen zurückkommen, bringen aktive MDRAB-Infektionen mit, die sich anschließend in Krankenhäusern ausbreiten. Die Keime gelangen vor allem über Wunden, Atemschläuche, Katheter und Spritzen in den Körper. Man hat den Keim auch bei Klinikpersonal gefunden. *A. baumannii* kann auf Geräte- (z. B. Katheter, Spritzen) und Mobiliaroberflächen in Kliniken und an den Händen des Personals bis zu fünf Monate überleben.

Die meisten Krankenhausinfektionen werden durch Einführen mit dem Keim kontaminierter Atemschläuche bei medizinischen Eingriffen verursacht. 82 Prozent der Patienten erkranken an einer schweren Lungenentzündung, die meist tödlich verläuft. Kontaminierte Katheter verursachen schwere Harnwegsentzündungen. Spritzen, Blutentnahme, intravenöse Zugänge, Drainagen sowie offene Wunden führen zu Blutinfektionen, auch bekannt als Bakteriämie.

Das Bakterium liebt wässriges Milieu und kontaminiert gerne Flüssigkeiten (z. B. Infusion, Dialyse-Spüllösung) – befällt bevorzugt auch die Lungen. Die Keime können während einer Bauchfellspülung (Peritonealdialyse) in die peritoneale Flüssigkeit gelangen und sich dadurch unter Umständen ihren Weg in die Rückenmarksflüssigkeit bahnen.

Wirksam sind Cryptolepis, Sida, Alchornea, Isatis (Waid), Wacholder, Lomatium, *Acacia aroma* (Akazien), *Zuccagnia punctata Cav.*, Flüssigextrakt von *Sechium edule* (Swartz/Chayote), *Zingiber officinale* (Ingwer), Epigallocatechingallat, ätherisches Oreganoöl und Honig.

Hinweis: Innerlich angewendeter Ingwersaft ist bei *Acinetobacter* wirksam. Die Einnahme ist wichtig, wenn es sich um schwere Infektionen handelt und diese nicht auf Antibiotika reagieren.

Behandlung von Acinetobacter-Infektionen

Anwendung 1 (antibakteriell) Cryptolepis- oder Sida- oder Alchornea-Tinktur: 1 Tl bis 1 EL, drei- bis sechsmal täglich, je nach Schwere der Erkrankung.

Anwendung 2 Lomatium-Rosenwurz-Tragant-Tinktur (1:1:1): 1 TL, sechsmal täglich.

Anwendung 3 (synergistisch) Ingwersaft (frisch), stabilisiert mit 20 Prozent Alkohol (siehe S. 271): 1 EL in heißem Wasser, sechsmal täglich.

Anwendung 4 Ätherisches Oregano- oder Wacholderöl als Aroma-Inhalations-Therapie: dreimal täglich.

- Bei Lungenentzündung: Anwendung 1, 2, 3 und 4.
- Bei chirugischer Wundinfektion: Anwendung 1 und 2 plus tägliche Honig-Wundauflage.
- Bei Harnwegsinfektion: Anwendungen 2 und 3 plus Wacholderbeeren-Bidens-Tinktur (1:2): 30 Tropfen, sechsmal täglich; oder ätherisches Oreganoöl: 3 Tropfen in Wasser aufgelöst, dreimal täglich.
- Bei Bakteriämie/Sepsis: Anwendungen 1, 2 und 3 plus Echinacea-Tinktur: ein halber TL bis 1 EL, alle halbe bis ganze Stunde.

Campylobacter jejuni

Campylobacter verursacht Dünndarmentzündung (Enteritis), begleitet von Bauchschmerzen, Durchfall, Fieber und Unwohlsein. Diese Mikroorganismen stellen keine tödliche Bedrohung dar, wirken sich jedoch kräftezehrend aus und sind zunehmend antibiotikaresistent.

Wirksam sind Cryptolepis, Sida, *Zingiber officinale* (Ingwer) und berberinhaltige Pflanzen (Berberitze, Gewöhnliche Mahonie).

Behandlung von Campylobacter-Infektionen

Anwendung 1 (antibakteriell) Cryptolepis- oder Sida-Tinktur: 1 TL, dreimal täglich.

Anwendung 2 Dekokt von tanninhaltigen Pflanzen (beispielsweise Eiche, Geranie oder Rathanhia oder Pinienzapfen): 170 Gramm, bis zu sechsmal täglich.

Escherichia coli

Insbesondere drei der zahlreichen Arten von *E. coli* sind von Bedeutung: 1. enterohämorrhagische Stämme (EHEC; *E. coli* O157, *E. coli* O157:HM und so weiter); 2. Stämme wie ST131, die Harnwegsinfektionen verursachen (UPEC); 3. *E. coli* der Stämme B2, die extraintestinale Infektionen (z. B. Meningitis und Sepsis) verursachen (NMEC).

Von den enterohämorrhagischen Stämmen ist *E. coli* O157 (EHEC) der bekannteste. Diese Bakterien führen zu blutigem Durchfall und gelegentlich zu Nierenversagen. Meist infiziert man sich über die Nahrung, insbesondere über kontaminiertes Rinderhackfleisch. Als Ansteckungsmöglichkeiten kommen auch kontaminiertes Wasser, Säfte oder Gemüse in Frage. Auch in kontaminierten Schwimmbädern können Kolibakterien übertragen werden.

Erste Anzeichen der Infektion sind Unterleibskrämpfe und akuter Durchfall, der häufig blutig ist. In manchen Fällen kommt es zu einem abnormen Zerfall von roten Blutkörperchen und zu Nierenversagen. Nicht selten verlaufen *E. coli*-Infektionen tödlich, bei älteren und sehr jungen Menschen.

Einige *E. coli*-Stämme (O157- und nicht-O157-Stämme) produzieren *Shiga*-Toxin – wie Shigellen, die nach Kiyoshi Shiga benannt sind, der die Mikroorganismen Ende des 19. Jahrhundert entdeckt hatte. Die Toxine verursachen das hämolytisch-urämische Syndrom (HUS, Gasser-Syndrom). Auch hämolytische Anämie, akute Niereninsuffizienz und verminderte Blutplättchenzahlen (Thrombozytopenie) können vorkommen – hier erweist sich Sida als sehr wirksames Kraut.

E. coli-Stämme, die Harnwegsinfektionen verursachen, waren bislang relativ einfach zu behandeln. Allerdings tauchte inzwischen ein neuer Stamm auf: ST131. Seit 2008 verbreitet er sich unaufhaltsam. Die Keime sind besonders resistent und hochansteckend. Im Gegensatz zu O157 verursacht ST131 vor allem in Krankenhäusern Harnwegsinfektionen, die manchmal tödlich verlaufen.

E. coli der B2-Gruppe verursachen extraintestinentale Infektionen: Septikämie, Meningitis, bakteriämische Pneumonie, Peritonitis und aufsteigende Cholangitis. Die ersten beiden Stämme sind relativ gut behandelbar, aber extraintestinale Infektionen erfordern große Aufmerksamkeit und intensivere Versorgung.

Wirksam sind Cryptolepis, Sida, Alchornea, Bidens, berberinhaltige Pflanzen (Berberitze, Gewöhnliche Mahonie), Usnea, Wacholder, Lomatium, *Glycyrrhiza glabra* (Süßholz), *Zingiber officinale* (Ingwer), Isatis (Waid), *Withania somnifera* (Ashwagandha), *Ganoderma lucidum* (Reishi) sowie fast alle Arten der Gattung Artemisia und Honig.

Behandlung von enterohämorrhagischen E. coli-Infektionen (EHEC)

Anwendung 1 (antibakteriell) Berberin-Tinktur: 1 Tl bis 1 EL, drei bis sechsmal täglich, je nach Schwere der Erkrankung.

Anwendung 2 Brombeerwurzel- oder Eichenrinde-Dekokt: 3 EL bis eine halbe Tasse, zwei- bis viermal täglich; bei Blutschäden zusätzlich Sida-Tinktur: 1 TL, sechsmal täglich – **Hinweis** Sollte eine starke Darmentzündung bestehen, fügen Sie Brei aus Ulmenrindenpulver hinzu.

- Bei Schädigung der roten Blutzellen: Anwendungen 1 und 2 plus Sida-Tinktur: 1 TL, sechsmal täglich; in Kombination mit Ingwer-Süßholz-Reishi-Tinktur (1:1:1): 1 TL, dreimal täglich.

Behandlung von E. coli-ST131-Infektionen (UPEC)

Anwendung 1 (antibakteriell) Wacholder-Bidens-Tinktur (1:2): 30 Tropfen, drei- bis sechsmal täglich.

Anwendung 2 Cryptolepis-Sida- oder Cryptolepis-Berberin-Tinktur (1:1): 1 TL sechsmal täglich.

Anwendung 3 Ingwer-Süßholz-Reishi-Tinktur (1:1:1): 1 TL, dreimal täglich.

Behandlung von E. coli-B2-Infektionen (NMEC)

Anwendung 1 (antibakteriell) Cryptolepis-Sida-Tinktur (1:1): 1 Tl, zwei- bis viermal täglich.

Anwendung 2 *Echinacea angustifolia*-Tinktur: ein halber TL bis 1 EL, alle halbe Stunde.

Anwendung 3 Ingwer-Süßholz-Reishi-Tinktur (1:1:1): 1 TL, dreimal täglich.

- Bei Blutvergiftung (Sepsis): Anwendung 1, 2 und 3.
- Bei Hirnhautentzündung (Meningitis): Siehe Behandlung Hirnhautentzündung wie bei Enterokokken (siehe S. 71).
- Bei Lungenentzündung Anwendung 1, 2 und 3 plus ätherisches Eukalyptus- oder Wacholderbeerenöl als Aroma-Inhalations-Therapie, vier- bis sechsmal täglich.
- Bei Bauchfellentzündung (Peritonitis): Anwendung 1, 2 und 3.
- Bei Gallenwegsentzündung (Cholangitis): Anwendung 1, 2 und 3.

Haemophilus influenzae

Insgesamt vier Bakterienarten sind die Haupterreger von *Haemophilus*-Infektionen – allen voran *Haemophilus influenzae* Typ B. In den USA und in Europa sanken die Erkrankungsraten seit dem Jahr 1988, da Impfprogramme gegen *Haemophilus influenzae* eingeführt wurden.

Vier Spezies verursachen Infektionskrankheiten bei Menschen: *Haemophilus influenzae*, *H. parainfluenzae*, *H. aphrophilus* und *H. ducreyi*. Von *H. influenzae* gibt es zahlreiche Typen, die Krankheit verursachen: verkapselte Stämme (A bis F), wobei Typ B hochproblematisch ist, und unverkapselte Typen.

Verkapselte Stämme wie *H. influenzae* B verursachen Lungenentzündung, Hirnhautentzündung (Meningitis), Kehldeckelentzündung (Epiglottitis), eitrige Gelenkentzündungen (septische Arthritis), Knochenmarksentzündung/Knochenmarkseiterung (Osteomyelitis), Unterhautgewebe-Entzündung im Gesicht oder Bakteriämie vor allem bei Kindern unter fünf Jahren. Am häufigsten treten Lungenentzündungen (Pneumonie) sowie Hirnhautentzündung (Meningitis) auf. Der Keim wird via Tröpfchen (Husten) übertragen – das heißt: einer hustet, ein anderer atmet ein.

Unverkapselte Stämme verursachen unter anderem Mittelohrentzündung bei Kindern sowie Infektionen der unteren Atemwege bei immungeschwächten Erwachsenen und Kindern – häufig betrifft es Menschen mit vorbestehender Lungenerkrankung wie Mukoviszidose. Die Bakterien können darüber hinaus eine akute Nebenhöhlenentzündung (Sinusitis) sowie akute Exarzerbationen (Verschlimmerungen) einer chronischen Bronchitis hervorrufen. Die einzigartige Form *Haemophilus aegyptius*, die morphologisch nicht von *Haemophilus influenzae* zu unterschieden ist, verursacht Bindehautentzündung (purulente Konjunktivitis) und bei Kleinkindern (1 bis 4 Jahre) zusätzlich Blutvergiftung (Sepsis).

H. parainfluenzae ist weniger aggressiv, ruft aber gelegentlich Herzinnenhautentzündung (Endokarditis) und Bakteriämie hervor. Der Keim trägt Resistenzgene, die die Resistenz anderer Vertreter dieser Gattung erhöhen. *H. aphrophilus* verursacht nur selten Endokarditis und Hirnabszesse. *H. ducreyi* kann schmerzhafte Genitalgeschwüre (harter Schanker) sowie eine inguinale Lymphadenitis (Bubo) verursachen und wird sexuell übertragen.

Haemophilus-Organismen sind weit verbreitet und sind nur für immungeschwächte Personen problematisch. Die Resistenz von *Haemophilus*-Arten nimmt zu. Impfprogramme haben die Situation in Hinblick auf die B-Typen entschärft, allerdings bereiten andere Typen mehr und mehr Probleme. Resistente Atemwegsinfektionen treten von Jahr zu Jahr häufiger auf. Zunehmend sind nicht nur Kinder, sondern auch Erwachsene betroffen.

Bedenklich ist auch die Tatsache, dass Hämophilus ein starker Synergist von Grippeviren ist. Eine Doppelerkrankung ist erheblich gefährlicher als die singuläre Infektion. Nachweislich war an der Grippe-Epidemie im

Jahr 1918 eine Synergie mit Hämophilus im Spiel. Selbst immunstarke Menschen reagieren sehr anfällig auf dieses Bakterium, wenn es in Verbindung mit Grippe auftritt. Offenbar ist diese Synergiefunktion eine *Hämophilus*-Eigenschaft. Studien zeigten, dass zudem Synergien zwischen dem Keim und anderen respiratorischen Pathogenen wie *Moraxella catarrhalis* oder dem respiratorische Syncytial-Virus (RSV) sowie dem humanen Parainfluenzavirus 3 (hPIV3) und dem Rhinovirus möglich sind.

Hämophilus-Bakterien benötigen Eisen zum Wachstum. Im Gegensatz zu anderen Keimen beziehen sie dieses aus Hämoglobin, das ein Bestandteil der roten Blutköperchen ist und dem Blut seine Farbe verleiht. Sida schützt die Blutkörperchen und ist deshalb unverzichtbar bei der Behandlung solcher Infektionen.

Wirksam sind Lomatium, *Glycyrrhiza glabra* (Süßholz), *Zingiber officinale* (Ingwer), Isatis (Waid), ätherisches Eukalyptusöl, Eukalyptusblätter, ätherisches Basilikumöl und Honig. Leider wurde bisher die Wirkung von Cryptolepis sowie Alchornea auf das Bakterium nicht getestet. Ich glaube, dass sich beide Kräuter zur Behandlung von *Hämophilus*-Infektionen eignen, da sie bei ähnlichen gramnegativen Bakterien wirksam sind – insbesondere deshalb, weil Sida Schutzwirkungen auf rote Blutkörperchen hat, würde ich beide Kräuter ohne zu zögern zur Behandlung von Hämophilus-Infektionen einsetzen.

Behandlung von Haemophilus-Infektionen

Anwendung 1 (antibakteriell) Sida-Tinktur: 1 TL, drei- bis sechsmal täglich.

Anwendung 2 Isatis-Ingwer-Süßholz-Säckelblume-Tinktur (1:1:1:1): 1 TL, sechsmal täglich.

Anwendung 3 Frischer Ingwersaft-Tee (siehe S. 272): vier- bis sechsmal täglich.

- Bei Lungenentzündung (Pneumonie): Anwendung 1, 2 und 3.
- Bei Kehldeckelentzündung (Epiglottitis): Anwendung 1, 2 und 3.
- Bei Unterhautgewebe-Entzündung im Gesicht: Anwendung 1, 2 und 3.
- Bei weichem Schanker (Ulcus molle): Anwendungen 1, 2 und 3 plus topische Eukalyptus-Lomatium-Honig-Gesichtswaschflüssigkeit: viermal täglich – bei Geschwüren empfiehlt sich eine Honig-Wundauflage nach der Waschung.

- Bei Hirnhautentzündung (Meningitis): Anwendung 1 und 2 plus Piperin (20 Milligramm): zweimal täglich, die erste Dosis morgens 30 Minuten vor den anderen Anwendungen; die zweite Dosis um 16 Uhr. Wenden Sie zudem eine Tinktur aus Isatis und japanischem Knöterich oder Stephania an (1:1): 1 TL, drei- bis sechsmal täglich. *Echinacea angustifolia* ist ebenso wirksam.
- Bei Bakteriämie und Knochenmarksentzündung/-eiterung (Osteomyelitis): Anwendung 1, 2 und 3 plus *Echinacea angustifolia*-Tinktur: ein halber TL bis 1 EL, alle halbe Stunde.
- Bei eitriger Gelenkentzündung (septische Arthritis): Anwendungen 1, 2 und 3 plus Echinacea-Wilde Karde-Tinktur (1:1): ein halber TL, dreimal täglich.
- Bei Mittelohrentzündung (Otitis media): Anwendungen 2 und 3 plus folgende Ohrentropfen: Stellen Sie Öltropfen mit Lomatium her. Fügen Sie anschließend 10 Tropfen ätherisches Eukalyptusöl und 10 Tropfen ätherisches Basilikumöl hinzu, 2 bis 3 Tropfen zweimal täglich in das Ohr geben.
- Bei Bindehautentzündung (purulente Konjunktivitis): Isatis- oder Isatis-Honig-Augentropfen.

Klebsiella spp.

Die für den Menschen pathogene Art ist *Klebsiella pneumoniae*, aber es kommen auch gelegentlich Infektionen mit *K. oxytoca* und *K. rhinoscleromatis* vor. Meistens sind die Lungen betroffen, aber auch in den Harn-, Gallen- und Atemwegen sowie in chirurgischen Wunden können sich die Keime ausbreiten und Erkrankungen verursachen. Der Mikroorganismus kann Lungenentzündung, Bakteriämie, Harnwegsinfektionen, Durchfall, Gallenblasenentzündungen (Cholezystitis), Knochenmarksentzündung/-eiterung (Osteomyelitis), Hirnhaut- (Meningitis), Venen- (Thrombophlebitis) und Atemwegsentzündung verursachen. Eine Ansteckung findet häufig in Krankenhäusern statt – durch kontaminerte Gerätschaften, medizinisches Personal oder andere Patienten.

Ist die Lunge betroffen, kommt es zu Entzündung, Gewebeuntergang und zur Bildung von dickem, zähem, blutigen Schleim. Klebsiellen sind häufig multiresistent und produzieren *extended-spectrum* Betalactamasen

(ESBL). Solche Stämme sind hochvirulent und sehr ansteckend. Unabhängig vom Antibiotikaeinsatz stirbt jeder zweite Betroffene. Resistente Klebsiella-Infektionen nehmen rapide zu, in US-Kliniken und weltweit. Die aktuelle Resistenzform ist die Carbapenem-resistente *K. pneumoniae* (CRKP) – hochgefährlich!

Wirksam sind Cryptolepis, Alchornea, Bidens, *Piper nigrum* (Schwarzer Pfeffer), berberinhaltige Pflanzen (Berberitze, Gewöhnliche Mahonie), *Acacia* (Akazie), *Artemisia annua* (Einjähriger Beifuß), *Glycyrrhiza glabra* (Süßholz), *Ganoderma lucidum* (Reishi) und Honig.

Behandlung von Klebsiella-Infektionen

Anwendung 1 (antibakteriell) Cryptolepis-Alchornea-Tinktur (1:1): 1 TL bis 1 EL, sechsmal täglich.

Anwendung 2 (schleimlösend) Ingwersaft-Tee (siehe S. 271): 1 TL, vier- bis sechsmal täglich.

Anwendung 3 Reishi-Süßholz-Säckelblumen-*Echinacea angustifolia*-Tinktur (1:1:1:1): 1 TL, sechsmal täglich.

Anwendung 4 Ätherisches Wacholderöl als Aroma-Inhalations-Therapie: vier- bis sechsmal täglich.

- Bei Lungenentzündung (Pneumonie) und Atemwegsinfektionen: Anwendung 1, 2 , 3 und 4.
- Bei Knochenmarksentzündung/-eiterung (Osteomyelitis): Anwendung 1, 2 und 4 plus *Echinacea angustifolia*-Tinktur: ein halber TL bis 1 EL, alle halbe Stunde bis ganze Stunde.
- Bei Hirnhautentzündung (Meningitis): siehe Behandlung Meningitis (siehe S. 71) wie bei Enterokokken.
- Bei chirurgischer Wundinfektion: Anwendung 1, 2 und 4 plus täglich Honig-Wundauflage.
- Bei Bakteriämie: Anstelle der obigen Anwendungen nehmen Sie folgende Zubereitungen ein: *Echinacea angustifolia*-Tinktur: ein halber TL bis 1 EL, alle halbe bis ganze Stunde; Cryptolepis-Tinktur, 1 TL, sechsmal täglich; und Piperin, 20 Milligramm, zweimal täglich, die erste Dosis morgens, 30 Minuten vor den anderen Anwendungen, die zweite Dosis um 16 Uhr.

- Bei Harnwegsinfektion: Anstelle der obigen Anwendungen nehmen Sie folgende Zubereitungen ein: Wacholderbeeren-Bidens-Tinktur (1:2): 30 Tropfen, drei- bis sechsmal täglich; und Cryptolepis-Berberin-Tinktur (1:1): 1 TL, dreimal täglich.
- Bei Durchfall: Anstelle der obigen Anwendungen nehmen Sie eine Berberin-Tinktur ein: 1 TL, drei- bis sechsmal täglich.

Neisseria gonorrhoeae

Dieser Mikroorganismus verursacht Gonorrhoe (Tripper), die bei Geschlechtsverkehr übertragen wird. Am effektivsten wirken hier Cryptolepis und Sida.

Behandlung von Neisseria gonorrhoeae

Anwendung Cryptolepis-Sida-Tinktur (1:1): 1 TL, dreimal täglich, 14 Tage lang.

Proteus spp.

Die beiden für Menschen problematischen Proteus-Arten sind *Proteus vulgaris* und *Proteus mirabilis* (90 Prozent aller Infektionen). Beide weisen Resistenzen auf. Der Keim kann die Bildung alkalischer Nierensteine auslösen. Infiziert man sich in Krankenhäusern, verursacht *Proteus* Wundinfektionen, Harnwegsinfektionen, Sepsis und Lungenentzündung.

Wirksam sind Cryptolepis, Alchornea, Sida, Wacholder, Usnea, *Acacia aroma* (Akazie), *Artemisia annua* (Einjähriger Beifuß), Lomatium, *Zingiber officinale* (Ingwer) und Honig.

Behandlung von Harnwegsinfektionen

Anwendung 1 (antibakteriell) Wacholderbeeren-Bidens-Tinktur (1:2): 30 Tropfen, drei- bis sechsmal täglich

Anwendung 2 Cryptolepis- oder Sida- oder Alchornea-Tinktur: 1 TL, sechsmal täglich.

Anwendung 3 Ingwer-Rosenwurz-Säckelblumen-Tinktur (1:1:1): 1 TL, dreimal täglich.

Anwendung 4 20 Milligramm Piperin: zweimal täglich; erste Dosis morgens vor Einnahme der anderen Zubereitungen, zweite Dosis um 16 Uhr.

Behandlung von Sepsis

Anwendung 1 (antibakteriell) Cryptolepis- oder Sida- oder Alchornea-Tinktur: 1 TL, sechsmal täglich.

Anwendung 2 (beugt septischem Schock vor) Isatis-Tinktur: 1 TL, drei- bis sechsmal täglich.

Anwendung 3 *Echinacea angustifolia*-Tinktur: ein halber TL bis 1 EL, alle halbe bis ganze Stunde.

Anwendung 4 Lomatium-Rosenwurz-Säckelblumen-Tinktur (1:1:1): 1 TL, dreimal täglich.

Behandlung von Wundinfektionen

Anwendung 1 (antibakteriell) Cryptolepis-Sida-Alchornea-Tinktur (1:1:1): 1 TL, sechsmal täglich.

Anwendung 2 Lomatium-Rosenwurz-Säckelblumen-Tinktur (1:1:1): 1 TL, drei- bis sechsmal täglich.

Anwendung 3 Honig-Wundauflage, täglich.

Behandlung von Lungenentzündung

Anwendung 1 (antibakteriell) Cryptolepis-Sida-Alchornea-Tinktur (1:1:1): 1 TL, sechsmal täglich.
Anwendung 2 Ingwersaft-Tee (siehe S. 271).

Anwendung 3 (immunstimulierend) Lomatium-Süßholz-Säckelblumen-*Echinacea angustifolia* Tinktur (1:1:1:1): 1 TL, sechsmal täglich.

Anwendung 4 Ätherisches Wacholderöl als Aroma-Inhalations-Therapie: dreimal täglich.

Pseudomonas aeruginosa

Es handelt sich um einen weiteren opportunistischen Erreger und Krankenhauskeim, der auf Mobiliaroberflächen und medizinischen Gerätschaften wie Kathetern vorkommt. Er kann sich in Treibstoffen (Diesel, Flugbenzin) vermehren und überlebt Temperaturen bis zu 42 °C – deshalb kann ihm Fieber nichts anhaben. Der Keim kann mit und ohne Sauerstoff sowie sogar in destilliertem Wasser leben, das komplett nährstofffrei ist. Es handelt sich um einen sehr zähen Mikroorganismus, der hochgradig resistent gegen Antibiotika ist.

Pseudomonas kann fast jeden Teil des Körpers befallen. Der Keim verursacht Lungenentzündung (Pneumonie), Sepsis, Harnwegs-, Magen-Darm-, Haut-, chirurgische Wund-, Weichteilinfektionen und Mittelohrentzündung (Otitis media). Am häufigsten infizieren sich Verbrennungen, chirurgische Wunden, die Harnwege und das Mittelohr. Niedrige Phosphatwerte im Blut fördern sein Wachstum enorm.

Wirksam sind Cryptolepis, Sida, Alchornea, Bidens, *Piper nigrum* (Schwarzer Pfeffer), berberinhaltige Pflanzen (Berberitze, Gewöhnliche Mahonie), *Artemisia annua* (Einjähriger Beifuß), Wacholder, Lomatium, *Zingiber officinale* (Ingwer), Isatis (Waid), *Acacia aroma* (Akazie), *Withania somnifera* (Ashwagandha), *Ganoderma lucidum* (Reishi), Echinacea und Honig.

Behandlung von Lungenentzündung (Pneumonie)

Anwendung 1 (antibakteriell) Cryptolepis-Alchornea-Tinktur (1:1): 1 TL bis 1 EL, bis zu sechsmal täglich.

Anwendung 2 Ingwersaft-Tee (siehe S. 271).

Anwendung 3 (immunstimulierend) *Echinacea angustifolia*-Ingwer-Säckelblumen-Isatis-Tinktur (1:1:1:1): 1 TL, sechsmal täglich.

Anwendung 4 Ätherisches Wacholderöl, als Aroma-Inhalations-Therapie: dreimal täglich.

Behandlung von Blutvergiftung (Sepsis)

Anwendung 1 (antibakteriell) Cryptolepis-Alchornea-Tinktur (1:1): 1 TL, sechsmal täglich.

Anwendung 2 (immunstimulierend) Ingwer-Säckelblumen-Isatis-Tinktur (1:1:1): 1 TL, sechsmal täglich.

Anwendung 3 *Echinacea angustifolia*-Tinktur: ein halber TL bis 1 EL, alle halbe bis volle Stunde.

Anwendung 4 *Salvia miltiorrhiza-Angelica sinensis*-Tinktur (1:1): ein halber TL, in Wasser aufgelöst, stündlich.

Behandlung von Darminfektionen

Anwendung 1 (antibakteriell) Cryptolepis-Berberin-Tinktur (1:1): 1 TL bis 1 EL, drei- bis sechsmal täglich, je nach Schweregrad.

Anwendung 2 Ingwer-Säckelblumen-*Echinacea angustifolia*-Tinktur (1:1:1): 1 TL, sechsmal täglich.

Behandlung von Harnwegsinfektionen

Anwendung 1 (antibakteriell) Wacholderbeeren-Bidens-Tinktur (1:2): 30 Tropfen, dreimal täglich.

Anwendung 2 Berberin-Tinktur, 1 TL, dreimal täglich.

Anwendung 3 Ingwer-Süßholz-Säckelblumen-Tinktur (1:1:1): 1 TL, dreimal täglich.

Behandlung von chirurgischen Wundinfektionen und Verbrennungen

Anwendung 1 (antibakteriell) 20 Milligramm Piperin: zweimal täglich, erste Dosis morgends vor Einnahme der antibakteriellen Kräuter, zweite Dosis um 16 Uhr.

Anwendung 2 Cryptolepis-Alchornea-Tinktur (1:1): 1 TL, sechsmal täglich.

Anwendung 3 (immunstimulierend) Ingwer-Süßholz-Säckelblumen-Tinktur (1:1:1): 1 TL, dreimal täglich.

Anwendung 4 Honig-Wundauflage, täglich (siehe S. 226).

Behandlung von Mittelohrentzündung (Otitis media)

Anwendung äußerlich: Ohreninfektionsglycerin (S. 413), fügen Sie Lomatium und Honig hinzu, 1 bis 3 Tropfen topisch anwenden, sechsmal täglich.

Anwendung innerlich: Ohreninfektions-Tinktur-Kombination (S. 428) verwenden Sie Lomatium-Süßholz-Säckelblumen-Cryptolepis- oder Berberin-Tinktur für die Zubereitung.

Salmonella spp.

Salmonellen ähneln *Shigella* und *E. coli.* Die Mikrorganismen verursachen Typhus (*S. typhi*) und Paratyphus (*S. paratyphi*) sowie Nahrungsmittelvergiftung (Salmonellose). Meist infiziert man sich durch kontaminierte Lebensmittel.

Salmonellen können außerhalb eines Wirts Jahre überleben, werden durch Kälte und Hitze nicht zerstört. Man müsste Lebensmittel eine Stunde lang mit mindestens 55 °C erhitzen oder 10 Minuten mit knapp 70 °C. Fleisch (Rind, Schwein, Geflügel), Früchte und Gemüse sind häufig mit Salmonellen kontaminiert. Jährlich erkranken etwa 150 000 Menschen in den USA nach dem Verzehr infizierter Hühnereier.

Die Keime blockieren die körpereigene Abwehr und verursachen Durchfall, Erbrechen, Bauchkrämpfe und Fieber, in schweren Fällen auch Sepsis und Organschäden.

Immer häufiger tauchen auf Grund des vermehrten Antibiotikaeinsatzes bei Pflanzen sowie in der Massentierhaltung Salmonellen auf, die Mehrfachresistenz gegenüber Antibiotika aufweisen und schwer behandelbar sind.

Wirksam sind vor allem Cryptolepis, Sida, Alchornea, Bidens, *Glycyrrhiza glabra* (Süßholz), berberinhaltige Pflanzen (Berberitze, Gewöhnliche Mahonie), Wacholder, Lomatium, *Zingiber officinale* (Ingwer) und Honig.

Behandlung von Salmonellen-Infektionen

Anwendung 1 (antibakteriell) Cryptolepis- oder Sida- oder Alchornea-Tinktur: 1 TL bis 1 EL, sechsmal täglich, je nach Schwere der Erkrankung.

Anwendung 2 Berberin-Tinktur: 1 TL bis 1 EL, drei- bis sechsmal täglich, abhängig von der Symptomatik.

Anwendung 3 (immunstimulierend) Süßholz-Rosenwurz-Tinktur und Ingwersaft (1:1:1): 1 TL, dreimal täglich.

Hinweis: Wacholder- und Sida-Tees sind besonders nützlich zur Behandlung von Salmonellen.

- Bei Sepsis: Anwendung 1, 2 und 3 plus *Salvia miltiorrhiza-Angelica sinensis*-Tinktur: ein halber bis 1 TL, stündlich mit etwas Wasser.

Serratia marcescens

Es handelt sich primär um eine Krankenhausinfektion. *Serratia marcescens* kann die Harnwege (durch Einführen von Kathetern kommt es zur Harnwegsinfektion), chirurgische Wunden, das Blut (Bakteriämie), das Auge (Konjunktivitis), die Atemwege (Pneumonie), das zentrale Nervensystem (Meningitis), die Knochen (Osteomyelitis) sowie das Herz (Endokarditis) befallen. Der Keim zeigt eine starke Tendenz zur Resistenzentwicklung.

Wirksam sind vor allem Bidens, Wacholder, Lomatium, *Coptis chinensis Franch.* (Chinesischer Goldfaden), Oreganoöl, *Tribulus terrestris* (Erd-Burzeldorn), *Emblica officinalis* (Amlabaum) und Honig. Ebenfalls nützlich sind *Trichosanthes cucumerina* (Schlangenhaargurke), *Cassia didymobotrya*

(Geflügelte Senna), *Blumea lacera L./Sphaeranthus indicus*, *Moringa oleifera* (Meerrettichbaum), *Isodon spp.*, *Dendrophthoe falcata*, *Zuccagnia punctata Cav.* und *Phrygilanthus acutifolius*.

Hinweis: Bei allen Serratia-Infektionen gilt: 20 Milligramm Piperin, zweimal täglich, erste Dosis morgens 30 Minuten vor Einnahme der anderen Zubereitungen, zweite Dosis um 16 Uhr.

Behandlung von Harnwegsinfektionen

Anwendung 1 (antibakteriell) Wacholder-Bidens-Tinktur (1:2): 30 Tropfen, sechsmal täglich, zehn Tage lang.

Anwendung 2 Frischer Bidens-Saft oder Bidens-Tinktur oder *Coptis chinensis* (Chinesischer Goldfaden)-Tinktur oder *Tribulus terrestris* (Erd-Burzeldorn)-Tinktur oder eine Kombination aller drei (1:1:1): ein halber TL, dreimal täglich.

Anwendung 3 (immunstimulierend) Ingwer-Rosenwurz-Süßholz-Tinktur (1:1:1): ein halber TL, dreimal täglich.

Behandlung chirurgischer Wundinfektionen

Anwendung 2 und 3 bei Harnwegsinfektion (siehe oben) plus topische Honig-Wundauflagen (siehe S. 226), täglich.

Behandlung von Augeninfektionen

Anwendung 1 (antibakteriell) Frischer Bidens-Saft, 1 bis 3 Augentropfen, bis zu sechsmal täglich.

Anwendung 2 (immunstimulierend) Lomatium Süßholz-Ingwer-Tinktur (1:1:1): ein halber TL, dreimal täglich.

Behandlung von Bakteriämie und Osteomyelitis

Anwendung 1 (antibakteriell) *Echinacea angustifolia*-Tinktur: ein halber TL bis 1 EL, stündlich.

Anwendung 2 (immunstimulierend) Lomatium-Süßholz-Ingwer-Tinktur (1:1:1): 1 TL, dreimal täglich.

Anwendung 3 Frischer Bidens-Saft oder Bidens-Tinktur: 1 TL, sechsmal täglich.

Behandlung von Lungenentzündungen (Pneumonie)

Anwendung 1 (antibakteriell) Frischer Bidens-Saft oder Bidens-Tinktur: 1 TL, sechsmal täglich.

Anwendung 2 (immunstimulierend) Lomatium-Süßholz-Ingwer-Säckelblumen-Tinktur (1:1:1:1): 1 TL, sechsmal täglich.

Anwendung 3 Ätherisches Wacholder- oder Oreganoöl, als Aroma-Inhalations-Therapie: dreimal täglich.

Behandlung von Wundinfektionen

Anwendung 1 und 2 für Lungenentzündung (siehe oben) plus topische Honig-Wundauflagen (siehe S. 226): täglich.

Behandlung der Hirnhautentzündung (Meningitis)

Anwendung 1 und 2 bei Lungenentzündung (siehe oben) plus Anwendung 3 (siehe unten).

Anwendung 3 Isatis (Blätter oder Wurzel)-Japanischer Knöterich- oder Stephania-Tinktur: 1 TL, drei- bis sechsmal täglich.

Hinweis: Echinacea ist ebenfalls wirksam bei *Serratia*-Bakteriämie.

Shigella spp.

Die Hauptarten von Shigellen sind *Shigella dysentariae*, *S. flexneri*, *S. boydii* und *S. sonnei*. Die Keime sind eng verwandt mit *E. coli* und Salmonellen und können schwere Darminfektionen auslösen. Zwei Drittel der Shigellen-Infektionen in nicht-industrialisierten Ländern werden durch *Shigella flexneri*, 80 Prozent der Infektionen in Industrienationen durch *Shigella sonnei* und epidemische Darminfektionen am häufigsten durch *Shigella dysenteriae* verursacht.

Shigellen zerstören die Darmschleimhaut und dringen dann in den Körper ein. Begleitet wird die Erkrankung häufig von leichtem bis schweren Durchfall/Ruhr. Pro Jahr infizieren sich weltweit etwa 165 Millionen Menschen – für etwa eine Million endet die Infektion tödlich. Die Ansteckung erfolgt durch Schmierinfektion (fäkal/oral). Die Symptome sind häufig wässriger, blutiger Stuhl, Fieber, Schmerzen und Bauchkrämpfe. Akutkomplikationen sind Sepsis, Darmdurchbruch, toxisches Megakolon, Dehydrierung, Hyponatriämie, Encephalopathie, hämolytisch-urämisches Syndrom und Pneumonie. Unbehandelt führt die Shigellen-Infektion zu Dysenterie, schwerem Eiweißverlust und Nährstoffmangel. Manche Arten produzieren zusätzlich Shigatoxine, die zur Verschlimmerung der Symptome führen.

S. dysenteriae neigt stark zur Resistenzentwicklung und übermittelt die Resistenzinformationen rasch an andere Spezies seiner Gattung – sowie an

E. coli und Salmonellen. In vielen Teilen der Welt sind die meisten Shigellen-Stämme gegenüber den letzten preiswerten Antibiotika (Chinolone) resistent geworden – und zwar innerhalb von sechs Monaten, nachdem es zur Behandlung bei einem epidemischen Ausbrauch eingesetzt worden war.

Wirksam sind Cryptolepis, Sida, Alchornea, Bidens, *Glycyrrhiza glabra* (Süßholz), berberinhaltige Pflanzen (Berberitze, Gewöhnliche Mahonie), Wacholder, Lomatium, *Zingiber officinale* (Ingwer) und Honig.

Behandlung von Shigellen-Infektionen

Anwendung 1 (antibakteriell) Cryptolepis- oder Sida- oder Alchornea-Tinktur: 1 TL bis 1 EL, sechsmal täglich, je nach Schwere der Erkrankung.

Anwendung 2 Berberin-Tinktur: 1 TL bis 1 EL, drei- bis sechsmal täglich, abhängig von der Symptomatik.

Anwendung 3 (immunstimulierend) Süßholz-Lomatium-Tinktur und Ingwersaft (1:1:1): 1 TL, dreimal täglich.

Hinweis: Wacholder-und Sida-Tees sind besonders bei Harnwegsinfektionen wirksam.

- Bei Sepsis: Obige Anwendungen, plus Salbei-Engelwurz (*Angelica sinensis*)-Tinktur, ein halber bis 1 TL, stündlich mit etwas Wasser.

Stenotrophomonas maltophilia

Der Mikroorganismus wurde einst als *Pseudomonas maltophilia* und später als *Xanthomonas maltophilia* eingestuft. Heute trägt das neu entdecke Bakterium die Bezeichnung *Stenotrophomonas maltophilia.* Der Keim taucht überwiegend in Krankenhäusern auf und verursacht chirurgische Wundinfektionen, Lungenentzündung, Bakteriämie, Endokarditis und Meningitis. Im Jahr 2011 wurden einige pflanzliche Stoffe sowie Kräuter auf ihre Wirksamkeit gegen diesen Mikroorganismus getestet.

Wirksame Kräuter sind Berberis spp. (Berberitzen), Alchornea, *Eupatorium cannabinum* (Gewöhnlicher Wasserdost), Epigallocatechingallat (Grüner Tee), *Scorzonea sandrasica* (oberirdische Pflanzenteile), ätherisches Eukalyptusöl, Eukalyptusblätter-Tinktur, ätherisches Thymianöl, ätherisches Oreganoöl, *Acacia aroma* (Akazie), *Zuccagnia punctata Cav.*, Flüssigextrakt von *Sechium edule* (Swartz/Chayote), Salvia spp. (Salbei), *Menyanthes trifoliata* (Fieberklee/Bitterklee), *Artemisia dracunculus* (Estragon), *Mammea americana* (Amerikanischer Mammiapfel), *Oedogonim capillare*, *Centaurea cariensis* (Flockenblumenart), *Artemisia arborescens*, *Artemisia afra*, *Rosmarinus officinalis* (Rosmarin), *Allium sativum* (Knoblauch), *Harpagophytum procumbens* (Teufelskralle) und Honig.

Behandlung von Stenotrophomonas maltophilia-Infektionen

Anwendung 1 (antibakteriell) Alchornea-Tinktur: 1 TL, drei- bis sechsmal täglich, abhängig von der Schwere der Symptomatik.

Anwendung 2 Frischer Knoblauchsaft, ein Viertel bis 1 TL, bis zu viermal täglich.

Anwendung 3 Thymian-Rosmarin-Eukalyptus-Oregano-Öl (1:1:1:1), als Aroma-Inhalations-Therapie: drei- bis sechsmal täglich.

Anwendung 4 Eukalyptusblätter-Tee: 230 Milliliter, bis zu sechsmal täglich.

Anwendung 5 (immunstimulierend) Wasserdost-Süßholz-Säckelblumen-Tinktur (1:1:1): 1 TL, sechsmal täglich.

Anwendung 6 Piperin (20 Milligramm): zweimal täglich, die erste Dosis am Morgen, 30 Minuten vor Einnahme der anderen Indikationen, zweite Dosis um 16 Uhr.

- Bei Lungenentzündung: Anwendungen 1 bis 6.
- Bei Bakteriämie: Anwendung 1, 2, 4, 5 und 6 plus *Echinacea angustifolia*-Tinktur: ein halber TL bis 1 EL, alle halbe bis ganze Stunde.
- Bei Wundinfektion: Anwendung 1, 2, 4, 5 und 6 plus tägliche Honigauflagen (siehe S. 226).
- Bei Hirnhautentzündung (Meningitis): Anwendung 1, 2 und 6 plus Isatis-Japanischer Knöterich- oder Stephania-Tinktur (1:1): 1 TL, drei- bis sechsmal täglich. Echinacea ist gleichfalls wirksam.

Vibrio cholerae

Cholerabakterien infizieren den Dünndarm und verursachen massiven wässrigen Durchfall (9 bis18 Liter pro Tag – meist ohne Krämpfe), generalisierte Muskelkrämpfe sowie gelegentlich Erbrechen (klare Flüssigkeit). In der

Folge kommt es meist zu Austrocknung und zum Elektrolytmangel. Etwa fünf Millionen Menschen erkranken jährlich an Cholera. Vor der Einführung von Antibiotika war die Erkrankungshäufigkeit wesentlich höher. Die Infektion breitet sich hauptsächlich durch kontaminiertes Essen oder verunreinigtes Wasser aus.

Vor 1977 gab es keine Berichte über Resistenzen des Bakteriums, heute sind sie allgegenwärtig. So sind die meisten Stämme inzwischen – darunter O1 Inaba, O139 und E1 Tor – immun gegen Tetracyclin, Ampicillin, Kanamycin, Sulfonamide, Trimethoprim, Gentamicin sowie weitere antibiotische Stoffe.

Wirksam sind Cryptolepis, *Glycyrrhiza glabra* (Süßholz), berberinhaltige Pflanzen (Berberitze, Gewöhnliche Mahonie), *Zingiber officinale* (Ingwer), *Geranium mexicanum* (oder Wurzeln anderer Geranienarten), *Psidium guajava* (Guave; Tee aus Rinde oder Blättern oder Ethanol-Extrakt), *Punica granatum* (Granatapfel; Tee aus Fruchtschale oder Rinde oder Ethanol-Extrakt), Ocimum basilicum (Basilikum), *Opuntia ficus-indica* (*nopal cactus*, Opuntienart), *Acacia famesiana* (Süße Akazie), *Artemisia ludoviciana* (Silberraute). Extrakte aus den letztgenannten vier Pflanzen sowie aus Geranie beeinträchtigen die Zellmembran der Cholerakeime und machen sie durchlässiger, vermindern den pH-Wert im Cytoplasma, die Membranspannung sowie die ATP-Konzentration bei allen getesteten Stämmen. Tatsächlich sind fast alle Akazienarten für Anwendungen geeignet.

Behandlung von Cholera

Anwendung 1 (antibakteriell) Cryptolepis-Berberin Tinktur (1:1): 1 TL, sechsmal täglich.

Anwendung 2 Starkes Geranienwurzel-Dekokt: 3 TL, stündlich.

Anwendung 3 Guaven-Granatapfel-Tee aus den Blättern oder der Rinde bzw, der Schale (1:1): so viel wie möglich.

Alternativ: Akazienrinden-Dekokt: 3 TL, stündlich; Basilikum-Artemisia-Tee: 230 Milliliter, stündlich.

Nicht-bakterielle Mikroorganismen

Die wichtigsten nicht-bakteriellen Mikroorganismen, die Resistenzprobleme verursachen, sind *Candida*- und *Aspergillus*-Pilze sowie der Malariaerreger *Plasmodium*.

Candida spp.

Candida ist ein Hefepilz, der beim Menschen normalerweise als körpereigener Faunabestandteil im Darm, in den Harnwegen und auf der Haut nachweisbar ist. *Candida albicans* ist die wichtigste Art dieser Gruppe von Pilzen. Die massenhafte Anwendung von Antibiotika hat zu beträchtlichen Problemen geführt. Übermäßige Vermehrung von *Candida* im Darm und in den Harnwegen ist weit verbreitet. *Candida*-Arten haben in den vergangenen 20 Jahren eine bemerkenswerte Resistenz gegen Antimykotika und Azole entwickelt.

Candida liebt Schleimhäute. Resistente Pilze bevorzugen die Harnwege, die Vagina und den Mund. Juckreiz, Brennen, Entzündung und weißliche Flecken/Beläge sind bekannte Symptome. Manchmal gelangt der Pilz ins Blut und verursacht Organschäden. Vor allem Menschen mit geschwächtem Immunsystem sind für Infektionen anfällig.

Wirksam sind Sida, Alchornea, Bidens, *Artemisia annua* (Einjähriger Beifuß), *Glycyrrhiza glabra* (Süßholz), berberinhaltige Pflanzen (Berberitze, Gewöhnliche Mahonie), Usnea, *Piper nigrum* (Schwarzer Pfeffer), Isatis (Waid), *Ceanothus americanus* (Säckelblumen; Blüten), Echinacea, *Ganoderma lucidum* (Reishi), Lomatium, *Castela emoryi* (*Chaparro amargosa*), *Chilopsis linearis* (Sandbank-Weide) und Honig.

Behandlung von Harnwegsinfektionen

Anwendung Berberin-Alchornea- oder -Sida-Tinktur (1:1): 1 TL, dreimal täglich; oder: Wacholderbeeren-Bidens-Tinktur (1:2): 30 Tropfen, dreimal täglich; oder: Lomatium-Isatis-Echinacea-Tinktur (1:1:1): 1 TL, dreimal täglich.

Behandlung von Vaginalinfektionen

Anwendung 1 (antibakteriell) Alchornea- oder Sida-Tinktur: 1 TL, dreimal täglich.

Anwendung 2 Lomatium-Isatis-Echinacea-Tinktur (1:1:1): 1 TL, dreimal täglich.

Anwendung 3 30 Milliliter Berberin-Tinktur mit 60 Milliliter Wasser verdünnt als Spüllösung (siehe S. 195) zweimal täglich, morgens und abends.

Behandlung von Mundinfektionen

Anwendung 1 (antibakteriell) Lomatium-Isatis-Echinacea-Tinktur (1:1:1): 1 TL, dreimal täglich.

Anwendung 2 Berberin-Tinktur mit Wasser verdünnt als Spüllösung (1:6): 1 EL, dreimal täglich, als intensive Spüllösung im Mund.

Behandlung von systemischen Infektionen

Anwendung 1 (antibakteriell) Alchornea- oder Sida-Tinktur: 1 TL, dreimal täglich.

Anwendung 2 Süßholz-Reishi-Echinacea-Tinktur (1:1:1): 1 TL, dreimal täglich.

Anwendung 3 Sandbank Weide-Chaparro amargosa-Tinktur (1:1): 1 TL, dreimal täglich.

Plasmodium spp.

Es gibt mehr als 200 Plasmodien-Arten, die als Parasiten rote Blutzellen befallen. 11 Arten infizieren Menschen, in der Regel durch einen Mosquitostich. Die Mikroorganismen vermehren sich in der Leber und greifen dann die Blutzellen an. Die Symptome umfassen Fieber, Schüttelfrost, Muskel-, Kopfschmerz, Anämie, Leber- und Milzvergrößerung sowie schweres allgemeines Krankheitsgefühl. Auch kommt es manchmal zu Erbrechen. Komplikationen sind Hirnschäden, Krämpfe, auch Todesfälle. Dem Vermehrungszyklus des Parasiten gemäß können latente Parasiten zu einem späteren Zeitpunkt erneut auftauchen. Deshalb wird die Behandlung meist nach zwei Wochen Pause wiederholt.

Als Haupterreger gilt *Plasmodium falciparum*, der pro Jahr etwa 250 Millionen Malaria-Erkrankungen verursacht – davon enden eine Million tödlich. Malariaerreger sind häufig resistent gegen Antibiotika. Auch die Wirkung des Extrakts Artemisinin (gewonnen aus *Artemisia annua*) wird zunehmend schwächer, weshalb der Wirkstoff häufig in Kombination mit Antibiotika eingesetzt wird, um die Resistenzentwicklung zu verlangsamen. Deshalb empfehlen sich zur Behandlung von Malaria die ganzen Pflanzen bzw. Kombinationen von Pflanzen.

Wirksam sind Cryptolepis, Sida, Alchornea, Bidens, *Artemisia annua* (Einjähriger Beifuß), Wacholder, *Glycyrrhiza glabra* (Süßholz) und Isatis (Waid).

Behandlung von Malaria

Anwendung Cryptolepis- oder Sida- oder Alchornea-Tinktur: 1 EL, dreimal täglich, 7 Tage, Wiederholung der Therapie nach 14 Tagen.

Alternativ: 1000 Milligramm Artemisinin am ersten Tag, 500 Milligramm an weiteren 4 Tagen, Wiederholung der Therapie nach 14 Tagen.

Aspergillus spp.

Aspergillus, speziell der Schimmelpilz *Aspergillus fumigatus*, entwickelt sich zunehmend zum antibiotikaresistenten Mikroorganismus. Er kann bronchopulmonale Infektionen und chronische Sinusitis verursachen. In Krankenhäusern oder bei Menschen mit geschwächtem Immunsystem verursacht er Lungenerkrankungen und manchmal Wundinfektionen. *Aspergillus* erweist sich häufig als resistent gegen Polyene, Azole und Echinocandine. Für 50 bis zu 90 Prozent der Krankenhauspatienten verläuft die Infektion tödlich (z. B. bei Leukämiepatienten).

Wirksam sind Cryptolepis (Hundsgiftgewächse), Sida (Malvengewächse), Alchornea (Wolfsmilchgewächse), Lomatium (Doldenblütler), *Zingiber officinale* (Ingwer), *Juniperus* (Wacholder), Isatis (Waid) und Honig.

Behandlung von Aspergillus-Infektionen

Anwendung 1 (antibakteriell) Cryptolepis- oder Sida- oder Alchornea-Tinktur oder kombiniert (1:1.1): 1 TL, dreimal täglich.

Anwendung 2 (immunstimulierend) Süßholz-Rhodiola-Ingwer-Tinktur (1:1:1): 1 TL, dreimal täglich.

Anwendung 3 Nasenspray-Zubereitung (bei Sinusitis; siehe S. 413) die nur mit ätherischem Wacholderöl zubereitet wurde: drei- bis sechsmal täglich; alternativ: ätherisches Wacholderöl, als Aroma-Inhalations-Therapie: drei- bis sechsmal täglich.

- Bei Sinusitis sowie Erkrankungen der Bronchien: Anwendung 1, 2 und 3.
- Systemische Behandlung immungeschwächter Menschen, Bronchialerkrankung oder Lungenentzündung (Pneumonie): Anwendung 1, 2 und 3; erhöhen Sie die Dosis der Anwendungen 1 und 2 auf 1 TL bis 1 EL, bis zu sechsmal täglich.
- Bei chirurgischer Wundinfektion: Anwendungen 1 und 2 plus topische Honig-Wundauflagen (siehe S. 226), täglich.

Anmerkungen

1. Brad Spellberg, *Rising Plague* (NY: Prometheus, 2009), 84.
2. "Experts List Dangerous 'Super Bugs': Doctors Warn of Antibiotic Overuse," WCVB-TV(Boston), March 1, 2006, http://www.thebostonchannel.com/r/7586367/detail.html.
3. Brad Spellberg, *Rising Plague* (NY: Prometheus, 2009), 63.
4. Molly Hennessy-Fiske, "Drug-Resistant 'Superbug' Mostly Limited to Southern California Nursing Homes, Health Officials Say," *Los Angeles Times*, L.A. Now blog, March 24, 2010.
5. "Drug-Resistant 'Superbug' Hits LA County Hospitals, Nursing Homes," CBSLosAngeles. com, March 24, 2011, http://losangeles.cbslocal.com/2011/03/24/drug-resistant-superbug-hits-la-county-hospitals-nursing-homes/.
6. Steve Sternberg, "Superbug Spreading," *USA Today*, September 17, 2010.
7. Sarah Bosley, "Are You Ready for a World without Antibiotics?," *The Guardian*, August 12, 2010.
8. George Eliopoulos, "Antimicrobial Resistance in the Enterococcus," in Richard Wax et al., *Bacterial Resistance to Antimicrobials*, second edition (Boca Raton, FL: CRC Press, 2008), 256.
9. Brad Spellberg, *Rising Plague* (NY: Prometheus, 2009), 79.
10. Sue Fischer, personal communication, March 2011.

„Fakten enthalten unterschwellige Lügen, Halbwahrheiten und Mythen – banales Geschwätz, mit dem sich herzlose Menschen trösten.“

Timothy Garton Ash

Pflanzliche Antibiotika

Als ich im Jahr 1998 die erste Ausgabe dieses Buches schrieb, galt das Internet noch als Neuheit. Es hat viel verändert und avancierte zum größten Nachschlagewerk, das der Mensch jemals hervorgebracht hat. Ein kleiner Teil dieser digitalen Bibliothek widmet sich medizinischen Pflanzen und ihrer umfassenden Erforschung – was die Überarbeitung dieses Buches enorm erleichtert hat. Zwar verfüge ich über eine große private Bibliothek und hatte Zugang zu den gut sortierten Bibliotheken der Universitäten in Colorado und Boulder, trotzdem war das Wissen, auf das ich zurückgreifen konnte, limitiert. Mit dem Internet hat sich das geändert – ich habe Zugang zu bedeutend mehr Informationen.

Aber dies ist nur ein kleiner Teil der Veränderungen, die sich in den letzten 15 Jahren vollzogen haben. Während ich also dem Duft medizinischer Pflanzen im Internet-Wald folgte, wurde mir sehr stark bewusst, wie sehr sich die gesamte Menschheit verändert hatte.

Es ist eine völlig neue Welt da draußen – eine Welt, zu der die USA mehr und mehr die Verbindung verlieren. Den westlichen Nationen geht es nicht anders. In den vergangenen 15 Jahren haben die Länder und Staaten auf dem afrikanischen Kontinent, in Asien und Südamerika sowie im russischen Einflussbereich und vormaligen Ostblock erkannt, dass die westliche Medizin unzureichend ist. So begannen sie, sich von ihr als dem einzig gültigen medizinischen Konzept in Bezug auf ihr Gesundheitssystem abzuwenden.

Die Nationen der genannten Regionen – vor allem in Afrika, Asien und Südamerika – stellten fest, dass sie sich dieses pharmazeutisch-technologische Medizinkonzept als primäre Vorlage für ihre Gesundheitsversorgung finanziell nicht leisten können. Sie wissen, dass Probleme wie Antibiotikaresistenz, schwindende Verfügbarkeit von Erdöl (die meisten phamazeutischen und Medizintechnologien beinhalten oder sind abhängig von Erdöl), Bevölkerungswachstum, Top-Down-Versorgungsmodelle und vor allem die Kosten bzw. die Kosteninflation unlösbar sind und sich künftig noch verschlechtern. Auf Grund dieser Erkenntnis lehnen sie die industrialiserte Medizin für ihre Bevölkerungen als unbrauchbar ab. Die industrialisierte Medizin wird allerdings weiterhin eine, wenn auch geringere Rolle spielen – bezahlbarer und deutlich ungefährlicher.

Im Gegensatz zur Forschung in den USA wird in den genannten Nationen die Wirksamkeit von pflanzlichen Arzneien weder angezweifelt, noch wird sie diskreditiert und als „primitiv" oder unwissenschaftliche Quacksalberei abqualifiziert. Man ist daran interessiert, herauszufinden, welche Stoffe in welcher Dosierung am besten wirksam sind. Hier sind die Forscher auf der Suche nach Pflanzen, die beispielsweise Malaria erfolgreich heilen können. Man untersucht, wie die dann identifizierten Heilkräuter bestmöglich von den Menschen, die sie benötigen, kultiviert und schließlich genutzt werden können.

Viele nicht-westliche Wissenschaftler gehen an Gesundheitsprobleme mit geringer oder gar keiner Gewinnorientierung heran. Sie haben die Gesundheitsprobleme ihrer Landsleute im Auge und haben verstanden, dass Profitgier nicht mit menschlicher Gesundheit vereinbar ist. Kurz: Sie sind es leid zuzusehen, wie internationale Unternehmen ihre Kultur über den Tisch ziehen und mit dem Elend anderer Milliardengewinne machen. Sie möchten einfach nur ihre Probleme auf eigene Weise lösen – erschwinglich, ökologisch und im Auftrag der Menschen, die direkt betroffen sind. Der Vergleich von Veröffentlichungen US-amerikanischer Wissenschaftler mit solchen anderer Nationen und Kulturen ist eine aufschlussreiche und ernüchternde Erfahrung.

Afrikanische und asiatische Beiträge neigen zu Titeln wie „Antibakterielle Wirksamkeit von Guave (*Psidium guajava L.*) und Neem-Extrakten (*Azadirachta indica A. Juss.*) gegenüber Pathogenen in Lebensmitteln und Abfall-Bakterien" oder „Evaluation antimikrobieller Wirkungen von Extrakten traditioneller Heilmittel aus Nigeria" oder „Antimikrobielle Wirkung von Ethanol- und wässrigen Auszügen von *Sida acuta* bei bakteriellen Hautinfektionen."

Veröffentlichungen aus den USA zu diesem Gebiet lesen sich hingegen so: „Verschlimmerung von schwerer Hypernatriämie und Hyperosmolalität durch den Einsatz pflanzlicher Wirkstoffe bei einem Patienten mit diabetischer Ketoazidose" oder „Metallgehalt von Ephedra-haltigen Nahrungsergänzungsmitteln und ausgewählten Kräutern" oder „Echinacea-assoziierte Hypereosinophilie."

Der folgende Auszug einer Studie präsentiert eine Aussage, die typisch für westliche, insbesondere US-Forscher ist.

> Echinacea, dem Heilpraktiker eine immunstärkende Wirkung nachsagen, ist das in den USA am häufigsten verwendete alternative Heilmittel. Wie die meisten

> pflanzlichen Arzneien wird es den FDA-Vorschriften nicht gerecht und seine potenziellen Nebenwirkungen sind nicht ausreichend erforscht. Der vorliegende Bericht thematisiert den Fall eines Patienten, der unter Eosinophilie litt, deren Ursache unklar war. Seine Beschwerden klangen nach Beendigung der Einnahme des Supplements ab. Wir vermuten hinter der Erkrankung eine mögliche IgE-vermittelte allergische Reaktion auf Echinacea.[1]

Der Arbeit ignoriert die intensive Forschung über Echinacea, die in Deutschland seit Jahrzehnten betrieben wurde. Dort ist diese pflanzliche Arznei Bestandteil der medizinischen Grundversorgung. Im zitierten Schriftstück werden Ausdrücke wie „nachgesagt" und „wir vermuten" oder „wahrscheinlich" benutzt. Die Autoren *unterstellen*, dass *Echinacea* die Eosinophilie ausgelöst hat, obgleich sie das durch keine Forschungsergebnisse belegen können. Das ist keine Wissenschaft, keine Forschung – es ist reine Spekulation und tendenziöse Meinungsmache, fokussiert auf eine pharmazeutisch dominierte Welt der Medizin, insbesondere in den USA.

Vergleichen Sie das eben angeführte Zitat mit einem Auszug einer Veröffentlichung aus der Hand von nigerianischen Forschern mit dem bereits erwähnten Titel „Antimikrobielle Wirkung von Ethanollösungen und wässrigen Auszügen von *Sida acuta* bei bakteriellen Hautinfektionen."

> Untersucht wurde die antimikrobielle Wirkung von Ethanol- sowie wässrigen Auszügen von *Sida acuta*. Die phytochemische Analyse bestätigte das Vorhandensein von Saponinen, Tanninen, Herzglykosiden, Alkaloiden sowie Anthrachinonen. Bei den Testisolaten von menschlichen Hautinfektionen handelte es sich um *Staphylococcus aureus*, *Bacillus subtilis*, *Pseudomonas aeruginosa*, *Escherichia coli*, *Scopulariopsis candida*, *Aspergillus niger* und *Aspergillus fumigatus*. Der Hemmhof des Ethanolextrakts variierte zwischen 10 mm bei *P. aeruginosa* bis zu 43 mm bei *S. aureus*. Bei den wässrigen Auszügen betrug er zwischen 4 mm bei *P. aeruginosa* und 29 mm bei *S. aureus*. Obwohl die Hemmzone in Bezug auf die Erhöhung der Konzentration des jeweiligen Extrakts zunahm, zeigte die höchste Ethanolextrakt-Konzentration im Vergleich zur Wirkung von Gentamicin, das als Kontrolle diente, eine signifikant erhöhte Hemmung von *S. aureus* und *B. subtilis*. Der wässrige Auszug blieb bei den Keimen wirkungslos. Auch ließ sich keine Wirkung auf die Pilzisolate nachweisen. Die Studie zeigte, dass Auszüge von *S. acuta* bei geeigneter Anwendung zur verbesserten medizinischen Versorgung beitragen können.[2]

Diese Pflanze „kann zur Verbesserung der medizinischen Versorgung beitragen." So etwas habe ich in einer Studie aus den USA noch nie gelesen

– und ich habe mir Tausende davon zu Gemüte geführt. Übrigens: Gentamicin ist ein Aminoglycosid-Antibiotikum, das häufig zur Behandlung von Infektionen durch gramnegative Bakterien verwendet wird. Hochdosiertes *Sida acuta* erwies als stärker wirksam gegen die Mikroorganismen als das Antibiotikum.

Die Autoren der erwähnten Studie testeten sowohl wässrige Auszüge, als auch Ethanolextrakte der Pflanze – im Prinzip Tees und Tinkturen –, um herauszufinden, was am besten wirkt. Indigene Kulturen nutzen die Wirkung von Pflanzen in Form von starken Tees oder das ganze Heilkraut in jedweder Form – innerlich oder topisch. Einige Kulturen setzen dabei einfache alkoholische Extrakte ein. Da traditionelle Heiler und Heilpraktiker in Nigeria seit jeher auf *Sida acuta* zurückgreifen, wurde das Forscherteam auf die Pflanze aufmerksam. Und es wollte mittels der Studie herausfinden, was die effektivsten Zubereitungen bzw. Anwendungen dieser Pflanze sind. Sie suchten nach *nützlichen* Informationen und fanden sie auch. Um die Gesundheitsversorgung in ihrem Land zu verbessern, planten sie anschließend die Förderung der breiten Anwendung dieser in ganz Nigeria. Das wäre absolut unvorstellbar für das medizinische Establishment in den USA.

Fairerweise gilt es darauf hinzuweisen, dass auch in den USA fabelhafte Studien gemacht werden. Aber es entspricht auch den Tatsachen, dass so gut wie keine Studie die Anwendung von pflanzlichen Arzneimitteln in der Allgemeinbevölkerung empfiehlt – noch nicht einmal für ausgebildete Pflanzenheilkundler. Der Fokus liegt vielmehr auf der Entdeckung „aktiver" pflanzlicher Wirkstoffe, die in einem zweiten Schritt chemisch modifiziert werden sollen. Anschließend soll das Ergebnis patentiert und von einem Pharmaunternehmen produziert werden, das dann damit Profit machen kann. US-amerikanischer Forscher arbeiten in der Regel für oder in Kooperation mit Pharmaunternehmen, obwohl sie meist Universitäten angehören. Sie sind nicht auf der Suche nach etwas, dass die allgemeine Bevölkerung ohne Rezept bekommen kann. Sie wollen auch nicht die Selbstversorgung stärken. Sie trauen der Allgemeinbevölkerung nicht zu, dass sie intelligent genug ist, die Verantwortung für die eigene Gesundheit selbst übernehmen zu können. Noch weniger möchten sie ihre finanziellen Einkünfte gefährdet sehen.

Wir als Teil der westlichen Welt – vor allem in den USA – werden von einem überholten Modell im Stich gelassen, das in der wirklichen Welt definitiv fehl am Platz ist. Wenn wir das endlich begriffen haben, wird uns der

Rest der Welt um Generationen voraus sein. Der Rest der Welt hat sich von unserem Konzept abgewandt – sie verstehen die Probleme, mit denen sie konfrontiert sind und tun, was zu tun ist. In der Zwischenzeit verschwenden wir unsere Zeit damit, immer bessere Kinderwagen zu bauen, und bemerken nicht das Automobil, das einsatzfähig vor uns steht.

Anmerkungen zur *Materia Medica*

Um die Kräuter aufzuspüren, die sich am besten zur Behandlung von antibiotikaresistenten Mikroorganismen eignen, habe ich mich auf meine jahrzehntelange Erfahrung verlassen, auf die kumulierte Sachkenntnis vieler anderer hervorragender Praktiker, auf Abertausende exzellente Beiträge in Fachzeitschriften aus der Hand engagierter internationaler Wissenschaftler sowie auf historische Überlieferungen zur traditionellen Nutzung solcher Pflanzen durch Einheimische.

Ich habe die Kräuter im vorliegenden Buch in drei Kategorien unterteilt: systemisch wirksame Antibiotikakräuter, lokal wirksame Antibiotikakräuter und Synergiekräuter.

Systemische Antibiotikakräuter

sind gegen eine Vielzahl von Bakterien wirksam. Ihre Wirkstoffe gelangen via Blutkreislauf in alle Körperregionen und beeinflussen jede Zelle und jedes Organ. Diese Pflanzen eignen sich deshalb für die Behandlung von bakteriellen Infektionen, die den ganzen Körper betreffen und gleichzeitig gegen Antibiotika mehrfachresistent sind – ein Beispiel ist MRSA.

Lokal wirksame Antibiotikakräuter

zeichnen sich durch ihre lokale Antibiotikawirkung aus und können kaum die Schleimhäute des Magen-Darm-Trakts überwinden. Sie wirken bevorzugt auf der Haut sowie im Darm und in den Harnwegen. Solche Kräuter sind besonders hilfreich bei Infektionen mit *E. coli* O157:H7 und gegen Cholerabakterien sowie bei infizierten Hautwunden, die schwer abheilen.

Synergistisch wirksame Kräuter

verstärken die Heilwirkungen antibakterieller Mittel oder greifen das Bakterium an, damit das Antibiotikakraut besser wirken kann. Die meisten dieser Pflanzen enthalten antibiotische Stoffe und einen potenten Synergisten – nicht selten einen oder mehrere Efflux-Hemmer. Ein Beispiel hierfür ist *Hydrastis canadensis* (Kanadische Gelbwurz), die Berberin enthält.

Berberin ist ein sehr starker Antibiotikawirkstoff und äußerst aktiv gegen einige resistente Mikroorganismen. Die Wirkung kann durch den MDR-Inhibitor 5-Methoxyhydnocarpin (5-MHC) potenziert werden, der in Gelbwurz (*Hydrastis canadensis*) enthalten ist. Diese Substanz schwächt oder eliminiert die intrazelluläre Antibiotikaabwehr von MRSA – genau dies und nichts anderes ist die Funktion von 5-MHC. Diese Eigenschaft macht Gelbwurz so effektiv zur Behandlung von resistenten Magen-Darm-Infektionen.

Komponenten wie 5-MHC sind ein Grund für die bessere Wirksamkeit von Pflanzen im Vergleich zu Einzelwirkstoffen, wenn Erkrankunegn behandelt werden. Sie verfügen meist über mehrere Komponenten, die jeweils andere Wirkungen haben. Manche Bestandteile reduzieren etwa ausschließlich Nebenwirkungen einer pharmakologisch aktiveren Komponente.

Deshalb werden Pflanzen von manchen „medizinischen Reduktionisten“ als sonderbare Arzneimittel eingestuft – die Leute begreifen weder die zugrundeliegende Komplexität, noch erkennen sie den Grund für deren Existenz. Dessen ungeachtet haben jüngere Forschergenerationen begriffen, dass die überholten Paradigmen unbrauchbar sind – sie blicken mit anderen Augen auf Pflanzen. Sie verstehen, dass Pflanzenmedizin komplexer ist als Pharmazeutik – Hochkulturen wussten das schon immer.

Einige spezifische Beispiele hierzu: Die krampflösenden Eigenschaften der Kavalactone (Kavapyrone) Yangonin und Desmethoxyyangonin, die in *Piper methysticum* (Kava) vorkommen, verstärken sich, wenn sie zusammen mit anderen Kava-Komponenten benutzt werden. Die Konzentrationen von Yangonin und Kavain (ein weiteres Lacton) sind im Gehirn höher, wenn der ganze Pflanzenextrakt (also nicht die Lactone in reiner Form) verwendet wird. Mit anderen Worten: Weitere Komponenten der Kava-Pflanze helfen dabei, die bioaktiven Lactone über die Blut-Hirn-Schranke ins Gehirn zu befördern. Die Kavain-Konzentrationen im Blutplasma sind um 50 Prozent geringer, wenn man die isolierte Substanz statt des Pflanzenextrakts einsetzt. Bestandteile von *Isatis tinctoria* (Färberwaid), ein potentes antivirales und entzündungshemmendes Kraut, sind hoch synergistisch. Tryptanthrin ist ein entzündungshemmender pflanzlicher Wirkstoff, der die Haut kaum durchdringen kann. Wenn man aber den gesamten Pflanzenextrakt auf die Haut aufbringt, gelangt der Wirkstoff ohne weiteres in den Körper. Trägt man also lediglich eine reine tryptanthrinhaltige Salbe auf der Haut auf, wird sich keine Wirkung einstellen, egal, wie antiphlogistisch der Wirkstoff auch ist. Bereitet man hingegen eine Salbe aus der gesamten Pflanze zu, zieht diese schnell in die Haut ein und lindert die Entzündung der Haut.

Artemisinin ist deutlich besser wirksam gegen Malariaerreger (Parasiten), wenn es zusammen mit den Flavonoiden Artemetin und Casticin (Komponenten von Beifuß) verabreicht wird. Die ebenfalls in Beifuß enthaltenen Flavone Chrysophlenetin sowie Chrysospenol-D agieren gleichfalls als potente Synergisten. Sie sind zudem Hemmstoffe des Permeabilitäts-Glycoproteins (PGP) (siehe Piperin, S. 283), das die Resorption von Artemisin und anderer Pflanzenbestandteile durch die Darmwand in das Blut verbessert.

Das letzte Beispiel betrifft die möglichen Nebenwirkungen von Acetylsalicylsäure – etwa Tinnitus und Magengeschwüre. Sie treten dann nicht auf, wenn man einen Auszug aus der ganzen Weidenrinde statt des reinen Wirkstoffes einnimmt, da andere Inhaltsstoffe der Pflanze Nebenwirkungen abschwächen.

Heilpflanzen-Kombinationen

Kombiniert man Heilpflanzen, wird die Sache noch komplizierter. Beispielsweise erhöhen einige Komponenten von Süßholz (Glycyrrhizin und verwandte Stoffe) die Wasserlöslichkeit anderer Pflanzenstoffe beträchtlich – beispielsweise von Saikosaponin, ein Inhaltsstoff des asiatischen Ginsengs. Die Kombination von Pflanzen *bereits während des Zubereitungsprozesses von Arzneien* – ein Feld, das der westlichen Pflanzenheilkunde gänzlich unbekannt ist – ermöglicht die Herstellung von stärkeren Tinkturen im Vergleich zu Einzelwirkstoffzubereitungen.

Quercetin (ein entzündungs- und moderat krebshemmendes Flavonoid, das in manchen Pflanzen und Gemüsen vorkommt) ist kaum wasserlöslich. Die Wasserlöslichkeit wird aber stark verbessert, wenn man komplexe Mixturen durch Zugabe von saponinhaltigen Pflanzen für die Arzneimittelzubereitung benutzt.

Nun … während einige Pflanzen wie Gelbwurz durch und durch synergistisch sind, da sie Efflux-Inhibitoren sowie potente antibakterielle Inhaltsstoffe enthalten, haben andere Pflanzen – beispielsweise *Dalea spinosa* – nur eine relativ schwache antibakterielle Wirkung. Sie enthalten allerdings Stoffe, die Multiresistenzen (MDR) bekämpfen. Dies macht sie zu idealen Synergisten für andere Heilkräuter. Kombiniert man Synergiekräuter mit systemisch wirksam Antibiotikakräutern, erhöht sich die Potenz des primär benutzten Krauts manchmal exorbitant.

Die Wirkung von Synergisten, seit jeher in der Geschichte der Pflanzenheilkunde bekannt, wurde kaum geschätzt, außer in der Traditionellen Chinesischen Medizin sowie im Ayurveda. Synergisten wurden nicht als legitime und eigenständige Kategorie der Pflanzenheilkunde akzeptiert, die man beherrschen sollte.

Auf Grund der besorgniserregenden Zunahme resistenter Pathogene ist es an der Zeit, diese besondere Pflanzenkategorie der Synergisten eingehender zu untersuchen. Man muss damit beginnen, mehr über die praktische Anwendung und die wirksamsten Arten in Erfahrung zu bringen. Ich hoffe, das vorliegende Buch kann den Weg dafür ebnen.

Bedeutung von Zubereitungsmethoden

Ich bin in einer Arztfamilie aufgewachsen und kann ich mich sehr gut an die Witze erinnern, die über Phytotherapeuten und Heilpraktiker gemacht wurden. Man machte sich darüber lustig, dass sie darauf bestanden, dass manche Pflanzen zu bestimmten Zeiten geerntet werden müssen, da sie sonst weniger wirksam sind. Meine Familie amüsierte sich auch darüber, dass einige Pflanzen nur in Kombination wirksam sein sollten. Es zeigt sich allerdings sehr deutlich, dass diese altmodischen Behauptungen durchaus Sinn machen. Somit wird in diesem Buch der Frage, *wann* und *wie* die Ernte der Heilpflanzen erfolgt sowie zu welchem Zeitpunkt und auf welche Art sie zubereitet werden sollten, ganz besondere Aufmerksamkeit geschenkt.

Außerdem kommen weitere Aspekte ins Spiel, wenn es um die Herstellung von pflanzlichen Heilmitteln geht. Es gibt eine Synergie zwischen dem Heilkraut und dem Medium, mit dem die Wirkstoffe extrahiert werden. Bedauerlicherweise wird diesem Thema kaum genügend Aufmerksamkeit geschenkt – weltweit und insbesondere bei amerikanischen Kräuterkundlern. Das Wort „Alkaloid" bedeutet beispielsweise „alkaliartig". Ein Aspekt, der in jedem Handbuch für Heilpflanzen-Zubereitung, das ich in den letzten 30 Jahren gelesen habe, schlicht nicht berücksichtigt wurde. Praktisch betrachtet: Pflanzliche Alkaloide sind schlecht löslich in basischem Wasser. Hierfür benötigen sie saures (weiches) Wasser. Extrakte aus Pflanzen mit bioaktiven Alkaloiden sind wirksamer, wenn die wässrigen Auszüge mit Flüssigkeiten hergestellt werden, die zumindest ein wenig sauer sind. Das Wasser, das für die Zubereitung von Tinkturen oder Tees verwendet wird, sollte „weich" sein. Ist das nicht der Fall, empfiehlt sich die Zugabe von etwas Säure, zum Beispiel Essig (siehe Infokasten S. 114).

Um diese komplexen Zusammenhänge der Pflanzenwelt und Medikamenten, zu denen sie schließlich verarbeitet werden, zu verstehen, bedarf es viel Erfahrung und Intuition (holistische nicht-lineare Wahrnehmung) – wie wenn man ein Buch schreibt, ein Haus baut oder Musik macht. Am wichtigsten ist, dass man auf intellektuelle Überheblichkeit verzichtet. Wenn Sie zuallererst begreifen, dass Pflanzen eine hochkomplexe Lebensformen sind, die um einiges älter sind als die Menschheit, fällt es deutlich schwerer, sie mit intellektuell reduktionistischen Paradigmen zu beurteilen. *Du kannst nicht etwas sehen, das du als nicht-existent betrachtest.*

Kräuterkunde ist eine Kunst. Sie ist und wird immer viel zu komplex bleiben, um von einer reduktionistischen und linearen Sichtweise verstanden zu werden. „Phytorationalismus" ist ein Oxymoron. Ein Praktiker/Anwender mit einer solchen Sichtweise wird niemals den nicht-linearen Wesenskern der Welt, der Heilkunde und der Pflanzenmedizin begreifen.

Die Synergie innerhalb und unter den pflanzlichen Heilmitteln ist ein erstklassiges Beispiel für die nicht-lineare Komplexität auf diesem Gebiet. *Das bedeutet:* Die kombinierte Wirkung unterschiedlicher Substanzen ist stärker als die Wirkung, die man von einem Einzelwirkstoff erwarten kann. Die Kombinatiom führt zu Ergebnissen jenseits rationaler Erwartung. Um die vor uns liegende Herausforderung zu meistern, haben wir keine andere Möglichkeit, als Synergien in uns selbst zu mobilisieren: Wir entwickeln die Fähigkeit, *gleichzeitig* zu fühlen und zu denken, ohne Konkurrenzdruck, und lassen sie zu einem einzigartigen Wahrnehmungsinstrument von wunderbarer Anmut verschmelzen. Die Rede ist hier von der Entwicklung der Kapazitäten des Vorderhirns (Prosencephalon) – nicht bloß vages Begriffsvermögen im Rautenhirn (Rhombencephalon).

Frei nach Erich Fromm: „Die Vernunft entsteht durch die Verschmelzung von rationalem Denken und Gefühl. Wenn diese beiden Funktionen getrennt werden, verkommt das Denken zu schizoider intellektueller Aktivität und das Gefühl verkommt zu neurotischen krankhaften Leidenschaften."

Anmerkungen

1, 7. K. Masatia and K. Baker, "Hypereosinophilia Associated with Echinacea Use," *Southern Medical Journal* 103, no. 11 (2010): 1173–74.

2. M. A. Ekpo and P. C. Elim, "Antimicrobial Activity of Ethanolic and Aqueous Extracts of Sida acuta of Microorganisms from Skin Infections," *Journal of Medicinal Plants* Research 3, no. 9 (2009): 621–24.

3. Erich Fromm, zitiert nach GoodReads, www.goodreads.com/quotes/show/233200 (accessed March 26, 2010).

Unsere Grabinschrift [die unserer Spezies] könnte gut und gerne so lauten: „Sie starben auf Grund eines eigentümlichen Stammes von Reduktionismus, verschlimmert durch einen plötzlichen Anfall von Elitedenken, obwohl gebrauchsfertige natürliche Heilmethoden in greifbarer Nähe waren.“

Gray Paul Naban, *Cultures of Habitat*

Systemische Antibiotikakräuter

Die meisten Kräuterkundigen – egal aus welcher Kultur oder aus welchem Land sie stammen – kennen die antibakterielle Aktivität von Pflanzen. Sie verwenden sie regelmäßig, um Infektionskrankheiten zu heilen – aber in der Regel ist unser Wissen über pflanzliche Antibiotika dürftig. Mit *dürftig* meine ich, dass wir in einer engstirnigen Denkweise gefangen sind, die absolut festgefahren ist. So heißt es „nimm' das dafür" und „wozu ist diese Pflanze gut?" Es gibt auch reduktionistische Kräuterschulen, die das medizinische Modell übernommen haben: Phytorationalismus – dann heißt es: „die aktive Komponente von *Hypericum perfoliatum* sollte standardisiert sein, damit sie wirksam zur Behandlung leichter Depressionen eingesetzt werden kann."

Wegen der besorgniserregenden Zunahme bakterieller Erkrankungen, brauchen wir unbedingt ein umfassenderes Paradigma, das sowohl die Besonderheiten der Pflanzenmedizin als althergebrachte Form der Heilkunst als auch die bewusste Wahrnehmung und intellektuelle Erkenntnis sowie eine ergebnisorientierte Fokussierung zum Ausdruck bring.

Die Bedeutung systemisch wirksamer Antibiotikakräuter kann nicht überschätzt werden.

Manche resistenten Keime lösen Infektionen aus, die sich im gesamten Körper ausbreiten – beispielsweise Staphylokokken. Sie können innere Organe befallen, in schwer zugängliche Teile des Körpers vordringen oder die Haut (eher von innen, als von außen) infizieren und an unterschiedlichen Stellen Geschwüre verursachen. Um etwa eine systemische Staphylokokken-Infektion zu behandeln, braucht man ein pflanzliches Antibiotikum, das im gesamten Körper systemisch wirksam ist.

Ich erinnere mich an den Fall, als mir jemand zum ersten Mal mitteilte, er hätte eine systemische Staphylokken-Infektion. Es war eine Frau, die zu meinen Vorträgen kam. Sie erzählte, dass sie zahllose Antibiotikabehandlungen hinter sich hätte. Nachdem auch die letzte Therapie versagt hatte, sagten die Ärzte zu ihr: „Nun, lassen Sie uns das Ganze beobachten und dann werden wir sehen, was passiert." Wütend erwiderte sie: „Ich weiß, was passieren wird! Ich werde meinen Fuß verlieren."

Ich hatte verstanden, welche Bedeutung systemisch wirksame antibakterielle Mittel in der Pflanzenheilkunde haben. Angesichts der vehement zunehmenden Infektionen durch resistente Erreger sind systemische Mittel *absolut notwendig.* Wir müssen sie kennen und vor allem müssen wir *wirklich* über deren Anwendung Bescheid wissen. Wir müssen weg von einer Art Pflanzenheilkunde mit Ansagen wie „lass' uns heute biologisch essen" – wenn wir richtig krank sind, gehen wir dann in die Notaufnahme – bis hin zur Vorstellung von einer Art „Allheilmittel".

Manche Pflanzenstoffe bleiben im Darm nach der Einnahme, andere durchdringen die Darmschleimhaut und zirkulieren dann im Körper – häufig konzentrieren sie sich an bestimmten Orten, etwa in der Leber oder in den Nieren. Es gibt aber eine Gruppe von Kräutern, die immer systemisch wirkt. Hat man sie eingenommen, konzentrieren sie sich im Blut und manchmal in der Leber, zirkulieren im Blut und erreichen jede Körperzelle über die Blutversorgung. Solche Kräuter wurden in der traditionellen Medizin zur Behandlung von Malaria eingesetzt. Manche, wenn nicht gar alle Kräuter, haben starke antibakterielle Wirkung, manchmal ein breites Spektrum. Dennoch muss man zwei Arten von Malariakräutern unterscheiden – nicht alle Kräuter sind tatsächlich spezifische pflanzliche Antimalariamittel.

Die Top 5 der systemisch wirksamen Antibiotikakräuter

Cryptolepis
Sida
Alchornea
Bidens
Artemisia

Einige Malariakräuter wirken systemisch und töten tatsächlich die Parasiten ab, andere lindern lediglich Symptome (z. B. Fieber oder Schüttelfrost). Viele Forscher begreifen diesen Unterschied nicht und listen Kräuter als Malariamittel auf, die nur zusätzlich zur Linderung von Symptomen geeignet sind – beispielsweise *Achillea filipendulina* (Schafgarbe) zur Fiebertherapie. Diese Pflanze ist kein systemisch wirksames Antimalariamittel – obwohl es gegen Parasiten schwach wirksam ist –, sondern sie ist auf Grund ihrer schweißtreibenden, abkühlenden Wirkung ein hervorragendes Zusatzmittel. Wenn man die ethnobotanische Literatur durchsieht, sollte man auf solche Unterschiede bei den Malariakräutern achten.

Wer dies berücksichtigt, dem öffnet sich ein ganzes Universum systemischer, antibakteriell wirksamer Mittel. Systemisch wirksame Antibiotikakräuter werden und wurden häufig seit Jahrhunderten zur Behandlung von Malaria benutzt, da sie schlicht und einfach antibakterielles Potenzial in Bezug auf Malariaerreger haben. Oft wirken sie auch sehr gut gegen andere Mikroorganismen und können erfolgreich eingesetzt werden. Systemisch wirksame Antibiotikakräuter findet man auch in der Traditionellen Chinesischen Medizin – insbesondere in der Kategorie „Entgiftung des Bluts."

Als erstes Kraut dieser Kategorie lernte ich *Cryptolepis sanguinolenta* kennen – ein traditionelles Heilmittel in Ghana. Ein Heiler aus Ghana, Nana Nkatiah, zeigte mir die Pflanze. Der zuvor erwähnten Dame aus meinem Seminar empfahl ich schließlich *Cryptolepis* zur Behandlung ihrer Staphylokokken-Infektion. Zu diesem Zeitpunkt hatte sich bereits ihre gesamte Familie mit dem Keim angesteckt und war erkrankt. Alle nahmen *Cryptolepis* ein und es wirkte sehr gut. Seitdem habe ich *Cryptolepis* unzählige Male zur Behandlung systemischer Staphylokokken-Infektionen benutzt, die gegen Antibiotika mehrfachresistent waren – bislang hat es niemals versagt. Für mich sind *Cryptolepis, Alchornea, Sida* sowie *Bidens* die primär wirksamen systemischen Antibiotikakräuter in Bezug auf die Behandlung der derzeitigen resistenten Mikroorganismen.

Cryptolepis ist in den USA und Europa meist sehr schwer zu bekommen, ist aber glücklicherweise in Deutschland jetzt bei Kräuter Schulte (www.kraueterschulte.de) erhältlich. Anderer Kräuter dieser Kategorie sind aber leicht zu finden und können auch als Wildformen gesammelt werden. Sie sind häufig weltweit verbreitet – manche wachsen invasiv, ein Pluspunkt! Mit invasiven Pflanzen macht uns die Erde auf ihre Medizin aufmerksam.

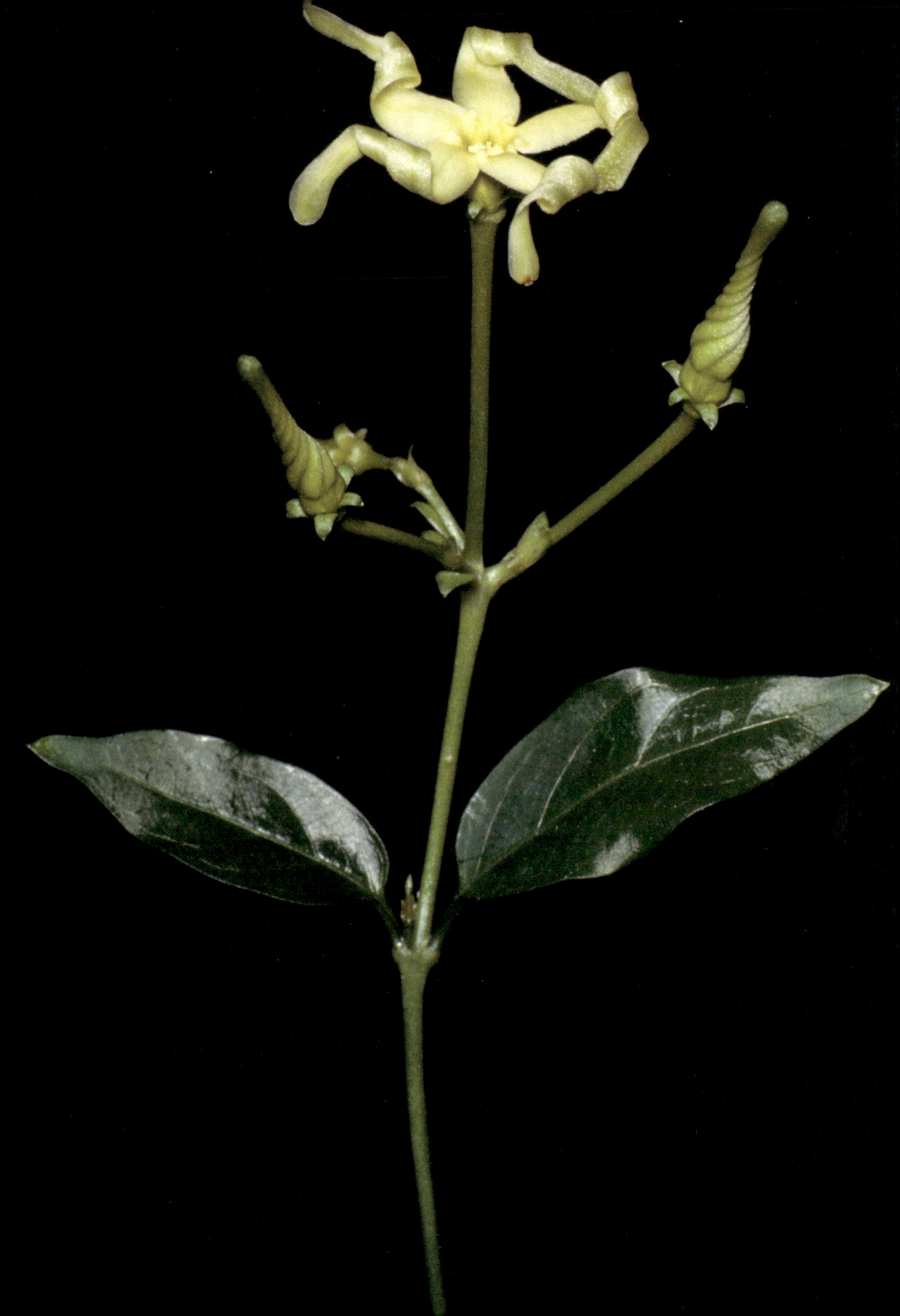

Cryptolepis

Familie Doktoranden der Botanik widmen sich in ihren Dissertationen jedem Detail dieser Pflanze, trotzdem ist ihre familiäre Zuordnung nicht ganz klar. Wahrscheinlich gehört sie zur Familie der *Apocynaceae*/Hundsgiftgewächse (Unterfamilie *Periplocoideae*). Möglich ist auch eine Zuordnung zu den *Asclepiadeceae*/Seidenpflanzengewächsen.

Geläufige Namen *Cryptolepis* (im Westen); *Delboi*; *Gangamau* (bei den Hausa); *Ghana-Chinin*; *Kadze* (bei den Ewe); *Koli mekari* (bei dem Volk der Mpiemo in der Zentralafrikanischen Republik und in östlichen Teilen Kameruns); *Nibima* (bei den Twi-sprechenden Ghanesen); *Ouidouki*; Gelbfärberwurzel.

Benutzte Arten Man kennt 20 bis 30 Cryptolepis-Arten. Davon stammen zehn oder mehr aus Afrika, zwei aus Madagaskar, vier aus Asien, drei aus Papua-Neuguinea und eine aus Australien. Die übrigen Arten finden sich irgendwo anders, sofern die genannte Maximalanzahl korrekt ist. Das wichtigste systemisch wirksame Antibiotikakraut der Gattung ist *Cryptolepis sanguinolenta.*

Das Potenzial der systemisch wirksamen Art *Cryptolepis sanguinolenta* ist auf großes Interesse gestoßen. *C. triangularis* kommt in Angola, Lagos, Belgisch-Kongo sowie Gambia vor und enthält ebenfalls Cryptolepin, ein potentes Antimalaria-Alkaloid. Für einige Quellen sind beide Arten ein und dieselbe Pflanze, andere wiederum betrachten sie als zwei unterschiedliche Spezies. Manche Quellen behaupten, dass alle Mitglieder der Gattung die antibakteriellen Alkaloide Cryptolepin, Chindolin sowie Neocryptolepin enthalten. Da ich keine präzise chemische Analyse der anderen Arten zur Verfügung hatte, kann ich diese Behauptung weder bestätigen noch verwerfen. Cryptolepin und ähnliche Alkaloide wurden darüber hinaus in *C. buchanani* nachgewiesen – eine traditionelle ayurvedische Pflanze, die in Thailand, Nepal und Indien häufig als Heilmittel benutzt wird. Das könnte zutreffen, da sich *C. buchanani* in solchen traditionellen Heilsystemen als vergleichbar wirksam wie *C. sanguinolenta* erwiesen hat. Eine Studie weist nach, dass *C. hypoglauca* Cryptolepin enthält – ich kann dies weder bestätigen noch dementieren.

Von allen Pflanzen dieser Gattung haben außer *C. sanguinolenta* vor allem *C. buchanani* und *C. obtusa* die meiste Aufmerksamkeit erregt. Angesichts der Bedeutung von *C. sanguinolenta* sollten sorgfältige chemische

Analysen bei allen Pflanzen der Gattung durchgeführt werden, um festzustellen, ob auch andere Spezies effektiv eingesetzt werden können.

Benutzte Pflanzenteile

Man benutzt meist die Wurzeln für medizinische Zwecke (auch als Färbemittel). Die Blätter *können* ebenfalls medizinisch verwendet werden (siehe unten zu den Inhaltsstoffen), was aber eher selten gemacht wird. Die Wurzeln sind etwa bleistiftdick und von annähernd konsistentem Durchmesser. Sie sind außen bräunlich und innen leuchtend gelb. Das sieht schön aus. Die Wurzel schmeckt außerordentlich bitter, bedingt durch die Alkaloide.

Zubereitung und Dosierung

Cryptolepis wird als Pulver, Kapsel, Tee oder Tinktur zubereitet.

Pulver

Bei bakteriellen Hautinfektionen und infizierten Wunden: nach Bedarf Cryptolepis-Pulver darüber streuen.

Tinktur

1:5, 60 % Alkohol: 20 bis 40 Tropfen bis zu viermal täglich.

- Bei schwerer systemischer Staphylokokken-Infektion: einen halben bis 1 TL dreimal täglich; in sehr schweren Fällen: 1 EL dreimal täglich, maximal 60 Tage.

Prüfen Sie den pH-Wert Ihres Wassers

Die in Cryptolepis enthaltenen Alkaloide sind wasserlöslich, allerdings vermindert sich deren Wasserlöslichkeit bei alkalischem/basischem Wasser. „Hartes“ Wasser ist alkalisch. Der Begriff „Alkaloid“ bedeutet „alkaliartig“. Die pH-Skala von Wasser reicht von 1 (sehr sauer) bis 14 (sehr basisch), wobei 7 den neutralen Punkt markiert. Erst ab einem pH-Wert von 6 beginnen sich die Alkaloide aufzulösen. Ist das Wasser zu „hart“ (den pH-Wert ihres Leitungswassers können Sie bei Ihrem kommunalen Wasserversorger erfahren), sollten Sie es für die Cryptolepis-Tee-Zubereitung vorher „weich“ machen bzw. ansäuern: Geben Sie einen Teelöffel Essig oder Zitronensaft zu dem kochenden Wasser.

- Bei Malaria: 1 TL bis 1 EL dreimal täglich, 5 Tage; die Anwendung wird nach 14 Tagen wiederholt.

Tee

1 TL Cryptolepis auf etwa 200 Milliliter heißes Wasser.

- zur Vorbeugung: 1 bis 2 Tassen.
- im Akutfall: bis zu 6 Tassen täglich.

Hinweis Der Heißwasserauszug ist gemäß Studien wirksamer als ein Kaltwasseraufguss und ist fast gleich stark wirksam wie eine Alkoholtinktur.

Kapseln

- zur Vorbeugung: 3 Kapseln täglich.
- im Akutfall: bis zu 20 Kapseln täglich.

Nebenwirkungen und Kontraindikationen

Bislang sind keine Nebenwirkungen bekannt. Eine beachtliche Anzahl von Studien versuchte, die Nebenwirkungen beim Gebrauch dieser Pflanze zu ermitteln, konnte aber weder bei klinischen Anwendungen, noch bei *in vivo*-Studien mit Mäusen, Ratten und Hasen solche nachweisen. In einigen Teilen Afrikas und Indiens wird das Kraut als Tonikum teilweise über Jahre hinweg regelmäßig eingenommen. Ein bis zwei Tassen Tee oder 60 bis 90 Tropfen Tinktur können problemlos längere Zeit eingenommen werden.

Wissenschaftler haben herausgefunden, dass die Einnahme von Cryptolepis in manchen Fällen zum Anstieg der AP-Werte (alkalische Phosphatase) der Harnsäurewerte führt. Wird das Kraut abgesetzt, normalisieren sich die Werte wieder. Es sind keine Nebenwirkungen bekannt. Derzeit spricht auch nichts gegen die Anwendung von *Cryptolepis* in der Schwangerschaft bei Menschen, obwohl es einen Bericht über Nebenwirkungen bei schwangeren Mäusen gibt.

Cryptolepin hat zytotoxische Wirkungen, was bei einigen Menschen Bedenken auslöst. Hierzu einige Anmerkungen:

- Cryptolepin ist ein isolierter Wirkstoff, der wie andere isolierte Stoffe pharmazeutisch verarbeitet wird. Er verursacht Nebenwirkungen, die bei Gebrauch der ganzen Pflanze nicht auftreten. *Cryptolepis selbst wurde nicht als zytotoxisch für Menschen eingestuft.*

- Das Wort zytotoxisch taucht oftmals in Studien auf und bedeutet, dass die Substanz Krebszellen abtötet – genau das macht Cryptolepin.
- Cryptolepin ist zytotoxisch, da der Stoff mit der DNA interagiert. Die DNA ist als Doppelhelix geformt und hat zwei spiralförmig verdrehte Leiternstränge. Cryptolepin fügt sich zwischen die beiden Leitern ein – bzw. schaltet sich dort ein. Dann kommt es nicht zur Zellteilung. Deshalb ist der Stoff so nützlich für die Krebstherapie. Cryptolepin ist ein starker Topoisomerase II-Hemmstoff. Die Topoisomerase wird für die DNA-Replikation gebraucht. Sie „dröselt" die Helix-Windungen doppelsträngiger DNA vorübergehend auf, benutzt sie als Vorlage und fügt sie dann wieder zusammen. Wird die Topoisomerase II gehemmt, kommt es weder zur DNA-Replikation noch zur Zellteilung.

Arzneimittel-Interaktionen

Interaktionen mit Arzneimitteln sind nicht bekannt. In der traditionellen Medizin wurde *Cryptolepis* zur Behandlung von Schlafstörungen eingesetzt. Eine Maus-Studie belegt diese Wirkeigenschaft. Die Pflanze wirkt potenziell synergistisch bei Psychopharmaka (Sedativa, Antidepressiva), deshalb wird in solchen Fällen von der Einnahme abgeraten. Allerdings liegen diesbezüglich keine Berichte über unerwünschte Wirkungen vor.

Habitat und Erscheinungsbild

Cryptolepis sanguinolenta ist ein schlankes, dünnstämmiges Klettergewächs. Schneidet man den Stamm an, tritt ein orange-roter Saft aus (daher der Name *sanguinolenta*: blutend). Die tropische Pflanze liebt die Hitze und ein wenig Feuchtigkeit. Sie wächst bis in Höhenlagen bis 800 Meter in Savannen, trockenen Wäldern und Galeriewäldern entlang von Flussufern und in Feuchtgebieten.

Anbau und Ernte

Cryptolepis ist ein Wildgewächs. Kultivierung mit Samen oder Wurzelschnitt ist mit Spalier möglich. Auf Grund des internationalen Interesses an der Pflanze wird Cryptolepis in Afrika vermehrt angebaut.

Die rot-schwarzen Samen werden in halbreifem Zustand zur Aussaat in kleine Erdhügel verwendet (um die Ernte der Wurzeln zu erleichtern). Die Keimrate der Samen ist vier Wochen lang hoch (90 bis 100 Prozent), nimmt dann aber rasch ab.

Eigenschaften von Cryptolepis

Wirkungen

antibakteriell
antientzündlich
antikomplementaktiv
antimikrobiell
antimuskarinisch
antiparasitär
antipyretisch
antithrombotisch
antiviral (schwach)
hypoglykämisch
hypothermisch
malariahemmend
noradrenerg
protozoenhemmend
vasodilatatorisch (Niere)

Antibiotische Aktivität

Bakterien

Bacillus subtilis
Campylobacter spp.
Enterobacter cloacae
Escherichia coli
Klebsiella spp.
Mycobacterium spp.
Neisseria gonorrhoeae
Proteus mirabilis
Proteus vulgaris
Salmonella spp.
Shigella dysenteriae
Staphylococcus aureus
Streptococcus pyogenes

Viren

Herpes simplex

Parasiten

Babesia spp.
Entamoeba histolytica
Plasmodium spp.

Pilze

Aspergillus spp.
Candida spp.

Indikationen

- Systemische Infektionen: Malaria, MRSA, Streptokokken, Babesiose, Campylobakterien
- Harnwegsinfektionen
- Tuberkulose
- septische/infizierte Wunden
- Infektionen durch gramnegative Keime: Darm-/Harnwegs-/Atemwegserkrankungen (Klebsiellen, Salmonellen, Shigellen, *E. coli*, *Enterobacter*), Gonorrhoe (Tripper), wahrscheinlich auch Pseudomonas-Infektionen

Studien zeigten, dass *Cryptolepis* stärker antibakteriell wirksam ist als das Antibiotikum Chloramphenicol. Generell ist die Bioaktivität gegen ein breites Spektrum grampositiver Bakterien stärker und gegen gramnegative Keime geringer ausgeprägt. Gemäß einiger Studien wirkt *Cryptolepis* auch gegen *Pseudomonas aeruginosa.* Andere Studien sahen diese Wirkung nicht. Ich nehme nach umfangreicher Durchsicht verschiedener Studien an, dass *Cryptolepis* gegen *Pseudomonas* wirksam ist. Die diskrepanten Studienergebnisse beruhen wahrscheinlich auf der Verwendung unterschiedlicher Zubereitungen.

Cryptolepis besitzt geringe pilzhemmende Eigenschaften. Und auch hier scheiden sich die Geister, was die Befunde von Studien betrifft. Ich glaube, dass *Cryptolepis* gegen *Candida* wirksam ist und problematische Zubereitungen zu stark abweichenden Studienergebnissen beitragen.

Andere Anwendungen

Die Wurzel wurde lange Zeit als gelbes Färbemittel verwendet. Deshalb wird sie im Volksmund auch *yellow dye root* (Gelbfärberwurzel) genannt. Hauptsächlich dient sie der Färbung von Leder, meist Ziegenleder. Hierfür werden die Wurzeln gesammelt und nach der Trocknung in einem hölzernen Mörser zerstoßen. In großen Kesseln wird das Wurzelpulver schließlich mit heißem Wasser vermengt. Das Ziegenleder wird mit Erdnussöl eingerieben und dann in das Farbbad eingetaucht. Per Hand wird dann der Farbextrakt in das nasse Leder eingerieben. Anschließend wird eine Tamarindenfrucht-Paste zugegeben und eingerieben. Dann wird das Leder für einige Minuten frischer Luft ausgesetzt, erneut gewässert und gerieben. Die Fruchtpaste reinigt die Farbe.

Die Wurzeln werden also für medizinische Zwecke und zum Färben verwendet. In Burkina Faso bereitet man die Blätter wie Gemüse zu.

Verfügbarkeit

Ich bin sehr froh, dass das Kraut in Deutschland mittlerweile, als Tinktur und getrocknete Wurzel bei Kräuter Schulte (www.kraeuterschulte.de) verfügbar ist. Leute, da könnt ihr euch echt glücklich schätzen! Das Kraut ist in den USA nur sehr schwer erhältlich – gleiches gilt für die meisten EU-Staaten. Soweit ich weiß, kann man in den USA bei Woodland Essence eine Tinktur bekommen (www. woodlandessence.com). *Cryptolepis buchanani* könnte (ich betone: *könnte*) eine brauchbare Alternative für *C. sanguinolenta* sein und ist viel einfacher zu beziehen. Raksa Thai Herbs ist allgemein eine gute Adresse für *Cryptolepis* (www.raksaherbs.3dcartstores.com).

Wenn die Pflanze ein Jahr alt ist, kann man die Wurzel jederzeit ernten und bis zu ein Drittel des Wurzelwerks für den Anbau verwenden (ganzjährlich) – ohne Schaden für die Pflanze oder ihr Wachstum.

In den Südstaaten der USA, auf der Olympic-Halbinsel (im Nordwesten des US-Bundesstaates Washington), im Westen der USA sowie in anderen Gegenden, die ähnliche klimatische Voraussetzungen wie ihr ursprüngliches Habitat aufweisen, ist ein Anbau möglich. In Anbetracht der Bedeutung sollte die Pflanze wann und wo immer möglich kultiviert werden.

Inhaltsstoffe

In Bezug auf die Bezeichnungen der wirksamen Alkaloide von *C. sanguinolenta* gibt es Unklarheiten, da keine einheitliche internationale Terminologie existiert. Als primäre Komponenten gelten Cryptolepin, Neocryptolepin (alias Cryptotackienien, Chinindolin) und dessen Derivate, Hydroxycryptolepin, Cryptolepinhydrochlorid, Isocryptolepin (alias Cryptosanguinolentin), Chindolin, Cryptoheptin, Biscryptolepin, Cryptochindolin, Cryptospiroleptin und Cryptomisrin.

Mit Ausnahme von *C. sanguinolenta* enthalten die meisten Cryptolepis-Arten Phenole. Darüber hinaus fand man zahlreiche Alkaloide, Polyuronoide und reduzierende Zucker sowie Polyphenole, Saponine, Flavonoide und cyanogene Glycoside (zumindest in einer Studie). Cryptolepin gilt als stärkster Inhaltsstoff (siehe hierzu auch das Kapitel über Sida, S. 127, vor allem im Abschnitt „Wissenschaftliche Studien"). Andere Inhaltsstoffe können vergleichbar wirksam sein.

In Cryptolepis-Blättern sowie in den Wurzeln der Pflanze stecken die gleichen Alkaloide, darunter Cryptolepin. Wässrige und alkoholische Auszüge der Blätter sind gegen Malaria (und vermutlich weitere Mikroorganismen) hochwirksam, zu 90 Prozent auch gegen multiresistente Erreger *in vitro*. In Cryptolepis-Blättern wurden zwei neue Alkaloide entdeckt, die nicht in den Wurzeln vorkommen: Cryptolepinsäure und Methylcryptolepinoat sowie die üblichen Cryptolepine, Hydroxycryptolepine und Chindoline.

C. buchanani, *C. hypoglauca*, *C. triangularis* sowie *C. sanguinolenta* sollen alle ähnliche Alkaloide enthalten. Allerdings liegen hier nur wenige Studien vor. Auch besteht die Möglichkeit, dass es sich bei *C. triangularis* um ein Synonym für *C. sanguinolenta* handelt. *C. buchanani*, ein traditionelles Kraut der Ayurveda-Medizin, wurde am intensivsten untersucht (siehe S. 122). Als Komponenten gelten verschiedenen Quellen zufolge

Cryptolepin und Chinolin sowie Sarmentogenin, Sarmentocymarin, Nicotinoylglucosid, Glucopyranose, Buchananin, Buchanin, n-Triacontanol, Alpha-Amyrin, Betasitosterin-Glucosid, Cryptosin, Cryptanosid A bis D, Germinocol, Cryptolepain, Saverogenin sowie Isosaverogenin. Die beiden letztgenannten Komponenten haben antibiotische und antiparasitäre Wirkeigenschaften. Nicht zuletzt auf Grund der traditionellen Verwendung in Indien scheint *C. buchanani* eine gute Alternative für *C. sanguinolenta* zu sein.

C. obtusa enthält einige neu-/stereoidartige Alkaloide. Allerdings wurde diese Pflanze nicht umfassend erforscht – noch viel weniger der Rest der Pflanzenfamilie.

Eine klinische Studie

Parameter 44 ambulanten Patienten mit unkomplizierter Malaria wurde dreimal täglich ein starker Cryptolepis-Tee (Ziehzeit: 5 bis 10 Minuten) für die Dauer von fünf Tagen verabreicht. Die Nachbeobachtung betrug 28 Tage.

Ergebnisse Innerhalb von 72 Stunden (Durchschnitt: 82,3 Stunden) waren bei mehr als der Hälfte der Teilnehmer der Cryptolepis-Gruppe alle Spuren des Parasiten im Blut beseitigt. Nach 25,2 Stunden war das Fieber verschwunden. Innerhalb der Kontrollgruppe, die Chloroquin erhielt, dauerte dies 48 Stunden. Frösteln, Erbrechen und Übelkeit war bei allen Cryptolepis-Patienten nach 72 Stunden beseitigt. In zwei Fällen der Cryptolepis-Gruppe kam es zu einem Rückfall von Malaria. Allerdings waren sich die Forscher nicht darüber im Klaren, ob es sich um eine erneute Infektion oder um einen Rückfall handelte. Gentests der Erstinfektion bzw. der ursprünglichen Infektion wurden nicht durchgeführt. Die Genesungsrate der Cryptolepis-Gruppe betrug 93,5 Prozent. Nii-Ayi Ankrah vom *Department of Clinical Pathology* der Universität Ghana betonte (in einem anderen Beitrag, der sich mit der Studie befasst): „Das Ergebnis ist hochwillkommen, da es die Vision, in Ghana pflanzliche Heilmittel im Gesundheitswesen zu integrieren, unterstützt.“[1] Was für ein Unterschied im Vergleich zu den USA!

Andere Studien an Mäusen offenbarten, dass die Einnahme von Cryptolepis-Tee vor einer Impfung mit dem Malaria-Parasiten in einem gewissen Grad vor der Infektion schützt. Cryptolepis-Tee als tägliche Präventivmaßnahme – was in Afrika nicht unüblich ist – scheint sinnvoll zu ein.

Traditionelle Anwendung

Traditionelle Heiler in Westafrika setzen Cryptolepis seit Jahrhunderten zur Behandlung von Malaria, Fieberzuständen und bei Durchfallerkrankungen ein.

Land/Region	Cryptolepis-Indikationen
Kongo	Amöbeninfektion, Amöbenruhr
Demokratische Republik Kongo	Magenprobleme, Koliken
Ghana	Malaria, Fieber
Guinea-Bissau	Fieber, Hepatitis, Gelbsucht
Nigeria	Harnwegs- und Atemwegsinfektionen, Koliken, Magenprobleme, Venenentzündungen, Rheuma, zur allgemeinen Stärkung
Senegal	Magenprobleme, Koliken, Venenerkrankungen, Rheuma, zur allgemeinen Stärkung
Uganda	Magenprobleme, Koliken, Wunden, Schlangenbiss, Hernien
Zaire	Magen- und Darmerkrankungen

Ayurveda

Ayurveda benutzt seit Jahrtausenden die Art *Cryptolepis buchanani* für medizinische Zwecke. Die Heilpflanze ist in Pakistan, Indien, Nepal, Bhutan, Myanmar, China, Thailand und Sri Lanka sehr populär. Vielerorts betrachtet man die Pflanze als invasives Kraut. Es kursieren viele unterschiedliche Namen für dieses Kraut, 60 davon sind mir bekannt. *Maranta* ist wohl am geläufigsten. Die Pflanze wird bevorzugt gegen Durchfall, bei bakteriellen Infektionen, Entzündungen und Geschwüren zur „Blutreinigung“, als schweißtreibendes und diuretisches Mittel verabreicht, zudem gegen Paralyse, Rachitis und als Gesundheitstonikum. Man behandelt damit vor allem Harnwegsinfektionen, Husten (schleimlösende Wirkung), Fieber sowie abdominale Erkrankungen (Dysenterie).

In Thailand verwendet man einen Alkoholextrakt bei Muskel- und Gelenkschmerzen sowie bei Gelenkerkrankungen (z. B. Arthritis und Rheuma).

Wissenschaftliche Studien aus Indien, die sich mit der traditionellen Anwendung der Heilpflanze *C. buchanani* befassten, bestätigten das stark antibiotische Potenzial. So ist sie wirksam gegen *Staphylococcus aureus*, *E. coli*, *Salmonella typhimurium*, *Klebsiella pneumoniae*, *Proteus vulgaris* und *Bacillus subtilis*. Darüber hinaus wirkt sie Studien zufolge immunstärkend, herzstärkend, leberschützend und stark entzündungshemmend. Zudem beobachtete man auch eine blutdrucksenkende (hypotensive) Wirkung. Eine Studie sagt dem Kraut nach, es besäße die Eigenschaft, Amphetamine unwirksam zu machen (ich gebe zu, das ist eine ungewöhnliche Kategorie).

Traditionelle Chinesische Medizin (TCM)

Wahrscheinlich benutzt auch die chinesische Medizin *Cryptolepis*. Ein Beleg dafür war aber nicht zu finden.

Westliche Pflanzenheilkunde

Im Westen war die Heilpflanze bis vor kurzem unbekannt.

Wissenschaftliche Studien

Auf der Suche nach Antimalariamitteln angesichts der zunehmenden Resistenz der Erreger stießen Forscher aus dem Westen auf die traditionellen Antibiotikakräuter *Cryptolepis sanguinolenta* und *Artemisia annua* (Einjähriger Beifuß; siehe S. 169). Als erstes wurde Beifuß zu einem Medikament weiterentwickelt (und es folgten die vorhersehbaren Probleme). *Cryptolepis* hinkte zunächst nach, allerdings wurde die Pflanze in den letzten 15 Jahren intensiv erforscht. Die meisten Studien beziehen sich auf Malaria.

Cryptolepis ist vor allem wirksam gegen den Malariaparasiten *Plasmodium falciparum*. Darüber hinaus ist das Kraut bei anderen Vertretern der Gattung wirksam: *P. berghei berghei*, *P. berghei yoelii* sowie *P. vonckei petteri*. Jede Menge Studien bescheinigten die Wirksamkeit gegen den Malariaparasiten, *unabhängig vom Grad der Resistenz gegenüber pharmazeutischen Medikamenten*. Fünf Pflanzenkomponenten gelten als hochpotent gegen den Parasiten: Cryptolepin, Neocryptolepin, Hydroxycryptolepin, Cryptolepinhydrochlorid sowie Cryptoheptin. Darüber hinaus enthält die Pflanze Chindolin, das eine schwache Wirksamkeit gegen den Malariaerreger aufweist. Einige Studien befassten sich nur mit der Hemmung der Betahämatinbildung, ein wesentliches Prinzip von Antimalariamitteln in Bezug auf befallene Blutkörperchen bei Malaria. *Cryptolepis* enthält mehr als sieben Komponenten, die genau diesem Zweck dienen.

In klinischen Studien wurde die Wirksamkeit des Krauts bei Malaria nachgewiesen.

Eine von ihnen vergleicht die Wirkung von *Cryptolepis* (als Teezubereitung aus der pulverisierten Wurzel) mit Chloroquin, einem herkömmlichen synthetischen Malariamittel. Die Studie wurde mit Patienten mit vergleichbar schwerer Malariaerkrankung in der Poliklinik des *Centre for Scientific Research into Plant Medicine* in Mampong-Akuapem in Ghana, Westafrika, durchgeführt. Innerhalb von 36 Stunden verschwanden die klinischen Symptome nach Einnahme von *Cryptolepis*. Jene Patienten, denen Chloroquin verabreicht worden war, zeigten erst nach 48 Stunden eine Besserung. Die Erreger waren nach 3,3 Tagen in der *Cryptolepis*-Gruppe und nach 2,3 Tagen in der Chloroquin-Gruppe aus dem Blut verschwunden. 40 Prozent der mit Chloroquin behandelten Patienten klagten über unerwünschte Nebenwirkungen, die die Einnahme zusätzlicher Medikamente erforderten. In der *Cryptolepis*-Gruppe traten *keinerlei* Nebenwirkungen auf.

Da einige gegen Malaria wirksame Komponenten von *Cryptolepis* wasserlöslich sind – und wässrige Auszüge schnitten gut in klinischen Studien ab –, hofft ein in Ghana ansässiges Unternehmen auf die positive Wirkung von Fertigtees zur Malariatherapie. Die Fertigtees nennen sich *Phyto-Laria*. Die einzelnen Teebeutel enthalten jeweils 2,5 Gramm Wurzelpulver pro Teebeutel und sind in Ghana rezeptfrei erhältlich. Ähnliche Produkte wie *Malaherb* oder *Herbaquine* gibt es ebenfalls in Ghana, *Malarial* wird in Mali verkauft.

Arzneimittelhersteller produzierten zahlreiche Cryptolepin-Analoga – ein Versuch, kontrollierbare patentierte Medikamente herzustellen. Die Anwendungssicherheit und Wirksamkeit der Produkte sind unklar. Isoliertes Cryptolepin zeigte während *in vitro* und *in vivo* Studien im Gegensatz zur ganzen Pflanze einige schwere Nebenwirkungen. Wie Artemisin oder Artesunat (isolierte Stoffe von *Artemisia annua*; siehe S. 178) werden sich diese Analoga langfristig als nutzlos erweisen, da Parasiten in der Regel eine Immunität gegen chemische Einzelstoffe entwickeln. Wenngleich die Analoga molekular gesehen Cryptolepinen ähneln, unterscheiden sich deren Wirkungsweisen. Die Forscher haben keine Ahnung, wie die Substanz im Körper wirkt und welche Langzeiteffekte zu erwarten sind. Nicht zuletzt, weil das Kraut sehr sicher und wirksam ist, würde ich die Anwendung von Analoga nicht empfehlen, sollten diese tatsächlich jemals auf den Markt kommen.

Antibakterielle und andere Eigenschaften

Cryptolepis hat eine breite antibakterielle Wirkung. Es wurde bei mehr als 100 *Campylobacter*-Stämmen gestestet und erwies sich als hochwirksam gegen alle. Die Tinktur ist wirksamer als Cotrimoxazol, Sulfamethoxazol und vergleichbar wirksam wie Ampicillin. *Cryptolepis* wirkt etwas schwächer bei Cholera als Tetracyclin. Das pflanzliche Antibiotikum eignet sich besonders gut zur Behandlung von Darmerkrankungen durch infektiöse Mikroorganismen (*Shigella dsyenteriae*, *Entamoeba histolytica* und *E. coli*). Es ist besonders wirksam gegen resistente Staphylokokken, *Streptococcus pyogenes* und zahllose Stämme von Tuberkuloseerregern (*Mycobacterium spp.*) sowie bei Harnwegsinfektionen, die durch *Enterobacter* und Klebsiellen verursacht wurden. Die Wirksamkeit bei einem derart breiten Spektrum von Mikroorganismen bestätigt die traditionelle Nutzung der Krauts im Kampf gegen viele Infektionskrankheiten.

Zudem wirkt *Cryptolepis* blutzuckersenkend (hyperglykämisch), was es zu einem hervorragenden Antidiabetikum macht. Die isolierten Komponenten Cryptolepin senkten die Blutzuckerspiegel im Typ 2-Diabetes-Mausmodell, verringerten die Insulinspiegel und verbesserten die Glucoseaufnahme. Einige Patente wurden auf diesem Gebiet erteilt.

Das Kraut hat auch eine stark fiebersenkende (hypothermische) Wirkung, es senkt die Körpertemperatur. Durch seine gefäßerweiternde Eigenschaft senkt es den Blutdruck. *Cryptolepis* erwies sich als aktiv bei einigen Krebszelllinien und rückt derzeit zunehmend in den Fokus als potenzielles Krebsmittel.

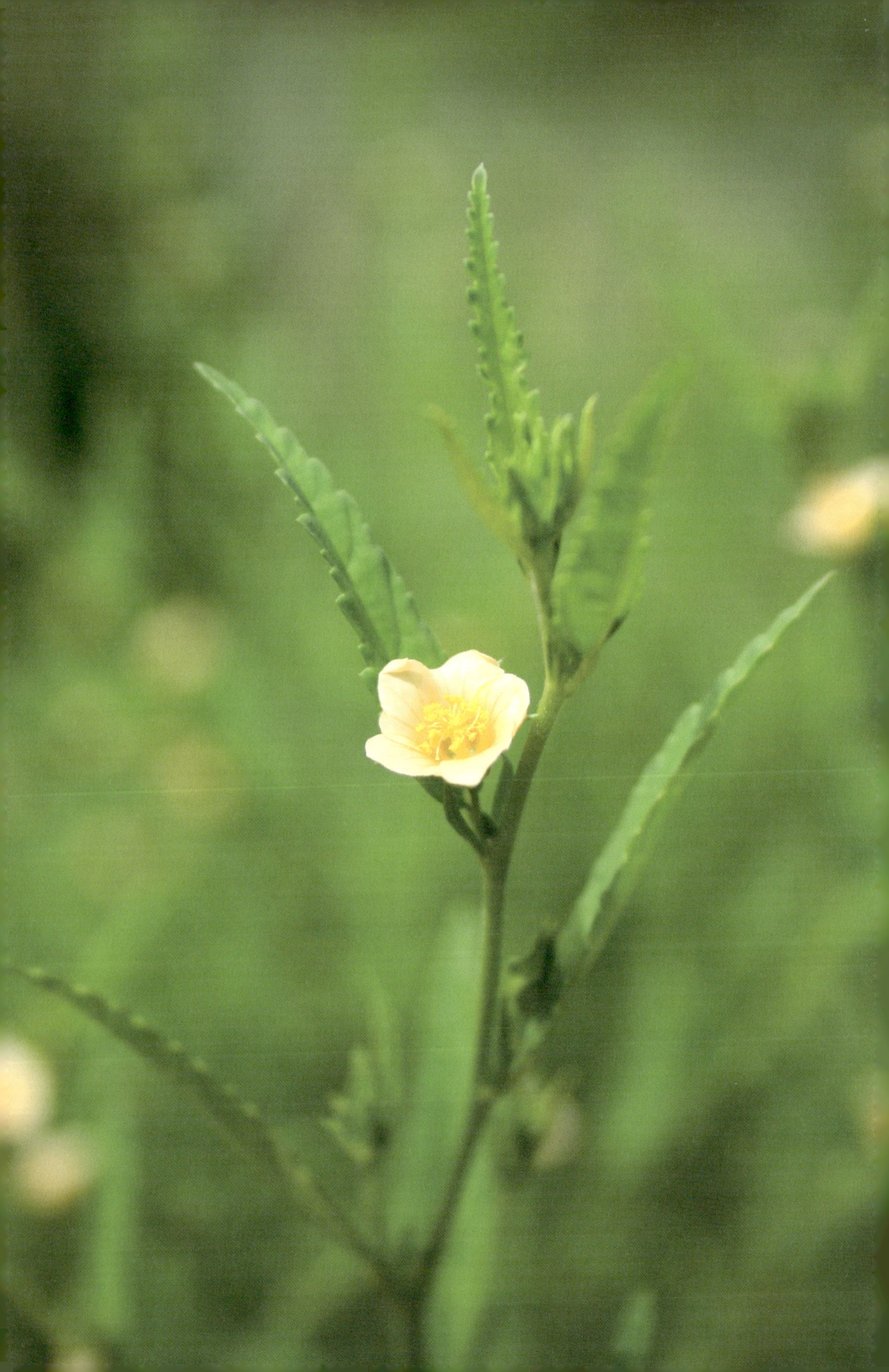

Sida

Familie *Malvacea*, Malvengewächse.

Geläufige Namen *Sida*-Spezies gibt es auf der ganzen Welt, entsprechend zahlreich sind Namen der einzelnen Arten. Im deutschsprachigen Raum kennt man sie unter dem Trivialnamen Malve. Im englischsprachigen Raum wird die Gattung *fanpetal* genannt: beispielsweise *heartleaf fanpetals* (*S. cordata*), *New Mexico fanpetals* (*S. neomexicana*), *prickly fanpetals* (*S. spinosa*). Weitere Namen sind *country mallow* (*S. cordifolia*), *Cuban jute* (*S. rhombifolia*), *common wireweed* oder *teaweed* oder *ironweed* (*S. acuta*), *spinyhead sida* (in Australien), *hornbeamleaved sida*, *morning mallow*, *broomweed*.

Benutzte Arten Wahrscheinlich gibt es weltweit bis zu 200 *Sida*-Arten (engl. *fanpetals*). Sie sind weltweit verbreitet. Die meisten finden sich in den Tropen sowie den Subtropen, sie wachsen aber auch in Regionen mit gemäßigten Temperaturen.

Sida acuta ist die am besten untersuchte und medizinisch am meisten genutzte Art. Ähnlich medizinisch wirksame Arten sind auch *Sida rhombifolia* oder *cordifolia*. Über *S. tiagii* und *S. spinosa* liegen nur wenige Studien vor, aber ihr traditioneller Gebrauch und einige wenige Forschungsergebnisse sprechen dafür, das auch diese beiden Arten ein vergleichbares Wirkungspotenzial haben.

Hinsichtlich der *Sida*-Arten herrscht absoluter Forschungsbedarf. Vermutlich verfügen auch andere Malvenarten über ähnliche Wirkstoffe und medizische Wirksamkeit. Wenn dem so ist, hätten wir es hier mit den am besten verfügbaren, systemisch wirksamen pflanzlichen Antibiotika zu tun.

Dieser Abschnitt befasst sich mit jenen Arten, die am intensivsten untersucht wurden: *Sida acuta*, *S. cordifolia*, *S. spinosa* sowie *S. tiagii*. Bei *Sida carpinifolia* und *S. acuta* handelt es sich um dieselbe Pflanzenart.

Benutzte Pflanzenteile

Medizinisch verwendet man die ganze Pflanze: Wurzeln, Blätter, Stämme und Samen. Weil man die Wurzel schwer aus dem Boden bekommt, werden oberirdische Teile bevorzugt, meist die Blätter. Praktisch betrachtet ist die Ernte der Wurzel einer reifen Pflanze dieser Gattung genauso schwierig, wie einem Politiker die Bedeutung des Wortes *Integrität* zu erklären. Es ist extrem harte Arbeit, eine Wurzel auszugraben. *S. acuta* ist vielerorts ein invasives Gewächs, deshalb freuen sich die meisten Leute, wenn man gleich die ganze „verdammte" Pflanze erntet und aus dem Boden entfernt.

Zubereitung und Dosierung

Die Pflanze kann als Pulver, Kapsel, Tee (Heißwasserauszug) oder Tinktur zubereitet werden. Die wirksamsten Zubereitungen sind die beiden letzten. Meist werden die Blätter benutzt.

Pulver

Bei bakteriellen Infektionen nach Bedarf auf die Haut, infizierte Wunden und Ekzeme streuen.

Kapseln

- zur Vorbeugung: 3 Kapseln dreimal täglich.
- im Akutfall: bis zu 30 Kapseln täglich; alternativ 1 bis 3 EL Pulver in Wasser oder Saft.

Tinktur

1:5, 60 % Alkohol – 20 bis 40 Tropfen bis zu viermal täglich.

- Bei MRSA-Infektion: 1 halber TL bis 1 EL, drei- bis sechsmal täglich, maximal 60 Tage. Ich empfehle solch hohe Dosierungen bis maximal 60 Tage anzuwenden, was in der Regel ausreicht.

Tee

1 bis 2 TL gepulverte Blätter auf 120 Milliliter heißes Wasser, 15 Minuten ziehen lassen.

- zur Vorbeugung: 1 bis 2 Tassen täglich trinken.
- im Akutfall: bis zu 10 Tassen täglich.
- Bei Augeninfektionen: 1 bis 3 Tropfen kalter Tee nach Bedarf, drei- bis sechsmal täglich.

Hinweis Der Heißwasserauszug ist fast so stark wirksam wie die Tinktur. Da es sich bei den Hauptwirkstoffen der Pflanze um Alkaloide handelt, sollte das Teewasser einen pH-Wert von 6 oder weniger haben (möglichst sauer sein; siehe S. 114).

Nebenwirkungen und Kontraindikationen

Bislang wurden keine Nebenwirkungen beobachtet. Trotzdem einige Hinweise:

- Die Pflanze ist ein traditionelles Schwangerschafts-Verhütungsmittel. Sie beinträchtigt die Befruchtung der Eizelle bei Mäusen. Von der Anwendung bei Kinderwunsch wird abgeraten, gleiches gilt bei bereits bestehenden Schwangerschaften.
- Die Pflanze enthält Cryptolepin. Deshalb stört sie die Zellteilung (DNA-Replikation) und wirkt deshalb auch krebshemmend (siehe S. 131 und S. 135).
- Sida-Arten enthalten sehr geringe Mengen kreislaufwirksamer Alkaloide (Ephedrin; siehe S. 135) und können deshalb Befindlichkeiten mit leichter Unruhe oder Einschlafstörungen fördern – in der Regel selten. Es gab viele unzutreffende, hysterische Berichterstattungen über Ephedrin. Diätunternehmen, aber auch Produzenten von „energiesteigernden" Mitteln vermarkten Supplemente, die Ephedrin enthalten (gewöhnlich kombiniert mit Coffein und anderen Stimulanzien). Manch einer, der abnehmen oder seine Leistung verbessern möchte, nimmt häufig hohe Dosierungen solcher Supplemente ein – was alles andere als gesundheitsförderlich ist. Kräuterkundige lehnen solche Geschäftemacherei ab und plädieren für ein Verbot solcher Empfehlungen.

Nichts für Ziegen

Sida ist eine hervorragende Futterpflanze für viele Tierearten mit Ausnahme von Ziegen. Das im Kraut enthaltene Swainsonin verursacht bei Ziegen Ataxie, Hypermetrie, Hyperästhesie sowie Muskelzittern im Nacken und Kopfbereich. In der Regel verursacht das Kraut bei Ziegen Alpha-Mannosidose. Bei anderen Tieren tritt dieses Phänomen auf, wenn sie zu viel *locoweed* (Unkraut) fressen. Zu Locoismus kommt es vor allem nach dem Verzehr Swainsonin-haltiger Pflanzen wie Oxytropis oder der *Astragalus*-Gattung. Dieser Pflanzeninhaltsstoff ist für Menschen unbedenklich. Seltsamerweise vertragen viele Tiere auf Futtersuche Sida sehr gut – mit Ausnahme von Ziegen.

Arzneimittel-Interaktionen

Es sind keine Interaktionen mit anderen Arzneimitteln bekannt.

- Das Kraut wirkt auch blutzuckersenkend und könnte deshalb die Wirkung von Diabetesmedikamenten beeinträchtigen. Diabetiker sollten ihren Blutzuckerspiegel im Auge behalten.
- Wer ephedrinhaltige Medizin benutzt, sollte auf *Sida* verzichten.

Habitat und Erscheinungsbild

Viele *Sida*-Arten haben typische malvenartige Blüten mit fünf gelblichen bis orangefarbenen Blütenblättern. Einige Arten sind Bodendecker, während andere als Halbsträucher oder Sträucher eine Wuchshöhe von bis zu zwei Metern erreichen. *Sida*-Arten sind immergrüne einjährige oder zweijährige Pflanzen – je nach dem, welche Wachstums- und klimatischen Bedingungen sie vorfinden. Vielerorts betrachtet man *Sida* – egal welche Spezies – als „Unkraut".

Sida acuta wächst ein bis zwei Meter hoch. Die Pflanze ist entweder einjährig oder immergrün. Sie ist eine *potente* invasive Medizinpflanze, wo immer sie wächst. Hat sie sich einmal niedergelassen, ist sie schwer zu kontrollieren.

Sida acuta bildet eine sehr tief reichende und starke Pfahlwurzel aus und übersteht klaglos Trockenheit, Rasenmäher und jede Art Bodenbearbeitung. Auch Abfraß durch hungrige Tiere ist kein Problem. Mit zunehmendem Alter werden die Stängel hölzern und hart – was der „Pflanzenpolizei" schwer zu schaffen macht (sie möchte *Sida* am liebsten zurück nach Mexiko schicken!). Einmal etabliert, ist die Pflanze hoch kompetitiv und nistet sich besonders gerne in gestörten Ökosystemen ein – und sie verteidigt ihr Revier. Man findet das invasive Gewächs auf Ödland, Weiden, kultivierten Äckern und am Straßenrand, bis in Höhenlagen von 1500 Metern – auf Lehm-, Wüsten- und Humusböden. Es überlebt heftige Regenfälle ebenso wie Dürrperioden. Die stachelköpfigen Samen (jede Pflanze produziert einige hundert) heften sich überall an, an Kleidung, Tiere, Reifen und Schuhe, sie verstecken sich in Gras- und Heuballen, keimen leicht überall aus und bohren sich mit Hingabe in die Haut und in die Füße – eine wirklich großartige invasive Pflanze.

Eigenschaften von Sida

Wirkungen

adaptogen
amöbenhemmend
analgetisch
antibakteriell
antientzündlich
antikonzeptiv (beeinträchtigt Eizellenbefruchtung bei Mäusen)
antimikrobiell
antioxidativ
antiparasitär
antipyretisch
antiulzerativ
antivenin-aktiv
blutschützend
hämatotonisch
hypoglykämisch
insektizid
krebshemmend
leberschützend
malariahemmend
protozoenhemmend

Antibiotische Aktivität

Sida acuta

Bakterien

Bacillus spp.
Escherichia coli
Listeria innocua
Mycobacterium phlei
Pasteurella multocida
Salmonella typhimurium,
Shigella boydii, Shigella dysenteria
Shigella flexneri
Staphylococcus aureus
Streptococcus pyogenes

Viren

Herpes simplex

Parasiten

Babesia spp.
Plasmodium spp.

Pilze

Aspergillus
Candida

Die Pflanze ist derzeit nur schwach aktiv gegen *Pseudomonas aeruginosa, Candida spp., Aspergillus niger* und *A. fumigatus* (siehe hierzu S. 140).

Sida rhombifolia

Bakterien

Bacillus spp.
Escherichia coli
Klebsiella pneumoniae
Micrococcus luteus
Morganella morganii
Proteus vulgaris
Pseudomonas aeruginosa
Salmonella enteritidis
Salmonella paratyphi
Salmonella sonnei
Salmonella typhi
Shigella boydii

Shigella dysenteriae
Staphylococcus aureus
Vibrio mimicus
Vibrio parahaemolyticus

Parasiten
Entamoeba histolytica

Pilze
Aspergillus niger,
Candida albicans

Indikationen

- Anämie
- Augeninfektionen
- Durchfall
- Dysenterie (Ruhr)
- Ekzeme (z. B. Impetigo)
- Fieber
- Infizierte Wunden
- Leukämie (Blutkrebs)
- Malaria
- Systemische Staphylokokken-Infektion (auch MRSA)
- Tuberkulose

Sida ist moderat antiviral wirksam in Bezug auf Herpes-Viren und kann helfen, den Ausbruch von Infektionskrankheiten zu verhindern. Darüber hinaus ist es eine adaptogene Pflanze, die zur Langzeitkontrolle von Infektionen wie Lyme-Borreliose, Malaria oder Dysenterie (Ruhr) nützlich ist.

Andere Anwendungen

Sida enthält reichlich Protein (16 bis 25 Prozent), je nach Anbaubedingung. In einigen Kulturen wird sie als Küchenkraut verwendet. Man kann *Sida* auch als primäre Proteinquelle nutzen. Ich habe das Kraut bisher nicht gegessen, aber die Tinktur schmeckt fabelhaft. Sollten Sie das Gewächs als Gemüse zubereiten, sagen Sie mir, was Sie davon halten.

In einigen Kulturen werden aus den Zweigen Besen angefertigt. Sie scheinen besonders lange zu halten und von guter Qualität zu sein. Aus den Rinden mancher Arten werden Schnüre, Kordeln, Seile und Bindfäden hergestellt. Aus der Rinde von *S. acuta* kann man Leinwände und Fischernetze machen – deshalb die Bezeichnung „Jute“ bei einigen Spezies.

Verfügbarkeit

So weit ich weiß und ausgehend vom traditionellen Gebrauch sowie vorliegenden Studiendaten, können *Sida acuta*, *S. cordifolia* und *S. rhombifolia* gleichwertig eingesetzt werden – ebenso *S. spinosa* und wahrscheinlich eine Reihe anderer Arten. Ich bevorzuge *S. acuta,* da es zu dieser Spezies die meisten Studien gibt, gefolgt von *S. rhombifolia* und *S. cordifolia*.

Bezugsquellen für die Samen waren im Jahr 2012 noch spärlich gesät, aber die *Materia Medica* in diesem Buch hat in Deutschland schon dazu beigetragen, dass die Tinktur jetzt bei Kräuter Schulte (www.kraeuterschulte.de) verfügbar ist. Man kann *Sida* überall dort ernten, wo sie wachsen. *Sida acuta*-Samen können bei e*species Tropical seeds bestellt werden (www.especies-seeds.com). Horizon Herbs hat Samen der *Sida cordifolia* im Angebot (www.horizonherbs.com).

Aufgrund der bereits erwähnten „Diätmittel" (*lose-weight-while-eating-all-you-want*-Präparate) und den Supplementen für Bodybuilder kann es sein, dass früher oder später einige Samen auf der schwarzen Liste stehen werden. In den USA ist *S. rhombofolia* möglicherweise illegal. Aber das weiß ich nur vom Hörensagen und kann es nicht bestätigen. *S. cordifolia* ist in Form von Kapseln auf dem Markt. Benutzen Sie nur das reine Kraut – viele der „Abnehmmittel" enthalten verfälschte Substanzen oder sind Kräutermixturen. Ich betone nochmals, dass die Heißwasserauszüge sowie die Tinkturen am wirksamsten sind – insbesondere bei resistenten Keimen.

Unglücklicherweise ist in den USA auf Grund des Inhaltsstoffes Ephedrin die Ernte bzw. das Sammeln von *Sida rhombifolia* verboten. Ein weiterer Grund hierfür mag sein, dass manche Anhänger der spirituellen Lebensweise das Kraut rauchen, um einen anderen Bewusstseinszustand zu erlangen. In einigen Kulturen gilt das Malvengewächs auch als Aphrodisiakum.

Nordamerika

Sida acuta kann in vielen Regionen der USA wachsen und sollte dort unbedingt kultiviert werden. Sie wurde in Alabama, Florida, Georgia, Hawaii, Lousiana, Mississippi, New Jersey, Pennsylvania, South Carolina, Texas, Puerto Rico und auf den Jungferninseln gesichtet. Das Kraut könnte wahrscheinlich auch in Nordkalifornien, Oregon sowie auf der Olympic Peninsula gedeihen – oder genauso gut in anderen Regionen.

Sida cordifolia findet sich in Alabama, Hawaii, Florida, Texas, Puerto Rico und auf den Jungferninseln.

Sida rhombifolia ist weit verbreitet: Alabama, Arizona, Arkansas, Kalifornien, Florida, Georgia, Hawaii, Kansas, Kentucky, Lousiana, Maryland, Mississippi, New Jersey, North Carolina, Oklahoma, Pennsylvania, South Carolina, Tennessee, Texas, Virginia, Puerto Rico und die Jungferninseln.

Sida spinosa kommt in beinahe allen US-Staaten vor. Das Kraut wächst in Connecticut, D.C., Delaware, Illinois, Indiana, Iowa, Maine, Massachusetts, Missouri, Nebraska, New York, Ohio, West Virginia und Ontario, Canada.

Weltweite Verbreitung

Ursprungsregionen von *Sida acuta* sind Mexico und Zentralamerika. Mittlerweile hat sich das invasive Gewächs weltweit ausgebreitet. Die Samen heften sich wie gesagt überall an und so haben die spanischen Kolonisten das „spitze Souvenir“ von Mexiko und Südamerika aus überall auf ihren Reisen mitgenommen und verteilt. In den nördlichen Regionen von Australien hat man mit wechselndem Erfolg versucht, die *Sida*-Invasion einzudämmen.

In China, Japan, Taiwan, Malaysia, Singapur, Indonesien, Papua Neuguinea, Tonga, auf den Philippinen, Fiji und Tahiti sind die Arten ebenfalls verbreitet. Generell finden sie sich im gesamten Pazifischen Raum und auf den Pazifischen Inseln: Indien, Sri Lanka, Thailand, Kambodscha, Vietnam, Burkina Faso, Togo, Nigeria, Kenia, Peru, im Westen Kolumbiens, Panama, Honduras, El Salvador, Guatemala, Mexiko und passenden Regionen weltweit. Vielerorts wird das invasive Gewächs als schädlich eingestuft und verabscheut – vor allem die Samen sind berüchtigt. Man betrachtet die Pflanze als Plage, die das Pazifische Ökosystem gefährdet. Anderenorts (etwa in Florida) wird sie als Zierpflanze gezogen – Sachen gibt‘s!

Sida rhombifolia ist noch weiter verbreitet als *S. acuta*. Sie hat den Pazifischen Raum und die Inseln, Australien und Neuseeland erobert. Auch in China, Japan, Taiwan, Thailand, Kambodscha, Vietnam, Malaysia, Indonesien, in Regionen des Indischen Ozeans, Peru, Ecuador, Kolumbien, Costa Rica, Nicaragua, Honduras, El Salvador, Guatemala und Mexiko ist sie anzutreffen.

Sida cordifolia wächst ebenfalls im Pazifischen Raum und auf zugehörigen Inseln, aber auch in Japan, Taiwan, Australien, El Salvador und Honduras.

Sida spinosa hat den Pazifischen Raum und die Inselwelt besetzt. Darüber hinaus findet man sie häufig in Japan, Australien, Chile, Peru und Mexiko.

Anbau und Ernte

Sida acuta lässt sich gut aus Samen ziehen. Die Samen sind in der Tat sehr widerstandsfähig – 30 Prozent überleben mehrere Dürreperioden. Jede Pflanze produziert einige Hundert Samen pro Jahr. Sie heften sich an jedes vorbeigehende Tier an und breiten sich so immer weiter aus. Um zu keimen, benötigt der Samen abwechselnd hohe und niedrige Umgebungstemperaturen, – hohe Temperaturen „knacken“ die Samenschale. Man sammelt und sät die Samen im Herbst – wo immer man möchte – und gießt gelegentlich.

Hinweis *Sida acuta* kann nicht nur Menschen, sondern auch kranken Boden heilen. Es eignet sich hervorragend, um Böden zu entgiften. Das Kraut entfernt Cadmium, Blei, Nickel, Eisen, Zink, Cobalt, Quecksilber, Molybdän, Kupfer, Mangan, Arsen und Chrom aus industriell verseuchten Böden oder Müllkippen. Blei, Zink, Eisen, Nickel, Cadmium, Chrom, Molybdän und Arsen neutralisiert das Kraut besonders gut. Sammeln Sie *auf keinen Fall* Pflanzen von kontaminierten Böden für die Herstellung von Medizin, da sie hohe Konzentrationen giftiger Schwermetalle enthalten.

Inhaltsstoffe

Sida acuta enthält wie *Cryptolepis sanguinolenta* den Wirkstoff Cryptolepin sowie dessen Derivate (Chindolin, Chindolinon, Cryptolepinon, 11-Methoxychindolin). Darüber hinaus finden sich noch Stoffe wie Ecdysteron, Betasitosterol, Stigmasterol, Ampesterol, Evofolin A und B, Scopoletin, Loliolid, 4-Ketopinoresinol, Ephedrin, Betaphenethylamin, Chinazolin, carboxylhaltige Tryptamin-Alkaloide, Alpha-Amyrin, Hentriacontan, Hypolaetin-8-Glucosid, Campesterol, Heraclenol, Acanthosid B, Daucoglycosid, Cholin, Betain, Transferuloyltyramin, Vomifoliol, Ferulasäure, Sinapische Säure, Vanillinsäure, Syringasäure, Syringaresinol, Swainsonin, Vasicin, Vasicinol, Vasicinon und Peganin.

Die Samen von *Sida acuta* sowie *Sida rhombifolia* enthalten viele Ecdysteroide (darunter Ecdyson, 20-Hydroxyecdyson). Geringere Mengen davon sind in *Sida filicaulis* zu finden. Auch die Pflanzen – im Gegensatz zu den Samen – enthalten die genannten Stoffe. *Sida acuta*-Pflanzen enthalten zudem Alkaloide, Flavonoide, Steroide, Tannine, Cardenolide, Polyphenole, Terpenoide und Herzglykoside.

Sida acuta sowie *Sida rhombifolia* enthalten eine Reihe von Cyclopropenon-Fettsäuren. *Sida humilis*, *S. rhombifolia* sowie *S. spinosa* enthalten dieselben Alkaloide, die auch in *S. acuta* nachgewiesen wurden.

Traditionelle Anwendung

Sida acuta wird weltweit von traditionellen Medizinsystemen praktisch eingesetzt: bei Malaria, Fieber, Kopfschmerz, Hautkrankheiten, infizierten Wunden, Durchfall, Dysenterie, Schlangenbiss, Asthma, Darmproblemen und bei systemischen Infektionen. Das Datenarchiv von James Duke listet 12 *Sida*-Arten auf, die in der traditionellen Medizin verwendet wurden – bei ähnlichen Indikationen. Führend sind dabei *acuta, cordifolia, rhombifolia* und *veronicaefolia. S. acuta* sowie *S. rhombifolia* werden in Mexiko wegen der euphorisierenden Wirkung häufig geraucht.

Land/Region	Sida-Indikationen
Australien	Medizin der Aborigines: Durchfall, Verdauungsstörungen
Burkina Faso	Fieber, Durchfall, Lungeninfektion, Schlangen- und Insektenbiss
Kolumbien	Schlangenbiss
Guatemala, Nicaragua	Asthma, Nierenentzündung, Erkältung, Fieber, Kopfschmerzen, Geschwüre, Wurmerkrankung
Hawaii	Medizin der Ureinwohner: Vaginalinfektion, Abführmittel (die Blüten werden gekaut), Asthma und allgemeine Schwäche (zerstoßene Pflanze oder Pflanzensaft)
Kenia	Tonikum, Nahrungmittel

Land/Region	Sida-Indikationen
Malakka (Malaysia)	Grippe, Wunden, Zahnschmerzen, Geschwüre, Brustschmerz, Krätze, Abszesse, Impotenz, Gonorrhoe, Rheuma
Nigeria	Malaria, Typhus, Zahn-, Bauchschmerzen, Zahnfleischentzündung, Zahnreinigung, Geschwüre, Fieber, Tripper, Abort (aber auch, um Durchfall während der Schwangerschaft zu behandeln), Hysterie, Prellungen, Augeninfektionen (Augentropfen), Nasenbluten (Frischpflanzensaft), Brustkrebs, Vergiftungen, Entzündungen, Wunden, Blutungen stoppen, bei Fieber und als Weichmacher
Sri Lanka	Hämorrhoiden, Fieber, Impotenz, Gonorrhoe und Rheuma; *S. acuta:* Neuralgie; *S. cordifolia*: Hysterie; *S. rhombifolia:* Fieber
Togo	Ekzeme, Kopfschmerzen, Nierensteine
Trinidad und Tobago	Ekzeme

Ayurveda

Ayurveda kennt *Sida* seit 5000 Jahren als Heilkraut. Manche Arten sind in Indien heimisch, andere stammen aus Nord- und Südamerika. Hauptkraut für medizinische Zwecke ist *Sida cordifolia*, aber alle Spezies sind medizinisch geläufig. *Sida acuta* wird mitunter als invasive Bedrohung betrachtet und ist als solche bei den Behörden gelistet. Indische Heiler verwenden abwechselnd *S. acuta*, *S. carpinifolia*, *S. cordifolia*, *S. humilis*, *S. indica*, *S. rhombifolia* und *S. spinosa*. Dies hat zu Forderungen geführt, strikter zu unterscheiden, welche *Sida*-Arten wofür benutzt werden.
Unter dem Terminus *Bala* (Sanskrit) werden *S. acuta* und *cordifolia* geführt.

Die übrigen *Sida*-Arten werden folgendermaßen bezeichnet: *S. carpinifolia* heißt *bala phanjivika*, *S. rhombifolia* wird *atibala* (oder *mahabala*), *S. spinosa* wird *nagabala* und *S. humilis* wird *Bbhumibala* genannt. Jede lokale ethnische Gruppe hat einen eigenen Namen für die Pflanzen, die sie medizinisch einsetzen. In der Praxis betrachtet man die Pflanzen als untereinander austauschbar – man benutzt die Wurzeln, Blätter, Samen und Strünke.

Sida cordifolia soll kühlend, adstringierend, magenstärkend, nervenstärkend, tonisierend, aromatisch, bitter, reizlindernd, diuretisch und fiebersenkend wirksam sein. Die Samen werden als Aphrodisiakum und zur Behandlung von Gonorrhoe, Blasenentzündung, Hämorrhoiden, Koliken sowie Tenesmus eingesetzt. Die Blätter gelten als Heilmittel bei Strangurie, Hämaturie, Gonorrhoe, Zystitis, Leukorrhoe, chronische Ruhr, Nervenkrankheiten, Gesichtslähmung, Asthma und als Herztonikum.

Mit Reis gekocht soll das Kraut blutigen Durchfall sowie blutende Hämorrhoiden lindern. Ein Auszug der Wurzeln ist wirksam bei Nervenerkrankungen sowie bei Erkrankungen der Harnwege, Blut- und Lebererkrankungen. Ein Wurzel-Dekokt (mit Ingwer) wird bei Fieber mit Schüttelfrost (Malaria-Fieber) angewendet. Wurzelsaft gilt als Wundheilmittel. Ein Tee aus getrockneter Wurzel hilft gegen blutigen Durchfall, bei Kopfschuppen und Kopfhauterkrankungen. Pflanzensaft wird bei Spermatorrhoe, Rheuma und Gonorrhoe verordnet. Alle Pflanzenteile benutzt man zur Herstellung von Magen- und Herztonika.

Sida acuta wird als schweißtreibendes Mittel und als Fiebermittel benutzt, um Fieber und anhaltende Schwächezustände nach Erkrankungen

Keine gute Ephedrin-Quelle!

Im Vergleich zu Ephedra-Arten enthalten *Sida acuta* sowie andere Malvengewächse nur wenig Ephedrin. In den Wurzeln der *S. acuta* beträgt der Ephedringehalt nur 0,006 Prozent und in den Blättern/Strünken sind nur 0,041 Prozent Ephedrin enthalten. Bei *S. cordata* sind es 0,005/0,036 Prozent, bei *S. rhombifolia* 0,031/0,017 Prozent Ephedrin. Im Gegensatz dazu enthält *Ephedra dystachia* mehr als 3 Prozent des Wirkstoffs und *E. sinica* etwa 2,2 Prozent. Der Ephedringehalt von *S. cordifolia* entspricht etwa 1/20 des Gehalts in *E. sinica*. Trotzdem verkaufen Unternehmen *Sida* in „Diätprodukten" und „Energieprodukten" – meiner Ansicht nach ist das gewissenlos!

zu behandeln. Wurzelsaft gilt als Wurmmittel. Der Wurzelaufguss wird bei intermittierendem Fieber, chronischen Darmbeschwerden sowie bei Asthma verwendet. Eine Wurzelpulverpaste ist hilfreich zur Behandlung von Verbrennungen und Abszessen. Die Blätter wirken diuretisch, lindern Durchfall und Ruhr, Rheuma und Gonorrhoe. In manchen Gegenden ist *Sida* auch eine Nahrungspflanze.

Sida rhombifolia wird als diuretisches aphrodisierendes Mittel benutzt. Zudem dient es der Behandlung von Hämorrhoiden, Gonorrhoe, Rheuma, Nierensteinen, Fieber und Skorpionstich. Ein Wurzeltee hilft bei Asthma.

Sida spinosa kühlt bei Fieber (als Dekokt, zweimal täglich) und eignet sich zur Behandlung von Gonorrhoe, Brennen beim Wasserlassen sowie bei allgemeiner Schwäche. Während der Kriege im 20. Jahrhundert wurde es in Chhattisgarh (Indien) zur Traumatherapie eingesetzt. Der Blättersaft stoppt Blutungen, ist schmerzlindernd, beugt Infektionen vor und beschleunigt die Abheilung.

Darüber hinaus werden in der Ayurveda-Medizin alle Arten von *Sida* verwendet, um folgende Beschwerden und Krankheiten zu behandeln: Augenprobleme (Infektionen), Sinusitis, Krämpfe, Gelenkschmerzen, Frakturen, Schwellungen, Parkinson-Erkrankung, Koliken, Keuchhusten, Gebärmutterprobleme, Vaginalinfektionen, Bronchitis, Tuberkulose, Abmagerung und Zystitis. Alle *Sida*-Arten werden zur Behandlung von Nutztieren in ganz Indien vewendet – meist bei Durchfallerkrankungen.

Traditionelle Chinesische Medizin

Sida acuta (*huang hu aren* oder *huanghuaren*) und *Sida rhombifolia* (*huan hua mu*) sowie andere *Sida*-Arten werden auch in der Traditionellen Chinesischen Medizin benutzt. Ich habe nur wenig über die Pflanzen gefunden, obwohl sie in China seit langem bekannt sind. Man verordnet häufig ein Dekokt mit einer Dosis von bis zu 30 Gramm. Sida gilt als nützlich zur Ableitung von Hitze und Verbesserung von Feuchtigkeit, als antibiotisch, antientzündlich, schmerzhemmend, diuretisch und als Tonikum.

Hauptindikationen sind Depression, Bronchitis mit Husten und Keuchen sowie Harnwegsinfektionen. Seltener wird es bei Hauterkrankungen, Juckreiz, Hodenekzem, Wunden und Furunkeln, Magenschmerzen, Ruhr, Gastritis, Enteritis, Tonsillitis, Leberproblemen, Gelbsucht, zervikaler tuberkulöser Lymphknotenentzündung, Malaria, Erkältung und Grippe sowie bei Nierensteinen eingesetzt.

Westliche Pflanzenheilkunde

Im 19. Jahrhundert gelangte *Sida rhombifolia* offenbar in die USA – weniger als Medizin-, vielmehr als Nutzpflanze für Faserstoff. Eklektiker führen das Kraut unter der Bezeichnung *Althea* (*alias Marshmallow*) und beschreiben es als schleimig, nützlich für Wickelanwendungen bei Atmenwegserkrankungen.

Neutralisierung von Hämotoxinen

Sida neutralisiert nachweislich das Gift der Lanzenotter-Art *Bothrops atrox*, die in Südamerika heimisch ist. Das Schlangengift wirkt hämotoxisch und zerstört rote Blutzellen – anders als Neurotoxine von Kobras und Klapperschlangen. Die in *Sida* enthaltenen Wirkstoffe schützen die roten Blutkörperchen, weshalb das Kraut auch wirksam bei Malaria und Babesiose ist. Diese Wirkeigenschaft macht es möglich, dass die Pflanze das im Schlangengift enthaltene Hämotoxin neutralisiert. *Sida* entspricht demnach einer einzigartigen Kategorie der Pflanzenmedizin: hämatotonisch, hämatoregenerativ und hämatoprotektiv. Die Pflanze ist sehr nützlich zur Behandlung von Anämie – und ich glaube, dass sie auch zur Behandlung des Multiplen Myeloms (Plasmozytom/Blutkrebs) geeignet ist.

Auf Grund der Tatsache, dass *Cryptolepis* ähnliche Wirkeigenschaften wie *Sida* hat und vergleichbare Wirkstoffe enthält, sollte man auch bei *Cryptolepis* nach derartigen Schutzwirkungen suchen, beispielsweise gegen Hämotoxine.

Wissenschaftliche Studien

Die aktuelle Fokussierung auf Cryptolepin-haltige Pflanzen sowie auf traditionelle Malariaheilmittel hat das Interesse auf *Sida* gelenkt (vor allem *Sida acuta* und asiatische *Sida*-Arten). Die meisten wissenschaftlichen Studien beschätigten sich mit phytochemischen Analysen sowie *in vitro*-Untersuchungen zur antimikrobiellen Aktivität der Pflanze. Auch eine Handvoll *in vivo*-Studien wurde durchgeführt. Die Erforschung der Pflanze steckt noch in den Kinderschuhen und mir sind bislang keine klinischen Studien bekannt.

Studien zur antimikrobiellen Aktivität von *Sida acuta* lassen die Wirksamkeit der Pflanze erahnen – allerdings weisen diese Studien einige Schwachstellen auf. Unverständlicherweise sind einige der Forscher unsicher in Bezug auf die optimale Zubereitung der Pflanzenextrakte. Sie konzentrieren sich lediglich auf Ethanol- und Wasserauszüge. Hierfür benutzen sie 90- bis 95-prozentigen Alkohol, um die Ethanolauszüge herzustellen. Das bedeutet, dass lediglich die alkohollöslichen Stoffe im gewonnenen Extrakt präsent sind. Allerdings sind manche Wirkstoffe der Pflanze (z. B. Cryptolepin) nur wasserlöslich. Dies führt zur abgeschwächten Wirkung des Auszugs in Bezug auf Mikroorganismen.

Darüber hinaus benutzten viele Forscher destilliertes Wasser für die Wasserauszüge, dessen pH-Wert neutral ist. Hinzu kommt, dass Auszüge häufig mit kaltem Wasser zubereitet wurden. Das ist problematisch. Einerseits lösen sich die in der Pflanze vorkommenden Alkaloide am besten in saurem Wasser auf (z. B. Cryptolepin und seine Derivate). Andererseits sind Alkaloide in kaltem Wasser schlecht löslich. Die Herstellung der Wasserauszüge hätte mit heißem sauren Wasser (pH-Wert von 1 bis 6) erfolgen müssen. Das wären die optimalen Bedingungen gewesen. Auch die Zubereitung der Ethanol-Auszüge war mangelhaft. Besser wäre es gewesen, eine Mischung aus Wasser und Ethylalkohol (1:1) zu verwenden. Dabei gibt man das Kraut in in heißes Wasser, lässt die Flüssigkeit abkühlen und gibt anschließend Alkohol zu. In den verschiedenen Studien schneiden die Pflanzenauszüge hinsichtlich ihrer antimikrobiellen Aktivität unterschiedlich ab. Grund hierfür ist die uneinheitliche sowie suboptimale Zubereitung. Dennoch ist *Sida acuta* Studien zufolge wirksam gegen Malariaparasiten, Staphylokokken sowie Tuberkuloseerreger.

Die beste Studie hat die genannten Faktoren berücksichtigt, beschäftigt sich aber lediglich mit der Aktivität der Alkaloide.[2] Sie ergab im Gegensatz zu früheren Studien eine erhöhte Aktivität der Alkaloide gegenüber gramnegativen Bakterien. Das leuchtet ein, da Cryptolepis auf Grund der Präsenz von Cryptolepin (und dessen Derivate) hoch wirksam gegen gramnegative Bakterien ist. Tatsächlich ist die Wirkung des *Sida acuta*-Alkaloidextrakts auf gramnegative sowie grampostive Keime vergleichbar effizient.

Eine genauere Prüfung weist darauf hin, dass sowohl *Cryptolepis* als auch *Sida* wirksamer bei grampositiven als bei gramnegativen Bakterien sind. Bei gramnegativen Mikroorganismen muss einfach die Dosis erhöht werden. Auch sollte die Einnahmedauer entsprechend verlängert werden. Die Hinzunahme eines Synergisten, der die antibakterielle Aktivität erhöht, ist empfehlenswert (siehe S. 247).

Trotz der bereits erörterten Mängel bei *in vitro*-Studien haben die Tests die antimikrobielle Aktivität dieser Pflanze – im Sinne der traditionellen Anwendung bei Infektionskrankheiten – bestätigt. So wirkt *Sida* gegen *Plasmodium spp.*, *Staphylococcus aureus* und *Mycobacterium phlei* (resistente und nicht-resistente Stämme). Hochwirksam ist das Kraut gegen *Streptococcus pyogenes*, *E. coli*, *Bacillus subtilis*, *Pasteurella multocida* sowie *Salmonella typhimurium*. Auch ist es aktiv gegen *Herpes simplex, Shigella boydii, S. flexneri, S. dysentariae* und *Listeria innocua*. Gering wirksam (bei erhöhter Dosis ist erhöhte Wirksamkeit zu erwarten) ist es gegen *Pseudomonas aeruginosa, Candida spp., Aspergillus niger* und *A. fumigatus*. Die Pflanze war häufig in Bezug auf Bakterienstämme wirksamer als pharmazeutische Antibiotika.

Sida erhöht den Gluthation-Spiegel im Blut, die Anzahl von roten Blutkörperchen (deshalb ist es ein gutes Mittel bei Anämie) sowie die Leukozytenanzahl. Darüber hinaus ist das Kraut adaptogen aktiv und immunstärkend (wie bei traditioneller Anwendung beobachtet wurde).

In vivo-Studien belegen die wundheilende Wirkung von *Sida acuta*. So schützt das Kraut beispielsweise die Magenschleimhaut und beugt Geschwüren vor. Zudem ist es ein wirksames Analgetikum.

Das Kraut erwies sich in Studien als hepatoprotektiv bei induzierten Leberläsionen (in Indien behandelt man unter anderem Lebererkrankungen mit *Sida*). Bestimmte Komponenten der Pflanze hemmen präneoplastische Läsionen im Brustdrüsengewebe von Mäusen. Darüber hinaus hat die Pflanze einen blutzuckersenkenden Effekt, mindert die Cholesterin- und Triglyceridwerte im Blut, was Studien mit diabetischen Mäusen belegen.

Im Zuge einer Analyse von *S. acuta, S. humilis, S. rhombifolia* sowie *S. spinosa* fand man heraus, dass alle vier Arten die gleichen Alkaloide enthalten (z. B. Cryptolepin). In einer weiteren Untersuchung von *S. acuta, S. alba* (Synonym für *spinosa*), *S. cordifolia, S. rhombifolia* und *S. urens* wurden unterschiedliche Polyphenolanteile ermittelt (siehe nachfolgende Tabelle).

Ähnlich verhält es sich mit der antioxidativen Aktivität der Pflanzen. So beträgt die Lipoxygenasehemmung bei *S. alba* 80 Prozent und bei *S. acuta* 79 Prozent, bei *S. cordifolia* 21 Prozent, bei *S. rhombifolia* 52 Prozent und bei *S. urens* 47 Prozent. Im Hinblick auf Xanthinoxidase (XOX) zeigte *S. alba* eine Hemmung von 47 Prozent, *S. acuta* 43 Prozent, *S. cordifolia* 13 Prozent, *S. rhombifolia* 46 Prozent und *S. urens* 35 Prozent. Alle genannten *Sida*-Arten werden in Burkina Faso erfolgreich zur Behandlung von Lebererkrankungen (darunter Hepatitis B) eingesetzt. Die Autoren der Studie suchten auch nach einigen Wirkmechanismen der Pflanze zur Erklärung dieser Wirkeigenschaften.

Sida alba (*S. spinosa*) enthält große Mengen an Ecdysteroiden. Die Adaptogene erklären die Anwendung der Pflanze in der tradtionellen Medizin bei Schwächezuständen und als stärkendes Tonikum.

Eine Vielzahl von Studien wies die entzündungshemmende sowie die schmerzlindernde Wirkung von *Sida cordifolia* nach. Ein Chinazol (Cryptolepin gehört zu dieser

Stoffgruppe) wurde als wirksamste Quelle dieser Aktivität ermittelt. Ein Wasserauszug der Pflanze fördert die Regeneration der Leber bei Ratten mit teilweise entfernter Leber um 67 Prozent. Bei Vögeln, die mit dem Immunsuppressivum Cyclophosphamid behandelt worden waren, beobachtete man eine Rückbildung der Immunsuppression nach Anwendung von *S. cordifolia. In vitro*-Studien wiesen nach, dass die Pflanze hohe antimikrobielle Wirksamkeit und zugleich einen positiven/adaptogenen Effekt auf stressinduzierte Erkrankungen bei Mäusen hat. Eine Anwendung nach Herzmuskelverletzungen führte zum beachtlichen Anstieg endogener Antioxidanzien in Herzmuskelgewebe. Zudem soll die Pflanze die Neurotoxizität der Chinolinsäure abschwächen.

Sida tiagii erwies sich *in vivo*-Studien zufolge als Antidepressivum und Antikonvulsivum bei Mäusen.

Spezies	**Komponenten**			
	Phenol (mg GAE/100 mg Extrakt)	**Flavonoid (mg QE/100 mg Extrakt)****	**Flavonol (mg QE/100 mg Extrakt)****	**Tannin (mg TAE/100 mg Extrakt)*****
S. alba	32,53	5,17	2,33	25,83
S. acuta	15,35	4,36	1,95	9,30
S. cordifolia	10,25	1,92	0,57	7,83
S. rhombifolia	5,75	1,02	0,68	4,35
S. urens	4,21	0,43	0,31	2,28

*Gallussäure-Äquivalent **Quercetin-Äquivalent ***Tanninsäure-Äquivalent

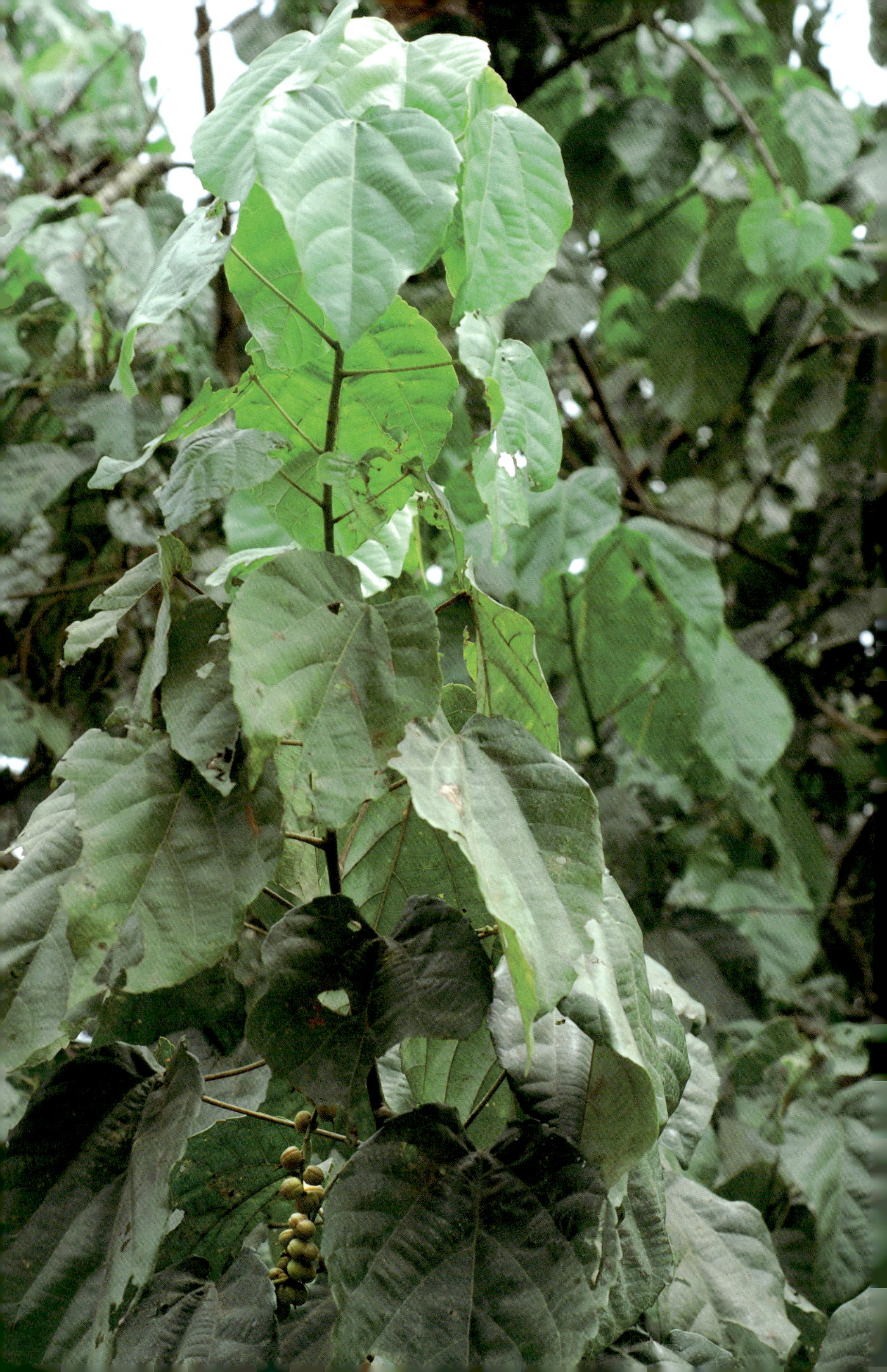

Alchornea

Familie *Euphorbiaceae*, Wolfsmilchgewächse.

Gebräuchliche Namen Im englischen Sprachraum ist die Gattung auch als *Christmas bush* bekannt.

Benutzte Arten Es soll etwa 60 Arten der tropischen Pflanze geben, sechs davon ausschließlich in Afrika. Für medizinische Zwecke wird hauptsächlich *Alchornea cordifolia* benutzt. Alternativ kann man auch auf *A. laxiflora* zurückgreifen. Bedauerlicherweise liegen zu dieser Art im Gegensatz zu *A. cordifolia* nur wenige Studien vor.

Benutzte Pflanzenteile

Meist benutzt man die Blätter. Aber auch die Baumrinde, das Mark, Wurzelrinde, Wurzeln und Früchte können verwendet werden.

Zubereitung und Dosierung

Tee, Tinktur und Pulver sind übliche Zubereitungen.

Tee

200 Gramm Kräuterdroge in 1 Liter Wasser 20 Minuten kochen, abseihen, alle 4 Stunden 2 bis 3 Tassen Tee trinken. Nach etwa 3 Stunden werden die Wirkstoffe resorbiert, mit Spitzenwerten im Blut 1 bis 2 Stunden später. Etwa 4 später Stunden sind die Wirkstoffe im Blut nachweisbar. Das bedeutet, Sie sollten alle vier Stunden eine Tasse Tee trinken, um die Wirkung kontinuierlich aufrecht zu erhalten. Empfohlene Einnahmezeiten: 8 Uhr, 12 Uhr, 16 Uhr, 20 Uhr; oder einfach nach dem Aufstehen und dann alle vier Stunden.

- Bei Augeninfektionen: 1 bis 3 Tropfen kalten Tee alle 3 bis 4 Stunden.

Tinktur

1:5, 50 % Alkohol, 50 Prozent Wasser – ein Viertel-TL Tinktur alle 4 Stunden.

Pulver

Bei Wunden und infizierter Haut nach Bedarf auf betroffene Stellen streuen.

Nebenwirkungen und Kontraindikationen

Nebenwirkungen und toxische Effekte sind nicht bekannt – weder tauchen Berichte hierüber in der gängigen Literatur, noch bei Bescheibungen traditioneller Heiler auf. Hohe Dosierungen können allerdings zentralnervös sedativ oder depressiv wirken.

Arzneimittel-Interaktionen

Interaktionen mit Arzneimitteln sind nicht bekannt. Bei Anwendung von Antidepressiva oder Beruhigungsmitteln wird von Alchornea abgeraten.

Hinweis Es wird behauptet, *Alchornea castaneifolia* könnte alternativ benutzt werden, dem stimme ich nicht zu (siehe Kasten unten).

Habitat und Erscheinungsbild

Alchornea cordifolia ist überwiegend im tropischen Zentralafrika heimisch (Senegal, Kenia, Tansania, Südafrika, Angola). Die Pflanze wächst als weitläufiger Strauch oder kleiner Baum bis zu 7 Meter hoch. Sie bevorzugt Sekundärwald, Flussufer und Marschlandschaften, kommt aber auch auf

Vorsicht vor *Alchornea castaneifolia*!

Manche ansonsten zuverlässige Unternehmen bringen wissenschaftliche Studien zur Aktivität von *Alchornea cordifolia* fälschlichwerweise mit einer völlig anderen Pflanze in Verbindung: *Alchornea castaneifolia. Alchornea castaneifolia* wurde populär, weil sie manchmal bei der indigenen Ayahuasca-Zeremonie zum Einsatz kommt. Im Internet kursieren jede Menge Seiten, die das Kraut unter dem Namen *Iporuru* verkaufen.

Unglücklicherweise behaupten die meisten Seiten, die die Pflanze vertreiben, *A. castaneifolia* verfüge über die Wirkeigenschaften von *A. cordifolia*, wobei auf Studienergebnisse über *A. cordifolia* hingewiesen wird. Das stimmt einfach nicht – die Pflanzen sind definitiv nicht austauschbar. In Sachen Pharmakologie gibt es bislang nur wenige Studien über *A. castaneifolia*. Obgleich es wahrscheinlich hier und da eine Überlappung der Wirkeigenschaften beider Pflanzen geben könnte – beispielsweise könnte *A. castaneifolia* nützlich gegen Staphylokokken-Infektionen sein –, sollten Sie unter keinen Umständen davon ausgehen, dass *A. castaneifolia* ein systemisch wirksames Antibiotikakraut ist, das zuverlässig resistente Infektionen bekämpfen könnte.

trockenen Böden bis in Höhenlagen von 1500 Metern vor. Sie liebt saure Böden und wirkt regenerierend auf ausgelaugte Erde. *Alchornea laxiflora* wächst in denselben Regionen und hat das gleiche Erscheinungsbild.

Anbau und Ernte

Zweigschnitt wurzelt zuverlässig innerhalb von einigen Monaten. Die Aufzucht mit Samen ist schwieriger, die nicht ohne Vorbehandlung innerhalb von bis zu 3 Monaten keimen. Die Pflanze kann jederzeit geerntet werden, bevorzugt gesunde Blätter. Normalerweise erntet man Wildpflanzen, da sie weit verbreitet und sehr hartnäckig sind. Einmal angewachsen, wird man sie kaum mehr los. *Alchornea* wird bislang nicht kultiviert.

Inhaltsstoffe

Alchornea cordifolia enthält Terpene, Sterole, Flavonoide, Tannine, Kohlenhydrate, Glycoside, Saponine und Alkaloide, darunter die Imidazopyrimidin-Alkaloide Alchornein, Alchornin und Alchornidin sowie Guanidin-Alkaloide, Anthranilsäure, Protucatechusäure, Gentisinsäure, Ellagsäure, Hyperoside, verschiedene Quercitrine, Daucosterol, Acetylaleuritolsäure, Betasitosterol, Fettsäuren (vor allem in den Samen) und zahllose weitere unbekannte Komponenten.

Traditionelle Anwendung

Alchornea cordifolia wird in allen Regionen Afrikas, wo die Pflanze wächst, extensiv genutzt. Man verwendet Alchornea als Augenbad bei Infektionen und in Pulverform als Wurmmittel und bei Hauterkrankungen. Die Pflanze gilt als antientzündlich, karminativ, diuretisch, emmenagog wirksam. Zudem ist sie ein Blutreiniger, ein Tonikum und hat krebshemmende Eigenschaften.

Ayurveda Im Ayurveda ist die Pflanze unbekannt.

Traditionelle Chinesische Medizin In der TCM ist die Pflanze unbekannt.

Westliche Pflanzenheilkunde
Auch hier ist die Pflanze weitgehend unbekannt. Bei indigenen Völkern in Südamerika wurde das Kraut offenbar seit langem genutzt. Jedoch unterscheidet sich die Wirkung der dortigen Pflanzen von den afrikanischen Arten, die in diesem Buch erläutert werden.

Eigenschaften von Alchornea

Wirkungen

amöbizid
anthelminthisch
antianämisch
antibakteriell
antidiarrhoisch
antidrepanozytär
antientzündlich
antimikrobiell
antimuskarinisch
antioxidativ
antiseptisch
antiviral
bronchospasmolytisch
krebshemmend
malariahemmend
pilzhemmend
protozoenhemmend
trypanozid

Antibiotische Aktivität

Bakterien

Bacillus subtilis
Escherichia coli (EHEC)
Helicobacter pylori
Klebsiella pneumoniae
Proteus mirabilis
Proteus vulgaris
Pseudomonas aeruginosa
Salmonella enteritidis
Salmonella typhi
Shigella flexneri
Staphylococcus aureus
Streptococcus pyogenes

Parasiten

Babesia spp.
Entamoeba histolytica
Plasmodium spp.

Pilze

Aspergillus spp.
Candida albicans

Indikationen

- Atemwegsinfektionen (resistent)
- Augeninfektion (Konjunktivitis)
- Durchfall, Dysenterie (Ruhr)
- Harnwegsinfektionen
- Infektionen durch resistente grampositive und gramnegative Erreger (systemisch, Darm)
- Infizierte Wunden
- Malaria
- Schlafkrankheit

- Sichelzellanämie, Fieber
- Systemische Staphylokokken-Infektion (auch MRSA)

Andere Anwendungen

Alchornea wird häufig für das sogenannte *Alley-Cropping* (spezielles Anbausystem) verwendet. Dabei wird die Pflanze in Form von Baumreihen angepflanzt und dient so als Windschutz für andere Nutzpflanzen. Darüber hinaus wirkt sie regenerierend (Abgabe von Calcium) auf ausgelaugte Erde, was ebenfalls von Vorteil für die benachbarten Pflanzen ist. Die Früchte produzieren schwarze Farbe, die traditionell zum Färben von Fischernetzen, Kleidung, Keramik sowie Leder benutzt wird. Das Holz findet beim Bau sowie im Kunsthandwerk Verwendung.

Verfügbarkeit

Die Pflanze ist im Westen nicht leicht zu bekommen, aber in Deutschland hat die Tinktur jetzt Kräuter Schulte (www.kraeuterschulte.de) im Sortiment. Ich kenne nur eine Adresse in den USA die das Kraut hier als Tinktur vertreibt (www.woodlandessence.com). Da diese Pflanze im vorliegenden Buch vorgestellt wird, hoffe ich, dass sich das Angebot bald verbessern wird. Man könnte *Alchornea* aber auch leicht selbst ziehen. Sollten Sie in einer geeigneten Region leben, tun Sie es – es lohnt sich.

Samen sind beim Nationalen Waldsamen-Zentrum von Burkina Faso (*Centre National de Semences Forestieres de Burkina Faso*) für $ 14 pro Kilogramm erhältlich (www.cnsf.gov.bf). Dort spricht man Französisch, aber eine englischsprachige Version der Website sollte mittlerweile vorhanden sein.

Traditionelle Anwendung von Alchornea

Amöbenruhr, Anämie, Asthma, Bronchitis, Bindehautentzündung, Bronchitis, Durchfall, Epilepsie, Fieber, Frambösie, Gelbsucht, Geschwürsbildung (im Wangen-Bereich), Geschwüre, Gonorrhoe, Halsentzündung, Hämorrhoiden, Harnwegserkrankungen, Husten, Karies, Kopfschmerzen, Lepra, Magen-Darm-Beschwerden, Malaria, Milzvergrößerung, Mundgeschwüre, Myalgie, Ödem, postpartale Blutung (topisch), Rheuma, Schlangenbiss, Schüttelfrost, Syphilis, Tachykardie (Herzrasen), Trypanosomiasis (Schlafkrankheit), Tuberkulose, Urogenitalinfektionen, Wunden, Würmer, Zahnschmerzen.

Wissenschaftliche Studien

Laborstudien zeigten, dass *Alchornea* bei 15 MRSA-Isolaten wirksam und auch gegen *Pseudomonas aeruginosa* stark aktiv ist. Vergleichstests ergaben, dass gering konzentrierte *Alchornea* vergleichbar oder besser wirkt als Gentamicin und Ampicillin – bei *E. coli, Pseudomonas aeruginosa* und *Staphylococcus aureus*. Versuche an Mäusen bestätigten die Anti-MRSA-Effizienz von *Alchornea*. Die Tinktur (50-prozentiger Ethanol-Extrakt von *Alchornea*) war niedrig dosiert gegen alle getesteten Fadenpilze und gegen 71 von 74 Mikrobenstämmen (aerob, fakultativ, anaerob) bioaktiv. Wie bei den meisten systemisch wirkenden antibakteriellen Kräutern, zeigte sich eine stärkere Wirkung gegen grampositive Stämme als gegen gramnegative Bakterien. Die Pflanze ist gemäß der Studien aktiv gegen *Helicobacter pylori, Salmonella typhi, Shigella flexneri, Salmonella enteritidis* und enterohämorrhagische *E. coli* (EHEC). Dies bestätigt die traditionelle Nutzung bei bakteriellen Pathogenen, die Ruhr und Durchfall verursachen. Ethanol- und Wasserauszüge zeigen eine vergleichbare Wirkung. Der einzige Unterschied besteht darin, dass Alkoholauszüge zusätzlich bei EHEC wirksam sind. *In vitro*-Studien belegen, dass Ethanol-Extrakte gegen *E. coli, Pseudomonas aeruginosa, Staphylococcus aureus, Klebsiella pneumoniae* sowie *Proteus mirabilis* wirksam eingesetzt werden können – bei entsprechender Dosierung ist der Pflanzenauszug vergleichbar wirksam wie Ciprofloxacin.

In vitro-Studien mit 45 kongolesischen, medizinisch genutzten Pflanzen wiesen darauf hin, dass Alchornea hochgradig amöbenhemmend ist und eine starke Aktivität gegen *Entamoeba histolytica* zeigt. Dies belegen auch andere Studien, die zusätzlich eine spasmolytische Wirkung beobachteten. Die Einnahme der Pflanze verringerte hier Spasmen beim Meerschweinchen (im Darm) um 70 Prozent.

Alchornea cordifolia entfaltet ihre Aktivität in der Behandlung von Ruhr und Durchfallerkrankungen mittels dreier Wirkeigenschaften: antibakteriell, antiamöbisch und spasmolytisch. Wie *in vivo*-Studien mit Mäusen zeigten, ist die Pflanze hochwirksam bei Durchfall.

Auf Grund der Tatsache, dass Alchornea ein traditionelles Malariamittel in Afrika ist, ist es bedauerlich, dass sich bislang nur zwei *in vitro*-Studien mit der Aktivität der Pflanze gegen *Plasmodium falciparum* beschäftigt haben. In der ersten Studie schnitt das Kraut diesbezüglich als sehr gut ab, in der zweiten Studie wurde die Wirksamkeit als moderat beurteilt. In *A. cordifolia* sind große Mengen Ellagsäure nachweisbar, was die Pflanze sehr wirksam gegen Malariaparasiten macht (gemäß *in vivo*- und *in vitro*-Studien). Das Kraut ist gleichermaßen aktiv gegen *Trypanosoma brucei* (resistente und nicht-resistente Formen). Seit langer Zeit wird das Kraut in der ethnoveterinären Praxis gegen Anämie, Malaria, Sichelzellanämie sowie die afrikanische Schlafkrankheit (parasitäre Bluterkrankung, die in vielen Aspekten Malaria sowie Babesiose gleicht) eingesetzt.

Wie andere Pflanzen in diesem Kapitel wirkt *Alchornea* offensichtlich hämotonisch, hämoregenerativ und hämoprotektiv. Es gibt aber nur wenig Forschung zu diesem Thema. Das Kraut hat eine lange Anwendungsgeschichte bezüglich Anämie, Malaria und Sichelzellenanämie sowie Trypanosomiasis (alias afrikanische Schlafkrankheit) – eine parasitäre Bluterkrankung.

Die Forschung zu *Alchornea laxiflora* ist sehr begrenzt. Jedoch bestätigen die wenigen Studien sowie die traditionelle Anwendung, dass ihre Aktivität jener von *A. cordifolia* ähnelt. Sie wachst in den gleichen Regionen und gemäß traditionellen Heilern kann man sie alternativ anwenden. Die Pflanze wirkt krampflösend und beruhigend (*in vivo*-Studien; wie *A. cordifolia*), antioxidativ, entzündungshemmend und antibakteriell (gleichermaßen gegen gramnegative und grampositive Bakterien). Die Inhaltsstoffe der beiden Pflanzenarten sind vergleichbar.

Gemäß einer Studie ist *A. laxiflora* hochpotent gegen HIV-1 und HIV-2 (stärker als AZT). Darüber hinaus besitzt die Pflanze eine immunmodulatorische und immunstärkende Wirkung. Sie zeigte einen lymphoproliferativen Effekt auf Splenozyten und Thymozyten bei Mäusen. Zudem reguliert sie bei den Tieren die Enzymaktivität von phagozytierenden Makrophagen. Die Phagozytose sowie das intrazelluläre Abtötungspotenzial werden dadurch erhöht. Die Aktivitäten der lysosomalen Phosphatase und peritonealer Makrophagen stiegen signifikant an.

Von 42 gestesteten Pflanzen war *Alchornea cordifolia* die Pflanze mit der besten antioxidativen Wirkung. Gemäß Versuchsreihen mit Ratten und Mäusen neutralisierte das Kraut Lebergifte, wirkte stark entzündungshemmend und antiödematös. *In vitro*-Studien zeigten, dass *Alchornea cordifolia* durch Hemmung der humanen neutrophilen

Elastase sowie von Superoxidanionen stark antientzündlich wirkt. Die Anwendung eines Ethanolextrakts der Pflanze führte zu histologischen Veränderungen in der Bauchspeicheldrüse (Pankreas) bei Ratten – nach 28-tägiger Einnahme zeigten sich regenerative Effekte. Inselzellen der Bauchspeicheldrüse bei Ratten mit Diabetes Typ 1 regenerierten sich. Ruhende Zellen ersetzten verloren gegangene Zellen. Die Pflanze senkte zudem den Blutzuckerspiegel ab und erhöhte den B-Zellen-Spiegel in anderen Studien.

In Ghana dient die Pflanze als Antiasthmatikum. Sie wirkt ähnlich wie Isoprenalin (*in vivo*-Studie), das häufig bei Asthma zum Einsatz kommt. Andere Studien beobachteten, dass die Pflanze bei Wistar-Ratten eine bemerkenswerte Wirkung auf die Neubildung elastischer Fasern an der Aorta hat (Elastogenese).

Behandlung der Sichelzellenanämie

Die Sichelzellenanämie ist eine erbliche Erkrankung der roten Blutkörperchen. Betroffene bilden ein abnormes Hämoglobin. Dabei verformen sich die roten Blutzellen zu sichelförmigen Gebilden, verklumpen miteinander und verstopfen kleine Blutgefäße. Der Sauerstoffpartialdruck im Blut sinkt und die Sichelzellen werden hämolytisch. Etwa 25 Prozent der Bevölkerung in Schwarzafrika (Subsaharazone) leiden an dieser Erbkrankheit. Die Hälfte der Betroffenen stirbt, bevor sie das sechste Lebensjahr erreicht hat – etwa 60 000 Nigerianer pro Jahr. Traditionelle Heiler benutzen seit Jahrhunderten *Alchornea cordifolia*, um diese Krankheit zu behandeln.

Jüngst hat eine Studie die sehr gute Wirksamkeit der Pflanze bei Sichelzellenanämie bestätigt. Im Wesentlichen verhindert das Kraut die Deformierung der Zellen (antidrepanozytär) und trägt zur Rückbildung bereits transformierter Zellen bei. Von allen Pflanzen, die auf ihre Wirkung bei Sichelzellenanämie getestet wurden, schnitt *A. cordifolia* als wirksamste Pflanze ab. *A. laxiflora* ist vergleichbar effizient. Dieses Kraut ist mit *A. cordifolia* verwandt und wächst in Lagos. Die Anwendung von *A. cordifolia* reduzierte die Anzahl der deformierten Zellen um 85 Prozent und transformierte 69 Prozent der bereits mutierten Zellen wieder zur ursprünglichen Form. Übliche pharmazeutische Therapien der Sichelzellenanämie sind hochtoxisch. Wissenschaftler bemerkten, dass mit diesem pflanzlichen Mittel Toxizität kein Problem sei. Das Kraut wird in Lagos als standardisiertes Produkt in Form von Kapseln oder Tees verkauft (Cellod-S). Klinische Anwendungen erzielten positive Ergebnisse.

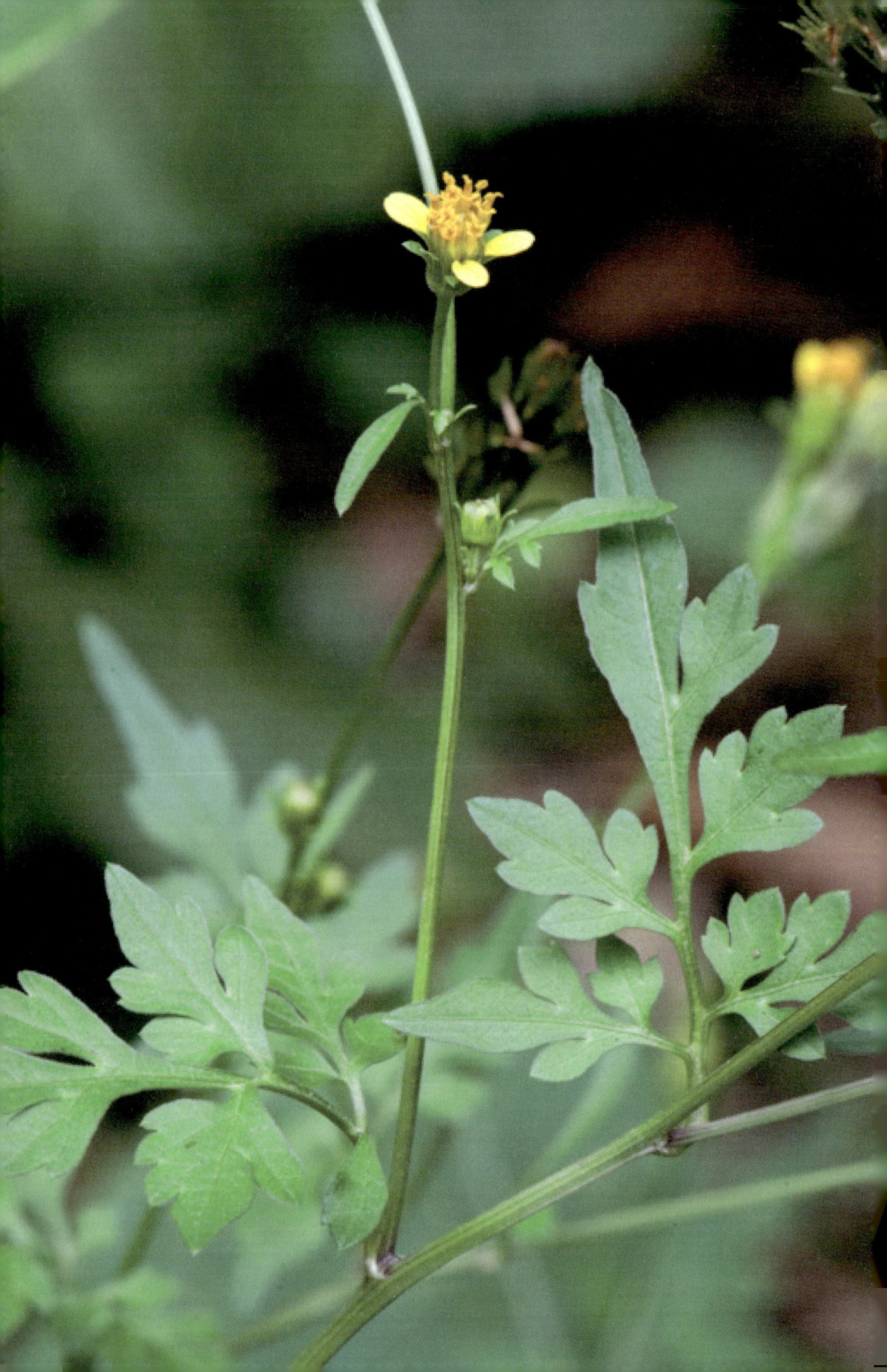

Bidens

Familie *Asteracea*, Korbblütler.

Geläufige Namen In Deutschland nennt man den Zweizahn beispielsweise Fotzenigel, Frauenspiegel, Hahnenkamm, Krautgartenläuse, Pfauenspiegel oder Priesterlaus und im englischsprachigen Raum *beggarticks, demon spike grass, needle grass, spanish needles*, *$%#*%! – es gibt noch viele weitere Namen in hunderten Sprachen. Die Pflanze scheint überall zu wachsen. Sie wird von den Menschen gehasst oder sie finden sie widerwärtig – oder beides! Und sie geben ihr entsprechende Namen.

Benutzte Arten Es soll bis zu 200 *Bidens*-Arten weltweit geben. Selbstgerechte „Phytoexperten" – die einfach nur spinnen – liefern sich Grabenkämpfe darüber, welche Art nun zur Gattung zählt und welche nicht. Das führt nur zu unnötigen Problemen. In der Folge ist die Taxonomie von *Bidens* als „unbefriedigend" bezeichnet worden – eine massive Untertreibung.

Bidens pilosa wird hauptsächlich für medizinische Zwecke verwendet (zumindest existieren über diese Pflanzenart die meisten Studien). Allerdings scheint es eine Vielzahl von anderen Arten dieser Gattung zu geben, deren historische Verwendung sowie frühe Untersuchungen darauf hinweisen, dass diese beinahe gleichermaßen benutzt werden können: *B. frondosa, B. tripartitus*, *B. ferulaefolia, B. alba* – sie sind allesamt recht potent. *B. frondosa* und *B. tripartitus* sind sogar wirksamer gegen Malaria als *B. pilosa.* Hingegen erzielen *B. maximovicziana*, *B. pinnata* und *B. campylotheca* etwas schwächere Effekte in Sachen Malariatherapie.

Hinweis Die Bezeichnung *Bidens leucantha* wird synonym für *B. pilosa* verwendet.

Benutzte Pflanzenteile

In der Regel verwendet man die oberidischen Pflanzenteile, allerdings ist die gesamte Pflanze wirksam. Die Blätter, gefolgt von den Wurzeln gelten als medizinisch bedeutsam. Der Frischpflanzensaft ist die am häufigsten benutzte Zubereitung. Er zeigt die stärkste antibiotische Wirkung. Getrockneter *Bidens* wirkt weniger gut antimikrobiell wie die Frischpflanze.

Zubereitung und Dosierung

Es gibt einige Dinge, die man über die Zubereitung von *Bidens* wissen muss:

Bidens bipinnata

- Frischsaft- und alkoholische Tinkturzubereitungen sind am wirksamsten.
- Die wirksamsten Inhaltsstoffe sind besonders gut in Alkohol löslich. Wasserauszüge sind schwach wirksam (dies wurde bei den in Afrika üblichen Tee-Anwendungen beobachtet) und nicht annähernd so potent wie kalte Alkohol-/Wasser-Mazerationen.
- Einige der wichtigsten Komponenten der Pflanze oxidieren sehr leicht und ihre Wirkung reduziert sich, sobald die Pflanze getrocknet ist. Hitze zerstört ebenfalls rasch die antibiotischen Wirkstoffe.
- Getrockneter Zweizahn entfaltet nur die Hälfte bis ein Drittel der antibiotischen Aktivität von Frischpflanzen.
- Je länger die getrocknete Pflanze aufbewahrt wird, umso mehr verliert sie an Wirksamkeit (egal, ob in Wasser oder Alkohol). Je frischer sie ist, desto aktiver sind ihre Wirkstoffe.
- Wasserauszüge verlieren schnell an Wirkung. Sie sollten daher jeden Tag frisch zubereitet und sogleich angewendet werden. Dies ist der Grund, weshalb in einigen Kulturen normalerweise keine Alkohol-Tinkturen verwendet werden. Sie nehmen anstelle dessen den frischen Saft der Pflanzenblätter für äußerliche sowie innere Behandlungen.
- Wasserextrakte (Tees, Auszug und Dekokt), besonders aus getrocknetem Kraut, sind nur halb so wirksam wie Alkohol-Tinkturen (abhängig davon, wie alt die Extrakte sind). Dennoch besitzen Wasserauszüge die meisten oder alle Wirkeigenschaften der Pflanze (antientzündlich, antiallergisch, immunstärkend usw.). Vor allem die entzündungshemmenden sowie antipyretischen Eigenschaften bleiben erhalten.
- Die Tinktur stellt die stärkste Form der medizinischen Anwendung des Krauts.
- Zusammen mit dem Synergisten Piperin lässt sich die antibiotische Potenz von *Bidens* deutlich erhöhen.

Tinktur

Frische Pflanze, 1:2, 95 % Alkohol: 40 bis 90 Tropfen in Wasser bis zu viermal täglich; getrocknete Pflanze: 1:5, 50 % Alkohol: dreifache Dosierung.

- im Akutfall (Malaria, systemische Staphylokokken-Infektion): ein Viertel bis 1 TL Tinktur auf 1 EL Wasser: bis zu sechsmal täglich, bis zu 28 Tage, je nach Schweregrad der Infektion. Die Tinktur kann auch in infizierte Wunden getropft werden.

Wasserauszug

Möglich, aber nicht empfohlen.

Tee 1 TL Kraut auf 250 Milliliter heißes Wasser, 15 Minuten ziehen lassen: 2 bis 4 Tassen täglich trinken.

Dekokt Nicht empfohlen, da Hitze die Wirkung reduziert. Aber wenn es sein muss:

- äußerliche Anwendung: 30 Gramm Kraut auf 1 Liter kochendes Wasser, 20 Minuten ziehen lassen, abseihen, abkühlen lassen und auf entzündete Haut tupfen.
- innerliche Anwendung: 60 bis 120 Gramm Kraut auf 1 Liter Wasser, 20 Minuten stehen lassen, abseihen, 2 bis 4 Tassen täglich trinken.

Kaltauszug 60 bis 120 Gramm Kraut auf 1 Liter Wasser, über Nacht stehen lassen: 2 bis 4 Tassen täglich trinken.

Frischpflanzensaft

Blätter entsaften (Pflanzenfasern aus dem Entsafter entfernen), um eine ausreichende Quantität Saft zu bekommen: zur Behandlung äußerlich (infizierte Wunden, Augeninfektionen) und innerlich (systemische Infektionen). Zugabe von 20 Prozent Alkohol stabilisiert den Saft und macht ihn haltbarer (siehe S. 424). Sie können ähnliche Dosierungen wie bei der Tinktur anwenden, in dieser Form (stabilisiert) wird die Wirkung allerdings stärker sein.

Nebenwirkungen und Kontraindikationen

Nebenwirkungen sind nicht bekannt. Die Nutzung von *Bidens pilosa* als Nahrungsmittel wird nicht empfohlen, da die Mikrohärchen der Pflanze Silikate enthalten, die beim Verzehr großer Mengen das Risiko für Speiseröhrenkrebs bei Mensch und Tier erhöhen. In Stammeskulturen, die große Mengen von *Bidens* als primäres Nahrungsmittel konsumieren, wurden erhöhte Krebserkrankungsraten beobachtet. Kulturen, die das Kraut nur sporadisch als Nahrungsmittel nutzen, haben keine erhöhte Krebsinzidenz.

Eigenschaften von Bidens

Wirkungen

antibakteriell
antidiabetisch
antidysenterisch
antientzündlich
antimikrobiell
antiseptisch
adstringierend
blutstillend
bluttonisierend
diuretisch
galaktagog
hepatoprotektiv
hypoglykämisch
hypotensiv
immunmodulierend
karminativ
malariahemmend
neuroprotektiv
Prostaglandin-Synthesehemmung
schleimhauttonisierend
wundheilend

Antibiotische Aktivität

Bakterien

Bacillus cereus
Bacillus subtilis
Enterococcus faecalis (*Streptococcus faecalis*)
Escherichia coli
Klebsiella pneumoniae
Mycobacterium tuberculosis
Neisseria gonorrhoeae
Pseudomonas aeruginosa
Salmonella spp.
Serratia marcescens
Shigella flexneri
Staphylococcus aureus
Staphylococcus epidermidis

Viren

humaner Cytomegalie-Virus
Herpes simplex 1- und 2-Virus

Parasiten

Babesia
Entamoeba histolytica
Leishmania amazonensis
Plasmodium spp.

Pilze

Candida albicans

Bidens ist nicht sehr wirksam gegen *Aspergillus.* Wie bei vielen Antibiotikastudien sind auch im Falle von *Bidens* die Ergebnisse kontrovers ausgefallen. Für jede Studie, die der Pflanze Aktivität gegen *E. coli* bescheinigt, gibt es eine andere Studie, die ihr diese abspricht. Gleiches gilt für *Pseudomonas, Klebsiella, Streptococcus* und *Candida.* Einige Studien wiesen eine starke Wirkung, andere eine moderate und wiederum andere gar keine Wirkung nach. Die unterschiedlichen Ergebnisse sind auf die Erntezeit der Pflanze und das jeweilige

Ökosystem, aus dem sie stammt, zurückzuführen. Es spielt auch eine Rolle, ob es sich um eine Züchtung oder Wildpflanzen handelt – Wildpflanzen haben eine sehr viel bessere antibiotische Wirkung. Zudem ist die Zubereitungsart von Bedeutung (siehe S. 156). Damit dieses Kraut seine antibiotische Wirkung entfalten kann, muss es als Tinktur aus der frischen Pflanze oder als frischer Saft zubereitet werden.

Indikationen

- Malaria, Babesiasis, Leishmaniasis
- Resistente Mikroorganismen
- Systemische Infektionen, die die Schleimhaut betreffen: chronischer Durchfall, Dysenterie, Darm-, Harnwegs-, Atemwegsinfektion, Vaginitis
- Systemische Staphylokokken-Infektion (auch MRSA)

Andere Anwendungen

Bidens blüht im frühen Frühling, ist sehr robust und wird in vielen Kulturen als Küchenkraut oder Lebensmittel verwendet. Beachten Sie bitte die Warnungen in Bezug auf den Verzehr von Bidens im folgenden Abschnitt.

Verfügbarkeit

Das Bodengewächs *Bidens* wird leicht übersehen. Vielleicht wächst es ja in Ihrem Garten. Sie werden bestimmt jemanden finden, der Ihnen Samen schickt. Weichen Sie die Samen für ein oder zwei Tage in Wasser ein, dann verteilen Sie sie auf dem Erdboden und bedecken sie anschließend mit ein wenig Erde – Ihre Nachbarn sollten nichts davon erfahren.

Die Tinktur ist bei Kräuter Schulte (www.kraeuterschulte.de) verfügbar. Pflanzen können sie bei der Kräutergärtnerei Kräuter Direkt in Österreich (www.kraeuter-direkt.at) beziehen.

Seien Sie vorsichtig, wenn Sie das Kraut als Nahrungsmittel konsumieren! Der gelegentliche Genuss von *Bidens* ist unproblematisch, er sollte aber kein Grundnahrungsmittel sein.

Hinweis *Bidens pilosa* wirkt entgiftend auf belastete Böden (Schwermetalle). Wenn Sie Ihrem Körper nicht unbedingt Gifte zuführen möchten, sollten Sie darauf achten, wo Sie die Pflanze ernten. Sammeln Sie keine Pflanzen an Standorten, deren Böden mit Schwermetallen kontaminiert sind. Aus einer Vielzahl von Studien geht hervor, dass *Bidens* zur Phytoremediation von mit Cadmium verseuchten Böden eingesetzt werden kann. Gleiches gilt für arsenhaltige Böden. Eine weitere Studie wies nach, dass die Pflanze generell mit Schwermetallen verunreinigte Böden entgiften kann.

Arzneimittel-Interaktionen

Bisher sind keine Interaktionen mit anderen Arzneien bekannt. Allerdings belegt eine Studie, dass *Bidens* die Wirkung von Tetracyclin erhöht. Bei der Einnahme von Antidiabetika ist Vorsicht geboten, da das Kraut den Blutzuckerspiegel und den Insulinspiegel beeinflusst.

Habitat und Erscheinungsbild

Die ursprüngliche Heimat von *Bidens pilosa* ist Südamerika. Die Pflanze ist ein erstklassiges Invasivgewächs und mittlerweite weltweit verbreitet – alles begann mit den Spanischen Konquistadoren. Wenn die Pflanze an irgendeinem Ort noch nicht wächst, ist es nur eine Frage der Zeit, bis sie auch dort auftaucht.

Der Zweizahn toleriert unterschiedliche Bodenverhältnisse (sandig, lehmig, ausgelaugt, trocken) und wächst bis in Höhenlagen von 3600 Metern. Er bevorzugt trockene Böden, Ödflächen und Sonnenlicht – *Bidens* ist fast in jedem Ökosystem der Erde anzutreffen. Er übersteht lange Trockenzeiten und frostige Temperaturen bis –15 °C. Feuer überlebt er nicht, stört sich aber auch nicht an abgebrannten Flächen. Wo immer er sich ausbreiten kann, tut er das auch.

Bidens liebt die südlichen sowie südwestlichen Regionen der USA und hat sich entlang der West- und Ostküste bis nach Kanada ausgebreitet. Man findet ihn auch in der Karibik, in Mittelamerika, Südamerika, Europa (Mittelmeerraum), Russland, China, in beinahe allen Teilen von Afrika, Südostasien, Südindien, Japan, in der Pazifikregion und in Australien. *Bidens* wächst vermutlich nicht in Ulan Bator oder Nebraska.

Wenn er im Frühling sprießt, sieht er wunderschön aus. Zunächst mutet er wie ein Bodendecker an, aber mit de Zeit wächst er heran und wird zunehmend größer und krautig. Die fünfblättrigen Blüten sind weiß und innen orange gefärbt.

Die Samen sind nadelförmig, dünn und schwarz mit verlängerter scharfer, „zweizähniger" (*bi* = zwei, *dens* = Zahn) Spitze. Sie nutzen jede Gelegenheit, um sich weiter zu verbreiten und heften sich an beinahe alles an. Wenn Sie während der Aussaatzeit durch ein *Bidens*-Beet laufen, werden Ihre Schuhsohlen und Ihre Hosen mit Abertausenden Samen dieser Pflanze bedeckt sein. Sie lassen sich nur schwer entfernen – 1000 Samen wiegen übrigens nur ein Gramm. Es dauert Stunden, sie von der Kleidung loszubekommen, dehalb der Name „*$%#*%"!

Der Zweizahn „überfällt" auch gerne kultiviertes Ackerland. Er ist allelopathisch (toxisch für andere Pflanzen) und er kann die Anzahl der domestizierte Kulturen um bis zu 50 Prozent reduzieren – wenn er einmal bepflanzte Felder erobert hat. Deshalb wird er in einigen Ländern als Schädling eingestuft. Darüber hinaus hat die Pflanze kaum natürliche Feinde, die ihm gewachsen sind. Ich mag ihn – den *Bidens*.

Anbau und Ernte

Bidens gedeiht am besten in Lagen von Meereshöhe bis 3600 Meter und bevorzugt Temperaturen von 25 bis 30 °C (Toleranz: 15 bis 45 °C). Die Pflanze kann leicht aus Samen (3 Jahre keimfähig) kultiviert werden. Sie wächst sehr schnell und produziert nach 6 Wochen Blüten und 4 Wochen später reife Samen. Jede Pflanze erzeugt mindestens 3000 Samen pro Jahr. In manchen Gegenden reproduziert sie sich viermal jährlich, bevor sie abstirbt.

Die Samen keimen am besten in einer Tiefe von 4 Zentimetern unter der Erde. Werden sie tiefer als 6 Zentimeter vergraben, bleibt die Keimung aus. Werden die Samen vor dem Einpflanzen gewässert, erhöht sich die Keimrate. Das Saatgut kann in Reihen oder als Breitaussaat ausgebracht werden.

Die einjährige Pflanze wird 4 bis 6 Wochen nach dem Aufwuchs im Frühling geerntet. Generell ist die Pflanze erntefähig, sobald die Samenbildung einsetzt – es sei denn, Sie benötigen Samen für medizinische Zwecke. Je älter die Blätter, desto bitterer und adstringierender werden sie. Ernten Sie die Blätter also früh im Jahr, wenn Sie sie als Nahrungsmittel nutzen möchten. Wer adstringierende Eigenschaften benötigt, sollte sie später ernten.

Für medizinische Zwecke entfernt man die Blüten, um das Blattwachstum anzuregen. Blätter können das ganze Jahr über geerntet werden, wenn Sie die Samenbildung frühzeitig verhindern. Je nach Klima und bei Zuschnitt sind bis zu sechs Ernten pro Jahr möglich.

Wer *Bidens* trocknen muss, sollte dies in der Sonne tun. Man braucht viele Blätter, die rasch oxidieren und wenig Pulver ergeben: eine große Tüte frische Blätter ergibt eine Handvoll Pulver. Gut getrocknetes *Bidens*-Pulver wird im Plastiksäckchen oder in Papiertüten aufbewahrt, und möglichst vor Sonne geschützt. Die Haltbarkeit beträgt ein bis zwei Jahre, je nach Art der Aufbewahrung. Idealerweise benutzen Sie das frische Kraut.

Viele Studien bestätigen, dass frische Pflanzenblätter oder Tinkturen aus frischen Blättern signifikant stärker antibiotisch wirksam sind als Zubereitungen aus getrockneten Blättern. *In vivo*-Studien zeigten, dass eine Tinktur aus frischen Blättern zu 90 Prozent malariahemmend wirkt und eine Tinktur aus getrockneten Pflanzen nur zu 38 Prozent. Wenn Sie die Pflanze als Antibiotikum gegen resistente Pathogene nutzen möchten, ernten Sie die Blätter vor der Blütezeit und stellen Sie daraus eine Frischpflanzen-Tinktur her.

Sollten Sie *Bidens* mit Absicht kultivieren, könnten Sie damit Ihre Nachbarn verärgern. Jedoch ist der Zweizahn auf Grund seines raschen Wachstums, der weiten Verbreitung und seiner medizinischen Eigenschaften ein essenzielles Kraut, das man kennen und zur Behandlung von resistenten Pathogenen anwenden sollte.

Inhaltsstoffe

Bislang wurden etwa 100 verschiedene Komponenten von *Bidens pilosa* identifiziert. Er enthält zahlreiche Flavonoide, Butoxylipide, Cumarinsäuren, Erythronsäure-Phenylpropanoide, viele Heptaphenyl- und Phenylheptatriyne-Benzenoide, eine Menge Okanin-Flavonoide, zahllose Stigmasterolsteroide, Quercetin-Flavonole, Daucosterol-Lipide und vieles mehr – eine bemerkenswerte Pflanze in Bezug auf Flavonoide, Terpene, Phenyropanoide, Lipide und Benzenoide. Als hochaktive Komponenten gelten Polyacetylene und Flavonoide. Die Acetylene zeigten eine ausgeprägte antibiotische Breitspektrum-Aktivität.

Traditionelle Anwendung

Die Pflanze ist eines der am besten verfügbaren, systemisch wirksamen Antibiotikakräuter. Ihr Wirkspektrum ist geringer ausgeprägt als das von *Sida* oder *Cryptolepis* – und sie ist definitiv nicht so stark wirksam. Allerdings ist sie ein zuverlässiges pflanzliches Mittel gegen zahlreiche resistente bakteriellen Infektionen. Vor allem ist sie sehr einfach zu handhaben. Weil sie so leicht gedeiht und in fast jedem Land präsent ist, ist sie eine äußerst wichtige Heilpflanze – angesichts epidemischen Ausbreitung resistenter Mikroorganismen.

Wo immer die Pflanze wächst, wird sie auch medizinisch eingesetzt – bei Mund- und Magengeschwüren, Kopfschmerz, Augen- und Ohrinfektionen, Durchfall, Nierenproblemen, Malaria, Gelbsucht, Ruhr, Arthritis, Geschwüren, Verdauungsbeschwerden, vergrößerter Milz, Husten, Verbrennungen, Erkältung, Grippe, Furunkeln, Rheuma, Diabetes, infizierten Wunden, Hautausschlägen – auch als Anästhetikum, Koagulans, als Gegengift bei Schlangenbiss und zur Geburtsvorbereitung.

Ayurveda

Bidens pilosa wächst vorrangig in Südindien (dort als *ottrancedi* bekannt) und wird im Ayurveda bei Sklerose, Wunden, Erkältung, Grippe, chronischer und akuter Hepatitis sowie Harnwegsinfekten verordnet. *Bidens trifada* benutzt man bei chronischer Ruhr, Ekzemen, Hautproblemen, Geschwüren, Kopf- und Ohrenschmerzen sowie Ohrenproblemen, bei Zahnschmerzen, Husten, Entzündungen und Lepra.

Traditionelle Chinesische Medizin

In der Traditionellen Chinesischen Medizin wird *Bidens* unter anderem *xian feng cao* (üppiges Unkraut) oder *gui zhen cao* (Dämonen-Nadel-Gras) oder *nian shen cao* (Bedeutung unbekannt, wahrscheinlich wenig schmeichelhaft) genannt. Alle Teile der Pflanze werden benutzt, um Hitze ab- und Toxine auszuleiten. Man verwendet Dosierungen von 15 bis 60 Gramm täglich. Bei akutem Blinddarm (Appendizitis) werden bis zu 120 Gramm verordnet.

Zweizahn hat unter anderem folgende Indikationen: „Herzkrämpfe", Jucken, Gastroenteritis, Appendizitis, Kolitis, Reizdarmsyndrom, Hämorrhoiden, Durchfall, Ruhr, Schluckbeschwerden, Halsentzündung, Tonsillitis, Gelbsucht, akute oder chronische Hepatitis, Malaria, Furunkel, Abszesse, Infektionen, Fieber, Schüttelfrost, Gelenkschmerzen, traumatische Knochenverletzung, Verstauchung, Schwellung, Quetschung, rheumatoide Arthritis, Magen- und Speiseröhrenkrebs, Epilepsie bei Kindern, Kindbettfieber mit Fieberkrämpfen, Mangelernährung bei Kindern, Erkältung und Grippe, Bronchitis, Engegefühl in der Brust, Bluthusten, Allergien, Lungenbeschwerden, Pneumonie, Skorpion- und Insektenstich sowie Schlangenbiss.

Westliche Pflanzenheilkunde

Kräuterkundige in den USA haben keine Ahnung von dieser Spezies. Sie attestieren ihr geringe Bedeutung und geringen medizinischen Nutzen. Die Heilkundigen kannten sie, verwendeten sie aber nur selten. Zweizahn wurde als menstruationsförderndes Mittel und als Hustenlöser verordnet. Darüber hinaus benutzte man ihn bei Amenorrhoe, Dysmenorrhoe, Gebärmuttererkrankungen, schwerem Husten und Asthma. Ein Auszug aus den Samen, mit Zucker gesüßt, wurde bei Keuchhusten verabreicht. Man war der Ansicht, die Pflanze sei nützlich bei Herzproblemen (z. B. Herzrasen), Erkältungen sowie akuten Kehlkopf- und Bronchialerkrankungen. Die Seminolen (Indianerstamm) sowie die Ureinwohner von Hawaii und viele andere Ethnien haben es beispielsweise als Küchenkraut verwendet.

Michael Moore war der erste zeitgenössische Kräuterkundler, der sich mit der Wirkung von *Bidens* beschäftigt hat. In den 1990er-Jahren verfasste er umfangreiche Abhandlungen über das Kraut. Die antibiotische Aktivität von Zweizahn entdeckte er jedoch nicht. Allerdings beschrieb er die Heilwirkungen von Bidens bei strukturellen Schleimhautschäden. So sagt er, „*Bidens* ist wahrscheinlich das beste pflanzliche Heilmittel, das es für Hautreizungen, Entzündungen, Schmerzen sowie Blutungen der Schleimhäute der Harnwege gibt.“[3]

Die Pflanze stärkt, heilt und tonisiert die Schleimhäute, bekämpft Entzündungen und ist ein potentes Antibiotikum bei Harnwegsinfektionen. Moore befand das Kraut als nützlich bei rezidivierenden Harnwegsinfektionen und Entzündungen, die für Antibiotika unempfindlich sind. Schmerzen verschwinden nach einer Behandlung mit Bidens in der Regel nach ein bis zwei Tagen. Moore empfiehlt, die Pflanze nach der Genesung zusätzlich einige Tage länger einzunehmen, um das Problem „im Keim zu ersticken“.

Er sprach sich zudem für *Bidens* als spezifisches Therapeutikum bei erhöhtem Harnsäurespiegel im Blut aus. So ist die Pflanze beispielsweise nützlich bei Gicht (Arthritis urica) sowie bei Nierensteinen aus Harnsäuresalzen (Uratsteine). Sie wirkt zudem diuretisch und verbessert die Harnsäureausscheidung im Urin.

Auf Grund ihrer stärkenden Wirkung auf die Schleimhäute und adstringierenden sowie entzündungshemmenden und antibakteriellen Wirkung eignet sich die Pflanze hervorragend für die Behandlung von lästigen Krankheiten, verursacht durch resistente Pathogene: Harnwegsinfektionen, chronischer Durchfall und Ruhr, Gastritis und Geschwüre (egal, ob im Magen, Darm, Anus, Mund oder anderswo im Körper), entzündete Schleimhäute (bei Erkältungen, Grippe oder anderen Atemwegsinfektionen), Halsschmerzen (verursacht unter anderem durch Husten, Infektionen) sowie vaginale Infektionen.

Moore bemerkt, dass *Bidens* „die Fähigkeit besitzt, Zellstrukturen der Schleimhäute zusammenzuziehen, zu festigen und zu schrumpfen und dabei Blutstauungen sowie Ödemen vorzubeugen, wobei gleichzeitig die Blutzirkulation, der Stoffwechsel und Heilwirkungen in Bezug auf Zellfunktionen in betroffenen Geweben erhöht werden."[4]

Es ist eine gute Pflanze, die zu oft missachtet und übersehen wird.

Wissenschaftliche Studien

Bidens pilosa ist hochwirksam gegen den Malariaparasiten, das haben *in vivo* sowie *in vitro* Studien und nicht zuletzt die erfolgreichen Ergebnisse der traditionellen Nutzung gezeigt. Das in der Pflanze enthaltene Polyacetylen erwies sich als hoch aktiv gegenüber den Parasiten, besonders bei Anwendung von frischen Pflanzen. In der getrockneten Pflanze ist der Inhaltsstoff instabil.

Man hat den Wirkstoff Polyacetylen als die am wirksamsten mikrobenhemmende Komponente identifiziert. Studien bestätigten diesen Befund. Alkohol Tinkturen aus frischem Bidens zeigten eine 90-prozentige Hemmung des Malariaparasiten in *in vivo*-Studien, während Tinkturen aus der getrockneten Pflanze eine 65-prozentige Hemmung und Wasserauszüge eine 38-prozentige Hemmung induzierten. Die Aktivität ist bei resistenten sowie nicht-resistenen Stämmen gleichwertig. Im Vergleich dazu zeigt Chloroquin bei Chloroquin-empfindlichen Stämmen eine 99,2-prozentige Aktivität gegen Malariaparasiten. Also ist die Pflanze fast so potent wie das Pharmazeutikum. Trotzdem ist Zweizahn zweifellos nicht so wirksam wie *Sida* oder *Cryptolepis*, deshalb sind zur Malariatherapie höhere Dosierungen und längere Anwendungszeiten empfehlenswert.

Interessant ist eine *in vivo*-Studie, die die Effizienz von wildwachsendem *Bidens* mit gezüchtetem *Bidens* verglichen hatte. Sie kam zu dem Ergebnis, dass das Wildgewächs stärker wirksam ist als die Züchtung.

Wie bereits im Vorfeld bemerkt, hat *Bidens* eine gute antibakterielle Wirksamkeit. Er ist gegen ein breites Mikrobenspektrum wirksam. Es gibt aber kontroverse Studienergebnisse.

Mehrere Polyacetylenisolate der Pflanze erwiesen sich in *in vitro*-Studien wirksamer im Vergleich zu Ampicillin, Tetracyclin, Norfloxacin und Amphotericin B. Ciprofloxacin und Ofloxacin waren potenter als die Pflanzenextrakte. In einer Studie stellte man fest, dass Wasserauszüge von *Bidens* effektiver gegen *E. coli* und *Bacillus cereus* eingesetzt werden können als Gentamicin. *Bidens* potenziert die Wirksamkeit von Tetracyclin, wenn es zusammen mit dem Pharmazeutikum eingenommen wird.

Das Kraut ist antiviral aktiv gegen Herpes simplex 1 und 2 und ist gemäß *in vitro*-Studien beinahe so stark wirksam wie das Arzneimittel Aciclovir – vor allem verursacht es keine Nebenwirkungen.

Bei der Behandlung von *Entamoeba histolytica* – ein weltweiter Erreger von Ruhr – schnitt *Bidens* besser ab als Metronidazol. Dabei wurden die Mikroorganismen nicht vollständig beseitigt, aber ihre Anzahl deutlich reduziert. Auch wurde *B. pilosa* als hochwirksam zur Behandlung des Parasiten *Leishmania amazonensis* eingestuft. Ein Ethanolextrakt hemmte beides, die intrazellulären Amastigoten und den Promastigoten. Die Toxizität des Extrakts war äußerst gering.

Bidens pilosa schützte Mäuse vor dem Gift der *Dendroaspis jamesoni* (Schlange aus Kamerun), das potentes Neurotoxin enthält. Dabei erwies sich die Pflanze als vergleichbar effektiv wie Atropin, Promethazin, Neostigmin und Hydrocortison. Der Pflanzenauszug potenzierte zudem das Gegengift, das bei solchen Schlangenbissen eingesetzt wird. *Bidens* ermöglicht demnach einen sehr wirksamen Schutz vor Neurotoxinen. Die Pflanze ist nur schwach wirksam gegen Natterngift, das Blutungen und Nekrosen verursacht.

Zahlreiche *in vivo*-Studien haben die antiulzerogene Wirkung der Pflanzentinktur als hoch eingestuft. Sie verhindert durch Alkohol verursachte Magen-Darm-Läsionen und ist wirksamer als Sucralfat. Das Kraut schützte signifikant die Darmschleimhäute und förderte durch unterschiedliche Mechanismen deren Abheilung.

Zweizahn ist ein Hemmstoff der Angiogenese (Blutgefäßneubildung, etwa bei Krebs oder Makuladegeneration), wirkt antiproliferativ und reduziert lebensfähige Tumorzellen (stimuliert Apoptose/Zelltod). Die Pflanze besitzt eine starke antileukämische Aktivität und viele Wirkungen, die die Zellfunktion und das Zellwachstum normalisieren.

Das Kraut hat einen starken antipyretischen Effekt, der vergleichbar mit Acetaminophen ist. Es senkt spezifisch Fieber bei akuten Infektionen.

Bidens wirkt stark antioxidativ und antientzündlich. Eine klinische randomisierte Doppelblindstudie mit 20 Teilnehmern prüfte die Aktivität des Krauts zur Behandlung von allergischer Rhinitis. *In vitro*- und *in vivo*-Studien zufolge schützt die Pflanze Erythrozyten (rote Blutkörperchen) vor oxidativen Schäden. Dabei wirken die wasserlöslichen Anteile stärker oxidativ als ethanollösliche Komponenten. Die Pflanze hemmt die Exprimierung von Cyclooxygenase-2 (Cox-2) (ähnlich wie Ibuprofen) und hemmt die Prostaglandinproduktion, da sie die Syntheserate beeinflusst. Zweizahn ist ein hervorragender Radikalenfänger, vergleichbar mit Alpha-Tocopherol. *Bidens* hemmt die Freisetzung von Histamin.

Eine Vielzahl von *in vivo*-Studien belegte die leberschützende Wirkung von *Bidens*. Das Kraut schützt vor chronisch obstruktiver Cholestase, vermindert Nekrosen und Fibrosierung in der Leber. Es normalisiert Leberenzymwerte und optimiert die Superoxiddismutase- sowie Glutathionperoxidase-Werte bei leberkranken Mäusen. Es wirkt hochprotektiv gegenüber induzierten Leberschäden.

Die Pflanze wirkt im Uterus wie ein Wehenmittel (z. B. Oxytozin), tonisiert die Uterusmuskulatur und hilft bei Geburtswehen (*in vivo*-Studien).

Sie vermittelt eine entspannende Wirkung auf Gefäßgewebe sowie die Herztätigkeit und ist ein Vasodilatator. Darüber hinaus wirkt sie auf den Aorta-Ruhetonus und hemmt KCI- sowie CaCI2-induzierte Kontraktionen um bis zu 95 Prozent. Die Effekte bleiben relativ langfristig erhalten. *Bidens* schwächt bei Ratten den Einfluss von Fructose und Kochsalz auf den Blutdruck ab und senkt den Insulinwert im Blut. Bei normotonen Ratten sind die Effekte marginal, bei hypertensiven Ratten aber deutlich ausgeprägt.

Das Kraut verfügt über antidiabetische Eigenschaften: es senkt den Blutzuckerspiegel bei Mäusen, erhöht die Insulinsensitivität und regt die Insulinsekretion der Bauchspeicheldrüse an. Die einmal tägliche Einnahme der Pflanze während 28 Tagen schützte das Inselorgan des Pankreas und stimulierte dessen Aktivität (bei Mäusen). *Bidens* wurde erfolgreich bei Mäusen zur Rückbildung von Diabetes Typ 2 angewendet. Es reduziert Hypoglykämien. Cytopiloyn, ein in der Pflanze enthaltenes Polyacetylen, schützt nicht-übergewichtige Mäuse vor Diabetes Typ 1.

Bidens pilosa ist ein starker und zuverlässiger Immunmodulator. Man fand heraus, dass das Kraut die Differenzierung von T-Helferzellen beeinflusst. Darüber hinaus schützt es vor Th1-vermitteltem Autoimmundiabetes (Typ 1-Diabetes) bei Diabetes-Mäusen (NOD). Dies ist auf einige polyacetylenische Komponenten der Pflanze sowie auf eine Butanol-Fraktion zurückzuführen. Die Butanol-Fraktion mindert zudem Th2-vermittelte Atemwegsentzündungen bei Mäusen. Heiße Wasserauszüge stimulieren die Interferon-Gamma-Expression. Die Pflanze erhöht die Aktivität des Immunsystems, wenn sie zu niedrig ist, und mindert sie, falls sie zu hoch ist.

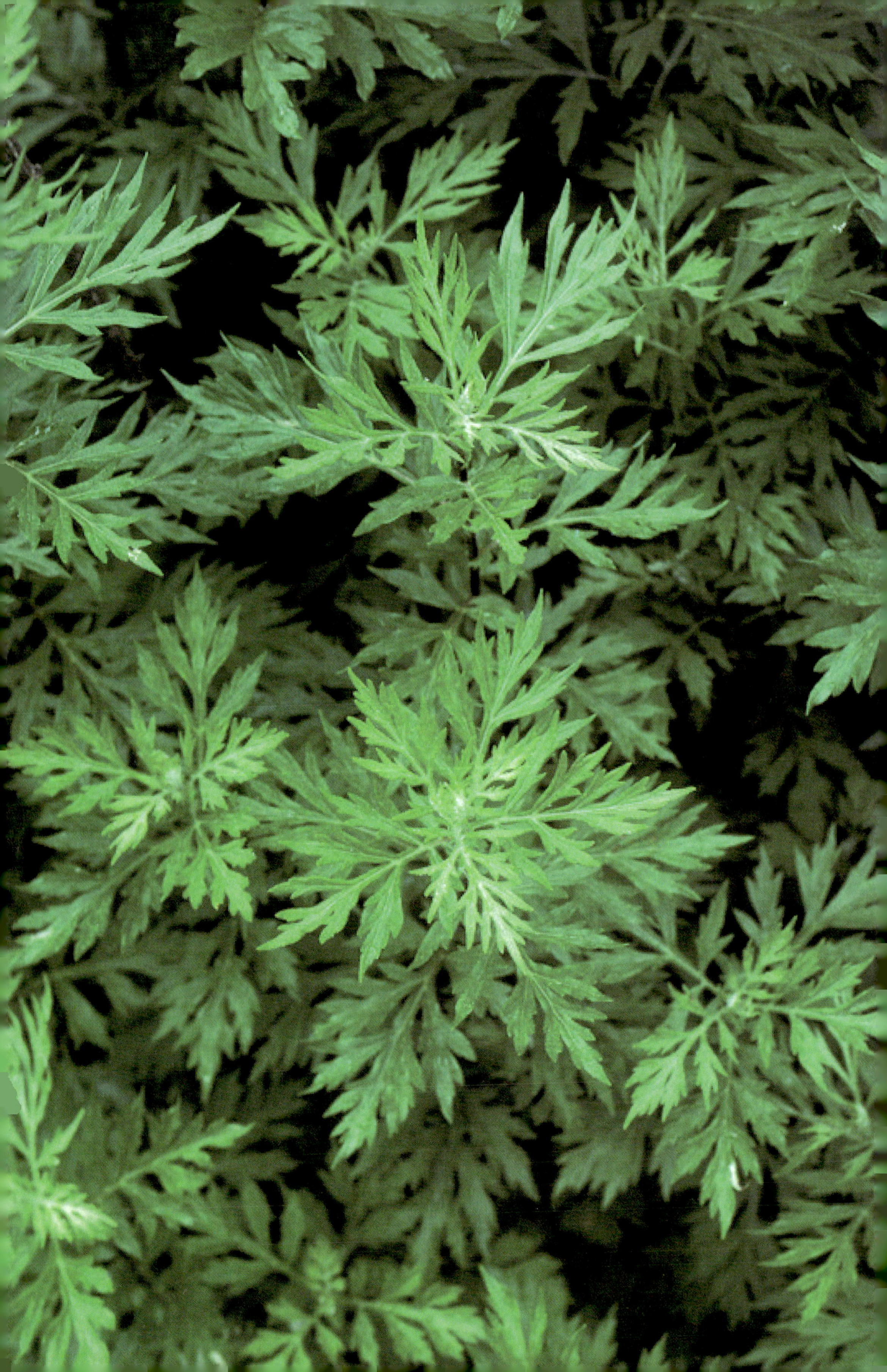

Artemisia

Familie *Asteraceae*, Korbblütler.

Geläufige Namen Einzelne Arten sind unter den Bezeichnungen Beifuß, Wermut, Stabwurz oder Edelraute bekannt. Englische Trivialnamen sind *sweet Annie* und *sweet wormwood*.

Benutzte Arten Man kennt etwa 400 *Artemisia*-Arten. Im Folgenden wird hauptsächlich auf *Artemisia annua* (Einjähriger Beifuß) eingegangen. Von allen Arten enthält diese am meisten Artemisinin, das ein starker systemischer Wirkstoff gegen Blutparasiten ist. Artemisinin ist bekannt für seine gute Wirksamkeit bei Malaria. Zahlreiche weitere *Artemisia*-Arten enthalten ebenfalls diesen Wirkstoff (frühere Berichte behaupten fälschlicherweise das Gegenteil) und werden auch in diesem Abschnitt besprochen.

Alle Pflanzen dieser Gattung sind antimikrobiell sowie antibakteriell wirksam. Dennoch wirken ihre Bestandteile nicht annähernd so gut systemisch wie die jener Pflanzen, die in diesem Kapitel vorgestellt werden. *Artemisia annua* (Beifuß) – inklusive Artemisinin und verwandte Substanzen – ist die Nummer eins der systemisch wirksamen Antibiotikakräuter gegen Parasiten im Blut.

Benutzte Pflanzenteile

Die oberirdischen Pflanzenteile inklusive Blüten haben den höchsten Artemisinin-Gehalt. Die ganze Pflanze verfügt über ein breiteres Wirkspektrum als der isolierte Wirkstoff Artemisinin. Da die Zubereitungen der Pflanze bei den wenigen antibakteriellen Studien über *Artemisia* unterschiedlich sind, kam es zu widersprüchlichen Ergebnissen. Die hohe antibiotische Wirksamkeit von *Artemisia*-Pflanzen wurde nachgewiesen (dies erklärt die Anwendung der Gattung in der traditionellen Heilkunde), allerdings unterscheiden sich die Studienergebnisse hinsichtlich der Wirksamkeit gegenüber bestimmten Bakterienspezies. Das führte zu Verwirrung. Es wird unterstellt, dass die Pflanze aufgrund ihrer antibakteriellen *in vitro*-Aktivität einen klinischen Nutzen hat. Aber das ist nicht richtig.

Bei Gelbwurz liegt das gleiche Problem vor: Das Kraut ist hochwirksam gegen viele Bakterien, aber sein stärkster Wirkstoff (Berberin) kann auch bei hoher Dosierung die Darmschleimhaut nicht überwinden. Deshalb handelt es sich bei Gelbwurz um kein systemisch wirksames Kraut. Artemisinin und

Artemisia annua

einige andere antiparasitäre Wirkstoffe von *Artemisia* wirken stark systemisch, verfügen aber nur über eine begrenzte antibakterielle Aktivität. Sie bekämpfen bevorzugt Parasiten im Blut und in der Leber und sind auch Tumortherapeutika.

Die ätherischen Öle sind breiter antibakteriell wirksam, jedoch in erster Linie im Magen-Darm-Trakt (bei innerer Anwendung). Daher sind sie vor allem bei Magen-Darm-Problemen nützlich – auch die direkte Anwendung auf der Haut ist möglich. Als systemisches Antibiotikum sind die ätherischen Öle der Pflanze ungeeignet. Der traditionelle Gebrauch von *Artemisia annua* verrät viel über die breite medizinische Wirksamkeit der Pflanze und betrifft hauptsächlich …

- die Fiebersenkung – die Pflanze wirkt schweißtreibend.
- die topische Anwendung – das Kraut ist nützlich bei infizierten Wunden und Hautinfektionen.
- Magen-Darm-Beschwerden oder -Infektionen.
- Probleme der Reproduktionsorgane bei Frauen – hauptsächlich als Emmenagogum.
- Leberfunktionsstörungen.
- Inhalationsmittel bei Atemwegsproblemen – hier kommen die ätherischen Öle zum Einsatz.
- Parasiten im Blut und in der Leber.

Die meisten Studien zur antibakteriellen Wirkung der Pflanze wurden mit ätherischen Ölen durchgeführt. Hierzu hat man einige Arten getestet. Ich weise nochmals darauf hin, dass die Öle nur geringfügig in den Blutkreislauf gelangen. Deshalb sind sie nur als Inhalation bei Atemwegsinfektionen, zur Einnahme als kalter Auszug (was die Öle in der Flüssigkeit hält) im Magen-Darm-Trakt oder zur topischen Anwendung geeignet (Umschlag oder Waschflüssigkeit). In dieser Form ist *Artemisia* ein sehr gutes Heilmittel gegen resistente Mikroorganismen (ausgenommen sind die Blutparasiten).

Eine Studie mit Blätterextrakten von *Artemisia nilagirica* befand die Pflanze als aktiv gegen eine Reihe gramnegativer sowie grampositiver Keime: *Bacillus subtilis*, *Clavibacter michiganensis*, *Enterobacter aerogenes*, *Pseudomonas aeruginosa*, *Pseudomonas syringae*, *Salmonella typhi*, *Shigella flexneri* und *Yersinia enterocolitica*. Sie erwies sich als unwirksam gegenüber *Enterococcus faecalis, E. coli, Klebsiella pneumoniae* oder *Staphylococcus aureus*. Einige Studien behaupten, die meisten *Artemisia*-Spezies seien nicht wirksam bei *E. coli, Klebsiella, Pseudomonas* und Staphylokokken. Andere Studien behaupten etwas anderes. So zeigte eine Studie, die sich mit der Wirkung von *Artemisia anomala* auseinandersetzte, dass diese Spezies gegen *Bacillus subtilis, E. coli, Proteus vulgaris, Salmonella typhi* und *Staphylococcus aureus* wirksam ist. Hier wurde ein Methanolextrakt benutzt. Der Grund für die divergierenden Ergebnisse könnte in der unterschiedlichen Löslichkeit der Pflanzenstoffe liegen. So ist beispielsweise Hexan das am besten geeignete Lösungsmittel für *Artemisia*-Bestandteile. Und Artemisinin ist in Fett (Vollmilch) löslicher als in Wasser.

Zubereitung und Dosierung

Artemisinin Die empfohlene Wirkdosis von Artemisinin bei Malaria beträgt 500 bis 1000 Milligramm am ersten Tag, anschließend 2 bis 4 oder mehr Tage 500 Milligramm täglich. Dann sollte der Parasit aus dem Blut verschwunden sein. Bei 400 Milligramm pro Tag (5 Tage) beträgt die Rückfallquote knapp 40 Prozent, bei 800 Milligramm nur 3 Prozent. In der Traditionellen Chinesischen Medizin variiert die Dosierung zwischen 500 Milligramm und 1600 Milligramm täglich für 3 Tage – Wiederholung derselben Therapie nach 2 Wochen (um neue Parasiten zu eliminieren).

Ich halte folgende Strategie für die effektivste: 800 bis 1200 Milligramm täglich für 5 bis 7 Tage – Wiederholung derselben Therapie nach 2 Wochen. Die Rezidivrate vermindert sich mit höherer Dosierung.

Hinweis Je länger Artemisinin eingenommen wird, desto mehr nimmt die Bioverfügbarkeit im Blut ab – am Tag 7 sind es nur noch 24 Prozent des anfänglichen Wirkspiegels. Die Einzelsubstanz ist nicht wirklich effektiv, wenn sie bei einer Parasiteninfektion länger als 7 Tage eingenommen wird. Stellt sich beispielsweise bei Babesien innerhalb von einigen Wochen keine Wirkung ein, wird diese auch nicht mehr eintreten.

Bei der Zubereitung der Kräuterdroge gilt es einige Dinge zu beachten:

- Die Frischpflanze ist am stärksten wirksam.
- Getrocknete oder frische Pflanzenteile sollten niemals gekocht werden.
- Als Auszugsmittel ist Fett hilfreich.

- Getrocknet bleibt die Pflanze antiparasitär wiksam, verliert aber ihre antioxidative Potenz.
- Dosierung und Dauer der Anwendung sind zu beachten.

Jahrtausendalte Texte der Traditionellen Chinesischen Medizin empfehlen einen Niedrigtemperaturaufguss aus der frischen Pflanze, die zerstoßen und ausgepresst wird, um den Pflanzensaft ebenfalls zu extrahieren. Die Erfahrung hat gezeigt, dass dies die wirksamsten Auszüge ergibt.

Einige *Artemisia*-Bestandteile sind nur geringfügig wasserlöslich, darunter auch Artemisinin – sie lösen sich aber hervorragend in Fett und Alkohol.

Frischpflanzenaufguss bei Malaria

100 Gramm frische Blüten und Blätter klein schneiden und mit zwei Tassen (250 Milliliter) heißem Wasser übergießen, bedeckt 12 Stunden ziehen lassen, abseihen und auspressen, täglich den gesamten Aufguss trinken, 7 Tage, Anwendung nach zwei Wochen wiederholen.

Frischpflanzensaft bei Malaria

Frische Pflanzenteile entsaften, 1 EL Frischpflanzensaft täglich, 7 Tage, Anwendung nach zwei Wochen wiederholen. Der Saft kann durch Zugabe von 20 Prozent Alkohol stabilisiert werden (siehe S. 424).

Hinweis Frischpflanzensaft ist 6 bis 17 Mal wirksamer als reines Artesimisinin. Saft und Tinktur sind die wirksamsten Zubereitungen.

Trockenkrautaufguss bei Malaria

1 Liter heißes Wasser über 100 Gramm getrocknetes Kraut (Blätter und Blüten) gießen, bedeckt 12 Stunden ziehen lassen, abseihen und täglich trinken, 7 Tage, Anwendung nach zwei Wochen wiederholen.

Milchaufguss bei Malaria

1 Liter heiße Vollmilch über 100 Gramm frisches oder getrocknetes Beifußkraut gießen, bedeckt 4 Stunden ziehen lassen.

Hinweis Milchfett ermöglicht die Extraktion von 80 Prozent des enthaltenen Artemisinins. Hingegen werden durch Wasser nur etwa 25 Prozent des enthaltenen Artemisinins extrahiert.

Tinktur bei Malaria

Frisches Kraut klein schneiden und abwiegen, Zugabe der zweifachen Menge an reinem Kornalkohol (z. B. 30 Gramm Kraut plus 60 Milliliter Alkohol;

nähere Informationen hierzu S. 406), 2 Wochen stehen lassen, Flüssigkeit auspressen – zwei Mal täglich 1 EL, 7 Tage, Anwendung nach zwei Wochen wiederholen.

Tinktur mit Sida und Cryptolepis bei Malaria

Mischung aus jeweils 60 Gramm *Sida-*, *Cryptolepis-* und *Artemisia annua*-Tinktur, 2 Teelöffel täglich, 7 Tage, Anwendung nach zwei Wochen wiederholen.

Das Kraut ist sehr wirksam, wenn es ordnungsgemäß zubereitet wird. Die Dosis kann sehr stark erhöht werden, da das Kraut gut verträglich ist. Denken Sie daran: Das Kraut wurde in China entdeckt, wo man es benutzte und kaum oder keine Neuerkrankungen an Malaria vorkamen. Das Geheimnis liegt in der Dosierung wie bei allen Arzneimitteln.

Nebenwirkungen und Kontraindikationen

Etwa 25 Prozent der Anwender, die *Artemisia annua* als Malariamittel einsetzen, berichten über leichten Schwindel (ohne Erbrechen), Benommenheit, Tinnitus, Juckreiz und leichte Bauchschmerzen. Artemisinin selbst verursacht Magen-Darm-Probleme, Appetitstörungen, Schwindel, Krämpfe, Durchfall und Erbrechen. Etwa vier Prozent der Anwender bemerken solche Symptome. Bei Pflanzenaufgüssen sind die Nebenwirkungen geringer augeprägt. Sehr hohe Dosierungen (5000 Milligramm pro Tag, 3 Tage) verursachten Leberentzündungen, die nach Absetzen des Supplements wieder verschwanden. Artemisinin hat einen geringen chronotropen Effekt auf das Herz. Es verursacht leichte Hypotonie, was für Anwender unproblematisch ist.

In der Schwangerschaft wird von *Artemisia*/Artemisinin abgeraten, vor allem im ersten Drittel. *In vivo*-Studien beobachteten bei einer Anwendung im ersten Schwangerschaftsdrittel unerwünschte Nebenwirkungen bei Ratten und Mäusen. In einer klinischen Studie mit 16 Teilnehmerinnen führte die Einnahme des Krauts im ersten Drittel der Schwangerschaft zu keiner auffälligen Veränderung der Fehlgeburtenrate.

Arzneimittel-Interaktionen

Artemisia annua enthält wie viele Heilpflanzen synergistische Stoffe, die die antimikrobielle Wirksamkeit anderer Pflanzenkomponenten potenzieren. Beispielsweise führten die in der Pflanze enthaltenen Flavonole Chrysos-

Eigenschaften von Artemisia

Wirkungen

antibakteriell
antientzündlich
antifungal
antiviral
antiparasitär
calciumantagonistisch
immunmodulierend
krebshemmend
malariahemmend
plasmodienhemmend
schizontenhemmend

Antibiotische Aktivität

Viren

Boviner Durchfall-Virus
Epstein-Barr-Virus
Hepatitis B- und C-Virus

Parasiten

Babesia spp.
Clonorchis sinensis
Eimeria acervulina
Eimeria tenella
Fasciola hepatica
Leishmania spp.
Neospora caninum
Opisthorchis viverrini
Plasmodium spp.
Schistosoma spp.
Toxoplasma gondii
Trypanosoma spp.

Pilze

Dermatophyten

Artemisia ist auch bei verschiedenen Krebszelllinien wirksam und stark aktiv gegen *Dermatophyten* (Pilze, die Infektionen an Haar, Haut und Nägeln verursachen). *A. annua* wirkt *in vitro* gegen einige Bakterien, aber die Studienbefunde sind widersprüchlich, wie immer. Die große Stärke von *Artemisia* ist die Wirksamkeit gegen Parasiten im Blut und in der Leber. Wirkungen bei Darminfektionen sind möglich.

Pflanzendekokt ist wirksam gegen *Bacillus cereus, Bacillus subtilis, Bordetella bronchiseptica, E. coli, Klebsiella pneumoniae, Micrococcus flavus, Proteus vulgaris, Pseudomonas aeruginosa, Salmonella typhi, Salmonella typhimurium, Sarcina lutea, Staphylococcus aureus, Staphylococcus epidermidis* und *Streptococcus mutans.*
Ein anderer Extrakt (keine nähere Angabe vorhanden) wurde als aktiv gegen *Mycobacterium avium* befunden. Methanolextrakte wirken gegen *Bacillus cereus, Bacillus pumilus, Bacillus subtilis, E. coli, Micrococcus luteus, Pseudomonas aeruginosa, Salmonella spp.* und *Staphylococcus aureus.*

Das ätherische Öl der Pflanze ist bei *Candida albicans, Enterococcus hirae, E. coli* sowie *Staphylococcus aureus,* aber nicht bei *Pseudomonas aeruginosa* wirksam.

Weitere Wirkungen

Das Öl von *Artemisia tschernieviana* wirkt gegen *Bacillus cereus, Bacillus subtilis, Candida albicans, Enterobacter aerogenes, E. coli, Klebsiella pneumoniae* und *Staphylococcus aureus*. Andere *Artemisia*-Arten sind gleichermaßen antibakteriell wirksam: *A. absinthium, A. douglasiana und A. ludoviciana* (auch *Helicobacter pylori*), *A. echegarayi* (auch gegen *Proteus mirabilis* und verschiedene *Listeria*-Arten), *A. gilvescens* (auch MRSA), *A. giraldii* (auch *Aspergillus spp., Proteus spp., Sarcinia lutea, Trichoderma viride*), *A. herba-alba, A. iwayomogi, A. kulbadica, A. leucodes, A. monosperma* (auch *Mycobacterium tuberculosis* und Staphylokokken), *A. princeps var. orientalis* (auch *Bacteroides fragilis, Clostridium perfringens* und Staphylokokken) sowie *A. vulgaris* (auch *Streptococcus mutans*).

Man geht davon aus, dass *Artemisia*-Arten gegen Darmparasiten wirksam sind. Ich weise nochmals darauf hin, dass es diesbezüglich nur wenige Studien gibt. *A. absinthium* gilt gemäß der historischen Praxis als die wirksamste *Artemisia*-Art bei Darmparasiten. Blätterextrakte sind gegen *Syphacia*-Parasiten wirksam, Nematoden (Fadenwürmer), die den Darmtrakt von Mäusen infizieren. *In vivo* ist die Pflanze zudem gegen mehrfach resistente Malariaparasiten wirksam.

Artemisia maciverae ist *in vivo* gegen *Trypanosoma brucei* wirksam. Dieser Parasit ist nach einer Behandlung mit der Pflanze nach sieben Tagen verschwunden (Dosierung: 10 mg/kg Körpergewicht). Dieselbe Dosierung erwies sich auch gegen Plasmodien wirksam – hier sind die Parasiten nach drei Tagen beseitigt. Manche *Artemisia*-Spezies sind gegen Pflanzenpathogene und verschiedene Pilzarten wirksam, weshalb sie häufig zum Schutz von Beeten gepflanzt werden.

Indikationen

- Blut- und Leberparasiten sowie systemische Krebsarten (Artemisin ist ein wirksames Antitumormittel).

Das sind die Stärken der Pflanze, wenn sie als systemisch wirksames Kraut eingesetzt wird. Für diesen Zweck gibt es nichts Vergleichbares. Ordnungsgemäß zubereitet, ist die Pflanze zudem potent gegen mikrobielle und parasitäre Infektionen, insbesondere im Magen-Darm-Trakt sowie auf der Haut (siehe S. 181).

Verfügbarkeit

Das Kraut wächst fast überall, wo es angepflanzt wird. Samen sind leicht verfügbar (z. B. www.horizonherbs.com). Es ist ein wirklich gutes Kraut für den Garten. Das trifft auf alle *Artemisia*-Arten zu, die Arteminisin enthalten

(z. B. *Artemisia absinthium*).

Artemisinin wird momentan fast überall zum Verkauf angeboten. Online bekommt man beides, das Kraut und das Supplement. Derzeit wird versucht, den rezeptfreien Verkauf des Supplements zu verbieten. Damit will man übermäßigen Konsum sowie Missbrauch verhindern. Die häufige Verwendung des Supplements löste bereits Resistenzentwicklungen bei Malariaparasiten aus.

In Deutschland ist die Tinktur bei Kräuter Schulte (www.kraeuterschulte.de) erhältlich.

plenol-D sowie Chrysophlenetin zur Potenzierung der Aktivität von Berberin und Norfloxacin gegenüber resistenten Staphylokokken. Artemisinin verursacht die Aktivierung von Leberenzymen und kann mit Omeprazol (Magensäurehemmer) interagieren.

Habitat und Erscheinungsbild

Artemisia annua ist in China, Westasien, Nordindien, Japan, Korea, Vietnam, Myanmar, im Süden Sibiriens sowie in Südosteuropa heimisch. Die invasive Pflanzenart wächst inzwischen auch in den USA und vielen anderen Ländern. Sie liebt verwilderte Standorte – Straßenränder, Brachäcker oder verwilderte Gärten – besonders im Osten Nordamerikas. Sie kann beinahe überall gedeihen. Allerdings wird sie stärker wirksam und aromatischer, wenn die Böden nähstoffarm sind. Ihr Artemisinin-Gehalt ist um 20 Prozent höher, wenn sie auf kaliumarmem Boden wächst.

Das Gewächs entwickelt sich ausladend buschig mit sellerieartigen Blättern. Die Pflanze kann bis zu zwei Meter in die Höhe wachsen und besticht durch ihre typisches, schönes und krautiges Aussehen. Sie blüht im Spätsommer.

Artemisinin in anderen Artemisia-Spezies

Zahlreiche andere *Artemisia*-Arten enthalten ebenfalls Artemisinin (bisher wurden 18 identifiziert). Allerdings verfügt *Artemisia annua* über die höchste Konzentration des Wirkstoffs, wenngleich manche Arten einen ähnlich hohen Artemisinin-Gehalt haben. So erreichen die Blüten von *A. bushriences* etwa 80 Prozent des Artemisininwerts von *Artemisia annua*, *A. dracunculus* etwa 60 Prozent. In den Blüten der folgenden Arten steckt ebenfalls Artemisinin (in absteigender Reihenfolge): *A. roxburghiana* (etwa 50 Prozent), *A. vestita* und *A. sieversiana* (etwa 40 Prozent) sowie *A. moorcroftiana* und *A. absinthium* (etwa 30 Prozent). Bei den übrigen Arten finden sich 10 bis 15 Prozent der in *Artemisia annua* vorkommenden Artemisinin-Menge: *A. vulgaris*, *A. indica*, *A. roxburghania var. gratae*, *A. japonica*, *A. tangutica* und *A. lancea*. Nur *A. desertorum* enthält so gut wie kein Artemisinin. Reichlich Artemisinin findet sich dabei stets in den Blüten und den Blättern – vergessen Sie die Wurzeln und die Strünke.

Anbau und Ernte

Artemisia annua ist eine einjährige Pflanze. Man kann sie leicht mit Samen ziehen. Sie werden im Herbst im Freien oder innen vor dem letzten Frost gesät. Die Samen bevorzugen gut belüftete Erde und Licht. Einmal gezogen, sorgt die Pflanze selbst für Nachwuchs und wird für immer bleiben.

Die Ernte von Blüten und Blättern ist kurz nach der Blütezeit. Diese Teile der Pflanze enthalten Artemisinin. Im Herbst ist der Artemisinin-Gehalt höher als im Frühling. Das Kraut benötigt Zeit, um Artemisinin zu produzieren. Je länger man wartet, desto besser ist der Ertrag. Daher sollten Sie auch die älteren, bereits absterbenden Blätter ernten. Stamm und Wurzel enthalten nur geringe Mengen Artemisinin und die mühevolle Ernte lohnt sich in der Regel nicht.

Man lässt die Pflanzenteile eine Woche in der Sonne trocknen. Das Licht fördert die weitere Produktion des wertvollen Wirkstoffs, auch nach der Ernte. Nach etwa einer Woche ist Sonne nicht mehr förderlich. Deshalb sollte die Trocknung dann an einem dunklen Ort fortgesetzt werden.

Hybridzüchtungen mit höherem Artemisinin-Gehalt (*Artemisia annua var. artemis, var. campinas, var. anamed*) sind im Fachhandel verfügbar. Anamed (www.anamed.org) bietet sie als Teil eines Anti-Malaria-Starter-Kits an. Dazu gibt es auch nützliche Informationen insbesondere zum Anbau und zur Anwendung.

Das Problem der Hybridzüchtungen ist, dass sie sich nur schlecht fortpflanzen. Wenn doch, ist der Artemisinin-Gehalt der Nachkommen sehr gering (die Alternative ist also weniger nachhaltig, als sie es sein sollte). Sollten Sie eine kontinuierliche Versorgung anstreben, empfiehlt es sich, nicht auf die Hybride zurückzugreifen.

Inhaltsstoffe

Bislang wurden mehr als 150 Komponenten von *Artemisia annua* identifiziert. Und das ist nur ein geringer Anteil in Anbetracht der vielen Stoffe, die in der Pflanze enthalten sind. In ihr stecken mindestens 28 Monoterpene, 30 Sesquiterpene, 12 Terpenoide und Steroide, 36 Flavonoide, 7 Cumarine, 4 Aromaten und 9 Aliphatsäuren.

Artemisinin ist der Hauptwirkstoff gegen Malariaerreger, aber es wurden eine Vielzahl anderer Wirkstoffe entdeckt, die genauso wirksam gegen Plasmodien bzw. Malaria sind. Andere Komponeneten haben pilzhemmende und antibakterielle Wirkeigenschaften. Beispiele hierfür sind Arteannuin B sowie Artemisininsäure. Arteannuin B greift Malariaparasiten an und potenziert die Wirkung von Artemisinin hochgradig synergistisch. Darüber hinaus wurde nachgewiesen, dass einige in der Pflanze enthaltenen Flavonoide *in vitro* gegen Malaria wirksam sind. Manche erhöhen auch die Aktivität von Artemisinin in Bezug auf Plasmodien (Artemetin, Casticin, Chrysophlenetin, Chrysosplenol-D und Cirsilineol). In der Pflanze sind Flavonoide im Überfluss vorhanden. Sie induzieren eine drei- bis fünffache Reduktion des ursprünglichen Bedarfs an Artemisinin, um Malariaerreger abzutöten. Manche Sesquiterpenlaktone verfügen über antiplasmodiale Eigenschaften. Sesquiterpenlaktone, Ridentin, Guainolide sowie Germacranolide sind die wichtigsten derartigen Stoffe.

Der Artemisinin-Gehalt der Blüten und Blätter beträgt 0,75 bis 1,4 Prozent – die Werte beziehen sich auf Blüten und Blätter, die im Herbst geerntet wurden, bevor die Pflanze Samen produziert. Man ist gerade dabei, Pflanzen mit hohem Artemisinin-Gehalt zu züchten, einige Varianten sind bereits auf dem Markt.

Vor kurzem hat man bei einigen *Artemisia*-Arten zudem den starken Antimalaria-Wirkstoff Tehranolid identifiziert. *In vivo*-Studien zeigen, dass er stark antiplasmodial wirksam ist. Bei Behandlungen mit Tehranolid-Auszügen aus *Artemisia diffusa* konnten bei Mäusen die Parasiten vollständig eliminiert werden – mit der üblichen Artemisinin-Dosierung.

Vorsicht bei Lyme-Borreliose!

Einige Patienten mit Lyme-Borreliose erzählten mir, dass sie seit ein bis zwei Jahren Artemisinin in relativ hoher Dosierung einnehmen. Dies ist absolut kontraindiziert und sollte unter gar keinen Umständen gemacht werden. Ich wiederhole: Eine ganz schlechte Idee! Artemisinin ist sehr sicher, wenn man es sachgemäß anwendet. Das heißt: Dosierungen von etwa 1200 Milligramm täglich, eine Woche. Artemisinin in hoher Dosierung erhöht langfristig das Risiko für Neurotoxizität. Das heißt: Schädigung des zentralen Nervensystems und des Gehirns. *Sida*, *Alchornea*, *Cryptolepis* und *Bidens* sind wesentlich sicherere Alternativen für die Langzeitanwendung – vor allem, wenn Sie eine Babesiasis behandeln wollen.

Traditionelle Anwendung

Artemisia annua (sowie einige andere *Artemisia*-Arten) hat ungewöhnliche Wirkeigenschaften. Die systemisch wirksamen Bestandteile der Pflanze wirken im Wesentlichen auf zwei Arten: 1. als hochpotentes antiparasitäres Mittel bei Blut- und Leberparasiten; 2. als Tumortherapeutikum. Dieselben Komponenten haben zudem zwei weitere nützliche Eigenschaften: 1. sie sind schweißtreibend und damit fiebersenkend; 2. sie sind emmenagog (Stimulation der Menstruation). Aus diesem Grund wird die Pflanze im ersten Trimester der Schwangerschaft nicht empfohlen. Hier ist Vorsicht geboten! Allerdings ist die emmenagoge Aktivität von *Artemisia annua* schwächer als bei anderen Artemisia-Arten. Der menstruationsfördernder Effekt von *Artemisia annua* ist nur minimal.

Obwohl sich auch andere Arten für die Behandlung von Malaria als nützlich erwiesen haben, gilt *Artemisia annua* derzeit als die wirksamste Spezies.

Die chinesische Medizin benutzt *Artemisia* seit mehr als 2000 Jahren zu Heilzwecken. Als Malariamittel war das Kraut während des Vietnamkriegs in Nordvietnam populär. Die Infektionsraten im nordvietnamesischen Heer waren außerordentlich hoch. Das maoistische China unterstützte die Entwicklung von *Artemisia annua* als Malariamittel.

Chinesische Forscher fanden heraus, dass die Malaria-Neuerkrankungsrate in einer bestimmten Region Chinas besonders niedrig war. Untersuchungen ergaben, dass die dortige Bevölkerung bereits nach Auftreten der ersten Symptome das Kraut einnahm. 1972 isolierten chinesische Wissenschaftler dann den Wirkstoff Artemisinin.

Ayurveda

In Indien ist *Artemisia annua* (Einjähriger Beifuß) unbekannt. Man benutzt andere Arten. *Artemisia absinthium* wird bei Wechselfieber, Magenproblemen, als Wurmmittel und bei nervösen Störungen (von „Hysterie“ bis Depression) verordnet. *Artemisia maritima* (Strandbeifuß/Meerwermut) gilt als spezielles Mittel bei Eingeweidewürmern – vor allem bei Askariasis und Oxyuriasis. Die meisten anderen *Artemisia*-Arten werden bei ähnlichen Indikationen eingesetzt.

Traditionelle Chinesische Medizin

In der Traditionellen Chinesischen Medizin wird *Artemisia annua qing-hao* genannt und bei „Blutfieber“, Kopfschmerz, Benommenheit, subfebrilen

Zuständen, Brustenge sowie fieberhaften Erkrankungen, Malaria, Krätze, Juckreiz und bösartigen Tumoren verordnet.

Westliche Pflanzenheilkunde

A. annua war lange Zeit unbekannt, wenngleich andere *Artemisia*-Arten seit längerem zu Heilzwecken benutzt wurden. *Artemisia absinthium* wurde von den Heilkundigen Ende des 19. Jahrhunderts in den USA eingesetzt. *Artemisia*-Arten wurden bei Wechselfieber, Malaria, Wurmbefall, Dyspepsie, nervösen Störungen, Durchfall, Leberbeschwerden, Amenorrhoe, Leukorrhoe und Gelbsucht verordnet. Auch die indigene Bevölkerung Nordamerikas verwendete die Pflanzen medizinisch.

Wissenschaftliche Studien

Es gibt Hunderte Labor-, Tier- und klinische Studien über die antiparasitäre Wirkung von Artemisinin und seine Analoga, meist bei Malaria und Bilharziose (Schistosomiasis). Ich werde im Folgenden einige davon vorstellen, aber nicht erschöpfend diskutieren.

Jede der vielen Hundert klinischen Studien belegt die Wirksamkeit von Artemisinin bei Malariabehandlungen. Es gibt auch eine Vielzahl von Studien über die ganze Pflanze, die weiter unten in diesem Abschnitt diskutiert werden.

Artemisinin ist weltweit das Mittel der Wahl zur Behandlung von Malaria, da es resistente Parasiten eliminiert. In der Regel töten der isolierte Wirkstoff oder das ganze Kraut 98 Prozent der Mikroorganismen innerhalb von 24 Stunden ab. Bei Kurzanwendung (weniger als 5 Tage) mit geringer Dosierung beträgt die Rezidivrate 39 Prozent. Höhere Dosierungen, die über längere Zeit verabreicht werden (5 statt 3 Tage) verringern die Rezidivrate signifikant. Bei 2000 Patienten (sie erhielten entweder geringe oder hohe Dosen) wurden die Malariaerreger innerhalb von 5 bis 7 Tagen aus dem Blut eliminiert. Bei angemessener Kurzzeitanwnedung war die Therapie gut verträglich.

Die antiparasitären Inhaltsstoffe der Pflanze sind außerordentlich gut systemisch wirksam. Sie verteilen sich sehr rasch im ganzen Körper und passieren ohne Probleme die Blut-Hirn-Schranke. Artemisinin wird als spezifisches Arzneimittel für zerebrale Malaria eingesetzt. Es verteilt sich im Blut und gelangt so in alle Körperzellen.

Artesunat, eine von Artemisinin abgeleitete Substanz und ein halbsynthetischer patentierter Arzneistoff, ist *in vitro*-Studien zufolge sehr wirksam gegen Babesien – schon bei geringer Konzentration. Eine komplette Hemmung von *Babesia equi* und *B. Caballi* wurde jeweils mit der Einnahme von 0,2 sowie 1,0 Mikrogramm/Milliliter erzielt.

Artemisinin zeigte bei der Behandlung dieses Mikroorganismus in klinischen Studien nur mäßigen Erfolg. Es war nur bei jedem zweiten Babesiasis-Patienten wirksam. Deshalb sind *Cryptolepis* sowie *Sida* die besseren Alternativen bei dieser Erkrankung.

Es gibt eine Reihe von klinischen Studien, die sich mit der Wirkung des halbsynthetischen Arzneistoffs Artemether (Artemisinin-Derivat) beschäftigen. Sie untersuchten dessen Aktivität bei der Behandlung von Bilharziose (Schistosomiasis). Die Krankheit wird durch so genannte Pärchenegel (*Schistosoma*) ausgelöst. Bilharziose ist nach Malaria die zweithäufigste parasitäre Erkrankung. Weltweit sind hunderte Millionen Menschen betroffen. Artemether wird meist als Einzeldosis alle zwei Wochen verabreicht (6 mg/kg Körpergewicht). Es wirkt besser bei den juvenilen Formen des Parasiten als bei den adulten. Bei wiederholter Anwendung verringern sich die Parasiten um 90 bis 98 Prozent. Artesunat erwies sich als vergleichbar wirksam.

Artemisinin ist zudem gegen *Neospora caninum* wirksam – ein einzelliger Parasit (Protozoon), der Endothelzellen sowie Makrophagen befällt. Gewöhnlich kommt es zum Befall des Zentralnervensystems sowie zu entzündlichen Erkrankungen des Herzens (Karditis). Artemisinin ist auch wirksam gegen *Eimeria tenella*, *Leishmania major* (infiziert Makrophagen), *Toxoplasma gondii*, *Schistosoma mansoni* (Leber-Trematoden), *Clonorchis sinensis* (Leber-Trematoden) sowie gegen alle anderen parasitären Mikroorganismen. Darüber hinaus eliminiert es Spirochäten, darunter *Leptospira* (*in vitro*). Artesiminin besitzt breite antiparasitäre Wirkeigenschaften.

Krebshemmende Eigenschaften

Das Interesse an Artemisinin als krebs- und tumorhemmendem Wirkstoff nimmt zu. Im Rahmen von *in vitro*- und *in vivo*-Studien erwies es sich als nützliches Mittel. Bei Leukämiezellen, Brust- und Darmkrebs zeigte Artemisinin in Labor- und Tierstudien eine gute Antitumoraktivität. Bei Hunden mit Knochenkrebs und Lymphom beobachtete man nach der Artemisinin-Anwendung bereits nach 10 bis 15 Tagen positive Effekte. Zudem können verschiedene Krebsarten beim Menschen mit dem Wirkstoff behandelt werden. In vietnamesischen klinischen Studien profitierten 50 bis 60 Prozent der Patienten, die an verschiedenen Krebsarten litten, von Artemisinin.

Darüber hinaus berichten klinische Studien von Behandlungserfolgen mit Artesunat bei Hodgkin-Lymphom (60 Milligramm intramuskulär, 14 Tage), bei kleinzelligem Lungenkarzinom (500 Milligramm zweimal täglich, 4 Monate), bei metastasiertem Brustkrebs Stadium V (Artemisinin 300 Milligramm zweimal täglich und Artesunat intravenös, 4 Monate), bei Hautkrebs (topische Anwendung von Artemisinin), bei Brustkrebs mit Metastasen in der Wirbelsäule (orale Einnahme) sowie bei Aderhautmelanom Stadium 4.

Das Kraut ist Studien zufolge auch antientzündlich und antioxidativ wirksam. *In vivo* wirkte es immunstimulierend, regte die Phagozytose an und verbesserte die Makrophagenfunktion – die Phagozytosefähigkeit bei parasitierten Erythrozyten verbesserte sich (bei Malaria).

Artemisinin-Resistenz

Die Anwendung von Artemisinin als Monosubstanz oder der Derivate erhöht das Risiko der Resistenzentwicklung von Mikroorganismen. Dies hat man bereits in Kambodscha und anderswo beobachtet – ein weltweit zunehmendes Problem.

Eine aktuelle Studie hat herausgefunden, dass sich Malariaerreger dadurch vor dem Wirkstoff schützen, dass sie länger in einem unreifen Ringstadium verbleiben. Zudem erholen sie sich, wenn die Artemisinin-Anwendung beendet ist. Deshalb hat man damit begonnen, Artemisinin mit Arzneimitteln zu kombinieren, um empfindliche Parasiten zu behandeln. Man nennt dies Artemisinin-Kombinations-Therapie (ACT).

Pflanze versus Artemisinin

Die zunehmende Resistenz gegen Artemisinin und seine synthetischen Derivate ist hochproblematisch und kann auch durch Kombinationstherapien nicht gelöst werden. Monosubstanzen fördern letzten Endes immer Resistenzentwicklung bei Krankheitserregern. Hier sind Alternativen gefragt.

Wie erwähnt, gibt es Konflikte zwischen den Ideologien im Gesundheitssystem und der Medizin: 1. Die Idee des nachhaltigen und bezahlbaren Gesundheitswesens, in dem der Mensch im Mittelpunkt steht und ihm geholfen wird, sowie 2. ein Gesundheitssystem, das von Unternehmen im Sinne des eigenen Profits gesteuert wird. Hier handelt es sich um ein Modell, das Menschen an sich bindet und sie von Spezialisten und Pharmaproduzenten abhängig macht. Man wird diesen Konflikt nicht vermeiden können, wenn man die Pflanzenheilkunde zum Wohl der eigenen Gesundheit entdeckt hat.

Während die Kosten aus Perspektive des Westens überschaubar sind, ist beispielsweise Artemisinin/ACT für die Bevölkerung in Afrika viel zu teuer. Deshalb entwickelte sich der Handel mit Artemisinin-Fälschungen in Afrika zum lukrativen Geschäft. Solche Produkte, die keinerlei Artemisinin enthalten, sind weit verbreitet und zur Behandlung von Malaria nutzlos.

Einige Nicht-Regierungs-Organisationen (NGO), darunter ANAMED (*Action for Nature and Medicine*), die ich sehr schätze, bekämpfen dieses Problem dadurch, dass Artemisia-Samen an Interessierte abgegeben und Informationen über die Kultivierung und zur Malariatherapie zur Verfügung gestellt werden. Wie zu erwarten war, haben westliche Forscher, Ärzte sowie mit Pharmaunternehmen kooperierende Wissenschaftler darauf reagiert, da diese Initiative den Profit der westlichen Medizin gefährdet. Sie bekämpfen diese Initiative, um sie mit allen Mitteln zu stoppen.

Sie argumentieren vor allem, dass die Pflanze gegen Malaria unwirksam sei. Hiermit ignorieren sie den eigentlichen Grund, weshalb Artemisinin entdeckt wurde – Menschen, die es medizinisch benutzten, hatten kaum Neuerkrankungen an Malaria in ihren Gemeinden. Einige Forscher gehen so weit, zu behaupten, die Pflanze verfüge generell über keinerlei medizinische Wirksamkeit und nur der isolierte Wirkstoff sei wirksam. Ein passendes Besipiel hierfür liefert Jansen (2006). So stellt er fest: „Die Anwendung von Artemisinin als Teezubreitung gegen Malaria ist absolut irreführend und sollte schnellstmöglich vergessen werden."[5] Die Reaktion auf derart antiquiertes Denken war glücklicherweise heftig.

RITAM (*Research Initiative on Traditional Antimalarial Methods*), eine Partnerschaft der *Global Initiative for Traditional Systems of Health* der Oxford Universität mit hunderten von internationalen Forschern aus insgesamt 30 Ländern, die sich mit der Behandlung von Malaria mit traditionellen Heilpflanzen befasst, beantworteten Jansens Kommentar so: „Wir sind der Auffassung, dass dieses Statement absolut irreführend ist und schnellstmöglich vergessen werden sollte."[6] Im zugehörigen Artikel wird tiefgehend erörtert, inwiefern die meisten westlichen Forscher bei der Untersuchung von Tee-Auszügen aus *Artemisia annua* versagen, dass sie weder die Pflanze verstehen noch eine Ahnung in Sachen wirksamer Zubereitungen haben. Es wird dargelegt, wie mangelhaft Jansens Anmerkungen über die Pflanze sind.

Durch die intensive Arbeit von RITAM und ANAMED wurden Tee-Zubereitungen entwickelt, die genauso wirksam sind wie Artemisinin.

Der Artemisinin-Gehalt der Pflanze ist sehr stabil, wenn das Kraut sachgemäß aufbewahrt wird (sonnengeschützt, in Plastik- oder Folienbeuteln oder in Kunststoffschläuchen). Selbst nach einjähriger Lagerung entspricht ihr Artemisinin-Gehalt frisch geernteten Pflanzen. Werden die Pflanzen von der Decke herabhängend getrocknet und aufbewahrt, mindert dies die Wirksamkeit nach drei Monaten. Das Artemisinin befindet sich in den Drüsentrichomen der Blätter und Blüten, wo auch die ätherischen Öle enthalten sind. Sie schützen den Wirkstoff vor Abbau, Oxidation, Pilz- und Schimmelbefall.

Viele Forscher betrachten die Kombinationstherapie (ACT) aus Artemisinin und anderen Arzneistoffen als beste Methode, um Malaria zu behandeln. Grund hierfür sind zum einen die geringere Rezidivrate sowie der Umstand, dass dadurch die Resistenzentwicklung des Parasiten erschwert wird. Jedoch ist bereits die Pflanze selbst eine ACT-Substanz. Forscher benutzten identisch geringe Mengen von *Artemisia annua* und isoliertem Artemisinin. Dabei stellten sie fest, dass *in vivo* durch minimal dosierte *Artemisia* die Anzahl der Parasiten am Tag vier um 50 Prozent reduziert war. Am gleichen Tag war das Artemisininpräparat bereits nicht mehr wirksam (wie Placebo). Andere Forscher fanden heraus, dass die Pflanze selbst dann noch bei Malaria wirksam ist, wenn Artemisinin extrahiert wurde.

Einige Bestandteile der Pflanze agieren als Synergisten von Artemisinin. So haben einige Flavonole einen synergistischen Effekt auf Berberin sowie Norfloxacin und potenzieren beispielsweise deren Wirkung bei der Behandlung von MRSA. Sie hemmen mehrfach-resistente Effluxpumpen. Dieselben Flavonole verstärken auch die Wirkung von Artemisinin gegen Malariaparasiten. *Artemisia annua* sowie *A. dracunculus* enthalten das ätherische Öl Piperoton, das die Wirkung von Nitrofurantoin gegen *Enterobacter cloacae* erhöht.

Artemisia-Arten enthalten zahlreiche Synergisten und Verstärker. Die komplexe Kombination verschiedenster antiplasmodischer Inhaltsstoffe und Synergisten macht die Pflanze zum hochpotenten Mittel für eine grundlegende und „kostenlose" Behandlung für all jene, die sie benötigen oder diese Art der Therapie bevorzugen.

Es gibt viele klinische Studien, die sich mit der Anwendung von Teezubereitungen aus *Artemisia* (ganze Pflanze oder Tinktur) zur Behandlung von Malaria beschäftigten. Sie belegen, dass die Pharmakokinetik des im Kraut enthaltenen Artemisinins bei Teezubereitungen mit Artemisininpräparaten identisch ist.

Klinische Studie mit Tinktur 73 Gramm Rohextrakt in mehreren Dosierungen, 3-tägige Behandlung von 485 *Plasmodium vivax*-Erkrankungen und 105 Fällen von *P. falciparum*-Infektionen. Die Heilungsrate betrug 100 Prozent, Rezidive wurden nicht beobachtet.

Klinische Studie mit Pflanzenauszügen 93 Prozent Heilungsrate bei 254 Patienten, Behandlung von *P. falciparum*-Infektionen mit Pflanzenauszügen (Tee), 7 Tage. Die Rezidivrate betrug 13 Prozent nach einem Monat.

Klinische Studie mit Kapseln 165 *Plasmodium vivax*-Patienten. 53 Patienten wurden 3 Tage lang *A. annua*-Kapseln verabreicht, die auch Öl (COEA) enthielten – das Öl verbessert die Artemisininaufnahme. 50 weitere Patienten nahmen 6 Tage lang COEA-Kapseln ein, 41 bekamen Pflanzenkapseln ohne Öl (QHET) und 20 Patienten wurden mit Chloroquin behandelt. Die Chloroquin-Dosis betrug 36,8 Gramm am ersten Tag und 18,4 Gramm an den übrigen Tagen. Mit den Kapseln wurden die Parasiten schneller beseitigt als durch die Einnahme von Chloroquin. Die Nachbeobachtungszeit betrug 30 Tage, Blutuntersuchungen erfolgten alle 10 Tage. Bei einem Drittel der COEA- sowie der QHET-Patienten, die die pflanzlichen Mittel nur 3 Tage eingenommen hatten, kam es zum Rezidiv. Die Rezidivrate bei Patienten, die COEA 6 Tage lang bekommen hatten, betrug nur 6 Prozent. In der Chloroquin-Gruppe wurden keine Rezidive beobachtet.

Klinische Studie mit Auszügen Bei fünf Patienten waren nach 5-tägiger Anwendung von Wasserauszügen die Parasiten komplett eliminiert. Eine Nachbeobachtung in Bezug auf mögliche Rezidive wurde nicht durchgeführt.

Klinische Studie mit Aufguss und Dekokt Die Studie ergab, dass sowohl der Aufguss (254 Patienten) als auch das Dekokt (48 Patienten) wirksam sind. Der Aufguss und das Dekokt wurden aus jeweils 5 Gramm Kraut und 1 Liter heißem Wasser hergestellt. Dabei zogen die Pflanzenteile entweder 15 Minuten lang im Wasser oder wurden 5 Minuten gekocht. Den Teilnehmern der Aufguss-Gruppe wurden 7 Tage lang viermal täglich 250 Milliliter verabreicht. Die andere Gruppe nahm 4 Tage lang das Dekokt ein. Die Parasiten waren anschließend bei 93 bzw. 92 Prozent der Teilnehmer eliminiert. Bei 13 Prozent der Teilnehmer der Aufguss-Gruppe kam es zum Rezidiv. In der Dekokt-Gruppe wurde keine Nachbeobachtung durchgeführt.

Wird das Heilkraut sachgerecht zubereitet und benutzt, ist die antiparasitäre Wirkung bei Malaria und anderen Blutparasiten vergleichbar gut wie mit Artemisinin oder dessen Analoga. Sofern die Pflanze mit anderen Kräutern kombiniert wird, wirkt sie besonders gut – vor allem *Sida* und *Cryptolepis* eignen sich für diesen Zweck hervorragend.

Anmerkungen

1. Nii-Ayi Ankrah, "Treatment of Falciparum Malaria with a Tea-Bag Formulation of Cryptolepis sanguinolenta root," *Ghana Medical Journal* 44, no. (1) (2010): 2.
2. Damintoti Karou et al., "Antibacterial Activity of Alkaloids from Sida acuta," *African Journal of Biotechnology* 5, no. (2) (2008): 195–200.
3. Michael Moore, *Medicinal Plants of the Pacific West* (Sante Fe, NM: Red Crane Books, 1993), 69.
4. Ibid., 71.
5. F. H. Jansen, "The Herbal Tea Approach for Artemisinin as a Therapy for Malaria?" *Transactions of the Royal Society of Tropical Medicine and Hygiene* 100, no. (3) (2006): 285–86.
6. J. Falquet et al., "Artemisia annua as a Herbal Tea for Malaria," *African Journal of Traditional, Complementary, and Alternative Medicines* 4, no. (1) (2007): 121–23.

Alle Bäume, alle Büsche und alle Kräuter, bis hin zu Gräsern und Moosen, stimmten zu, ein Heilmittel für eine der Krankheiten [der Menschheit] zu sein und sie sagten: „Ich werde erscheinen und dem Menschen in Not helfen, wann immer er mich ruft."

Mündliche Überlieferung der Cherokee

Lokal wirksame Antibiotikakräuter

Lokal, nicht-systemisch wirksame Antibiotikakräuter können die Schleimhäute des Magen-Darm-Trakts kaum überwinden und sich auch nicht im Blut konzentrieren. Sie wirken bevorzugt im Darm, auf der Haut und an bestimmten Organen. In letzterem Fall werden jene Komponenten, die es schaffen, die Darmschleimhaut zu überwinden, vom Körper durch spezielle Organe ausgeschieden (z. B. Knoblauch über die Lungen und Wacholder über die Nieren).

Diesen Umstand muss man sich bei der Anwendung von lokal wirksamen Antiobiotikakräutern vor Augen halten. In der Regel haben sie keine systemische Wirkung, wenngleich dies oftmals angepriesen wird.

Trotzdem können sie äußerst wirksam bei der Behandlung von Infektionen mit resistenten Mikroorganismen sein, wenn sie sachgemäß angewendet werden. Im Folgenden finden Sie vier der besten derartigen Kräuter.

Die Top 4 der lokal wirksamen Antibiotikakräuter

Berberin

Wacholder

Honig

Usnea

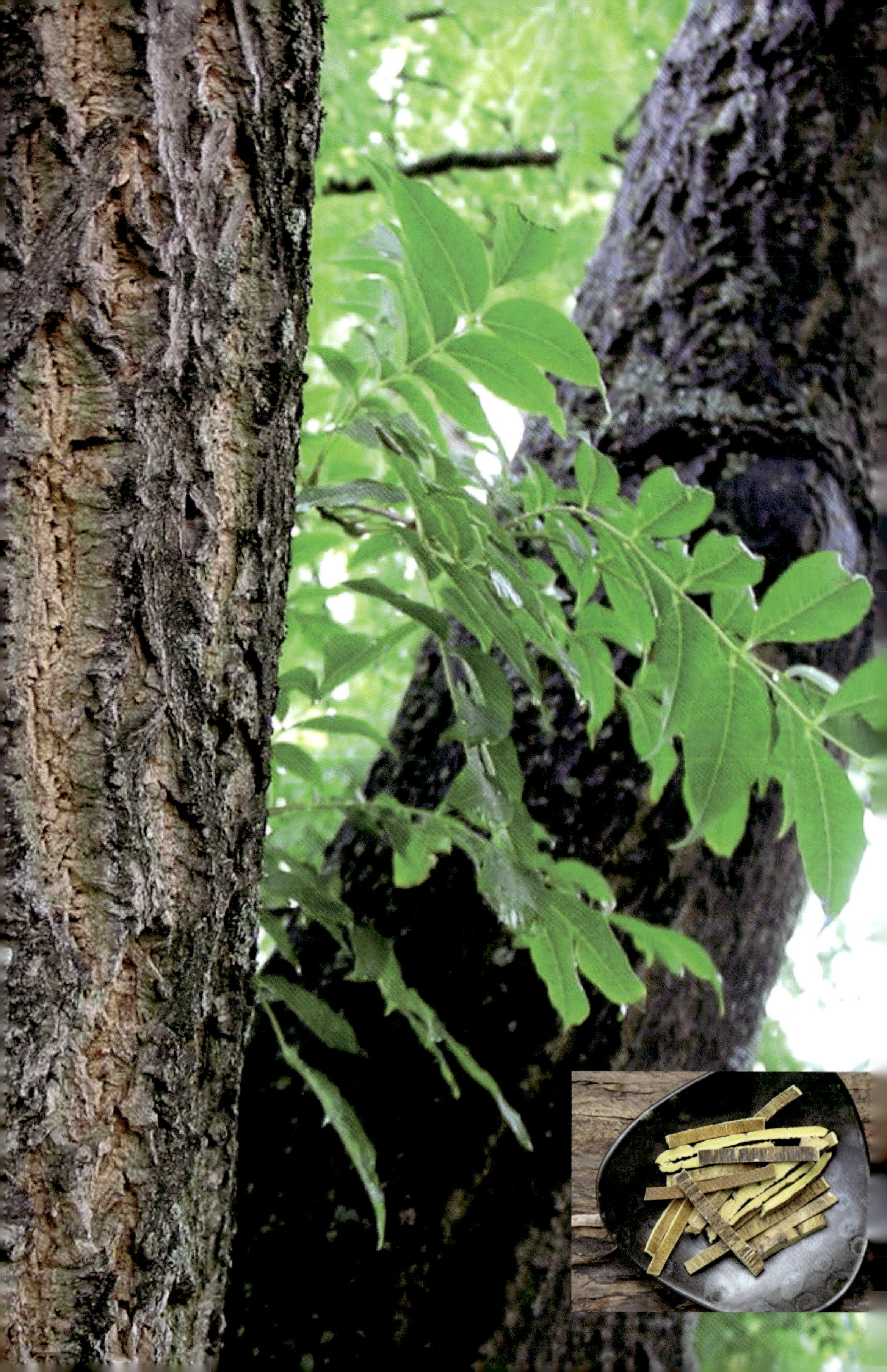

Berberin

Die meisten berberinhaltigen Pflanzen können für die in diesem Buch beschriebenen Zwecke gleichermaßen zur Behandlung von resistenten Infektionen mit Bakterien oder Pilzen des Magen-Darm-Trakts oder der Haut benutzt werden. Ich persönlich bevorzuge die invasiven Arten, da sie in der Wildnis einfach aufzufinden und weltweit verfügbar sind und hemmungslos geerntet werden können. Sie sind kostenlos für jene, die sie kennen, und ihre Ernte führt nicht zu ökologischen Problemen, wie beim Wildpflücken und dem industriellen Pflanzenanbau, etwa von Gelbwurz und Goldfaden.

Pflanzen, die das antibiotisch wirksame Alkaloid Berberin enthalten, gibt es weltweit und fast überall. *Phellodendron amurense*, *Hydrastis canadensis*, *Mahonia aquifolium*, *Berberis vulgaris* und *Coptis chinensis* sind nur einige der wichtigsten Arten, die für medizinische Zwecke gebraucht werden.

Angesichts ihres reichlichen Vorkommens sollte man beim Wildpflücken ausschließlich die folgenden Gattungen wählen, die das antibiotisch wirksame Berberin enthalten: *Phellodendron*, *Berberis* und *Mahonia.*

Beim Kauf sollten Sie nach den Kulturpflanzen *Hydrastis*, *Tinospora, Coptis* und *Corydalis* Ausschau halten. Die beiden letzten Gattungen sind bedeutende chinesische Agrarprodukte und somit auch künftig verfügbar. *Hydrastis* wird in den USA angebaut und man kann biologisch angebaute Wurzeln bekommen. Sollten Sie sich für die Anwendung einer dieser Arten entscheiden, achten Sie darauf, dass Sie Kulturpflanzen und keine Wildpflanzen benutzen.

Ich persönlich bevorzuge wildwüchsige Spezies. Meiner Meinung nach sind sie stärker. Gezüchtete Pflanzen neigen dazu, im Lauf der Zeit an Wirkung zu verlieren. Abgesehen davon gefällt mir die Idee, invasive Pflanzen gegen invasive Erkrankungen einzusetzen. Ich finde es hochinteressant, dass *Phellodendron*- und *Berberis*-Arten in derselben Bioregion invasiv gedeihen, in der Gelbwurz einst verbreitet war. Dies weist auf die häufig missachtete Erkenntnis hin, dass Pflanzen und ihre Bestandteile spezifische Aufgaben in dem Biotop erfüllen, wo sie wachsen. Der Verlust einer medizinisch bedeutsamen Art führt immer zu einer Verschlechterung und Schwächung des Ökosystems. Aber unser Planet greift bei derartigen Schäden seit jeher zu Gegenmaßnahmen, invasive Pflanzen sind nur eine dieser Korrektiven.

Phellodendron amurense ist invasiv, besonders im Osten der USA. Ich finde, diese Art sollte bevorzugt verwendet werden, sofern sie verfügbar ist.

Phellodendron amurense

Die Pflanze ist ein großer Baum und wächst schnell, dabei produziert sie große Mengen Berberin und andere Alkaloide sowie synergistische Stoffe in der Rinde. Die Ernte der Äste ermöglicht eine umfassende Versorgung mit medizinischen Pflanzenwirkstoffen und fügt dem Baum keinen Schaden zu. An einem Nachmittag lassen sich Vorräte für mehrere Jahre einsammeln.

Nachfolgend finden Sie eine Liste der berberinhaltigen Gattungen, die bislang bekannt sind.

Hydrastis canadensis, die Kanadische Orangenwurzel (oder auch Kanadische Gelbwurz) ist wahrscheinlich die bekannteste und am häufigsten verwendete berberinhaltige Pflanze in den USA. Allerdings ist sie nicht mehr sehr weit verbreitet und ihr Bestand in der Wildnis ist auf Grund der übermäßigen Nutzung gefährdet. In der Regel verwendet man die Wurzel. Wird sie geerntet, stirbt die Pflanze ab. Inzwischen ist das Kraut in den USA eine Kulturpflanze und biologisch angebaute Wurzeln sind leicht zu bekommen. Wildgewächse sollten niemals gekauft werden. Die Blätter sind schwächer wirksam, können aber ebenso wie die Wurzel verwendet werden – leider macht das kaum jemand. Das Kraut ist das einzig berberinhaltige Gewächs seiner Gattung.

Mahonia ist eine Gattung, die ungefähr 70 Arten umfasst. Sie kommt weltweit vor und „Taxonomie-Freaks“ zählen sie zu den *Berberis* und würden dies gerne auch „offiziell“ durchsetzen. Deshalb wird *Mahonia aquifolium* (Gewöhnliche Mahonie), die wohl prominenteste Mahonienart, auch als *Berberis aquifolium* identifiziert. Die unteren Zweige der Mahonien enthalten meist Berberin, in den Wurzeln finden sich aber sehr viel mehr Alkaloide. Einige Mahonien gelten in den USA als invasive Pflanzen. Deshalb eignen sie sich besonders zum Wildpflücken.

Berberis ist eine Pflanzengattung mit etwa 500 Arten. Einige der Arten enthalten Berberin. *Berberis vulgaris*, auch Berberitze genannt, ist wahrscheinlich die bekannteste von ihnen. Auch hier weisen die Wurzeln einen mindestens zehnfach höheren Berberingehalt als die Zweige auf. Man erkennt, ob Strünke (besonders die unteren) Berberin enthalten, wenn man die Rinde etwas abkratzt. Kommt darunter gelbe Farbe zum Vorschein, enthält die Pflanze Berberin. In den USA werden neben *Berberis thunbergii* (Thunberg-Berberitze, Japan-Berberitze oder Grüne Hecken-Berberitze) auch einige andere Arten als invasiv eingestuft.

Coptis wird auch Goldfaden genannt und umfasst etwa 15 Arten. Auch hier steckt das Berberin bei einigen Pflanzen in den Wurzeln (genauer gesagt im Wurzelstock). *Coptis chinensis*, auch bekannt unter der Bezeichnung „Chinesischer Goldfaden", ist wohl die populärste *Coptis*-Art. Die Pflanzengattung wird häufig aus den unterschiedlichsten Gründen benutzt. Ein Grund ist, dass sie einen beachtlichen Berberingehalt hat, bis zu 9 Prozent des jeweiligen Pflanzengewichts. Ihre Wurzel ist sehr klein und man muss sich sehr anstrengen, um größere Mengen an brauchbarem Material zu ernten. Der Bestand der wildwachsenden *Coptis* ist gefährdet, deshalb sollte man sie nicht in großem Stil (kommerziell) ernten. *Coptis chinensis* ist ein bedeutendes chinesisches Agrarprodukt und deshalb massenhaft verfügbar – allerdings zu relativ hohen Preisen.

Phellodendron (nicht die Zimmerpflanze, die übrigens anders buchstabiert wird) ist eine Gattung mit 4 oder 10 Baumarten (man ist sich momentan nicht einig). Berberin ist hier in der Rinde enthalten. Die populärste Art ist wahrscheinlich *Phellodendron amurense*. Eine großartige invasive Pflanze.

Tinospora ist eine Gattung von Klettergewächsen. Es gibt etwa 40 Arten, die Berberin enthalten. *Tinospora cordifolia* ist wohl die bekannteste von ihnen. Man verwendet die Rinde sowie die Äste und den Stamm.

Corydalis bildet eine Pflanzengattung, bestehend aus 470 Arten (manchmal wird diese Gattung zu den Mohngewächsen gezählt). Davon enthalten einige Berberin sowie Hydrastin. Einige medizinisch relevante Spezies weisen Opiumalkaloide auf, wenngleich die Konzenztration niedriger als beim Schlafmohn ist (hier ist der Gehalt zehnfach höher). Man schätzt sie wegen ihrer schmerzstillenden Wirkung. Wahrscheinlich sind *Corydalis chaerophylla*, *C. yanhusuo* und *C. longipes* die bekanntesten Arten. Das Kraut ist ein chinesisches Agrarprodukt und problemlos in großen Mengen erhältlich.

Argemone ist eine Gattung mit etwa 30 Arten. Man nennt sie umgangssprachlich Stachelmohn. Viele Argemonen enthalten Berberin, vor allem der Mexikanische Stachelmohn (*Argemone mexicana*). Man verwendet die oberirdischen Teile der Pflanze, da hier das Alkaloid enthalten ist (auch im Harz ist es vorhanden). Allerdings kommt Berberin hier nur in geringer Konzentration vor und ich persönlich sehe deshalb von der Pflanze als Antibiotikakraut ab – obwohl sie in der traditionellen Heilkunde seit langem gerade wegen des Berberins benutzt wurde. Ihre medizinische Wirkweise ist eher subtiler Natur.

Nandina domestica (Himmelbambus) ist die einzige Art aus der Gattung *Nandina* und ein Strauch aus der Familie der Berberitzengewächse. Er ist eine beliebte Zierpflanze und eignet sich meiner Meinung nach hervorragend als medizinisches Heilmittel. Die unteren Zweige sowie die Wurzeln enthalten am meisten Berberin. Medizinisch können Sie den Strauch wie *Mahonia/Berberis* verwenden (Ernte und Zubereitungen). Sie können problemlos für dieselben Zwecke eingesetzt werden.

Eschscholtzia californica (Kalifornischer Mohn oder Goldmohn) soll ebenfalls Berberin enthalten, aber hierzu gibt es kaum Studien. Berberin sowie andere Alkaloide sind gleichalls bei einigen anderen Gattungen nachweisbar, beispielsweise in *Coelocline, Archangelisia, Chelidonium, Toddalia* und *Thalictrum.*

In diesem Abschnitt werde ich mich hauptsächlich auf *Phellodendron amurense* (Korkbaumrinde) und teilweise auf *Berberis* und *Mahonia* konzentrieren. Wenn Sie sich mit der traditionellen Anwendung berberinhaltiger Pflanzen beschäftigen, werden Sie sehen, dass sie ohnehin alle gleichermaßen verwendet werden.

Benutzte Pflanzenteile

Man kann Rinde, Wurzelrinde, Stämme, Wurzeln, Blätter und das Harz verwenden.

Zubereitung und Dosierung

Die Alkaloide in Berberin-Pflanzen sind schlecht wasserlöslich, weshalb meist 70 Prozent Alkohol und 30 Prozent Wasser für die Tinkturzubereitung (1:5) nötig sind. Wenn Sie also auf eine Studie stoßen, die darauf hinweist, dass Wasserauszüge der Pflanze keine antimikrobielle Wirkung haben, wissen Sie warum. Das Wasser sollte zudem sauer sein (pH 1 bis 6) – man gibt 1 EL Weinessig dazu, wenn die Wasserhärte hoch ist oder auch zur Sicherheit, falls Sie nicht wissen, ob Sie es mit hartem oder weichem Wasser zu tun haben. (Ab S. 432 erfahren Sie mehr über die Zubereitung von Berberin-Pflanzen und das nötige Alkohol-Wasser-Verhältnis.) Weitere Zubereitungen sind Pulver, Dusch-, Spülflüssigkeiten für topische Anwendungen sowie Kapseln.

Pulver

Äußerlich auf Schnittwunden, Hautabschürfungen und infizierte Wunden geben.

Tinktur

Getrocknete *Phellodendron*-Rinde 1:5, 70 % Alkohol: 20 bis 50 Tropfen, bis zu viermal täglich (unangenehmer Geschmack).

- Bei akutem Durchfall/Dysenterie: 1 TL bis 1 EL morgens und abends, bis die Symptomatik abklingt. Innerhalb von 8 Stunden, spätestens nach zwei Tagen, sollte man eine Besserung bemerken.

Hinweis Berberin ist gegen enterotoxische *E. coli* zu 100 Prozent, gegen Choleraerreger nur zu 50 Prozent wirksam. Man kann beispielsweise in einer Kombination mit der weißen Substanz von Granatäpfeln sowie deren Schale oder den Blättern sowie der Schale von Guaven und mit den Wurzeln sämtlicher Geranien-Arten Cholera-Erreger zu 100 Prozent eliminieren.

- Für eine Spülflüssigkeit mischt man 10 Milliliter Tinktur mit 0,5 Liter Wasser: ein- bis zweimal täglich anwenden.
- Für eine Waschflüssigkeit mischt man 30 Milliliter Tinktur mit einem Liter Wasser: morgens und abends anwenden; empfohlen bei Akne und infizierten Wunden.

Kapseln

- Bei nicht-akuter Erkrankung: 1 bis 2 Kapseln, bis zu viermal täglich.
- Bei akutem Durchfall/Dysenterie: bis zu 25 Kapseln täglich, maximal 10 Tage.

Schnupfpulver

Jeweils eine dünne „Linie" Pulver bis zu viermal täglich ins rechte und linke Nasenloch energisch hochziehen (wie bei „Kokainsüchtigen" im Fernsehen), bis zu dreimal täglich, maximal 7 Tage.

Nebenwirkungen und Kontraindikationen

In der Schwangerschaft wird von Berberin abgeraten. Die Inhaltsstoffe von Berberinpflanzen werden im Darm schlecht resorbiert – das ist gut so! Deshalb sollte man keinesfalls die Dosis erhöhen, weil man denkt, die Wirkung sei zu schwach. In hoher Dosis verursacht Berberin Bauchkrämpfe, nervöse Störungen und Austrocknung der Schleimhäute. Berberin ist kein systemisches Antibiotikum, sondern als lokal wirksames pflanzliches Mittel gut verträglich.

Arzneimittel-Interaktionen

Berberin verstärkt synergistisch (oder additiv) die Wirkung einiger Pharmazeutika, darunter Fluconazol, Ampicillin und Oxacillin. Wiederholte

Eigenschaften von Berberin-Pflanzen

Wirkungen

adstringierend
antibakteriell
anticholeretisch
analgetisch
amöbenhemmend
antidysenterisch
antientzündlich
antipyretisch
antisekretorisch
antiseptisch
diaphoretisch
durchfallhemmend
pilzhemmend
schleimhautstimulierend
schleimhauttonisierend
schleimlösend
tumorhemmend

Berberin stört die Anheftung von Bakterien (z. B. *Streptococcus spp.*) an die Darmschleimhaut, indem es die Freisetzung von Lipoteichonsäure anregt oder die Komplexbildung der Bakterienoberfläche mit der Wirtszelle stoppt. Darüber hinaus hemmt es die durch *E. coli* und andere Mikroorganismen verursachte Hypersekretion im Darm bei Cholerainfektion (um 70 Prozent). Die Berberinwirkung zielt auf das Zellteilungsprotein FtsZ ab und blockiert die Vermehrung von *E. coli*. Berberin ist ein FtsZ-Hemmer, der die Replikation des Bakteriums verhindert.

Einige Studien weisen die folgenden Wirkeigenschaften von Berberin nach: kardioprotektiv, antioxidativ, cerebroprotektiv, antimutagen, vasorelaxierend und anxiolytisch. Darüber hinaus ist es gegen HIV wirksam. Allerdings handelte es sich hierbei um Ergebnisse von *in vitro*-Studien. Das Berberin würde seine Wirkung in den meisten Fällen wahrscheinlich nur entfalten, wenn es injiziert wird.

Antibiotische Aktivität

Berberinhaltige Pflanzen sind gegen ein breites Spektrum vom Mikroorganismen wirksam. Berberin ist das am besten getestete pflanzliche Alkaloid, wenngleich auch andere Alkaloide Gegenstand einiger Studien waren (z. B. Hydrastin, Jatrorhizin, Palmatin). Die verschiedenen, antimikrobiell wirksamen Alkaloide, die in Berberinpflanzen vorkommen, zeigen Aktivität gegenüber verschiedenen Mikroorganismen und wirken zudem synergistisch. Sie profitieren von anderen Inhaltsstoffen der Pflanzen, die ausschließlich Mechanismen antibiotischer Resistenzentwicklungen bei Mikroorganismen blockieren. Deshalb sind Extrakte aus der ganzen Pflanze meist breiter und stärker wirksam als Einzelstoffe. Das ist meine Meinung. Dies bestätigte eine Vielzahl von Studien. Beispielsweise erklärten italienische Forscher in Bezug auf ihre Studie, dass „der Rohextrakt [aus der Wurzel der *Berberis aetnensis*] aktiv gegen Candida-Arten war, und dass die Aktivität höher war als bei Reinalkaloiden und Berberin.“[1] Die berberinhaltigen Pflanzen sind sehr zuverlässig wirksam – wenn sie sachgerecht zubereitet und angewendet werden, etwa in Form von Ethanol-Auszügen oder als Pulver zur lokalen Anwendung und nicht als systemisches Mittel.

Die folgende Liste beinhaltet Mikroorganismen, die entweder empfindlich auf Einzelkomponenten von berberinhaltigen Pflanzen reagieren oder solche, die empfindlich auf Pflanzenextrakte reagieren (z. B. *Mahonia, Berberis, Hydrastis, Coptis, Phellodendron*). Beispielsweise wurde die Aktivität des Ethanol-Extrakts aus *Mahonia aquifolium* (sowie zwei ihrer Bestandteile) gegen 20 Stämme von koagulasenegativen Staphylokokken, 20 Stämme *Propionbacterium acnes* (isoliert von Hautläsionen von Patienten mit schwerer Akne) sowie gegen 20 Stämme *Candida spp.* (isoliert von vulvovaginaler Candidiasis) getestet. Der Extrakt wurde als wirksam gegen alle getesteten Mikroorganismen befunden. Die slowakischen Forscher äußerten sich hierzu wie folgt: „Die Ergebnisse sind als rationale Grundlage für die traditionelle Nutzung von *Mahonia aquifolium* für die Therapie lokaler Haut- und Schleimhautinfektionen zu betrachten.“[2] Solche Befunde und Kommentare sind – zumindest außerhalb der USA – durchaus häufig anzutreffen.

Bakterien

Bacillus cereus
Bacillus subtilis
Chlamydia spp. (auch C. trachomatis)
Corynebacterium diphtheriae,
Enterobacter aerogenes
Erwinia carotavora
Escherichia coli
Fusobacterium nucleatum
Helicobacter pylori
Klebsiella pneumoniae
Mycobacterium tuberculosis
Propionbacterium acnes
Pseudomonas aeruginosa
Salmonella paratyphi
Salmonella typhimurium
Shigella spp.
Staphylococcus aureus
Staphylococcus epidermidis
Streptococcus mutans
Streptococcus pyogenes
Streptococcus sanguinis
Vibrio cholerae
Xanthomonas citri
Zoogloea ramigra

Viren

Dengue-Virus
Hepatitis B-Virus
Herpes simplex I und 2
humaner Cytomegalie-Virus

West-Nile-Virus
Gelbfieber-Virus

Parasiten

Blastocystis hominis
Giardia lamblia
Entamoeba histolytica
Leishmania spp.
Trichomonas vaginalis
Trypanosoma cruzi

Pilze

Aspergillus spp.
Aureobasidium pullulans (schwarze und weiße Stämme)
Candida spp.
Epidermophyton floccosum
Malassezia spp.
Microsporum spp.
Trichophyton spp.
Trichoderma viride (grüne und braune)
Cryptococcus neoformans
Fusarium nivale

Indikationen

- Innerlich: bei jeder Art von Darminfektion/Dysenterie, insbesondere durch resistente Bakterien; auch bei Cholera (kombiniert mit Granatapfel-Fruchthaut oder Geranienwurzel oder Guave-Blätter/Wurzel empfohlen), Giardiasis und bei blutigem Stuhl.
- Äußerlich: bei infizierten Wunden, durch Bakterien und Pilze verursacht, bei Bindehautentzündung, Augeninfektionen und Trachom.
- Mund, Rachen, Vagina: bei Schleimhautinfektionen durch Bakterien und Pilze als Tinktur, Spray oder Dusche.

Verfügbarkeit

Bei Kräuter Schulte (www.kraeuterschulte.de) in Deutschland finden sie getrocknete Phellodendronrinde und ein großes Angebot an anderen berberinhaltigen Pflanzen. *Phellodendron amurense* (Rinde), *Coptis chinensis* (Wurzel) sowie *Corydalis yanhusuo* (Wurzel) sind in großen Mengen bei 1st Chinese Herbs erhältlich (www.1stchineseherbs.com). *Berberis vulgaris* (Wurzelrinde) und *Mahonia aquifolium* (Wurzelrinde) sowie biologisch angebaute *Hydrastis canadensis* (Wurzel) gibt es bei Pacific Botanicals (www.pacificbotanicals.com). Die Samen der *Argemone mexicana* keimen sehr leicht und werden von vielen Händlern angeboten – „Googeln“ empfohlen. Das „Harz“ wird oft als psychoaktive Substanz verkauft (Seufz!), daher findet man es problemlos zu absurden Preisen. Meist handelt es sich um einen konzentrierten Extrakt der Pflanze. Man kann es als Berberin verwenden, aber es gibt viel günstigere Alternativen. Der Milchsaft selbst hat einen hohen Berberinanteil und war einst fester Bestandteil der Pflanzenapotheke in den USA. Heutzutage ist es aber fast unmöglich, ihn zu finden. Die getrocknete Pflanze ist gleichfalls schwer aufzutreiben.

Anwendung von Berberin kann zur reduzierten Resorption von Permeabilitäts-Glycoprotein (PGP)-Substraten im Magen-Darm-Trakt führen. Dies betrifft auch Chemotherapeutika wie Daunomycin. Berberin erhöht nach langer Anwendung die Bioverfügbarkeit von Ciclosporin A signifikant. Eine Studie mit sechs Personen zeigte, dass 3 mg/kg Körpergewicht bei einer Einnahme über 10 Tage die Bioverfügbarkeit von Ciclosporin um 19 Prozent erhöht. In einer dreimonatigen, randomisierten klinischen Studie mit 52 nierentransplantierten Patienten fand man heraus, dass die konstante Einnahme von Berberin den Ciclosporin A-Gehalt im Blutplasma signifikant erhöht.

Umgekehrt erhöhen PGP-Inhibitoren wie Pfeffer/Piperin die Aufnahme von Berberin über die Darmschleimhaut (um das sechsfache). Natriumcaprate zeigen beispielsweise dieselbe Wirkung.

Auch bei glutenreicher Ernährung (Getreideprodukte) erhöht sich die Berberinaufnahme in das Blut. Dies sollte man vermeiden. *Gummi arabicum* blockiert die Resorption der meisten anderen Alkaloide aus dem Darm, mit Ausnahme von Berberin. *Coptis* interferiert mit der Aktivität von Bestandteilen von *Radix scutellariae* (*Scutellaria baicalensis*) in der Darmschleimhaut.

Habitat und Erscheinungsbild

Ich werde hier vor allem drei Pflanzen erörten: *Phellodendron, Berberis* und *Mahonia.*

Phellodendron

Phellodendron amurense ist ein sommergrüner Baum, der im Herbst seine Blätter verliert. Er stammt ursprünglich aus dem Nordosten Chinas (Mandschurei). 1870 gelangte er als Zierpflanze in die USA und breitete sich in Wäldern am Stadtrand aus, vor allem im Staat New York und in Pennsylvania. Der Baum integriert sich leicht in Wälder. Er gilt in Illinois, New York, Pennsylvania, Massachussets, Conneticut und Virgina als invasiv.

Phellodendron amurense erreicht Wuchshöhen von bis zu 30 Metern. Sein Stamm ist kurz, aber sehr ausladend. Von hier aus verästeln sich die Zweige und bilden eine breite Baumkrone, deren Durchmesser bis zu 12 Meter beträgt. Der Korkmantel ist von Furchen durchzogen. Die Bezeichnung *Phellodendron* heißt übersetzt Korkbaum (aus griech. *phellos* „Kork“, *dendron/dendros* „Baum“). Deshalb spricht man auch häufig vom Korkbaum oder Amur-Korkbaum (besonders in der Mandschurei, wo er heimisch ist). Weibliche Exemplare produzieren Bündel mit traubenartigen Früchten (jede enthält zwei bis drei Samen), deren Geruch sehr intensiv ist. Deshalb pflanzt man meist nur die männlichen Bäume an – in der Regel als sterile Kulturvarietät, auch Macho-Hybride genannt (die Bezeichnung ist wohl ein Oxymoron).

Die Früchte haben einen hohen Zuckergehalt und sind hervorragende Futterquellen für Vögel und andere Tiere. Diese sorgen somit für die weite und flächendeckende Verbreitung der Samen. Die Blätter sind essbar und werden oft in Salaten, Suppen, Eintöpfen oder zu Tee verarbeitet. In den USA fungiert der Baum hauptsächlich als Schattenspender oder als Ziergehölz. Die Rinde dient als Korkquelle, wenngleich sie wenig ergiebig ist. In China benutzt man den Baum häufig als Bauholz. Die Beeren sowie die innere Rinde benutzt man als Färbemittel. Die Früchte werden für die Herstellung von Seifen, Schmiermitteln oder Insektiziden verwendet. Die innere Rinde ist nützlich für medizinische Zwecke. Bienen mögen diesen Baum, der geschädigte Böden regeneriert, wenn er in Kombination mit *Pinus sylvestris* gepflanzt wird.

Berberis

Berberis thunbergii (Thunberg-Berberitze) sowie *Berberis vulgaris* (Gewöhnliche Berberitze) sind invasiv – die aus Japan und China stammende Thunberg-Berberitze ist invasiver als die Gewöhnliche Berberitze. Folglich wird *Berberis thunbergii* im Westen und Nordosten als invasiv gelistet – insgesamt in 20 US-Staaten sowie im Distrikt Columbia. Beide Arten machen *Berberis canadensis* – die einzige Berberitzenart, die in Kanada heimisch ist – Konkurrenz und verdrängen sie. Zudem sind die beiden eingeführten Berberitzen-Arten keine Futterquellen für die Tierwelt. *Berberis* gedeiht in fast allen Staaten der USA. Die einzigen Ausnahmen sind Texas, Florida, Nevada, Arkansas, Louisiana, Mississippi und Oklahoma.

Die Thunberg-Berberitze kommt in Form von dichten Beständen in Waldgebieten, lichten Auen, Feuchtgebieten und auf Wiesenflächen (Freiflächen) vor. Die Blätter sind an den Kanten „stachelig“ und sehen ein wenig wie Stechpalmenblätter aus. Weißwedelhirsche verschmähen den Strauch gezielt. Die Pflanze kann bis zu vier Meter hoch wachsen, ihre Früchte sind genießbar und werden häufig zu Marmeladen verarbeitet.

Mahonia

Mahonien ähneln sich äußerlich untereinander sehr. *Mahonia aquifolium* ist am häufigsten an der Ostküste (von Georgia bis nach Kanada) sowie an der Westküste (von Kalifornien bis nach Kanada) und Richtung Osten bis hin nach Montana anzutreffen. *Mahonia repens* ist weit verbreitet. So findet man sie in den westlichen Gebieten des Mississippi, von Texas bis Kanada sowie im Gebiet der Großen Seen. *Mahonia fremontii* wächst im Südwesten der USA, in Colorado, New Mexico, Arizona, Utah, Nevada und Kalifornien. *Mahonia bealii* gedeiht im Südosten der USA. Sie ist in fast allen US-Staaten stark vertreten. Nur im Nordosten der USA sowie in den Regionen Lousiana und Mississippi ist das Kraut nicht zu aufzufinden.

Mahonien und Berberitzen wachsen in fast allen Staaten der USA. Wenn man sich dazu noch die Phellodendren denkt, wird klar, dass man berberinhaltige Pflanzen überall finden kann. Und darüber hinaus sind natürlich alle drei Gattungen weltweit präsent. Berberitzen sind weit verbreitet in Afrika, Südamerika und Asien. Hier gibt es zahlreiche Arten. Mahonien treten in großen Mengen in Ostasien, Nordamerika und Zentralamerika auf. Darüber hinaus werden sie in Europa in großem Stil angepflanzt. *Phellodendron* kommt zahlreich in Asien, Russland, Europa und Nordamerika vor.

Anbau und Ernte

Phellodendron kommt mit verschiedensten Böden zurecht und lässt sich leicht umsetzen. Er benötigt eine Weile, um sich vom Umpflanzen zu erholen, deshalb wird er meist im Frühjahr gepflanzt. Häufig werden Setzlinge zum Einpflanzen gekauft, aber die Samen keimen mühelos (es empfiehlt sich Stratifikation) und sprießen sehr gut. Es sind stark wachsende Pflanzen. Die Samen sind hoch allelopathisch – das heißt, sie töten konkurrierende Pflanzen und schützen damit ihren Standort. Der Baum breitet sich sehr leicht aus – falls Sie keine sterile Kulturvarietät erwischen („Macho" – inwiefern ist eine sterile Sorte „macho"? Keine Ahnung, was das bedeuten soll …).

Phellodendron ist ein Flachwurzler, deshalb benötigt der Baum viel Platz, um sich auszubreiten. Er liebt es sonnig, toleriert die meisten Böden (Sand, Lehm, Erde, saure Böden, Alkaliboden), am liebsten entwässert, gelegentlich auch feucht. *Phellodendron* ist winterhart und verträgt Trockenheit sehr gut. Er ist resistent gegen die meisten Schädlinge und Krankheiten und fühlt sich in fast allen Regionen der USA wohl – mit Ausnahme vom Süden, Südwesten sowie der Pazifikküste. Nach 7 bis 13 Jahren bildet der Baum erstmals Samen.

Die Innenrinde kann für medizinische Zwecke jederzeit geerntet werden. Allerdings lassen sich die innere sowie die äußere Rinde leichter im Frühling entfernen (4. bis 20. April in China). Schnittholz ist eine hervorragende Quelle für Rinde – es sei denn, Sie müssen aus irgendeinem Grund den ganzen Baum fällen. In Regionen, wo Puristen den Korkbaum als fremdartigen Eindringling betrachten und ihn ausrotten wollen, können Sie sich mit ganzen Bäumen versorgen – und sich somit einen beachtlichen Vorrat zulegen.

Für den medizinischen Gebrauch entfernen Sie vorsichtig die Außenrinde und pellen dann die Innenrinde ab. Diese schneiden Sie anschließend in Stücke, die Sie dann trocknen. Weshalb die Chinesen die Stücke während des Trocknungsprozessses mit Salz ausbacken, weiß niemand – Studien zufolge macht dieses Verfahren das Kraut keineswegs stärker wirksam. In China trocknet man die Innenrinde in der Sonne. Ich bevorzuge hingegen die Trocknung an einem schattigen Ort – in meiner Kräuterkammer.

Thunberg-Berberitze verträgt Schatten gut, ist resistent gegen Trockenheit und Kälte, liebt gestörte Ökosysteme, Sonnenlicht und scheint überall wachsen zu können. Die Pflanze kann gesät werden. Vögel und andere Tiere fressen die Samen und verteilen sie mit ihren Exkrementen flächendeckend. Zudem sprießt die Berberitze aus Wurzelstöcken und Zweigen. Wenn eine Wurzel im Boden belassen wird, wird sie neue Keime entwickeln. Der Strauch produziert massenhaft Samen. Sie haben eine 90-prozentige Keimrate. Wo immer die Berberitze Wurzeln schlägt, bildet sie dichte und vielstrebige Verzweigungen. Hat sich der Baum einmal etabliert, wird man ihn kaum wieder los. Zecken, die Borreliose übertragen, lieben die dichten Verästelungen des Strauches und sind hier sehr häufig anzutreffen.

Berberitzenholz ist sehr hart. Am besten schneidet man das frische Holz in kleine Stücke (2 cm oder kleiner), bevor es aushärtet. Machen Sie es auf keinen Fall später – es sei denn, Sie haben einen Holzhäcksler zu Hause, mit dem Sie Ihre Pflanzenarznei zerkleinern können. Medizinisch nutzbar ist die Pflanze dann, wenn man mit dem Fingernagel am Stamm kratzt und gelbe Farbe zum Vorschein kommt. Sollte dem nicht so sein, verwenden Sie die Pflanze nicht. Es ist ein Kraftakt, die Wurzeln auszugraben, aber sie haben den höchsten Alkaloidgehalt. Sie benötigen hierfür eine unverwüstliche, harte Schaufel (ohne Holzstiel), eine Heckenschere, eine Spitzhacke, Schweiß, Entschlossenheit und ein gut sortiertes Vokabular von Flüchen. Die Außenrinde der Wurzeln ist am wirksamsten, aber meist wird die ganze Wurzel benutzt. Dabei schneiden Sie sie in kleine Teile und rättern sie noch. Das erleichtert die Zubereitung von Tinkturen ungemein.

Erntezeit ist im Herbst. Untere Zweige und Wurzeln einer gut gewachsenen Pflanze ergeben einen Vorrat für lange Zeit. Man trocknet die Pflanzenteile im Schatten, verstaut sie im Plastiksäckchen und bewahrt sie dunkel und trocken auf.

Ernte, Anbau und medizinische Zubereitung von Mahonien sind identisch mit den Verfahren, die man bei Berberitzen benutzt.

Inhaltsstoffe

Die chemische Komposition berberinhaltiger Pflanzen variiert, obwohl alle medizinisch ähnlich verwendet werden. Wenn man mit den einzelnen Arten vertraut ist, ist eine differenzierte Anwendung der Gewächse möglich. In diesem Abschnitt werden nur die Hauptbestandteile einiger Berberinpflanzen hervorgehoben. Beginnen wir mit dem Berberingehalt.

Coptis teeta verfügt über die höchste Berberin-Konzentration unter allen Pflanzen – etwa 8 bis 9 Prozent sind im Wurzelstock enthalten. *C. chinensis* schafft ganze 4 bis 8 Prozent. *Berberis aristata* ist (soweit ich weiß) die Berberitzenart, die unter ihren Artgenossen den höchsten Berberingehalt aufweist: 5 Prozent in den Wurzeln und 4 Prozent in den Strünken. *Berberis vulgaris* wartet mit nur 1 bis 1,5 Prozent Berberin in den Wurzeln, lediglich einem Zehntel davon in den Ästen und noch weniger in den Blättern auf. Bei *B. croatica* verhält es sich ähnlich.

Die Wurzel der *Hydrastis canadensis* enthält etwa 3,4 Prozent Berberin und 2,5 Prozent Hydrastin. In den Blättern stecken etwa 1,5 Prozent Berberin und 0,5 Prozent Hydrastin. Mit zunehmendem Alter der Pflanze steigt der Berberin- und Hydrastingehalt. Herbstpflanzen sind stärker wirksam.

Phellodendron amurense-Rinde enthält 3 bis 4 Prozent Berberin. *P. wilsonii* und *P. sachalinense* sollen am meisten Berberin aufweisen, gefolgt von *P. chinense*.

Phellodendron-Arten enthalten Berberin, Oxyberberin, Epiberberin, Kaffeesäureethylester, Isovanillin, Ferulasäure, Dimethoxylariciresinol, Methylbetaorsellinat, Limonen (etwa 1 Prozent der Pflanze) sowie weitere Limonoide (Obakunon, Nomilin u. a.), 12-Alpha-Hydroxylimonin, Gamma-Fagarin, Cathin-6-1, 4-Methoxy-N-Methyl-1-Chinolin, Palmatin, Oxypalmatin, Lyoniresinol, Betasitosterol, Stigmasterin, Amurenlacton A, Amurenamid A, Phellodensine, Phellodenole, Magnoflorin, Jatrorhizin, Cumarine, Phellodendrin, Phellodendronsäure, Quercetine, Platydesmin, Skimmianin, Chilenin und Ptelein.

Die fünf wichtigsten Alkaloide der Pflanze sind Berberin (sie machen etwa 80 Prozent der Alkaloide aus), Palmatin, Jatorrhizin, Phellodendrin und Magnoflorin.

Die anderen berberinhaltigen Pflanzen verfügen über eine gleichermaßen komplexe chemische Zusammensetzung, wenngleich ihre Alkaloide ein wenig variieren. Dennoch ist ihre Wirkung ähnlich.

Traditionelle Anwendung

Berberinpflanzen werden rund um den Globus ähnlich verwendet. Einziger Unterschied ist, dass *Corydalis-* und *Argemone-*Spezies Opiode oder opiodähnliche Stoffe enthalten, somit zur Schmerzlinderung geeignet sind.

Die verschiedenen berberinhaltigen Gewächse ermöglichen einzigartige Anwendungen, sofern man in der Lage ist, sie differenziert zu gebrauchen. Bei mir steht allerdings die Therapie von resistenten Darminfektionen mit schwerem Durchfall (blutig oder auch nicht) oder Ruhr, von resistenten Infektionen von Mund und Rachen sowie von Hautinfektionen im Vordergrund. Hier wirken alle Berberinpflanzen ähnlich gut. Seit Jahrtausenden werden berberinhaltige Pflanzen von traditionellen Heilern rund um den Globus vergleichbar angewendet.

Hydrastis canadensis … als bitteres Tonikum und Schleimhauttonikum bei Hautstörungen sowie Hautinfektionen und -entzündungen, Ohren- und Augeninfektionen, Mundgeschwüren, Hals- und Racheninfektionen, Fieber, Durchfall, Ruhr, Katarrh, Scheidenausfluss, Stauungen im Bereich der Leber und bei Gallenblasenproblemen, Menstruationsstörungen, Krebs und Colitis ulcerosa.

Mahonia spp. … als bitteres Tonikum und Schleimhauttonikum bei Leber- und Blutstauung, Hautproblemen sowie Hautinfektionen und -entzündungen, Magen-Darm-Infektionen, Geschwüren und Fieber.

Berberis spp. … als bitteres Tonikum und Schleimhauttonikum bei Hautentzündungen und -infektionen, Magen-Darm-Problemen, Cholera, Ruhr, Durchfall, Fieber, Krebs, Leberstauungen, Blutarmut und Gicht.

Coptis spp. … bei abdominalen Beschwerden, Magen-Darm-Problemen, Ruhr, Durchfall, Cholera, Enteritis, Typhus, Atemwegs-, Harnwegsinfektionen, gynäkologischen Entzündungen, Ohren-, Nasen-, Halsinfektionen, Gelbsucht, Fieber, Blutstörungen, Augeninfektionen, Schlafstörungen, Abszessen, Hautproblemen.

Corydalis spp. … als bitteres Tonikum, Analgetikum und Schleimhauttonikum bei Leberstauungen, Milzschwäche, stockendem Blut, Menstruationsstörungen und Geschwüren.

Phellodendron spp. … als bitteres Tonikum bei Magen-Darm-Problemen, Ruhr, Gelbsucht, Scheidenentzündungen und vaginalen Beschwerden, Harnwegsinfektionen, Schmerzen, geschwollenen Füßen und Knien, Furunkeln, Wunden, Abszessen, Geschwüren, Ekzemen, Mundgeschwüren, Verbrennungen, Fieber und Nachtschweiß.

Argemone spp. … als Sedativum und Laxativ bei Gelbsucht, Hautkrankheiten, Husten, Geschlechtskrankheiten, vaginalen Beschwerden, Arthritis, Nierenschmerzen, nachgeburtlichen Beschwerden, Wassersucht, geschwollenen Beinen, Fieber und Malaria.

Viele andere berberinhaltige Gewächse wurden ähnlich genutzt.

Ayurveda

Phellodendron kommt gewöhnlich in Indien nicht vor. Berberitzen werden aber seit Jahrtausenden medizinisch eingesetzt. Fünf Arten sind Bestandteil der Kräutermedizin, darunter *Berberis vulgaris* und *Berberis aristata.* Sie werden wie alle anderen berberinhaltigen Pflanzen angewendet (siehe S. 204).

Traditionelle Chinesische Medizin

Phellodendron ist als *huang bo* oder *huang bai* bekannt. Das Kraut zählt hier zu den 50 fundamentalen Kräutern der Traditionellen Chinesischen Medizin (TCM). Es findet seit Jahrtausenden Anwendung und taucht bereits in medizinischen Schriften 300 v. Chr. auf. Man sagt ihm bittere und kalte Eigenschaften nach. Darüber hinaus beeinflusst es Harnblase, Nieren und die großen Dickdarmmeridiane. Es soll Hitze und Feuchtigkeit harmonisieren, auch das „Feuer mindern" und Toxine ableiten (spezifische Anwendungen siehe S. 204). In China beträgt die übliche Dosis 3 bis 10 Gramm des getrockneten Krauts. Die Pflanze war zudem sehr lange Zeit Teil der traditionellen koreanischen sowie japanischen Medizin. Sie wurde bei ähnlichen Beschwerden und Krankheiten verordnet.

Coptis-, *Corydalis-*, *Mahonia-* und *Berberis*-Arten werden allesamt seit Jahrtausenden in ähnlicher Weise in der TCM benutzt.

Westliche Pflanzenheilkunde

Phellodendron war bis jetzt unbekannt. *Hydrastis-*, *Berberis-* und *Mahonia*-Arten werden seit langer Zeit medizinisch eingesetzt. Dabei gleichen sich die Anwendungen ebenfalls – wie üblich bei berberinhaltigen Pflanzen.

Wissenschaftliche Studien

Alle berberinhaltigen Pflanzen sind hochaktiv gegen ein breites Spektrum von Mikroorganismen, insbesondere Bakterien. Ihre Bestandteile wurden in hunderten Studien untersucht.

Das Problem von Berberin hinsichtlich einer systemischen Nutzung ist, dass es die Darmschleimhaut kaum durchdringen kann. Forscher versuchten jahrelang, Berberin zu einer systemischen Substanz zu machen und sind dabei gescheitert. Die meisten pharmakokinetischen Studien haben sich auf Berberin oder andere Alkaloide in injizierbarer Form konzentriert. Nachdem pflanzliche Rohextrakt-Zubereitungen Ratten oral verabreicht worden waren, konnten Alkaloide wie beispielsweise Berberin und Palmatin im Blutplasma nachgewiesen werden. Allerdings handelte es sich hierbei nur um geringe Mengen. So betrug der Alkaloidwert lediglich 0,31 ng/ml. Wenn man aber reines Berberin injiziert, beträgt der Wert 18,1 ng/ml. Geringe Mengen Berberin wurden in Nieren, Herz, Pankreas, Milz, Lunge, Hoden sowie im Uterus nachgewiesen. Hier wirkt es anregend und kräftigend. Dies verweist auf die traditionellen Anwendungen der Pflanze. Wenngleich bei Berberin nur geringe Mengen systemisch wirken, unterstützen sie dennoch die antimikrobielle Wirkung, die aber zu gering und unzureichend ist, um resistente Infektionskrankheiten systemisch zu heilen.

In einer chinesischen Studie mit freiwilligen Probanden waren bei normaler Dosierung 0,02 ng/ml Berberin im Plasma nachweisbar. War die Dosierung sehr hoch, fand man bis zu 3,0 ng/ml im Blut. Aber auch dieser Wert reicht noch nicht aus, um schwere Krankheiten systemisch zu behandeln. Wohlgemerkt wurde hier reines Berberin injiziert. Bei oraler Einnahme von Gelbwurz (das Produkt enthielt 77 mg Hydrastin und 132 mg Berberin) war nur eine Gesamtmenge von 0,1 ng/ml beider Stoffe im Blut der Testpersonen nachweisbar.

Berberin (und vermutlich auch viele andere Alkaloide dieser Pflanzen) kann einfach nur schwer die Darmschleimhaut überwinden. Und jene Mengen, die es doch schaffen, werden sehr rasch mit dem Urin oder über die Schleimhäute oder von der Leber mit der Galle ausgeschieden. Die Stoffemenge, die über den Urin abgesondert wird (etwa 5 Prozent) entspricht dem, was für die Behandlung von Harnwegsinfektionen mit Berberinpflanzen benötigt wird (hier wirken sie gewissermaßen). Solche Mengen, die in die Leber und im Anschluss daran in die Galle gelangen (0,5 Prozent), entsprechen der Dosierung, die in der traditionellen Heilkunde bei Leberschwäche und als Gallenstimulans verordnet werden. Berberin wird in der Leber metabolisiert und die Metaboliten werden in die Gallenwege ausgeschieden. Von hier aus gelangen sie in den Magen-Darm-Trakt. Darmbakterien spielen bei der enterohepatischen Zirkulation der Metaboliten eine Rolle, die im Körper stärker präsent sind als die Berberine selbst – allerdings nur in relativ niedriger Konzentration.

Eine ganz besondere Substanz ist Permeabilitäts-Glycoprotein (P-Glycoprotein, PGP). Sie ist in den Darmepithelien lokalisiert und hindert Berberin daran, im Körper zu zirkulieren. PGP verteilt eine große Zahl verschiedener Substanzen auf den Schleimhäuten des Verdauungstraktes inklusive pflanzliche Bestandteile. Außerdem unterstützt es die Ausscheidung von identifizierten Giftstoffen über den Urin oder Gallensaft – beispielsweise die Alkaloide der Berberitze. Da PGP die Berberitzen-Alkaloide als toxisch einstuft, können sie die Darmbarriere nicht überwinden und gelangen nicht in den Blutkreislauf.

Allerdings erhöht sich durch die geringe Menge an im Blutkreislauf zirkulierenden Alkaloiden die Konzentration von Immunglobulin A-Antikörpern (IgA) in den Schleimhäuten. Die ist überwiegend in den Eingeweiden zu beobachten, da das Kraut dort in direkten Kontakt mit den Schleimhäuten gelangt. IgA ist einer der wichtigsten Antikörper, der in den Schleimhäuten Infektionen bekämpft, die diese Barriere zu überwinden versuchen. In einem solchen Fall stuft der Körper die Alkaloide der Berberitze und ihre Stoffwechselprodukte als infektiöse Stoffe ein und produziert als Antwort darauf IgA-Antikörper.

Eine Stimulation der Schleimhäute und der IgA-Antikörperproduktion schützen demnach vor Infektionen. Dies ist der Hauptzweck der immunmodulierenden und immunstärkenden Eigenschaften von Berberin – und ein Grund dafür, dass diese Pflanzen, sofern richtig angewendet, viralen und bakteriellen Hals-, Mund- und Nebenhöhlen-Infektionen vorbeugen und sie bekämpfen können. Zudem interferiert Berberin auch synergistisch mit der Anhaftung von Bakterien (wie z. B. *Streptococcus pyogenes*) an Epithelzellen und hilft somit dabei, die Inzidenz dieser Infektionskrankheiten zu senken.

Berberin-Pflanzen sind bei intestinalen Infektionen durch pathogene Organismen sehr spezifisch wirksam. Das ist ihre große Stärke. Berberin reduziert die intestinale Wasser- und Elektrolytsekretion – verursacht durch infektiöse Darmbakterien wie *E. coli* oder Choleraerreger, hemmt Cholera- und andere bakterielle Enterotoxine, schwächt die Kontraktion der glatten Muskulatur und Darmtätigkeit ab (und wirkt so krampfreduzierend), verzögert die Dauer der Darmpassage, lindert Entzündungen des Darmgewebes und wirkt direkt bakterizid gegen Cholera und andere Dysenterie-/Diarrhoekeime. Berberin hemmt speziell die Anhaftung von Bakterien an schleimhaltige oder epitheliale Oberflächen und stoppt so die Infektion.

Da Berberin so umfassend antimikrobiell wirksam ist, benutzten viele Menschen berberinhaltige Pflanzen – und viele Firmen haben sie fleißig beworben – als systemische Antibiotika, was sie definitiv nicht sind. Was die Indikationen Erkältungen und Grippe betrifft, sind Berberine nicht oder nur teilweise effektiv. Sie sind gegen einige Virusarten wirksam und stärken die Schleimhautfunktion zum Schutz vor Mikroorganismen. Die kanadische Gelbwurz ist die am häufigsten, in den USA sogar übertrieben oft für die falschen Indikationen eingesetzte Berberinpflanze. Es gibt viel wirkungsvollere Pflanzen gegen Erkältungen und Influenza.

Man hat herausgefunden, dass viele der berberinhaltigen Pflanzen Multiresistenz (MDR)-umkehrende Eigenschaften haben, da sie in der Regel die Effluxpumpen resistenter Bakterien hemmen. *Berberis*-Arten und *Hydrastis canadensis* enthalten 5´-Methoxyhydnocarpin-D (5´-MHC) und Pheophorbid A, die die NorA-Effluxpumpe von *Staphylococcus aureus* hemmen. Das ist einer der Gründe, warum diese Pflanze so wirksam im Kampf gegen MRSA ist. Es gibt zahlreiche weitere Stoffe in berberinhaltigen Pflanzen, die diese Art von MDR-Hemmung bewirken.

Die MDR-Hemmstoffe berberinhaltiger Pflanzen arbeiten synergistisch mit den in den Pflanzen vorhandenen Alkaloiden. Man hat auch herausgefunden, dass sie synergistisch mit Arzneimitteln agieren, da sie deren Aktivität und Effektivität gegen resistente Organismen erhöhen und gleichzeitig die erforderliche antibakterielle, fungizide und amöbenhemmende Dosis verringern. Im nächsten Abschnitt gehe ich auf die Forschungsergebnisse bezüglich *Phellodendron* und Berberin als Einzelkomponente ein.

Phellodendron

Eine *in vivo*-Studie zur Behandlung von akuten und chronischen Entzündungen mit einem Ethanolextrakt aus *Phellodendron* und *Coptis* (Verhältnis 2:1) ergab, dass diese Tinktur vergleichbar wirksam wie Celecoxib und Dexamethason in Bezug auf entzündungshemmende Effekte ist. *In vitro*-Studien mit arthrotischem Knorpelgewebe zeigten, dass diese Pflanze signifikant den Abbau von Kollagen und Chondrozyten hemmen kann – durch Inhibition der Proteoglykan-Freisetzung und Typ II-Knorpeldegeneration, Downregulierung von Aggrecanasen, der Matrixmetalloproteinase (MMP)-Aktivität und von Signalwegen der Phosphor-ERK ½, JNK und p38 MAP-Kinase sowie Hochregulierung der TIMP-1Aktivität, eine weitere potente antioxidative Wirkeigenschaft der Pflanze. 80 übergewichtige und normalgewichtige Kniegelenkarthrose-Patienten (wovon 45 die Studie beendeten) nahmen an einer achtwöchigen randomisierten, placebokontrollierten Doppelblindstudie teil, die die Wirkung von *Phellodendron amurense*-Rinde und *Citrus sinensis*-Borke in Kapselform (740 mg, zweimal täglich) untersuchte. Übergewichtige Teilnehmer verloren durchschnittlich 5 Prozent ihres Körpergewichts. Die Lipidspiegel, Blutdruck- und Blutzuckerwerte normalisierten sich. Bei allen Teilnehmern, die das pflanzliche Kombinationspräparat einnahmen, traten signifikant weniger Entzündungen und weniger arthrosespezifische Symptome auf.

In einer klinischen, randomisierten placebokontrollierten Doppelblindstudie mit 28 Teilnehmern (prämenopausale Frauen) wurde eine Kombination von *Magnolia* und *Phellodendron*-Rindenextrakt getestet. In der Extraktgruppe kam es im Gegensatz zur Placebogruppe nicht zur Gewichtszunahme, darüber hinaus abends auch zu niedrigeren (in der Placebogruppe zu höheren) Cortisolspiegeln und zu vermindertem Stress.

Eine Kombination aus *Phellodendron* und *Magnolia* wurde in einer randomisierten placebokontrollierten Doppelblindstudie im Paralleldesign an gesunden übergewichtigen Frauen getestet (40 Teilnehmerinnen, davon 26 in der Endauswertung). Der Extrakt erwies sich als wirksam in Bezug auf gelegentliche temporäre Angststörungen.

Phellodendron war auch zur wirksamen Behandlung der Parodontalerkrankung geeignet.

Phellodendron-Extrakt (Nexrutine), der über 20 Wochen an TRAMP-Mäuse verfüttert wurde, zeigte eine signifikante Hemmungwirkung auf das Wachstum und die Progression von Prostatakarzinomzellen. Es gibt zahlreiche Studien, die eine ähnliche Antitumoraktivität dieser Pflanze bei Prostatakarzinom belegen. Sie ist in der Prostata *in vitro* stark kontraktilitätshemmend wirksam. Berberin und *Phellodendron*-Extrakt im Futter hemmten den Zellzyklus und die Entstehung von Lungentumoren bei Mäusen.

In vivo-Studien mit hyperurikämischen Mäusen beobachteten verminderte Harnsäurespiegel bei Mäusen, die eine hohe Dosis *Phellodendron*-Extrakt bekommen hatten. Andere Studien zeigten, dass *Phellodendron* Autoimmunreaktionen bei Mäusen und Meerschweinchen reduziert. Im Gegensatz zu Prednison und Cyclophosphamid hemmte der Extrakt aber nicht die Antikörperproduktion.

Phellodendron-Extrakte schützten vor Ethanol-, Aspirin-, Stress- und durch Pylorusligatur induzierten Stressulzera bei Mäusen. Extrakte von *P. wilsonii* erwiesen sich als hochprotektiv in der Mäuseleber bei CCl4-induzierter Hepatotoxizität. Andere Spezies vermittelten nur moderate Schutzeffekte.

Einige *in vitro*-Studien wiesen nach, dass *Phellodendron* antioxidativ, antitumoral, antientzündlich, antimikrobiell, gegen Herpes simplex Typ 1 und antibakteriell gegen eine Vielzahl von Bakterien wirksam ist.

Klinische (und wenige andere) Studien mit weiteren berberinhaltigen Pflanzen: 123 Patienten mit akuter Bazillenruhr wurden mit einem Sud von *Sankezhen* (einige von vier in China benutzte *Berberis*-Spezies: *soulieana, wilsoniae, poiretii* oder *vernae*) behandelt. 113 Patienten wurden geheilt, vier profitierten von einer Besserung. In einer anderen Studie mit 94 Teilnehmern wurden 88 geheilt.

In einer Studie wurden Tabletten aus dem Sud von *Berberis poirettii* zur Behandlung von 228 Patienten mit chronischer Bronchitis benutzt. Davon wurden 12,3 Prozent geheilt, bei 39 Prozent zeigten sich deutliche Wirkungen und bei 38 Prozent verbesserte sich der Zustand – eine Tinktur wäre wohl wirksamer gewesen.

Eine *in vivo*-Studie mit kanadischer Gelbwurz zeigte, dass die Pflanze zur Behandlung von Leberkrebs der Ratte wirksam ist. Einige Bestandteile des Krauts haben tumorhemmende Eigenschaften. Vor allem die Konzentration in der Leber wurde als vorteilhaft zur Behandlung von Leberkrebs eingestuft – vor allem als unterstützende Therapie.

Wird *Berberis vulgaris* statt Antibiotika in der Hühnermast verwendet, erhöht sich das Gewicht der Hühner in gleichem Maße wie beim Einsatz von Antibiotika.

Berberin (und andere pflanzliche Berberin-Alkaloide)

Zahlreiche *in vivo*-Studien haben die antimikrobielle Wirksamkeit von Berberin als Injektionsanwendung untersucht. Ich verzichte auf die Darstellung der meisten dieser

Studien, obwohl sie in der Bibliographie aufgeführt sind. Sie verraten nichts über die Wirkeigenschaften von Berberin, wenn sie als pflanzliche Zubereitung verwendet werden. Durch Injektion wollen Forscher ein Mittel systemisch machen. Es gab hier zwar manchen Therapieerfolg, aber auch eine ziemlich hohe Toxizität, wenn die isolierte Komponente so verwendet wird. Diese Toxizität entsteht nicht, wenn man Rohextrakte der Pflanzen benutzt.

Ich lasse auch die meisten der zahlreichen *in vitro*-Studien aus. Die antimikrobiellen Eigenschaften von Berberin wurden in diesem Kapitel schon mehrfach erwähnt. Viele Referenzen finden sich im Anhang. Hier kommen nur einige klinische Ergebnisse von Berberin-Anwendungen.

Eine klinische Studie mit Kindern (5 Monate bis 14 Jahre), die an Giardiasis litten, wurde in Indien durchgeführt. Berberin, täglich oral verabreicht (10 mg/kg Körpergewicht), beseitigte die Infektion vergleichbar gut wie Mepacrinhydrochlorid, Furazolidon und Metronidazol.

400 Patienten mit akuter wässriger Diarrhoe wurden in einer randomisierten, placebokontrollierten Doppelblindstudie mit Berberin behandelt. Berberin kombiniert mit Tetracyclin war hochwirksam. Berberin allein reduzierte Durchfall-Stuhlgang und die cAMP-Konzentration im Stuhl um 77 Prozent. Eine andere Studie konnte zeigen, dass Berberin Durchfall-Stuhlgang bei Cholera und/oder enterotoxische *E. coli* (ETEC) um bis zu 50 Prozent verringert. Es war zur Behandlung von ETEC wirksamer als bei Cholera.

Eine weitere randomisierte kontrollierte Studie mit 165 Patienten, die entweder an ETEC oder an Cholera litten, zeigte, dass Berberin bei den Cholerapatienten das 8-Stunden-Stuhlvolumen signifikant reduzierte. Bei den ETEC-Patienten stoppte Berberin die Diarrhoe komplett innerhalb von 24 Stunden bei der Hälfte der Patienten.

Klinische, placebokontrollierte randomisierte Doppelblindstudien mit 63 Männern mit enterotoxischer *E. coli*-Diarrhoe ergaben, dass 400 Milligramm Berberinsulfat verlässlicher wirksam sind als Arzneimittel. Acht Stunden nach der Behandlung zeigten die mit Berberin versorgten Männer deutlich reduzierte Stuhlvolumina. Innerhalb von 24 Stunden hatten 42 Prozent der Teilnehmer der Berberin-Gruppe keine Diarrhoe mehr – im Vergleich zu 20 Prozent in der Placebogruppe.

Eine andere Studie in Indien ergab, dass Berberin die gastrointestinalen Symptome bei Giardiasis verbesserte und Giardia-positiven Stuhl reduzierte. Berberin erwies sich als vergleichbar effektiv wie Metronidazol bei halbierter Dosis.

Eine klinische Studie mit 51 Patienten verglich eine wässrige Berberinzubereitung mit Sulfacetamid zur Behandlung von *Chlamydia trachomatis*-Infektionen des Auges. Es zeigte sich, dass Berberin etwas geringer wirksam war als das Medikament. Allerdings konnte das Medikament den Erreger nicht komplett eliminieren, Rezidive traten auf. In der Berberin-Gruppe beobachtete man bei den primär geheilten Patienten kein Rezidiv – sogar noch ein Jahr später. Andere klinische Studien kamen zu ähnlichen Ergebnissen. Die Rohextrakte berberinhaltiger Pflanzen erwiesen sich als durchgehend besser wirksam als Berberin.

Palmatine wurde zur Behandlung von 1042 Frauen mit gynäkologischen Infektionen, Infektionen der oberen Atemwege, intraoperativen Infektionen, Tonsillitis, Enteritis und bakterieller Ruhr mit gutem Ergebnis eingesetzt. Von 200 Frauen mit vulvovaginaler Candidiasis wurden 171 geheilt und 24 profitierten von einer Verbesserung.

Zahlreiche *in vivo*-Studien ergaben, dass Berberin bei einer Reihe verschiedener Krebsarten wie Brustkrebs, Leberkrebs, Magen- und Blasenkrebs krebshemmend wirkt. Es downreguliert Metalloproteinase 1, 2 und 9 und ist ein potenter COX-2-Hemmer.

Berberin *in vivo*, oral zugeführt, konnte die Insulinresistenz bei Ratten und die Blutzuckerspiegel senken sowie Fettstoffwechselstörungen günstig beeinflussen. Berberin blockiert intestinale Disaccharidasen, was antidiabetisch wirkt, die Glykolyse induziert und die Insulinsensitivität erhöht.

Es konnte darüber hinaus gezeigt werden, dass Berberin immunmodulatorisch (weniger stimulierend) wirksam ist. Es erhöht die Konzentration von IgA-Antikörpern in den Schleimhäuten und verringert gleichzeitig die Überaktivität verschiedener Komponenten des Immunsystems. Mit anderen Worten: Wird das Immunsystem durch einen Autoimmunprozess „hochgefahren“ oder überaktiviert – etwa durch Phytohämagglutinin oder Phorboldibutyrat plus Ionomycin, dann moduliert Berberin die Immunantwort und verhindert eine Überreaktion.

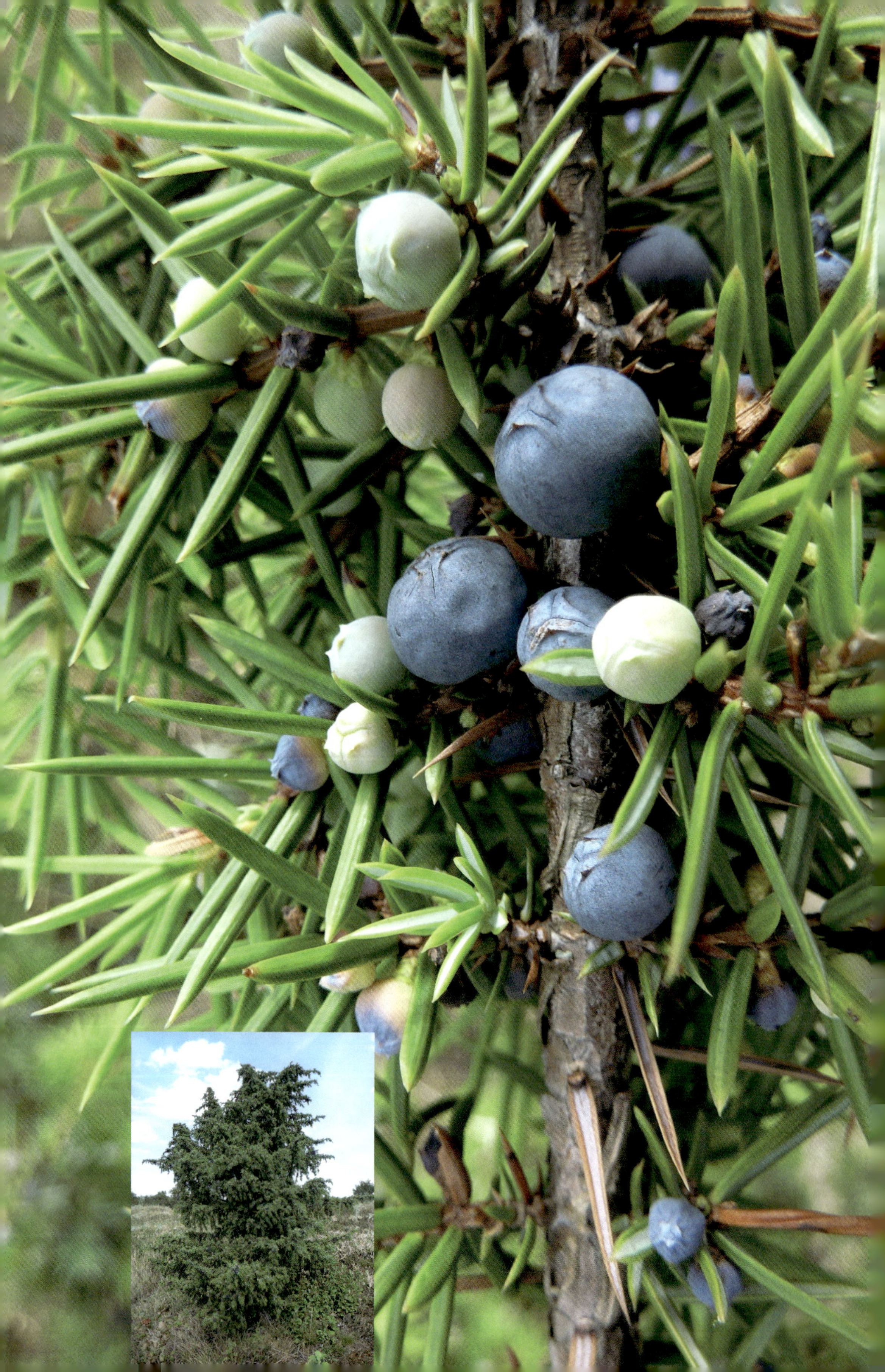

Wacholder

Familie *Cupressaceae*, Zypressengewächse.

Benutzte Arten Es existieren 50 oder 59, oder vielleicht sogar 67 Arten der Gattung *Juniperus* (Wacholder) (Taxonomen benötigen ihre Finger und Zehen, um sie zu zählen). Alle Spezies können gleichermaßen und auf dieselbe Weise verwendet werden.

Benutzte Pflanzenteile

In der Regel verwendet man die Beeren und Nadelblätter. Aber auch Borke, Stamm- und Wurzelholz enthalten bioaktive Stoffe.

Zubereitung und Dosierung

Die Inhaltsstoffe von Wacholder sind gut alkohollöslich. Je nach Pflanzenteil unterscheidet sich die Löslichkeit in Wasser. Von Beeren macht man eine Alkoholtinktur oder isst sie, um eine Wirkung zu erzielen. Von Nadelblättern kann man einen wässrigen Auszug machen, Alkohol ist allerdings wirksamer, da die Monoterpene nicht wasserlöslich sind, wie einige Studien belegen. Bei der Borke verhält es sich ebenso.

Beeren werden bei Harnwegsinfekten, Beeren und Nadeln bei Atemwegs- oder Darminfektionen empfohlen. Stammholz, Wurzeln, Borke, Beeren oder Nadeln benutzt man bei Hautinfektionen und infektionsbedingten Versdauungsstörungen. Das ätherische Öl ist zur Behandlung von Infektionen der oberen Atemwege geeignet.

Tinktur

Beeren: 1:5, 75 % Alkohol, 5 bis 20 Tropfen, bis zu dreimal täglich.

Aufguss

100 bis 150 Gramm zerkleinerte oder gepulverte Nadeln als Standard-Teezubereitung: drei- bis sechsmal täglich trinken.

Dekokt

Starke Dekokte des Krauts wurden in vielen Kulturen verwendet, um Brauerei- und Kochutensilien, Operationsinstrumente, Hände, Ladentheken und ähnliches zu sterilisieren. Das Dekokt eignet sich zur Waschung von Wunden sowie zur Vorbeugung und Behandlung von infizierten Wunden.

Juniperus communis

30 Gramm Kräuterdroge pro Liter Wasser, 30 Minuten kochen, anschließend abkühlen und über Nacht bedeckt ziehen lassen.

Beeren

Bei Magenproblemen wird empfohlen, täglich 1 bis 5 Beeren zu essen, zwei Wochen lang.

Pulver

Jeder Teil der Pflanze kann allein oder als Zusatz zu Wundpulvern zur Heilung oder Vorbeugung von Wundinfektionen eingesetzt werden.

Dampfinhalation

Meist benutzt man Nadeln und Beeren, aber alle anderen Teile der Pflanze können gleichfalls verwendet werden. Wacholdernadeln kann man direkt auf den heißen Stein in der Sauna legen oder als Wacholdertee aufgießen (100 Gramm Nadeln auf 3,5 Liter Wasser). Bei Atemwegsinfektionen eignet sich Wacholdertee auch zur Dampfinhalation. Hierfür gießt man den Tee auf heiße Steine. Sie können aber auch nur die Dämpfe von kochendem Tee inhalieren.

Ätherisches Öl

Bei Nasennebenhöhlen- sowie oberer Atemwegsinfektion 8 bis 10 Tropfen Wacholderöl auf 30 Milliliter Wasser in eine Nasensprayflasche geben: vier- bis sechsmal täglich anwenden (vor Gebrauch gut schütteln). Oder: Ätherisches Öl in einen Diffusor geben, zur Behandlung oder als präventive Maßnahme bei Infektionen der oberen Atemwege. Einige Tropfen auf heißes Wasser zur Dampfinhalation bei Erkältung.

Nebenwirkungen und Kontraindikationen

In fast jedem Kräuterbuch wird vor toxischen Wirkungen von Wacholder auf die Nieren gewarnt und eine Nierenerkrankung als Kontraindikation angegeben (auch ich bekenne mich schuldig!). Ich benutze die Pflanze nun schon seit mehr als zwei Jahrzehnten und habe nie Probleme gehabt. Der Phytomediziner Kerry Bone und andere haben den Ursprung dieser Vorgabe zurückverfolgt. Offenbar entstand diese Überzeugung in der zweiten Hälfte des 19. Jahrhunderts, wobei man Tieren große Dosierungen des ätherischen Öls verabreicht hatte. Entgegen der gängigen Meinung beobachtete man in Tierstudien mit Ratten sogar nierenschützende Wirkungen von Wacholder. Zudem setzten Naturheiler Wacholder traditionell auch bei entzündlichen Nierenerkrankungen ein. Ich bin davon überzeugt, dass das Kraut bei Nierenerkrankungen kontraindiziert ist und dass es bei der üblichen Anwendung nicht zu Nierenreizung kommen kann.

Die einzige Nebenwirkung, die ich jemals beobachten konnte, war leichter Durchfall. Dies war etwa bei der Anwendung von ätherischem Öl (15 Tropfen in 30 Milliliter Olivenöl) bei einer Ohrinfektion der Fall. Die Mischung wurde dreimal täglich mit einem Wattetampon verabreicht. Der Durchfall verschwand nach Absetzen des Öls.

Das ätherische Öl sollte möglichst nicht innerlich, sondern nur zur Dampfinhalation oder Aromatherapie benutzt werden. Die Anwendung von Pflanzenteilen und Beeren hat keine Nebenwirkungen. Auch ich habe bisher nichts von unerwünschten Wirkungen gehört.

Vorsicht ist bei der langfristigen Behandlung von Diabetikern geboten. Das Kraut beeinflusst die Blutzuckerwerte und könnte zu einem erhöhten Insulinbedarf beitragen. Darüber hinaus sollte es nur kurzfristig zusammen mit Diuretika gebraucht werden. Generell ist die Behandlung mit Wacholder in der Regel nur kurzfristig sinnvoll, etwa bei Harnwegsinfekten.

Arzneimittel-Interaktionen

Nicht bekannt.

Habitat und Erscheinungsbild

Es gibt zwei Typen von *Juniperus*. Der erste ist ein typischer immergrüner Baum (der manchmal strauchig anmutet). Er wird bis zu 15 Meter hoch. Der andere Typus ist ein niedriger, ausufernder Strauch. Gewöhnlich trägt er heimtückische spitze Nadeln, die gerne in die Haut und Kleidung eindringen. Häufig wird er entlang von Gehwegen und in der Nähe von Eingangstüren von Häusern gepflanzt. Einige der Baumarten haben auch Nadeln wie die Sträucher. Sie entwickeln die schuppenartige Nadelstruktur erst mit zunehmendem Alter.

Stamm und Zweige beider Typen sind meist rötlich gefärbt. Die äußere Borke schält sich spontan ab und ist sehr faserig, weshalb der Baum schäbig und verlumpt wirkt. Die Nadeln der Sträucher – vor allem *Juniperus communis* (Gemeiner Wacholder) – sind scharf zugespitzt, von blau-grüner Farbe und ähneln Pinien-, Tannen- oder Fichtennnadeln. Die Nadeln der Baumarten erinnern an Zypressen- oder Zedernnadeln. Sie wachsen überlappend, was sie grundlegend von Pinien-, Tannen- oder Fichtennadeln unterscheidet.

Eigenschaften von Wacholder

Wirkungen

antibakteriell
antientzündlich
antikatarrhalisch
antimikrobiell
antineoplastisch
antioxidativ
antirheumatisch
antiseptisch
antiviral
diuretisch
hypoglykämisch
hypolipidämisch
karminativ
magenstärkend
pilzhemmend
Radikalenfänger
schmerzlindernd (nozizeptive Schmerzen)
verdauungsfördernd (digestiv)

Antibiotische Aktivität

Alkoholauszüge von Wacholder sind gegen 57 Stämme von 24 Bakterienarten der folgenden Gattungen aktiv: *Acinetobacter, Bacillus, Brevundimonas, Brucella, Enterobacter, Escherichia, Micrococcus, Pseudomonas, Staphylococcus, Xanthomonas.*

Darüber hinaus hemmt Wacholder 11 *Candida*-Arten und ist gegen die Biofilmbildung wirksam. Nachfolgend einige wichtige Mikroorganismen, gegen die *Juniperus* antibiotisch wirksam ist:

Bakterien

Acinetobacter baumanii
Actinomyces bovis
Bacillus brevis
Bacillus cereus
Bacillus megaterium
Bacillus subtilis
Clostridium perfringens
Enterococcus faecalis
Escherichia coli
Fusobacterium necrophorum
Helicobacter pylori
Klebsiella oxytoca
Klebsiella pneumoniae
Listeria monocytogenes
Micrococcus flavus
Micrococcus gypseum
Mycobacterium spp. (inklusive *M. tuberculosis* sowie resistente Stämme wie H37Rv und sieben nicht-tuberkulöse Typen)
Proteus mirabilis
Proteus vulgaris
Pseudomonas aeruginosa
Salmonella typhi
Serratia marcescens
Shigella dysentariae
Shigella sonnei

Staphylococcus aureus (inklusive resistente Stämme)
Staphylococcus epidermidis
Staphylococcus intermedius
Streptococcus durans
Streptococcus faecalis
Streptococcus mutans
Streptococcus sanguinis
Yersinia enterocolitica

Pilze

Aspergillus fumigatus
Aspergillus niger
Candida spp.
Cryptococcus neoformans
Geotrichum candidum
Hansenula anomala
Microsporum gypseum
Rhodotorula spp.
Trichophyton mentagrophytes
Trichophyton rubrum

Parasiten

Caenorhabditis elegans
Leishmania donovani
Plasmodium falciparum

Viren

SARS Coronavirus
Herpes simplex I

Wacholder ist zudem gegen verschiedene Krebszelllinien bioaktiv.

Verfügbarkeit

Wahrscheinlich wächst das Kraut ganz in Ihrer Nähe. Sammeln Sie einfach die blau-purpurfarbenen Beeren und vewenden Sie diese. Sie können sie auch kaufen. Sie sind überall im Pflanzenhandel erhältlich.

Alternativen: Die Nadeln jedes anderen immergünen Nadelbaumes können alternativ benutzt werden. Besonders geeignet sind Thuja, Zeder, Pinie, Tanne und Fichte (in dieser Reihenfolge). Thuja, Zeder und Pinie verfügen Laborstudien zufolge über signifikante antibakterielle Wirksamkeit gegen antibiotikaresistente Bakterien. Gleiches gilt für die Tanne. Etwas weniger wirksam ist die Fichte. Die lange traditionelle Anwendung zur Heilung von Infektionskrankheiten bestätigt die medizinische Relevanz der Gewächse. Die Dosierung der jeweiligen Immergrüngewächse ist ähnlich.

Wacholder ist überall im Handel erhältlich. Besonders gut sortiert ist Kräuter Schulte (www.kraeuterschulte.de), dort bekommen sie das volle Sortiment: Beeren, Nadeln, Holz, ätherisches Öl und die Tinktur. Eine weitere ganz hervorragende Adresse für hochwertigste Öle und Wacholderprodukte ist Maienfelser Naturkosmetik (www.maienfelser-naturkosmetik.de). Hier finden Sie eine unglaublich tolle Auswahl an seltenen ätherischen Ölen von Wacholdersträuchern aus ganz unterschiedlichen Ländern und Regionen.

Beide Arten sind leicht an den „Beeren“ zu identifizieren. Sie sind zapfenförmig und formen sich nach der Befruchtung der Blüten. Wie üblich nenne ich sie Beeren, obwohl es eigentlich beerenförmige Zapfen sind Zunächst sind die Beeren grün, im Winter werden sie nach einem ordentlichen Frost pupurfarben.

Juniperus communis ist eine zirkumpolare Art, die bevorzugt in der nördlichen Hemisphäre vorkommt. Diese und manche andere Arten (*J. sibirica, J. montana*) sind in Höhenlagen ab 2400 Metern bis zur Baumgrenze anzutreffen. Die Baumarten wachsen an niedrigeren Standorten, bis in Höhenlagen von 4000 Metern. Sie sind ein weit verbreitetes Nadelgehölz. Einige Arten kommen in Afrika Richtung Süden bis nach Zimbabwe sowie in Australien und Südamerika vor. Die Gattung ist ein weltweit geschätztes Ziergehölz. Alle Arten können medizinisch verwendet werden.

Anbau und Ernte

Da die Beeren von Wacholder Samen enthalten, verbreiten sich die Bäume zweifellos auf diese Weise. Allerdings gibt es kaum Informationen über eine Samenaufzucht. In der Regel benutzt man Setzlinge. Ich konnte jedoch einfach nicht herausfinden, woher man die Setzlinge bezieht (… vielleicht von den Störchen oder Hogwarts?). Auf jeden Fall benötigen die Setzlinge einen gut gewässerten Boden.

Nadelblätter, Borke, Wurzeln und Stammholz können zu jeder Zeit geerntet werden. Im ersten Jahr sind die Beeren grün und sollten nach dem ersten Frost gesammelt werden. Im zweiten Jahr sind die Beeren bläulich-purpurfarben und können jederzeit gesammelt werden. Medizinisch nutzbare Beeren sind in jedem Fall purpurfarben – für die Färbung sorgt der Frost.

Inhaltsstoffe

Im Wacholder wurden 80 bis 100 verschiedene Substanzen identifiziert. Hauptbestandteile sind Alphapinen, Junipen, Eikosan, Hexadecan, Stenol, Heptacosan, Aromadendren, Germacren, Alphacopaen-8-ol, Ledol, Elemol, Transcaryophyllen, Epoxidcaryophyllen, Amorphenen sowie Limonen. Darüber hinaus finden sich Tutarol, Ferruginol, Longifolen, Trans-Communsäure, Cedrol, Alpha-Cedren, Alpha-Cedrol, 3-Caren, Terpinen-4-ol, Beta-Pinen, Sabinen, Myrcen, Mycen, Thujon, Caryophyllen, Cadinen, Elemen, Linalool, Piperiton, Gamma-Terpinen, Trans-Pinocarveol,

Rho-Cymen, Alpha-Terpineol, Gamma-Cardinen, Beta-Carophyllen, Bornylacetat, Germacren B, Germacren A, Verbenol, Camphen, Tricyclen, Beta-Eudesmol, Humulen, Borneol, Nerol, Geraniol, Carvacrol und so weiter.

Die Bestandteile variieren nicht nur innerhalb der Arten, sondern sind auch vom Standort und dem Alter der Pflanzen abhängig. 100 Jahre alte Bäume haben ein anderes Profil der chemischen Komponenten als 10 Jahre alte Bäume. Hauptbestandteile aller Wacholderarten sind Monoterpen-Kohlenwasserstoffe, die hochgradig bioaktiv und stark antimikrobiell wirksam sind.

Traditionelle Anwendung

Wacholder und Immergrüngewächse sind in allen Kulturen weltweit traditionell zum Zweck der körperlichen, emotionalen und spirituellen Reinigung benutzt worden – etwa für Schwitzbäder, oder in der Sauna oder zur Unterstützung von Heilprozessen.

Eine Eigenschaft von Wacholder, die man gerne übersieht, ist sein Vitamin C-Gehalt – alle Tiere mit Ausnahme hochentwickelter Primaten (Affe, Mensch) synthetisieren ihr eigenes Vitamin C. Die frischen Triebe der Pflanze sind etwas heller, weniger adstringierend und ihr Geschmack ist zitrusbetonter als bei älteren Pflanzenteilen – sie haben definitiv ein Zitronen-Limetten-Aroma. Zudem nutzte man den hohen Vitamin C-Gehalt frischer Triebe, um Skorbut (Vitamin C-Mangelerkrankung) zu heilen.

Ayurveda

In Indien benutzt man fünf Wacholder-Spezies, am häufigsten *Juniperus communis* (Gemeiner Wacholder). Er hat im Ayurveda viele Namen, je nach lokaler Sprache variieren die Benennungen. Der Sanskrit-Name ist *hapusha.* In der Regel werden die Beeren medizinisch verwendet, gelegentlich auch Holz und Blätter.

Juniperus gilt als aromatisch, karminativ, stimulierend, emmenagog, verdauungsfördernd, magenschonend, stark antibakteriell und diuretisch. Indikationen sind Harnabflussstörungen, Nierenentzündung, Bauchwassersucht, Husten und Lungenkrankheiten, Fieber, Gonorrhoe, Arthritis, Tuberkulose, Diabetes, Verdauungs- und Appetitstörungen.

Traditionelle Chinesische Medizin

Alleine in China gibt es 23 Wacholder-Arten mit unzähligen zugehörigen

Unterarten. Die meisten davon sind durch die Endsilbe *bai* gekennzeichnet (manchmal beginnen sie auch mit *bai*, abhängig davon, ob man von links nach rechts oder rechts nach links liest). So heißt beispielsweise *Juniperus recurva chui zhi bai* und *Juniperus virginiana* bezeichnet man als *bei mei yuan bai*. Sie werden in der Traditionellen Chinesischen Medizin angewendet. Allerdings findet sich in den mir vorliegenden Quellen keine nähere Angabe hierzu. „Gleichermaßen angewendet wie Thuja", liest man in einem ziemlich seltenen Buch, und „siehe hierzu die Auflistung." Schließlich endet diese mit dem Buchstaben „N" – selbstverständlich war es unmöglich, den zweiten Band irgendwo aufzutreiben. Das ist ärgerlich. Und als ob das nicht genug wäre, wird *Thuja* in keinem meiner anderen chinesischen Kräuterbücher erwähnt. Das ist noch ärgerlicher.

Wie dem auch sei – die wenigen Bücher, die über die Anwendung von Wacholder berichten, nennen traditionelle Indikationen wie Bluthusten, Erkältung, Blutung und chronisch obstruktive Lungenerkrankungen. Man benutzt Wacholder auch als Tonikum, bei Krämpfen, zur Entgiftung des Blutes und bei Leberentzündung, bei Schleimüberproduktion, Kongestion, Blutstase, Milzschwäche sowie als schweißtreibendes Mittel.

Westliche Pflanzenheilkunde

Die indigenen amerikanischen Kulturen hatten ähnliche Indikationen für Wacholder wie die chinesischen und indischen Kulturen. Hinzu kamen Indikationen wie Durchfall, Erkältung, Grippe, Geschwüre, Vaginalinfektionen, Menstruationsstörungen (besonders nach Geburten) und Wurmbefall sowie die Anwendung als Aromatikum bei Lungenerkrankungen. Wacholder war primäre Tuberkulose-Medizin, und wurde als Waschlösung bei Hautproblemen sowie zur Desinfektion von Räumen zur Krankheitsprävention oder nach der Genesung von Patienten benutzt.

Heilkundige in den USA verwendeten die Beeren als potentes Diuretikum, bei Wassersucht, Bauchwassersucht (Aszites), schleimigem Ausfluss aus der Harnröhre und bei Blasenentzündung (Zystitis), bei Nierenbeckenentzündung (Pyelitis), Pyelonephritis und renaler Hyperämie. Darüber hinaus wurde *Juniperus* bei Leukorrhoe, Gonorrhoe, skorbutischen Erkrankungen, Hautinfektionen, Ekzemen, Schuppenflechte (Psoriasis) und Hautparasiten verordnet. In Europa wurde das Kraut gleichermaßen eingesetzt. *Juniperus* ist bis heute ein anerkanntes pflanzliches Arzneimittel der medizinischen Praxis in Deutschland.

Wissenschaftliche Studien

Es gibt nur wenige Studien über *Juniperus,* dafür umso mehr über Einzelkomponenten und ihre antimikrobielle Aktivität. Nur wenige *in vivo*-Studien sind verfügbar.

In vitro-Studien ergaben, dass Stammholzextrakt einiger Wacholderarten vergleichbar antibiotisch wirksam ist wie Streptomycin. Blätterextrakt ist vergleichbar wirksam wie Amphotericin B sowie in Bezug auf resistente Staphylokokken und *Bacillus*-Bakterien vergleichbar wirksam wie Ampicillin und Erythromycin. Wacholder hemmt die NorA-Effluxpumpe von Staphylokokken, die das Bakterium anfälliger für antibakterielle Komponenten der Pflanze machen.

In vivo-Studien: Tacrolismus, ein Medikament, das nach Organtransplantationen zur Immunsuppression benutzt wird, kann unter anderem zu schweren Nierenschäden führen. Im Tierversuch mit Ratten schützte Wacholderöl vor Tacrolismus-induzierten Nierenschäden. Die Nierenzellmembranen integrierten vasodilatierende Prostanoide, die PGF2-Urinaussscheidung erhöhte sich und der durch das Medikament verursachte steile Abfall der Inulin-Clearance wurde komplett blockiert – dies bestätigt die traditionelle Anwendung des Heilkrauts bei Nierenerkrankungen. Außerdem schützte oral verabreichter Wacholderextrakt die Leber und Nieren von Mäusen, die CC14-Injektionen bekommen hatten. Die Forscher bemerkten, dass *J. phoenicea*-Extrakte „einen bemerkenswerten Effekt der Verbesserung der Leber- und Nierenfunktion zeigen und so von therapeutischem Potenzial zur Behandlung von Hepato- und Nephrotoxizität sind.“[3]

Wacholderbeerenöl ist reich an 5,11,14-Eicosatriensäure, eine mehrfach ungesättigte Säure, ähnlich den im Fischöl enthaltenen Fettsäuren, und sehr beständig in Bezug auf Peroxidation. Öl als regelmäßiger Futterbestandteil verminderte hepatische Reperfusionsschäden bei Ratten signifikant – dies bestätigt die traditionelle Anwendung des Heilkrauts als Tonikum bei Verdauungs- und Leberproblemen.

Wacholderextrakte zeigten starke antiparasitäre Effekte bei Madenwurm-Infektionen von Mäusen. Sie wirkten stark entzündungshemmend bei induzierten Ödemen und antinozizeptiv bei induziertem Schmerz bei Mäusen. Sie senkten die Blutzuckerspiegel von diabetischen Mäusen signifikant und erhöhten auch die Zinkspiegel in der Leber.

Wacholderextrakte und verschiedene Komponenten der *Juniperus*-Arten sind gegen eine Vielzahl von Mykobakterien antibiotisch aktiv, was die traditionelle Indikation der Pflanze zur Behandlung von Tuberkulose bestätigt.

Wacholder enthält außerdem wie viele Immergrüngewächse die bemerkenswerte Komponente Totarol. Wie zahlreiche andere Bestandteile von Wacholder (Longifolen, Alpha Pinen) wirkt Totarol stark antibakteriell. Totarol ist gegen eine Vielzahl von Mikroorganismen antibiotisch aktiv, etwa Mykobakterien, Enterokokken, Staphylokokken, Streptokokken, *Pseudomonas* sowie zahllose gramnegative Organismen und Parasiten.

Es wirkt synergistisch antibakteriell zusammen mit anderen Wacholderbestandteilen. Studien wiesen nach, dass Totarol die Wirksamkeit zahlreicher chemisch hergestellter Antibiotika vervielfacht. Es ist bereits in kleinen Dosierungen hochaktiv und wirkt als Hauptfaktor der pflanzlichen Synergieeffekte antimikrobiell, antioxidativ, tumorhemmend, leberschützend und cholesterinsenkend. Diese Komponente ist auch zur Behandlung von Hauterkrankungen wie bei schwerer Akne sehr wirksam. Zudem ist Totarol ein recht starker NorA-Effluxpumpenhemmer.

Manche Bestandteile der Pflanze (insbesondere der Beeren) wie Terpinen-4-ol erhöhen die Urinausscheidung signifikant, ohne die Kalium- oder Elektrolytspiegel im Körper ungünstig zu beeinflussen. Die Nierenfiltrationsrate wird gleichfalls erhöht. Offenbar wirken diese stark antibakteriellen Monoterpene im Wacholder deshalb so gut, weil der Körper sofort versucht, sie mit dem Harn auszuscheiden. Das führt zu einem desinfizierenden Effekt. Wenn Sie an einer resistenten Harnwegsinfektion leiden, sollten Sie in jedem Fall auf diese Pflanze zurückgreifen.

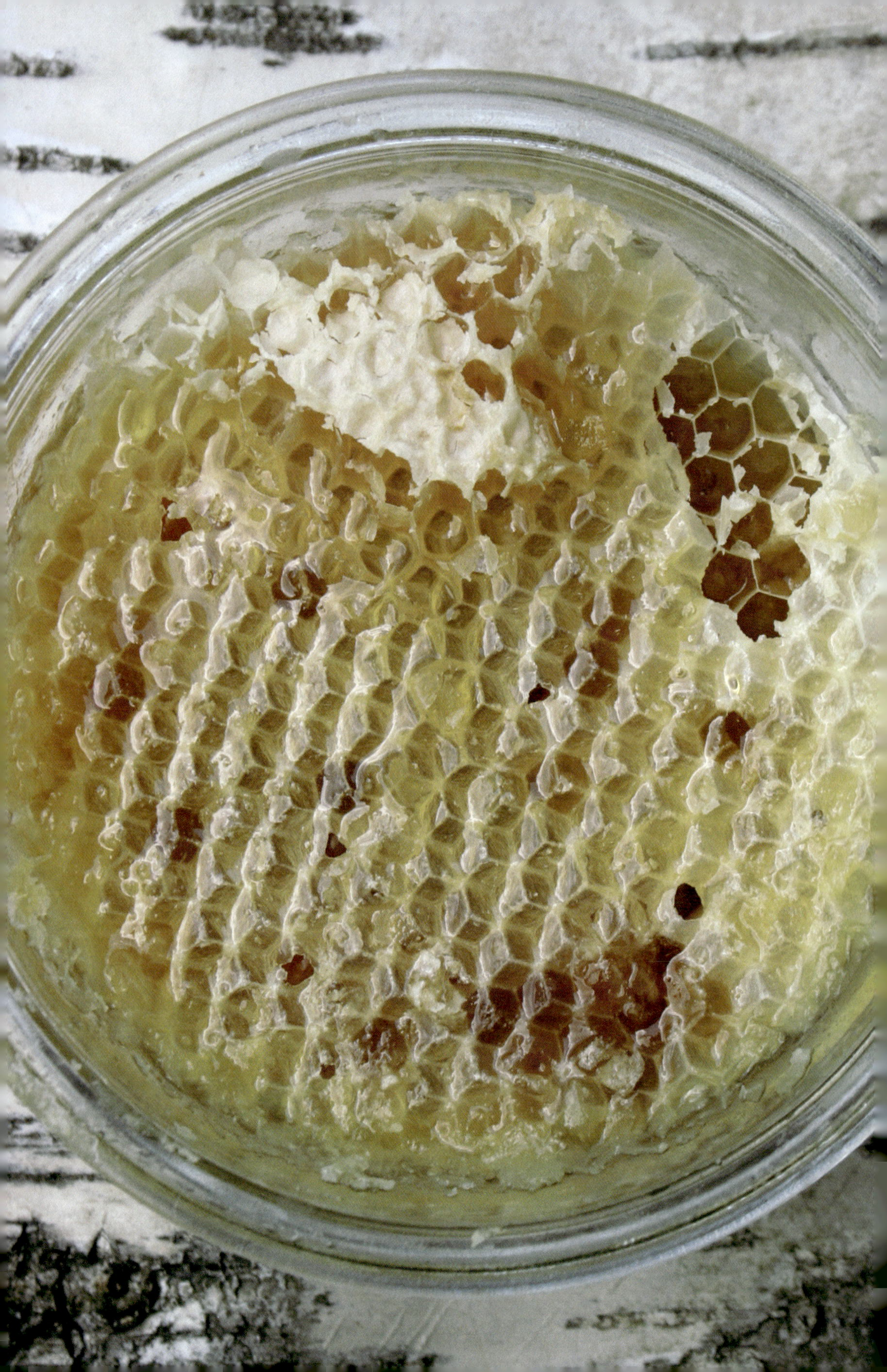

Honig

Zur Behandlung von antibiotikaresistenten Haut- und Wundinfektionen kann jede Art von biologischem Wildblumenhonig verwendet werden. Man hat Hinweise darauf gefunden, dass der massenhaft landwirtschaftlich produzierte Honig sowie sortenreiner Honig weniger wirksam sind als Wildblumenhonig. Es gibt aber einige wenige Ausnahmen: Neuseeländischer Manuka-Honig wird aus dem Blütennektar von *Leptospermum scopiarum* gewonnen und gilt als besonders gut antibakteriell wirksam – weshalb er via Internet zu exorbitanten Preisen angeboten wird. Er ist dort etwa viermal so teuer wie lokal produzierter Wildblumenhonig.

Die Anerkennung der Wirksamkeit von Honig bei resistenten bakteriellen Infektionen war überfällig und führte im vergangenen Jahrzehnt zu zahlreichen klinischen Studien, die die Anwendung in der Praxis prüften – seit der ersten Ausgabe des vorliegenden Buches (1999) wurden solche Studien hauptsächlich in Großbritannien durchgeführt. Tatsächlich hat man auch medizinischen Honig entwickelt – selbstverständlich ist er im Vergleich zu lokalen Honigsorten unglaublich teuer. Er nennt sich *Medihoney* und ist der einizige Honig, der im britischen Medizinsystem verwendet werden darf – in den Niederlanden heißt er Revamil. Die USFDA (*US Food and Drug Administration*) hat Medizinern in den USA gleichfalls die Anwendung von pharmazeutischem Honig gestattet. Aber auch hier ist der Honig sehr teuer und wird in US-Krankenhäusern so gut wie nie eingesetzt. Nichtsdestotrotz – *jeder* Wildblumenhonig ist empfehlenswert. Je mehr Pflanzen bei der Nektarsuche von den Bienen besucht werden, desto wirksamer ist er. Handelt es sich um biologischen Honig, wird er relativ frei von agrochemischen Schadstoffen sein – auch das ist von Bedeutung.

Andere Bienenprodukte wie beispielsweise Propolis oder Gelée Royale sind ebenfalls gegen resistente Mikroorganismen hochwirksam. In einigen Studien schneiden sie sogar besser ab als Honig. Allerdings ist ihre Anwendung schwieriger. Verwendet man Honig zusammen mit Gelée Royale, erhöht das die Wirkung.

Zubereitung und Dosierung

Honig kann direkt auf Wunden aufgebracht oder innerlich zur Immunstimulation, zur Stärkung der Gesundheit sowie zur Behandlung von Erkältungen, Grippe und Atemwegsinfektionen benutzt werden.

Äußerliche Anwendung

- Bei Verbrennungen (1./2./3. Grad), Hautgeschwüren und Wundliegen (Dekubitus) und Hautwunden: dick auftragen, mit einem sterilen Verband bedecken, Verband ein- bis zweimal täglich wechseln.
- Bei Eiterflechte (Impetigo) und seborrhoischer Dermatitis: mit verdünntem Honig zweimal täglich waschen.

Innerliche Anwendung

- Zur Vorbeugung: 1 EL Honig unverdünnt oder im Tee, dreimal täglich einnehmen.
- Im Akutfall: 1 EL Honig stündlich oder 1 EL Honig im Tee, sechs- bis zehnmal täglich.
- Erkältungs-Grippe-Tee: 2 EL Ingwersaft, Saft eines Limettenviertels, eine Prise Cayenne-Pfeffer, 1 EL Honig, heißes Wasser.

Nebenwirkungen und Kontraindikationen

- Äußerliche Anwendung: Es sind keine Nebenwirkungen bekannt.
- Innerliche Anwendung: Bei Bienengiftallergie kann es zu leichten bis schweren allergischen Reaktionen (Anaphylaxie) kommen.

Traditionelle Anwendung

Ich benutze Honig seit mehr als 20 Jahren als Heilmittel. Es gibt nichts vergleichbares zur Behandlung von Wunden jeglicher Art – egal, wie schlimm und infiziert sie aussehen mögen. Wenn es um Wundheilung geht, ist Honig *die Nummer eins.*

Bienen sammeln Blütennektar, transportieren ihn in der Honigblase (Bienenmagen) zum Bienenstock, vermischen ihn mit körpereigenen Stoffen und lagern den solchermaßen produzierten Honig in Waben aus Bienenwachs ein. Dort reift er und verliert das meiste Wasser. Natürlicher Honig stammt von einer Fülle von Wildblumen, die sich vor Ort finden. Bei natürlichem Honig handelt es sich in der Regel nicht um ein sortenreines Produkt – es sei denn, einzelne Pflanzen sind im Überfluss vorhanden, wie etwa das Heidekraut in Schottland (z. B. Alfalfa- oder Klee-Honig). Natürlicher Honig enthält meist die wesentlichen Bestandteile vieler verschiedener Wildblumen – alle sind medizinisch wirksam.

Eigenschaften von Honig

Wirkungen

Honig wirkt stark antibiotisch gegen alle bekannten Formen resistenter Bakterien bei Haut- und Wundinfektionen. Hinzu kommen folgende Wirkeigenschaften:

antiallergisch
antianämisch
antikarzinogen
antientzündlich
antiviral

immunstärkend
schleimlösend
abführend (laxativ)
pilzhemmend
tonisierend

Honig fördert die Abheilung von Wunden, Magengeschwüren und hilft bei bakterieller Gastritis und Zahnfleischentzündung, schützt vor Zahnbelag, erleichtert die Wundtoilette, weicht entzündetes Gewebe auf, wirkt als Wundschutz und stimuliert die Haut- und Muskelregeneration.

Antibiotische Aktivität

Bakterien

Acinetobacter spp.
Alcaligenes faecalis
Bacillus subtilis
Bacillus stearothermophilus
Burkholderia cepacia
E. coli O157:H7 (25 Stämme)
Enterobacter cloacae
Enterococcus faecalis (Vancomycin-resistent)
ESBL-Bakterien
Haemophilus influenzae
Helicobacter pylori
Klebsiella oxytoca
Klebsiella pneumoniae
Listeria monocytogenes
Micrococcus luteus
Morganella morganii
Mycobacterium spp.
Proteus spp.
Pseudomonas aeruginosa (125 Isolate)
Salmonella enteritidis
Salmonella typhimurium (49 Stämme)
Serratia marcescens
Shigella dysentariae
Staphylococcus aureus (58 Isolate und alle MRSA-Stämme wurden getestet)
Staphylococcus spp. (koagulasenegative Spezies)
Stenotrophomonas maltophilia
Streptococcus spp.

Viren

Herpes simplex-Virus

Röteln-Virus

Pilze

Aspergillus niger

Candida spp.

Malassezia spp.

Trichosporon spp.

Honig ist darüber hinaus in Bezug auf bakterielle Biofilme hochaktiv.

Indikationen

Honig wird zur Prävention und Therapie bei allen infizierten Hautwunden angewendet: Schnitt, Abschürfung, Bein-/Hautgeschwüre, Gangrän, diabetischer Fuß, Weichteilgeschwüre, postchirugische Wundinfektion, Verbrennungen (Grad 1 bis 3), Furunkulose, Abszesse, nekrotisierende Fasziitis, Wundliegen (Dekubitus), Bindehautentzündung, Phlegmone, Strahlenschäden, Zahnfleischentzündung (Gingivitis), Zahnbelag sowie Gastritis/Duodenitis (*H. pylori*-Infektion).

Verfügbarkeit

In jeder Region findet sich ein lokaler Imker, der Wildblumenhonig produziert. Solche Produkte sind auch in vielen Supermärkten erhältlich. Allerdings haben aktuelle Studien gezeigt, dass bis zu 75 Prozent der in US-Supermärkten zum Verkauf angebotenen Honigsorten keine „naturreinen Honigprodukte" waren. Viele Hersteller entfernen sämtliche Pollen aus dem Honig und vermengen ihn mit Maissirup. Bei allen Honigprodukten, die auf Bauernmärkten sowie in Bioläden verfügbar sind, handelt es sich hingegen in der Regel um naturbelassenen reinen Honig. Guter Honig sollte immer ein wenig Pollen enthalten, was ihn leicht trüb erscheinen lässt.[4]

Honigbienen haben eine Vorliebe für manche medizinisch wirksamen Pflanzen: *Vitex* (z. B. Mönchspfeffer/ *Vitex agnus-castus*), Jojoba (*Simmondsia chinensis*), Holunder (*Sambucus*), Leinkraut (*Linaria*), Balsamwurzel (*Balsamorhiza*), Sonnenhut (*Echinacea*), Baldrian (*Valeriana*), Löwenzahn (*Taraxacum*) und wilde Geranien (*Geranium*). Im Prinzip bevorzugen sie jedes medizinische Kraut, mögen aber auch Alfalfa und Klee. In jedem Wildblumenhonig ist der Nektar zahlreicher medizinisch wirksamer Pflanzen enthalten.

Zusätzlich werden die im Nektar präsenten medizinischen Pflanzenwirkstoffe im Magen der Biene verändert – auf eine Art und Weise, die die moderne Wissenschaft bislang nicht klären konnte. Bevor die Biene den Nektar wieder „ausspuckt“, kommt er mit Verdauungsenzymen in Berührung, was zur Bildung neuer Komponenten führt. Honig wird oftmals hartnäckig als bloße Kohlenhydratquelle eingestuft (wie weißer Zucker), er enthält aber unter anderem eine komplexe Mischung aus Enzymen, organischen Säuren, Estern, antibiotischen Wirkstoffen, Spurenelementen, Proteinen, Kohlenhydraten, Hormonen und antimikrobiellen Wirkstoffen.

Rund 500 Gramm Honig haben etwa 1333 Kalorien (im Vergleich dazu hat Zucker 1748 Kalorien) und besteht aus 1,4 Gramm Eiweiß, 23 Milligramm Calcium, 73 Milligramm Phosphor, 4,1 Milligramm Eisen, 1 Milligramm Niacin, 16 Milligramm Vitamin C, Vitamin A, Betacarotin, B-Vitaminen, Vitamin D, Vitamin E, Vitamin K, Magnesium, Schwefel, Chlorin, Kalium, Jod, Natrium, Kupfer, Mangan, und er weist auch hohe Konzentrationen von Wasserstoffperoxid und Ameisensäure auf – in der Tat, mehr als 75 verschiedene Inhaltsstoffe. Die restlichen Inhaltsstoffe (etwa 4 bis 7 Prozent), die im Honig vorliegen, sind derart komplex, dass sie bisher nicht identifiziert wurden.

Wissenschaftliche Studien

In den Jahren nach der ersten Ausgabe dieses Buches wandelte sich Honig zum wesentlichen medizinischer Therapeutikum bei chirurgischen Wunden, Wundheilungsstörungen und Verbrennungen – vor allem in den Kliniken Großbritanniens. In der Tat ist Honig heute eine Standardtherapie – unter anderem wegen der zunehmenden Verbreitung resistenter Organismen, gegen die Honig zuverlässig wirksam ist. Zahlreiche klinische Studien zur Anwendung von Honig liegen vor (mehr als 30). Ich stelle hier einige davon vor – aus Großbritannien und von anderswo.

32 Kinder mit eitrigen Muskelabszessen wurden zwei Therapiegruppen randomi-

siert zugeteilt. Die Abszesshöhlen wurden zweimal täglich entweder mit Honig- oder Eusol (antiseptische Lösung)-getränkter Watte ausgestopft. Mit Honig behandelte Wunden heilten schneller ab und der Klinikaufenthalt war kürzer als bei den mit Eusol behandelten Patienten.

88 Personen nahmen an einer nicht-randomisierten Open-Label-Vergleichsstudie teil, die verschiedene Formen der sekundären Wundheilung von Spenderstellen für Hauttransplantate untersuchte. Mit Honig getränkter Verbandmull beschleunigte die Epithelialisierungszeit und verringerte die Schmerzhaftigkeit stärker als andere benutzte Methoden.

Eine Studie mit 60 Patienten, die an chronischen, komplizierten chirurgischen oder traumatischen Wunden litten, ergab, dass Honig einfach anzuwenden war, die Wunden sauber hielt, die Infektion stoppte und außergewöhnlich gut verträglich war.

105 Patienten nahmen an einer randomisierten kontrollierten Single-Center-Open-Label-Studie teil, die sich mit der Wundbehandlung mit Honig befasste. Die Wunden der mit Honig behandelten Gruppe heilten signifikant schneller ab – in nur 100 Tagen versus 140 Tagen in der Kontrollgruppe.

108 Patienten mit venösen Beinulzera waren an einer randomisierten kontrollierten, multizentrischen Open-Label-Studie beteiligt. Hier wurden die Wirkungen von Honig und IntraSite-Gel verglichen. In der Honig-Gruppe waren eine erhöhte Heilungsinzidenz, effektive Entschorfung und niedrigere Infektionsraten zu beobachten. Weitere Studien kamen zu ähnlichen Ergebnissen.

15 Patienten mit Druckulzera wurden mit Honig und 11 mit Ethoxydiaminoacridin plus Nitrofurazon behandelt. Die Abheilungsergebnisse waren in der mit Honig behandelten Gruppe um den Faktor vier besser als in der Vergleichsgruppe.

Nur einer von 20 Patienten, die mit Honig behandelt worden waren, entwickelte eine intolerable Mundschleimhautentzündung anlässlich einer Bestrahlungstherapie – Honig war besser wirksam als Lidocain. Andere Studien bestätigten diesen Befund.

30 infizierte diabetische Fußwunden wurden drei Monate lang mit Honig behandelt. Eine komplette Abheilung wurde bei 43 Prozent der Wunden erreicht. Die Größe der Ulzerationen und eine gesunde Granulation waren bei weiteren 43 Prozent zu beobachten. Die bakterielle Befallsdichte aller Ulzera wurde in der ersten Behandlungsrunde mit Honig signifikant vermindert. Nur bei 6,7 Prozent der Ulzera versagte die Therapie. Eine Vielzahl von Studien hat sich mit der Honigtherapie von diabetischen Fußulzera befasst – und alle zeigten ähnliche Resultate. Ein Beispiel: 60 Patienten mit diabetischen Infektionen und Amputationsrisiko wurden in drei Gruppen aufgeteilt: 1. epitheliale Fußulzera, 2. tiefergehende Infektionen und Osteomyelitis, 3. gangränöse Läsionen. 100 Prozent der Ulzera der Gruppe 1 und 92 Prozent der Gruppe 2 konnten geheilt werden. Bei allen Teilnehmern der Gruppe 3 kam es nach chirurgischer Exzision, Debridement

von nekrotischem Gewebe und Behandlung mit Honigsalbe (die auch Gelée Royale enthielt) zur Abheilung.

78 Patienten (Alter: 10 bis 50 Jahre) mit Verbrennungen von weniger als 50 Prozent der Körperoberfläche wurden in zwei Gruppen aufgeteilt: eine bekam einen Honigverband, die andere Silbersulfadiazin (SSD). Die durchschnittliche Abheilungszeit der mit Honig behandelten Patienten betrug 18 Tage, mit SSD 33 Tage. Die Wunden derjenigen, die innerhalb einer Stunde nach der Verbrennung mit Honig behandelt wurden, waren nach 7 Tagen steril. Dies war bei keinem Teilnehmer der SSD-Gruppe der Fall. 100 Prozent der mit Honig behandelten Wunden waren nach 21 Tagen steril, aber nur 36 Prozent der mit SSD behandelten Wunden. Die Ergebnisse in der Honig-Gruppe waren signifikant besser. Die Heilung beschleunigte sich, es gab keine Infektionen und weniger Narbenbildung oder Kontrakturen, zudem war der Bedarf an Debridement reduziert, unabhängig davon, wann die Patienten zur Behandlung zugelassen wurden.

An einer randomisierten Doppelblindstudie in Südafrika nahmen Goldminenarbeiter teil. Hier behandelte man oberflächliche Wunden und Abrasionen mit Honig. Es zeigte sich, dass Honig für den Heilungsprozess vergleichbar wirksam wie IntraSite-Gel eingesetzt werden kann. Honig kostete 0,04 Cent/EUR (49 Cent/ZAR) versus 87 Cent/EUR (12, 03 Rand/ZAR) für das Arzneimittel.

Eine klinische Studie, in der Honig verwendet wurde, um Herpes labialis zu behandeln, ergab, dass Dauer, Schmerzgrad, Grad der Verkrustung und die durchschnittliche Abheilungszeit durch Honiganwendung um 35, 39, 28 und 43 Prozent verbessert wurden im Vergleich zur Behandlung mit Aciclovir – bei Genitalherpes um 53, 50, 49 und 59 Prozent.

30 Patienten (20 männlich,10 weiblich) mit seborrhoischer Dermatitis und Schuppung wurden mit unverarbeitetem Honig topisch behandelt. Die Patienten litten unter Juckreiz, Krustenbildung und Haarausfall. Verdünnter unbehandelter Honig (90 Prozent Honig 10 Prozent warmes Wasser) wurde täglich während 4 Wochen aufgetragen, 3 Stunden belassen und anschließend mit warmen Wasser ausgespült. Die Hälfte der Patienten diente als Kontrollgruppe. Bei allen Honiganwendern verschwanden Juckreiz und Schuppungen innerhalb einer Woche und der Haarausfall ging zurück. Innerhalb von zwei Wochen heilten die Hautläsionen vollständig ab. Patienten der Honig-Gruppe wurden prophylaktisch für weitere sechs Monate mit Honig einmal die Woche behandelt. Bei keinem der 15 Patienten kam es zu einem Rezidiv.

Eine klinische Studie mit 139 Kindern wies nach, dass die Behandlung von Hustenreiz bei Infektionen der oberen Atemwege mit Honig effektiver ist als die Therapie mit Dextromethorphan und Diphenhydramin – andere Studien beobachteten eine vergleichbare Wirkung der Mittel. Eltern bevorzugten aber Honig als Heilmittel.

Honig als obligatorischer Nahrungsbestandteil führte zu bemerkenswerten Ergebnissen in klinischen Studien. Von 58 Jungen bekamen 29 täglich zwei Teelöffel Honig (einen morgens, einen abends), die anderen 29 bekamen keinen Honig. In beiden Gruppen waren das Essen, Ruhepausen und sportliche Aktivitäten gleich. Alle Kinder waren gleich alt und gesund. Bei Honigessern beobachtete man ein Jahr später eine Erhöhung des Hämoglobinwertes um 8,5 Prozent, eine generell verbesserte Vitalität und eine allgemein verbesserte Kondition.

Honig erwies sich als klinisch wirksam zur Behandlung von faustgroßen Knochenulzera und hochgradigen Verbrennungen. Man berichtete immer wieder von kompletten Abheilungen – ohne Hauttransplantationen sowie ohne Infektion oder den Verlust von Muskelmasse. Darüber hinaus erwies sich Honig auch als überlegen wirksam zur Behandlung von Magengeschwüren, Gangrän, chirurgischen Wundinfektionen sowie chirurgischen Inzisionen und zur Konservierung von Hauttransplantaten, Hornhäuten, Blutgefäßen und Knochen während Lagerung und Transport im Vergleich zu Antibiotika.

Honig ist auch bei Atemwegsleiden außerordentlich effektiv. Eine bulgarische Studie mit 17 862 Patienten wies nach, dass Honig zur Behandlung von chronischer Bronchitis, asthmatischer Bronchitis, Asthma bronchiale, chronischer und allergischer Rhinitis sowie Sinusitis wirksam ist – auch bei Erkältungen, Grippe und Atemwegsinfektionen und allgemeiner Abwehrschwäche.

Zudem waren Ergebnisse in der klinischen Praxis ermutigend. Die Abteilung für pädiatrische Onkologie im Kinderspital von Bonn benutzt Honig regelmäßig zur Behandlung von Chemotherapie-induzierten Wunden und erzielt damit große Erfolge. Es gibt einige klinischen Studien zur Anwendung von Honig in der Wundtherapie:

- Zur Behandlung von 8 Patienten mit Beinulzera wurde Honig benutzt. Die Größe der Ulzera verminderte sich um 60 Prozent, der üble Geruch verschwand und Schmerzen verringerten sich. Eine chronische Wunde bei einem Patienten mit dystropher Epidermiolysis bullosa heilte ab. Die Wunde hatte sich trotz unzähliger Behandlungen seit 20 Jahren niemals schließen lassen. Ein mit Honig getränkter Verband sorgte für die Abheilung der Wunden innerhalb von 15 Wochen.
- Die Honigtherapie bei einem Patienten mit chronisch venösen Beinulzera führte zur vollständigen Heilung. Der Honig erwies sich als antibiotisch, antientzündlich und desodorierend wirksam.
- Bei sechs Patienten mit chronisch venösen Beinulzera, die sich einer Split-Skin-Transplantation unterzogen haten, kam es durch eine Honigtherapie innerhalb von 22 Tagen zur komplikationslosen Abheilung der Geschwüre.
- Zwei Pflegeheim-Patienten mit Druckulzera wurden mit Honig behandelt. Die Geschwüre heilten rasch ab, Geruch und Schmerzen wurden signifikant reduziert.

- 28 Patienten mit Fournier-Gangrän wurden behandelt, davon sechs mit Honig. Bei diesen Patienten beschleunigte sich die Wundheilung.
- Eine Frau mit breiter phlegmonös-nekrotischer Läsion an der Bauchhaut nach traumatischer Darmruptur wurde mit Honig behandelt. Es kam zur kompletten Abheilung der Wunde.
- Bei einem Mann mit Pyoderma gangraenosum und Colitis ulcerosa wurden Hautläsionen erfolgreich mit Honig behandelt.
- Sieben Patienten mit MRSA-infizierten Wunden wurden mit Honig behandelt, nachdem übliche Antibiotika versagt hatten. Bei allen kam es zum Therapieerfolg.

Es gibt massenhaft *in vivo*-Studien, die sich mit Wundheilung durch Honig befasst haben – mehr als 600 Tiere waren beteiligt. Zur Behandlung von Verbrennungen der Ohrmuschel, induzierten Wunden (Inzisionen, Exzisionen, Verbrennung), chirurgischen Wunden, bakteriellen Infektionen von Verbrennungen und Bisswunden erwies sich Honig als überdurchschnittlich wirksam. Harnröhrenverletzungen heilten nach intraurethralen Honiginjektionen bei männlichen Wistar-Ratten ab. Honig stimuliert die angiogenetische Aktivität an der Rattenaorta. Das Immunsystem von Ratten, die Fenchelhonig, Propolis und Bienengift bekommen hatten, war widerstandsfähiger in Bezug auf induzierte Stapylokokkeninfektionen im Vergleich zu Kontrollen. Intraperitoneale Honiganwendungen hemmten postoperative intestinale Adhäsionen. Honig beschleunigt die intestinale Anastomosenheilung bei Ratten mit chronischem Ikterus. Oral verabreichter Honig stimulierte den Heilungsprozess und reduzierte Infektionen nach Darmresektionen.

In vitro-Befunde weisen darauf hin, dass Honig immunstimulierend, hautregenerierend, antientzündlich, antibakteriell, antiviral, antifungal, antioxidativ, als Radikalenfänger, immunmodulatorisch und antimutagen wirksam ist.

Mit antibakterieller Aktivität kann bereits bei 4%-igen Honiglösungen gerechnet werden – volle „Honigpower“ ist besser. Salben aus Honig, Bienenwachs und Olivenöl sind gegen Staphylokokken- und *Candida*-Infektionen wirksam.

Hinweis Sie sollten naturbelassenen Wildblumenhonig bevorzugen, nicht den Klee- oder Alfalfa-Honig aus dem Supermarkt. Alfalfa- und Kleepflanzen sind mit Pestiziden belastet und besitzen nicht die breite Aktivität von Mehrpflanzenhonig. Darüber hinaus verdünnen Großbauern ihren Honig gern mit Zuckerwasser – das schwächt seine „Power“ deutlich ab. Reiner Wildblumenhonig sollte am Gaumen leicht brennen, wenn er unverdünnt eingenommen wird.

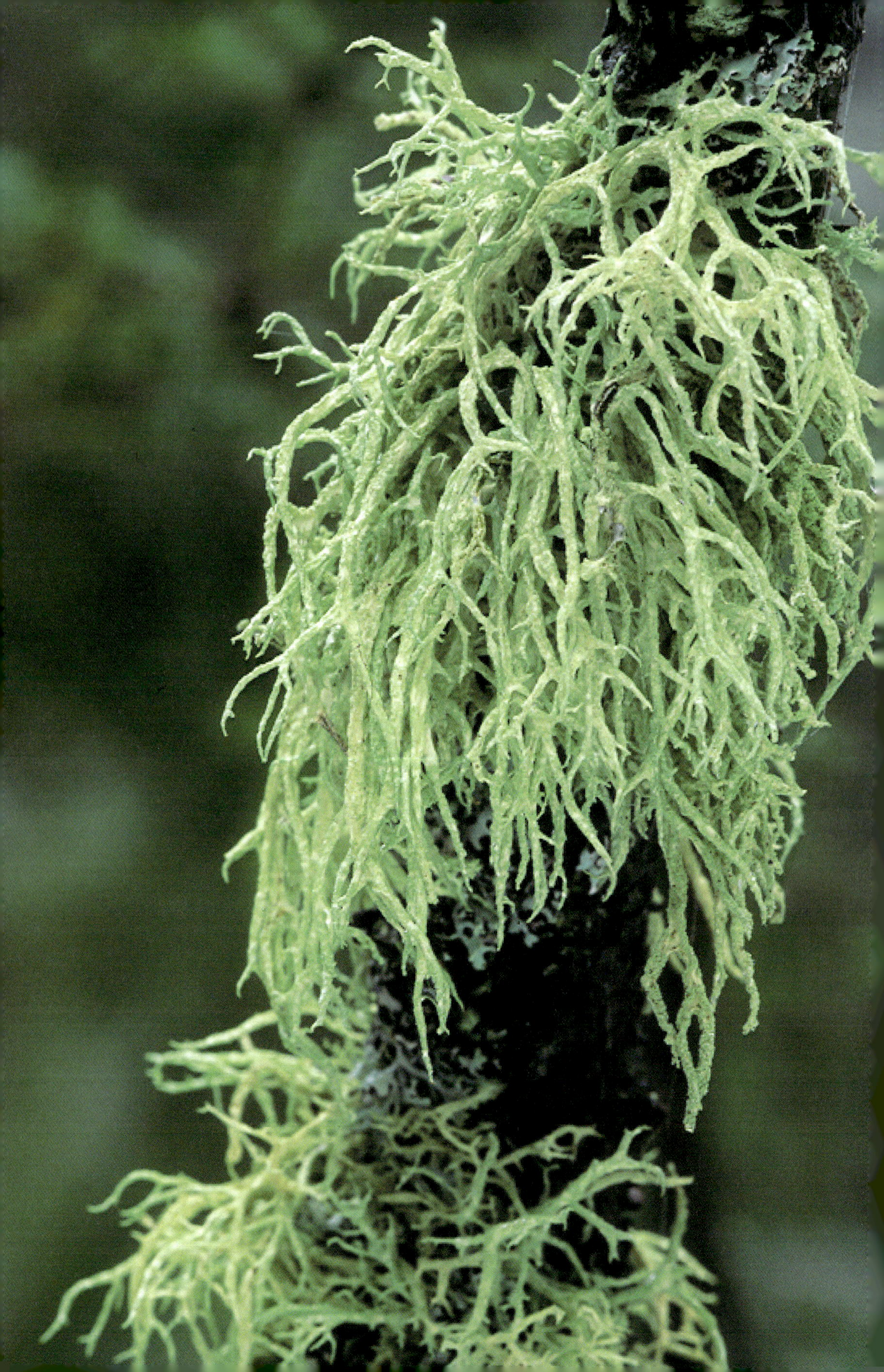

Usnea

Familie *Usnea* (Flechten, lat. *lichen*) gehören zur Familie der *Parmeliaceae*. Manch einer glaubt, dass Usnea-Arten eine eigenständige Familie sind, die *Usneaceae*. Die meisten Quellen stufen diese Ansicht allerdings als inakzeptabel und komplett falsch ein.

Geläufige Namen Im Englischen beziehen sich die Trivialnamen stets auf Haar oder Bart. So nennt man sie in den USA beispielsweise *old man's beard*. In Deutschland werden einige Flechtenarten als Bartflechten oder Baumbart bezeichnet.

Benutzte Arten Man kennt etwa 600 *Usnea*-Arten. Die geläufigsten sind *Usnea barbata* und *Usnea longissima*. Aber jede andere *Usnea*-Art kann ohne weiteres auch verwendet werden. Ich persönlich bevorzuge die kleinere *Usnea hirta* (Grubige Bartflechte). Meiner Meinung nach verfügt diese Flechtenart über eine stärkere Aktivität. Auf Grund ihrer Größe wird *U. longissima* am häufigsten geerntet – für die Ernte der anderen Arten benötigt man Stunden. *Usnea barbata* hat gleichfalls eine brauchbare Größe, aber die Nutzung dieser Spezies wird in den USA allem Anschein nach demnächst verboten werden – obwohl es ein sehr sicheres Pflanzenheilmittel ist, das man bedenkenlos verordnen kann.

Benutzte Pflanzenteile

Man verwendet die ganze Flechte.

Zubereitung und Dosierung

Es hat eine gewisse Zeit gedauert, bis man wusste, wie man *Usnea* für medizinische Zwecke angemessen zubereitet. Vor allem Ryan Drum, ein Pflanzenenexperte aus Washington State, trug wesentliche Erkenntnisse dazu bei, wie man die immunstimulierende Aktivität der Flechte optimal generiert. Für Arzneizubereitungen verwendet man die ganze Flechte.

Polysaccharide in der Innenrinde der Flechte enthalten die immunstärkenden Komponenten, die durch Hitze gut extrahiert werden können. Da das Gewächs einzigartige synergistische Eigenschaften hat – sowohl immunstärkend als auch antibakteriell, antviral und antimikrobiell sollte man, wenn man damit Erkrankungen statt infizierter Wunden oder Vaginalinfektionen behandeln will, dafür sorgen, dass die Immun- und antibakteriellen Fraktionen zusammen extrahiert werden.

Polysaccharide sind wasserlöslich, andere Stoffe inklusive Usninsäure nicht. Für die Behandlung von Krankheiten (statt Wunden) wird die Tinktur empfohlen. Dazu muss die Flechte zuvor gut gemahlen und gestößelt werden. Das Ergebnis ist ein grünliches Pulver – und ein Bündel weißer Fäden. Die weißen Fäden sind die Innenrinde, beim grünen Pulver handelt es sich um die Außenhülle.

Wundpulver

Geben Sie gemahlene Usnea durch ein feines Sieb. Sie können dann das so gewonnene Pulver direkt auf die Wunden streuen oder es mit anderen Kräuterpulvern mischen, um die Wirkung zu verstärken – übrig bleiben viele weiße Fäden.

Tinktur

Ich wiederhole nochmals, die immunstärkenden Polysaccharide sind am stärksten wirksam, wenn sie mit Hitze extrahiert werden. Erhitzen Sie deshalb die Flechte im Wasser, das Sie für die Tinktur verwenden. Ein Langsamkocher eignet sich sehr gut zur Herstellung der Tinktur. Alternativ lassen Sie die Flüssigkeit bei geringer Hitze bedeckt über Nacht im Ofen köcheln.

- Tinktur: 1:5, ein Teil Kraut und 5 Teile Flüssigkeit. Die Tinkturflüssigkeit sollte zu gleichen Teilen reiner Kornalkohol und Wasser sein. Beispiel: 100 Gramm Kraut plus 500 Gramm Flüssigkeit (250 g Wasser plus 250 g Alkohol).

  Geben Sie das Flechtenpulver in einen Langsamkocher, Wasser zugeben und gut umrühren. Dabei entsteht eine Art Brei. Bedecken Sie die Masse und erhitzen Sie diese langsam 48 Stunden lang. Dann soweit abkühlen lassen, dass Sie sich nicht die Finger verbrennen, und in ein hitzebeständiges Glas abfüllen. Geben Sie den Alkohol hinzu, wenn das Gefäß noch warm (nicht heiß) ist. Setzen Sie den Deckel auf und schütteln Sie die Mixtur gut durch. Lassen Sie das Ganze zwei Wochen mazerieren – anschließend dekantieren und das Kraut abseihen, in eine Flasche geben und lichtgeschützt aufbewahren.

- Tinktur-Dosierung: 30 bis 60 Tropfen, bis zu viermal, im Akutfall 1 TL, drei- bis sechsmal täglich.

- Duschlösung: 15 Gramm Tinktur auf 0,5 Liter Wasser, gut mischen und zum Duschen oder Waschen der Haut benutzen (morgens und abends, 3 Tage).

- Waschlösung: Bei Impetigo (bakterieller Hautinfektion durch Staphylokokken oder Streptokokken) nur Tinktur oder Tinktur 1:1 mit Wasser vermischt direkt auf die Haut geben (Wattebällchen, Tuch), morgens nach dem Aufstehen und abends vor dem Zubettgehen.
- Nasenspray: 10 Tropfen Tinktur in eine Nasensprayflasche mit 30 Milliliter Wasser geben, bei Infektionen der Nase und der Nebenhöhlen.

Tee

1 TL Kraut auf 200 Milliliter heißes Wasser, 20 Minuten ziehen lassen.

- Vorbeugung oder Immunstimulation: 70 bis 200 Milliliter, bis zu dreimal täglich trinken.
- im Akutfall: bis zu 1 Liter pro Tag.

Hinweis Usnea ist nur teilweise wasserlöslich. Um einen starken Tee oder ein potentes Dekokt herzustellen, zerstoßen Sie das Gewächs und geben Sie anschließend ausreichend Alkohol hinzu. Die Mischung bedecken, eine halbe Stunde bis eine Stunde ziehen lassen. Dann mit heißem Wasser aufgießen und weitere 15 bis 30 Minuten ziehen lassen.

Nebenwirkungen und Kontraindikationen

Usnea wird während der Schwangerschaft nicht empfohlen. Flechten können auch Kontaktallergien verursachen. *Usnea* kann potenziell toxische Mengen von Schwermetallen absorbieren – dies hat sich insbesondere in extrem nördlichen Breiten als problematisch erwiesen. Wird *Usnea* in den empfohlenen Dosierungen eingenommen, sind Schwermetalle in der Regel kein Probem, da die enthaltenen Mengen zu gering sind. Trotzdem sollten Sie nur solche Flechten ernten, die mindestens in 90 Meter Entfernung von Straßen, Fabriken oder verseuchten Gegenden wachsen.

Hinweis In einigen Foren wurden Bedenken in Bezug auf die Toxizität von Usninsäure geäußert. Die Problematik entstand einmal mehr durch unangemessene Einnahme eines Einzelwirkstoffs des Gewächses – als Mittel zur Gewichtsabnahme. Dies führte dazu, dass ein Verbot von *Usnea* in den USA gefordert wurde.

Die Vermarktungspraktiken des isolierten Wirkstoffs als Mittel zur Gewichtsabnahme sind wie gewöhnlich ethisch fragwürdig: Der Usnea-Einzelwirkstoff Usninsäure, der als Monosubstanz und in hoher Dosis lebertoxisch wirkt, wird als Diätprodukt verkauft und beworben. Einige Anwender sind

Eigenschaften von Usnea

Wirkungen

analgetisch
antibakteriell
antientzündlich
antineoplastisch (Krebs)
antioxidativ
antiproliferativ (Krebs)
antiseptisch
antiviral
immunstimulierend
Inhibitor der Biofilmbildung
parasitenhemmend
pilzhemmend
protozoenhemmend
synergistisch
(potenziert die Wirkung von Clarithromycin gegen *H. pylori*)

Antibiotische Aktivität

Usnea ist hochwirksam gegen grampositive Bakterien (resistente sowie nicht resistente Stämme).

Bakterien

Bacillus megaterium
Bacillus subtilis
Bacteroides spp.
Clostridium spp.
Corynebacterium diphtheriae
Enterococcus faecalis
Enterococcus faecium
Listeria monocytogenes
Micrococcus viridans
Mycobacterium tuberculosis
Propionbacterium acnes
Staphylococcus aureus
Staphylococcus simulans
Streptococcus faecalis
Streptococcus mutans
Streptococcus pyogenes

Viren

Herpes simplex
Polyoma-Virus (Tumorvirus)
Junin-Virus
Epstein-Barr-Virus
Tacaribe-Virus

Parasiten

Trypanosoma cruzi
Echinococcus granulosus
(sowie dessen Zysten)
Toxoplasma gondii

Pilze

Malassezia
Microsporum gypseum
Trichophyton mentagrophytes
Trichophyton rubrum
Candida spp.

Einige dieser Bakterien verursachen Magen-Darm-Erkrankungen, andere Hauterkrankungen.

Usnea-Arten erwiesen sich in *in vitro*-Studien als aktiv gegen zahlreiche gramnegativen Bakterien: *Helicobacter pylori, E. coli, Yersinia enterocolitica und*

Proteus mirabilis. Interessanterweise lösen die ersten drei genannten Bakterien Magen-Darm-Infektionen aus. In solchen Fällen hilft *Usnea*, da es kein explizit systemisch wirksames Kraut ist. *Proteus*-Keime verursachen in der Regel Harnwegsinfekte.

Usnea und Usninsäure zeigten Bioaktivität gegen eine Reihe von Krebszelllinien (Lunge, Brust, Vulvakarzinom, malignes Mesotheliom).

Indikationen

Usnea ist vor allem bei Infektionen durch resistente und nicht-resistente grampositive Bakterien hochwirksam.

- Hautinfektionen, Vaginalinfektionen (als Spülung)
- Tuberkulose
- Darm- und Halsentzündung
- Pilzinfektionen der Haut
- resistente Bronchial- und Lungeninfektionen
- Bindehautentzündung (als Augentropfen)

Verfügbarkeit

Usnea gedeiht in fast jedem Wald oder Obstgarten. Sie müssen nur danach suchen. Sie können *Usnea* im Kräuterhandel via Internet beziehen.

Bei Kräuter Schulte (www.kraeuterschulte.de) bekommen sie *Usnea barbata* getrocknet und als Tinktur.

daran gestorben, andere benötigten eine Lebertransplantation. Deshalb verlangte das *National Toxicity Program* Studien zur Toxizität von Usninsäure – dabei stellte man auch noch *Usnea barbata* auf den Prüfstand. Leider sieht es danach aus, dass mit großer Wahrscheinlichkeit auch *Usnea barbata* wegen der Befangenheit der FDA als unsicher für die allgemeine Anwendung eingestuft wird – was Usnea definitiv nicht ist.

Usninsäure sollte niemals als Monosubstanz benutzt werden. Als Kräutermedizin sind Flechten sehr sicher anzuwenden und gut verträglich. In *Safety Issues Affecting Herbs* von S. Dharmananda kann man Näheres über die Kontroversen in Sachen Usnea nachlesen (siehe Bibliographie).

Arzneimittel-Interaktionen

Usnea erhöht synergistisch die Wirksamkeit des Antibiotikums Clarithromycin.

Habitat und Erscheinungsbild

Flechten wachsen weltweit auf Bäumen und kommen auf allen Kontinenten vor. Das Gewächs bevorzugt Nadelgehölze (Kiefer, Fichte, Wacholder, Tannen), Laubgehölze (Eiche, Hickory-, Walnuss-, Apfel-, Birnbaum und andere) sowie ungewöhnliche Baumarten wie die Kokospalme.

Anbau und Ernte

Usnea wachsen langsam wuchernd auf Bäumen, sind langlebig und grau bis gelblich-grün gefärbt. Sie kommen weltweit vor. Flechten können ganzjährig geerntet werden. Wie erwähnt, bevorzuge ich die kleinere Spezies mit winzigen Büscheln, die in den Wäldern in der Nähe meines Wohnorts wächst. Zwar braucht man länger, um sie zu ernten, die Spezies ist aber nicht gefährdet und meiner Ansicht nach zudem wirksamer als *U. longissima* und *U. barbata.*

Gefährdungsstatus Obwohl *Usnea longissima* in einigen Regionen weit verbreitet ist, ist diese Flechtenart anderswo gefährdet (Kalifornien, Nordosten der Vereinigten Staaten, Europa, Skandinavien). Abholzung und Forstprogramme haben ihr Habitat, alte Waldbestände, zerstört. Darüber hinaus reagiert das Gewächs sehr sensibel auf Umweltverschmutzung sowie Klimaveränderungen. Bei *U. longissima* handelt es sich um die am häufigsten im Heilpflanzenhandel angebotene Flechtenart. Es handelt sich meist um wild wachsende Exemplare, da diese bis zu einen Meter Länge erreichen. *U. longissima* sollte nicht im Handel angeboten werden und auch von niemandem von dort bezogen werden. Die Ernte für den Eigenbedarf sollte nur in Regionen, wo das Gewächs reichlich vorkommt, erfolgen. Ich weise hier nochmals darauf hin, dass *jede* Flechtenart geeignet ist.

Inhaltsstoffe

Hauptwirkstoff von Flechten ist Usninsäure, ein potenter chemischer Stoff, der stark antibakteriell wirkt. Er liegt in Usnea mit Anteilen von 0,22 bis 6,49 Prozent vor. *Usnea longissima* soll am meisten Usninsäure enthalten. Viele andere Komponenten von Flechten sind sehr gut antibakteriell wirksam, darunter Hirtusneanosid und Vulpinsäure.

Neben Usninsäure enthält das Gewächs Vulpinsäure, Flechtensäuren, zahlreiche Orcinolderivate, Longissiminon A und B, Glutinol, Ethyl-Hematommat, Friedelin, Beta-Amyrin, Betasitosterol, Methyl-2,4-Dihydroxy-3,6-Dimethylbenzoat, Barbatinsäure, Zeorin, Ethyl-Orsellinat, 3-Beta-Hydroxy-Glutin-5-ene, Oleanolin-Säure, Methyl-Orsellinat, Benzaldehyd, Dibenzofuran, Anthrachinon, Hirtusneanosid, Menegazziansäure, Stictinsäure, Glycerin-Trilinolat, zahlreiche Polysaccharide, darunter Isolichenin, Raffinose, einige Phenolverbindungen, Usnarinsäure, Thamnolinsäure, Lobarinsäure, Stictininsäure und viele andere Stoffe. Das Gewächs besteht zu etwa 50 Prozent aus wasserlöslichen Polysacchariden.

Besonders interessant hinsichtlich der Phytochemie von Flechten ist die Erkenntnis, dass diese Gewächse häufig Pilze als Mitbewohner haben – die selbst hochgradig bioaktiv sind. Manche Pilze leben auf der Oberfläche der Gewächse, andere sind lichenikulös – das heißt, sie leben vom Flechten-Vegetationskörper. Am interessantesten sind endolichene Pilze. Die Flechtenart *Lecharietum vulpinae* weist mehr als 1000 Pilzstämme auf, die auf und in ihr leben. *Usnea*-Arten können zahllose Pilzstämme enthalten, die bei medizinischer Anwendung gleichfalls bioaktiv sind. Beispielsweise einhält ein mit *Usnea cavernosa* assoziierter Pilz die folgenden sehr seltenen Komponenten: Chorynesporol, Dehydroherbarin und Herbarin. Dehydroherbarin hemmte *in vitro*-Studien zufolge die Zellmigration in Krebszelllinien und weist kombiniert mit Herbarin eine schwach amöbenhemmende und antimikrobielle Aktivität auf.

Einmal mehr – Pflanzen (in diesem Fall Flechten) sind außerordentlich komplex. Das gesamte Spektrum ihrer chemischen Inhaltsstoffe wird wahrscheinlich niemals vollständig erfasst werden können. Nichtsdestotrotz haben sie ein starkes synergistisches Potenzial in Bezug auf ihre chemische Aktivität. Einige Wirkungen, die *Usnea* zugeschrieben werden, sind auf die jeweiligen Pilzkulturen zurückzuführen.

Traditionelle Anwendung

Im Englischen ist das Gewächs auch unter der Bezeichnung *old man's beard* (Alter-Mann-Bart) bekannt. Dieser Name bezieht sich auf das Erscheinungsbild der Flechte. Usnea wächst weltweit auf lebenden sowie abgestorbenen Bäumen. In Nordamerika, Europa, Asien sowie Afrika kommt sie häufig vor (in Südamerika und Australien seltener). Die breite Verfügbarkeit und die starke antibakterielle Wirksamkeit machen sie zu einem relevanten Gewächs zur Behandlung von Infektionen durch resistente Bakterien.

Die Größe von Flechten variiert. Manchmal sind es kleine buschige Gewächse oder aber bartähnliche Stränge, die von Bäumen herabhängen. Kleinere Exemplare sind meist grau-grün und größere gelblich-grün. Flechten sind symbiotische Lebensgemeinschaften von zwei verwobenen Pflanzen: ein Pilz und ein zur Photosynthese befähigter Partner. Die innere Schicht des Gewächses (Cortex) besteht aus einem weißen, dünnen fadenförmigen Pilz. Wird er nass, dehnt er sich wie ein Gummiband aus. Darüber liegt die Algenschicht – die Hülle oder der Thallus (Vegetationskörper). Sie gibt der Flechte die Farbe und umgibt den inneren Cortex. Algen sind Photobionten (bei manchen Flechten-Typen Cyanobakterien) und betreiben Photosynthese. Der fadenartige Pilz (Mykobiont) nimmt über die Oberfläche Wasser und Mineralstoffe auf.

Um *Usnea* zu identifizieren, empfiehlt es sich, das Gewächs zu befeuchten. So kann man feststellen, ob es elastisch ist. Wenn man es leicht knickt, kann man die charakteristischen weißen Pilzfäden im Inneren erkennen. Der Vegetationskörper (Thallus) des Gewächses wirkt stark immunstimulierend. Die äußere Schicht der Pflanze (… ja, ich weiß, es ist keine Pflanze, sondern ein Gewächs, das zu den Pilzen gezählt wird) hat andere Wirkeigenschaften (z. B. antibakterielle Aktivität).

Flechten werden weltweit traditionell zur Behandlung von Hautinfektionen, Abszessen (auch in der Tiermedizin), Infektionen der oberen Atemwege und Lungen, Vaginal- und Pilzinfektionen benutzt. Manchmal tränkt man die Flechte (in diesem Fall *U. longissima*) mit Knoblauchsaft oder einem starken Knoblauchdekokt. Hierbei handelt es sich um eine alte medizinische Methode, um großflächige Wunden zu behandeln – *Tillandsia usneoides* (Spanisches Moos) wird auf dieselbe Weise angewendet. Das Moos absorbiert Blut und zusammen mit Knoblauch wirkt es antibakteriell, antientzündlich, antiseptisch, adstringierend und analgetisch. Darüber hinaus fördert es die Wundheilung. In Kanada wird das Kraut in der tierärztlichen Praxis gegen Abszesse eingesetzt.

Ayurveda

In Indien gedeihen etwa 30 *Usnea*-Arten, darunter *Usnea complanata*, *U. ghattensis* und *U. emidotteries*. Sie finden im Ayurveda Verwendung, wenngleich ich hierzu nur sehr wenig Informationen finden kann.

Traditionelle Chinesische Medizin

In der Regel werden Flechtenarten hier *songluo* (manchmal *haifengteng*) genannt. Die chinesische Medizin setzt vor allem *U. diffracta* (manchmal *U. longissima*) ein, um Hitze im Körper und speziell aus der Leber abzuleiten. Indikationen sind Husten, Bindehautentzündung, Kopfschmerz, Karbunkel, Lymphknotentuberkulose. Das Gewächs gilt als antipyretisch, mukolytisch, entgiftend, antientzündlich und schmerzlindernd.

Westliche Pflanzenheilkunde

In Europa werden Flechten seit dem Altertum zu medizinischen Zwecken verwendet. In den USA war das Gewächs bis vor kurzem unbekannt. Indigene Kulturen in Süd-, Mittel- und Nordamerika benutzten Usnea für Wundauflagen.

Wissenschaftliche Studien

Die meisten Studien beschäftigen sich mit Usninsäure. Sie zielen darauf ab, pharmazeutische Medikamente mit dem stark antibakteriellen Wirkstoff zu entwickeln. Fast alle Studien fanden nur im Labor statt (*in vitro*). Es gibt nur sehr wenige *in vivo*-Studien. Klinische Studien, die sich mit dem ganzen Kraut beschäftigen, fehlen. Einige klinische Studien in China benutzten entweder Usninsäure oder das Natriumsalz von Usninsäure (Natriumusnat).

In klinischen Studien wurde Natriumusnat zur Behandlung von Darm- und Lungentuberkulose benutzt. Es kam zur raschen Besserung von Husten, Anorexie, Fieber und Durchfall. Mikroskopische Untersuchungen nach 14 Tagen zeigten allesamt Negativbefunde für Tuberkulosebakterien. In einer Studie mit 30 Teilnehmern mit Lungentuberkulose waren nach der Anwendung von Natriumusnat 24 Patienten geheilt, einer war deutlich gebessert und fünf weitere nur gebessert. Die Behandlung dauerte 71 Tage, die Dosierung betrug 30 Milligramm, dreimal täglich.

In einer anderen Studie wurden 203 Patienten mit chronischer Bronchitis erfolgreich mit Usninsäure oder mit Natriumusnat behandelt. Beide Stoffe führten zu stark hustenreizlindernden, schleimlösenden sowie antiasthmatischen Effekten.

Bei der Behandlung von eitrigen chirurgischen Wunden stimulierte Natriumusnat die Separation von nekrotischem Gewebe und förderte das Bildung von neuem Gewebe. Das Mittel hatte eine gute desinfizierende und antierosive Wirkung, unterstützte die Wundheilung bei Verbrennungen zweiten- und dritten Grades, bei Zervixerosion und rissigen Brustwarzen. Es erwies sich auch als wirksam bei Trichonaden-Infektion (Vaginitis).

In der Veterinärpraxis wurde eine einprozentige Alkohollösung von Usninsäure erfolgreich zur Behandlung von eitriger Konjunktivitis, Endometritis, Mastitis sowie bei eitrigen Wunden von Kühen und Pferden eingesetzt.

Bei Meerschweinchen konnte die Entwicklung von Tuberkulose durch Anwendung von Usninsäure gestoppt werden. Die Tiere bekamen 6 Tage lang ein- bis zweimal täglich 20 Milligramm Usninsäure, anschließend 10 Milligramm für weitere 25 Tage. Bei Meerschweinchen, deren Nahrung Usninsäure enthielt, kam es nicht zur Entwicklung von pathologischem Gewebe in Milz, Leber und Lunge.

Zwei Studien beschäftigten sich mit Schutzwirkungen zweier *Usnea*-Komponenten in Bezug auf die Magenschleimhaut: Usninsäure und Diffractainsäure. Letztere schützte vor Magenschleimhautläsionen, oxidativem Stress und Neutrophilen-Infiltration. Usninsäure beugte Indomethacin-induzierten Magengeschwüren bei Mäusen vor und erwies sich als hochgradig antioxidativ. Ein Wasserextrakt aus *U. longissima* schützte gleichfalls vor Indomethacin-induzierten Magengeschwüren bei Ratten vor. Darüber hinaus war auch eine starke antioxidative Wirkung zu beobachten. Ein Methanolauszug von *U. longissima* beugte Lungenembolie bei Ratten und der (*in vitro*-) Thrombozytenaggregation vor.

In weiteren Studien war die antientzündliche Wirksamkeit verschiedener *Usnea*-Arten vergleichbar gut oder sogar noch ausgeprägter als von Phenylbutazon und Hydrocortison-Hemisuccinat – die analgetische Wirkung war mit Noraminophenazon und die antipyretische Wirkung mit Aminophenazon vergleichbar oder sogar überlegen. *Usnea* ist bei akuten und chronischen Entzündungen bei Ratten wirksam und beschleunigte die Abheilung von Hautwunden (ebenfalls bei Ratten). Der Methanolextrakt von *U. ghattensis* erwies sich als leberschützend wirksam bei alkoholinduzierter Toxizität (bei Ratten).

Usnea hat antioxidative Eigenschaften, ist ein starkes Superoxid und ein guter Radikalenfänger und beugt Lipidperoxidation wirksam vor. *Usnea barbata*-Auszüge hemmen die Prostaglandin-E2-Synthese und die COX-2-Expression (*in vitro*). Sie schützen offenbar auch Keratinozyten vor UV-B-Strahlung. *Usnea* fördert *in vitro* den Wundverschluss. Usninsäure und Diffractainsäure erwiesen sich *in vivo* als antipyretisch und analgetisch wirksam.

Usninsäure und *Usnea* hemmen die Bildung von Krebszellen (*in vivo* und *in vitro*) sowie die Proliferation in Krebszelllinien von (Brust- und Bauchspeicheldrüsenkrebs). Sie hemmen auch induzierten kolorektalem Krebs bei Ratten. Rohauszüge von *Usnea fasciata* zeigten eine 90-prozentige Hemmung von Sarkom 180- und Ehrlich-Aszites-Tumorzellen *in vitro*.

Insgesamt gibt es nur wenige Studien, die die Effektivität traditioneller Anwendungen von *Usnea* untersuchten. In der klinischen Praxis habe ich beobachtet, dass das Gewächs zur topischen Behandlung von resistenten Keimen (Spülung) sowie bei Harnwegsinfekten sehr wirksam ist.

Anmerkungen

1. L. Iauk et al., "Activity of Berberis aetnensis Root Extracts on Candida Strains," *Fitoterapia* 78, no. (2) (2007): 159–61.
2. L. Slobodníková et al., "Antimicrobial Activity of Mahonia aquifolium Crude Extract and Its Major Isolated Alkaloids," *Phytotherapy Research* 18, no. (8) (2004): 674–76.
3. Ahmed Ali Sanaa et al., "Protective Role of Juniperus phoenicea and Cupressus sempervirens against CCl4," *World Journal of Gastrointestinal Pharmacology and Therapeutics* 1, no. (6) (2010): 123–131.
4. A. Schneider, "Tests Show Most Store Honey Isn't Honey," Food Safety News (online), November 7, 2011, www.foodsafetynews.com/2011/11/tests-show-most-store-honey-isnt- honey/.

Manchmal scheint es, als ob die Dosierungen vermutlich aktiver Komponenten zu niedrig wären, um wirksam sein zu können. Die fehlenden klinischen Nachweise haben Skeptiker dazu gebracht, solche Arzneien als Placebos zu verwerfen … Medizinische Pflanzen werden immer noch routinemäßig dahingehend erforscht und extrahiert, aktive chemische Einzelkomponenten zu finden, was ergebnislos enden könnte. Wenn für eine Wirkung die Kombination von Substanzen erforderlich ist, sind Bioassay-Studien, die eine Aktivität zunächst einer Substanzgruppe und dann möglicherweise bestimmten Einzelkomponenten zuordnen wollen, zum Scheitern verurteilt. Dies führte tatsächlich zu der Annahme, dass Pflanzen unwirksam sind … Hat es den Anschein, dass Aktivität durch Aufreinigung von Inhaltsstoffen verloren geht, sollte man an Synergien denken.

Dr. Elisabeth Williamson, *Synergy and Other Interactions in Phytomedicines, Phytomedicine* 8(5) (2001)

Alle Studien haben gezeigt, dass die meisten Extrakte und Einzelkomponenten multivalente oder pleiotrope pharmakologische Wirkungen haben (diese Multivalenz pharmakologischer Aktivitäten kann additive oder superadditive, potenzierende Synergieeffekte generieren) … Synergieeffekte übertreffen die Effekte von Einzelkomponenten oder von Mixturen derselben bei gleichen Konzentrationen um den Faktor zwei bis vier oder mehr.

Dr. Hildebert Wagner, *Natural Products Chemistry and Phytomedicine in the 21st Century, Pure and Applied Chemistry* 77(1) (2005)

Synergistisch wirksame Kräuter

Die einfachste Definition von Synergie lautet: Die Kombination von zwei (oder mehr) Dingen führt zu einem Ergebnis, das mehr ist als die Summe der einzelnen Teile – hinzu kommt: solche Ergebnisse können nicht durch die Erforschung der einzelnen Teile prognostiziert werden. Pflanzen sind auf Grund ihrer komplexen chemischen Struktur bereits durch und durch synergistische Organismen. Kombiniert man Heilpflanzen, erhöhen sich ihre Komplexität und die resultierende Synergie substanziell.

In älteren Heilsystemen wie der Traditionellen Chinesischen Medizin (TCM) oder Ayurveda ist die inhärente synergistische Natur von Heilpflanzen und Pflanzenkombinationen ein wesentlicher Aspekt des Heilens. Diese Systeme haben über Jahrtausende hinweg Erkenntnisse und Erfahrungen in Bezug die Synergie von Pflanzen gesammelt. Eine vergleichbare Einsicht fehlt unserem westlichen Medizinkonzept, blickt man auf unsere Terminologie und unsere Perspektiven – sowohl in Bezug auf Pflanzen als auch anderweitig.

Medizintechnologen (meist jüngerer Generationen) beginnen allmählich, sich von den Dogmen der Monotherapie abzuwenden – das heißt: von der Anwendung von Einzelkomponenten, um Krankheiten zu heilen. Allerdings ist es nicht so, dass sie sich davon bewusst abwenden wollten oder begriffen hätten, dass das System, von dem sie ausgebildet wurden, mangelhaft ist. Wie fast immer waren es äußere Einflüsse der wirklichen Welt, die sie nicht mehr ignorieren konnten und die zur Veränderung beitrugen – die Entwicklung von multiresistenten Mikroorganismen und AIDS.

AIDS und Krebs sind weit verbreitet. Die Dynamik und erstaunliche Anpassungsfähigkeit dieser Ekrankungen haben die Verschiebung vom Monotherapie-Paradigma hin zu multimodalen Therapieansätzen forciert. Multimodale Therapien zielen nicht nur auf die Abtötung von Mikroorganismen ab – was bei AIDS und Krebs häufig ein aussichtsloses Unterfangen ist. Vielmehr fokussieren sie sich darauf, natürliche Abwehr-, Schutz- und Reparaturmechanismen zu aktivieren – mit anderen Worten: sie stimulieren zugleich die Immunabwehr und körpereigene Heilprozesse.

Auch die Entwicklung multiresistenter Keime stellte das Monotherapie-

Paradigma in Frage. Neue Medikamente gegen resistente Mikroorganismen verursachen in kürzester Zeit neue Resistenzen. Ärzte haben möglicherweise begriffen, dass die Resistenzentwicklung (beispielsweise mit malariahemmenden Arzneikombinationen) mit Kombinationstherapien verzögert, wohlgemerkt nicht gestoppt werden kann. Diese Beobachtung bahnte den Weg für die Erkenntnis, dass komplexe Arzneimitteltherapien bei Erkrankungen sehr viel wirksamer sein könnten – um Resistenzentwicklung zu verlangsamen und, clever eingesetzt, möglicherweise sogar stoppen könnten.

Die Anwendung von Artemisinin-Kombinationstherapien, abgekürzt ACT (*Artemisinin-based combination therapy*), ist das Ergebnis solcher Überlegungen. Diese Konzepte befinden sich noch in der Frühphase, sind noch unbeholfene und stark vereinfachte Versuche der modernen Medizin, die Wirkungsweise von Heilpflanzen nachzuahmen – wie beispielsweise in der Traditionellen Chinesischen Medizin.

Wandel der westlichen Monotherapie

Westliche Phytotherapeuten konnten sich noch nie wirklich mit der westlichen Monotherapie anfreunden, obwohl sie von ihr häufig stark beeinflusst und ihr gar verfallen waren. Medizinische Herbalisten (und Naturheilkundler) neigen generell zu monotherapeutischen Herangehensweisen, da sie häufig medizinisch reduktionistische Konzepte nachahmen. Auf der Suche nach „aktiven" Komponenten und standardisierten Heilkräutern verlieren sie oftmals die komplexe Komposition von Pflanzen aus dem Blick.

Phytotherapeuten in Drittweltländern (und auch in einigen aufstrebenden Entwicklungsländern) sind sich hingegen der Komplexität und Besonderheiten von Heilkräutern eher bewusst – einfach deshalb, weil sie nicht darauf gedrillt wurden, zu glauben, sie würden die „ultimative Wahrheit" über das Wesen der Pflanzenmedizin oder die Realität als Ganzes kennen. Sie betrachten Pflanzen als Ausdruck allumfassender Intelligenz und der belebten Natur – nicht als empfindungslose Substanzen, die wissenschaftlich analysiert und vollständig erfasst werden können, um sie dann nach menschlichem Belieben zu benutzen.

Alle westlichen Phytotherapeuten wissen, dass Pflanzen viel sicherer anzuwenden sind und im Körper komplexere Wirkungen hervorrufen als Pharmazeutika. Auch besteht kein Zweifel daran, dass Pflanzen Teil eines umfassenderen Therapiekonzepts sein müssen, das auch die Regeneration des Immunsystems und die Aktivierung natürlicher Selbstheilungskräfte miteinbezieht. Pflanzenheilkundler bevorzugen multimodale Therapiekonzepte – im Gegensatz zur Mehrheit der Ärzte. Zudem wissen die meisten (nicht alle) westlichen Phytotherapeuten, dass Ganzpflanzen-Präparate oft wirksamer sind als Einzelwirkstoffe und dass Pflanzenkombinationen oft wirksamer sind als Einzelpflanzenextrakte.

Auf der Suche nach „aktiven" Komponenten und standardisierten Heilkräutern verlieren Phytotherapeuten oftmals die komplexe Komposition von Pflanzen aus dem Blick.

Trotzdem haben westliche Phytotherapeuten so gut wie keine Ahnung, was die Synergieeffekte von Heilpflanzen betrifft. Die wenigen Ausnahmen unter ihnen, die eine Vorstellung davon haben, sprechen in derart vagen Worten darüber, das das Konzept damit praktisch wertlos wird. Ein Teil des Problems ist, dass das Synergiekonzept in der Fachliteratur über Heilkräuter nicht präsent ist. Sich über etwas Gedanken zu machen, worüber man noch nichts gehört hat, geht schlecht. Ein weiteres Problem ist die Furcht, zu „New-Age-mäßig" oder „wirklichkeitsfremd" zu klingen, wenn man das Thema anspricht – das heißt: nicht „wissenschaftlich" genug. Phytotherapeuten wollen wie jeder andere auch von ihrem Umfeld und in ihrer Kultur akzeptiert werden. Das allgegenwärtige reduktionistische Paradigma führt häufig dazu, dass Menschen ihre eigenen Gedanken zensieren (meist absichtlich). Auf Grund dessen hat die phytotherapeutische Mimikri des Monotherapie-Paradigmas in den USA sowie in Europa einen dermaßen hartnäckigen und negativen Einfluss auf diesem Gebiet.

Noch problematischer ist die Tatsache, dass sich die Mehrheit der westlichen Phytotherapeuten nicht intensiv genug mit der Entwicklung eines *eigenständigen* Wissens über die Pflanzenheilkunde befasst. Ebenso trauen sie sich nicht zu, die moderne Fortschreibung ihres eigenen einzigartigen Systems voranzutreiben – ein System, das in zahlreichen indigenen Kulturen in Mittel-, Nord- und Südamerika sowie in den alten europäischen Kulturen (z. B. Griechen und Römer) tief verwurzelt ist. Stattdessen ahmen sie ältere Systeme nach (beispielsweise TCM) oder tappen in die Falle der neuen technologischen Medizin. Sie haben Jahrzehnte damit verbracht, ihr westliches System zu forcieren – so, wie wir es heute kennen. Dies gleicht der sprichwörtlichen Quadratur des Kreises. Der amerikanische Phytotherapeut

Michael Moore ist eine große Ausnahme, was diesen Trend betrifft. Es ist an der Zeit, uns unser eigenes einzigartiges System *anzueignen* – ohne Anspruch, etwas sein zu wollen, was wir nicht sind.

Viele Aspekte unseres in Entwicklung befindlichen westlichen Heilpflanzenparadigmas müssen vertieft werden. Einer davon ist das Verständnis für die Synergien von Pflanzen. Dieses Kapitel ist ein erster Beitrag dazu – wie kurz und unvollständig er auch sein mag.

Synergien von Pflanzen verstehen

Ich benutze das Synergiekonzept von Pflanzen hier in Hinblick darauf, dass pflanzliche Synergisten die Aktivität von anderen Pflanzen, die zu Heilzwecken eingesetzt werden, durch zahlreiche unterstützende Wirkungen erhöhen. Sie beeinflussen den Körper durch folgende Synergiemechanismen:

- Verringerung toxischer Nebenwirkungen der primären Komponenten.
- Verstärkung der Tiefenwirkung und des Wirkspektrums einer Komponente, beispielsweise in Bezug auf intrazelluläre Transportmechanismen.
- Verstärkung der Aktivität der Komponente, wenn sie an unterschiedlichen Stellen des Signalwegs wirksam ist.
- Verringerung der für die Heilung benötigten wirksamen Dosis.

Bestimmte pflanzliche Komponenten verändern die pharmakologischen Wirkungen von anderen Stoffen und ihre physikochemischen Eigenschaften, sie beeinflussen biochemische Parameter wie beispielsweise die Löslichkeit oder die Bioverfügbarkeit sowie die Wirkaktivität. Manche Stoffe verstärken die Immunantwort, andere attackieren oder schwächen Mikroorganismen und machen sie dadurch angreifbarer durch ein starkes Immunsystem. Wieder andere schwächen die Abwehrfähigkeit von Viren und Bakterien in Bezug auf antimikrobielle Pflanzenstoffe – dann sind die antiviralen und antibakteriellen Komponenten der Pflanze noch wirksamer.

Wie wir selbst leiden auch Pflanzen unter bakteriellen und viralen Infektionen. Um mit Infektionen fertig zu werden, produzieren sie antibiotische Substanzen wie Berberin. Im Gegenzug haben sich alle Bakterien darauf eingestellt und gelernt, wie mit den antimikrobiellen Substanzen umzugehen ist – einfach deshalb, um antimikrobielle Attacken abzuwehren. Sie benutzen beispielsweise ihre Multiresistenz (MDR)-Effluxpumpen (*multidrug resistance pumps*). Mit solchen Pumpen werden antibiotische Stoffe wieder aus der Bakterienzelle entfernt. Deshalb entwickelten Pflanzen mit der Zeit neue chemische Mechanismen, die diese Effluxpumpen deaktivieren.

Berberis fremontii (auch bekannt unter der Bezeichnung *Mahonia fremontii*) zählt zu den berberinhaltigen Gewächsen. Sie enthält beispielsweise 5´Methoxyhydnocarpin (5´MHC). 5‘MHC hemmt die Effluxpumpen einiger grampositiver Bakterien, insbesondere von Staphylokokken. Wird die Pflanze zu medizinischen Zwecken verwendet, agiert sie synergistisch. 5‘MHC ist für die Deaktivierung der Staphylokokken-MDR zuständig und ein weiterer Stoff, in diesem Fall Berberin, vernichtet das Bakterium. Darüber hinaus fördert eine weitere Komponente der Pflanze, das synergistisch wirksame Porphyrinpheophorbid A, die Vernichtung von MRSA-Keimen. Kombiniert man subletale Dosierungen Berberin mit 5‘MHC, erhält man zahlreichen Studien zufolge eine definitiv letale Mischung. 5‘MHC selbst hat keine antibakterielle Wirkung. Es überrascht nicht, dass 5‘MHC eine übliche Komponente berberinhaltiger Pflanzen ist.

In diesem Buch werde ich primär Pflanzen vorstellen, die wirksame Effluxpumpen-Hemmer besitzen, die bestimmte Resistenz-Mechanismen der Bakterien deaktivieren. Zudem finden solche Pflanzen Erwähnung, die die Resorption von Pflanzenstoffen im Körpers verbessern. Damit betrete ich Neuland. Derzeit existieren nur wenige Arbeiten zu diesem Thema. Allerdings hoffe ich, dass Ihnen dieses Kapitel eine gute Vorstellung davon vermitteln kann, was die Komplexität von Synergisten betrifft. Darüber hinaus hoffe ich, Ihr Interesse für eine vertiefte Auseinandersetzung mit der Thematik zu wecken. Wir alle müssen über diese Phänomene Bescheid wissen.

Folgendes sollte man sich merken: Pflanzenheilkunde ist und wird immer eine Kunst sein. Wichtiges analytisches Wissen muss mit einem handwerklichen Gefühl kombiniert werden für Pflanzen und Patienten, die unsere Hilfe benötigen … und für die bakteriellen Organismen selbst. So entsteht Kunst … und die Fähigkeit, wirklich vernünftig schlusszufolgern und gleichzeitig echte Heilkräfte zu entwickeln.

Wie im Vorfeld erwähnt, brauchen wir Denken und Fühlen, damit diese Kunst in uns wachsen kann. Und alles ist erfüllt von tiefer und unbeirrbarer Liebe für die Pflanzen und die Erde, in der sie wachsen und die auch uns Leben schenkt.

Zu Anfang stelle ich kurz zahlreiche zukunftsweisende Synergisten vor. Im Anschluss daran werde ich einige Pflanzen umfassend diskutieren und deren Anwendung bei resistenten bakteriellen Infektionen erklären.

Einige Synergiekräuter im Überblick

Die aktuelle Forschung zu Synergieeffekten befasst sich überwiegend mit Pflanzen und pflanzlichen Komponenten, die Resistenzen gegen Medikamente aufheben können. Bedauerlich für mich ist, dass sich die meisten Studien zur Resistenzproblematik mit der Resistenzminderung in Bezug auf Krebs gegenüber Pharmazeutika beschäftigen. Dies ist nicht das Thema des vorliegenden Buchs. Vielmehr geht es mir nur um jene Pflanzen und Komponenten, die Resistenzen bei Bakterien modifizieren. Die meisten Studien untersuchten die medizinische Wirksamkeit von Pflanzen in Bezug auf MRSA-Keime.

Die Wirksamkeit der meisten nachfolgend gelisteten pflanzlichen Synergisten wurde folgendermaßen getestet: Zunächst wurde ein Antibiotikum gegen einen resistenten Keim eingesetzt. Anschließend wurde die Pflanze hinzugegeben – um zu sehen, was passiert. Durch die Kombination der Pflanze/Komponente mit dem Antibiotikum wurde entweder das Antibiotikum wirksam, oder seine Wirkung verminderte sich um das vier- bis achtfache. So fiel bei gleichzeitiger Anwendung von Thymian der Schwellenwert von Tetracyclin gegen MRSA von 4 auf 0,12 mg/l. Weitere Versuche dienten dazu, herauszufinden, welche bakteriellen Effluxpumpen durch die Pflanze inaktiviert werden.

Dalea versicolor und ***Dalea spinosa*** enthalten Substanzen, die schwach antibakteriell wirksam sind. Darüber hinaus verfügen sie über Wirkstoffe, die bei multiresistenten *Staphylococcus aureus* eine bestimmte Effluxpumpe (NorA) hemmen. Zudem hemmen sie die Bmr-Effluxpumpe, die im *Bacillus subtilis* gefunden wurde.

Ipomoea murucoides wird auch Himmelblaue Prunkwinde (*Mexican morning glory*) genannt und enthält Substanzen, die die NorA-Effluxpumpe von resistenten Staphylokokken blockiert. Komponenten dieser Pflanze sind die bislang wirksamsten Hemmstoffe von NorA und erhöhen die Wirksamkeit von Antibiotika um den Faktor 16.

Geranium caespitosum enthält wirksame Effluxpumpen-Hemmstoffe gegen MRSA, potenziert die antimikrobielle Aktivität von Berberin und Rhein sowie die Wirksamkeit der Antibiotika Ciprofloxacin und Norfloxacin. Andere Geranien-Arten sind gleichermaßen wirksam. Diese Pflanzen sind hervorragende Kombinationspartner für Berberin und können zur Behandlung von Magen-Darm-Infektionen durch *E. coli* und bei Cholera eingesetzt werden.

Cymbopogon citratus trägt den Trivialnamen Zitronengras. Das Gewächs selbst ist nur schwach antibiotisch wirksam, aber ein außerordentlich potenter Synergist, der Antibiotika gegen MRSA aktivieren kann.

Rauwolfia serpentina und ***R. vomitoria*** (Hundsgiftgewächse) wirken gegen Bmr-Effluxpumpen bei *Bacillus subtilis* (Bmr), gegen NorA- und Tet(K)-Pumpen bei MRSA und gegen die PmrA-Pumpe bei *Streptococcus pneumoniae*. Zudem hemmen sie ABC-Transporter, die mit Ciprofloxacin-Resistenz in Verbindung gebracht werden.

Epicatechingallat und **Epigallocatechingallat** sind Komponenten von Grüntee (Camellia sinensis). Sie hemmen hochgradig sowohl NorA-Effluxpumpen als auch Tet(K)-Effluxpumpen bei MRSA und *Staphylococcus epidermidis*.

Rosmarinus officinalis (Rosmarin), ***Thymus vulgaris*** (Thymian) und ***Lycopus europaeus*** (Ufer-Wolfstrapp) sind gegen Tet(K)-Effluxpumpen bei *E. coli* und MRSA sowie gegen Msr(A)-Effluxpumpen bei MRSA wirksam.

Prosopis juliflora (und andere Mimosengewächse) ist ein medizinisch wirksames und besonders invasives Gewächs. Es enthält Piperidin-Alkaloide, die die NorA-Effluxpumpe bei MRSA hemmen können.

Commiphora myrrha (Balsambaumgewächse), ***Centella asiatica*** (Araliengewächse), ***Daucus*** (wilde Möhren), **Süßholz** und ***Citrus aurantium*** (Bitterorange) hemmen AcrAB-TolC-Effluxtransporter, die bei zahlreichen gramnegativen Bakterien vorliegen. Sie sind auch besonders wirksam gegen multiresistente *Salmonella enterica var. typhimurium*. Dieser Effluxmechanismus ist ein Homolog des MexAB-OprM-Effluxtransporters, der bei vielen gramnegativen Mikroorganismen vorkommt. Beide Pumpen betreffen ein breites Spektrum von Antibiotika. Werden die genannten Gewächse zusammen mit Pharmazeutika benutzt, können sie antibakterielle Hemmkonzentrationen (MIC) von Antibiotika um den Faktor 4 bis 32 reduzieren.

Thymus vulgaris (echter Thymian) hemmt die MexAB-OprM-Effluxpumpe und deren Genexpression. Dieser Pumpentyp ist ein Resistenzfaktor für Tetracyclin, Betalactame, Fluorchinolone, Chloramphenicol, Novobiocin, Macrolide, Ethidiumbromid, aromatische Kohlenwasserstoffe und Homoserinlactone. Ein bis zwei Tropfen Thymianöl gelangen sofort in den Blutstrom und verstärken synergistisch die Wirkung beispielsweise von *Cryptolepis* bei gramnegativen Bakterien. Denken Sie daran: *niedrige* Dosierungen.

Das Problem mit den meisten genannten Pflanzen (Ausnahmen: Araliengewächse und Süßholz) besteht darin, dass sie kaum systemisch wirken.

Das heißt, sie gelangen, wenn überhaupt, nur geringfügig in das Blut. Das erschwert ihren Einsatz als systemisch wirksame Synergisten – selbstverständlich können sie topisch oder direkt im Darm genutzt werden.

Die beiden nächsten Kräuter wirken noch am *wahrscheinlichsten* systemisch. Allerdings kenne ich sie nicht gut genug, um mehr dazu sagen zu könnnen. Das zuletzt angeführte Gewächs *ist definitiv* ein systemisches Kraut und kann bis zu einem gewissen Grad auch als systemischer Synergist gegen resistente Bakterien einsatzfähig.

Caesalpinia benthamiana (Syn. *Mezoneuron benthamianum*) und *Securinega virosa* sind zwei wichtige (aber bei westlichen Phytotherapeuten relativ unbekannte) Medizinpflanzen. Erstere ist hochwirksam gegen gramnegative sowie grampositive Bakterien. Sie wird vor allem zur Behandlung von Durchfallerkrankungen eingesetzt. Das zweite Kraut hat ähnliche wirksame Wirkeigenschaften, insbesondere bei Durchfallerkrankungen. Beide hemmen Effluxpumpen. Zweifellos müssen diese Heilkräuter noch weiter erforscht werden.

Punica granatum (Granatapfel) ist die letzte Pflanze auf dieser Liste. Sie wirkt synergistisch mit Ampicillin, Chloramphenicol, Gentamicin, Tetracyclin und Oxacillin gegen 30 verschiedene MRSA- und MSSA (Methicillin-sensitive *Staphylococcus aureus*)-Stämme. Die Pflanzenextrakte hemmen Ethidiumbromid-Effluxmechanismen bei zahlreichen Bakterien. Es gibt Hinweise darauf, dass Granatapfel gegen MexAB-OprM-Effluxpumpen bei gramnegativen Bakterien wirksam ist.

Granatapfel wirkt deshalb systemisch, weil viele seiner Komponenten im Blut zirkulieren (Spitzenwert: eine Stunde; Halbwertszeit: vier Stunden) – wie hoch die Wirksamkeit in der Praxis ist, weiß ich nicht. Die Pflanze wurde in keiner Kultur, die sie benutzt, als Synergist und in allen mir bekannten Heilsystemen auch nicht als antibakterielles Mittel betrachtet. Seit Jahrtausenden wird Granatapfelsaft im Ayurveda primär als adstringierendes Mittel verordnet (etwa wie Cranberry-Saft). Mit der Rinde und der Wurzel kuriert man Wurmbefall im Darm. Allerdings weisen aktuelle Studien darauf hin, dass Granatapfel zur Behandlung von hohem Blutdruck und zur Prävention von altersabhängiger Zelldegeneration bemerkenswert wirksam ist – Schutz vor DNA-Schäden sowie Stressminderung.

Nachfolgend stelle ich drei pflanzliche Synergisten ausführlich vor. Es handelt sich um Süßholz, Ingwer sowie schwarzen Pfeffer und dessen primären Wirkstoff Piperin.

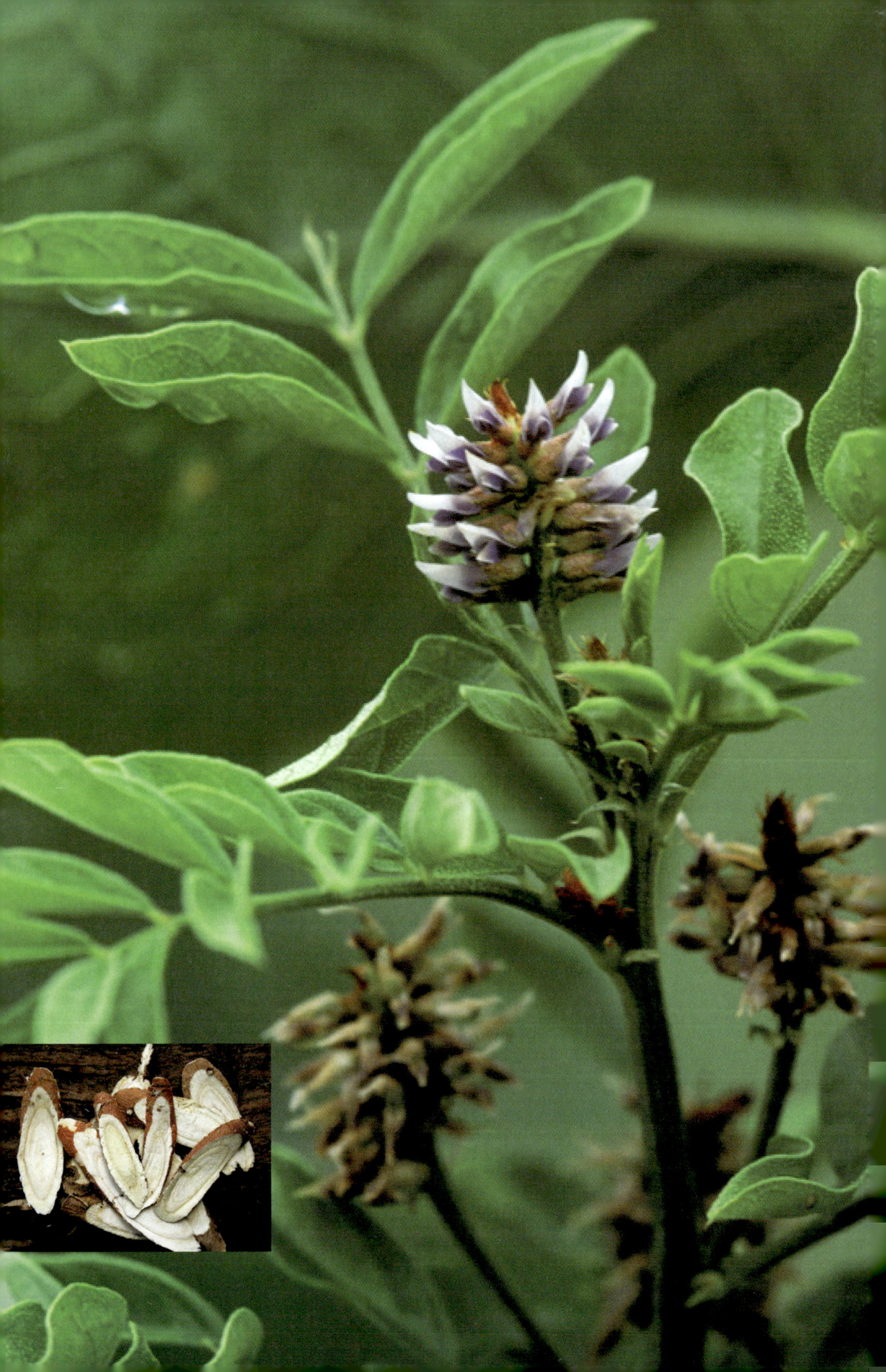

Süßholz

Familie *Fabaceae*, Hülsenfrüchtler.

Benutzte Arten Die Gattung *Glycyrrhiza* umfasst etwa 18, 20 oder 30 Arten. Sie sind in Europa, Nordafrika, Asien, Australien sowie in Nord- und Südamerika heimisch. Alle Spezies werden seit jeher für medizinische Zwecke verwendet. Am häufigsten benutzt man aber *Glycyrrhiza glabra* (Europäisches Süßholz) sowie *Glycyrrhiza uralensis* (Chinesisches Süßholz). In Russland wird oft *G. echinata* (Russisches Süßholz) verwendet. *G. lepidota* (Amerikanisches Süßholz) wird trotz seiner großen natürlichen Verbreitung heutzutage selten medizinisch benutzt, aber die indigenen Völker in Amerika setzten das Kraut regelmäßig als medizinisches Heilmittel ein (… und ja, sie wendeten es auf dieselbe Weise an).

Dieser Abschnitt bezieht sich sowohl auf die europäische als auch die chinesische Süßholz, wenn schlicht von „der Pflanze" oder „Süßholz" die Rede ist. Man kann beide Pflanzen austauschbar verwenden. Sollte ich von den Wirkungen einer anderen Art berichten, werde ich diese mit dem kompletten botanischen Namen anführen.

Süßholz ist ein ungewöhnliches Medizinkraut. Es wirkt stark antiviral, moderat antibakteriell (aber recht stark gegen einige Bakterienarten wie *Staphylococcus* und *Bacillus spp.*) und verbessert die Immunabwehr. Aber eine der wirklichen und in der Regel missachteten Stärken ist seine Funktion als hochwirksamer Synergist. In der Tat zählt Süßholz im Pflanzenrepertorium zu den primären Synergisten.

Benutzte Pflanzenteile

Für medizinische Zwecke wird fast ausschließlich die Wurzel benutzt, obwohl die Blätter ähnlich, aber weniger ausgeprägt wirksam sind.

Zubereitung und Dosierung

Süßholz wird als Tee, Kapsel oder Tinktur zubereitet. Und nochmals: Dieses Kraut wird am besten zusammen mit anderen Pflanzen eingesetzt.

Tinktur

Getrocknete Wurzel, 1:5, 50 % Alkohol: 30 bis 60 Tropfen, bis zu dreimal täglich.

Tee

½ bis 1 Telöffel gepulverte Wurzel in ¼ Liter Wasser 15 Minuten köcheln lassen: bis zu drei Tassen über den Tag verteilt trinken.

Kapseln

2 bis 8 Kapseln pro Tag.

Nebenwirkungen und Kontraindikationen

Auf Grund seiner vielen Stärken wird Süßholz häufig übertrieben angewendet, was oft zu schweren Nebenwirkungen führt. Süßholz *sollte weder als Monotherapie in hoher Dosis noch langfristig eingenommen werden. Insbesondere ist von Langzeit-Anwendungen abzuraten.* Nebenwirkungen sind unter anderem Ödeme, Gliederschwäche (bis hin zur Lähmung), spastisches Taubheitsgefühl, Benommenheit, Kopfschmerzen, Bluthochdruck und Hypokaliämie (schwerer Kaliummangel) – insbesondere bei älteren Menschen. Darüber hinaus kommt es zur Absenkung der Renin-Aldosteron-Spiegel im Blut, bei hohen Dosierungen zum reduzierten Körper- und Thymusgewicht sowie zu abnormen Werten bei Blutzellen.

Durch die östrogenartige Wirkung kann Brustwachstum bei Männern auftreten, insbesondere wenn Süßholz mit anderen Kräutern eingenommen wird, die gleichfalls östrogenartige Wirkung haben. Zum Glück verschwinden diese Nebenwirkungen innerhalb von 2 bis 4 Wochen, wenn man Süßholz absetzt. Bei der Höhe der Dosierungen sowie der Anwendungsdauer ist Vorsicht geboten.

Einige Studien fanden heraus, dass während der Schwangerschaft über längere Zeit eingenommens, hochdosiertes Süßholz schädliche Auswirkungen auf das ungeborene Kind hat. Niedrige Dosierungen sind sicher. Ich wiederhole: Dieses Kraut sollte nicht in hohen Dosierungen und auch nicht für einen längeren Zeitraum eingenommen werden, *vor allem nicht während der Schwangerschaft.*

Kontraindikationen sind Bluthochdruck, Hypokaliämie, Schwangerschaft, Hypernatriämie und niedrige Testosteronspiegel. Allerdings ist Süßholz bei kurzfristiger Anwendung (zehn Tage oder weniger), geringer Dosierung und kombiniert mit anderen Kräutern sehr sicher.

Arzneimittel-Interaktionen

Das Kraut ist ein hochwirksamer Synergist und wirkt auch additiv. Es sollte nicht zusammen mit östrogenhaltigen oder blutdrucksteigernden Medikamenten, Herzglykosiden, Kortikosteroiden, Hydrokortison oder Diuretika (Thiazide, Spironolacton, Amilorid) angewendet werden.

Habitat und Erscheinungsbild

Die Gattung *Glycyrrhiza* gehört zur Familie der Hülsenfrüchtler (*Fabaceae*). Deshalb haben sie auch die für die Hülsenfrüchte typischen gefiederten, ovalen Laubblätter, die entlang des zentralen Stamms wachsen. Die mehrjährigen Pflanzen erreichen Wuchshöhen von bis zu zwei Metern und werden bis zu einen Meter breit. Im Sommer entwickelt die Pflanze je nach Art bläulich-violette bis gelblich-weiße Schmetterlingsblüten. Süßholz verfügt über Wurzeln und Rhizome. Die Wurzeln sind dick und fleischig, können zehn Zentimeter dick sein und bis in einen Meter Tiefe vordringen. Das Rhizom entspringt aus der primären Wurzel und kann sich auf bis zu acht Meter Länge ausdehnen. Die Rhizome treiben häufig aus. Die Wurzeln und Rhizome der Wildformen sind dunkler als bei kultivierten Pflanzen. Das Wurzelinnere ist meist gelblich. Beim europäischen und chinesischen Süßholz schmeckt es süß. Wenngleich in einigen Quellen behauptet wird, angeschnittener amerikanisches Süßholz hätte ebenfalls einen süßlichen Geschmack, ist das nicht korrekt – ich habe ihn probiert und warte bis heute darauf, dass ich den süßen Geschmack auf meiner Zunge spüre. Amerikanisches Süßholz ist zwar weniger süß, besitzt aber vielfach dieselben medizinischen Wirkeigenschaften wie seine prominenteren Artgenossen. Den weniger bekannten Arten bin ich in der Praxis bislang nicht begegnet.

Auf den büschelartigen Blütenständen reifen braune, spitze traubengroße Samenkapseln, zumindest bei amerikanischem Süßholz – die einzige Art, die ich bisher gesehen habe. Die Gattung kommt in Halbwüsten ebenso vor wie in üppigen grünen Regionen. So taucht sie beispielsweise im feuchten Klima von Yorkshire (England) auf. Süßholz wächst von Meereshöhe bis in Höhenlagen von bis zu 2500 Metern. Wilde Pflanzen gedeihen gerne nahe am Wasser auf sandigen Böden. Amerikanisches Süßholz ist in Kanada und in den meisten Gegenden der USA, außer im Südosten heimisch. Die europäische Spezies wird vielerorts in Amerika angebaut und wächst hier und da auch inzwischen wild. So stößt man in Kalifornien, Nevada oder Utah auf solche „Ausreißer". Belege für Wildwuchs in Mittel- und Südafrika habe ich nicht gefunden, obwohl Süßholz dort höchstwahrscheinlich schon wächst, aber die Gattung scheint sich ansonsten fast überall ausgebreitet zu haben. Wenn Sie sich in ihrem heimischen Ökotop umsehen, werden Sie bestimmt irgendwo Süßholz entdecken.

Anbau und Ernte

Die Pflanze gedeiht gut aus Wurzelablegern. Die Aufzucht aus Samen ist schwieriger. Sie müssen einige Wochen stratifiziert sein. Anschließend werden sie angeritzt, zwei Stunden in warmem Wasser eingeweicht und gesät. Vorbehandelte Samen keimen zu 80 Prozent, unbehandelte Samen nur zu etwa 20 Prozent. Ist die Pflanze erst einmal eingepflanzt und hat sie sich festgesetzt, wird man sie nicht so leicht wieder los. Pflanzen Sie sie also wirklich nur dort an, wo sie das Gewächs gerne haben möchten – sollten Sie ihre Meinung ändern, haben Sie den Kürzeren gezogen. Sie werden keine Chance haben, sie wieder los zu werden. Vielerorts gilt Süßholz als invasives Kraut – und das ist sie in der Tat.

Europäisches und chinesisches Süßholz wachsen wunderbar in der freien Natur. Sie kommen problemlos in der Wildnis zurecht. Da beide erstklassige Medizinpflanzen sind, kommt uns das sehr entgegen – je mehr sie sich ausbreiten, umso besser. Die Pflanzen mögen Humus mit einem pH-Wert von 6 bis 7, sind frostempfindlich, überstehen Trockenheit, lieben die Sonne und benötigen ab und zu Wasser. Das Kraut wächst häufig an Bachläufen und ist dort sehr beständig.

Es dauert einige Jahre, bis sich die Pflanze fest etabliert hat (zwei bis drei Jahre). Aber dann können Sie praktisch für immer Süßholz ernten. Sie werden es nicht schaffen, das Wurzelsystem einer vollständig entwickelten Pflanze auszugraben. Sie wird permanent wachsen und ihre verbliebenen Wurzeln breiten sich weiter aus. Kommerzielle Produzenten erwirtschaften pro Hektar zwischen 15 und 50 Tonnen Wurzeln von ausgewachsenen Pflanzen. Mit dem Alter der Pflanzen steigt der Ertrag. Sie produzieren eine große Menge an Wurzelwerk. Eine einzige Pflanze versorgt eine ganze Familie lebenslang mit ausreichend Pflanzenmedizin.

Wurzeln und Rhizome werden Im Herbst oder Frühjahr geerntet und in der Sonne getrocknet. Größere Wurzelteile sollten vor der Trocknung klein geschnitten werden.

Inhaltsstoffe

Süßholz enthält hunderte Komponenten, die teilweise gut untersucht sind. Glycyrrhizin macht 24 Prozent des Wurzelgewichts aus. Darüber hinaus finden sich noch unter anderem Glabrin A und B, Glycyrrhetol, Glabrolid, Isoglabrolid, massenhaft Isoflavone, Cumarine, Triterpene, Saponine und so weiter und so fort.

Eigenschaften von Süßholz

Wirkungen

abführend (laxativ)
adrenerg
analgetisch
antibakteriell
antientzündlich
antihyperglykämisch
antioxidativ
antispasmodisch
antiulzerativ
antiviral
biofilmhemmend
hepatoprotektiv
hustenlösend
immunmodulierend
immunstimulierend
kardioprotektiv
krebshemmend
magensäurehemmend
mukoprotektiv
muskelrelaxierend (leicht)
Nebennieren-tonisierend
östrogenartig
protektiv in Bezug auf Strahlung
reizlindernd
schleimlösend
sekretagog (Bauchspeicheldrüse)
stressmindernd
synergistisch (potent)
thymusstimulierend

Süßholz ist ein hocheffektiver Synergist. Insbesondere zur Behandlung von Infektionen mit resistenten gramnegativen Keimen ist das Kraut empfehlenswert, da es Effluxmechanismen solcher Mikroorganismen hochwirksam hemmt. In der Regel potenziert es die Wirkung anderer Heilkräuter und Medikamente. Wird Süßholz einer Extraktmischung vor der Tinktur-Zubereitung zugegeben, erhöht sich die Wirkung des Extrakts. Darüber hinaus wirkt Süßholz entgiftend. Am bedeutendsten ist wohl die Tatsache, dass Süßholz die wichtigsten Effluxpumpen-Mechanismen gramnegativer Bakterien hemmt. Durch die antivirale Wirkeigenschaft wird die Virusreplikation bei zahlreichen Viren blockiert, das Virenwachstum gehemmt. Süßholz ist ein Neuraminidase-Hemmstoff und ist bei zahlreichen Influenzastämmen virustatisch wirksam, inaktiviert Viruspartikel und hemmt die RANTES-Sekretion. Als immunstimulierendes Kraut regt es die Interferon-Produktion an, verbessert die Antikörperbildung und stimuliert Phagozytose.

Bei oraler Einnahme dauert es etwa vier Stunden, bis die maximalen Serumkonzentrationen von Glycyrrhizin erreicht werden. Es kann bis zu 72 Stunden nach der Einnahme dauern, bis Glycyrrhizin vollständig ausgeschieden ist – es bleibt lange Zeit im Organismus präsent.

Antibiotische Aktivität

Bakterien

Arthrinium sacchari
Bacillus coagulans
Bacillus megaterium
Bacillus stearothermophilus
Bacillus subtilis
Clostridium sporogenes
Enterococcus faecalis
Enterococcus faecium
Escherichia coli (EHEC)
Haemophilus influenzae
Helicobacter pylori
Klebsiella pneumoniae
Mycobacterium tuberculosis
Salmonella paratyphi
Salmonella typhi
Salmonella typhimurium
Sarcina lutea
Shigella boydii
Shigella dysenteriae
Staphylococcus aureus
Streptococcus lactis
Streptococcus mutans
Streptococcus sobrinus
Vibrio cholerae
Vibrio mimicus
Vibrio parahaemolyticus

Parasiten

Plasmodium spp.
Toxocara canis (Hundespulwurm)

Viren

Arboviren
Cytomegalovirus
Enterovirus 71
Epstein-Barr-Virus
Hepatitis B und C
Herpes simplex
HIV-1
Influenza A
(H1N1, H2N2, H9N2 und so weiter)
Japanischer Encephalitis-Virus
Newcastle-Virus
Pseudorabies-Virus
RSV, SARS-Coronavirus
Vaccinia-Virus
Varicella-Zoster-Virus

Pilze

Candida albicans
Chaetomium funicola
Trichophyton mentagrophytes
Trichophyton rubrum

Indikationen

- Virale Infektionen der Atemwege und oral bakteriell bedingte Beschwerden (Zahnfleisch oder Schleimhäute).
- Begleitbehandlung von bakteriellen Infektionen, insbesondere im Magen-Darm-Trakt sowie in den Atemwegen – vor allem bei Krämpfen und Geschwüren.
- Im Kontext des vorliegenden Buchs sollten Sie Süßholz primär als Synergist bei systemischen bakteriellen Infektionen einsetzen.

Hinweis Süßholz sollte bevorzugt kombiniert statt als Einzelanwendung benutzt werden. Ich kann die Einzelanwendung dieser Pflanze nicht empfehlen.

Andere Anwendungen

Süßholz wird auch als Süßmittel genutzt. *Glycyrrhiza glabra* ist darüber hinaus ein pflanzlicher Bodenaktivator, der hilfreich bei salzigen Böden ist.

Verfügbarkeit

Europäische Süßholzwurzel guter Qualität wird von Pacific Botanicals angeboten (www.pacificbotanicals.com). Das ist meine bevorzugte Quelle. 1st Chinese Herbs handelt mit chinesischen Sorten (www.1stchineseherbs.com). Samen können über Horizon Herbs (www.horizonherbs.com) oder den internationalen Samenhändler Richters (www.richters.com) bezogen werden.

Hinweis Beziehen Sie kein Süßholz aus Osteuropa! Es ist oft hochgradig mit Schadstoffen belastet. Es ist unsinnig, möglicherweise kontaminiertes Süßholz zu kaufen, um es für Heilzwecke zu nutzen, insbesondere zur Stärkung der Leber oder Förderung des Immunsystems. Greifen Sie am besten gleich zu Bio-Süßholz. Es ist mit Abstand signifikant hochwertiger!

Die Tinktur ist bei Kräuter Schulte (www.kraeuterschulte.de) verfügbar.

Traditionelle Anwendung

Süßholz wird seit mindestens 4000 Jahren medizinisch sowie als Nahrungsmittel benutzt. Der Gattungsname *Glycyrrhiza* stammt aus dem Griechischen und bedeutet „süße Wurzel" (*glykys* = süß; *rhiza* = Wurzel). Hauptbestandteil der Wurzel ist Glycyrrhizin. Der Stoff ist auch ein Süßmittel und 50-fach süßer als Zucker. Alle Arten wurden überall, wo sie wachsen, von den unterschiedlichsten Kulturen für medizinische Zwecke genutzt.

Ayurveda

Im Ayurveda wird Süßholz unter zahlreichen Namen geführt. So nennt man es unter anderem *mulethi, yasti-madhu, jasti-madhu, madhuka* oder auch *mithiladki.* Man schätzt die Pflanze wegen ihrer kühlenden, tonisierenden, lindernden, auswurffördernden, diuretischen und leicht abführenden Eigenschaften. Indikationen sind Vergiftung, Geschwüre, Leber-, Blasen- und Lungenleiden. Darüber hinaus wird es bei Schleimhautentzündungen eingesetzt. Patienten mit Halsentzündung, Husten, Heiserkeit und Fieber profitieren gleichfalls von Süßholz. Als Tonikum wird Süßholz gegen Erschöpfung bei chronischen Erkrankungen (Atemwege, Darm) verordnet. Ayurveda betrachtet Süßholz als Synergiekraut, das anderen Kräuterzubereitungen beigegeben wird.

Traditionelle Chinesische Medizin

In der Traditionellen Chinesischen Medizin wird Süßholz seit etwa 3000 Jahren verwendet und ist unter dem Namen *gancao* bekannt. Man spricht dem Kraut süße und lindernde Eigenschaften zu. Es wird als magenregulierend, Qi-tonisierend, auswurffördernd, hitzeableitend, antipyretisch, entgiftend, antientzündlich, als milzstärkend und als Synergist in unzähligen Rezepturen verwendet. Man verordnet Süßholz bei Rachen- und Kehlkopfentzündung (Pharyngolaryngitis), Husten, Herzrasen (Palpitation), Magen- und Bauchschmerzen (durch Asthenie), Magengeschwür, pyogenen Infektionen und bei Hautgeschwüren.

Westliche Pflanzenheilkunde

Im antiken Ägypten war Süßholzwurzel eines der primären Azneimittel. Man fand sie in vielen Gräbern als Grabbeigabe. Theophrastos von Eresos (350 v. Chr.) empfahl Süßholz als Heilmittel gegen Asthma, trockenen Husten und bei Erkrankungen der oberen Atemwege. Bei den Römern nannte man das Kraut *liquiritia.* Möglicherweise leitet sich das englische *licorice* davon ab. Im antiken Rom war Süßholz das Standardmittel bei Husten und in ganz Europa galt das Kraut als wichtiges medizinisches Heilmittel. Obwohl ursprünglich als Wildwuchs in der freien Natur geerntet, ist Süßholz seit mehr als 1000 Jahren als Agrarpflanze kultiviert worden.

Amerikanische Heilpraktiker haben Süßholz wie die meisten anderen medizinischen Therapeuten in Nord- und Südamerika sehr häufig benutzt. Typische Indikationen waren Husten, Reizungen der Harnwege, Durchfall sowie Bronchitis. Süßholz wurde seit langem in fast jedem Kräutergarten kultiviert. Indigene Stämme der amerikanischen Kontinente benutzten das Kraut auf ähnliche Weise. Es wurde zur Heilung von Halsentzündungen, Brustschmerzen, Schwellungen, Husten, Durchfall, Bauch- und Magenschmerzen, Fieber, Zahnschmerzen, Hautentzündungen, Bluterbrechen (Hämatemesis) und als Tonikum eingesetzt.

Wissenschaftliche Studien

Die medizinischen Spezies werden seit vielen Jahren intensiv untersucht. Nachfolgend finden Sie eine kurze Übersicht der Ergebnisse, da eine hinreichende Dokumentation mehrere Hundert Seiten lang wäre.

Immunstimulation

Eine randomisierte Doppelblindstudie mit *Echinacea purpurea*, *Astragalus membranaceus* und *Glycyrrhiza glabra* ergab, dass Süßholz die CD25-Expression bei T-Zellen erhöht. Zudem erhöhte das Kraut die CD69-, CD4- und CD8-Expression von T-Zellen.

Postoperative Halsentzündung

40 Erwachsene, die für eine lumbale Laminektomie angemeldet waren, wurden in zwei Gruppen eingeteilt. Eine Gruppe erhielt fünf Minuten vor der Vollnarkose Wasser als Gurgelmittel, in der anderen Gruppe wurde der Rachen und Mundraum mit Süßholzwasser gespült. Fünfminütiges Gurgeln mit Süßholzwasser vor der Narkose erwies sich als wirksam, um postoperative Halsentzündungen zu lindern oder sogar ganz zu vermeiden.

Tuberkulose

In einer randomisierten Doppelblindstudie mit 60 sputumpositiven Tuberkulose (TB)-Patienten wurde einer Hälfte zusätzlich zur regulären TB-Therapie mit Placebo behandelt, während die andere Gruppe zusätzlich Süßholz verabreicht bekam. Die Sputum-Konversionsrate bei den mit Süßholz behandelten Patienten betrug 80 Prozent. Im Vergleich dazu betrug die Konversionsrate in der Placebo-Gruppe 70 Prozent. Bei allen Patienten der Süßholz-Gruppe war das Fieber verschwunden, in der Placebo-Gruppe nur bei 80 Prozent der Patienten. Bei 96 Prozent der Patienten der Süßholz-Gruppe wurde Husten gelindert, bei 81 Prozent in der Placebo-Gruppe. Bei 20 Prozent der Patienten der Placebo-Gruppe kam es zu gastrointestinalen Nebenwirkungen. In der Süßholz-Gruppe wurden keine Nebenwirkungen beobachtet. Die ALT- und AST-Werte erhöhten sich in der Süßholz-Gruppe bei 6 Prozent und bei 30 Prozent in der Placebo-Gruppe. Auch die Serum-Harnsäure-Konzentrationen waren bei nur 3 Prozent der Patienten der Süßholz-Gruppe erhöht, in der Placebo-Gruppe bei 16 Prozent.

Atopische Dermatitis (Neurodermitis)

Atopische Dermatitis wurde erfolgreich mit einem Süßholz-Gel in einer klinischen Doppelblindstudie behandelt. Dabei bestand jede Gruppe aus 30 Patienten. Das Gel reduzierte die Hautrötung (Erythem), Ödeme und den Juckreiz während der zweiwöchigen Studie.

Aphthöse Stomatitis

Bioadhäsive Pflaster, die Süßholz enthielten, wurden zur Schmerzkontrolle und zur Verbesserung der Abheilung von aphthösen Geschwüren eingesetzt. Die Süßholzpflaster reduzierten den Durchmesser des Entzündungshofes und das nekrotische Zentrum signifikant im Vergleich zu Placebo – es gibt drei derartige Studien, die alle eine erfolgreiche Heilung mittels Süßholz nachweisen konnten.

Arzneimittel-Nebenwirkungen

In einer Vergleichsstudie wurden zur Behandlung des polyzystischen Ovarialsyndroms durch die zusätzliche Anwendung von Süßholz Spironolacton-assoziierte Nebenwirkungen signifikant reduziert.

Magengeschwür

In einer Studie mit 100 Teilnehmern, die unter Magengeschwüren litten – bei 86 blieb eine klinische Wirkung der konventionellen Behandlung aus, war Süßholz wirksam: So kam es bei 90 Teilnehmern zur klinischen Besserung, 22 waren anschließend geheilt und bei 28 Teilnehmern war eine deutliche Besserung zu beobachten.

Hepatitis

Patienten mit subakutem Leberversagen wurden mit einer Interferon-stimulierenden Einzelkomponente von Süßholz behandelt. Die Überlebensrate betrug 72 Prozent. Bei Patienten, die lediglich eine herkömmliche Therapie erhalten hatten, betrug die Überlebensrate 31 Prozent.

Hepatitis A

Bei 13 Patienten mit infektiöser Hepatitis A, die mit Süßholz behandelt wurden, normalisierte sich der Ikterus-Index innerhalb von 13 Tagen, der Urin enthielt nach zehn Tagen keinen Gallenfarbstoff mehr (Testergebnis: negativ). Nach neun Tagen war ein deutlicher

Rückgang der Hepatomegalie zu beobachten und nach acht Tagen verschwanden die Schmerzen in der Leberregion.

Hepatitis C

In Japan wird Glycyrrhizin seit mehr als 60 Jahren zur Behandlung von Hepatitis C eingesetzt. Einige klinische Studien belegen folgende Wirkungen von Süßholz bei Hepatitis C: signifikant niedrigere AST-, ALT- und GGT-Konzentrationen, Normalisierung sämtlicher histologischer Nekrosemarker oder Anzeichen von entzündlichen Läsionen in der Leber (*Restitutio ad integrum*).

Lichen ruber planus (Knötchenflechte)

In einer klinsichen Studie wurden 66 Prozent der Patienten, die an Lichen ruber planus litten, durch die Behandlung mit Sußholz geheilt.

Mundherpes

Glycyrrhinsäure-Salbe, sechsmal täglich aufgetragen, führte bei Patienten mit akuter Herpesinfektion (HSV1) innerhalb von 24 bis 48 Stunden zum Verschwinden der Schmerzen und zur Aufhebung der Dysphagie.

Weitere Studienergebnisse

In zahlreichen Studien wurde Süßholz kombiniert mit anderen Heilkräutern untersucht. Das Kraut reduzierte Risperidon-induzierte Hyperprolaktinämie bei Schizophrenie-Patienten und verringerte Hyperurikämie bei Vegetariern. Darüber hinaus erwies es sich als effektiv zur Behandlung von fortgeschrittenen Malignomen im Pankreas und im Magen-Darm-Trakt. Süßholz war als Therapie bei 138 Patienten mit intestinaler Metaplasie sowie bei 104 Patienten mit atypischer Hyperplasie der Magenschleimhaut erfolgreich.

In vivo-Studien bestätigten die antioxidative Wirkung von Süßholz. Darüber hinaus wirkt das Kraut nachweislich immunstimulierend, antikonvulsiv (krampflösend), antientzündlich bei Hautausschlag, hepatoprotektiv, cerebroprotektiv, krampflösend im Darm (spasmolytisch) und ist ein hochwirksames Hustenmittel (Antitussivum). Es schützt die Mitochondrienfunktion und heilt Aspirin-induzierte Geschwüre.

Spezifische Aktivität als Synergist

Süßholz ist ein hochpotenter Synergist in Verbindung mit zahlreichen Arzneimitteln und Heilkräutern. Von besonderer Bedeutung ist die direkte Wirkung auf die Effluxmechanismen AcrAB-TolC bei gramnegativen Bakterien aus der Familie der Enterobakterien (Enterobacteriaceae). Effluxpumpen können manche Antibiotika unwirksam machen, etwa Tetracyclin, Fluoroquinol und Chloramphenicol. Süßholz ist als effektive Ergänzung des Therapieprotokolls bei Infektionen durch gramnegative Bakterien zu betrachten – beispielsweise Spezies der Familien *Yersinia, Shigella, Serratia, Salmonella, Morganella, Klebsiella, Enterobacter* und *Escherichia.*

Süßholz potenziert die Wirkung von chemischen Arzneimitteln und von Heilkräutern gleichermaßen, wenn es mit ihnen kombiniert eingesetzt wird. Beispielsweise verstärkt das Kraut die Wirksamkeit von Tuberkulose-Medikamenten und verbessert die Therapieergebnisse. Zudem fand man heraus, dass Süßholz die Wirkung von Hydrocortison sowie die Wirksamkeit von Oseltamivir in Bezug auf resistente Influenza-Viren verstärkt. Chinesische Studien wiesen nach, dass Süßholz das Wirkpotenzial anderer Heilkräuter zur Behandlung von rheumatoider Arthritis erhöht. Zudem wird die antioxidative Wirksamkeit anderer Heilpflanzen wie *Astragalus* (Tragant) und der isolierten Komponente Lycopin verstärkt. Süßholz intensiviert die krebshemmende Wirkung verschiedener Heilkräuter bei Prostatakrebs-Zelllinien und die Wirksamkeit von Paeoniflorin, das unter anderem bei neuromuskulären Erkrankungen angewendet wird. Zudem erhöht Süßholz die immunstimulierende Wirkung anderer Kräuter wie *Echinacea purpurea* und *Astragalus.*

Süßholz potenziert die Wirksamkeit von Tinkturen, wenn man es bei der Zubereitung der jeweiligen Pflanzen hinzugibt. Süßholz verbessert die Löslichkeit von Komponenten anderer Pflanzen (z. B. Sapogenin-Isoliquiritigenin, Seikosaponine von Ginseng) bis zu 570-fach.

Süßholz verringert zudem die Toxizität anderer Pflanzen. Es verhindert die Toxizität von Aconitum-Alkaloiden und reduziert die Toxizität einiger Kräuter, die zur Behandlung von rheumatoider Arthritis benutzt werden. Dies zeigten klinische Studien aus China.

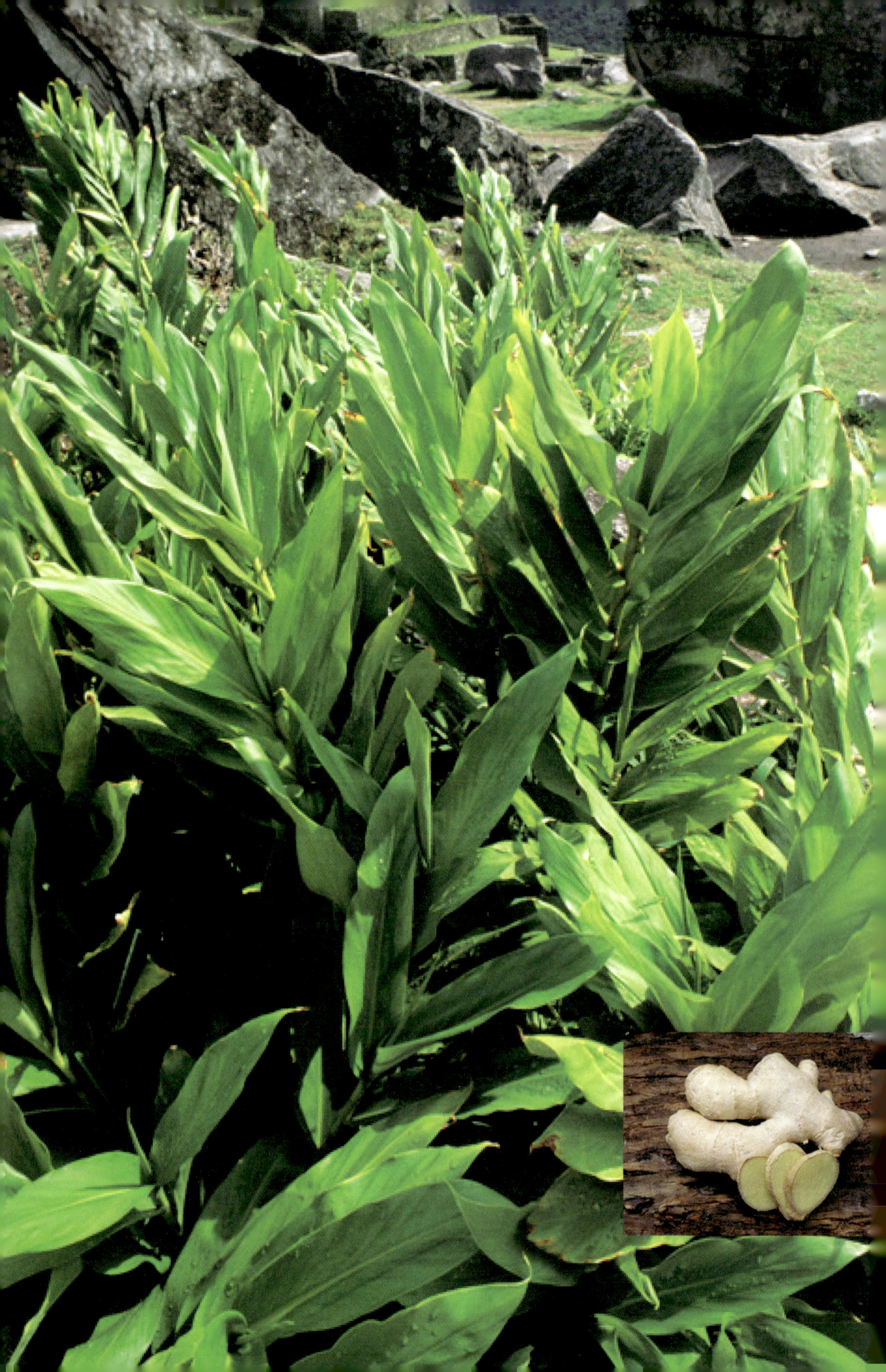

Ingwer

Familie *Zingiber officinale* (Ingwer) gehört zur Familie der *Zingiberaceae* (Ingwergewächse), die etwa 1400 Mitglieder hat – Arten der Gattung *Zingiber* gelten als „echter" Ingwer. Darüber hinaus werden Arten der Gattung *Alpinia* ebenfalls sehr häufig für medizinische Zwecke benutzt.

Benutzte Arten Es gibt 85 oder vielleicht sogar 100 *Zingiber*-Arten (... Taxonomie?). *Z. officinale* ist aus der Küche bekannt und die wohl prominenteste Art, die in der Regel medizinischen Zwecken dient. Viele Arten dieser Familie enthalten ähnliche Komponenten und können gleichfalls medizinisch genutzt werden – allerdings unterscheiden sich ihre Wirkungen. Nachfolgend wird nur der „Küchen-Ingwer" (*Z. officinale*) detailliert vorgestellt.

Benutzte Pflanzenteile

Man benutzt ausschließlich die Wurzel, die streng genommen eigentlich ein Rhizom ist. Um diese Spitzfindigkeit kümmert sich mit Ausnahme von Phytologen niemand. Deshalb benutze ich den Terminus „Wurzel" – wie jeder andere auch.

Zubereitung und Dosierung

Am besten verwendet man den frischen Saft der Wurzel als heiße Teezubereitung. In dieser Form ist das Gewächs am wirksamsten. Größere Saftmengen können mit Alkohol stabilisiert (80:20 = Saft:Alkohol) und dann den pflanzlichen Zubereitungen beigemengt werden. So wird die Heilkräuter-Zubereitung mit der synergistischen Wirkung des Saftes angereichert. *Wenn Sie das Kraut verwenden, um antibiotikaresistente Infektionen zu therapieren, sollten Sie es auf diese Weise als Tinktur-Kombination einsetzen.* Eine frische Tinktur aus der Wurzel ist fast genauso wirksam. Getrocknete Wurzeln sind relativ nutzlos.

Der heiße Tee aus dem frischen Saft ist bei schweren Infektionen außerordentlich wirksam. Die Inhaltsstoffe von Ingwer gelangen etwa 30 Minuten nach der Einnahme der Ingwer-Teezubereitung in den Blutkreislauf. Nach 60 Minuten ist die Konzentration am höchsten und anschließend werden die Wirkstoffe wieder abgebaut. Der Tee aus frischem Ingwersaft sollte bei akuten Zuständen alle zwei bis drei Stunden getrunken werden, um eine hohe Konzentration der Wirkstoffe im Blut zu gewährleisten.

Zingiber officinale

Frischer Ingwersaft-Tee

Sie entsaften ein oder mehr Wurzelstücke oder ein karottengroßes Ingwerstück oder vier daumengroße Wurzelstücke. *Heben Sie die Reste für den Aufguss auf* (Zubereitung siehe unten). Geben Sie eine Viertel-Tasse Ingwersaft in 350 Milliliter heißes Wasser, dazu 1 EL Wildblumenhonig, den Saft eines Limettenviertels (den Saft in die Tasse, die Schale ins Wasser) und ein Achtel-TL Cayenne-Pfeffer. Trinken Sie 4 bis 6 Tassen über den Tag verteilt – wenn Sie keinen Entsafter haben, gehen Sie einfach nach der Aufguss-Methode vor.

- Im Akutfall: mindestens 6 Tassen täglich trinken.

Aufguss

- Methode 1: Geben Sie die Ingwerreste aus dem Entsafter in ein bis zwei Tassen mit heißem Wasser (je nachdem, wie viele Ingwerreste Sie haben) und lassen Sie den Aufguss abgedeckt 4 bis 8 Stunden ziehen. Dann seihen Sie ab und benutzen die Flüssigkeit wie beim Safttee beschrieben. Der Aufguss ist fast so wirksam wie der frische Saft.
- Methode 2: Zerkleinern Sie eine daumengroße Ingwerwurzel so gut wie möglich und lassen Sie das Ganze dann in etwa einem Viertelliter heißem Wasser 2 bis 3 Stunden bedeckt ziehen. So bleiben die ätherischen Öle im Tee enthalten. Trinken Sie 4 bis 6 Tassen über den Tag verteilt.

Äußerliche Anwendung

Ingwersaft wirkt (manchmal) sehr gut schmerzlindernd bei Brandwunden und beschleunigt die Abheilung. Betupfen Sie die betroffene Region mit einem Wattebällchen, das mit frischem Ingwersaft getränkt ist. Bei Hautinfektionen wirkt die Anwendung auch antibakteriell und pilzhemmend.

Tinktur

Frische Ingwerwurzel, 1:2, 95 % Alkohol: 10 bis 20 Tropfen, bis zu viermal täglich. – Ich persönlich bevorzuge diese Anwendung nicht, weil der frische Saft viel, viel besser wirkt. (Dennoch ist es eine Million mal besser … naja, eine Milliarde Mal besser als die trockene Wurzel zu benutzen!)

Nahrungsmittel

Bei jedem Gericht und so oft wie möglich.

Nebenwirkungen und Kontraindikationen

Hohe Dosierungen sollten während der Schwangerschaft vermieden werden, da die Wurzel ein menstruationsförderndes (emmenagoges) Mittel ist. Allerdings kann die moderate Anwendung der getrockneten Wurzel Schwangerschaftsübelkeit vertreiben. Vorsicht, wenn Sie Gallensteine haben! Nur sehr selten treten Blähungen, Sodbrennen oder Schwindel auf – meist dann, wenn getrockneter und gepulverter Ingwer benutzt werden.

Arzneimittel-Interaktionen

Ingwer verstärkt synergistisch die Wirksamkeit von Antibiotika, insbesondere von Aminoglycosiden, deren Wirksamkeit bei resistenten Mikroorganismen dadurch erhöht wird.

Habitat und Erscheinungsbild

Die exakte geografische Herkunft der Ingwerpflanze ist unbekannt. Wahrscheinlich stammt sie aus Asien. In China und Indien wird Ingwer seit mehr als 4000 Jahren kultiviert. Vor etwa 2000 Jahren gelangte die Pflanze in den Westen. Der Gattungsname *Zingiber* ist wahrscheinlich aus dem Sanskrit abgeleitet und bedeutet „hornförmig". „Man" behauptet, der Name beruhe auf dem hornförmigen Erscheinungsbild der Wurzel. Allerdings glaube ich das nicht. Die Wurzel bildet dichte klumpenartige Stränge aus, die üblicherweise geerntet werden.

Die mehrjährige Pflanze mag es warm und bevorzugt ein feuchtes Klima. Sie gedeiht auf Meereshöhe bis in Höhenlagen von 1500 Metern. In der freien Natur ist sie nur selten zu finden. Zu Heilzwecken wird Ingwer meist kultiviert.

Die krautige Pflanze erreicht Wuchshöhen bis 150 Zentimeter und sieht ein wenig wie Schilf aus. *Zingiber*-Pflanzen ähneln *Alpinia* (einer anderen Gattung der Familie) und werden deshalb oft verwechselt.

Anbau und Ernte

Ingwer wird wie Kartoffeln meistens aus den Stücken der lebenden Wurzel gezogen. Nachdem die Wurzel ausgekeimt ist, schneidet man sie in Stücke (jedes sollte einen Trieb haben) und pflanzt sie ein. Die meisten Ingwer-Pflanzen sind Wurzelstock-Klone. Ingwer ist eine der am häufigsten angebauten Pflanzen der Welt. *Jeder* liebt ihn. Die Pflanze ist mehrjährig, allerdings braucht sie die Nährstoffe aus dem Boden in großen Mengen auf und muss deshalb meist einmal im Jahr versetzt werden – es sei denn, sie wurde am perfekten Standort angepflanzt. Ansonsten wird sie eingehen, sobald der Boden keine Nährstoffe mehr anzubieten hat.

Eigenschaften von Ingwer

Wirkungen

analgetisch
antiarthritisch
antibakteriell
antidiarrhoisch
antiemetisch
antientzündlich
antispasmodisch
antitussiv (hustenlindernd)
antiviral
blutdrucksenkend
diaphoretisch (schweißtreibend)
durchblutungsfördernd
elastasehemmend
immunstimulierend
karminativ
pilzhemmend
synergistisch
wurmhemmend

Antibiotische Aktivität

Bakterien

Acinetobacter baumannii
Bacillus subtilis
Campylobacter jejuni
Escherichia coli
Fusarium moniliforme
Haemophilus influenzae
Helicobacter pylori
(cagA+-Stämme)
Klebsiella pneumoniae
koliforme Bazillen
Listeria spp.
Porphyromonas endodontalis
Porphyromonas gingivalis
Prevotella intermedia
Proteus vulgaris
Pseudomonas aeruginosa
Salmonella typhimurium
Shigella dysentariae
Shigella flexneri
Staphylococcus aureus
Staphylococcus epidermidis
Viridans-Streptokokken

Parasiten

Angiostrongylus cantonensis
Anisakis simplex
Dirofilaria immitis
Haemonchus contortus

Viren

Hepatitis C
HIV-1
humaner Cytomegalievirus
Influenza A
Rhinovirus spp. (1B)

Pilze

Aspergillus niger
Candida albicans
Candida glabrata

Indikationen

Ingwer ist ein Synergist, der die Wirkungen anderer Heilkräuter verstärkt. Er potenziert deren Effekte, indem er die Blutgefäße entspannt und die Durchblutung fördert. So werden die aktiven Komponenten der anderen Heilkräuter noch effizienter im gesamten Organismus verteilt. Ingwer stimuliert die Blutzirkulation, lindert Übelkeit, reduziert Durchfall und Magenkrämpfe, senkt Fieber (durch seine schweißtreibende Wirkung), hilft bei Schüttelfrost, ist entzündungshemmend und verbessert die Sekretabhustung bei Bronchitis, lindert Husten (genau so gut wie Codein-Sirup), löst Ängste und lindert Schmerzen vergleichbar gut oder sogar besser als Ibuprofen.

Ingwer kann auch bei Bakterien-induziertem Durchfall benutzt werden, insbesondere, wenn zusätzlich Krämpfe auftreten (Cholera, Ruhr, *E. coli* u. a.). Das Kraut ist auch bei Kreislaufstörungen mit Kältegefühl in den Extremitäten wirksam. Darüber hinaus empfiehlt sich Ingwer bei migräneartigem Kopfschmerz in Verbindung mit kalten Händen oder Füßen sowie bei allgemein schlechter Verfassung.

Verfügbarkeit

Sie bekommen Ingwer in allen Supermärkten. Bevorzugen Sie Bio-Ingwer – sollte er nicht verfügbar sein, nehmen Sie, was Sie finden können!

Die tropische Pflanze liebt Schatten, Wärme, Feuchtigkeit und gute Erde. Sie hasst direkte Sonne und so weiter. Ingwer will gehegt und gepflegt werden und verträgt keine Kälte.

Wurzelabschnitte kann man im Spätherbst oder im Frühjahr einpflanzen – mit der Knospe nach oben etwa 5 bis 10 Zentimeter tief in die Erde. Dabei sollte man Standorte mit direkter Sonne meiden.

Ingwer braucht viel Wasser und Mulch. Lassen Sie den Boden also niemals austrocknen. Nach 8 bis 10 Monaten sterben die Blätter ab und genau zu diesem Zeitpunkt kann man die Wurzel ernten. Die Wurzeln sind sehr lange haltbar, ohne auszutrocken.

Inhaltsstoffe

Ingwer enthält hunderte Komponenten, darunter Gingerol, Zingiberol, Zingiberen, Shogaole, 3-Dihydroshogaole, Gingerdiole, Mono- and Diacetylderivate von Gingerdiolen, Dihydrogingerdione, Labdadien und andere. Flüchtige Öle wie Gingerol sind sehr wirksam, kommen aber nur in sehr geringen Mengen in der getrockneten Wurzel vor. In frischen Wurzeln sind sie sechs- bis fünfzehnfach höher konzentriert vorhanden. Manche Komponenten werden während des Trocknungsprozesses in Shogaole umgewandelt. Die flüchtigen Bestandteile sind die wirksamsten antiviralen Komponenten.

Traditionelle Anwendung

Überall dort, wo Ingwer wächst, hat man die Wurzel auch medizinisch verwendet. Jeder Mensch, der noch nicht in die Falle des Technologiekults getappt ist, benutzt Ingwer als Synergist bei Erkältung, Grippe, Schwindel, Kreislaufstörungen u. a.

In Burma kocht man frische Ingwerwurzel (mit Palmmark als Süßmittel) und benutzt den Aufguss, um Erkältungen und Grippe zu behandeln. Im Kongo verwendet man hierfür zerstoßenen Ingwer mit Mangobaummark gemischt. Auf den Philippinen wird frisch geschnittener Ingwer mit Wasser gekocht und nach Zuckerzugabe zur Behandlung von Halsentzündungen eingesetzt. In China und Indien gibt es ähnliche Zubereitungen – es hat seinen Grund, warum man das so macht. In warmen Klimazonen hat Ingwer in der Küche eine lange Tradition. Wie viele kulinarische Gewürze besitzt auch Ingwer eine antibakterielle Wirkung gegen Nahrungskeime – besonders gegen drei Mikroorganismen, die allzuoft in industriell produzierten Nahrungsmitteln stecken: *Shigellen, Salmonellen* und *E. coli.*

Empfehlenswert sind in Essig gebeizter Ingwer (traditionelle Sushi-Beigabe in Japan) und kandierte Ingwer-Stücke. Beides sind prima Snacks und können in großen Mengen verzehrt werden – sehr gesund.

Ayurveda

Im Ayurveda wird Ingwer seit langer Zeit benutzt. Hier nennt man ihn *srangavera*, allerdings hat er noch 50 weitere Namen – je nachdem, wo man gerade ist. Er wird bei Darminfektionen, Flatulenz, Koliken, Erbrechen, Magen-Darm-Krämpfen, Fieber, Erkältung, Husten, Asthma, Verdauungsstörungen, Appetitmangel und Durchfall eingesetzt. Die übliche Zubereitung ist frischer Ingwersaft (aha!), mit Zucker und Wasser gemischt.

Traditionelle Chinesische Medizin

Bei den Chinesen nennt man die frische Wurzel *sheng jiang* – die getrocknete Wurzel ist unter dem Namen *gan jiang* bekannt und wird für andere medizinische Zwecke eingesetzt als die frische. Ingwer werden in der Traditionellen Chinesischen Medizin scharfe und wärmende Eigenschaften zugeordnet. Die frische Wurzel wird als schweißtreibendes, antiemetisches, mukolytisches, antitussives, entgiftendes und entzündungshemmendes Mittel benutzt. Ingwer soll die Lungen wärmen sowie bei Kälteempfindlichkeit, Fieber, Kopfschmerzen, Schnupfen, Husten und Erbrechen helfen. Meist wird Ingwer als wässriges Dekokt zubereitet und zusammen mit Ingwersaft und Wasser vermischt sowie als „Leitpflanze" mit anderen Heilkräutern kombiniert. Er transportiert die anderen Pflanzenwirkstoffe durch den Körper und bringt sie dort hin, wo sie ihre Wirkung entfalten sollen. Man schätzt vor allem die entgiftende Wirkung in Bezug auf andere Arzneistoffe oder Kräuter.

Westliche Pflanzenheilkunde

Im Westen wird Ingwer auf ähnliche Weise eingesetzt. In der Vergangenheit neigte man allerdings dazu, ihn hauptsächlich bei Magen-Darm-Beschwerden zu verwenden.

Wissenschaftliche Studien

Die Forschungsergebnisse sind unbefriedigend, da Wirkeigenschaften von getrocknetem und frischem Ingwer (Hauptanwendung!) nicht differenziert werden – bzw. überhaupt nicht nach Unterschieden gesucht wird (… das ist bei Wissenschaftlern üblich). Zudem ist oft die Art und Weise unklar, *wie* das Kraut zubereitet wurde und welche Wirkungen die einzelnen Zubereitungen haben (… das ist bei Wissenschaftlern üblich). Die Wirkung von Frischzubereitungen wurde nur selten untersucht (... das ist lächerlich, da es die *primäre* Zubereitungsart weltweit ist). Wasserauszüge aus der getrockneten Wurzel zeigen kaum antimikrobielle Aktivität – wenngleich sie immer noch stark antientzündlich wirken. Wenn man die inhärenten Probleme nicht kennt, sind die Forschungsergebnisse der Studien schwer zu verstehen – sie sind in jeder Beziehung variabel ... Seufz!

Pflanzen haben sehr unterschiedliche medizinische Wirkungen, die von folgenden Bedingungen abhängen: Erntezeit, Art der Ernte, frische oder getrocknete Kräuter, Art der medizinischen Zubereitung, Anwendungsmodus (Anwendungsdauer, Höhe und Häufigkeit der Dosierung, Monotherapie oder Kombinationstherapie). Wissenschaftler mit reduktionistischer Einstellung, werden dies alles schwer nachvollziehen können. Sie verstehen nicht: Pflanzenheilkunde ist echte „Raketenmedizin".

Nur zum Überblick: Es gibt mindestens 30 klinische Studien mit 2300 Teilnehmern, die Ingwerwurzel angewendet haben. Nachfolgend werden lediglich Auszüge aus diesen Studien sowie einige Labor- und Tierstudien vorgestellt.

Antientzündliche Wirkung

Gingerol und seine verwandten Verbindungen sind *in vitro* wirksame Hemmstoffe der Lipopolysaccharid-induzierten PGE2-Produktion. Sie hemmen sowohl COX-1 und COX-2 in vitro, da sie verschiedene Gene inhibieren, die an Entzündungsreaktionen beteiligt sind (sie wirken auf Zytokine, Chemokine, 5-Lipoxygenase und COX-2). Von 56 Patienten (28 davon hatten rheumatoide Arthritis, 18 litten unter Arthrose, 10 hatten Muskelbeschwerden), die getrockneten Ingwer einnahmen, berichteten 75 über eine Linderung der Schmerzen und Schwellungen. In einer randomisierten placebokontrollierten Doppelblindstudie mit 102 Arthrosepatienten ewies sich Ingwer als vergleichbar schmerz- und schwellungslindernd wirksam wie Ibuprofen. Zahlreiche weitere *in vivo*-Studien belegten die entzündungshemmende und analgetische Wirkung von Ingwer. Einige davon benutzten ätherisches Öl, das in betroffene Bereiche einmassiert wurde – es wirkt hervorragend.

Antiemetische Wirkung

Zahlreiche Studien ergaben, dass Ingwerwurzel insbesondere bei morgendlicher Schwangerschaftsübelkeit sehr wirksam ist. Hierfür wurde die getrocknete Wurzel benutzt (... wie könnte es anders sein!), die auch in schweren Fällen erfolgreich eingesetzt wurde – die frische Wurzel eignet sich allerdings besser zur Behandlung von Übelkeit.

Antiadhäsive Wirkung

In vivo beeinträchtigt Ingwerwurzel die Anhaftung von Enterobakterien an der Darmwand. Dies führt, kurz gesagt, zu weniger Darminfektionen. Zudem verkürzt sich der Krankheitsprozess. Ingwer ist zudem ein Elastase-Hemmer. Viele Bakterien benutzen

Elastase, um Zellgewebe abzubauen, was ihre Invasion in den Körper erleichtert. Ingwer hilft auch bei Bauchkrämpfen und wirkt gleichzeitig entspannend auf die Darmwand.

Antidiarrhoische Wirkung

Ingwerwurzel beeinflusst die Zellkolonisierung durch enterogene Bakterien, lindert Durchfall und minimiert den Bakterienbefall. Die Wurzel verändert durch einen einzigartigen Ingwer-Mechanismus den Metabolismus von Wirtszellen und Bakterien.

Cerebroprotektive Wirkung

In vivo-Studien ergaben, dass Ingwerwurzel Ratten vor Gehirnschäden und Störungen des Gedächtnisses schützt.

Immunstimmulierende Wirkung

In vivo-Studien zeigten, dass Ingwerwurzel relevante Immunmarker vor und nach einer Infektion durchgehend erhöht.

Entgiftende Wirkung

Mit *in vivo*-Studien fand man heraus, dass Ingwer die Cadmium-Konzentration und Cadmium-Toxizität bei Ratten reduziert – Ingwer als Schwermetall-Entgifter. *In vivo* schützt Ingwer zudem vor den Wirkungen von Organophosphat-Insektiziden.

Anthelminthische Wirkung

Ingwer erwies sich als wirksam zur Behandlung von Endoparasiten (Würmer) und Magenbeschwerden in der Ethnoveterinärmedizin in Pakistan. Das Gewächs tötete alle roten Magenwürmer (*Haemonchus contortus*) bei Versuchstieren ab. In anderen Studien wurde die Wirksamkeit von Ingwer bei zahlreichen anderen Endoparasiten nachgewiesen.

In weiteren Studien beobachtete man antiulzerative, tumor-, pilzhemmende, antisekretorische (gastrisch), spasmolytische, antikonvulsive und antiallergene Wirkungen von Ingwer.

Spezifische Wirkungen als Synergist

Ingwer erhöht die Wirksamkeit von Arzneimitteln und Heilkräutern, blockiert bakterielle Resistenzmechanismen, stimuliert die Blutzirkulation und reduziert die Toxizität von Endotoxinen und Umweltgiften – wenn er zusätzlich in ein Therapieprotokoll integriert ist. Ingwer erweitert die Blutgefäße und regt die Durchblutung an. Damit beschleunigt und unterstützt Ingwer den Transport medizinisch wirksamer Komponenten anderer Heilkräuter im Blut und sorgt für eine effektive Verteilung derselben im ganzen Körper.

Ingwer ist hochwirksam in Bezug auf die Fähigkeit von Bakterien, Antibiotika aus ihren Zellen auszuschleusen – folglich erhöht sich dadurch die Wirksamkeit mancher Medikamente. Ingwer verbessert die Wirksamkeit von Aminoglycosid-Antibiotika

(Arbekacin, Gentamicin, Tobramycin, Streptomycin) und anderer Antibiotika – etwa Bacitracin und Polymyxin B gegen grampositive Vancomycin-resistente Enterokokken. Ingwer erhöht die Permeabilität der Zellmembran und ist ein starker P-Glycoprotein (PGP)-Hemmstoff – genauso wirksam wie das Medikament Verapamil. Zudem erhöht Ingwer die Wirksamkeit von Daunomycin, das zur Behandlung von Krebs eingesetzt wird: die Verfügbarkeit des Medikaments verdreifacht sich und der PGP-vermittelte Daunomycin-Efflux wird signifikant reduziert. Krebszellen versuchen durch PGP-Effluxmechanismen, Medikamente loszuwerden, PGP-Hemmstoffe blockieren diese Mechanismen.

Subletale Konzentrationen von Tetracyclin wirken durch gleichzeitige Gabe von Ingwer bei Staphylokokken letal. Die Komponenten von Ingwer modifizieren die bakterielle Resistenz von *Acinetobacter baumannii.* Ingwer vervielfacht die Wirkung von Nifedipin in Bezug auf „Blutverdünnung" bei gesunden Versuchspersonen und Patienten mit Bluthochdruck. Zudem erhöht Ingwer die Wirksamkeit von Clarithromycin gegen *Helicobacter pylori* – unabhängig davon, ob der Bakterienstamm vor Zugabe von Ingwer antibiotikaempfindlich war oder nicht.

Darüber hinaus hat Ingwer synergistische Wirkungen in Verbindung mit anderen Heilkräutern. Er potenziert deren Wirksamkeit außerordentlich gut. Beispielsweise fördern Komponenten von *Magnolia* (Malvengewächse) – aber nicht von Ingwer – die Saccharose-Aufnahme bei Ratten und verbessern die Ergebnisse der Schwimmtests. Wurde den Versuchstieren zusätzlich ätherisches Ingweröl verabreicht, erhöhte sich die Saccharose-Aufnahme exponentiell. Auch die Zeit der Immobilität im Schwimmtest wurde nochmals deutlich verringert.

In anderen Studien war Ingweröl mit Magnolia kombiniert worden, was zu beachtlichen Ergebnissen in der Behandlung von Depression führte. Die Serotoninwerte im Hirn sowie die Noradrenalin-Spiegel im präfrontalen Cortex stiegen deutlich an, nachdem subklinischen (inaktiven) *Magnolia*-Dosierungen Ingwer zugegeben wurde.

Ingwer schwächt zudem toxische Wirkungen von anderen Arzneien oder Heilkräutern ab, die in der Traditionellen Chinesischen Medizin angewendet werden.
In vivo-Studien zeigten, dass Ingwer die Cadmium-Werte und die Cadmium-Toxizität bei Ratten reduziert, da er toxische Schwermetalle neutralisiert. Ingwer schwächt *in vivo* auch toxische Effekte von organophosphathaltigen Insektiziden ab.

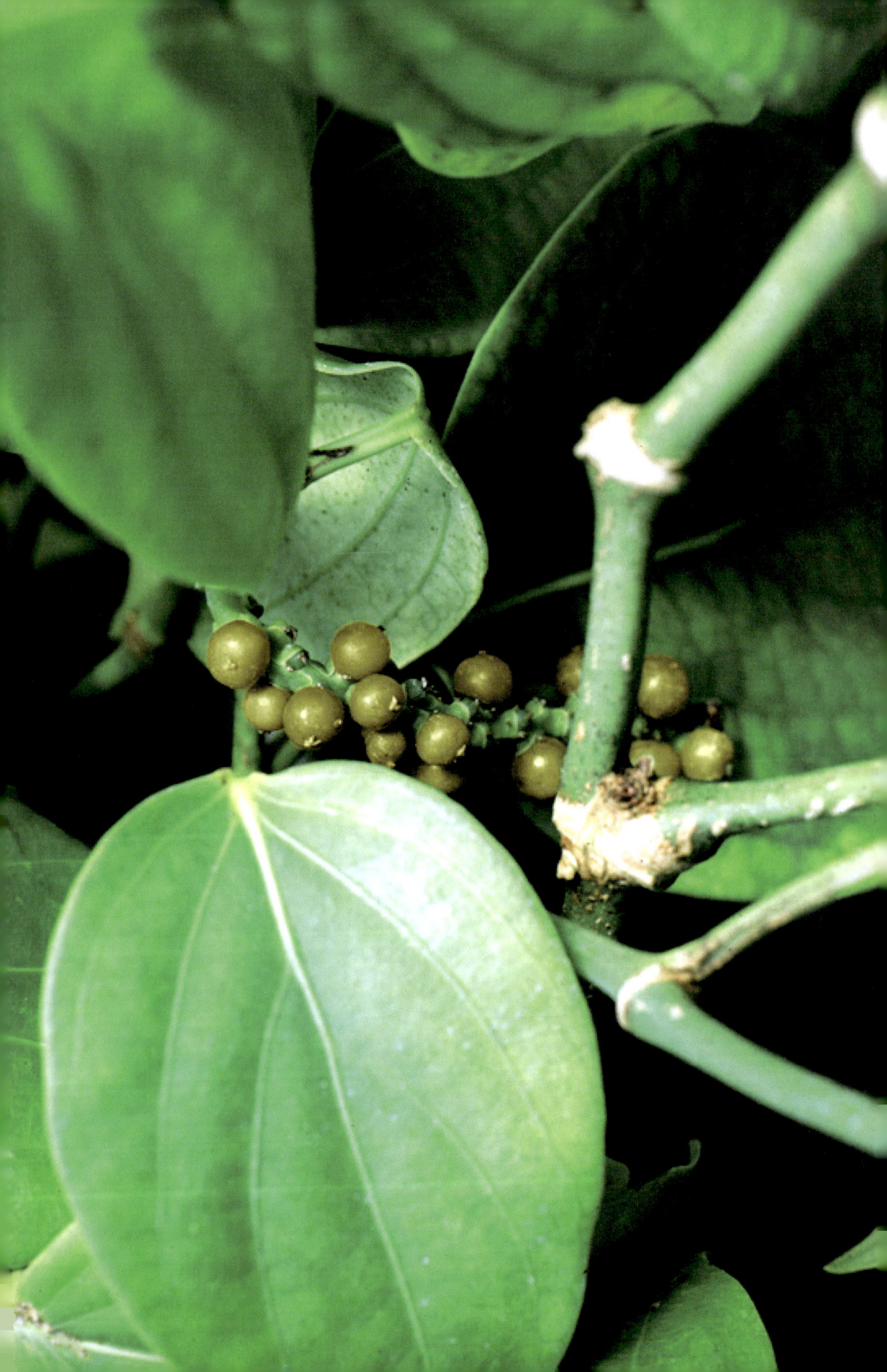

Piperin

Benutzte Arten Piperin ist ein Alkaloid, das in zwei verschiedenen Pfeffer-Sorten enthalten ist: *Piper nigrum* (schwarzer Pfeffer) und *Piper longum* (langer Pfeffer). Es ist die primäre Komponente (zusammen mit Chavicin, einem cis-cis-Isomer von Piperin), die für würzige Schärfe sorgt. Piperin ist die am häufigsten vorkommende Komponente in schwarzem Pfeffer. Der Piperingehalt beträgt fünf bis neun Prozent. Langer Pfeffer enthält deutlich weniger Piperin, nur ein bis zwei Prozent.

Die Pfefferpflanze selbst *kann* als Synergist eingesetzt werden, wenn man das möchte. Aus vielen Gründen bevorzuge ich den Einzelwirkstoff Piperin als Synergist. In diesem Abschnitt erläutere ich beide Methoden und werde erklären, weshalb ich die Anwendung des Einzelwirkstoffs empfehle.

Zubereitung und Dosierung

Das vorliegenden Buch handelt von der Therapie von Infektionen durch resistente Mikroorganismen, die zumeist schwer bedrohlich sind, wenn sie nicht wirksam bekämpft werden. Deshalb ist es in diesem Fall begründet, besser den Einzelwirkstoff Piperin anzuwenden als die ganze Pflanze. Das Kraut selbst *kann* benutzt werden, seine Piperinwirkung ist aber um den Faktor 15 schwächer als im Einzelwirkstoff. Da Piperin leicht erhältlich ist, empfehle ich, Piperin stets in Ihrer Hausapotheke vorrätig zu haben. Sollten Sie Piperin nicht beziehen können oder sollte der Stoff gelegentlich nicht verfügbar sein, können Sie in jeden Fall auch Pfeffer benutzen.

Tinktur

Tinkturen werden sowohl aus *Piper nigrum* als auch aus *Piper longum* zubereitet, 1:5, 65 % Alkohol: 5 bis 15 Tropfen, nach Bedarf. Da Piperin schlecht wasserlöslich ist, benutzt man Alkohol als Auszugsmittel für die Pfefferkörner. Ich empfehle frisch gemahlene ganze Pfefferkörner zur Herstellung von Tinkturen. Fertig gemahlener Pfeffer ist deutlich schwächer wirksam.

Trikatu

Wenn Sie möchten, können Sie auch Trikatu herstellen. Es handelt sich um eine traditionelle Kräuterkombination des Ayurveda, die synergistisch wirksam ist. Man verwendet hierfür *Piper nigrum* und *Piper longum* sowie Ingwerwurzel im Verhältnis 1:1:1 – das heißt, jeweils gleiche Anteile von Kräutern oder ihrer Tinkturen. Ich bevorzuge die Einzeltinkturen. Verwenden Sie eine Tinktur aus frischer Ingwerwurzel, oder noch besser den frischen, mit Alkohol stabilisierten Ingwersaft (siehe S. 424) sowie Tinkturen beider Pfefferarten. Kombinieren Sie gleiche Anteile davon und fügen Sie diese dann der jeweiligen Kräuterzubereitung hinzu, die Sie anwenden wollen. Wenn Sie also 100 Milliliter Influenza-Zubereitung vorbereitet haben, fügen Sie 25 Milliliter Trikatu hinzu. Mit anderen Worten: Der Anteil Trikatu an pflanzlichen Heilmittel-Zubereitungen beträgt 25 Prozent – es wird gut gewürzt sein!

Piperin

Wenn Sie reines Piperin anwenden möchten, müssen Sie es kaufen. Es ist im Handel erhältlich und relativ preiswert. Zur Nahrungsergänzung benutzt man üblicherweise 20 Milligramm pro Tag.

Hinweis Ich würde Piperin *nicht* als Nahrungsergänzungsmittel einsetzen. Meiner Meinung nach sollte Piperin als synergistisches Heilmittel *nur* medizinisch verwendet werden. Beispielsweise empfiehlt es sich in Kombination mit Rezepturen zur Behandlung von Infektionen durch gramnegative Keime. Piperin ist ein hochwirksamer Synergist für Ihre Kräutermedizin und sollte als Teil Ihres Therapiekonzepts betrachtet werden.

- Im Akutfall: Piperin sollte vor Anwendung der antibiotischen Kräutermedizin eingenommen werden. Das verbessert die Resorption von Heilkräutern, die dann die Darmbarriere leichter überwinden können. Nehmen Sie 20 Milligramm Piperin 15 bis 30 Minuten vor der Kräuteranwendung, anschließend noch einmal 4 bis 6 Stunden später, wieder 30 Minuten vor der Kräuteranwendung. Piperin ist etwa 6 Stunden im Körper verfügbar.

Also: wenden Sie Piperin zweimal täglich an, je 20 Milligramm. Im Akutfall maximal 40 Milligramm – in der Regel maximal 7 Tage. Wenn Sie Ihre Kräuteranwendung etwa sechsmal täglich einnehmen, nehmen Sie Piperin trotzdem nur zweimal täglich ein – das erste Mal vor der ersten Gabe der Kräuteranwendung und die zweite Dosis 4 bis 6 Stunden später.

Nebenwirkungen und Kontraindikationen

Schwarzer Pfeffer kann Probleme durch Rückfluss von Magensäure hervorrufen (Reflux), aber die häufigste Nebenwirkung betrifft die Fortpflanzungsorgane. In der traditionellen Medizin ist Piperin für die leicht kontrazeptive Wirkung bekannt. Das ganze Gewächs ist in der Regel sehr sicher anwendbar – es sei denn, es wird in hohen Dosierungen über einen längeren Zeitraum eingenommen. Andererseits geht aus Studien hervor, dass Piperin die Ei-Einnistung bei Frauen beeinträchtigt, wenn es langfristig in hoher Dosierung angewendet wird.

Allerdings sind die Wirkungen in Bezug auf das männliche Fortpflanzungssystem gravierender. Die Daueranwendung von Piperin als Nahrungsergänzungsmittel führt zu einem verminderten Hodengewicht, zur verminderten Spermienproduktion, zur Absenkung des Testosteronspiegels im Blut sowie zu Reifestörungen der Spermien. Solche unerwünschten Wirkungen auf die männlichen Reproduktionsorgane (Leydig-Zellen im Hoden, Nebenhoden, Samenleiter) werden bei Dosierungen von 1 mg/kg Körpergewicht beobachtet – das heißt, 70 bis 80 Milligramm Piperin pro Tag bei einem männlichen Erwachsenen.

Piperin sollte nur kurzzeitig bei akuten Krankheitszuständen eingenommen werden. Frauen mit Kinderwunsch wird von Piperin abgeraten. Bei Männern mit niedrigem Testosteron-Spiegel ist Piperin nicht zu empfehlen. Sie sollten Piperin nicht länger als zwei Wochen anwenden.

Arzneimittel-Interaktionen

Piperin erhöht die Bioverfügbarkeit von unzähligen Arzneistoffen – bei manchen (z. B. Diclofenac) vermindert es die Bioverfügbarkeit. Wenn Sie Arzneimittel einnehmen, sollten Sie prüfen, ob es Arzneimittelinteraktionen mit Piperin gibt – die Liste ist zu lang, um sie in diesem Buch unterzubringen – oder Sie verzichten darauf, die Arzneistoffe zusammen einzunehmen. Es ist sehr wahrscheinlich, dass Piperin die Bioverfügbarkeit Ihres Medikaments erhöhen und Ihre Arzneitherapie beeinflussen *wird.*

Inhaltsstoffe

Piper nigrum enthält mindestens 200 bekannte Komponenten – und täglich werden neue Inhaltsstoffe entdeckt. Der wichtigste Inhaltsstoff ist das Alkaloid Piperin. Sein Anteil im Pfefferkorn beträgt bis zu 9 Prozent. Piperin macht den Pfeffer scharf. Andere Hauptbestandteile sind Chavicin, Coumaperin, Piperidin, zahlreiche Piperidinamide, Piperettin, Piperanin, Piperolein A, B und C, Piperonal und viele mehr.

Eigenschaften von Piperin und schwarzem Pfeffer

Wirkungen

adrenerg (Hypophyse/Nebennieren)
analgetisch
antiandrogen
antibakteriell
antidiarrhoisch
antidysphagisch (ätherisches Öl)
antientzündlich
antihyperlipidämisch (Blutfettsenker)
antikonvulsiv
antimutagen
antispasmodisch
blutzuckersenkend
CYP3A4-hemmend
darmschleimhaut-modulierend
erhöht die Sauerstoffaufnahme durch rote Blutkörperchen (potent)
hepatoprotektiv
immunstimulierend
PGP (MDR1)-hemmend
melanozyten-stimulierend
nervenschützend/-stimulierend
Radikalenfänger
reduziert die Brüchigkeit von Erythrozyten
sekretagog (Bauchspeicheldrüse, Galle, Magen)
synergistisch
thyreotrop
tumorhemmend
vasodilatierend

Verfügbarkeit

Sowohl schwarzer Pfeffer als auch Piperin sind fast überall erhältlich. Bio Perine Kapseln von Source Naturals (www.sourcenaturals.com) sind ein qualitativ hochwertiges Produkt.

Einmal mehr problematisch … Da Piperin den Stoffwechsel und die Verdauungssäfte anregt, wird es leider mit Attributen wie *herbal high* oder *fat burning* im Kraftsport sowie für Fastenkuren und zur Gewichtsreduktion beworben. Das wird unvermeidlich zu Problemen bei der Beschaffung von Piperin führen, da es durch derartige Produkte in Verruf geraten wird.

Traditionelle Anwendung

Piper nigrum ist in Südindien heimisch, wo er in großem Maßstab angebaut wird. Die Pflanze ist eine blühende Kletterpflanze, die traubenförmige Cluster roter Beeren produziert, in deren Zentrum sich ein großes weißes Samenkorn befindet. In den meisten Fällen besteht die Beere größtenteils aus dem Samen. Nur eine sehr dünne Fruchtfleischschicht und ein Häutchen umgeben ihn. In der Regel ist es keine besonders aufregende Frucht.

Die schwarzen Pfefferkörner, die wir in der Küche benutzen, entstehen aus grünen unreifen Beeren. Sie werden geerntet und kurz in heißem Wasser gekocht. Hierbei brechen die Zellwände der Beere auf und Enzyme werden freigesetzt. Dadurch färben sich die Beeren schwarz. Anschließend trocknet man die Beeren einige Tage in der Sonne. Fruchtfleisch und Haut werden faltig. In der Regel verkauft man die ganzen getrockneten Pfefferkörner, um die Aromen und Inhaltsstoffe zu erhalten. Später werden sie zu schwarzem Pfeffer vermahlen.

Weißer Pfeffer ist nur der Samen, ohne Haut und Fruchtfleisch. In diesem Fall werden die Beeren für eine Woche in Wasser eingelegt, bis das Fruchtfleich und die Haut weich werden und den inneren Samen freigeben. Der Samen wird anschließend getrocknet, verkauft und zu Pulver vermahlen.

In Indien benutzt man schwarzen Pfeffer seit mindestens 4000 Jahren – als Gewürz und als Medizin. Weltweit ist Pfeffer nach Salz wohl das gebräuchlichste Gewürz.

Ayurveda

Schwarzer Pfeffer hat eine besondere Stellung im Ayurveda. Meistens wird er mit langem Pfeffer (*Piper longum*) und Ingwer zu *Trikatu* kombiniert. Seit 600 v. Chr. ist diese Kräutermischung ein primäres ayurvedisches Heilmittel, das in den meisten ayurvedischen Zubereitungen enthalten ist.

Trikatu dient vor allem der Harmonisierung der drei Doshas. Das sind spirituelle Aspekte des Menschen, die Krankheiten verursachen, wenn sie sich nicht im Gleichgewicht befinden. Trikatu wird als eine, die pflanzliche Heilkraft „aktivierende" Substanz synergistisch mit anderen Kräutern eingesetzt. Zu diesem Zweck benutzt man Trikatu seit Jahrtausenden.

Zur Monotherapie wurden schwarzer (und langer Pfeffer) bei unterschiedlichsten Beschwerden und Erkrankungen verordnet: Verstopfung, Durchfall, Ohrenschmerzen, Gangrän, Herzkrankheiten, Hernien, Heiserkeit,

Verdauungsstörungen, Insektenstiche, Schlafstörungen, Gelenkschmerzen, Leber- und Lungenleiden, Mundgeschwüre, Sonnenbrand und Zahnschmerzen. Man verordnete Pfeffer aber hauptsächlich innerlich bei Krankheiten mit Fieber und/oder Durchfall, Ruhr, Magen-Darm- und Harnwegsproblemen sowie äußerlich bei Rheuma und Neuralgie.

Traditionelle Chinesische Medizin

In der chinesischen *Materia medica* findet sich schwarzer Pfeffer seit dem Mittelalter. Er gilt als die Mitte wärmend, kältevertreibend, schleimlösend, bei durch Wind verursachter Erkältung und bei Durchfall. Meist behandelt man Zustände, die mit Erbrechen, Durchfall und Bauchschmerzen verbunden sind. Er gilt auch als spezifisches Antepileptikum. In der chinesischen Medizin ist die Synergiequalität der Pflanze unbekannt.

Wissenschaftliche Studien

Ich gliedere diesen Abschnitt in zwei Teile: 1. nicht-synergistische Wirkungen und 2. synergistische Wirkungen. Die meisten Studien beschäftigten sich mit dem Einzelwirkstoff Piperin – es gibt hunderte Studien zu Piperin. Nachfolgend finden Sie nur eine Stichprobe.

Nicht-synergistische Wirkung von Piperin und *Piper nigrum*

Piper nigrum verfügt über antibakterielle Eigenschaften. *In vitro*-Studien, die sich mit einigen Pfefferkomponenten (nicht mit Piperin) befassten, belegen deren Aktivität gegen *Bacillus subtilis, Bacillus sphaericus, Staphylococcus aureus, Klebsiella aerogenes* und *Chromobacterium violaceum.* Das ätherische Öl von schwarzem Pfeffer ist gegen *Bacillus subtilis, Pseudomonas aeruginosa, Candida albicans, Trichoderma spp.* und *Aspergillus niger* wirksam. Eine wässrige Lösung von *Piper nigrum* wurde mit 12 oralen Bakteriengattungen getestet, die man bei 200 Individuen isoliert hatte. Die Lösung erwies sich bei 75 Prozent der getesteten Bakterien als wirksam – leider werden im *Abstract* die Bakterien nicht aufgelistet und die Studie ist leider nur schwer verständlich. Piperin selbst ist gegen *Leishmania spp.* und *Trypanosoma cruzi* wirksam. Nachfolgend blicken wir genauer auf einige Studienergebnisse.

- *In vitro*: *Piper nigrum* ist ein starkes Antioxidans. Er ist wirksamer als Alpha-Tocopherol, wenn er in gleicher Konzentration angewendet wird. Eine weitere Pfefferkomponente ist vergleichbar wirksam wie die synthetischen Antioxidanzien BHA und BHT.
- *In vitro*: *Piper nigrum* hemmt die Cholesterin-Veresterung in Hepg2 Zellen. Er verhindert dosisabhängig Bindungen zwischen sICAM-1 und LFA-1 bei THP-1-Zellen.

- *In vivo,* Meerschweinchen und Kaninchen: Rohextrakte aus schwarzem Pfeffer haben in geringer Dosierung bei Verstopfung einen leicht abführenden Effekt. Höhere Dosierungen wirken antispasmodisch und reduzieren Darmkontraktionen. Darüber hinaus wirken sie antisekretorisch und antidiarrhoisch. Niedriger als Pfefferextrakt dosiertes Piperin und Pfefferextrakt sind vergleichbar wirksam.
- *In vivo,* Durchfall, Mäuse: Piperin hemmt Rizinusöl- und Arachidonsäure-induzierten Durchfall bei Mäusen.
- *In vivo,* Entzündung, Mäuse: 1. Piperin verringert akute und chronische Entzündungen, 2. Piperin hemmt Mononatrium-Uratkristall-induzierte Entzündungen (spezifisch bei Gicht-Arthritis) und 3. Piperin reduziert signifikant Entzündungen an Gelenken arthritischer Mäuse. Es hat antientzündliche, antinozizeptive und antiarthritische Wirkeigenschaften. Es hemmt die Expression von IL6 und MMP13 sowie die Produktion von PGE2.
- *In vivo,* Krebs, Tiermodelle: Zahlreiche Studien ergaben, dass Piperin Versuchstiere vor induziertem Krebs schützt, die Tumorinzidenz reduziert und im Endstadium die Überlebensdauer verbessert.
- *In vivo,* Neuroprotektion, Mäuse/Ratten: 1. Piperin verbessert signifikant das Gedächtnis und schützt den Hippocampus vor Neurodegeneration, 2. Piperin blockiert tonisch-klonische Krampfanfälle, die durch intracerebroventrikulare Injektion von Kainat induziert wurden, und 3. Piperin hemmt die synchronisierte Oszillation von intrazellulärem Calcium im hippocampalen Netzwerk von Ratten, blockiert spontane synaptische Aktivität und schützt hippocampale Neuronen vor Apoptose.
- Klinische Studien, Epilepsie bei Kindern: Klinische Studien aus China (randomisiert, crossover, placebokontrolliert, doppelblind), die sich mit der Behandlung von Epilepsie befassten, zeigten, dass sich die Häufigkeit der Krampfanfälle bei der Mehrheit der Kinder verringerte, die mit einem Piperinderivat behandelt wurden.
- Klinische Studien, Dysphagie bei älteren Patienten: *Piper nigrum* konnte als Aroma-Inhalations-Therapie bei älteren Dysphagie-Patienten Schluckbeschwerden normalisieren.

Synergistische Wirkungen von Piperin und *Piper nigrum*

Die synergistischen Wirkungen von *Piper nigrum* und Piperin basieren primär auf drei Wirkmechanismen: 1. Wirkungen der Pflanze oder Einzelkomponente auf den Blutkreislauf; 2. ihr Einfluss auf die PGP-Pumpe (*Multidrug-Resistance*-Protein 1/MDR1) und CYP3A4 (Cytochrom P450 3A4); 3. ihr Einfluss auf bakterielle Effluxpumpen.

Pfeffer und Piperin erweitern die Blutgefäße und erhöhen den Blutdruck. Piperin gelangt rasch ins Blut und ist dort stark präsent (es bindet an ein Transporteiweiß) und passiert ungehindert Organbarrieren (organisch und systemisch: Blut-Hirn-Schranke

u. a.). Es ist im gesamten Organismus verfügbar.

Piperin und Pfeffer haben spezielle Wirkungen auf das Blut. Meiner Meinung nach sind die Wirkungen der Pflanze und ihrer Inhaltsstoffe auf die roten Blutkörperchen – verringerte Fragilität und erhöhte Sauerstoffaufnahme – für ihre synergistische Aktivität relevant. Zudem beeinflussen Pfeffer und Piperin offenbar spezifisch die weißen Blutkörperchen: Sie wirken immunstimulierend und schützen die weißen Blutkörperchen sehr effektiv etwa vor Leishmanien- und Trypanosomenbefall der Makrophagen. Hinzu kommen Wirkungen wie bei den roten Blutkörperchen: weiße Blutzellen werden widerstandsfähiger und bleiben stärker aktiv. Offenbar ist Piperin ein wichtiges hämatoprotektives sowie hämatoregeneratives Mittel für weiße und rote Blutkörperchen – anders als bei den zuvor besprochenen Heilpflanzen. Bislang gibt es keine Studien hierzu.

Die allgemeinen medizinischen Wirkeigenschaften spielen hinsichtlich der synergistischen Aktivität der Pflanze eine geringere Rolle. So wirkt sie zu einem gewissen Grad antibakteriell, was die antibakterielle Wirkung anderer Kräuter zumindest unterstützt. Darüber hinaus wirkt Pfeffer/Piperin analgetisch bzw. schmerzlindernd. Zudem ist Pfeffer/Piperin antientzündlich wirksam – ein großer Vorteil für die Behandlung entzündlicher Infektionen. Man profitiert in jedem Fall immer von den spezifischen Wirkeigenschaften von Pfeffer/Piperin – bei jeder Behandlung. Wenn Sie ZNS-Erkrankungen behandeln, wird Pfeffer/Piperin anderen pflanzlichen Wirkstoffen dabei helfen, die betreffenden Areale zu erreichen – die neuroprotektiven Eigenschaften von Pfeffer/Piperin kommen als erwünschte Beigabe hinzu.

Piper nigrum und Piperin sind Effluxpumpen-Hemmer. Piperin hemmt die NorA-Effluxpumpe von *Staphylococcus aureus* und die Ethidiumbromid-Effluxpumpe. Ethidiumbromid ist ein Substrat für alle Effluxpumpen von *Stapylococcus aureus* (außer NorC). Es ist auch das Substrat einiger Effluxpumpen von manchen gramnegativen Bakterien – solche, die SMR-Effluxpumpen besitzen, wie etwa *Mycobacterium spp.* Piperin ist ein spezifischer Inhibitor der RV1258c-Effluxpumpe von *Mycobacterium tuberculosis.*

Die größte Stärke der Pflanze und ihrer Komponente Piperin ist wahrscheinlich die Wirkung auf Permeabilitäts-Glycoprotein (PGP) und CYP3A4. *Piper nigrum* und Piperin sind wirksame Hemmstoffe beider Resistenzmechanismen.

PGP und CYP3A4

Alle lebenden Organismen müssen mit einer fundamentalen Lebensrealität zurecht kommen: Sie müssen wissen, was zu ihnen gehört und was nicht, und sie müssen herausfinden, ob das „Nicht-Ich“ gefährlich für das „Ich“ ist. Hier gibt es unzählige Mechanismen, solches zu bewerkstelligen, und jeder Organismus hat zahlreiche Optionen, um mit unsicheren Substanzen umzugehen, die die „Nicht-Ichs“ generieren. Grundsätzlich kontrollieren sie den Zugang zu ihren Zellen. In der Regel stehen dafür vier Mechanismen zur Verfügung: 1. Verdrängung; 2. metabolische Umwandlung; 3. Bindung an Lösungen; 4. Reduktion der assoziierten Absorption. In der Praxis bedeutet dies: Wenn eine Substanz vom Körper aufgenommen wird und in Berührung mit der Darmschleimhaut kommt, beginnt der unmittelbare Identifizierungsprozess: Was ist das? Ist es sicher? Wird die Substanz von der Darmschleimhaut als schädlich eingestuft, kann es zu den nachfolgenden „Befehlen" kommen:

1. Verdränge es! Das bedeutet: Benutze das, was als Effluxpumpe oder Effluxtransporter bezeichnet wird, und schaffe das Ding weg; sorge dafür, dass es nicht die Zelle/Organismus beeinträchtigt.
2. Metabolisiere es! Das bedeutet: Wandle etwas chemisch so um, dass es nicht mehr schädlich ist. Dann wird es entweder von der Zelle/Organismus benutzt oder ausgeschieden. Die bei diesem Vorgang (Verstoffwechslung) entstehenden chemischen Substanzen nennt man Metaboliten.
3. Binde es! Das bedeutet: Binde die Substanz chemisch an eine stark wasserlösliche Substanz, meist Glucuronsäure. Hierbei entsteht ein neuer Stoff, der nicht durch die Zellmembran hindurch diffundieren kann und schließlich über den Urin oder mit dem Stuhl ausgeschieden wird.
4. Reduziere die Absorption! Das bedeutet, hemme den Transport der Substanz in die Zelle/Organismus (Influx). Absorption erfordert Transportproteine. Diese Proteine transportieren nützliche Substanzen in die Zellen der Darmwand und von dort aus werden sie ins Blut abgegeben – etwa Aminosäuren. Einer der wirksamsten Transporter ist Gamma-Glutamyltransferase (GGT). Das membranständige Enzym ist vor allem in Niere, Gallengang, Leber, Milz, Herz, Gehirn, Darm und in den Samenbläschen zu finden.

Solche Mechanismen verhindern, dass Substanzen in den Körper gelangen und ihn beeinträchtigen. Einige pharmazeutische Wirkstoffe werden als „fremd" eingestuft – sind die genannten Mechanismen aktiviert, werden dann bis zu 85 Prozent der pharmazeutischen Stoffe inaktiviert. Dies ist einer der Gründe, warum manche Arzneimittel so hoch dosiert werden.

Piperin beeinflusst alle vier Mechanismen, die den Zugang zu Zellen kontrollieren. Es hat eine starke Wirkung auf die Effluxpumpen, die metabolische Umwandlung, auf die Bindung an Glucuronsäure und die Gamma-Glutamyltransferase.

Es gibt zahlreiche Effluxtransporter. Eine der bekanntesten ist P-Glycoprotein (PGP), das sich hauptsächlich in der Darmwand, den Nieren, der Leber, dem Gehirn, den Hoden, den Nebennierendrüsen und im Uterus findet. PGP ist auch in Krebszellen und in einigen Bakterien nachweisbar. Man kann sich PGP als eine Schranke vorstellen, die entlang der Darmwand verläuft. Hier wird entschieden, welche Substanz in den

Körper gelangt und wenn ja, wieviel davon – PGP agiert gleichermaßen an der Blut-Hirn-Schranke. Piperin vermindert signifikant die Fähigkeit von PGP, einströmende Substanzen zu blockieren. In der Folge können durch Einnahme von Piperin oder *Piper nigrum* (oder der traditionellen ayurvedischen Mischung Trikatu) größere Mengen eines medizinischen Wirkstoffs die Darmwand durchdringen und ins Blut gelangen. Manchmal erhöht sich so die Menge, die im Blut aufgenommen wird, exorbitant – um den Faktor 32 im Vergleich zur Einnahme ohne Piperin. Deshalb sollten Sie besonders vorsichtig sein, wenn Sie Piperin und gleichzeitig andere Medikamente anwenden. Darüber hinaus sollten Sie aus demselben Grund niemals Piperin einnehmen, wenn Sie an schweren Darminfektionen leiden, wie beispielsweise durch *E. coli* oder Cholera verursacht. Piperin würde in einem solchen Fall den Bakterien die Penetration der Darmwand und das weitere Vordringen in Ihrem Körper erleichtern.

Aus der Gruppe der Cytochrom P450-Isoenzyme ist vor allem CYP3A4 für Stoffwechselprozesse im menschlichen Körper bedeutsam. Von allen CYP-Enzymen hat CYP3A4 das breiteste Spektrum an Substanzen (oder Substraten, wie sie eigentlich genannt werden) – Tausende, wenn nicht gar Hunderttausende Substanzen. CYP3A4 ist der Haupt-Metabolisierer in der Darmwand und in der Leber. In der Regel wandelt es eine Substanz um, damit sie weniger bioaktiv ist, oder es macht Substanzen wasserlöslicher, was deren Chancen, in die Zellen einzudringen, verringert. Hemmung von CYP3A4 bedeutet, dass die Substanz in ihrem ursprünglichen, hoch bioaktiven Zustand verbleibt, wenn sie in den Organismus gelangt. Piperin ist ein potenter CYP3A4-Hemmstoff – es hemmt zudem auch CYP1A2, CYP1A1 und CYP2D6.

Piperin/schwarzer Pfeffer hemmt auch die Aryl-Hydrocarbon-Hydroxylase (AHH), die aromatische Kohlenwasserstoffe verstoffwechselt. Deshalb ist Piperin nützlich, um die Wirkung von Heilpflanzen wie Wacholder zur Behandlung von Harnwegsinfektionen zu verbessern – Wacholderbeeren enthalten reichlich aromatische Kohlenwasserstoffe.

Piperin/Pfeffer ist ein starker UDP-Glucuronyltransferase-Hemmer. UDP-Glucuronyltransferasen (UDP-GT) hängen Glucuronsäure an „fremde" Biostoffe, um die Ausscheidung aus dem Körper zu erleichtern (Glucuronidierung). Durch Piperin können „fremde" Substanzen wie beispielsweise Heilkräuter oder Medikamente länger im Organismus/Blut verbleiben (etwa 2 bis 4 Stunden länger), bevor sie ausgeschieden werden. Piperin/schwarzer Pfeffer stimuliert die Aktivität des Influx-Transporters GGT signifikant. Damit wird der Stofftransport über die Darmwand intensiviert. Piperin und *Piper nigrum* erhöhen somit die Aufnahme jedweder Substanz, die in den Körper gelangt, erhalten diese in ihrer ursprünglichen, wirksamen Form (nicht verstoffwechselt) und machen die Substanzen länger verfügbar. Piperin/Pfeffer fördert den Transport von Wirkstoffen in das Gehirn, den Uterus, die Hoden, Nebennieren, Nieren und in die Leber. Behandelt man Erkrankungen dieser Organsysteme, etwa Meningitis oder Hepatitis C, wird Piperin die pflanzlichen Wirkstoffanteile erhöhen, die in die Hirnhaut oder die Leber gelangen.

Gleichzeitig regt Piperin/Pfeffer die Durchblutung an und erweitert die Blutgefäße. Dann sind die jeweiligen Wirkstoffe sehr rasch und weiträumig im Körper verfügbar.

Zahlreiche Studien untersuchten diesbezügliche Aktivitäten von Piperin und *Piper nigrum*. Die meisten Studien beschäftigten sich mit Piperin. Es gibt auch einige Studien zu Trikatu, der traditionellen ayurvedischen Mixtur aus *Piper longum*, *Piper nigrum* und Ingwerwurzel.

- *In vivo*, Ziegen, Pharmazeutika: Trikatu wurde Bergziegen vor einer Pefloxacin-Anwendung (ein Fluorochinolon-Antibiotikum, das in Indien in der Veterinärmedizin eingesetzt wird) gegeben. Dadurch stieg die Konzentration des Arzneimittels im Körper deutlich an und konnte sich deutlich besser in verschiedenen Teilen des Körpers anreichern. In anderen Studien erhöhte Trikatu die Bioverfügbarkeit von Vasicin und Indomethacin.
- Klinische Studie, Pharmazeutika: Trikatu erhöhte die Konzentration von Vasicin um mehr als 200 Prozent und die von Spartein um mehr als 100 Prozent im Blutplasma der Studienteilnehmer.
- *In vivo*, Mäuse/Ratten, Pharmazeutika: Piperin vervielfachte bei Mäusen die Wirkung einer Pentobarbital-induzierten Narkose. Die Pentobarbitalspiegel im Blut und im Gehirn waren bei den mit Piperin behandelten Versuchstieren vergleichsweise erhöht. Piperin verlängerte zudem die Hexobarbital-induzierte Schlafzeit und verlängerte die Dauer der Zoxazolamin-Paralyse. Darüber hinaus förderte Piperin die Bioverfügbarkeit von Aflatoxin B1 und von Etoposid und erhöhte die Bioverfügbarkeit von Nimesulid, was eine geringere und sichere Dosierung erlaubte. Piperin verzögerte die Ausscheidung von Phenytoin.
- *In vivo*, Mäuse/Ratten, Heilkräuter: Piperin verbesserte die Bewegung von radionuklidmarkiertem L-Leucin, L-Isoleucin und L-Valin über die Darmbarriere bzw. die Resorption der Aminosäuren. Piperin erhöht die Aufnahme von Curcumin und dessen Konzentration im Serum. Piperin erhöht die Plasmaspiegel von Epigallocatechingallat (eine Komponente von grünem Tee).
- Klinische Studien, Pharmazeutika: Täglich wurde eine einmalige Dosis Propranolol (40 Milligramm) oder Theophyllin (150 Milligramm) als Monotherapie oder in Kombination mit Piperin (20 Milligramm) 7 Tage lang verabreicht. In der Piperin-Gruppe beobachtete man eine erhöhte orale Bioverfügbarkeit. Eine Einzeldosis Piperin (20 Milligramm) erhöhte die Konzentration von Phenytoin im Plasma signifikant. Eine placebokontrollierte Crossoverstudie zeigte, dass Piperin die

Bioverfügbarkeit und Plasmakonzentrationen von Nevirapin erhöht und die Ausscheidung von Nevirapin reduziert. Eine andere Studie ergab, dass Piperin die Bioverfügbarkeit von Vasicin und Spartein erhöht.

- Klinische Studien, Heilkräuter: In einer Crossoverstudie wurde den Teilnehmern 2 Gramm Curcumin verabreicht. Man fand heraus, dass dann die Serumspiegel von Curcumin entweder sehr niedrig oder nicht nachweisbar waren. Bei gleichzeitiger Gabe von Piperin erhöhte sich die Curcumin-Konzentration im Serum um den Faktor 2000. Piperin förderte die Bioverfügbarkeit, erhöhte die Serumspiegel und verbesserte die Wirkstoffaufnahme. Eine Doppelblindstudie wies nach, dass 5 Milligramm Piperin die Konzentration von CoQ10 (Coenzym Q10) im Plasma um 30 Prozent erhöhten.

Dem Menschen geht es nicht schlecht, weil er eine Krankheit hat, sondern er hat eine Krankheit, weil es ihm schlecht geht.

Chinesisches Sprichwort

Eine Binsenweisheit der Antibiotikatherapie besagt, dass sie in den meisten Fällen einfach nicht funktionieren wird – es sei denn, der Körper setzt eigene Angreifer gegen die Invasion der Bakterien ein.

Marc Lappé, *When Antibiotics Fail*

Die beste Abwehrstrategie

Stärkung des Immunsystems

Unabhängig von der Virulenz einer Erkrankung – und dies bezieht sich auch auf heftige Erkrankungen wie Ebola – bleiben manche Menschen gesund, obwohl sie mit der Krankheit in Berührung kamen. Tatsächlich ergaben einige medizinische Studien übereinstimmend, dass die meisten Menschen virulente Bakterien mit sich herumtragen und dennoch niemals erkranken. Je gesünder Ihr Immunsystem ist, desto seltener werden Sie krank und desto leichter verläuft eine Krankheit, wenn Sie trotzdem erkranken.

Dies belegen unzählige Studien und dies trifft vor allem auf Erkrankungen wie die Lyme-Borreliose zu. Forscher haben immer wieder beobachtet, dass die Wahrscheinlichkeit des Ausbruchs einer Infektion sinkt, wenn bestimmte Immunmarker gut aufgestellt sind. Dann wird eine Erkrankung weniger schwer verlaufen als bei schlechten Immunmarkerwerten.

In der Tat ist das Immunsystem unsere erste Verteidigungslinie. Es hat die Aufgabe, uns vor Krankheiten zu schützen und sie zu heilen, falls sie ausbrechen. Ein gesundes Immunsystem ist deshalb die erste und wichtigste Grundvoraussetzung für Gesundheit und Heilung.

Grundelemente des Immunsystems

Spezifische Bestandteile des Immunsystems sind Thymus, Milz, Leber, Lymphsystem, Lymphknoten, Tonsillen, Blinddarm (Appendix, eigentlich ist er ein großer Lymphknoten) und das Knochenmark. Der Thymus koordiniert die Immunaktivität. In der Milz werden „verbrauchte" Erythrozyten (rote Blutkörperchen) und Thrombozyten (Blutplättchen) aussortiert und weiter verwertet. Zudem ist die Milz der Ort, wo invasive Bakterien abgewehrt und vernichtet werden. Die Leber reinigt das Blut von Toxinen und produziert den größten Teil der Lymphe – eine Flüssigkeit, die im Lymphsystem fließt, vergleichbar mit der Abwasserkanalisation einer Stadt. Das Lymphsystem verläuft parallel zu den Blutgefäßen. Es filtert und transportiert Stoffwechsel-Abfallprodukte und Krankheitserreger sowie massenhaft weiße Blutkörperchen, die bei akuten Infektionen anfallen.

Lymphknoten befinden sich an den Schnittpunkten der Lymphkanäle. Hier werden die Abfallprodukte, die im Lymphsystem transportiert werden, gespeichert und die Lymphe wird gereinigt. Ist die Lymphe besonders stark belastet, schwellen die Lymphknoten an, verstopfen und sind bei Berührung schmerzhaft. Dann können Zelltrümmer, Fremdkörper und Krankheitserreger nicht mehr optimal aus der Lymphe gefiltert werden. Sind die Lymphknoten hingegen durchgängig, kann der Körper Infektionen schneller heilen und besser bekämpfen. In den Lymphknoten werden spezielle weiße Blutkörperchen (Lymphozyten) produziert – auch in anderen Lymphorganen wie beispielsweise in der Thymusdrüse. Sie sind besonders wichtige Komponenten der Immunabwehr.

Die Top 8 der Immunkräuter

Ashwagandha
Echinacea
Reishi
Rosenwurz
Säckelblumen
Taigawurzel
Tragant
Wasserdost

Im Knochenmark – bis zu einem gewissen Grad auch im Thymus – wird ein anderer Typ weißer Blutkörperchen produziert, die Infektionen bekämpfen. Von besonderer Bedeutung sind die Phagozyten und die Neutrophilen. Phagozyten („Fresszellen") gibt es in drei Ausführungen: Monozyten, Makrophagen und Granulozyten. Makrophagen patrouillieren durch den Körper, identifizieren Fremdkörper, umschließen invasive Bakterien und beseitigen Rückstände von weißen Blutkörperchen und Bakterien während und nach Infektionen. Sind pathogene Mikroorganismen unterwegs, alarmieren sie die Neutrophilen, die Bakterien und Viren angreifen und zerstören.

All diese unterschiedlichen Komponenten des Immunsystems können unterstützt und gesund erhalten werden. Eine starke Immunabwehr bedeutet, dass Infektionen seltener auftreten und schneller abheilen.

Heilkräuter für das Immunsystem

Manche Kräuter sind besonders gute Kandidaten, wenn es um die Stärkung, Regeneration oder die Verbesserung des Immunsystems geht. Alle können langfristig eingesetzt werden. Nur wenige haben Nebenwirkungen. Trotzdem sind einige dieser Heilkräuter gegen spezifische Krankheitserreger wirksam. Ihre Stärken liegen darin, verschiedene Aspekte der Immunabwehr zu stärken, bestimmte Organe vor Toxinen oder Krankheiten zu schützen – und dass sie krebshemmende Eigenschaften und/oder tonische sowie regenerative Wirkungen bei allgemeinen Schwächezuständen des Körpers oder des Immunsystems haben. Viele dieser Heilkräuter schätzt man auch wegen ihrer adaptogenen und stressmindernden Eigenschaften. Sie schützen den Körper und das Immunsystem vor Stresseffekten und unterstützen insbesondere das Immunsystem dabei, widrige Umstände zu meistern – innerlich und äußerlich.

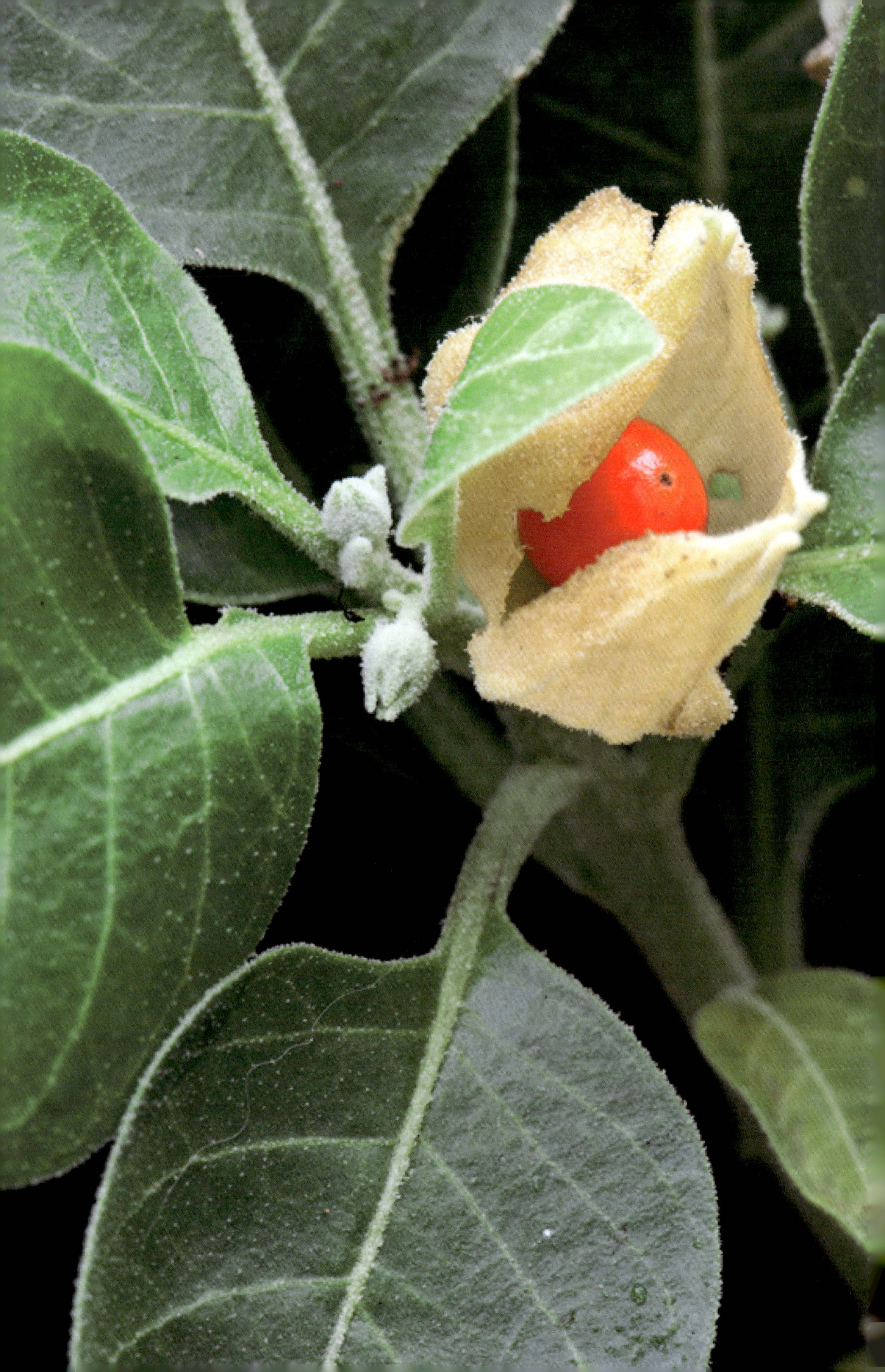

Ashwagandha

Familie *Solanaceae*, Nachtschattengewächse.
Geläufige Namen Schlafbeere, Ashwagandha, Winterkirsche, *Indian Ginseng.*

Benutzte Arten Nach heftigen „Faustkämpfen" einigte man sich am Ende darauf, dass es sechs Spezies dieser Gattung gibt. *Withania somnifera* ist die geläufigste Art, die als immunstärkendes Kraut bekannt ist. Allerdings werden *Withania obtusifolia* und *W. coagulans* fast gleichwertig benutzt. *W. obtusifolia* hat eine lange Anwendungsgeschichte im Sudan, während *W. coagulans* (insbesondere die Frucht) vor allem in Pakistan und in Indien traditionell eingesetzt wird. Die Bezeichnung *W. coagulans* ist auf die starke koagulierende (gerinnungsaktivierende) Wirkung der Pflanze zurückzuführen. Sie wird in Indien wie Lab verwendet, um Käse herzustellen. *Obtusifolia* bekam ihren Namen auf Grund der „stumpfen" (obtusen) Blätter, was auf „mangelndes Wahrnehmungsvermögen" seitens der Taxonomen schließen lässt.

Benutzte Pflanzenteile

Im Westen werden fast ausschließlich die Wurzeln benutzt – manch einer hat auch die Anwendung der Beeren entdeckt. Der Rest der Welt verwendet die ganze Pflanze.

Zubereitung und Dosierung

Tinktur

- Getrocknete Wurzel: 1:5, 70 % Alkohol, 30 bis 40 Tropfen, bis zu dreimal täglich.
- Frische Blätter: 1:2, 95 % Alkohol, 10 bis 30 Tropfen, bis zu dreimal täglich.
- Getrocknete Samen: 1:5, 65 % Alkohol, 15 bis 30 Tropfen, bis zu dreimal täglich.
- Frische Früchte: 1:2 (gut zerkleinern!), 95 % Alkohol, 15 bis 30 Tropfen, bis zu dreimal täglich.

Withania somnifera

Kapseln

500 bis 1000 Milligramm täglich. Ayurveda empfiehlt in der Regel 3000 bis 6000 Milligramm täglich.

Es gibt standardisierte (Seufz!) Wurzelkapseln mit einem Withanolidgehalt von 1,5 Prozent. Andere Anwender stellen Tinkturen im Verhältnis 1:4 und 1:2 her. All das soll stärker als die ganze unveränderte Wurzel und/oder Wurzeltinkturen sein – wer weiß.

Nebenwirkungen und Kontraindikationen

Hohe Dosierungen während der Schwangerschaft sind zu vermeiden, da sie möglicherweise abtreibend wirken könnten. Schlafbeeren machen schläfrig. Nehmen Sie das Kraut nach dem Abendessen ein und finden Sie heraus, wie müde es Sie macht, bevor Sie es tagsüber einnehmen. In seltenen Fällen waren bei sehr hoher Dosis Verdauungsbeschwerden und Übelkeit zu beobachten.

Arzneimittel-Interaktionen

Ashwagandha potenziert die Wirkung von Barbituraten (Fallberichten zufolge). Benutzen Sie das Gewächs nicht zusammen mit Beruhigungsmitteln (Sedativa) und angstlösenden Medikamenten (Anxiolytika).

Habitat und Erscheinungsbild

Die Schlafbeere ist in trockenen Regionen Indiens heimisch. Sie gedeiht inzwischen aber auch in Nordafrika und im Mittelmeerraum, in Vorder- und Südasien, in China und auf Mauritius. Das Gewächs bevorzugt halbtrockene Klimazonen, wo es während der Regenzeit Wasser bekommt.

Ashwagandha ist ein kleiner, mehrjähriger, krautiger Strauch und wächst 60 Zentimeter hoch. Bei sorgfältiger Pflege der Pflanze mit reichlich Wasser und Dünger kann sie Wuchshöhen bis zu 180 Zentimenter erreichen. Ashwagandha produziert orange-rote Früchte, die Kirschen ähneln (deshalb der Name „Winterkirsche") und in einer „papiernen" Hülle stecken. Die Schlafbeere sieht ein wenig aus wie *Physalis* (Blasenkirsche) oder *Physalis alkekengi* (Lampionblume) und hat lange braune, knollige Wurzeln.

Anbau und Ernte

In den USA kennt man die Schlafbeere kaum und sie wird dort nur sehr selten angebaut. In ihren Verbreitungsgebieten ist sie allerdings eine gängi-

Eigenschaften von Ashwagandha

Wirkungen der Wurzel

adstringierend
amphoter
antibakteriell
antientzündlich
antifatigue
antioxidativ
antipyretisch
anxiolytisch
diuretisch
hämatopoetisch
immunmodulierend
immuntonisierend
knochenschützend
kollagenasehemmend
nervenstärkend
neuroprotektiv
schlaffördernd
tumorhemmend
umstimmend

Wirkungen von Blättern/Strünken

antibakteriell
antimikrobiell
antipyretisch
adstringierend
bitter
diuretisch
nervenstärkend
tumorhemmend
umstimmend

Wirkungen der Samen

diuretisch
hypnotisch
koagulativ

Wirkungen der Frucht

antibakteriell
adstringierend
immuntonisierend
umstimmend

Verfügbarkeit

Ashwagandha/Schlafbeere ist via Internet leicht verfügbar. Hervorragende Samen können Sie etwa bei Horizon Herbs (www.horizonherbs.com) bestellen. Der Anbau ist problemlos möglich.

In Deutschland als Tinktur und getrocknete Wurzel, bei Kräuter Schulte (www.kraeuterschulte.de) zu beziehen.

ge Kulturpflanze. Unter warmen halbtrockenen Bedingungen und mit gelegentlicher Wasserversorgung gedeiht die Pflanze sehr gut (fast überall). Teile von Arizona und Südkalifornien sind perfekte Anbauorte. Die Schlafbeere ist eine immergrüne mehrjährige Pflanze und verträgt Temperaturen bis zum Gefrierpunkt – sie übersteht kurze Fröste bis zu –9,5 °C. Wenn es warm genug ist, gedeiht sie fast überall prächtig. Es dauert etwa 200 Tage, bis Ashwagandha komplett ausgereift ist – das Wurzelwerk ist bereits nach 100 Tagen ausgebildet.

Man kann die Schlafbeere leicht aus Samen ziehen – am besten im Frühjahr in Innenräumen und im Topf. Die Samen keimen in 15 Tagen aus. Die Pflanzen lieben Sonne und rasch entwässernde Erde (mit Kalkstein-Zugabe). Feuchte Erde vertragen sie überhaupt nicht. Wenn die Kirschen zu reifen beginnen, kann man die Wurzel ernten. Wer die Kirschen trocknet, kann sie für medizinische Zwecke oder als Samen im nächsten Jahr verwenden.

Schneiden Sie die Wurzeln in kleine Stücke und trocknen Sie sie in der Sonne. Füllen Sie die gut getrockneten Wurzelstücke in Plastiksäckchen ab, die Sie in Plastikbehältern an einem kühlen dunklen Ort aufbewahren. Die Blätter können jederzeit geerntet werden.

Inhaltsstoffe

Hauptinhaltsstoffe sind Steroidalkaloide und -lactone: Withanin, Somniferin, Somnin, Somniferinin, Withaninin, Pseudowithanin, Tropin, Pseudotropin, Ashwagandhanolide, Cuscwohygrin, Anferin, Anhydrin, Sitoindosid 7 und 8 sowie zahlreiche weitere Stoffe. Die Steroidalkaloide in den Blättern sind Withanolide. Withaferin A in den Blättern gilt als hochwirksam tumorhemmend.

Traditionelle Anwendung

Primär wurde Ashwaganda/Schlafbeere in der ayurvedischen Praxis Indiens eingesetzt.

Ayurveda

Seit mindestens 3000 Jahren gehört Ashwagandha zu den gebräuchlichsten Medizinpflanzen in Indien. Man schätzt vor allem die umstimmenden (alterativen), tonischen, adstringierenden und aphrodisiakischen sowie nervenberuhigenden Eigenschaften. Indikationen sind Tuberkulose, Abmagerung bei Kindern, Altersschwäche, Rheumaerkrankungen, allgemeine und nervöse

Erschöpfungszustände, Gedächtnis-, Muskelschwäche und Spermatorrhoe. In erster Linie benutzt man Ashwagandha, um Vitalität und Lebensenergie bei Erschöpfungszuständen im Zusammenhang mit chronischen Erkrankungen und im fortgeschrittenen Alter zu regnerieren.

Traditionelle Chinesische Medizin

Hier ist Ashwagandha/Schlafbeere offenbar unbekannt.

Westliche Pflanzenheilkunde

Seit kurzem ist die Schlafbeere im Westen sehr populär. Man kann sagen, sie ist „das Kraut des Tages“!

Wissenschaftliche Studien

Seit dem Jahr 2000 hat das Interesse an der Erforschung von Ashwagandha zugenommen. PubMed listete im Jahr 2011 etwa 400 Studien, die sich mit der Pflanze beschäftigen (Stand November 2017: 945 Studien zum Thema). Nachfolgend werden Studienergebnisse präsentiert.

- Klinische Studie, stressmindernde Wirkung: Eine randomisierte placebokontrollierte Doppelblindstudie mit 100 männlichen und weiblichen Teilnehmern zeigte, dass durch die Einnahme des Krauts Stress signifikant reduziert wird.
- Klinische Studie, Hämoglobinwirkungen: In einer Doppelblindstudie mit 60 gesunden Kindern im Alter zwischen acht und 12 Jahren kam es zum deutlichen Anstieg der Hämoglobinwerte nach 30 Tagen. Nach 60 Tagen erhöhten sich die Hamatokritwerte, der Eisengehalt im Serum stieg an und der Händedruck wurde kräftiger.
- Klinische Studie, Hämoglobinwirkungen: In einer Doppelblindstudie mit 101 gesunden männlichen Teilnehmern im Alter von 50 bis 59 Jahren wurden ein Jahr lang täglich 3 Gramm Ashwagandha verabreicht. Bei allen Teilnehmern der Ashwagandha-Gruppe waren deutlich erhöhte Hämoglobin- und RBC-Werte zu beobachten. Darüber hinaus verbesserten sich die Melaninwerte und die Blutkörperchensenkungsgeschwindigkeit war reduziert. Dreiviertel der Mitglieder aus der Ashwaganda-Gruppe berichteten über verbesserte sexuelle Funktionen.
- *In vitro*, antibakterielle Aktivität: Schlafbeere ist nachweislich antibakteriell wirksam. Extrakte aus der ganzen Pflanze waren gegen *Staphylococcus aureus*, *Pseudomonas aeruginosa*, *Salmonella spp.*, *E. coli* und *Bacillus subtilis* wirksam.
- *In vitro/in vivo*, Ratten/Mäuse, antineoplastische Aktivität: Es gibt mehr als 50 Studien zur antineoplastischen Wirkung der Schlafbeere. Primär wurden hier die Blätter benutzt. Ashwagandha verzögerte das Tumorwachstum, hemmte die Wucherung

der Tumorzellen, minderte Nebenwirkungen von Strahlungs- und Chemotherapien und verlängerte die Lebenserwartung.

- *In vivo*, Mäuse, Schmerzlinderung: Withaferin A, ein Inhaltsstoff der Schlafbeere, erwies sich als analgetisch und antipyretisch wirksam.
- *In vitro*, Knorpel: Ein Wurzelextrakt erwies sich bei humanem, arthrotisch vorgeschädigtem Knorpelgewebe als protektiv wirksam. Die Gelatinase-Aktivität von Collagenase Typ II wurde durch Ashwagandha signifikant gehemmt.
- *In vivo*, Ratten, ZNS: Das Heilkraut vermittelte angstlösende und antidepressive Wirkungen und erwies sich als starkes Antioxidans.
- *In vivo*, Mäuse, ZNS: Schlafbeere korrigierte Scopolamin-induzierten Gedächtnisverlust bei Mäusen.
- *In vitro*, ZNS: Wurzelextrakte induzierten Neuritenwachstum/-verzweigung bei humanen Neuroblastom-SH-SY5Y-Kulturen. Darüber hinaus stimulierten sie die Regeneration von Nerven und die synaptische Rekonstruktion in vorgeschädigten kortikalen Neuronen. Dendritenatrophie wurde vollständig verhindert.
- *In vivo*, Ratten, ZNS: Eine 14-tägige Behandlung mit Schlafbeere verbesserte deutlich Nitropropionsäure-induzierte kognitive Dysfunktion und oxidative Schäden bei Ratten. Hinweis: Es gibt mindestens 30 Studien, die eine kognitive Verbesserung bei unterschiedlichen Labortieren nach Anwendung von Ashwagandhawurzel nachweisen.
- *In vivo*, Ratten, antientzündliche Wirkung: Schlafbeere hat eine starke antientzündliche Wirkung bei verschiedenen rheumatischen Erkrankungen.
- *In vivo*, Hunde, Herz: Schlafbeere hatte eine hypotensive, bradykarde Wirkung und stimulierte die Atmung.
- *In vivo*, Mäuse, Blut: Induzierte Leukopenie bei Mäusen wurde durch Ashwagandha signifikant reduziert. Die Anzahl der weißen Blutkörperchen erhöhte sich signifikant.
- *In vivo*, Mäuse, Schilddrüse: Ashwagandha verbesserte die Produktion der Hormone T3 und T4 in der Schilddrüse.

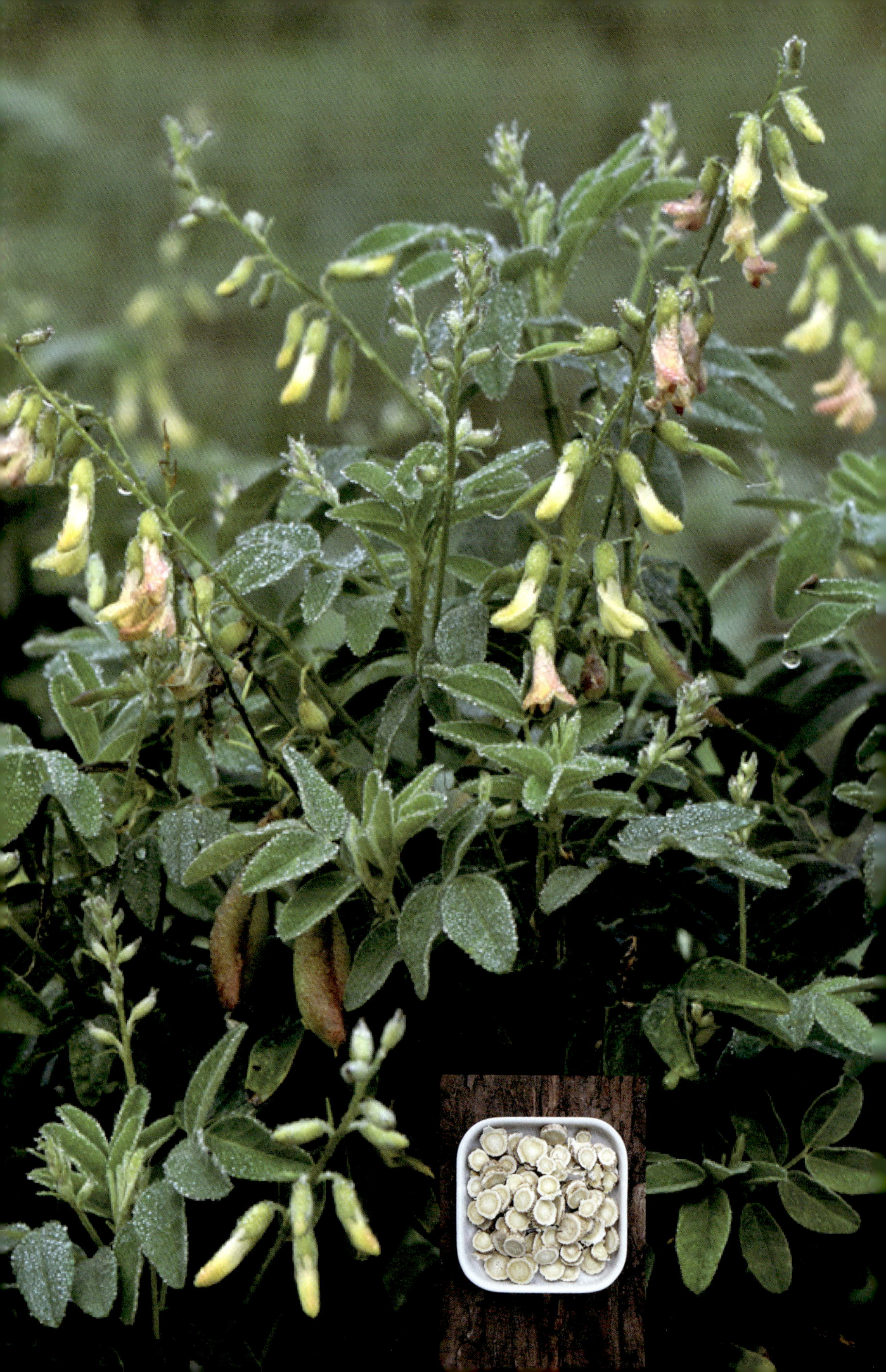

Tragant

Familie *Faboidea*, Schmetterlingsblütler.

Geläufige Namen Tragant, *Astragalus*, *huang-qi* (chin.).

Benutzte Arten Die Pflanzengattung Tragant ist mit bis zu 3000 Arten größtenteils in der nördlichen Hemisphäre vertreten. Hauptsächlich wird *Astragalus membranaceus* syn. *A. mongholicus* syn. *A. propinquus* benutzt. Seine gebräuchliche Bezeichnung lautet Mongolischer Tragant. Die Anzahl der Arten ist damit geklärt, allerdings ist die Anzahl der Varianten fraglich (… *Ja*, hier ist die Rede von *Astragalus membranaceus.* Er sieht lustig aus. Ich habe ihn in der Mongolei entdeckt). Man weiß wenig darüber, ob die anderen *Astragalus*-Arten dieser Gattung gleichermaßen benutzt werden können.

Hinweis: Der Name *Astragalus propinquus* wird in manchen Kreisen synonym für *A. membranaceus* gebraucht. Allerdings bestehen einige Quellen darauf (… Schreck lass' nach!), dass *A. membranaceus* die *korrekte* Bezeichnung für diese Pflanze ist. *Astragalus mongholicus* ist einfach nur ein anderer Name für dieselbe Pflanze – die Qualitäten und Eigenschaften ändern sich dadurch nicht. Oder wie Shakespeare es formulieren würde: „*A rose by any other name would smell as sweet.*" – „Was uns Rose heißt, wie es auch hieße, es würde lieblich duften."

Benutzte Pflanzenteile

Die Pflanze ist mehrjährig und hat einen faserigen Wurzelstock. Die Wurzel wird für medizinische Zwecke benutzt. Sie wird meist in dünne Scheibchen geschnitten und getrocknet (eine traditionelle Zubereitung in der chinesischen Medizin). Das Ganze sieht aus wie ein gelber (medizinischer) Zungenspatel. Organische Wurzelstückchen und -pulver sind im Kräuterhandel oder bei Phytotherapeuten erhältlich.

Zubereitung und Dosierung

Viele Tragant-Zubereitungen sind standardisiert, wenngleich ich mir nicht sicher bin, ob solche Tragantpräparate mit Befunden der Literatur in Einklang zu bringen sind. Viele *Astragalus*-Zubereitungen der Wurzel sind standardisiert: entweder auf 0,4 oder 0,5 Prozent 4-Hydroxy-3-Methoxyisoflavon 7-sug – aus Gründen, die keiner kennt. Warum nicht auf Astragaloside standardisiert wird, ist unklar. Ich konnte keine Belege finden, die plausibel machen, weshalb man diese bestimmte Komponente herausgegriffen hat und nicht die Astragaloside – Astragalosid IV ist beispielsweise eine primäre Komponente der Pflanze, die bei Herzkrankheiten wirksam ist. Dieser Inhaltsstoff erhöht die Belastungstoleranz, reduziert Brustschmerzen sowie Atemnot/Dyspnoe und verbessert die linksventrikuläre Funktion. Der standardisierte Inhaltsstoff Methoxyisoflavon wirkt anabol. Er erhöht die Muskelkraft und den Muskelaufbau, schützt möglicherweise vor Infektionen und die Verdauungsfunktion. Die Informationen zu den Funktionen des Wirkstoffs sind unklar und schwer zu bekommen. Irgendwelche klinischen Studien oder Laborstudien über Methoxyisoflavon waren nicht aufzufinden – obwohl sie irgendwo existieren müssen. Das gibt zu denken.

Die ganze Wurzel enthält Komponenten, die bei Karditis und für eine verbesserte Immunfunktion große Bedeutung haben. Die Mehrheit der chinesischen Studien – *in vitro* und *in vivo* – wurden mit dem ganzen Kraut gemacht. Tragant kann als Tee, Pulver, Kapsel oder Tinktur zubereitet werden. Er ist auch ein Nahrungsmittel.

Tee

8–10 Gramm Kräuterdroge pro Kanne Tee: über den Tag verteilt trinken.

Tinktur

1:5, 60 % Alkohol: 30 bis 60 Tropfen, bis zu viermal täglich.

Pulver

Bei chronischen Leiden: 3 Tl täglich; im Akutfall: 6 TL täglich.

Nahrungsmittel

Tragant ist seit Jahrhunderten eine gängige Küchenzutat. Die geschnittene Wurzel wird bei der Zubereitung von Suppen verwendet und vor dem Verzehr abgeseiht. Man kann aus dem Kraut auch ein Infusat zum Reiskochen machen oder es als Suppengrundlage verwenden.

Nebenwirkungen und Kontraindikationen

Bislang sind keine relevanten Nebenwirkungen bekannt. Das Heilkraut ist sehr gut verträglich, auch bei regelmäßiger oder hochdosierter Anwendung. Die Chinesen berichten übereinstimmend über Tragant zur Behandlung von Erkältungen und Grippe sowie bei supprimierter Immunfunktion. Nebenwirkungen werden nicht erwähnt.

Im Spätstadium einer Lyme-Borreliose ist Tragant kontraindiziert, da es bei dieser speziellen Krankheit die Autoimmunreaktion verschlimmern kann. Gleiches gilt bei Transplantatpatienten.

Arzneimittel-Interaktionen

- Synergistische Wirkungen: Die gleichzeitige Gabe von Tragant mit Interferon und Aciclovir kann deren Wirkung verstärken. Die Wirkung des Krauts zusammen mit Interferon wurde in klinischen Studien bei Hepatitis B-Patienten untersucht. Die Ergebnisse der Tragant-Interferon-Kombination waren besser als bei der Monotherapie mit Interferon. Darüber hinaus zeigten sich synergistische Effekte, wenn das Kraut mit Interferon zur Behandlung von Zervixerosionen eingesetzt wird – die antivirale Wirksamkeit verstärkt sich.
- Hemmwirkungen: Die Wirksamkeit von Cyclophosphamid kann durch Tragant abgeschwächt werden. Deshalb sollten Transplantatpatienten das Kraut nicht einsetzen.
- Interaktionen mit Heilkräutern: Synergistische immunstimulierende Effekte vermittelt Tragant auch in Kombination mit *Echinacea* und Süßholz.

Habitat und Erscheinungsbild

Von den mehr als 3000 Arten weltweit wachsen 16 *Astragalus*-Arten in den USA. Die Blattstruktur von Tragantpflanzen ähnelt Bohnenpflanzen. Es ist ein kurzlebiges, wucherndes, mehrjähriges Gewächs und erreicht Wuchshöhen von bis zu 120 Zentimeter.

Der medizinische Tragant ist im Nordosten Chinas beheimatet, wurde aber an vielen anderen Orten der Welt kultiviert – auch in den USA. Wildwuchs ist im Westen sehr selten. In den USA wird Tragant großflächig angebaut – früher oder später wird sich der eine oder andere Samen in die freie Natur verirren.

Anbau und Ernte

Tragant wird aus Samen gezogen und im Frühjahr als Zimmerpflanze gesät. Vor der Aussaat sollte man die Samen mit Schleifpapier anrauen. Züchter (z. B. Elixir Farm in Missouri) fanden heraus, dass Tragant sonnige Standorte bevorzugt. So heißt es auf der umfangreichen Internetseite von Elixir Farm (www.elixirfarm.com): „... tiefe sandige, gut entwässernde sowie leicht basische Erde. Die Pflanze mag keinen Mulch oder satte Bodenbearbeitung. Die Setzlinge reagieren sehr sensibel auf Kompost und entwickeln sich gut, nachdem sie im Frühjahr Fahrt aufgenommen haben." Auf Grund der medizinischen Wirksamkeit der Pflanze überrascht es nicht, dass sie gegen Insektenschäden, Stockfäule, Mehltau und Dürre hochresistent ist.

Die Pflanze wächst in jedem Jahr größer und holziger aus. Die Wurzeln kann man im Frühjahr oder Herbst im dritten Wachstumsjahr oder im Frühjahr des vierten Wachstumsjahres ernten. In China werden sie im Frühling und im Herbst geerntet.

Inhaltsstoffe

Komponenten sind Astragaloside 1 bis 7, Astraisoflavan, Astramembranagenin, Astraapterocarpan, Betasitosterol, Betain, Formononetin, GABA, Isoastragaloside 1, 2 und 4, Isoliquiritigenin, Linolsäure, Linolensäre, Soyasaponin I, Kumatakenin, Cholin, Glucuronsäure, 4-Hydroxy-3-Methoxyisoflavon 7-sug, einige Dihydroxy-7,4-Dimethyl-Isoflavone, 3'-Hydroxyformononetin, Calcium, Folsäure, Kupfer, Eisen, Magnesium, Man-gan, Kalium, Natrium und Zink.

Traditionelle Anwendung

Tragant wird erstmals in einem 2000 Jahre alten chinesischen Text, dem *Shen Nong Cao Jing,* erwähnt. Die Pflanze zählt zu den 50 fundamentalen Kräutern der chinesischen Medizin und gilt als ein maximal tonisierendes Kraut. In den letzten 40 Jahren hat die Pflanze zunehmend als primäres Immunmittel an Bedeutung gewonnen und wird weltweit genutzt.

Ayurveda

In der indischen *Materia medica* kennt man fünf Tragant-Arten. Es handelt sich um unbedeutende Kräuter (Linderungsmittel) – *Astragalus membranaceus* gehört nicht dazu.

Traditionelle Chinesische Medizin

Seit 2000 oder 4000 Jahren gehört in der traditionellen Medizin Chinas Tragant zu den wichtigsten Heilkräutern. Man verwendet es bei Milzschwäche, Appetitmangel, Erschöpfung und Durchfall. Insbesondere bei Erkrankungen, die mit Schwäche und Schwitzen verbunden sind, bei abzehrenden

Eigenschaften von Tragant

Wirkungen

adaptogen
antibakteriell
antihepatotoxisch
antiviral
diuretisch
fördert die Lungen-, Milz- Magen- und Darmfunktion
hypotensiv (blutdrucksenkend)
immunstärkend
immunmodulierend
immunstimulierend
immunregenerierend
kardioprotektiv

Tragant gilt als Immunverstärker/-modulator, erhöht die Spiegel von Interferon gamma und Interleukin-2 sowie die Anzahl von CD4+ und verbessert das Verhältnis CD4:CD8 sowie die Funktionen von Milz und Thymusdrüse.

Verfügbarkeit

Tragant ist überall im Kräuterhandel sowie im Internet verfügbar. In Deutschland als Tinktur bei Kräuter Schulte (www.kraeuterschulte.de) zu beziehen.

Krankheiten, Taubheitsgefühl an Extremitäten und Paralyse soll Tragant die Lebensenergie (Qi) stabilisieren und schützen. Weitere Indikationen: Tonikum für die Lungen und das Blut, Kurzatmigkeit, Erkältungsanfälligkeit, Entwässerung bei Ödemen, Blutverluste (vor allem nach Geburten), Diabetes, Eiterausscheidung, chronische Geschwüre (inklusive Magen) und verzögerte Wundheilung.

Westliche Pflanzenheilkunde

Das Kraut wurde in der westlichen Phytotherapie bis zu den 1960er-Jahren nicht benutzt. Inzwischen ist *Astragalus membranaceus* im Westen zu einem geschätzten immuntonisierenden Heilkraut geworden.

Wissenschaftliche Studien

Es gibt eine beachtliche Anzahl wissenschaftlicher Studien (*in vitro, in vivo*, klinisch) zur Wirkung von Tragant. Medline listet insgesamt 8108 Studien (Stand: November 2017). Hier sind allerdings viele chinesische Studien nicht berücksichtigt. Zwei US-Patente zur Tragant-Nutzung als Immunstimulans sind angemeldet. Nachfolgend stelle ich einige Studienergebnisse vor.

Immunfunktion

Die meisten klinischen Studien, die die Immunstimulation untersuchten, konzentrieren sich auf Tragant zur Behandlung von Krebserkrankungen und/oder als zusätzliches Mittel bei Chemotherapien, zur Verbesserung der Immunfunktion. Zahlreiche Studien erforschten die Wirkungen des Krauts in Bezug auf das Immunsystem bei zahlreichen anderen Erkrankungen.

Die Pflanze wurde bei Kindern mit Fallot-Tetralogie nach einer korrigierenden Radikaloperation angewendet. Fallot-Tetralogie ist eine komplizierte vierfache Herzanomalie – in der Regel eine angeborene Missbildung des Herzens. Sie wird chirurgisch korrigiert. Man beobachtete, dass unter Tragant abnorme Werte von IgG, IgM, C3, C4, CD8+ und CD19+ sanken und die Werte von CD4+ und CD56+ anstiegen. Die Verhältnisse von CD4:CD8, CD3:HLA-DR und CD3:CD16 normalisierten sich in der ersten bis dritten Woche nach Anwendung von Tragant. Die IL-6- und TNF-Spiegel verminderten sich in der ersten Woche und erreichten ab der vierten Woche Normalwerte.

Tragant führt bei der Behandlung von Herpes simplex-Keratitis zum Anstieg der Th1-Zytokine, inklusive IL-2 und IFN-gamma. Die Th2-Spiegel inklusive IL-4 und IL-10 verringerten sich. Das Kraut beeinflusste auch die Th1- und Th2-Spiegel. Solche Befunde waren auch bei der Behandlung zahlreicher Krebsarten zu beobachten. Beispielsweise ergab eine Studie mit 37 Lungenkrebs-Patienten, dass Tragant den in solchen Fällen abnormen Th2-Status normalisiert. Der Status der Th1-Zytokine (Interferon-gamma und IL-2) und ihr Transkriptionsfaktor (T-bet) verbesserten sich und Th2-Zytokine verringerten sich.

Eine klinische Studie mit 63 Teilnehmern, die von einer traumatischen Bauchverletzung betroffen waren, zeigte, dass die zusätzliche Behandlung mit Tragant zur signifikant verbesserten zellulären Immunität beiträgt.

In klinischen Studien mit Krebs- und Herzpatienten beobachtete man, dass Tragant die CD4+-Werte erhöhte, die CD8+-Werte reduzierte und das Verhältnis von CD4:CD8 signifikant erhöhte. Die Heilpflanze erwies sich als umfassend immunstimulierend wirksam. Bei Krebspatienten, die mit Chemotherapie behandelt wurden, normalisierte sich durch Tragant-Anwendung die Leukozytenzahl. Das Kraut bewährte sich insbesondere zur Vorbeugung oder Normalisierung von Immunsuppression jeglicher Ursache: altersbedingt, bakteriell, viral, chemisch. Es verbessert die Phagozytose und erhöht die Superoxiddismutase-Produktion der Makrophagen.

Herzleiden

Zahlreiche klinische Studien untersuchten die Behandlung von Herzerkrankungen mit Tragant. Es zeigte sich, dass das Kraut spezifisch vor Coxsackie-B-Infektionen schützen kann – als antivirales und als herzschützendes Mittel. Schädigungen am Herzen können bei zahlreichen Erkrankungen mit Tragant günstig beeinflusst werden. In Bezug auf Lyme-Karditis betreffen die wichtigsten Wirkungen von Tragant die linksventrikuläre Funktion, Angina pectoris und Kurzatmigkeit. Das Kraut kann nicht vollständig vor atrioventrikulärem Block (AV-Block) schützen, aber elektrophysiologische Parameter verbessern und AV-Block bis zu einem gewissen Grad abmildern.

In einer zweiwöchigen Studie mit 19 Teilnehmern, die unter Herzinsuffizienz litten, kam es durch Tragant-Anwendung bei 15 Patienten zur symptomatischen Besserung von Brustschmerzen und Atemnot, zudem erhöhte sich die Belastungstoleranz merklich. Die Radionuklidventrikulographie zeigte, dass sich die linksventrikuläre Herzfunktion und das kardiale Remodelling sowie die Auswurffraktion verbessert hatten. Die Herzfrequenz sank von 88,21 auf 54,66 Schläge pro Minute.

In einer anderen Studie mit 43 Herzinfarktpatienten testete man die Wirksamkeit von Astragalus. Die linksventrikuläre Herzfunktion wurde verbessert, die Superdismutase-Aktivität oder die Werte der roten Blutkörperchen wurden erhöht und die Lipidperoxidation im Plasma wurde reduziert.

In einer Studie mit 366 Herzpatienten erwies sich Tragant im Vergleich zu Lidocain und Mexiletin (was unwirksam blieb) als effektive Therapie. Mit dem Kraut wurde die Dauer der ventrikulären Spätpotentiale signifikant verkürzt.

Bei 92 Patienten mit ischämischer Herzerkrankung war die Behandlung mit Tragant besser wirksam als mit Nifedipin. Angina pectoris wurde bei den Patienten „deutlich gelindert". Die EKG-Befunde verbesserten sich bei 82,6 Prozent der Teilnehmer.

Antientzündliche Wirkung

Tragant hat antientzündliche Eigenschaften und hemmt den NF-B-Signalweg, blockiert Wirkungen von Interleukin-1 bei der Leukotrien C-Produktion bei der menschlichen Eihaut (Amnion). Die Komponente Astragalosid IV hemmt die Histamin-induzierte Erhöhung der mikrovaskulären Permeabilität. Ein Dekokt aus dem ganzen Kraut verringerte die kapilläre Hyperpermeabilität.

Neurologische Wirkung

Tragant beeinflusste Anisodin-induzierte Störungen der Gedächtnisbildung und Alkohol-induzierte Gedächtnisstörungen günstig. Nach der Anwendung des Krauts verringerten sich die Fehlerquoten. Man stellte fest, dass das Kraut im Gehirn antioxidativ und in Bezug auf Demenz im Alter vorbeugend wirksam ist.

Fatigue

Tragant erwies sich als wirksames Mittel gegen Erschöpfung bei Herzpatienten und Athleten. In einer Studie wurden 12 Athleten in zwei Gruppen aufgeteilt. Eine Gruppe erhielt Tragant. Es zeigte sich, dass das Kraut die anaerobe Schwelle positiv beeinflusst, die Genesung bei Erschöpfungszuständen verbessert und die Fatigue-Schwelle anhebt. Eine kontrollierte randomisierte Doppelblindstudie mit 36 Fatigue-Patienten wies nach, dass mit einer Mixtur aus Tragant und Salbeiwurzel die Fatigue-Scorewerte signifikant verbessert werden.

Hepatitis

Tragant kann Studien zufolge zur klinischen Behandlung von Hepatitis B und Lebererkrankungen wirksam eingesetzt werden. Die Leberfunktion verbessert sich, Leberschäden werden verhindert und die Regeneration wird stimuliert.

Immunstärkende Küchenrezepte

Robyn Landis und K. P. S. Khalsa stellen in ihrem Buch ein leckeres Rezept für eine immunstärkende Tragantbrühe vor (*Herbal Defense*, Warner Books, 1997).

Rezept für Brühe

- Zutaten: 3 Tassen Wasser oder Gemüsebrühe, 30 Gramm Tragant (5 längs geschnittene Wurzelscheibchen), 1 frische Knoblauchknolle (5 bis 10 Zehen, geschnitten oder ganz), eine Prise Salz und Pfeffer.
- Zubereitung: Geben Sie Wasser/Brühe, Tragant und Knoblauch in einen Topf und lassen Sie das Ganze einige Stunden bei mäßiger Hitze köcheln. Wenn der Knoblauch weich ist, ist die Brühe fertig. Schmecken Sie das Gericht am Ende mit etwas Salz und Pfeffer ab.
- Anwendung: Trinken Sie die Brühe, wenn eine Infektion im Anflug ist. Den Knoblauch können Sie in der Brühe lassen oder gesondert zu sich nehmen – beispielsweise mit etwas Weißbrot. Vorbeugend können Sie ein bis zwei Tassen der Suppe zwischendurch zu sich nehmen, um sich vor Infektionen zu schützen.

Rezept für Reis

- Zutaten: 4 Tassen Wasser (falls nötig mehr), 45 Gramm Tragant (Wurzelscheibchen), 2 Tassen braunen Reis (ungekocht).
- Zubereitung: Geben Sie Wasser und Tragant in einen Topf und kochen Sie die Mischung auf, lassen Sie das Ganze anschließend bei mäßiger Hitze zugedeckt zwei Stunden köcheln. Nehmen Sie den Topf vom Herd und lassen Sie alles über Nacht stehen. Seihen Sie das Kraut ab und geben Sie bis zu vier Tassen Wasser dazu, um das ursprüngliche Flüssigkeitsvolumen wieder aufzufüllen. Fügen Sie den Reis hinzu und bringen Sie alles zum Kochen. Lassen Sie den Reis bei geringer Hitze zugedeckt köcheln bis er gar ist.
- Anwendung: Verwenden Sie den „Heilreis“ wie gewohnt, zum Beispiel als Beilage – wann immer Sie möchten.

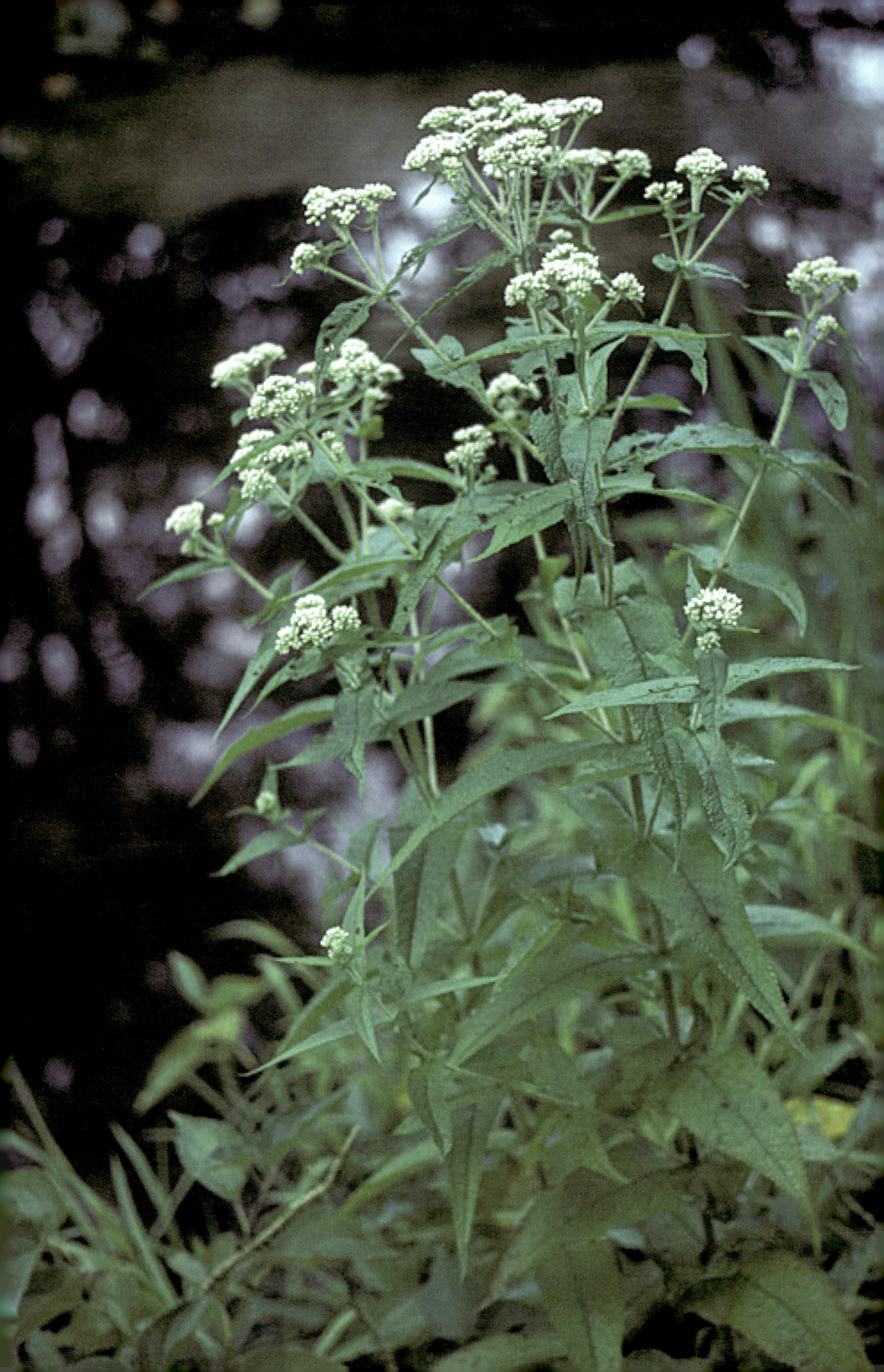

Wasserdost

Familie *Asteraceae*, Korbblütler.

Geläufige Namen Durchwachsener Wasserhanf, Amerikanischer Wasserdost, Wasserdostenkraut, Knochenheil, Fieberkraut, Wechselfieberkraut, Indianerkraut, *Boneset* (engl.).

Benutzte Arten Es gibt 36 oder 60 oder ϖ? *Eupatorium*-Arten. Auch hier sind die Taxonomen zerstritten. Fast alle Arten sind in Amerika heimisch – *Eupatorium cannabinum* ist eine der wenigen Ausnahmen. Viele Arten dieser Gattung können zu medizinischen Zwecken verwendet werden. Für unseren Zweck ist *Eupatorium perfoliatum* (Durchwachsener Wasserdost) nützlich. Die anderen Arten bewirken andere Dinge. Für Immunwirkungen ist *Eupatorium perfoliatum* die beste Wahl.

Benutzte Pflanzenteile

Man verwendet die oberirdischen Teile der Pflanze – in voller Blüte oder kurz vor der Blüte.

Zubereitung und Dosierung

Wasserdost wird als Tee oder Tinktur zubereitet.

Tee

- Kalter Tee: 30 Gramm Kraut in einen Liter kochendes Wasser geben und den Tee über Nacht ziehen lassen, abseihen: den Tee über den Tag verteilt trinken. Kalter Tee ist besonders gut für die Schleimhäute und gilt als Lebertonikum.
- Heißer Tee: 1 TL Kraut in einen Viertelliter Wasser geben, 15 Minuten ziehen lassen, bis zu viermal täglich trinken. Nur heiß genossen wirkt Wasserdost schweißtreibend – empfohlen bei akuten Infektionen oder rezidivierendem Fieber und Schüttelfrost.

Tinktur

- Frisch erblühtes Kraut: 1:2, 95 % Alkohol: 20 bis 40 Tropfen in heißem Wasser bis zu dreimal täglich.
- Getrocknetes Kraut: 1:5, 60 % Alkohol: 30 bis 50 Tropfen in heißem Wasser bis zu dreimal täglich.

Eupatorium perfoliatum

Bei akuten viralen oder bakteriellen Atemwegsinfektionen werden 10 Tropfen Tinktur in heißem Wasser alle halbe Stunde bis zu sechsmal täglich empfohlen. Nach dem Akutstadium wirken 10 Tropfen in heißem Wasser bis zu viermal täglich gegen chronische Erschöpfung (Fatigue) und schützen vor einem Rückfall.

Nebenwirkungen und Kontraindikationen

In hoher Menge genossen kann heißer Aufguss Übelkeit und Erbrechen, bei geringerer Dosis gelegentlich leichten Schwindel hervorrufen. Je kühler der Tee ist, desto weniger Schwindel. Ansonsten sind keine Nebenwirkungen oder Kontraindikationen bekannt. In der Schwangerschaft *kann* Wasserdost kontraindiziert sein.

Arzneimittel-Interaktionen

Bislang wurden keine Interaktionen beobachtet.

Habitat und Erscheinungsbild

Wasserdost ist eine weit verbreitete Pflanzenart in der östlichen Hälfte der USA und in Kanada, von Texas über Oklahoma, North Dakota und weiter ostwärts findet man ihn. Überall, wo ich ihn gesehen habe, waren die Böden feucht und von guter Qualität.

Man sagt, Wasserdost wächst bis zu 90 Zentimeter hoch. Ich habe aber nirgends derart große Gewächse gesehen – meine Begegnungen mit diesen Pflanzen beschränken sich allerdings auf den winzigen Staat Vermont. Im Durchschnitt waren hier alle Pflanzen etwa 60 Zentimeter hoch. Die Pflanze wächst an einem geraden Stängel, die Blätter stehen kreuz und quer, gegenständig angeordnet. Im Grunde sieht es aus, als ob die Blätter am breiten Ende aneinander geklebt sind und man hat den Eindruck, dass der Stängel durch die Blätter hindurch wächst – durchwachsener Wasserdost eben. Einmal gesehen ... niemals vergessen.

Anbau und Ernte

Die Pflanze ist mehrjährig, liebt volles oder wechselndes Sonnenlicht und feuchte Böden. So findet man sie in der Nähe von Sümpfen und Bächen, in feuchten Auen oder im Marschland. Im Grunde überall dort, wo sich Mücken tummeln (... außer in alten Reifen). Wasserdost verbreitet sich

Eigenschaften von Wasserdost

Wirkungen

antibakteriell (schwach)
antientzündlich
diaphoretisch
emetisch (leicht)
fiebersenkend
glattmuskulär-relaxierend
immunstimulierend
(Phagozytose-verstärkend; vierfach stärker als *Echinacea*)
kreislaufanregend (peripher)
Magenbitter
Schleimhauttonikum
zytotoxisch (stark krebshemmend)

Verfügbarkeit

Sie finden Wasserdost auf Feldern oder an Bächen, vor allem im Osten der USA, aber auch in Europa und Deutschland. Sie können das Kraut problemlos via Internet und im Kräuterhandel beziehen. Horizon Herbs hat die Samen im Angebot (www.horizonherbs.com). In Deutschland können sie die Pflanze als Tinktur und als getrocknetes Kraut bei Kräuter Schulte (www.kraeuterschulte.de) beziehen.

durch Samen. Im Kräuterhandel und im Internet werden *Eupatorium*-Samen angeboten.

Erntet man das Kraut zur Blütezeit und lässt es trocknen, werden während des Trocknungsprozesses Samen freigesetzt. Für die *sofortige* Tinkturzubereitung wird Wasserdost nur in voller Blüte gesammelt (August/September). Will man einen Tee zubereiten, sollte die Pflanze kurz vor der Blüte geerntet und kopfüber an einem schattigen Ort aufgehängt werden, damit sie an der Luft trocknen kann.

Inhaltsstoffe

Wasserdost enthält unter anderem Methylglucuronoxylan, Astragalin, Eufoliatin, Eufoliatorin, Eupatorin, Euperfolin, Euperfolitin, Euperfolid, Eucannabinolid, Eupatoriopicrin, Hyperosid, Rutin, Gerbstoffe, Wachs, Polysaccharide sowie zahlreiche andere Stoffe. Viele davon sind Sesquiterpen-Lactone.

Traditionelle Anwendung

Ayurveda Nein.

Traditionelle Chinesische Medizin Nicht bekannt.

Westliche Pflanzenheilkunde
Ja. Die indigene Bevölkerung Nordamerikas benutzte die Pflanze seit Jahrtausenden, vor allem bei Fieber und Schüttelfrost, Knochenschmerzen, Erschöpfung und Schwächezuständen. Amerikanische Heilkundige setzten sie auch bei intermittierendem Fieber (z. B. Malaria), bei Typhus, Erschöpfungszuständen, Pneumonie, Husten, Grippe, Erkältungen und begleitenden Schmerzzuständen ein. *Eupatorium perfoliatum* war eines ihrer bevorzugten Heilmittel.

Wissenschaftliche Studien

Die Sesquiterpen-Lactone im Wasserdost haben ein breites Wirkspektrum. Sie stimulieren das Immunsystem und sind stark krebshemmend. Wasserdost ist gegen Plasmodien (Malaria) wirksam. Die Wirkung ist zwar nur schwach, kann aber mit starken traditionellen Antimalariamitteln kombiniert (z. B. *Cryptolepis*) sehr gut wirksam sein. Eine homöopathische Wasserdost-Zubereitung hemmte die Plasmodien-Replikation signifikant um 60 Prozent.

Klinische Studien zeigten, dass Wasserdost die Phagozytose stärker stimuliert als *Echinacea*, bei Kopfschmerzen fast so wirksam ist wie Aspirin und bei Grippe- und Erkältungsbeschwerden hilfreich ist. Darüber hinaus erwies sich Wasserdost in Studien mit Mäusen als zytotoxisch gegen Krebszellen sowie stark immunstimulierend.

Trotz der langen Anwendungsgeschichte von Wasserdost und seines guten Rufs wurde Wasserdost als medizinische Heilpflanze bisher nur unzureichend wissenschaftlich untersucht. In der klinischen Praxis ist das Kraut ein hochwirksamer Immunverstärker – vor allem bei intermittierenden Erkrankungen wie Bartonellose. Wasserdost bekämpft zuverlässig periodisch auftretende bakterielle oder virale Zustände mit Immunsuppression.

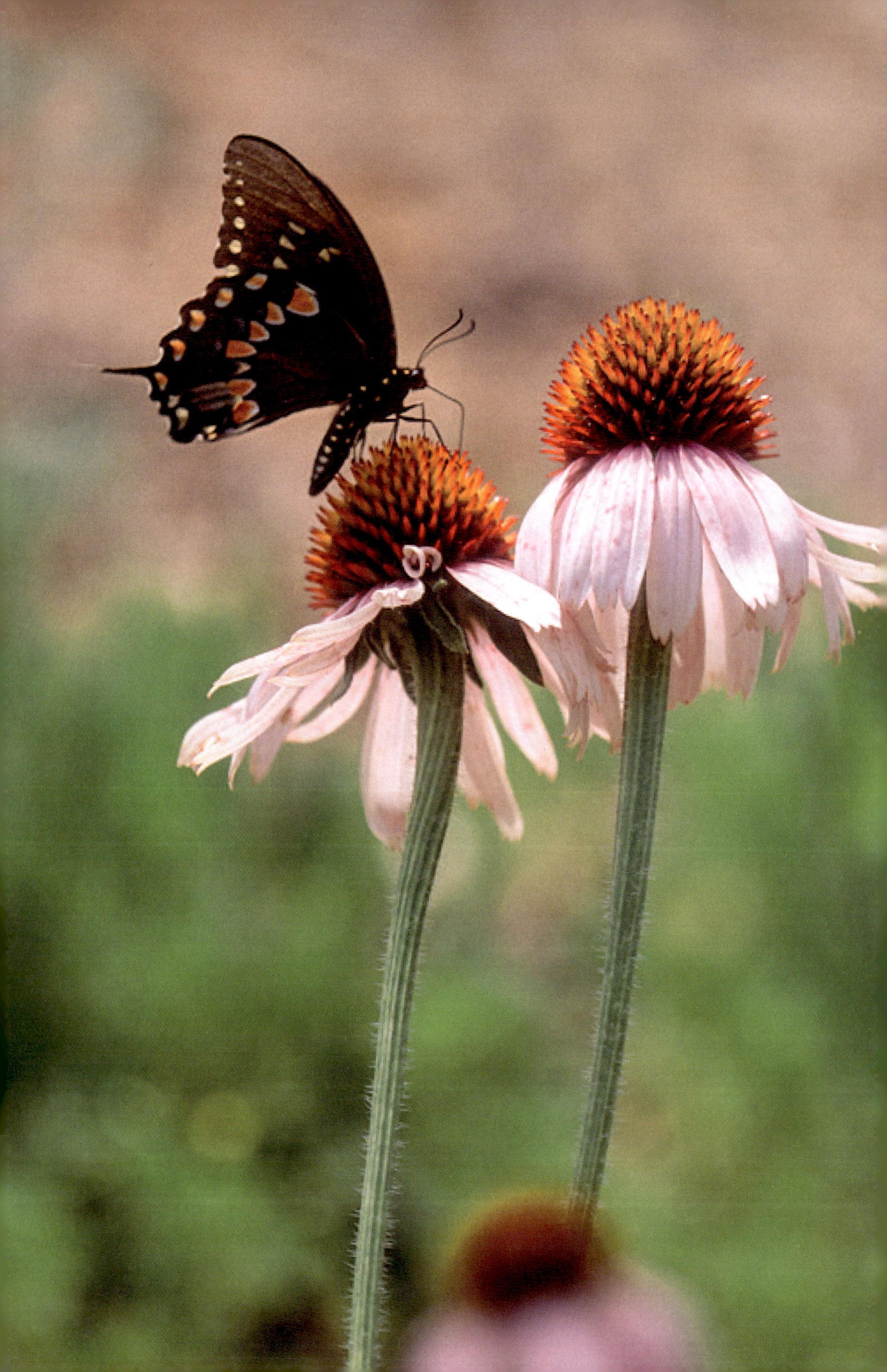

Echinacea

Familie *Asteraceae*, Korbblütler

Geläufige Namen Heutzutage kennt man die Pflanze häufig unter ihrem botanischen Namen „Echinacea" – Gärtner bevorzugen den Namen „Purpur-Sonnenhut".

Benutzte Arten Alle neun Arten können benutzt werden. Allerdings verwendet man am häufigsten *Echinacea purpurea* (Purpur-Sonnenhut) und *Echinacea angustifolia* (Schmalblättriger Sonnenhut). Ich glaube nicht, dass *E. purpurea* im Vergleich mit *E. angustifolia* mithalten kann. Ich kann den Purpur-Sonnenhut keineswegs als so wirksam bezeichnen wie immer behauptet wird – wenn möglich, benutze ich ihn nicht. Ich würde nachdrücklich *Echinacea angustifolia* empfehlen, falls verfügbar. Es gibt Hinweise darauf, dass *Echinacea pallida* (Prärie-Igelkopf) wirksamer als *E. angustifolia* sein soll, ich habe aber bisher selbst nicht mit Prärie-Igelkopf gearbeitet.

Benutzte Pflanzenteile

Vorrangig wird die Wurzel für medizinische Zwecke benutzt, aber die Blütensamenköpfe sind gleichfalls wirksam. In Deutschland wird primär der Saft von *E. purpurea* als Heilmittel verwendet.

Zubereitung und Dosierung

Die Wurzeltinktur und der frisch gepresste Saft aus oberirdischen Pflanzenteilen gelten als wirksamste Zubereitungen.

Hinweis *Echinacea*-Extrakte, die auf Phenolsäuren oder Echinocasid standardisiert sind, sind nur antientzündlich, nicht immunstimulierend wirksam.

Frischpflanzensaft

Oberirdische Pflanzenteile (möglichst in voller Blüte) entsaften, den Saft sofort trinken oder mit 20 bis 25 Volumenprozent Alkohol stabilisieren (siehe S. 424), 1 bis 3 TL täglich, bis zu sechsmal täglich im Akutfall.

Tinktur

Echinacea angustifolia getrocknete Wurzel: 1:5, 70 % Alkohol.
Echinacea purpurea (wenn es nicht anders geht) frische Blütenköpfe: 1:2, 95 % Alkohol.

Echinacea angustifolia

Hinweis *Die Tinkturen sind deutlich schwächer wirksam, wenn sie in Verbindung mit Wasser benutzt werden –* es sei denn, Sie nehmen hohe Dosierungen gegen Sepsis oder zur Bindegewebsunterstützung ein. Ich würde stark davon abraten, insbesondere bei Streptokokken-Angina (Rachenmandelentzündung).

- Bei Streptokokkenangina/-tonsillitis: Träufeln Sie 30 Tropfen mindestens stündlich direkt auf das Rachengewebe. *Echinacea* fördert die Speichelproduktion und betäubt das Gewebe, deshalb ist es ideal bei Rachenentzündungen (oder anderen infektiösen Halserkrankungen mit Entzündungen und Schwellungen). Die Behandlung hat sich als zuverlässig wirksam erwiesen – aber nur, wenn sie strikt regelmäßig durchgeführt wird. In zahlreichen Fällen (inklusive eines erkrankten Arztes, der an der Heilwirkung zweifelte) wurden Streptokokken-Racheninfektionen mit positivem Befund in der Kultur nachgewiesen, die meist innerhalb von 24 Stunden abheilten.
- Als Mund-/Rachenspülung: bei Entzündungen und Geschwüren 30 Tropfen der Tinktur im Mund behalten, bis sich die Speichelproduktion bemerkbar macht, dann alle Schleimhautoberflächen im Mund damit benetzen, 30 Sekunden im Mund behalten, herunterschlucken. Drei- bis viermal täglich wiederholen.
- Bei einsetzender Erkältung oder Grippe: mindestens 30 Tropfen der Tinktur stündlich einnehmen, bis die Beschwerden nachlassen. Hinweis: Die Wirksamkeit von *Echinacea* bei Erkältungskrankheiten und Grippe erhöht sich, wenn man das Kraut mit Süßholz und Säckelblumen (*Ceanothus*) kombiniert.
- Bei Sepsis (Blutvergiftung), Typhus, Diphtherie u. a.: 1 Teelöffel *E. angustifolia*-Wurzeltinktur in sehr wenig Wasser auflösen, alle halbe Stunde einnehmen, bis sich die Befindlichkeit bessert. Wenn die Tinktur für etwa eine Minute vor dem Schlucken im Mund behalten wird, gelangen die Wirkstoffe relativ schnell ins Blut und man erzielt bessere Ergebnisse. Nimmt man *Echinacea* 30 Minuten nach Piperin ein, gelangen die Wirkstoffe noch schneller ins Blut.
- Zum Schutz und zur Regeneration von Bindegewebe: Ein Viertel bis 1 TL Tinktur, dreimal täglich über einen längeren Zeitraum (Wochen).
- Bei äußerlichen Wunden: Auf Grund der Fähigkeit von *Echinacea*,

Gewebeschäden zu „reparieren“, eignet sich die Kräuteranwendung hervorragend zur Behandlung von Wunden. *Echinacea* wirkt antientzündlich, antibakteriell und normalisiert Zellgewebe. Alle diese Wirkeigenschaften kommen bei der Behandlung von Wunden mit *Echinacea* hervorragend zur Geltung. Bei entzündeten Wunden sollte man die Tinktur mit ein wenig Wasser verdünnen. In schweren Fällen wendet man einen halben bis ganzen Teelöffel *E. angustifolia* Wurzeltinktur alle halbe Stunde an.

- Bei giftigen Stichen und Bissen: Tinktur mit gleichen Anteilen Wasser mischen (1:1), die betroffene Stelle damit alle 30 Minuten waschen, und zusätzlich 30 Tropfen/1 TL alle halbe bis ganze Stunde einnehmen – je nach Art des Bisses/Stiches. Bei infizierten oder giftigen Bissen/Stichen erhöht man die Dosis, bei einfachen Bienen- oder Wespenstichen verringert man sie. Auch hier kann man eine Spülung anwenden: 60 Gramm Blütenköpfe oder Wurzel in 250 Milliliter Wasser 15 Minuten kochen, eine Stunde ziehen lassen, abseihen und dann die betroffenen Stellen damit so oft wie nötig waschen.

Pulver

- Wundpulver: Pulver der getrockneten Wurzel (oder der Samenköpfe) auf frischen oder infizierten Wunden fein vestreuen – am besten kombiniert mit anderen Heilkräutern: Kanadische Orangenwurzel, *Usnea*, Eichenrinde und Beifuß.
- Wundauflage: Pulver mit Wasser zu einem Brei mischen und auf die betroffenen Stellen auflegen.
- Bei abnormem Gebärmutterhalsabstrich (Krebsrisiko). *Echinacea* kann selbst Grad-3-Dysplasien normalisieren. Wann immer *Echinacea* direkt auf Zellen aufgebracht wird, die abnorm verändert sind, kommt es tendenziell relativ schnell zur Normalisierung, wenn die Heilkräuteranwendung strikt regelmäßig erfolgt. Ich kenne kein anderes Kraut, das es diesbezüglich mit der Wirkung von *Echinacea* aufnehmen könnte. Benutzen Sie ein Zäpfchen mit *Echinacea*-Pulver (siehe S. 423).

Nebenwirkungen und Kontraindikationen

Unerwünschte Wirkungen kommen selten vor. Bei Langzeitanwendung mit hoher Dosierung können Gelenkprobleme/-schmerzen auftreten. Auch die

Schuhgröße kann bei hochdosierter Langzeitanwendung zunehmen. Wer an Kollagenose leidet, sollte auf eine Langzeitanwendung verzichten.

Echinacea ist kein Immuntonikum, sondern ein Immunstimulans. Bei hoher Krankheitsanfälligkeit oder Zuständen mit geschwächter Immunabwehr sollte man *Echinacea* nicht benutzen. Verzichten Sie auf *Echinacea*, wenn Sie häufig krank sind und ausschließlich *Echinacea* benutzen, um die Krankheit abzuwehren. Nutzen Sie die gewonnene Zeit dazu, das Immunsystem selbst zu heilen. Ein gesunder Lebensstil und ausreichend Erholung können vor schweren Krankheitsverläufen schützen.

Arzneimittel-Interaktionen

Es sind keine Interaktionen bekannt. Allerdings mindert *Echinacea* die Aktivität von OATP-B-Transportern um 50 Prozent. Es kann die Aufnahme von OATP-B Substraten verringern. Phenobarbital, Chloralhydrat und Meprobamat können die antientzündlichen Wirkungen von *Echinacea* hemmen. Echinacea hat mit Tragant und Süßholz kombiniert eine synergistische, immunstimulierende Wirkung.

Habitat und Erscheinungsbild

Das Ursprungsland der mehrjährigen Echinaceen ist Nordamerika. Bevorzugtes Terrain sind feuchte oder trockene Prärien und offene Waldgebiete. *Echinacea purpurea* (Purpur-Sonnenhut) ist als populäre Gartenpflanze fast überall zu finden. Sie wird weltweit kultiviert und hat somit den gesamten Planeten erobert – sogar in China kommt sie vor.

Die Pflanzen sind unverzweigt, aufrecht und haben große Blätter. Sie erreichen Wuchshöhen bis zu 140 Zentimetern. Die Blätter werden oft als haarig beschrieben und haben eine raue Textur. Ich finde, sie fühlen sich wie Klettband an. Die Stängel sind kräftig und hart. Es sind keine Pflanzen, auf die man mit „*Ohhhh wie süß*" reagiert wie bei Hündchen oder Kätzchen.

Mit Ausnahme von *E. purpurea* besitzen alle *Echinacea*-Arten braune, kräftige Pfahlwurzeln. Die Wurzeln von *E. purpurea* sind irgendwie seltsam. Sie sehen knollig, faserig und leicht bräunlich aus. Ich bin kein Anhänger dieser Spezies. Darüber hinaus denke ich, dass sie nicht wirklich medizinisch wirksam ist. Ja, ich habe Vorurteile. Die Wurzel finde ich einfach nur erbärmlich. Man hat den Eindruck, es mit einem Packen Regenwürmer zu tun zu haben, die sich um einen bräunlichen Klumpen herumwickeln. Aber wissen Sie was … benutzen Sie *E. purpurea* einfach weiter, wenn Sie meinen.

Eigenschaften von Echinacea

Wirkungen

analgetisch
antibakteriell
antientzündlich
antiviral
Hemmung von Hyaluronidase
immunmodulierend
immunstimulierend
Stimulation der Antikörperproduktion
speicheltreibend

Verfügbarkeit

E. purpurea wächst überall und ist deshalb überall verfügbar. Ich rate nachdrücklich von der Anwendung dieser Spezies ab, immer – es sei denn, man entsaftet die Pflanze selber, wenn sie im Garten wächst. Man muss sie hierfür nicht ausgraben und damit töten. *E. angustifolia* ist hingegen schwieriger aufzutreiben. Hier und da sowie via Internet findet man *E. angustifolia*-Tinkturen. Sage Woman Herbs (www.sagewomanherbs.com) und Pacific Botanicals (www.pacificbotanicals.com) haben die Wurzeln massenhaft und in bester Qualität im Angebot.

In Deutschland hat Kräuter Schulte (www.kraeuterschulte.de) *E. angustifolia* als Tinktur und als getrocknetes Kraut vorrätig.

Anbau und Ernte

Der Grund, weshalb so viele Leute *E. purpurea* statt *E. angustifolia* (die meiner Meinung nach wirksamer ist) medizinisch verwenden ist, dass man sie leichter anpflanzen kann (... Aha!). Im Herbst gesät, wachsen sie schon im Frühling. Wie alle Echinaceen bevorzugen sie vor der Keimung eine Kältephase. Allerdings haben mir Leute erzählt, dass sie die Samen auch im Frühling gesät hätten und sie trotzdem wunderbar gekeimt wären. Man kann die *E. purpurea* „Wurzel-Dinger" auch stückeln und damit neue Pflanzen ziehen.

Aus eigener Erfahrung, die von anderen bestätigt wurde, benötigen die anderen *Echinacea*-Arten etwas „Nachhilfe". Man muss sich ordentlich plagen, um sie zum Wachsen zu bringen. *E. angustfolia* keimt nur schwer, wenn man nicht weiß, was ihr gut tut. Stratifizierung ist essenziell. Man sollte die Samen 10 Minuten in Etephon (2-Chlorethylphosphonsäure) einweichen, das fördert die Keimung ungemein – mehr als Stratifizierung.

Einst war es beinahe unmöglich, andere Arten außer *E. purpurea* als Gartenpflanze zu bekommen. Das hat sich geändert. Mittlerweile gibt es *Echinacea*-Setzlinge im Pflanzenhandel. Horizon Herbs bietet eine hervorragende Auswahl an (www.horizonherbs.com). Ist *E. angustifolia* einmal gepflanzt, sorgt sie mit den Samen selbst für den weiteren Erhalt. Auf diese Weise hat man eine medizinische Pflanze zum Hausgebrauch im Garten.

Waren die Wurzeln drei Jahre im Boden, kann man sie im Herbst ernten, wenn die Blätter braun werden. Sind die Samenköpfe gereift, erntet man die Samen. Ich favorisiere die Tinktur aus getrockneten *E. angustifolia*-Wurzeln – damit gehöre ich zu einer Minderheit. Die meisten Anwender bevorzugen die frischen Wurzeln von *E. purpurea.* In jedem Fall sollten *E. angustifolia*-Wurzeln getrocknet und im Plastiksäckchen kühl und lichtgeschützt aufbewahrt werden. So halten sie jahrelang. Studien wiesen nach, dass jahrelang gelagerte Wurzeln genauso wirksam wie frische Wurzeln sind.

Wenn man die Pflanze entsaften möchte, kann man sie jederzeit ernten – wie in Deutschland. Immerhin überlebt die Pflanze, wenn die Wurzel im Boden bleibt. Am besten erntet man die Pflanzen, wenn sie in voller Blüte stehen, gibt sie in den Entsafter und stabilisiert den Saft mit 20 Volumenprozent Alkohol (siehe Frischsaft-Stabilisierung S.424).

Inhaltsstoffe

Echinacea enthält unter anderem Echinacosid, Echinacin, Echinolin, Echinacein, Polyacetylene, Hydrocinnaminsäure, Betain, Alkylamide, Coffeinsäureglykoside, Inulin, Isobutylamide, Isobutylalkamine, Sesquiterpenester u. a.

Traditionelle Anwendung

Ayurveda Nein, das Kraut ist nicht bekannt.

Traditionelle Chinesische Medizin Nein, das Kraut ist nicht bekannt.

Westliche Pflanzenheilkunde

Die indigene Bevölkerung Nordamerikas benutzte *Echinacea*-Arten seit Jahrhunderten. Die moderne amerikanische Medizin übernahm dieses Heilwissen. Traditionell werden meist die Wurzeln, auch die ganzen Pflanzen verwendet – um unter anderem folgende Leiden zu kurieren: Wunden und Entzündungen, Infektionen (Mund, Rachen, Atemwege), Schwellungen (Auflage), Atemwegserkrankungen, Fieber, Halsentzündung, Tonsillitis, Drüsenschwellungen, Mumps und Masern, als schmerzstillende Spülung bei Verbrennungen, Zahnschmerzen und Karies. Weitere Indikationen sind Schlangenbisse, giftige Bisse und Stiche von Insekten und Spinnen, Magenkrämpfe, Verdauungsstörungen, Arthritis und Rheuma. Es wurden hohe Dosierungen benutzt.

Heilkundige wurden auf die Pflanze auf Grund ihrer Wirksamkeit bei Schlangenbissen aufmerksam. Daraufhin avancierte das Kraut zu einem ihrer primären Heilmittel. In der Regel benutzten sie es ähnlich wie die indigenen Kulturen. Indikationen waren/sind unter anderem Blutvergiftung, entzündete Wunden (mit Blutinfektion), Entzündungen (Rachenschleimhäute, Zunge, Mund, Lungen, Magen, Rachen), Tonsillitis, Atemwegsinfektionen mit fauligem Atemgeruch, Diphtherie und infizierte Insektenbisse/-stiche. Sie wendeten *Echinacea* meist hochdosiert alle halbe bis ganze Stunde an. Die Heilkundigen benutzten *nur E. angustifolia.* Sie betrachteten *E. purpurea* weder als Ersatz für *E. angustifolia* noch als wirksames Mittel im eigentlichen Sinn.

Echinacea purpurea kam nur deshalb in Gebrauch, weil es erstens einfach anzubauen ist und zweitens in Deutschland ein beliebtes medizinisches Kraut und als Standardtherapie etabliert ist. Man konnte es leicht anbauen und es war in Deutschland heimisch. Die meisten, wenn nicht sogar alle deutschen Studien prüften nur den Pflanzensaft. Er wird meist injiziert und weniger oral aufgenommen. Die Wurzel wird in Deutschland *nicht* gebraucht. *Hallo* – sie benutzen die *E. purpurea*-Wurzel nicht! Stattdessen wird dort die Wurzel von *E. pallida* als Ethanolextrakt oral verabreicht.

Purpurea-Wurzel kam in den USA während des Heilkäuterbooms Ende des 20. Jahrhunderts in Mode, *weil* die Deutschen den frischen Saft der oberirdischen blühenden Pflanzenteile verwenden – dummerweise hat man die Wirksamkeit des frischen Pflanzensafts auch auf die Wurzel übertragen – *und weil* das Kraut im Osten der USA leicht verfügbar war. Hier ist die Pflanze heimisch und in fast allen Gärten anzutreffen.

In Deutschland dient *E. purpurea* als *unterstützende* Therapiemaßnahme bei Erkältungen, chronischen Atemwegs- und Harnwegsinfektionen, schlecht heilenden Wunden (äußerliche Anwendung) sowie bei chronischen Geschwüren (äußerliche Anwendung). *E. pallida*-Wurzeltinktur wird als unterstützende Behandlung bei grippeartigen Beschwerden verordnet. Unterstützend, nicht primär!

Wissenschaftliche Studien

Die aussagekräftigsten Studien wurden mit dem Frischpflanzensaft von *Echinacea purpurea* durchgeführt. Sofern nicht auf andere Arten hingewiesen wird, befassen sich die nachfolgenden Studien mit *E. purpurea.* Hunderte von Studien haben sich bislang mit *Echinacea* beschäftigt. Nachfolgend stelle ich eine Stichprobe vor.

Zunächst hat *Echinacea* (alle Arten) zwei Hauptwirkeigenschaften: das Gewächs stimuliert das Immunsystem und ist ein hochpotenter Hyaluronidase-Hemmstoff. Die meisten medizinischen Wirkungen beziehen sich auf diesen beiden Eigenschaften.

Hyaluronidase (HYL) ist ein Enzym, das Hyaluronsäure (HA) abbaut. Hyaluronsäure wiederum ist ein Glykosaminoglykan, ein häufiger Bestandteil von Binde-, Epithel- und Nervengewebe. HA ist auch Teil der extrazellulären Matrix. Die Hemmung von Hyaluronidase führt zu einigen positiven Wirkungen:

1. Bei entzündlichen Erkrankungen (z. B. Arthritis) wird durch Anwendung eines Hyaluronidase-Hemmers der normale (und abnorme) Abbau von Knorpelgewebe (und Synovialflüssigkeit) gestoppt. Dadurch erhöht sich der Anteil an Knorpelgewebe (und Flüssigkeit) in und um die Gelenke herum. Dies hilft bei der Bekämpfung der Erkrankung und kann sie sogar rückgängig machen. Da das Kraut zugleich antientzündlich wirkt, können hohe Dosierungen sehr hilfreich sein, um Arthritis oder Rheuma zu kurieren.
2. Hyaluronsäure (HA) ist ein Hauptbestandteil der Haut und hat große Bedeutung für die Hautregeneration. HA ist an der Gewebedynamik, der Zellbewegung und -proliferation beteiligt sowie an der Produktion von neuem Zellgewebe. HA ist in frischen Wunden reichlich vorhanden und fördert die zelluläre Filterung. Sie ist ein wesentliches Element der Granulation. Granulationsgewebe bildet sich vom Wundrand aus und breitet sich bis ins Zentrum der Wunde aus, um den Defekt ab-

zudecken (Ephitelialisierung). Je mehr HA verfügbar ist, um so besser und schneller bildet sich das Granulationsgewebe. Hyaluronidase-Hemmung bedeutet, dass mehr HA in der Haut bzw. im Bereich der Wunde verfügbar ist, was die Hautregeneration signifikant verbessert.

3. Bei vielen Krebsarten spielt Hyaluronidase (HYL) eine wichtige Rolle in Bezug auf Metastasierung. HYL lockert die extrazelluläre Matrix und ermöglicht so Krebszellen, von der Tumormasse zu „entkommen“. HYL schwächt auch andere zelluläre Strukturen, die dann für Krebszellen durchlässig werden können. Zudem ist HYL für die Bildung neuer Blutgefäße (Angiogenese) von Bedeutung, die das Überleben von Tumoren sichern. HYL-Hemmung hat eine spezifisch tumor- bzw. krebshemmende Wirkung.
4. HYL wird von Bakterien (*Staphylococcus aureus, Streptococcus spp., Clostridium spp., Enterococcus spp., Mycobacterium spp.* u. a.) gebildet und freigesetzt, um die Bindegwebsmasse aufzulockern und besser in den Körper eindringen zu können. *Echinacea* stärkt unter anderem die Struktur der Schleimhäute und der Haut dadurch, dass der HYL-induzierte Strukturabbau und gleichzeitig die HYL-Freisetzung der Bakterien gehemmt werden. Dies hilft dabei, eindringende Bakterien abzuwehren. Auch einige Viren benutzen HYL, um leichter in den Körper einzudringen – insbesondere Krebsviren.
5. Hyaluronidase wurde zudem in Schlangengift nachgewiesen. HYL verstärkt die tödliche Giftwirkung, da das Gift dann tiefer in den Körper eindringen kann.

Antivirale Wirkung

Echinacea wirkt antiviral. Das Heilkraut ist gegen HIV und Grippeviren (H5N1, H7N7, H1N1) wirksam. Um Influenza-Stämme inaktivieren zu können, benötigt es *direkten Kontakt* vor oder genau zum Zeitpunkt der Infektion. *Echinacea* hemmt die Rezeptor/Zelle-Bindungsaktivität des Virus und erschwert dadurch das Eindringen von Viren in Zellen. Gleichzeitig unterstützt das Kraut durch HYL-Hemmung die Abwehrfunktion der Schleimhäute.

Antibakterielle Wirkung

Echinacea ist antibakteriell wirksam. Das Kraut inaktiviert *Streptococcus pyogenes, Haemophilus influenzae, Propionbacterium acnes* und *Legionella pneumophila.* Es blockiert zudem komplett den Entzündungsprozess, der durch solche Mikroorganismen verursacht wird. *Echinacea* ist schwächer wirksam gegen *Staphylococcus aureus* und *Mycobacterium smegmatis,* blockiert aber gleichfalls Entzündungen, die beide Keime verursachen. Ich wiederhole: *direkter* Kontakt (von *Echinacea*) ist erforderlich.

Darüber hinaus ist *Echinacea* gegen *Leishmania major*-Promastigoten und *Leishmania enrietti* wirksam, *E. angustifolia* gegen *Pseudomonas aeruginosa.*

Echinacea ist zudem gegen eine Reihe von *Candida*-Arten bioaktiv. *In vitro*-Studien zeigten, dass ein Hexanextrakt von *Echinacea Candida shehata, C. kefyr, C. albicans, C. steatulytica* und *C. tropicalis* hemmt. In anderen Studien erhöhte *Echinacea* die Proliferation von Phagozyten in der Milz und im Knochenmark und verbesserte die Migration von Granulozyten in das periphere Blut. *Echinacea* erwies sich in diesen Studien bei systemischer *Candida*-Infektion als spezifisch wirksam. Tatsächlich schützte *Echinacea* Mäuse vor tödlichen Pilzinjektionen direkt ins Blut. Bei Mäusen, deren Leukozytenspiegel im peripheren Blut durch Cyclophosphamid-Injektion abgesenkt worden waren, induzierte *Echinacea* den Einstrom von neutrophilen Granulozyten, was die Mäuse vor einer *Candida*-Infektion schützte.

In einer Studie mit rezidivierender vaginaler *Candida*-Infektion wurde die Hälfte der Patientinnen mit Econazolnitrat als Monotherapie behandelt. Die andere Gruppe bekam eine Kombinationstherapie aus Econazolnitrat und *Echinacea*. Bei 60 Prozent der Frauen aus der Monotherapie-Gruppe kam es zur erneuten Infektion. Die Rezidivrate in der *Echinacea*-Gruppe betrug nur 17 Prozent.

Wundheilende Wirkung

Ein Alkoholextrakt aus *E. pallida* verhindert stressbedingt verzögerte Wundheilung bei Mäusen. *E. purpurea* fördert die Abheilung von verletzten Stimmlippen bei Schweinen. *Echinacea* (Art nicht angegeben; wahrscheinlich *E. purpurea*) verbessert die Fibrinbildung bei Hauttransplantaten und die Wundheilungszeit, stimuliert die Bildung von neuem Bindegwebe und reduziert die leukozytäre Infiltration.

Antientzündliche Wirkung

E. angustifolia, E. purpurea und *E. pallida* sind wirksame Inhibitoren von Stickoxid (NO). *E. pallida* wirkt hier am stärksten. Alle drei Kräuter erhöhten die Arginaseaktivität signifikant, aber nur *E. pallida* hemmt die NO-Synthase. Die meisten *Echinacea*-Arten hemmen die PGE-Produktion sehr stark – *E. sanguinea* ist am besten wirksam, gefolgt von *E. angustifolia* und *E. pallida*. Komponenten von *Echinacea* (u. a. Echinacosid) schützen vor Kollagenschäden durch freie Radikale.

Schmerzlinderung

E. angustifolia ist ein zehnfach stärkeres Schmerzmittel als Capsaicin. Das Heilkraut wirkt durch Blockade des TRPV1-Kanals.

Krebshemmende Wirkung und Strahlenschutz

Echinacea schützte Mäuse vor systemischen Effekten der Gammastrahlung: Laborwerte von roten und weißen Blutkörperchen sowie Knochenmarkzellen verbesserten sich. *Echinacea* (Art nicht angegeben) linderte bei Mäusen Leukämie signifikant und wirkte lebensverlängernd.

Immunaktivität

In vitro erhöht *Echinacea* die Expression von CD69 und CD25 Immunzellen. *In vitro*-Studien untersuchten die Wirkung von sieben *Echinacea*-Spezies auf periphere mononukleäre Blutzellen (PBMC). Die Ergebnisse zeigten, dass Tinkturen von vier Arten (*E. angustifolia, E. pallida, E. paradoxa* und *E. tennesseensis*) die Proliferation von PBMCs stimulierte und Interleukin-2 (IL-2) erhöhte. Zwei Tinkturen (*E. sanguinea* und *E. stimulata*) regten nur die Proliferation an. *E. purpurea* stimulierte nur IL-2. Kein Extrakt beeinflusste IL-4 oder Tumor-Nekrose-Faktor-alpha (TNF). Wenn aber freiwillige Probanden zunächst gegen Influenza geimpft und diese Blutproben getestet wurden, beobachtete man, dass durch Tinkturen von vier *Echinacea*-Arten (*E. pallida, E. paradoxa, E. sanguinea* und *E. stimulata*) Influenza-spezifisches IL-2 reduziert wurde. Influenza-spezifisches IL-10 oder Interferon-gamma (IFN-gamma) blieben unbeeinflusst. Blutanalysen sechs Monate nach der Impfung ergaben, dass vier Tinkturen (50 Prozent Alkohol; *E. angustifolia, E. purpurea, E. stimulata* und *E. tennesseensis*) zum Anstieg der IL-10-Werte und zur Verringerung der IL-2-Werte beigetragen hatten. Wirkungen in Bezug auf IFN-gamma waren nicht zu beobachten. Zwei Spezies (*E. paradoxa* und *E. sanguinea*) erwiesen sich als schwächer wirksam. *E. pallida* supprimierte alle Zytokine. Die Autoren bemerkten, dass die verschiedenen Arten unterschiedliche immunmodulierende Wirkungen haben.

Die Wirkung von drei *Echinacea*-Arten wurde *in vivo* an Mäusen getestet. Man untersuchte die Stärkung von angeborenen und erworbenen Immunfunktionen. Alle drei Kräuter (*E. angustifolia, E. purpurea* und *E. pallida*) erhöhten die Antikörperreaktion signifikant, veränderten die Zytokinexpression der Milzzellen, erhöhten die Interferon-alpha-Produktion und hemmten die Freisetzung von TNF- und IL-1 beta. Nur zwei Spezies (*E. angustifolia* und *E. pallida*) aktivierten eine hochgradige T-Zellen-Proliferation, stimulierten die IL-4-Produktion signifikant und reduzierten IL-10.

Alkamide von *Echinacea* (Art nicht angegeben) blockierten wirksam Entzündungen im menschlichen Blut und induzierten modulierende Effekte in Bezug auf die Zytokinexpression (Hochregulierung von IL-6 und Inhibierung von TNF-, IL-1 beta, IL-12p70).

Eine Butanolfraktion von *E. purpurea* aus dem Stängel und den Blättern aufregulierte spezifische Gene für IL-8, IL-1 beta, IL-18 und die Chemokine CXL2, CCL5 und CCL2 innerhalb von vier Stunden nach der Behandlung unreifer dendritischer Zellen signifikant.

Anlässlich von *in vitro*-Studien wurden Mäuse mit abgetöteten *Salmonella typhimurium* oder einem Totimpfstoff für Keuchhusten geimpft, der Diphtherie/Tetanus-Toxoide und inaktivierte Virulenzfaktoren von *Bordetella pertussis* enthielt. Man fand heraus, dass *E. angustifolia* und *E. purpurea* die Antikörperproduktion und die Proliferation sowie die IL-12-Spiegel signifikant erhöhten.

Zahlreiche Studien wiesen nach, dass *Echinacea* die zelluläre Immunität aktiviert und die Phagozytose von Neutrophilen stimuliert (*in vitro*, *in vivo* und nach einer Spülung der Mundhöhle). In weiteren Studien verbesserte *Echinacea* die Interferon-gamma-Produktion, stimulierte die Produktion und Proliferation von T-Helferzellen und verbesserte die CD4- und CD8-Subsets.

Echinacea hat ein breites Wirkungsspektrum in Bezug auf das Immunsystem. Es wirkt immunmodulierend und immunstimulierend. Das Kraut ist ein effizienter Modulator der Immunreaktion von Makrophagen. Es verbessert die Antikörperreaktion auf Infektionen und ist 30 Prozent wirksamer als beispielsweise Natriumalginat zur Stimulation von Antivenom-Antikörpern. *Echinacea* regt die Produktion von Neutrophilen, Makrophagen sowie von T- und B-Zellen an.

Zwischenruf!

Wie Gelbwurz ist *Echinacea* eine nordamerikanische Pflanze und deshalb streiten die meisten US-Studien darüber, ob sie nun wirksam ist oder nicht (genau wie bei Gelbwurz). Die Deutschen leiden nicht unter solchen Ausfallerscheinungen. Hier ist die Pflanze fester Bestandteil der medizinischen Praxis. Die frühe Forschung über *Echinacea* stammt überwiegend aus Deutschland. Der Rest der Welt fängt gerade erst damit an. Unglücklicherweise prüfte ein Großteil der Studien die Frage, ob das Kraut nun etwas bewirkt oder nicht (meistens einigt man sich auf Letzteres). Und die meisten Studien betrachten *Echinacea* als ein Mittel zur Vorbeugung von Erkältungen – bei Erwachsenen und Kindern. Nur wenige Studien berücksichtigten traditionelle Anwendungen und Dosierungen und befinden das Kraut als nutzlos im Rahmen ihres Testansatzes. Schockierend. Sie setzen in der Regel *Purpurea*-Kapseln in niedriger Dosierung als Präventivmaßnahme gegen Erkältungen ein, mehrmals täglich. Auch in einigen seriösen Doppelblindstudien wurde das so gehandhabt (... auf beiden Augen doppelblinde Forscher ...).

Bekäme ich für jede Person, die mir erzählt, sie habe eine Erkältung gehabt, *Echinacea* eingenommen – meist *E. purpurea* (Tropfen dreimal täglich) –, aber keine Besserung bemerkt, wäre ich ein reicher Mann.

Um eines klarzustellen: Das Kraut ist bei *sachgerechter Anwendung außerordentlich wirksam bei bestimmten Erkrankungen und Beschwerden.* Vor Erkältungen kann es nicht schützen. Die häufige Anwendung von *Echinacea* (vor allem zusammen mit Gelbwurz – was für eine Verschwendung) ist das Ergebnis von Marketingstrategien großer Heilpflanzenunternehmen. *Echinacea* kann beim Anflug einer Erkältung oder Grippe helfen – aber *nur in hoher Dosierung und bei halbstündlicher oder stündlicher Gabe, wenn die Anwendung exakt zeitgleich mit dem Ausbruch einer Erkältung oder Grippe erfolgt.* Ist die Infektion bereits ausgebrochen, nehmen Sie *Lomatium* – *Echinacea* kann nichts mehr ausrichten. Zudem habe ich herausgefunden, dass *Echinacea* zur Behandlung von Erkältungen oder Grippe bei Personen mittleren Alters weniger wirksam ist. Bei jüngeren Patienten und *richtiger Anwendung* kann man damit gute Erfolge erzielen.

Trotzdem glaube ich nicht, dass dies die wahre Stärke der Pflanze ist. In der Regel ist *Echinacea* genau bei den Indikationen sehr wirksam, die von den

Ureinwohnern und Heilkundigen angegeben wurden: schwere Rachenentzündungen, übelriechende entzündete Wunden, Insektenbisse, Schlangenbisse, schrecklich entzündete Schleimhäute – insbesondere in Verbindung mit fauligem Geruch, Sepsis, Wunden, Rachen- und Mundentzündungen und so weiter. Sollten Sie an derartigen Erkrankungen leiden und ist eine aggressive Therapie erforderlich, ist die Pflanze genau das, was Sie brauchen. Sie kann Ihr Leben retten.

Bekäme ich für jede Person, die mir erzählt, sie habe eine Erkältung gehabt, Echinacea eingenommen, aber keine Besserung bemerkt, wäre ich ein reicher Mann.

Echinacea stärkt die Immunfunktion – aber die meisten Menschen denken, das Kraut sei ein Immuntonikum. Das ist es nicht. Rosenwurz und Schlafbeere wirken tonisierend – *Echinacea* nicht! Sie wirkt *immunstimulierend.*

Das Kraut ist ein exzellentes Mittel, um die Immunfunktion bei aktiven Infektionen zu stärken, wenn es innerlich in der richtigen Dosis angewendet wird. Bei topischer Anwendung lassen sich damit Hautprobleme oder Schleimhautbeschwerden lindern – im Grunde sind alle betroffenen Stellen geeignet, auf die man die Kräuterzubereitung auftragen kann. Aber die Dosierungen müssen hoch genug sein und häufig genug angewendet werden, sonst können Sie es vergessen. Und nochmals – sollten Sie irgendeine systemische Infektion haben, insbesondere bakterielle Sepsis, ist das Heilkraut bei angemessener Anwendung sehr wirksam.

Darüber hinaus wirkt *Echinacea* spezifisch auf die Schleimhaut und das Bindegewebe. Aber Sie müssen wirklich wissen, was Sie tun, um gute Ergebnisse zu erzielen. Einmal mehr weise ich darauf hin, dass *E. purpurea* aus meiner Sicht in schweren Fällen nicht so verlässlich ist wie *E. angustifolia.* Manche europäischen Phytotherapeuten beharren darauf, dass *E. purpurea* hochwirksam ist, aber ich habe diese *Echinacea*-Spezies hochdosiert bei mir und anderen angewendet – es stimmt einfach nicht. Traditionelle Heilsysteme (und Heilkundige) benutzen fast immer *E. angustifolia* bei schweren Erkrankungen und Symptomen. *E. purpurea* hat einen niedrigen Stellenwert für die indigene Medizin der USA. Ich glaube, diese Kulturen betrachten – wie ich auch –

E. purpurea als schwach wirksam.

Ist *E. purpurea* überhaupt ein wirksames Heilmittel? Nun, ja ... aber wir reden von hohen Dosierungen des frischen Pflanzensafts (6 bis 15 Milliliter, das heißt 1 bis 3 Teelöffel täglich) ... und man kann ihn nur auf spezifische Weise für spezifische Erkrankungen anwenden. Selbst die Deutschen betrachten das Kraut bei Erkältungen und bei Grippe nur als *unterstützende Maßnahme*. Seine wahre Stärke liegt in der topischen Behandlung von Wunden und Entzündungen.

In den USA gibt es nur sehr wenige kommerzielle Produkte, die frischen Saft verwenden oder die richtigen Dosierungen und Mengen empfehlen. Die Hauptsache ist: *E. angustifolia* (und andere Echinaceen) sind einfach besser. Viel besser.

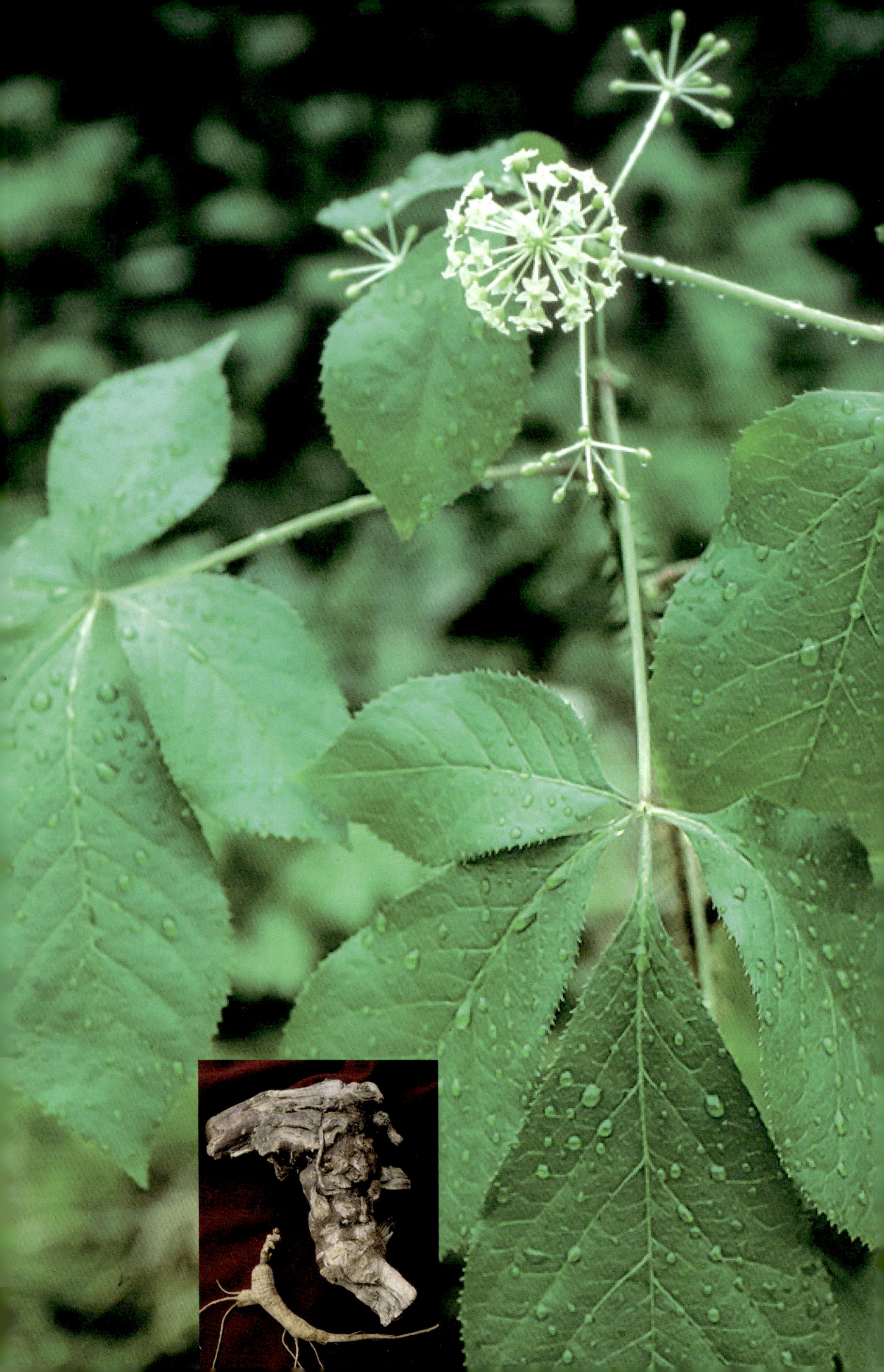

Taigawurzel

Familie *Araliaceae*, Araliengewächse.

Geläufige Namen Taigawurzel, Teufelsbusch, Stachelpanax, Sibirischer Ginseng oder Eleutherokokk, *Eleuthero*, *ciwujia* (chin.).

Benutzte Arten Es gibt 25 oder möglicherweise 38 *Eleuthero*-Arten (Danke, Jungs!). Primär ist *Eleutherococcus senticosus* (borstige Taigawurzel) die medizinisch verwendete Art. *Acanthopanax senticosus* ist eine synonyme Bezeichnung für *E. senticosus*. Andere Arten sollen vergleichbar medizinisch wirksam sein. *Eleutherococcus sessiflorus* wird in Korea gebraucht und genauso benutzt wie *E. senticosus*. Mit dem frischen Saft von *Eleutherococcus cissifolius* behandelt man in Tibet Ekzeme.

Eleutherococcus spinosus (syn. *E. pentaphyllus*; syn. *Acanthopanax spinosus*) ist in den USA ein invasives Kraut. Es kommt in Connecticut, Indiana, Kentucky, Massachusetts, Utah und West Virgina ebenso wie in Ontario in Kanada vor. Die Pflanze wird ähnlich benutzt wie *E. senticosus*. Man stellt damit ein Tonikum her, das bei Erschöpfung, Schwäche und rheumatischen Schmerzen Abhilfe schafft. Ihr Nutzen als inzwischen lokal etablierte, wichtige Immunpflanze und Adaptogen sollte erforscht werden.

Benutzte Pflanzenteile

Am häufigsten wird die Wurzel benutzt. Aber die Rinde des holzigen Stamms enthält mehr Eleutherosid B, die wirksamste Komponente der Pflanze. Auch die Früchte und Blätter kann man verwenden. In China benutzt man alle Pflanzenteile für unterschiedliche Zwecke.

Zubereitung und Dosierung

Man bereitet Taigawurzel in der Regel auf drei verschiedene Arten zu:

- Russische Hochkonzentrat-Tinktur: 2:1, 1:1 oder 1:2.
- Moderat konzentrierte Tinktur: 1:5.
- Standardisierte Kapseln (trotzdem bevorzuge ich das Pulver).

Wenn Sie die Pflanze selbst kultivieren und eigenen Extrakt herstellen, sollten Sie die Rinde der holzigen Stämme benutzen, die den vierfachen Eleutherosid B-Gehalt im Vergleich zur Wurzel aufweist, anstatt die Pflanze zu töten, um an die Wurzel zu kommen.

Russische Hochkonzentrat-Anwendung

In den meisten russischen Studien werden 1:1 Tinkturen mit 30 bis 33 Prozent Alkohol verwendet. Die Dosis betrug 2 bis 20 Milliliter pro Tag (die geringere Dosis ist eine Spur weniger als ein halber Teelöffel). Das bedeutet, die Teilnehmer nahmen täglich 0,5 bis 18,6 Milliliter der Tinktur ein (in einigen Fällen bis zu 43,5 Milliliter). In Anbetracht der Tatsache, dass in den USA 29 Milliliter Tinktur im Schnitt 7 bis 12 US-Dollar kosten, kann das bei derart hohem Dosisbedarf sehr kostspielig werden.

In Russland verwendet man in der Regel Dosierungen von 2 bis 16 Milliliter, ein- bis dreimal täglich für 60 Tage mit anschließender 2- bis 3-wöchiger Pause. Die Forscher beobachteten bei diesen Dosierungen innerhalb von wenigen Tagen oder gar Stunden die erwünschten Wirkungen.

In solch hoher Dosierung wirkt Taigawurzel *immunstimulierend* – nicht tonisierend. Eine Anwendung so hoch dosierter und hochkonzentrierter Taigawurzel-Tinkturen ist meiner Meinung nach bei folgenden Indikationen spezifisch wirksam: Erschöpfungszustände mit Fieber, Depression, Muskelschwäche, chronisch geschwächte Immunfunktion sowie Besserungstendenz mit absehbarem Rezidivrisiko. Sie können natürlich auch geringere Dosierungen des konzentrierten Extrakts anwenden. Dann wirkt die Tinktur tonisierend.

Dosierung der russischen Anwendung bei chronischen Erschöpfungs zuständen – *Bitte sorgfältig lesen*: Bei chronischen, schweren Erschöpfungszuständen sollte nur die russische Kräuterzubereitung benutzt werden – zumindest anfangs. Ich empfehle die Tinktur von Herb Pharm (www.herbpharm.com). Hierbei handelt es sich um die einzig mir bekannte Firma, die die Tinktur nach russischen Spezifikationen im Angebot hat. Es handelt sich eher um eine 2:1- als eine 1:1-Zubereitung (das heißt: 2 Teile Kraut und 1 Teil Flüssigkeit statt 1:1).

Die ersten 30 bis 60 Tage: Ein TL, dreimal täglich, die letzte Dosis vor 16.00 Uhr. Diese Dosis kann bei Bedarf erhöht werden.

Nach 60 Tagen: Setzen Sie die Kräuteranwendung zwei Wochen aus.

Anschließend: Wiederholen Sie die Anwendung, falls nötig.

Wenn die Symptome einige Zeit nach dem Gebrauch der russischen Zubereitung nachlassen und sich die Immunfunktion gebessert hat, können Sie stattdessen Kapseln einnehmen oder eine Alkohol:Wasser (1:5)-Tinktur benutzen (siehe unten). Beide Anwendungen sind schwächer, aber tonisierender wirksam.

Wenn sich die Symptome und der allgemeine Gesundheitszustand durch Einnahme des starken Extrakts gebessert haben, sich Ihr Zustand aber nach Absetzen der Anwendung verschlechtert oder starke Beschwerden auftreten, dann sollten Sie bei der kontinuierlichen Anwendung des starken Extrakts bleiben. In einem solchen Fall halten Sie sich an folgende Anwendungsvorgabe: 30 bis 60 Tage, 2 bis 3 Wochen Pause, 30 bis 60 Tage, 2 bis 3 Wochen Pause und so weiter.

Moderat konzentrierte Tinktur (Tonikum)

In der Regel bevorzuge ich schwächer wirksame Tinkturen, wenn keine chronischen Erkrankungen (z. B. Lyme-Borreliose) oder schwere chronische Erschöpfung vorliegen. Die schwächere Tinktur wird von vielen US-amerikanischen Phytotherapeuten angewendet und von manchen Heilpflanzenhändlern angeboten.

- Tinktur: 1:5, 60 % Alkohol: 1/3 TL, ein- bis dreimal täglich, ein Jahr lang.

Aus meiner Erfahrung kann ich sagen, dass Taigawurzel in dieser Form systemisch weniger stimulierend wirkt und dass die Langzeiteffekte besser sind. Der Körper nutzt das Kraut zur langsamen und schrittweisen Stärkung. Taigawurzel wirkt dann langfristig eher tonisierend und regenerativ als aktiv immunstimulierend. Man kann diese Kur ununterbrochen anwenden. Ich habe keine Nebenwirkungen beobachtet, wie sie etwa bei der russischen Tinktur vorkommen. Die Chinesen, die ohnehin seltener Tinkturen verabreichen, benutzen 4,5 bis 27 Gramm, häufig als Dekokt oder Pulver.

Meine Erfahrungen in der Praxis zeigten, dass die schwächere amerikanische Tinktur spätestens nach sechs Monaten regenerierende Wirkung hat. Deshalb sollte sie auch mindestens so lange angewendet werden. Bei leichten bis mittelschweren chronischen Erschöpfungszuständen, die schwer beeinflussbar sind, kann ich die Behandlung nur empfehlen. Sie eignet sich insbesondere für Menschen kaukasischen Typs (weißhäutig) mit fahlem Antlitz, geringer Elastizität der Haut, leichten Hautausschlägen, Energiemangel, monotoner Stimme und Antriebsschwäche.

Kapseln

Ich empfehle täglich mindestens 1200 Milligramm. In Akutfällen die dreifache Dosis. Einige Hersteller standardisieren das Kraut auf 0,8 Prozent Eleutherosid B und E. Allerdings kommt man davon mehr und mehr ab, je mehr man über die Pflanze weiß. Ich weiß nicht, ob das nötig ist.

Wurzelpulver

Ich mag diese Form der Wurzelzubereitung. Bei schweren chronischen Erschöpfungszuständen mischt man das Pulver mit anderen Kräuterpulvern. Ich kaufe sie kiloweise, etwa bei Pacific Botanicals (www.pacificbotanicals.com): je 2 Teile Taigawurzel, Tragant, Mariendistelsamen und Spirulina sowie je 1 Teil Süßholz, Chlorella, Gelbwurz, Kurkuma und Schlafbeere. Nehmen Sie die Kräutermischung ein Jahr lang ein: eine Viertel Tasse der Mischung, jeden Abend vor dem Zubettgehen, aufgelöst in 250 bis 350 Milliliter Wasser oder Saft (am besten mit dem Mixer mischen). Damit werden Sie Ihre Beschwerden in den Griff bekommen.

Manchmal verwende ich Taigawurzel auch ohne Beimischungen: ein TL Pulver in purem Wasser oder in Saft.

Nebenwirkungen und Kontraindikationen

Schlafstörungen und Hyperaktivität können bei der Anwendung der stärkeren russischen Tinktur auftreten, inbesondere bei hohen Dosierungen.

Wichtiger Hinweis *Nehmen Sie die russische Tinktur nicht nach 16.00 Uhr ein.*

Taigawurzel ist in der Regel absolut ungiftig. Die Russen haben bei den außerordentlich hochdosierten Anwendungen, die bis zu 20 Jahre lang benutzt wurden, keine Nebenwirkungen beobachtet. Indikationen sind hier insbesondere fahle und schlechte Haut, Erschöpfung und Depression.

Die meisten Menschen vertragen Taigawurzel ohne irgendwelche Nebenwirkungen. In seltenen Fällen treten vorübergehend Durchfall oder erhöhter Blutdruck auf. Solche Begleiterscheinungen verschwinden rasch innerhalb weniger Wochen. Bei Bluthochdruck (≥ 180/90 mmHg) ist Vorsicht geboten, vor allem wenn Taigawurzel mit Antihypertensiva wie Süßholz kombiniert wird. Bei extrem häufigem Gebrauch kann es zu Schlafstörungen und Anspannung kommen.

Arzneimittel-Interaktionen

Durch Taigawurzel kann die Wirkung von Hexobarbital, Monomycin und Kanamycin verstärkt werden.

Habitat und Erscheinungsbild

Eleutherococcus senticosus (borstige Taigawurzel) ist ein ausdauernder, aggressiver Strauch mit Wuchshöhen von 0,9 bis 4,50 Metern. Er kommt in Regionen von China, Russland, Korea und sogar auf den nördlichen Inseln Japans vor – oder mit den Worten von Richo Cech von Horizon Herbs bevorzugt sie: „…kalte nördliche Seeufer und Wälder von China und Sibirien“. Im Prinzip mag sie Berge mit Misch- und Nadelwäldern, gute Böden etwas Kälte. Ich habe verwandte Araliengewächse in den Bergen von Colorado auf 2900 Meter Höhe gesehen. Die Taigawurzel wächst auf ähnlichem, wenn auch feuchterem und nicht ganz so hohem Terrain im mittleren Westen und im Nordosten der USA. Häufig findet man sie in Mischwäldern mit Eichen oder Kiefern. Taigawurzel wird überall dort wachsen, wo sich auch andere Araliengeächse etabliert haben.

Die Stämme/Strünke der Taigawurzel haben kleine Stacheln. Wenn die Pflanze ausgereift ist, präsentiert sie sich in aggressiver und furchteinflößender Manier – deshalb die Namensgebung „Teufelsbusch“. Nach der Blüte entwickeln sich blauschwarze, traubenförmig angeordnete Beeren. Die Laubblätter des Strauchs sind typisch für Pflanzen aus der Familie der Araliengewächse.

Auf Grund seiner Popularität als medizinisches Heilkraut wird die Taigawurzel in großem Stil in den USA angebaut. Sie hat sich deshalb auch mitunter selbst naturalisiert – man findet sie inzwischen auch in der freien Natur. Bald wird sie wie viele andere medizinische Heilpflanzen (wie der Japanische Knöterich und die Hälfte der anderen antibakteriell wirksamen Kräuter in diesen Buch) ein naturalisiertes aggressives Kraut sein, dessen Qualitäten vielen unklar sind – insbesondere jenen, die sich an ihm stören. In Ohio und Tennessee wird die Taigawurzel bereits als invasiv gelistet.

Anbau und Ernte

Die Pflanze wird meist aus Samen gezogen. Sie sprießt offenbar auch leicht aus Wurzel- oder Stammablegern. Man entfernt die unteren Blätter von Stammstücken und steckt sie im Herbst in gut gewässerten Boden. Der Boden sollte feucht gehalten werden, bis sich die Wurzeln gut entwickelt haben. Kundigen Gärtnern zufolge mag die Pflanze satten Boden, viel Wasser und tiefe Wälder. Allerdings weisen andere Quellen darauf hin, dass Taigawurzel winterhart ist (bis Zone 3) und auf sandigen oder lehmigen Böden wächst, selbst wenn sie nährstoffarm sind. Sonnige oder teilweise besonnte Standorte machen ihr nichts aus. Ich kann dazu nichts sagen, da ich bisher keine Araliengewächse oder Ginseng gesehen habe, die unter solchen Umständen wachsen. Wäre schön – ob das stimmt?

Eigenschaften von Taigawurzel

Wirkungen

adaptogen
adrenerg
antidepressiv
ermüdungshemmend
immunadjuvant
immunstärkend
immuntonisierend
leistungssteigernd
MAO-hemmend
konzentrationsfördernd
stressmindernd

Verfügbarkeit

Man bekommt Taigawurzel überall im Kräuterhandel und auch via Internet. Sollten Sie in einer Region leben, wo die Pflanze heimisch ist, kaufen Sie einige Setzlinge und pflanzen Sie diese ein. Hat sich Taigawurzel einmal etabliert, wird sie sich ausbreiten und Sie lebenslang mit Medizin versorgen.

Kräuter Schulte (www.kraeuterschulte.de) hat *Eleutherococcus senticosus* als Tinktur, getrocknetes Kraut und Pulver vorrätig.

Stratifizierte Samen, die garantiert keimen, sind im Handel erhältlich (www.horizonherbs.com). Einmal gepflanzt, ist Taigawurzel sehr haltbar. Nach vier Jahren ist die Pflanze ausgereift und produziert Blüten und Samen. Im vierten Jahr ist der Eleutherosid-Gehalt am höchsten – ernten Sie nicht früher.

Wurzel und Stammrinde erntet man im Herbst. Man zerkleinert die größeren Wurzeln, und zieht die Rinde der Stämme in Streifen ab. Dann bewahrt man das Ganze wie gewöhnlich trocken und kühl auf – am besten in lichtdichten Plastiksäckchen. Ich empfehle, Früchte zu trocknen und für die Sirupzubereitung zu verwenden.

Im Handel erhältliche Wurzeln sind bereits zerkleinert und/oder nach industriellen Standards pulverisiert.

Inhaltsstoffe

Taigawurzel enthält unter anderem Eleutheroside A bis M, Ciwujianoside, Eleutherans, Isofraxidin, Friedelin, Betasitosterol, Daucosterol, Ethylgalactosid, Chlorogensäure und Rosmarinsäure u. a. Viele glauben, dass die Eleutheroside die adaptogenen und immunaktivierenden Komponenten sind – insbesondere Eleutherosid B und vielleicht E.

Chlorogensäure ist stark antioxidativ und blutzuckersenkend wirksam, zudem antiviral/-bakteriell und pilzhemmend. Sie verlangsamt die Bewegung von Glukose im Blut. Rosmarinsäure wirkt gleichfalls antioxidativ, antientzündlich sowie antiviral/-bakteriell.

Die Rinde der holzigen Stämme hat den vierfachen Eleutherosid B-Gehalt der Wurzeln (400 mg/100 g), aber nur ein Drittel von deren Eleutherosid E Gehalt (30 mg/100 g). Früchte haben denselben Eleutherosid E-Gehalt wie die Rinde, aber nur ein Zehntel Eleutherosid B. Die Rinde enthält 50 Prozent mehr Chlorogensäure als die Wurzel (850 mg/100 g), aber nur die Hälfte Rosmarinsäure (11 mg/100 g). Früchte enthalten halb so viel Chlorogensäure, aber achtfach mehr Rosmarinsäure als die Rinde. Sie enthalten auch viel Rutosid (150 mg/100 g) im Vergleich zur Wurzel (66 mg/100 g).

Traditionelle Anwendung

Obgleich Taigawurzel seit Jahrtausenden in China verwendet wird, wurde das Kraut erst auf Grund der intensiven Forschung seitens der Russen in der zweiten Hälfte des 20. Jahrhunderts populär. Später hat die Heilkräuter-Renaissance in den USA Wind davon bekommen und taufte die Pflanze

„Sibirischer Ginseng“ – ein neuer Trend. Taigawurzel avancierte für einige Zeit zum „Kraut Nummer eins“ bis es schließlich von Rosenwurz (*Rhodiola*) verdrängt wurde – das war dann, wie man im Englischen sagt, „*the new kid on the block*“.

Ayurveda Es waren keine Belege zu finden.

Traditionelle Chinesische Medizin

Acanthopanax gracilistylus und *A. senticosus* (syn. *Eleutherus senticoccus*) werden beide in der chinesischen Medizin benutzt. Erstere Pflanze nennt man in China *wu jia pi* und setzt sie zur Stärkung von Sehnen und Knochen ein, zur Linderung von rheumatischen Beschwerden, bei rheumatischer Arthralgie (Gelenkschmerzen), Schwäche in den Beinen, verzögertem Laufen von Kindern, bei allgemeiner Schwäche und Erschöpfung. Diese Spezies enthält ebenfalls Eleutheroside.

Taigawurzel heißt *ciwujia* und ist in der chinesischen Medizin fest etabliert. Stämme, Früchte, Wurzel und Blätter werden medizinisch genutzt. Taigawurzel gilt hier als tonisierendes Lebenselixier, als Milz- und Nierentonikum sowie als Beruhigungsmittel. Primäre Anwendungsgebiete sind Milz- und Nierenschwäche, Beschwerden im unteren Rücken und in den Knien, körperliche Schwächezustände, Schlafstörungen, Alpträume und Magersucht. Auch die Chinesen haben sehr gute Studien zu diesem Kraut durchgeführt.

Westliche Pflanzenheilkunde

Im Westen war das Kraut (ausgenommen Russland) bis zum Heilpflanzen-Boom Ende des 20. Jahrhunderts unbekannt.

Wissenschaftliche Studien

Taigawurzel löst im Körper eine Vielzahl von komplexen Wirkungen aus. Vier Einflussbereiche sind besonders wichtig: 1. Hormonsystem Hypothalamus-Hypophyse-Nebennieren, 2. Immunsystem, 3. Leber und Bauchspeicheldrüse sowie 4. Herz und Kreislauf. Insgesamt vermittelt Taigawurzel einzigartige und günstige adaptogene Wirkungen.

Hypothalamus-Hypophyse-Nebennieren

Taigawurzel erhält das Gleichgewicht der Funktionen des Hormonsystems Hypothalamus-Hypophyse-Nebennieren optimal aufrecht, in dem es die funktionellen Reaktionen des Systems in Bezug auf externe Einflussgrößen anpasst. Das Kraut wirkt auch als Nebennieren-Tonikum und hilft dabei, die Funktionen sowie die Gesundheit von geschädigten und überlasteten Nebennieren zu regenerieren. Wenn jemand schwer gestresst ist, fährt das System hoch. Lässt der Stress nach, verringert sich die Systemaktivität. Im Grunde ist dies die Definition eines Adaptogens. Es hilft dem Körper, sich an externe Stressoren anzupassen – egal welcher Art. Dann steht mehr Energie zur Verfügung, die Belastbarkeit erhöht sich und das Reaktionsvermögen des Hormonsystems in Bezug auf Belastungen wird verbessert.

Ein wichtiger Teilaspekt ist die stimulierende und tonisierende Wirkung in Bezug auf die Nebennieren. Das Kraut normalisiert die Nebennierenaktivität und verschiebt sie von katabolen (Cortisol) zu anabolen (DHEA) Prozessen. Dies wirkt stressmindernd und ausgleichend auf physiologische Funktionen im gesamten Organismus.

Immunsystem

Das Kraut beeinflusst in ähnlicher Weise das Immunsystem – anders gesagt: die Immunreaktion in Bezug auf externe Stressoren wird optimiert. In diesem Fall sind die Stressoren Krankheitserreger, die in den Körper eindringen. Studien belegen, dass die Immunreaktion vom jeweiligen Krankheitserreger abhängig ist. Unterschiedliche Teile des Immunsystems werden aktiviert, um auf einen bestimmten Stressfaktor passend zu reagieren. Taigawurzel beeinflusst inbesondere die Milz und die Milzfunktion nachhaltig.

In der Milz stimuliert Taigawurzel die Produktion von Antikörpern und erleichtert die Entfernung von Antikörper-markierten Bakterien. Die Produktion von Monozyten wird aktiviert und ihre Migration zu Gewebeschäden sowie ihre Transformation zu Makrophagen werden erleichtert. Die Phagozytose sowie die Makrophagenaktivität erhöhen sich – optimierte Reaktionen der angeborenen und erworbenen Immunabwehr. Die Anzahl dendritischer Zellen und deren Funktionen verbessern sich. Dendritische Zellen sind hochpräsent in Geweben, die externe Kontaktoberflächen haben – Haut, Nase, Lunge, Magen, Darm, sowie auch im Blut. Sie interagieren mit T- und B-Zellen, um adaptive Immunreaktionen zu induzieren und auszuformen. Sie sind ein entscheidender und wichtiger Bestandteil des Immunsystems und werden in hohem Maße von Taigawurzel aktiviert. Im Prinzip ermöglicht das Kraut effektivere und besser angepasste Immunreaktionen.

Noch einmal: Taigawurzel ist sowohl stimulierend als auch modulierend in Bezug auf das Immunsystem wirksam. Das Kraut erhöht das Potenzial und die Empfindlichkeit des Immunsystems – abhängig von Stressoren, die den Körper belasten. In zahlreichen *in vivo*-Studien beobachtete man, dass Taigawurzel die Überlebensdauer von Mäusen und die Anzahl der überlebenden Versuchstiere erhöht, die letale Mikroben injiziert bekamen – unabhängig vom benutzten Krankheitserreger. Das Kraut stimuliert die adaptive Immunreaktion auf die Erkrankung. Es unterstützt auch die Neutralisierung von Schadstoff- und Toxinbelastungen.

Einige klinische Studien wiesen die signifikant immunstärkende Wirkung von Taigawurzel nach. Unter anderem erhöhte sich die Zahl immunkompetenter Zellen, insbesondere von T-Lymphozyten (Helferzellen, zytotoxische und natürliche Killerzellen). Studien zeigten wiederholt, dass es bei Menschen die Abwehrkraft und die Konzentrationsfähigkeit erhöht sowie die Leistung steigert. Wer Taigawurzel regelmäßig anwendet, erkrankt seltener.

Leber und Bauchspeicheldrüse

Taigawurzel beeinflusst hochgradig den Zuckerstoffwechsel in der Leber und in der Bauchspeicheldrüse. Das Kraut optimiert dort Glucosestoffwechselprozesse bzw. somit auch die Glucosenutzung im Organismus – ein Beitrag zur optimalen Energieversorgung.

In der Bauchspeicheldrüse konzentrieren sich Pflanzenkomponenten in den Langerhans-Inseln, wo Insulin produziert wird. Taigawurzel stimuliert die Funktion der Inselzellen, schützt sie vor Schädigungen und kann dort Alloxan-induzierte Schäden rückgängig machen und verhindern. Dies ist ein Teilaspekt der Wirkung, die die Pflanze auf den Zuckerstoffwechsel hat. Darüber hinaus wird die Glykogenproduktion in der Leber und im ganzen Organismus gefördert. Wenn die Glykogenwerte unter Belastung sinken, wird relativ schnell Glykogen resynthetisiert und das Energieniveau bleibt hoch.

Herz und Kreislauf

Die Heilpflanze beeinflusst das Herz und die Gefäßfunktion, verbessert die Sauerstoffaufnahme, die Sauerstoffverfügbarkeit und die Nutzung von Sauerstoff. Taigawurzel verbessert somit die Energieversorgung und die Ausdauer. Sie schützt in jedem Fall vor Sauerstoffmangel jeglicher Ursache.

Antivirale Wirkung

Darüber hinaus ist Taigawurzel antiviral wirksam. Die Pflanze hemmt humane Rhinoviren, das Respiratorische Synzytial Virus (RSV) und Influenza-Virus A *in vitro*. Zusammen mit den Wirkungen auf das Immunsystem ist Taigawurzel das Mittel der Wahl, um Virusinfektionen zu behandeln oder vorzubeugen. Eine russische Studie mit jungen Männern zeigte, dass die Einnahme des Krauts Influenzainfektionen deutlich reduziert.

Eine andere Studie aus Russland mit 13 000 Automobilarbeitern belegte, dass die Arbeiter aus der Taigawurzel-Gruppe 40 Prozent weniger Atemwegsinfektionen entwickelten im Vergleich zur Kontrollgruppe. In einer anderen Studie (1973–1975) wurde 1200 Automobilarbeitern das Kraut als Teezubereitung zwei Monate pro Jahr verabreicht. Die Krankheitsinzidenz verringerte sich um 20 bis 30 Prozent.

Weitere Wirkungen

Pharmakokinetische Studien zeigten, dass Inhaltsstoffe von Taigawurzel zunächst in Leber, Nieren, Milz und Bauchspeicheldrüse konzentriert werden. Innerhalb von zwei bis vier Stunden sammeln sie sich in der Hypophyse, im Herz und in den Nebennieren an. Niedrigere Konzentrationen finden sich im Thymus, den Hoden und im Gehirn. In den Nebennieren liegen die Wirkstoffe in höchster Konzentration vor – dreimal höher als in anderen Organgeweben. Sobald diese Komponenten die Organe erreicht haben, induzieren sie spezifische Wirkungen.

In einer anderen russischen Studie gab man 2100 gesunden Erwachsenen Taigawurzel. In der Folge konnten sie Stress besser bewältigen, waren körperlich belastbarer, weniger anfällig für Kinetose (Bewegungskrankheit) und konnten unter Lärmeinwirkung schnell und präzise arbeiten. Die Leistung beim Korrekturlesen verbesserte sich und sie waren besser an unterschiedliche physische Stressbelastungen angepasst: Arbeit in großer Höhe, Hitze- und Sauerstoffmangelzustände.

Andere Studien wiesen nach, dass das Kraut die Aufmerksamkeit und Konzentrationsfähigkeit verbessert und die Übertragung von Nervenimpulsen im Gehirn aktiviert.

Es gibt eine Unmenge russischer Studien – dies war nur eine kleine Stichprobe. In den USA und in Europa wurden ebenfalls Studien auf diesem Gebiet durchgeführt. Häufig befasste man sich mit der Ausdauerleistung von Athleten – auch hier ist das Kraut nützlich.

In China wurde Taigawurzel ebenfalls erforscht. *In vivo*-Studien ergaben, dass die Pflanze eine signifikant dämpfende Wirkung auf das ZNS hat, hochgradig körperliche Reaktionen auf unspezifische Stimuli ausbalanciert, die Sauerstoffmangeltoleranz verbessert, vor Strahlung schützt, aktiv entgiftet, ein wirksames Mittel zur Stressbewältigung ist, endokrine Störungen normalisiert, die Werte von roten und weißen Blutkörperchen sowie den Blutdruck beeinflusst, immunmodulierend, antineoplastisch, antientzündlich und gonadotrop wirksam ist, die Herzfunktion optimiert und die Geweberegeneration stimuliert.

Chinesische Studien befanden das Kraut als nützlich zur Behandlung von körperlichen Symptomen auf Grund von Angst/Besorgnis: Schlafstörungen, Herzrhythmusstörungen, Unruhe, Benommenheit und so weiter. Taigawurzel induzierte auch die Rückbildung strahlungsbedingter Leukopenie. Darüber hinaus ist Taigawurzel zur Behandlung der koronaren Herzkrankheit sowie von akut obstruktiven Hirngefäßthrombosen, chronischer Bronchitis bei älteren Patienten, Höhenkrankheit, Arthritis und chronischer Erschöpfung (Fatigue) wirksam.

Eleutherococcus senticosus wirkt *in vivo* stark antihepatotoxisch und hepatoprotektiv bei CCL4-induzierter Hepatotoxizität und wirkt leberregenerierend – es stimulierte die Regeneration der Leber bei Versuchstieren, denen Teile der Leber chirurgisch entfernt worden waren. In anderen Studien wurden folgende Wirkeigenschaften nachgewiesen: krebshemmend, antioxidativ und antientzündlich. Auch ist das Kraut hilfreich bei ischämischem Schlaganfall und hat neuroprotektive Wirkung, erhöht zudem die Aufmerksamkeit und die Sehschärfe. In der Bibliographie finden Sie eine recht gute Auswahl an Literatur über die Pflanze.

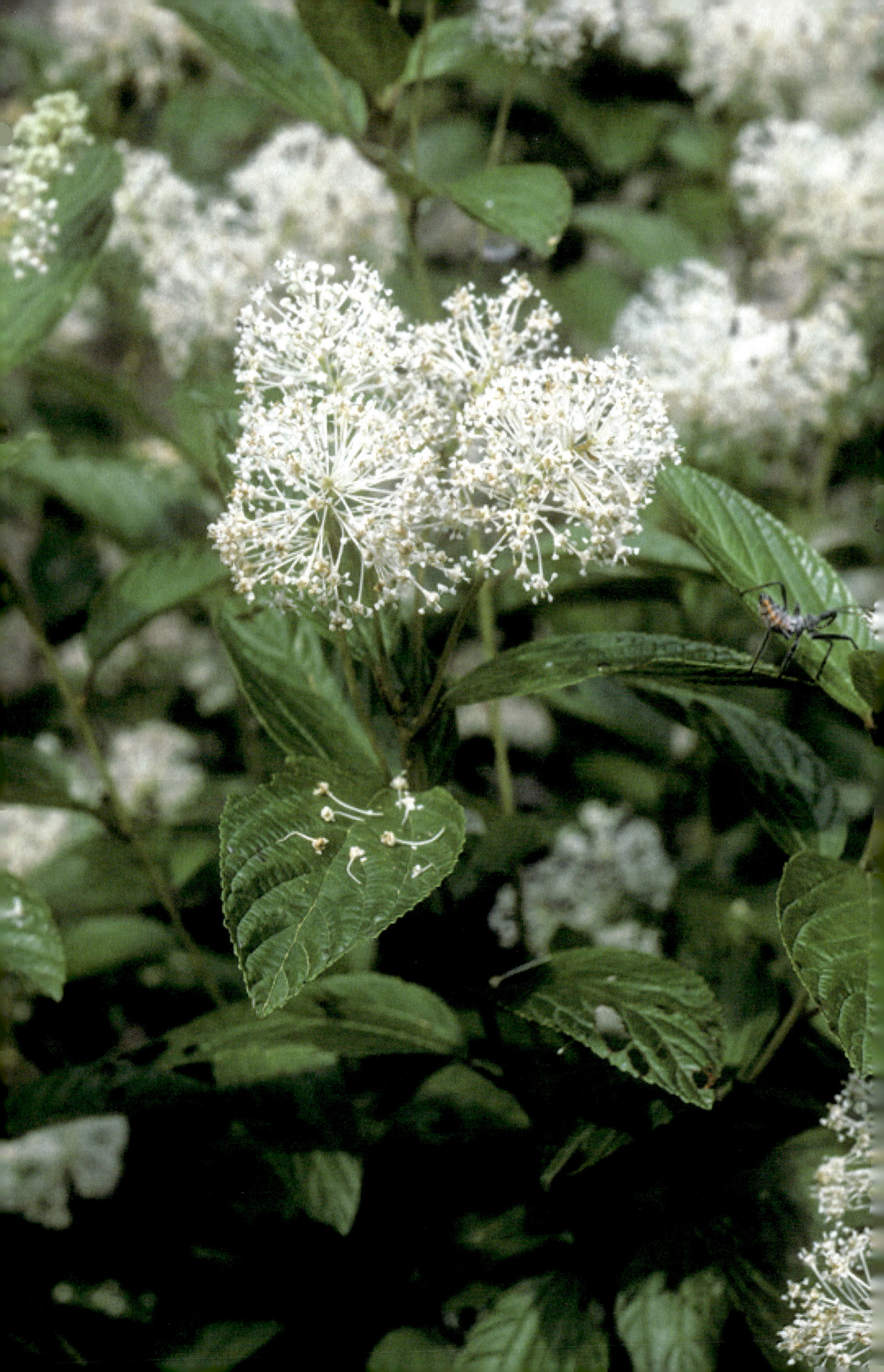

Säckelblumen

Familie *Rhamnaceae*, Kreuzdorngewächse.

Geläufige Namen *Ceanothus*, Säckelblumen, Kalifornischer Flieder, *Red Root.*

Benutzte Arten Die Gattung *Ceanothus* umfasst 50 oder 60 Arten. Die Gattung ist ausschließlich in Nord- bis Mittelamerika heimisch (von Kanada bis nach Guatemala), einige Arten finden sich im Osten oder südlich von Kalifornien. Allerdings wurde die Pflanze breitflächig in Europa als Zierpflanze kultiviert. Die meisten Arten können medizinisch eingesetzt werden. Am häufigsten greift man dabei auf *C. velutinus*, *C. cuneatus*, *C. integerrimus*, *C. greggii* und *C. americanus* zurück. Alle Arten gleichen sich hinsichtlich ihrer medizinischen Wirkung. Mein persönlicher Favorit ist *Ceanothus fendleri* (Fendlers Säckelblume). Die Pflanze wächst in meiner Region und ich benutze sie seit mehr als 25 Jahren. Wichtig ist hier vor allem die Farbe der Rinde (siehe unter: Anbau und Ernte).

Benutzte Pflanzenteile

Man verwendet die Wurzel oder das Innere der Wurzelrinde.

Zubereitung und Dosierung

Säckelblumen werden als Tinktur, Tee, starkes Dekokt, Gurgelwasser oder Kapsel zubereitet.

Tinktur

Getrocknete Wurzel, 1:5, 50 % Alkohol: 30 bis 90 Tropfen, bis zu viermal täglich.

Tee

1 Teelöffel Wurzelpulver in 230 Milliliter Wasser geben, 15 Minuten köcheln lassen, anschließend abseihen: bis zu sechs Tassen täglich trinken.

Starkes Dekokt

30 Gramm Kräuterdroge pro 500 Milliliter Wasser, 30 Minuten langsam köcheln lassen, anschließend abseihen:1 Teelöffel, drei- oder viemal täglich.

- Gurgelwasser bei Tonsillitis oder Halsentzündungen: Gurgeln Sie mit dem starken Dekokt vier- bis sechsmal täglich.

Ceanothus americanus

Kapseln 10 bis 30 Kapseln täglich.

Nebenwirkungen und Kontraindikationen

Nebenwirkungen sind nicht bekannt. Während der Schwangerschaft wird von der Anwendung abgeraten.

Arzneimittel-Interaktionen

Eine gleichzeitige Anwendung von Säckelblumen mit pharmazeutischen Koagulationsmitteln und Gerinnungshemmern sollte vermieden werden.

Habitat und Erscheinungsbild

Die verschiedenen Arten dieser Gattung wachsen offenbar überall in Nord- und Mittelamerika – von Kanada bis Guatemala. Man findet sie auf Meereshöhe im küstennahen Buschwäldern und sogar in Kiefernwäldern in 2750 Meter Höhe oder noch höher. Sie gedeihen an heißen und feuchten Standorten ebenso wie in halbtrockenen Wüstengegenden. Die Pflanzen sehen je nach Art unterschiedlich aus. Einige sind sommergrüne Bodendecker, die bis zu 30 Zentimeter hoch wachsen, andere sind immergrüne Sträucher. Sie erreichen Wuchshöhen bis zu 270 Zentimeter. Auch gibt es unter ihnen „kleine" Bäume, die nicht selten eine Höhe von 7,5 Metern aufweisen. Ihr Blattwerk kann je nach Art klein und lederartig oder groß und weich sein. Einige Arten haben Zweige, die mit Stacheln versehen sind, andere wiederum nicht. Sie tragen alle Blätter, also sollte es kein Problem sein, sie zu erkennen.

Die Pflanze bildet clusterförmige Blüten, die intensiv duften (… Mhhhh meine Nase mag den Geruch – zumindest bei *C. fendleri*). Die Samenkapseln sind bei allen Arten, die ich gesehen habe, identisch. Sie sind dreifächrig. Ausgereift sind sie vergleichbar rötlich gefärbt wie die Wurzelrinde der Pflanze (und die Tinktur). Daran und an den Blüten kann man die Gattung am einfachsten erkennen.

Anbau und Ernte

Die Gattung wurde intensiv kultiviert und es gibt unzählige, wahrscheinlich hunderte Kultursorten und Hybride. Damit die Verwirrung noch größer ist, mischen und kreuzen sich die Pflanzen in der Wildnis hemmungslos untereinander und … nun, im Grunde haben sie wann immer und mit wem auch immer Sex, ganz nach Belieben. Das Resultat ist eine variable Gattung. Auf jeden Fall können Sie eine Vielzahl von Arten bekommen, wenn Sie das Kraut selbst anbauen. Säckelblumen sollten eigentlich an jedem geographischen Standort gedeihen können. Ich wäre überrascht, wenn sich die Pflanzen nicht schon anderswo als in Amerika verbreitet hätten – als Zierpflanze verkleidet (da bin ich sicher!). Ist dem so, werden sich Säckelblumen auch bald in der freien Natur als invasives Kraut ausbreiten. Dort, wo die Pflanzen wachsen, produzieren sie etwa zwei Millionen Samen pro Morgen Land (ca. 4000 m^2). Sie brauchen keine Nachhilfe, um sich fortzupflanzen. Mit Hochgeschwindigkeit werden sie aus den Kapseln ausgestoßen (um ihre Reichweite zu vergrößern) und können jahrhundertelang keimfähig bleiben. Ach … ich liebe sie einfach.

Kultivierung ist mit Samen oder Wurzelschnitt möglich. Die Samen werden angeritzt und dann stratifiziert. Gewöhnlich weicht man sie für 12 Stunden in Wasser ein und kühlt sie anschließend drei Monate lang – man tut also so, als wäre es Winter.

Die Wurzeln/innere Rinde sollten im Herbst oder im Frühling geerntet werden – sobald die Wurzel einen ordentlichen Frost hinter sich hat. Die innere Rinde der Wurzel sollte von hellroter Farbe sein, die sich bis über die weiße hölzerne Wurzel ausbreitet und ihr nach dem Frost einen zartrosa Farbstich verleiht. Nur Wurzeln, die so aussehen, sind medizinisch wirksam. Wenn man die Wurzeln im späten Frühling, Sommer oder frühen Herbst erntet, sind sie weiß und die innere Rinde hat nur einen Hauch von Rosa. Solche Gewächse sind unnütz, sie haben keine Wirkung. Es braucht den Frost, damit die Produktion der medizinisch wirksamen chemischen Komponenten der Pflanze stimuliert wird.

Hinweis: Die Wurzel ist enorm hart, wenn sie getrocknet ist. Deshalb sollte man sie vor der Trocknung in ein bis zwei Zentimeter große Stücke schneiden. Sie werden es bereuen, wenn Sie das nicht getan haben … wirklich, glauben Sie mir!

Füllen Sie die gut getrockneten Wurzelstücke in ein Plastiksäckchen und bewahren Sie sie in Plastikbehältern an einem kühlen dunklen Ort auf. So halten sie jahrelang.

Inhaltsstoffe

Die Pflanze enthält unter anderem Betulin, Betulinsäure, Bacteriohopanetetrol, Ceanothinsäure, Ceanotheninsäure, Ceanothin, Ceanothamin, Ceano-

Eigenschaften von Säckelblumen

Wirkungen

In erster Linie stimuliert und tonisiert das Kraut das Lymphsystem. Säckelblumen wirken in der Leber und in der Milz entzündungshemmend. Darüber hinaus hat die Pflanze eine adstringierende, antiseptische, alterative, schleimlösende und spasmolytische Wirkung. Sie ist ein Schleimhauttonikum und ein starkes Blutgerinnungsmittel.

Verfügbarkeit

Die Pflanze wächst in Nord- und Mittelamerika. Man kann sie zudem im Internet und im Kräuterhandel beziehen. Sie findet sich in Europa in vielen Gärten als Zierpflanze „getarnt". Die Tinktur ist bei Kräuter Schulte (www.kraeuterschulte.de) erhältlich.

Alternativen

- *Phytolacca* (Kermesbeeren) ist eine hervorragende Alternative. Die Dosierung sollte hier nur ein Drittel der gängigen Dosierung von Säckelblumen betragen.
- *Galium* (Labkräuter) hat denselben Effekt, allerdings muss hier die Dosis um den Faktor vier erhöht werden. Am besten ist der frische Saft der Pflanze. Darüber hinaus hemmt *Galium* die Elastase (etwa um 60 Prozent) und ist nützlich gegen Bakterien, die Elastase als Teil ihrer Infektionsstrategie einsetzen.

than, Ceanotin, Americin, Integerressin, Integerrenin, Methylsalicylat, viele Tannine, Flavonoide, Flavonolglykoside, Flavonone und Dihydroflavonole. Die Blätter haben ein anderes Komponentenprofil, aber das spielt für unseren Zweck keine Rolle, da man medizinisch nur die Wurzel/Wurzelrinde verwendet. Die Pflanze ist reich an Protein, Eisen, Kupfer, Zink, Magnesium und enthält sehr viel Calcium. Die Wurzeln binden Stickstoff und besitzen stickstoffgefüllte Knötchen.

Traditionelle Anwendung

Säckelblumen sind ein wichtiges Heilkraut. Es ist bei vielen Krankheiten nützlich, da es die Entsorgung von totem Zellgewebe im Lymphsystem erleichtert. Wenn das Immunsystem im Akutfall oder beim Ausbruch einer Erkrankung reagiert und weiße Blutkörperchen bakterielle und virale Pathogene abtöten, werden diese in das Lymphsystem aufgenommen und über die Lymphe entsorgt. Wenn das Lymphsystem Zellbestandteile rasch entsorgt, fördert dies den Heilungsprozess – manchmal sogar dramatisch. Das Kraut ist besonders aktiv, wenn ein Teil des Lymphsystems angeschwollen (d. h. wenn der Lymphabfluss beeinträchtigt ist), infiziert oder entzündet ist – etwa Lymphknoten, Tonsillen (Mandeln), Milz, Blinddarm und Leber.

Ayurveda

Hier ist die Heilpflanze nicht bekannt.

Traditionelle Chinesische Medizin

Säckelblumen sind in der TCM völlig unbekannt.

Westliche Pflanzenheilkunde

In Amerika haben Säckelblumen eine lange Geschichte. Die indigenen Kulturen nutzten die Pflanze als Heilmittel für ein breites Krankheitsspektrum – von Arthritis bis Grippe. Primär wurde es als adstringierendes Mittel eingesetzt. Frühe amerikanische Herbalisten und Heilkundige haben die Anwendung der Pflanze wesentlich erweitert. Sie benutzten Säckelblumen als adstringierendes, schleimlösendes, sedierendes, antispasmodisches und antisyphilitisches Mittel. Indikationen waren unter anderem Gonorrhoe, Ruhr, Asthma, chronische Bronchitis, Keuchhusten (Pertussis), Lungenprobleme und Mundgeschwüre, Fieber und Infektionen. Die Heilpflanze wurde bevorzugt bei vergößerter Milz und teilweise auch bei vergrößerter Leber verordnet.

Wissenschaftliche Studien

Es gibt kaum Studien zu dieser Pflanze. Vor allem wurde in keiner Studie die Wirkung auf das Lymphsystem und die Milz untersucht. In den letzten Jahren wurden einige wenige Studien zur antimikrobiellen Wirksamkeit von Säckelblumen durchgeführt. Manche Komponenten der Wurzel erwiesen sich als wirksam gegen verschiedene orale Pathogene. Darunter *Streptococcus mutans*, *Actinomyces viscosus*, *Porphyromonas gingivalis* und *Prevotella intermedia*. Die Blüten sind gegen *Staphylococcus aureus* und eine Reihe von *Candida*-Arten aktiv. Die Wurzeln sind vermutlich gleichfalls wirksam.

Betulin und Betulinsäure, die die Hauptinhaltsstoffe der Pflanze sind, haben ein breites Wirkspektrum (*in vivo* und *in vitro*). Sie sind antiplasmodial, anti-HIV, antientzündlich, anthelminthisch, antioxidativ, tumorhemmend und immunmodulierend wirksam. Ceanothan ist stark aktiv gegen Staphylokokken, Plasmodien und wirkt immunmodulierend. Diese Wirkeigenschaften beeinflussen bakterielle Erkrankungen. Allerdings ist nicht klar, wie und in welchem Ausmaß die genannten Stoffe dies bewerkstelligen.

Es gibt Hinweise darauf, dass die Wirksamkeit des Krauts in den Lymphknoten auch die dortige Produktion von Lymphozyten, insbesondere von T-Zellen, verbessert. Ärzte, die mit AIDS-Patienten arbeiten, haben einen Anstieg der T-Zellen nach der Gabe von Säckelblumen beobachtet. Vor allem bessert das Kraut Entzündungen in der Milz und der Leber, die durch Bakterienreste und Trümmer von weißen Blutkörperchen in der Lymphe sowie durch Fragmente von roten Blutkörperchen im Blut bei Krankheiten wie Babesiose verursacht werden. Es gibt klinisch Belege dafür, dass Säckelblumen eine breite Wirksamkeit im gesamten Lymphsystem haben. Das Kraut lindert nicht nur Entzündungen in der Milz, sondern auch im Blinddarm, und stimuliert die Lymphdrainage in der Darmwand.

In klinischen Studien wurde die Pflanze als Tinktur (meist 10 bis 15 Milliliter pro Person) eingesetzt. Die Studien beschäftigten sich mit starker Blutung, inklusive exzessive Menstruationsblutungen. Hier erwies sich die Pflanze als starkes Gerinnungsmittel und Hämostatikum. In allen Studien wurde eine verkürzte Blutgerinnungszeit beobachtet.

In einer Studie hatte die orale Gabe einer einmaligen Dosis Pflanzentinktur (3,5 bis 7 Milliliter) aus *Ceanothus americanus* einen bemerkenswerten Effekt: Bei geringer Dosis kam es zur beschleunigten Blutgerinnung innerhalb von 10 bis 20 Minuten nach Einnahme. Allerdings schwächte sich bei höherer Dosierung die Gerinnung etwa eine Stunde nach der Tinkturanwendung ab. Man kann darüber spekulieren, wie groß das Aktivitätsspektrum der Pflanze sein könnte.

In vivo-Studien ergaben, dass das Kraut eine beachtliche blutstillende und hypotensive Wirkung hat. *In vitro* hemmen Säckelblumen die Reverse-Transkriptase und wirken pilzhemmend.

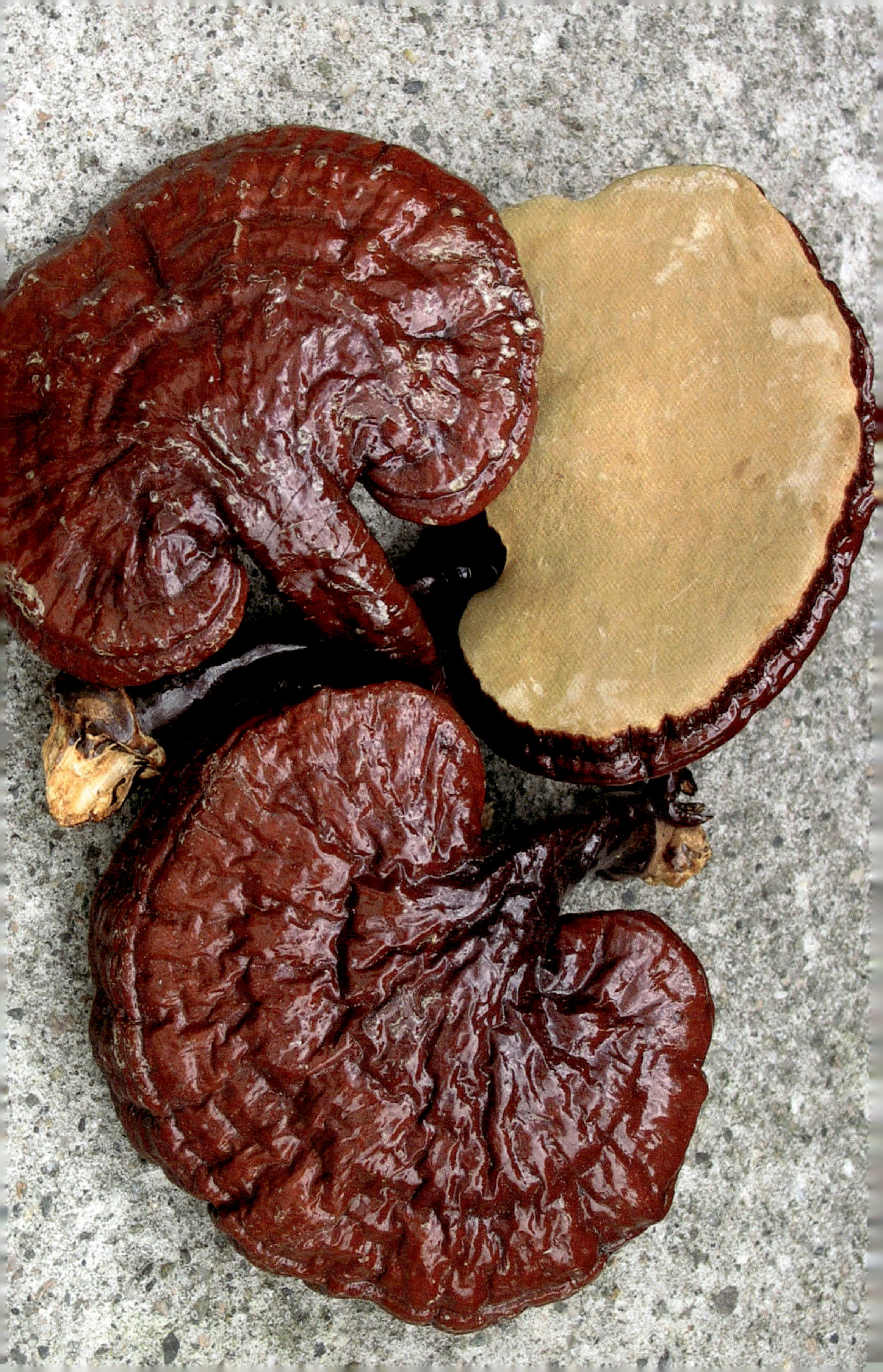

Reishi

Familie *Ganodermataceae*, Lackporlingsverwandte.

Geläufige Namen Im Westen ist der Glänzende Lackporling (*Ganoderma lucidum*), ein Pilz, häufig unter seinem japanischem Namen *Reishi* geläufig.

Benutzte Arten Es gibt 80 oder möglicherweise sogar 250 Arten der *Ganodermataceae* (Ist Taxonomie etwa eine Wissenschaft?). Einige von ihnen werden zu medizinischen Zwecken benutzt – hauptsächlich *Ganoderma lucidum*, aber auch *G. luteum, G. tsugae, G. applanatum, G. australe, G. capense, G. tropicum, G. tenue* und *G. sinense* werden eingesetzt.

Der Traditionellen Chinesischen Medizin (TCM) zufolge verfügen alle Pilzarten über leicht unterschiedliche Wirkungen. Die TCM unterscheidet Gruppen von Pilzen, je nach ihrer Farbe. Blau (sauer) soll das Sehvermögen und die Leberfunktion verbessern sowie nervenberuhigend wirken. Rot (bitter) soll die medizinisch wirksamste Gruppe sein. Pilze dieser Farbe unterstützen die inneren Organe, verbessern das Gedächtnis und steigern die Vitalität. Gelb (süß) stärkt die Milzfunktion und beruhigt den Geist. Weiße Pilze (heiß) verbessern die Lungenfunktion, verleihen Mut und einen starken Willen. Die schwarzen Pilze (salzig) schützen die Nieren und die violetten Pilze (süß) fördern die Funktion der Ohren, Gelenke und Muskeln – und verbessern das Aussehen.

Benutzte Pflanzenteile

In der Regel verwendet man den Fruchtkörper (den Pilz selbst), manchmal auch das Myzel.

Zubereitung und Dosierung

Zubereitungen sind Tabletten, Tinktur, Sirup/Dekokt, Pulver oder sie werden als Suppengrundlage verwendet.

Tabletten à 1 Gramm (aus dem Handel): bis zu dreimal täglich.

Tinktur

1:5, 20 % Alkohol: 2 bis 4 TL (10 bis 20 Milliliter) bis zu dreimal täglich. Die Tinktur wird am besten aus einem Dekokt gewonnen, um wirksam Mehrfachzucker zu extrahieren. Auf 450 Gramm Reishi-Pulver kommen 2,25 Liter Flüssigkeit (1,8 Liter Wasser und ca. 0,5 Liter Alkohol). Geben Sie das

Ganoderma lucidum

Pulver (oder den zerkleinerten Pilz) in das Wasser, lassen Sie es aufkochen, Deckel aufsetzen, 30 Minuten langsam köcheln, zugedeckt abkühlen lassen. Gießen Sie dann den Sud in ein großes Gefäß. Anschließend den Kornalkohol zugeben, zudecken und zwei Wochen ziehen lassen. Schließlich dekantieren, auspressen und aufbewahren.

Sirup/Dekokt

2 bis 5 Gramm Pilz kommen auf 1 Liter Wasser, je nach gewünschter Stärke. Bringen Sie das Gemisch zum Kochen und lassen Sie es ohne Deckel bei möglichst niedriger Temperatur zwei Stunden köcheln, bis die Flüssigkeitsmenge um zwei Drittel reduziert ist. Abkühlen lassen und passieren. Nehmen Sie den Sirup vor dem Zubettgehen ein oder in drei gleichen Portionen über den Tag verteilt. Im Akutfall kann man mehr Sirup nach Bedarf einnehmen.

Pulver

Bei chronischen Erkrankungen werden 3 bis 6 Gramm, im Akutfall 9 bis 15 Gramm in drei gleich große Dosen aufgeteilt über den Tag verteilt eingenommen. Verrühren Sie das Pulver in Wasser und trinken Sie das Gemisch. Sie können auch 6 bis 12 (chronische Erkrankung) oder 18 bis 30 Kapseln (Akutfall) einnehmen.

- Bei Pilzvergiftung: 120 bis 200 Gramm Reishi-Pulver in Wasser, drei- bis fünfmal täglich.

Nebenwirkungen und Kontraindikationen

Bei Gallengangsverengung ist Reishi kontraindiziert. Gelegentlich können Hautausschlag, wässriger Stuhl, Mundtrockenheit, Schläfrigkeit, Blähungen, Harndrang, Schwitzen oder Schwindel auftreten. Diese Wirkungen verschwinden, wenn man Reishi absetzt. Nehmen Sie Reishi zu den Mahlzeiten ein, um Schwindel zu vermeiden.

Arzneimittel-Interaktionen

Reishi wirkt synergistisch mit Cefazolin, Interferon-alpha (auch IFN-gamma) oder Aciclovir – das heißt der Pilz verbessert die Wirkung der Arzneistoffe. Bei Anwendung von Immunsuppressiva ist Vorsicht geboten. Auch bei Blutverdünnern (Aspirin, Warfarin) kann es zu additiven Wirkungen kommen.

Habitat und Erscheinungsbild

Reishi ist ein derber und holziger Pilz. Sein Hut glänzt und sieht beinahe lackiert aus. Der lateinische Begriff für die am häufigsten medizinisch verwendete Art ist „*lucidum*". Die deutsche Übersetzung hierfür lautet „hell, leuchtend" oder „glänzend". Die Bezeichnung der Gattung (*Ganoderma*) kommt aus dem Griechischen. „*Gano*" bedeutet „Glanz" und die Übersetzung für „*derma*" lautet „Haut". Demnach bedeutet der lateinische Terminus, den sich die Botaniker ausgedacht haben, „glänzende Haut glänzend" (... lateinische Terminologie ist in keinster Weise tiefgreifend philosophisch! Der sonore Klang der Worte verführt uns dazu, dies anzuehmen).

Der Fruchtkörper der verschiedenen Arten ist mit einer Harzschicht überzogen, deren Farbe von Gelb bis Schwarz reicht. In den USA findet man am häufigsten den roten *G. lucidum*.

Reishis wachsen an vielen Baumarten. Häufig bewohnen sie absterbendes oder totes Laubholz. Sie bevorzugen Eiche, Ulme, Ahorn, Weide, Magnolie, Pflaumenbaum und Robinie. Gelegentlich findet man sie auch auf Nadelbäumen wie Pinie, Lärche und Fichte. Die Pilze bevorzugen gemäßigte Klimazonen.

Anbau und Ernte

Der Fruchtkörper kann zu jeder Zeit geerntet werden. Spezielle Behandlung ist nicht nötig. Lassen Sie ihn an der Luft gut trocknen. Dann verwahren Sie ihn im Plastiksäckchen in einem lichtdichten Gefäß. So sind die Pilze jahrelang haltbar.

Reishi kann man leicht selbst kultivieren, wenn man Hartholzpflöcke oder Dübel beimpft. Zu diesem Zweck spaltet man Holzscheite und lässt sie einige Monate liegen. Dann bohrt man sie an und setzt die beimpften Dübel ein, am besten im Frühjahr nach dem letzten Frost. Im ersten Jahr überzieht sich das Holz mit Myzel. Im zweiten Jahr beginnt die Pilzbildung. Beimpfte Reishi-Dübel sind via Internet erhältlich (www.fungi.com). Auf der Webseite von Fungi Perfecti erhalten Sie zudem weitere wertvolle Informationen.

Inhaltsstoffe

Bislang wurden mehr als 400 bioaktive Komponenten identifiziert. Davon sind etwa 140 Triterpene, primär Ganodermsäuren, davon gibt es zehn spezifische Gruppen. Mehr als 100 zusätzliche Komponenten sind Mehr-

Eigenschaften von Reishi

Wirkungen

analgetisch
antiallergisch
antibakteriell
antihyperlipidämisch
antientzündlich
antinephrotoxisch
antiviral
choleretisch
galletreibend
gefäßerweiternd
hypocholesterinämisch
hypotensiv
immunmodulierend
immunstimulierend
leberregenerierend
Milz- und Thymustonikum
tumorhemmend
anti-hyperbilirubinämisch
anti-hypertriglyceridämisch
zytotoxisch

Reishi stimuliert Interleukin 1 und 2, die Phagozytose, die Lymphozytenproliferation, aktiviert natürliche Killerzellen und Makrophagen, verbessert die Leukozyten- und T-Zellenfunktion, die Thymusfunktion sowie das Thymusgewicht und stimuliert die Produktion von Gamma-Interferon. Reishi hemmt Tumorwachstum und den Tumornekrosefaktor, ist auch gegen zahlreiche Viren wirksam (inklusive HBV und HIV).

Verfügbarkeit

Reishi ist überall im Kräuterhandel erhältlich. Sie können Reishi via Internet beziehen oder selbst züchten – er wächst problemlos. Fungi Perfecti (www.fungi.com) verkauft leicht anwendbare Starter-Sets.

fachzucker, die zahlreiche Immunwirkungen der Pflanze vermitteln. Darüber hinaus finden sich viele andere Stoffe, darunter LZ-8-Protein. Diese Komponente wirkt stark immunstimulierend auf die Milz und auf periphere Lymphozyten.

Traditionelle Anwendung

Ayurveda

Die Anwendung des Pilzes ist im Ayurveda unklar. In der indischen Heilkunde wird von einem ähnlichen Pilz berichtet. Der mysteriöse *chih*-Pilz wird als das „Kraut der Unsterblichkeit" betrachtet. In antiken chinesischen Schriften sind Versionen der indischen Legenden über den Pilz weit verbreitet. Historische Personen nennen ihn hier *ling chih* oder *Reishi*. In meiner Bibliothek über ayurvedische Praxis kann ich keinen Beleg zu Reishi auffinden.

Traditionelle Chinesische Medizin

Ganoderma ist in China unter der Bezeichnung *ling chih* oder *ling zhi* (Pilz der Unsterblichkeit) bekannt. In Japan nennt man ihn *reishi* (10 000-Jahre-Pilz) und so nennt man ihn im Westen in der Regel auch. Er gilt als Tonikum für Langlebigkeit und Vitalität.

In China und Japan wird der Pilz mindestens seit 1000 Jahren zur Behandlung von Schwächezuständen nach langer Krankheit, bei Müdigkeits-Syndrom, als Anti-Aging-Mittel, bei koronarer Herzkrankheit, Nierenerkrankungen, Arthritis, Bluthochdruck, Schlafstörungen, Asthma und Bronchitis, Geschwüren und Nervenschmerzen eingesetzt.

Die TCM schätzt ihn wegen seiner wärmenden, tonisierenden, nahrhaften, entgiftenden, adstringierenden und Überfülle auflösenden Eigenschaften. Traditionell benutzt man in China und Japan mindestens fünf verschiedene *Ganoderma*-Spezies für jeweils unterschiedliche medizinische Zwecke. *Ganoderma lucidum* gilt in jeder Beziehung als wirksamster Pilz.

Westliche Pflanzenheilkunde

Bis zu seiner Einführung durch TCM-Ärzte im mittleren bis ausgehenden 20. Jahrhundert war der Pilz im Westen unbekannt. Der Pilz gewann im Westen auf Grund unzähliger japanischer Studien größere Popularität.

Wissenschaftliche Studien

Den besten Überblick über Ganoderma liefern meiner Meinung nach S. Bhagwan et al. in *Ganoderma lucidum: A Potent Pharmacological Macrofungus* sowie R. Russel und M. Paterson in ihrem Buch *Ganoderma: A Therapeutic Fungal Biofactory.*[1] Sie schildern alles Wissenswerte über den Pilz. Anbei ein kurzer Überblick:

In vivo- und *in vitro-*Studien berichteten über leberregenerierende/-protektive, choleretische, Lerberwerte-normalisierende, analgetische, antiallergische, antientzündliche, antibakterielle/-virale, antioxidative, krebshemmende (Hemmung oder Zurückentwicklung von Tumoren), blutdrucksenkende, bronchorelaxierende, immunstimulierende/-modulatorische, kardiotonische, schleimlösende und antitussive Wirkungen von Reishi.

Klinische Studien ergaben, dass Reishi bei Patienten mit Fibromyalgie, Schlafstörungen, Schwindel, Magengeschwür, Muskeldystrophie, Schnupfen, Alzheimer-Demenz, Hyperlipidämie, Stress, Leberinsuffizienz, Diabetes, Krebs, Immunschwäche und Hepatitis wirksam ist.

Wenngleich er nicht primär für diese Zwecke eingesetzt wird, wirkt Reishi antibakteriell, pilzhemmend und antiviral bei einigen Pathogenen: *Helicobacter pylori, Pseudomonas syringae, P. aeruginosa, E. coli, Bacillus subtilis, Staphylococcus aureus, Klebsiella pneumoniae, Salmonella typhi, Micrococcus flavus* und *Micrococcus luteus.*

Der Pilz ist auch stark antiviral wirksam, insbesondere gegen Hepatitis- und Influenza A-Viren, Herpes simplex 1 und 2 (er hemmt auch deren Anbindung und die Penetration in Zellen), Epstein-Barr-Virus und HIV.

Darüber hinaus schützt Reishi gegen *Candida spp., Microsporum canis* und *Trichophyton mentagrophytes.* Zudem ist Reishi gegen Malaria-Parasiten (Plasmodien) wirksam.

Wie die Taigawurzel ist auch Reishi in Bezug auf die günstigen Immunwirkungen kaum zu überschätzen. Reishi ist besonders in der Milz wirksam und stimuliert nachhaltige Immunreaktionen. Reishi wirkt stark mitogen, vor allem in den Monozyten, und regt die Bildung von hochaktiven Immunzellen an. Der Pilz aktiviert körpereigene Abwehrzellen wie die T-Zellen, Makrophagen und natürliche Killerzellen. Zudem erhöht er die Produktion von Zytokinen, inklusive Interleukine, Tumornekrosefaktor alpha und Interferon. Reishi stimuliert hocheffektiv Makrophagen und deren Aktivität gegen Pathogene. Die wichtigsten klinischen Studien zur Stärkung der Immunfunktion durch Reishi wurden mit Krebspatienten gemacht. Die meisten Immunstudien waren *in vitro* oder *in vivo.*

Das Interesse gilt zudem den Antitumorwirkungen: Antiangiogenese, Hemmung der Bildung neuer Blutzellen durch Tumoren, Antiproliferation, direkte Krebshemmung

(Zelllinien: Prostata, Dickdarm, Leukämie, Lymphom, Myelom). Reishi schützt vor Nebenwirkungen der Krebstherapie (Bestrahlung) und hemmt das Krebswachstum durch Verbesserung der körpereigenen Abwehr.

Hier eine Stichprobe einiger klinischer Studien: In einer klinischen Studie mit 355 Hepatitis B-Patienten besserte sich der Zustand von 92,4 Prozent der Patienten nach der Gabe einer Kräuterzubereitung, die unter anderem Reishi enthielt. Eine andere Studie fand heraus, dass sich durch den Pilz die Hepatitis B-Symptome bessern und die SGOT- und SGPT-Spiegel verringern. Weitere Studien belegten eine blutdrucksenkende Wirkung von Reishi bei Patienten mit Bluthochdruck – sie hatten die Reishi-Zubereitung sechs Monate lang eingenommen. In Studien mit mehr als 2000 Patienten mit chronischer Bronchitis kam es bei 60 bis 90 Prozent der Teilnehmer zur Linderung der Symptome, zur deutlichen Verbesserung des Gesundheitszustands und zur Gewichtszunahme. In Studien mit Bluthochdruckpatienten verbesserte sich durch Reishi-Gabe der Blutdruck. Bei Patienten mit Gedächtnisstörungen wurden eine erhöhte Aufmerksamkeit und verbesserte Gedächtnisleistungen beobachtet.

Reishi wird seit langem in der Volksmedizin aber auch klinisch eingesetzt und schützt die Leber vor *Amanita phalloides* (Knollenblätterpilz)-Vergiftung. Hierzu habe ich aber keine spezifischen Studien finden können.

Anmerkungen

1 S. Bhagwan et al., "Ganoderma lucidum: A Potent Pharmacological Macrofungus," *Current Pharmaceutical Biotechnology* 10 (2009): 717–42, and R. Russel and M. Paterson, "Ganoderma: A Therapeutic Fungal Biofactory," *Phytochemistry* 67 (2006): 1985–2001.

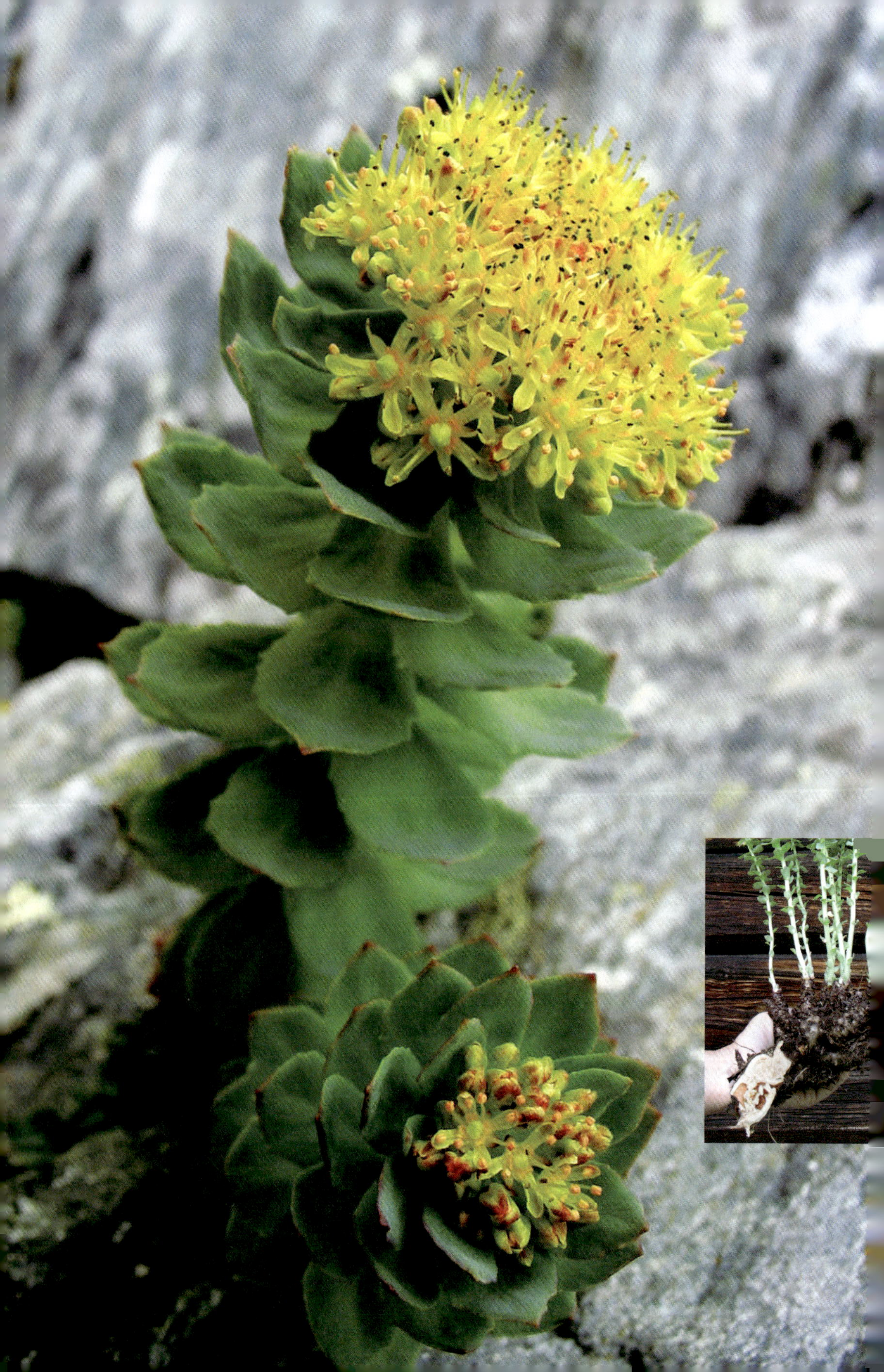

Rosenwurz

Familie *Crassulaceae*, Dickblattgewächse.

Geläufige Namen Man nennt die Pflanze auf Grund ihres Dufts, der an Rosen erinnert, Rosenwurz (*Rhodiola*).

Benutzte Arten Wie gewöhnlich herrscht unter den akademischen Pflanzenexperten Uneinigkeit darüber, wie viele *Rhodiola*-Arten es gibt. 36 oder vielleicht 60, möglicherwiese aber auch 90 (… wie bei den Briefmarkensammlern: „Nein, schau dir den kleinen Punkt an der Ecke an“). Es ist zum Heulen!

Die primäre medizinische Spezies, die meistens benutzt wird, ist *Rhodiola rosea.* Aber es werden auch andere verwandte Arten für medizinische Zwecke verwendet – je nachdem, wo sie wachsen. Auf Grund der Popularität von *R. rosea* wird die Pflanzengattung intensiv erforscht. Ich habe medizinische Studien über *R. crenulata, R. quadrifida, R. heterodonta, R. semenovii, R. sachalinensis, R. sacra, R. fastigiata, R. kirilowii, R. bupleuroides, R. imbricata, R. rhodantha* und *R. integrifolia* gefunden.

Es gibt übertriebene Behauptungen (leicht im Internet zu finden), dass *nur* die russische *Rhodiola rosea*, die nahe des nördlichen Polarkreises geerntet wird (… vermutlich von fastenden Jungfrauen, die das Kraut einholen, wenn die Nordlichter über dem Rand der Erde auftauchen …) die aktiven Komponenten enthält, die die Pflanze nützlich für medizinische Anwendungen machen. Dennoch verfügt *jede Rhodiola rosea* unabhängig vom Standort über fast identische chemische Komponenten. Alle *R. rosea*-Pflanzen sind als medizinisches Heilmittel geeignet.

Bitte beachten Sie: Das exakte chemische Profil der einzelnen *R. rosea*-Pflanzen unterscheidet sich, abhängig von der Jahreszeit, Tageszeit und geographischen Lage des Standorts (… dieses oder jenes Tal in Russland, ja … aber nicht, ob das Kraut am Polarkreis von fastenden Jungfrauen geerntet wurde). Mit anderen Worten: Sie können *R. rosea* an einem bestimmten Ort im Mai ernten – wenn Sie im September wieder dorthin gehen, um eine andere Pflanze dieser Art zu ernten, wird das chemische Profil ein anderes sein. Gleiches trifft auf jede andere Art dieser Gattung zu (… und auch auf jede andere Heilpflanze auf diesem Planeten). Ein Teilaspekt der Kunst der Kräuterkunde besteht darin, das medizinische Potenzial der geernteten Pflanzen einzuschätzen, indem man das beste wissenschaftliche Instrument dazu verwendet, das jemals entdeckt wurde: die fokussierte Kraft des

Rhodiola rosea

menschlichen Bewusstseins. Maschinen sind kein verlässlicher Ersatz für die Fähigkeit, gleichzeitig vernünftig zu denken *und* zu fühlen. Darüber hinaus … hoppla! Verzeihung. Ich schweife schon wieder ab.

Einigen Studien zufolge enthalten 14 andere Arten dieser Gattung dieselben Inhaltsstoffe wie *R. rosea*. Alle können medizinisch angewendet werden und weisen mehr oder weniger dieselben Wirkungen wie *R. rosea* auf (siehe Wissenschaft, S. 375). Übrigens, *Rhodifolia integrifolia* ist ein Hybrid aus *Rhodiola rhodantha* und *R. rosea* – sie ist quasi identisch mit *R. rosea*.

Hinweis: Rosenwurz ähnelt optisch *Sedum* (Fetthennen). Einst wurden sie dieser Gattung zugeordnet. Gelegentlich wird deshalb *R. rosea* als *Sedum rosea* gelistet.

Benutzte Pflanzenteile

Man benutzt die Wurzel.

Zubereitung und Dosierung

Man benutzt Rosenwurz zu Heilzwecken meist als Kapsel oder Tinktur.

Tinktur

Getrocknete Wurzel, 1:5, 50 % Alkohol. Manchmal wendet man auch eine 1:4-Zubereitung an. Ich weiß nicht, ob das nötig ist.

Tonisierende Dosis: 30 bis 40 Tropfen drei- bis viermal täglich, meist in etwas Wasser.

Im Akutfall: 0,5 bis 1 Teelöffel, dreimal täglich 20 bis 30 Tage lang, anschließend wird wieder die tonisierende Dosis benutzt.

Kapseln

Hauptsächlich wird die Wurzel als Kapsel eingenommen, jeweils 100 Milligramm pro Kapsel. In der Regel nimmt man eine oder zwei Kapseln pro Tag ein – in Akutfällen bis zu 1000 Milligramm pro Tag. Häufig sind die Kapseln standardisiert und enthalten 2 bis 3 Rosavine und 0,8 bis 1 Prozent Salidrosid. Die Kapseln werden in der Regel vor den Mahlzeiten eingenommen.

Nebenwirkungen und Kontraindikationen

Nebenwirkungen und Kontraindikationen sind nicht bekannt.

Habitat und Erscheinungsbild

Rhodiolae mögen große Höhen und Kälte. Die Gattung kommt zirkumpolar, in subarktischen und kalten Gebirgsregionen der nördlichen Hemisphäre vor. Rosenwurz ist im östlichen Teil von Russland, in Teilen Chinas, in Tibet, Gebirgsregionen von Europa, Kanada und in kälteren Regionen der USA heimisch. In den USA, Europa und Tibet gibt es die größten Populationen – in Tibet kommen offenbar die meisten Rhodiola-Arten vor.

Die Pflanzen sind typische Sukkulenten mit fleischigen, grau-grünen Blättern, die mit Saft angefüllt sind. *Rhodiolae* wachsen bis zu 20 Zentimeter hoch und bilden clusterförmige Blüten, die je nach Art gelb, rosa, rot oder orange gefärbt sind. *Rhodiola rosea* blüht gelb.

Das Wurzelsystem ist relativ ausladend, wenn die Pflanzen in einer nährstoffreichen Umgebung wachsen. Je weiter im Norden und je magerer die Böden sind, desto kleiner fällt die Wurzel aus.

In Nordamerika gibt es drei Rosenwurz-Arten: *Rhodiola rosea* ist in den Bergen in North Carolina und in Pennsylvania zu finden. Über New England verbreitet sie sich bis nach Kanada und von dort aus hat sie sich ihren Weg bis zum Nördlichen Polarkreis gebahnt. *R. rhodantha* gedeiht in den Rocky Mountain-Staaten, von New Mexico und Arizona bis hinauf zur kanadischen Grenze. *R. integrifolia* ist am weitesten in Nordamerika verbreitet – entlang der Rocky Mountains bis nach Kanada und schließlich bis zur Arktis. In Minnesota und im Staat New York gibt es ebenfalls *Rhodiola*-Bestände. Die meisten östlichen Rhodiolen sind gefährdet.

Wenn Sie im Westen der USA Wurzeln wild ernten möchten, sollten Sie nach *R. integrifolia* Ausschau halten. Diese Art ist genauso wirksam wie *R. rosea* und nicht gefährdet – im Gegensatz zu östlichen Rosenwurz-Beständen.

Anbau und Ernte

Auf Grund der Popularität der Pflanze als Anti-Aging-Mittel sowie als Heilkraut bei chronischer Erschöpfung ist wild wachsender Rosenwurz mittlerweile eine gefährdete Spezies. Die Russen haben sie auf ihre Rote Liste der bedrohten Pflanzenarten gesetzt. Ursprünglich gab es die größten Bestände dieser Art in der Region von Altai im Süden Sibiriens. Allerdings wurden sie dort von mehr als 45 Unternehmen für den Export geerntet („Original Russische Rhodiola"). Deshalb sind die Bestände stark reduziert.

Wenn Sie in einem Gebiet leben, wo *Rhodiola* wächst, können Sie die Wurzeln selbst ernten. Für den Eigenbedarf benötigen Sie nicht viel davon. Kommerzielle Nutzung ist nicht zu befürworten – mit Ausnahme von sehr beschränkten Mengen in Regionen mit starken Vorkommen.

Für den Eigenbedarf ernten Sie die Wurzeln am besten im Herbst nach der Ansaat oder im Frühling, wenn die Pflanzen zu sprießen beginnen. Die Wurzeln werden dann größer sein und sind meiner Meinung nach dann auch stärker wirksam. Zerkleinern Sie die größeren Wurzeln. Während der Trocknung wird das Wurzelinnere seine Farbe verändern (von Weiß zu Braun oder einer rötlichen Farbe).

Die starke Nachfrage nach Rosenwurz führte zu Bestrebungen, *Rhodiola* zu kultivieren. Führend sind hier Bulgarien, Kanada und Finnland. Die Erträge sind sehr gering. Man gewinnt pro Hektar nur etwa drei Tonnen der Heilpflanze. Hinzu kommt, dass der Anbau sehr aufwändig ist. Man benötigt mindestens fünf Felder, da es um die Wurzeln der Pflanze geht und die Entwicklung neuer Pflanzen fünf Jahre in Anspruch nimmt. Nur so ist eine nachhaltige Produktion gewährleistet.

Die Anzucht ist schwierig, die Samen sind winzig (0,2 Gramm) und die Keimraten gering (2 bis 36 Prozent). Die Keimrate erhöht sich, wenn man die Samen stratifiziert und 30 Tage bei –5 Grad C° lagert, dann über Nacht in Wasser einweicht, mit feuchter Erde vermischt und einen Monat bei 2 bis 4 Grad C° ruhen lässt. So erhöht sich die Keimrate um 50 bis 75 Prozent.

In Finnland erzielt man 95- bis 100-prozentige Keimraten, da hier die Samen auf Sand-/Torfböden ausgesät werden. Sie verbleiben dort den ganzen Winter unter einer Schneeschicht. Im April/Mai werden die Anzuchtboxen in ein Treibhaus gebracht. Hier herrschen Temperaturen von 18 bis 22 °C. Auf diese Weise setzt die Keimung nach etwa drei Tagen oder spätestens nach einer Woche ein.

Bewahrt man die Setzlinge vor der Einpflanzung in Innenräumen auf, ist der Ertrag deutlich höher. Rosenwurz liebt sandigen oder lehmigen Boden, der neutral oder ein wenig sauer sein sollte – NPK:50/50/70. Nach dem ersten Jahr benötigen die Pflanzen keinen zusätzlichen Dünger mehr. Die einfachste Methode, um diese Pflanzen zu züchten, ist der Wurzelschnitt. Pflanzen Sie Wurzelstücke einfach wie Kartoffeln in die Erde ein.

Rosenwurz benötigt mindestens drei Jahre zur Ausreifung und fünf Jahre, bis die Wurzel geerntet werden kann. Graben Sie die Wurzeln im Herbst aus, zerkleinern Sie sie und lassen Sie die Wurzelstücke in der Sonne

Eigenschaften von Rosenwurz

Wirkungen

adaptogen
antidepressiv
antifatigue
antioxidativ (stark)
ergogen
endrokrin tonisierend
herzstärkend (potent)
hypoxie-antagonistisch (potent)
immuntonisierend
krebshemmend
mitochondrien-tonisierend
mitochondrien-schützend
Nerventonikum (Hippocampus)
neuroprotektiv
Nebennieren-schützend
stressmindernd
stimulierende Wirkung auf das Gedächtnis

Rosenwurz ist möglicherweise ein Synergist. Die Pflanze ist ein starker CYP3A4- und P-Glycoprotein-Inhibitor (siehe Piperin-Monographie S. 283).

Indikationen

- Kognitive Dysfunktion (Gedächtnisverlust)
- Chronische Erkrankungen mit Depression
- Chronisches Müdigkeits-Syndrom (Fatigue)
- Immunschwäche
- Infektanfälligkeit
- Nervöse Erschöpfung

Rosenwurz kann auch verordnet werden, um die Genesung nach chronischen Krankheiten, Langzeiterkrankungen sowie nach Infektionen zu fördern.

Andere Anwendungen

Die Blätter der meisten Spezies sind essbar. Fein geschnitten verfeinert man mit dem Kraut Salate oder Suppen. Die Pflanzen enthalten reichlich Vitamin C (33 Milligramm pro Gramm Frischpflanze).

Verfügbarkeit

Man kann Rosenwurz fast überall kaufen. Wenn Sie in der richtigen Klimazone leben, entdecken Sie das Gewächs vielleicht sogar in der freien Natur oder Sie bauen es selbst an. Die Tinktur ist bei Kräuter Schulte (www.kraeuterschulte.de) erhältlich.

trocknen. Verstauen Sie sie in Plastiksäckchen und bewahren Sie sie dunkel und trocken auf.

Inhaltsstoffe

Üblicherweise wird angenommen, dass die Salidroside (Rhodioloside) die wichtigsten Komponenten der Wurzel sind. Andere behaupten steif und fest, dass Rosavin der wichtigste Inhaltsstoff ist. Wiederum andere erklären, diese beiden Inhaltsstoffe und … Rosin, Rosarin und Tyrosol seien von größter Bedeutung für die medizinische Wirksamkeit der Wurzel. Studien haben herausgefunden, dass Salidrosid deutlich wirksamer ist, wenn es mit Rosavin, Rosin und Rosarin kombiniert wird. Deshalb denke ich, dass wohl die ganze Wurzel am besten wirkt.

Selbstverständlich enthält die Wurzel noch zahlreiche andere Komponenten. Man geht von mindestens 85 ätherischen Ölen und weiteren 59 wasserlöslichen nicht-flüchtigen Substanzen aus. Zudem gibt es noch die gewohnten Pflanzenbestandteile.

Traditionelle Anwendung

Berichten zufolge und soweit ich weiß, gilt *Rhodiola* als hervorragendes und seit langem benutztes Heilmittel in der Traditionellen Chinesischen Medizin – trotz der Tatsache, dass es sich um einen Beitrag zur Pflanzenmedizin handelt, der auf dem Interesse der Russen an Adaptogenen beruht. Adaptogene als Heilpflanzenkategorie sind vor allem eine russische Erfindung: eine Pflanze, die die Funktionen des Körpers insgesamt verbessert und in gewisser Weise ein Tonikum ist, das die Fähigkeit des Körpers verbessert, sich an Stresssituationen anzupassen. Adaptogene fördern demnach die Reaktion auf externe Stressoren jeder Art, inklusive Krankheiten. Sie erhöhen die Widerstandskraft gegen zahlreiche schädliche Einflüsse. *Rhodiola* wirkt nicht nur adaptogen, sondern auch adaptogenstimulierend – wie hochkonzentrierte Taigawurzel-Zubereitungen. Aus diesem Grund kann Rosenwurz auch Nervosität und Schlaflosigkeit verursachen.

Ayurveda und TCM

Rhodiola wird seit langer Zeit in der Traditionellen Chinesischen Medizin, in der Tibetischen Medizin sowie im Ayurveda eingesetzt – glaubt man den Quellen. In meiner umfangreichen Bibliothek findet sich keine Literatur, die diese Gattung den genannten Heilsystemen zuordnet.

Allerdings weisen einige andere obskure Quellen darauf hin, dass die

Pflanzen in der russischen Volksmedizin verwendet wurden – mit der Absicht, körperliche Ausdauer, Leistungsfähigkeit und die Resistenz gegen Höhenkrankheit zu steigern. Weitere Indikationen waren Erschöpfung, Depression, Anämie, Impotenz, Magen-Darm-Leiden, Infektionen und Nervenleiden.

In Zentralasien wurden Teezubereitungen lange Zeit als wirksamste lokale Behandlung bei Erkältungen und Grippe eingesetzt. Mongolische Ärzte benutzten *Rhodiola* bei Tuberkulose und Krebs. Die Pflanze ist fester Bestandteil der traditionellen Tibetischen Medizin. Sie soll den Kreislauf anregen und Husten lindern.

Westliche Pflanzenheilkunde

Die Pflanze war hier niemals ein bedeutendes Heilmittel, wenngleich sie seit dem 17. Jahrhundert in skandinavischen Ländern auftaucht. Indigene Bewohner Alaskas nutzten die Blätter (*Rhodiola rosea* und *R. integrifolia*) als Nahrungsmittel, die Wurzel wurde bei Tuberkulose, Mundschleimhautentzündung und Verdauungsstörungen gegessen. Einige *Sedum*-Arten wurden von Heilkundigen erwähnt – aber keine *Rhodiola*-Art, bevor sich ihr Name verändert hatte.

Wissenschaftliche Studien

Es gibt derzeit reichlich Forschung, die sich mit dieser Pflanze beschäftigt – täglich werden neue Studien publiziert. Darunter sind viele klinische Studien zu *Rhodiola*, was bei neuen medizinischen Pflanzen eher selten vorkommt. Im Folgenden konzentriere ich mich hauptsächlich auf die neuroprotektiven/neuroregenerativen, Antistress-/Antifatigue-Wirkungen sowie auf Wirkungen in Bezug auf das Immunsystem. Die potente antioxidative Aktivität der Pflanze hängt sehr eng mit den genannten Wirkeigenschaften zusammen. Im Referenzteil findet sich eine umfanreiche Bibliographie zur Pflanze.

Antivirale/antibakterielle Wirkungen

Einige *Rhodiola*-Arten wirken antiviral und antibakteriell. *Rhodiola kirilowii* ist gegen *Mycobacterium tuberculosis* wirksam, *Rhodiola rosea* gegen H1N1- und H9N2-Influenzavirenstämme sowie gegen Coxsackievirus B3.

Neuroprotektive/neuroregenerative Wirkungen

Zahlreiche *Rhodiola*-Arten wirken stark neuroprotektiv.

- *In vitro*: Komponenten von *Rhodiola sacra* und *R. sachalinensis* schützen Neuronen vor Betaamyloid- oder Stauroporin-induziertem und Wasserstoffperoxid-induziertem Tod. Salidrosid, eine der Haupkomponenten der Wurzel, schützt Neuronenkulturen vor Schädigung durch Hypoxie und Hypoglykämie. Zudem schützt die Substanz neuronale PC12-Zellen und SH-SY5Y-Neuroblastom-Zellen vor Zytotoxizität durch Betaamyloid und gegen Hypoglykämie. Salidrosid schützt vor Wasserstoffperoxid-induziertem Zelltod, da es die antioxidativen Enzyme Thioredoxin, Hämoxygenase-1 und Peroxiredoxin-1 induziert und die proapoptotischen Gene Bcl-2 sowie Bcl-X(L) abreguliert sowie durch Wasserstoffperoxid beeinträchtigtes Mitochondrien-Membranpotential und die intrazellulären Calciumkonzentrationen normalisiert.

- *In vivo: Rhodiola rosea* verbessert die 5-Hydroxytryptamin-Konzentration im Hippocampus, fördert die Proliferation und Differenzierung von neuronalen Stammzellen im Hippocampus und schützt die dortigen Nervenzellen vor Schäden. *R. rosea* schützt vor kognitiven Defiziten, Nervenzellschäden und vor oxidativem Stress, der durch intrazerebroventrikuläre Injektion von Streptozotocin verursacht wurde. Salidrosid schützt Neuronen im Hippocampus von Ratten vor Wasserstoffperoxid-induzierter Apoptose. Eine Kombination aus Rosenwurz/Tragant schützte Ratten vor (simulierter) Höhenlagen-Hypoxie (8000 Meter). Es hemmte die Anhäufung von Milchsäure in Gehirngewebe und im Serum.
- Klinische Studien: Eine randomisierte placebokontrollierte Doppelblindstudie mit 40 Frauen im Alter von 20 bis 68 Jahren, die hochgradig gestresst waren, ergab, dass *Rhodiola rosea*-Extrakt die Aufmerksamkeit, Schnelligkeit und Genauigkeit bei der Lösung von Aufgaben unter kognitiv-stressigen Bedingungen verbessert. *Rhodiola rosea* wurde bei 120 Erwachsenen mit körperlichen und kognitiven Defiziten untersucht: Erschöpfung, Motivationsschwäche, Tagträume, Libido-, Schlafstörungen, Konzentrationsschwäche, Vergesslichkeit, schlechtes Gedächtnis, Anfälligkeit für Stress und Verwirrtheit. Nach zwölf Wochen berichteten 80 Prozent der Teilnehmer über eine Besserung. Eine Mixtur aus *Rhodiola rosea*, *Lycium chinense*-Beeren und frischem *Hippophae rhomnoides*-Fruchtsaft (Xinnaoxin-Kapseln) wurde 30 Patienten mit chronischer zerebraler Kreislaufinsuffizienz gegeben. Nach vier Wochen besserte sich ihr Zustand signifikant. Eine dreiwöchige Crossover-Doppelblindstudie untersuchte stressinduzierter Erschöpfung (Kognition, Konzentration) bei gesunden Ärzten im Nachtdienst. Es zeigte sich, dass *Rhodiola rosea*-Extrakt psychische Erschöpfungszeichen minderte und kognitive Funktionen wie assoziatives Denken, Kurzzeitgedächtnis, Rechnen und Konzentration verbesserte sowie die audiovisuelle Wahrnehmung beschleunigte.

Antifatigue-/Antistress-Wirkung

- *In vitro*: Salidrosid stimuliert die Glukoseaufnahme von Muskelzellen bei Ratten. *Rhodiola rosea*-Extrakt stimuliert die Synthese und Resynthese von ATP und regt regenerative Prozesse in den Mitochondrien an.

- *In vivo: Rhodiola rosea*-Extrakt erhöhte die Lebensspanne von Drosophila melanogaster (Stubenfliege), senkte Superoxidwerte in den Mitochondrien und verbesserte den Schutz vor Paraquat (Superoxidproduzent). Eine vierwöchige Supplementierung mit *R. rosea*-Extrakt verlängerte die Schwimmzeit von erschöpften Mäusen signifikant – und erhöhte gleichfalls signifikant die Glykogenwerte in der Leber. Zudem erhöhten sich SREBP-1, FAS und die Hitzeschockprotein 70-Expression, die Bcl-2/Bax-Ratio und der Sauerstoffgehalt im Blut. Salidrosid schützte die Hypothalamus-Hypophyse-Gonaden-Achse männlicher Ratten, die intensivem Stress ausgesetzt waren – die Testosteronspiegel blieben normal (sanken nicht), die Hypophysensekretion nahm zu und die Mitochondrien profitierten von Schutzeffekten. *Rhodiola rosea*-Extrakt kompensierte Wirkungen von chronischem leichten Stress (Sucrose-Aufnahme, verminderte Bewegung, Gewichtsverlust und Dysregulation des Menstruationszyklus) bei weiblichen Ratten. *Rhodiola* dämpfte die erhöhte Enzymaktivität bei Ratten, die Lärm ausgesetzt waren: die Werte von Glutamat-Pyruvat-Transaminase (GPT), alkalische Phosphatase (AP) und Kreatinkinase normalisierten sich. Die Glykogen-, Milchsäure- und Cholesterinspiegel in der Leber normalisierten sich gleichfalls. *R. rosea* reduzierte Stress und CRF-induzierte Magersucht bei Ratten … und dergleichen mehr.
- Klinische Studien: 24 Männer, die ein Jahr lang in großen Höhen gelebt hatten, nahmen an einer Studie teil, die die Wirkungen von *Rhodiola* auf die Sauerstoffsättigung im Blut und in Bezug auf Schlafstörungen untersuchte. Rosenwurz erhöhte die Sauerstoffsättigung im Blut signifikant und verbesserte die Schlafqualität sowie die Schlafdauer. In einer placebokontrollierten Doppelblindstudie wurden die Wirkungen von *R. rosea* auf die Erschöpfung bei Schülern/Studenten untersucht, verursacht durch Stress, Fitnesstraining, psychische Erschöpfung und neuromotorische Faktoren. Bei allen Teilnehmern besserte sich die Befindlichkeit (andere Studien wiesen gleiche Ergebnisse auf).

Bei gesunden Freiwilligen verringerten sich durch Einnahme von *R. rosea* die Werte von C-reaktivem Protein (CRP) und die Kreatininkinasewerte im Blut. Das Kraut vermittelte auch Schutzwirkungen in Bezug auf Muskelgewebe bei körperlicher Belastung. In einer randomisierten placebokontrollierten Doppelblindstudie erhöhte *R. rosea* die körperliche Leistungsfähigkeit, die Muskelkraft, die Schnelligkeit der Gliedmaßenbewegung sowie Reaktionsvermögen und Aufmerksamkeit – kurz gesagt: Rosenwurz verbessert die Ausdauerleistung.

Eine ähnlich konzipierte Studie ergab, dass durch einwöchige *Rhodiola*-Supplementierung Erschöpfung und Stresseffekte vermindert werden – bemerkenswert: die Photonenemission auf dem Handrücken verringerte sich. In einer anderen Studie erhöhte *R. rosea* die Leistungsfähigkeit von Herz und Kreislauf sowie der Atmung. Auch war Ausdaueraktivität ohne Erschöpfung möglich. Eine klinische Phase-3-Studie mit Patienten mit Burnout plus Fatigue wies nach, dass *Rhodiola* bei Erschöpfung wirksam ist und die kognitive und konzentrative Leistung erhöht. Die Cortisolreaktion (Stress) wurde gedämpft. Andere Studien kamen zu ähnlichen Ergebnissen. Unter anderem zeigte sich auch, dass das Kraut Depression und Angst lindert.

Immunwirkungen

- *In vitro*: *Rhodiola imbricata* schützt Makrophagen vor Tert-Butylhydroperoxid-Schädigung und regelt die Immunantwort herauf. Zusätzlich stimuliert das Kraut die angeborenen Immunsignalwege hochwirksam und initiiert immunstimulierende Effekte, verbessert die Werte von TLR (toll-like-Rezeptoren) 4, Granzym B und der Th1-Zytokine. *Rhodiola sachalinensis*-Extrakt fördert die Expression der induzierbaren Stickstoffmonoxidsynthase in Makrophagen. *Rhodiola quadrifida* stimuliert die Aktivität von Granulozyten und erhöht die Lymphozytenreaktion gegenüber Mitogenen. *Rhodiola algida* stimuliert menschliche periphere Lymphozyten im Blut und reguliert IL-2 in Th1-Zellen und IL-4, 6 und 10 in Th2-Zellen herauf.
- *In vivo: Rhodiola kirilowii* fördert die zelluläre Immunität. Das Kraut stimuliert die Aktivität der Lymphozyten, verbessert die Phagozytose als Reaktion auf Mikroorganismen. *Rhodiola imbricata* verbessert bei Ratten bestimmte Immunoglobulinparameter, die durch Tetanus-Toxoid und Ovalbumin beeinflusst werden. Die Pflanze vermittelt unterstützende, immunstärkende Wirkung bei humoralen und zellvermittelten Immunreaktionen.
- Klinische Studien: *Rhodiola rosea* (kombiniert mit *Schizandra*, *Eleuthero* und *Leuzea*) verbesserte humorale und zellvermittelte Immunfunktionen bei Eierstockkrebs-Patientinnen signifikant. *Rhodiola* linderte bei Patienten mit akuten Lungenverletzungen (Trauma/Infektion) und nach kardiothorakalen Operationen Beschwerden und schützte vor Infektionen. Eine Kombinationszubereitung aus *Rhodiola*, *Eleuthero* und *Schizandra* führte zu positiven Ergebnissen bei der Behandlung der unspezifischen Lungenentzündung. *Rhodiola rosea* verbesserte Integrin-Parameter in Leukozyten und die T-Zellen-Immunität bei Blasenkrebs-Patienten.

Andere Wirkungen

Rhodiola (verschiedene Arten) wurde als wirksam zur Behandlung von Brustkrebs befunden. Das Kraut hemmt die tumorerzeugenden Eigenschaften invasiver Epithelzellen von Brustwarzen, hemmt oberflächlichen Blasenkrebs, supprimiert die T241-Fibrosarkom-Tumorzellen-Proliferation und reduziert die Angiogenese verschiedener Tumorzelllinien. *Rhodiola imbricata* wirkt bei Mäusen mit letaler Ganzkörper-Bestrahlung hochprotektiv.

Das Kraut ist zudem zahlreichen Studien zufolge hochgradig antioxidativ, leberschützend und kardiovaskulär-protektiv wirksam. Rhodiola wirkt adaptogen. Das bedeutet, das Kraut unterstützt die Fähigkeit des Körpers, sich an Stresssituationen anzupassen.

Adaptogene verbessern die Reaktion auf externe Stressoren jeder Art, inklusive Erkrankungen. Sie erhöhen die Widerstandskraft gegenüber zahlreichen schädlichen Einflüssen. Am meisten Aufmerksamkeit wurde der Pflanze in Bezug auf ihre konditions- und konzentrationsverbessernden Wirkungen zuteil. Sie beeinflusst aber auch das Immunsystem vergleichbar günstig, obwohl hierzu weniger Studien vorliegen.

[Unsere Körper] unterscheiden sich unwesentlich von Pflanzen und Tieren. Wir stehen mit ihnen sowohl in der Nahrungskette als auch im weit verzweigten ökologischen und spirituellen System in Wechselbeziehung – wie Erde, Sonne, Mond und die anderen Himmelskörper. Daher ist es absurd, das Thema Gesundheit Scheuklappen tragenden Fachleuten anzuvertrauen. Ein Arzt, der sich nicht für Ernährung, Agrikultur und das ganzheitliche System von Körper und Geist interessiert, ist genauso fehl am Platze wie ein Landwirt, der sich nicht für Gesundheit interessiert. Die Fragmentierung des Themas kann nicht unsere Heilung sein, weil es unsere Krankheit ist.

Wendell Berry, *The Unsettling of America*

Handbuch
Kräutermedizin zubereiten

Wenn wir lernen, die Heilpflanzen zu erkennen, die uns umgeben, verleiht uns dies eine beachtliche Macht – mehr noch, wenn wir lernen, wie man sie in heilkräftige Medizin verwandelt. Und auch wenn es Zeit braucht: mit zunehmendem Wissen – und wenn Sie lernen, sich um die eigenen Krankheiten und die Krankheiten Ihrer Familie zu kümmern – schwindet das Gefühl der Hilflosigkeit, das so viele von uns von Geburt an im Krankheitsfall heimsucht.

Wir sind darauf getrimmt, unsere Gesundheit den fremden Hände von Fachärzten anzuvertrauen, die häufig weder uns noch unsere Familien, noch unser Leben kennen oder die Gemeinschaft, in der wir leben. Sie haben kein Verständnis und häufig kein Interesse für die Komplexität, die unser Leben ausmacht und aus der Krankheiten entstehen. Aber diese Spezialisten sind für uns in der Regel die einzige Adresse, die wir kennen und wohin wir gehen, wenn wir krank sind und Hilfe suchen – unsicher und voller Angst um uns selbst und unsere Lieben.

Die Welt ist aber deutlich komplizierter, als es diese Rahmenbedingungen suggerieren. Es gibt viel mehr Optionen für eine Heilung als dieses System zulässt. Wir alle leben die ganze Zeit mitten in einer natürlichen Apotheke, die die Oberfläche des Planeten bedeckt. Und diese „lebende Apotheke" ist für Sie und jedermann da und steht jederzeit zur Verfügung – wann immer Sie wollen. Sind Sie sich dessen erst einmal bewusst und wurden Sie durch die Pflanzen der lebenden Apotheke von einer Erkrankung – häufig von Ärzten im Voraus als unheilbar deklariert – geheilt, dann wird nichts mehr so sein, wie es einmal war. Sie brechen aus, aus dem Kreislauf der Abhängigkeit, von dem das Gesundheitssystem abhängig ist.

Die Kontrolle über die eigene Gesundheit und Heilung wieder selbst zu übernehmen ist der größte kraftspendende Befreiungsakt, den ich kenne. Der Lernprozess erfordert Zeit und Mühe, aber der Lernprozess geht rasch vor sich. Schwieriger ist es wahrscheinlich, den Pflanzen das eigene Leben anzuvertrauen. Es ist in der Tat ein furchteinflößender Moment – der Moment der Entscheidung, wenn man seinem Vertrauen freien Lauf lässt. Bevor es zur Heilung kommt, kann man keineswegs *wissen*, wie das Ergebnis sein wird. Die meisten Menschen auf diesem Planeten – die, die nicht Teil der westlichen industrialisierten Welt sind – fällen diese Entscheidung tagtäglich. Der Heilkraft der Pflanzen zu vertrauen, ist keine neue Erfahrung für die menschliche Spezies.

Im nächsten Schritt auf diesem Weg lernen Sie, die Pflanzen für sich selbst und Ihre Familie zu medizinischen Zwecken zuzubereiten. Es ist nicht schwer – Menschen haben das seit Tausenden von Jahren weltweit praktiziert. Mindestens.

Beginnen wir damit …

Regel Nummer eins: Fehler gibt es nicht. Sie werden eine neue Fertigkeit erlernen. Und *jeder* lernt, wie es funktioniert, indem er lernt, was nicht funktioniert. Mit dem Kochen ist es nicht anders: wir alle lernen, gut zu kochen, indem wir anfangs schlecht kochen. Deshalb … genießen Sie diesen Erfahrungsprozess. Gestehen Sie sich Fehler zu, um schließlich daraus zu lernen.

Wenn Sie Wildpflanzen sammeln, müssen Sie zuallererst die Pflanzen selbst kennenlernen. Sie müssen sie in der freien Natur erkennen können und sie dort kennenlernen, wo sie wachsen. Ich persönlich bevorzuge es, einen Einheimischen an meiner Seite zu haben, der mir dabei hilft. Ich möchte, dass mir jemand die Pflanzen zeigt, der sie bereits kennt. Das ist irgendwie schöner, als stur aus Büchern mehr über sie zu erfahren. Wichtig ist auch, dass man *seinen Blick schärft.* Sie müssen lernen, das zu sehen, was genau vor Ihnen ist. Bei Pflanzen ist das oft schwer, da wir sie meistens nur als wesenlose und farbenprächtige Kulisse im Großstadtleben betrachten.

Es kommt nicht selten vor, dass ein Heilpflanzenkundler eifrig in der Wildnis nach einer Pflanze sucht und sie einfach nicht finden kann, aufgibt und sich schließlich auf einen Stein setzt, um sich auszuruhen – um dann festzustellen, dass genau die gesuchte Pflanze überall um ihn herum wächst.

Wenn Sie Ihre Aufmerksamkeit erhöhen, werden Ihnen kleinste Unterschiede auffallen und Sie werden die individuelle Erscheinung einer jeden Spezies erkennen können. Und Sie werden die Pflanzen plötzlich überall sehen. Mit wachsender Erfahrung in dieser neuen Welt wird Ihnen klar werden, dass Pflanzen Lebenwesen sind, die ebenso wie der Mensch Ticks, Eigenarten und Unterschiede aufweisen – Pflanzen derselben Art sehen nicht immer gleich aus. Ihr Lebensraum beeinflusst sie – wie bei uns selbst.

Wenn Sie einer Pflanzenart in den Bergen von Colorado begegnen und diesselbe Spezies im Osten das Staates Washington antreffen, werden diese Pflanzen völlig unterschiedlich aussehen. Ein gutes Beispiel hierfür ist die Säckelblume. In einer Höhenlage von 2750 Meter über dem Meeresspiegel umarmt sie förmlich den Erdboden und wächst nicht wirklich hoch, in niedrigeren Lagen erreicht der Strauch Wuchshöhen von bis zu 180 Zentimetern.

Es ist keine neue Erfahrung für die Spezies Mensch, der Heilkraft von Pflanzen zu vertrauen.

Gewächse, die auf sich selbst gestellt sind, schonen in semiariden und ariden Regionen die Wasserresourcen und in den feuchten Tropen werden sie groß und mächtig – und leben ein Leben im Überfluss. Sie verändern sich häufig von Ökosystem zu Ökosystem, so dass man nicht im entferntesten glauben würde, es seien dieselben Pflanzen. Natürlich trifft dies genauso auf ihre medizinische Wirkung zu, die je nach Standort variiert. So müssen Pflanzen, die auf der Olympic-Halbinsel (USA) wachsen, nicht dieselben chemischen Komponenten enthalten wie Pflanzen, die in Spanien wachsen.

Wie Menschen leben Pflanzen in Nachbarschaften, in bestimmten Regionen und Lebensräumen. Ein Teil der Reise besteht darin, diese Nachbarschaften und Lebensräume kennenzulernen – zu lernen, wo die Pflanzen wachsen und wie sie in den verschiedenen Regionen, Kontinenten, Höhenlagen und Klimazonen aussehen. Zudem sollte man wissen, wie sich die jeweiligen Standorte auf ihre medizinische Wirksamkeit auswirken. Und man muss lernen, wie sie in den verschiedenen Jahreszeiten in Erscheinung treten.

Pflanzen leben in Zyklen. Diese Zyklen sind klarer erkennbar, wenn in der Region, wo sie vorkommen, ein harter Winter herrscht. Wenn Sie Bekanntschaft mit einer Pflanze machen, lernen Sie ihren Lebensraum kennen. Sie können sie zu jeder Zeit im Jahr besuchen und sehen, wie sie in den jeweiligen Jahreszeiten aussieht. Sie können herausfinden, welche medizinische Wirkung sie im Sommer, Herbst, Winter oder Frühling hat. Wenn Sie die Heilkräuter selbst in der freien Natur sammeln, ist es unvermeidlich, all diese Dinge im Kopf zu behalten. Wenn Sie in einem kalten Klima mit häufigen Schneefällen leben, dann sollten Sie sich vor allem auf die Bäume konzentrieren, die sich dort befinden – und zu jeder Jahreszeit für medizini-

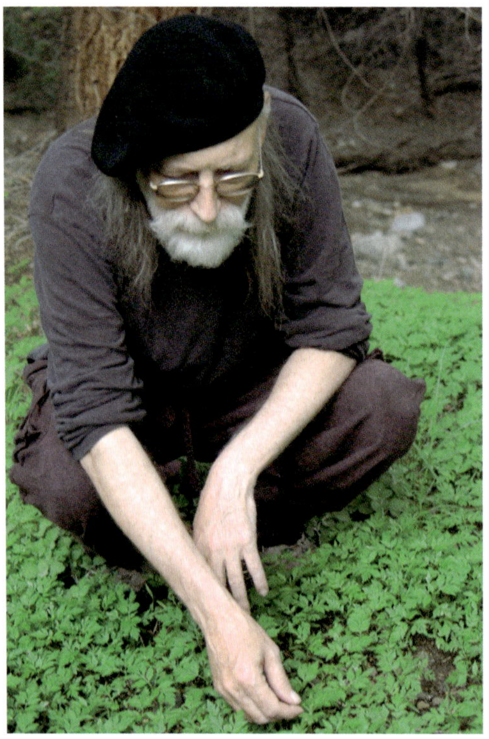

Entdecke ich eine Pflanze, horche ich in mich hinein und versuche sie zu fühlen. Hier sitze ich inmitten eines Feldes von *Bidens pinnata*.

sche Zwecke genutzt werden können. Darüber hinaus ist es wichtig, ausreichend Medizin aus solchen Pflanzen herzustellen, die im Winter nicht verfügbar sind. So können Sie das ganze Jahr hindurch von ihrer heilenden Wirkung profitieren. Alle Kräuterkundigen, die ich kenne, haben einen Kräuterraum – einen Ort, wo sie ihre gesammelten Heilpflanzen und Kräuterzubereitungen aufbewahren.

Wenn Sie sich mit den verschiedenen Pflanzen vertraut machen, erfahren Sie nicht nur, wie sie aussehen, sondern auch, wie sie sich anfühlen, riechen, schmecken – Sie wissen sogar, welche *Geräusche* sie machen. Pappeln hören sich ganz anders an als andere Bäume, wenn der Wind ihre Blätter tanzen lässt. Sie lernen nach einiger Zeit auch, wie subtil eine Pflanze in Ihrem Körper wirkt, wenn Sie sie eingenommen haben. *Alle* Pflanzen haben unterschiedliche Wirkungen – diese Tatsache wird auch Teil Ihres Wissens werden.

Achten Sie besonders darauf, wie sich die Pflanze in Bezug auf Ihre nicht-physischen Sinne *anfühlt*. Sie haben gelernt, zu empfinden, wie sich ein Restaurant oder das Haus eines anderen anfühlt, wenn Sie es betreten. Sie stellen dann fest, ob Sie sich willkommen, wohl und sicher *fühlen* oder nicht. Dieses Empfinden können Sie auch auf die Pflanzen, die Sie medizinisch einsetzen, anwenden. Versuchen Sie ein Gespür dafür zu entwickeln, ob sich das Gewächs, das Sie gerade ernten, gesund und vital für Sie anfühlt. Die Medizin, die Sie herstellen, wird nur so gut sein, wie die Pflanze, die Sie hierfür benutzen.

Und … danken Sie den Pflanzen, wenn Sie sie ernten – so wie Sie ein Tischgebet sprechen. Diese Art Dankbarkeit mag in Ihrem Leben nicht unbedingt üblich sein. Sie können mir glauben, wenn ich nach 25 Jahren Erfahrung sage, dass sich dies positiv auf die Qualität der Heilmittel auswirkt, die Sie zubereiten. Es beeinflusst Ihre Beziehung zu den heilkräftigen Pflanzen auf positive Weise.

Heilkräuter ernten

Die Zubereitung von Kräuteranwendungen ist eine tiefgreifende und sinnliche Erfahrung und ein sehr körperlicher Akt. Das Sammeln von Heilpflanzen bedeutet häufig, einige Kilometer marschieren zu müssen, bis man die gesuchte Pflanze findet. Wenn Sie mit Wurzeln arbeiten, werden Sie graben müssen – einige Pflanzen sind hier sehr widerspenstig. Sie werden eine Schaufel brauchen, manchmal sogar eine Hacke. Andere Pflanzen haben feine brennende Härchen oder Dornen. In solchen Fällen benötigt man Handschuhe. Und trotz ihres medizinischem Nutzens werden Sie von Pflanzen „gebissen" werden. Das passiert *jedem* und ist Teil der Erfahrung.

Nehmen Sie eine leichte Tragetasche, eine Klappschaufel, Pflanzenschneidegerät, ein Messer und Plastiksäckchen für die Pflanzenteile mit. Papierbeutel sind nicht empfehlenswert, da sie zu leicht reißen und den langen Marsch durch die Wildnis nicht heil überstehen. Sie können stattdessen auch einen geflochteten Korb benutzen – es ist aber empfehlenswert, jede Pflanzenart in ein eigenes Säckchen zu geben. Nehmen Sie Pflaster und eine Pinzette mit. Tragen Sie auf jeden Fall bequeme Schuhe, setzen Sie einen Hut auf, nehmen Sie Wasser und eine Brotzeit mit. Und noch etwas: Laufen Sie nicht weiter als die halbe Strecke, die Ihre Kondition zulässt – Rat am Rande.

Heilkräuter verarbeiten

Sind die Heilkäuter geerntet, bringen Sie sie nach Hause und beginnen Sie sofort mit der Verarbeitung. Sie verwelken, wenn man sie in den Plastiksäckchen lässt oder sie trocknen aus, wenn man sie einfach in einer Schale auf den Tisch stellt. Lassen Sie sie niemals, und ich wiederhole: niemals über Nacht im Auto. – Jeder verschiebt irgendwann einmal die Verarbeitung der Pflanzen und muss sie dann wegwerfen. Das passiert aber in der Regel nur einmal. Dann macht man diesen Fehler nicht mehr.

Wurzeln müssen geschüttelt und gebürstet werden, um Verunreinigungen und Erdreste zu entfernen. Eine schlechte Idee ist es, sie zu waschen.

Warum? Der Grund hierfür liegt in der Natur der Wurzel. Durch Waschen entfernt man ätherische Öle und die äußere Rinde – darauf möchte man keinesfalls verzichten. Manche Wurzeln sind nach der Trocknung stahlhart (z. B. Säckelblumen-Wurzel). Zerkleinern Sie sie also, wenn sie noch frisch sind – jeder macht einmal den Fehler, dies zu unterlassen.

Heilkräuter aufbewahren

Beschriften Sie *alles*! Jeder und wirklich jeder denkt, er würde niemals vergessen, welche Pflanzen er geerntet hat. Aber die Realität sieht anders aus: *Jeder* vergisst *alles*, wenn er es nicht vorsorglich beschriftet. Am Ende stehen Sie mit lauter unidentifizierbaren Pflanzen da, die Sie schließlich nicht benutzen können – sie zu verwenden, ohne genau zu wissen, um welche Pflanze es sich handelt, trägt nicht zur Heilung bei. Und … beschriften Sie auch *alle* Kräuter, die Sie zubereitet haben. Sie werden früher oder später vergessen, was in dem Fläschchen ist.

Um Ihre Kräuterzubereitungen aufzubewahren, benötigen Sie Flaschen. Kleine Schraubgläser eignen sich für Salben. Dunkel getönte Medizingefäße sind wunderbar für Tinkturen geeignet, da sie vor Licht schützen und die so Haltbarkeit verlängern. Am besten bewahren Sie Kräutermedizin an dunklen Orten auf. Licht verkürzt die Haltbarkeit Ihrer Kräutermedizin. Sie werden auch Pipetten benötigen, die leider viel teurer als die Flaschen sind, zu denen sie gehören.

Wenn Sie Tinkturen herstellen, brauchen Sie Einmachgläser oder ähnli-

Ablageschalen für die Trocknung

Besorgen Sie sich eine gute Ablageschale zur Trocknung von Samen, Wurzeln, Rinden und so weiter – je flacher, desto besser. Ich bevorzuge Schalen aus Materialien, durch die Luft zirkulieren kann, oder Hartplastikschalen. Sind sie aus Glas gefertigt, lässt man sie fallen und sie brechen sofort. Das ist ärgerlich. Metall reagiert chemisch mit Pflanzen und Feuchtigkeit, was zur Kontamination der Pflanzen führt.

Blättrige Kräuter kann man zu einem Bund binden – hierfür brauchen Sie gutes Garn – und lässt sie dann zum Trocknen von den Dachsparren herabhängen. So trocknen sie ausgezeichnet. Sollten Sie Medizin aus frischen Blättern herstellen wollen, machen Sie das natürlich nicht.

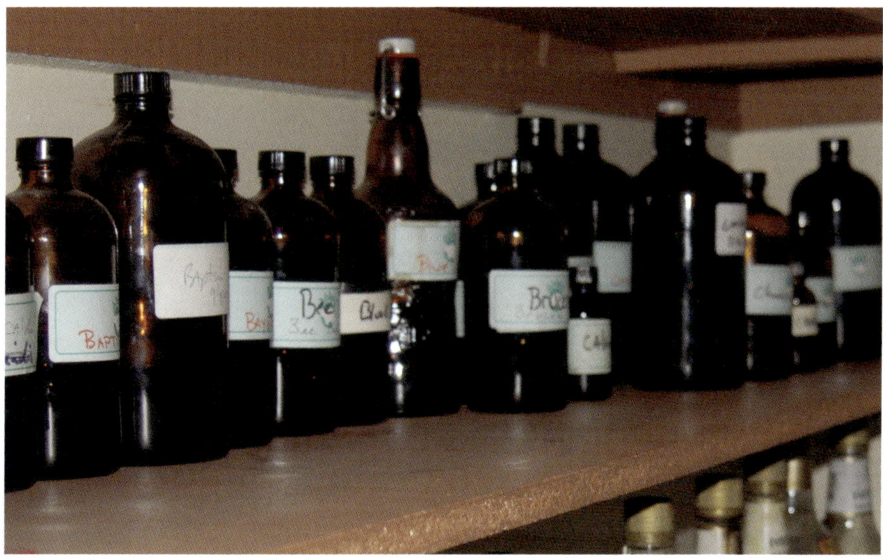

Am besten bewahrt man Tinkturen in dunkel getönten Medizingefäßen auf. Wie Sie sehen, fallen diese bei mir teilweise sehr groß aus, Ihnen wird wahrscheinlich ein kleineres Behältnis völlig ausreichen. Ob groß, oder klein – denken Sie in jedem Fall an die Beschriftung!

ches, damit Sie die Kräuter darin einweichen können. Ich verwende häufig gebrauchte Oliven- oder Essiggurkengläser. Vergewissern Sie sich, dass diese wirklich sorgfältig gereinigt sind – sonst nimmt die Tinktur den jeweiligen Geruch auf. Im Lauf der Zeit werden Sie feststellen, dass Sie noch andere Dinge benötigen. Ich werde einige davon erwähnen, wenn ich die speziellen medizinischen Kräuterzubereitungen erkläre, die Sie herstellen können.

In der Regel gibt es nur eine Handvoll Darreichungsformen für Kräutermedizin: Salben, Auszüge, Tinkturen und Pulver. Die nachfolgende Liste wird Ihnen komplizierter erscheinen als sie ist, aber sie enthält so gut wie alles. Es gibt nur wenige unterschiedliche *Formen* dieser vier Darreichungsformen. Die meisten davon werden Sie niemals benötigen. Trotzdem werde ich sie berücksichtigen. Man weiß nie, ob sie nicht doch einmal nützlich sind.

Vergessen Sie nicht, mit Freude ans Werk zu gehen. Die Kräuterheilkunde ist eine Kunst – wie die Wissenschaft –, und Kunst ist immer mit Gefühl und Intuition verbunden, die nicht gemessen und quantifiziert werden kann. Vertrauen Sie Ihrem *Gefühl* und lernen Sie, sowohl auf Ihr Herz als auch auf ihren Verstand zu hören. Ein Leben ohne Emotion ist irgendwie kein richtiges Leben.

Unterschiedliche Arten von Kräutermedizin

Kräutermedizin gliedert sich in der Regel in zwei Gruppen: 1. Kräuter zur innerlichen Anwendung und 2. Kräuter zur äußerlichen Anwendung.

Zubereitungen für innerliche Anwendung

- Wasserauszug (Auszug und Dekokt)
- Alkoholauszug (Tinktur)
- Perkolation (Wasser oder Alkohol)
- Flüssigextrakt
- Sirup/Oxymel/Latwerge
- Glycerit-Auszug
- Fermentierung
- Essig
- Frischer Saft (stabilisiert oder nicht)
- Pulver (offen oder gekapselt)
- Nahrungsmittel
- Zäpfchen
- Spülung
- Ätherische Öle
- Dampfinhalation
- Räucherung

Zubereitungen für äußerliche Anwendung

- Ölauszug
- Salbe
- Verdunstungskonzentrat
- Spül-, Waschlösung
- Einreibung
- Lotion
- Wickel/Wundauflagen
- Ätherisches Öl
- Einschmierung

Das meiste davon können Sie selbst herstellen. Ätherisches Öl erfordert spezielle Destilliergerätschaften. Deshalb werde ich in diesem Kapitel nur Hinweise zur medizinischen Anwendung geben und sonst nicht viel Worte darüber verlieren.

Lösungsmittel

Wenn Sie die Pflanze nicht in ihrer reinen Form – Pulver, Nahrungsmittel, Saft und so weiter – anwenden, sondern die chemischen Komponenten des Heilkrauts extrahieren möchten, brauchen Sie ein flüssiges Lösungsmittel. Bei innerer Anwendung der ganzen Pflanze sind Magensäure, Gallensalze und so weiter Lösungsmedien, die aktive Inhaltsstoffe für Sie aus der Pflanze extrahieren.

Jedes Lösungsmittel hat spezifische Eigenschaften. Unterschiedliche Lösungsmittel werden aus unterschiedlichen Gründen benutzt. Einige werde ich innerhalb dieses Kapitels vorstellen. In der Regel werden sie als *menstruum* bezeichnet. *Menstruum* kommt aus dem Lateinischen und bedeutet „Monat". Man ging früher davon aus, dass der Mond und dessen 28-tägiger Zyklus Flüssigkeiten beeinflusst – so wie er die Gezeiten lenkt. Deshalb gab man Kräuter in Flüssigkeit und beließ sie einen Mondzyklus lang dort – daher *menstruum*. Wenngleich dies von Wissenschaftlern als Aberglaube abgetan wird, ist diese Anschauung nicht ganz unbegründet. Pflanzen sind in der Tat wirksamer, wenn sie an bestimmten Tagen geerntet werden. Der Mond beeinflusst das Grundwasser der Erde ebenso wie das Wasser der Ozeane – er lässt den Boden feuchte Luft „ausatmen". Blutegel sind wirklich nützlich (Chirurgen benutzen sie inzwischen regelmäßig), Maden reinigen gangranöse Wunden besser als alles andere, und … huch, Verzeihung ich bin schon wieder abgedriftet.

Wie dem auch sei, das Lösungsmittel wird *menstruum* genannt. Kräuter werden darin eingelegt und beginnen sogleich zu *mazerieren*. Mazeration bedeutet, dass etwas – gewöhnlich die Pflanze – in einem Lösungsmittel aufweicht, bis die Zellwände aufbrechen und die einzelnen Komponenten und chemischen Substanzen des Krauts in die Flüssigkeit übergehen, wo sie als Suspension vorliegen. Wenn Sie später die Flüssigkeit (mit den enthaltenen Medizinstoffen) von den Feststoffen separieren, bekommen Sie Trester (*marc*) – das Endprodukt ist dann die Tinktur, der Auszug oder was auch immer Sie zubereitet haben.

Wasser ist *das* Lösungsmittel schlechthin. Es eignet sich für fast alle Substanzträger. In der Geschichte der Menschheit ist es häufig das primäre Lösungsmittel. An zweiter Stelle steht der Alkohol.

Kombiniert man Wasser und Alkohol, haben Sie das umfassendste Lösungsmedium, das es gibt.

Achten Sie auch hier auf beste Qualität – wie bei den Pflanzen, die Sie ernten. Besonders das Wasser sollte hochwertig sein. Empfehlenswert sind Quellwasser oder Regenwasser. Leitungswasser sollte man filtern. Ansonsten können Sie ganz einfach qualitativ hochwertiges Wasser kaufen. Je besser das Wasser, umso besser wird die Medizin sein, die sie mit ihm herstellen. Leitungswasser ist mit Pharmazeutika kontaminiert. Die wollen Sie garantiert nicht einnehmen. Sie sind stark bioaktiv.

Sie sollten auch wissen, dass ein sehr fein pulverisiertes Kraut vorteilhaft ist, da dadurch mehr Oberfläche mit dem Lösungsmittel in Berührung kommt. So gelangen mehr chemische Komponenten in die Lösung.

Mit der Zeit lernen Sie, welche Lösungsmittel sich am besten für bestimmte Kräuter und bestimmte Kombinationen eignen. Das oberste Ziel ist es, so viele medizinisch wirksamen Substanzen wie möglich aus dem Kraut in die Lösung zu bekommen. Jedes Kraut ist anders, und man benötigt daher auch unterschiedliche Wasser-Alkohol-Kombinationen – also eine differenzierte Zubereitung. Für manche Pflanzen eignet sich reiner Alkohol besser, bei anderen ist reines Wasser von Vorteil. Für wiederum andere ist die Anwendung von Öl erforderlich, um die chemischen Komponenten zu extrahieren – beispielsweise bei *Artemisia annua*. Das Kraut ist besser fett- als wasser- oder alkohollöslich. Auch die Temperatur der Flüssigkeiten kann sich auf das Ergebnis auswirken. So brauchen einige Pflanzen kochende Flüssigkeiten, während andere kalte bevorzugen.

Vor dem Zweiten Weltkrieg (bevor Pharmazeutika die Medizin dominierten) wurden Apotheker intensiv geschult, um ganz bestimmte Formen von Kräutermedizin herstellen zu können – ihre Kenntnisse überragten das Wissen in diesem Buch (und das ihrer heutigen Kollegen). Deshalb werden Apotheker in England bis heute *chemists* (Chemiker) und Apotheken *chemist's shops* genannt. Solche Ausbildungen gibt es heute nicht mehr, es ist eine ausgestorbene Kunst. Ich bezweifle, ob es überhaupt noch irgendwo einen medizinischen Apotheker in der westlichen Welt gibt, der eine Tinktur aus *Colchicum officinale* herstellen und deren Colchicin-Gehalt genau bestimmen kann – in den 1920er-Jahren war jeder Apotheker dazu in der Lage.

Wenn Sie zum Hersteller von Kräutermedizin werden, lernen Sie, praktisch zu arbeiten wie ein Apotheker. Dies bedeutet etwa, dass Sie entdecken, wie man Kräuter am besten zubereitet und welche Lösungsmittel man benutzt. Im nächsten Kapitel finden Sie ein Handbuch, das das Alkohol-Wasser-Verhältnis für einige Hundert Pflanzentinkturen angibt (ab S. 432).

Wasserauszug

Am häufigsten benutzt man Wasser in Form eines Auszugs oder Dekokts. Zwei weniger bekannte Arten sind Verdunstungskonzentrate und Perkolationen.

Auszug

Tees sind im Grunde schwache Auszüge. Bei der Herstellung von Medizin arbeitet man in der Regel mit einem Auszug, offiziell *Infusion* genannt. Ein Wasserauszug (*Infusum*) ist stärker als ein Tee, da sich die Kräuter deutlich länger im Wasser befinden.

Für einen Auszug lässt man ein Kraut in kaltem oder heißem (nicht kochendem) Wasser längere Zeit ziehen. Ich betone nochmals: Nehmen Sie das reinste Wasser, das Sie finden können – *kein* Leitungswasser. Am besten ist Regenwasser oder Quellwasser.

Der Nachteil von heißen wie kalten Auzügen ist, dass sie schnell verderben. Durch Einfrieren kann man den Prozess ein wenig aufhalten. Auszüge müssen zeitnah nach der Zubereitung angewendet werden – es sei denn, man stabilisiert sie mit Alkohol. Der Vorteil des Wasserauszugs ist, dass jeder ausreichend Wasser zur Verfügung hat und somit nicht zusätzlich Alkohol kaufen muss.

Heißwasserauszug

Obwohl die nachfolgenden Empfehlungen eine kurze Ziehzeit favorisieren, bereite ich häufig meine Auszüge abends zu und lasse sie über Nacht ziehen – meistens eine Tagesdosis, die ich dann über den Tag verteilt trinke.

Die meisten Heißwasserauszüge werden irritierenderweise nicht heiß, sondern warm oder mit Zimmertemperatur eingenommen. Die Ziehzeit ist zu lang, als dass das Wasser die hohe Temperatur beibehalten könnte. Der Begriff „Heißwasserauszug“ kennzeichnet also den Herstellungsprozess und nicht die Anwendung.

Dennoch nimmt man einige Kräuter am besten ein, wenn sie heiß sind. Ein Beispiel hierfür sind schweißtreibende Mittel. Schafgarbe wird zur Behandlung von Fieber möglichst heiß angewendet (15 Minuten zugedeckt ziehen lassen). Benutzt man die Kräutermedizin aber zur Behandlung von Magen-Darm-Problemen oder zur Stimulation der Regelblutung, verordnet man das Kraut am besten als Heißwasserauszug – der Stunden später mit Zimmertemperatur eingenommen wird.

Um einen Heißwasserauszug herzustellen, bringen Sie Wasser zum Kochen und setzen den Kräuterauszug wie folgt an:

- Blätter: 30 Gramm Kräuterdroge (Blätter) auf 1 Liter heißes Wasser, 4 Stunden bedeckt ziehen lassen. Dicke Blätter benötigen eine längere Ziehzeit. Je feiner das Blattpulver (aus getrockneten Blättern) ist, desto stärker ist der Auszug. Frische Blätter sollten zuvor so klein wie möglich geschnitten werden.

Hilfsmittel für Auszüge

Es gibt viele verschiedene Krüge und Becher, die sich für Auszüge eignen. Die meisten davon haben eine korbähnliche Form und sehen aus wie ein Sieb, in das man die Kräuter gibt (und einen Deckel). Der Korb/das Sieb ist am oberen Ende des Bechers angebracht, damit sich Kräuter und Flüssigkeit nicht mischen. Das erleichtert die Sache. Vermeiden Sie Infusoren aus Plastik. Bevorzugen Sie am besten Infusoren aus Glas, Keramik oder Edelstahl. Sie können auch kleine Stoffbeutel kaufen (oder selbst nähen), in die Sie die Kräuter geben. Hängen Sie den Beutel dann einfach in irgendein Gefäß. Auch ein Tee-Ei eignet sich. Ich betrachte sie aber als suboptimal, da sie zu klein sind und darin nur geringe Kräutermengen Platz haben.

Bei guten Infusoren befindet sich das Kraut im oberen Teil des Gefäßes. So kommen die Kräuter nur mit dem oberen Bereich der Flüssigkeit in Kontakt. Ist das Wasser, das sich dort sammelt, gesättigt, wird es durch den Pflanzenstoffgehalt schwerer und sinkt auf den Boden des Gefäßes. So kommt es zur Zirkulation der Flüssigkeit: gesättigtes Wasser sinkt nach unten und befördert ungesättigtes Wasser nach oben, das Stoffe aus der Pflanzenmasse aufnehmen kann. Auf diese Weise stellt man besonders starke Auszüge her. Sie können aber auch die Kräutermischung nur in ein Gefäß geben, Wasser darüber gießen und das Ganze bedeckt ziehen lassen. Es funktioniert zwar, das Ergebnis ist aber nicht annähernd so stark wirksam wie die erste Methode (siehe Perkolation, S. 400).

- Blüten: 30 Gramm Kräuterdroge (ganze Blüten) auf 1 Liter heißes Wasser, 2 Stunden bedeckt ziehen lassen. Bei zarten Blüten ist die Ziehzeit kürzer. Die meisten Blüten können im Ganzen verwendet werden.
- Samen: 30 Gramm Samen auf ½ Liter heißes Wasser, 30 Minuten bedeckt ziehen lassen. Zarte Samen wie Fenchelsamen haben eine kürzere Ziehzeit (15 Minuten), Rosensamen müssen drei bis vier Stunden ziehen. Die meisten Samen haben eine harte und starke schützende Schale. Sie müssen sie zunächst aufbrechen, damit das Lösungsmittel seine Arbeit machen kann. Samen sollten so fein wie möglich gepulvert sein.
- Wurzeln/Borken: 30 Gramm Wurzel/Borke auf ½ Liter heißes Wasser, 8 Stunden bedeckt ziehen lassen. Einige Borken wie etwa die glatte Ulmenrinde müssen kürzer ziehen (1 bis 2 Stunden). Die meisten Wurzeln und Borken werden vor der Verarbeitung in Auszügen getrocknet und dann so fein wie möglich zu Pulver vermahlen. Wenn Sie frische Wurzeln verwenden, sollten Sie diese möglichst klein schneiden.

Wenn Sie das Gefäß gut bedecken, werden die flüchtigen Komponenten des Krauts besser in der Flüssigkeit bleiben und nicht so leicht verdampfen. Die Hitze sorgt für die Verdunstung der flüchtigen Komponenten, die mit dem Dampf aufsteigen und sich an der Unterseite des Deckels ansammeln. Sobald die Mischung abkühlt, kondensieren die flüchtigen Bestandteile und tropfen vom Deckel zurück in den Auszug. Man kann Heilkräuter, die einen hohen Anteil an flüchtigen Komponenten haben, sehr leicht erkennen: Sie duften stark nach ätherischem Öl und erinnern an Parfüm. Solche Pflanzenzubereitungen muss man immer bedecken, wenn man daraus Heißwasserauszüge herstellen möchte.

Wenn Sie den Auszug anwenden möchten, gießen Sie das Wasser ab und quetschen die Pflanzenmasse aus. Die Flüssigkeit in den aufgeweichten Pflanzen ist meist stärker wirksam als der Auszug. Deshalb sollten Sie die Pflanzenmasse bzw. die Flüssigkeit unbedingt aufbewahren.

Kaltwasserauszug

Bei einigen Heilkräutern empfiehlt sich der Kaltwasserauszug. Bitterstoffe tendieren dazu, in kaltem Wasser schlecht löslich zu sein. Schafgarbe beispielsweise ist viel weniger bitter, wenn sie in kaltem Wasser zubereitet wird. In der Regel müssen die Pflanzen deutlich länger im kalten Wasser liegen als bei einem Heißwasserauszug. Jedes Kraut ist anders. Kaltwasserauszüge

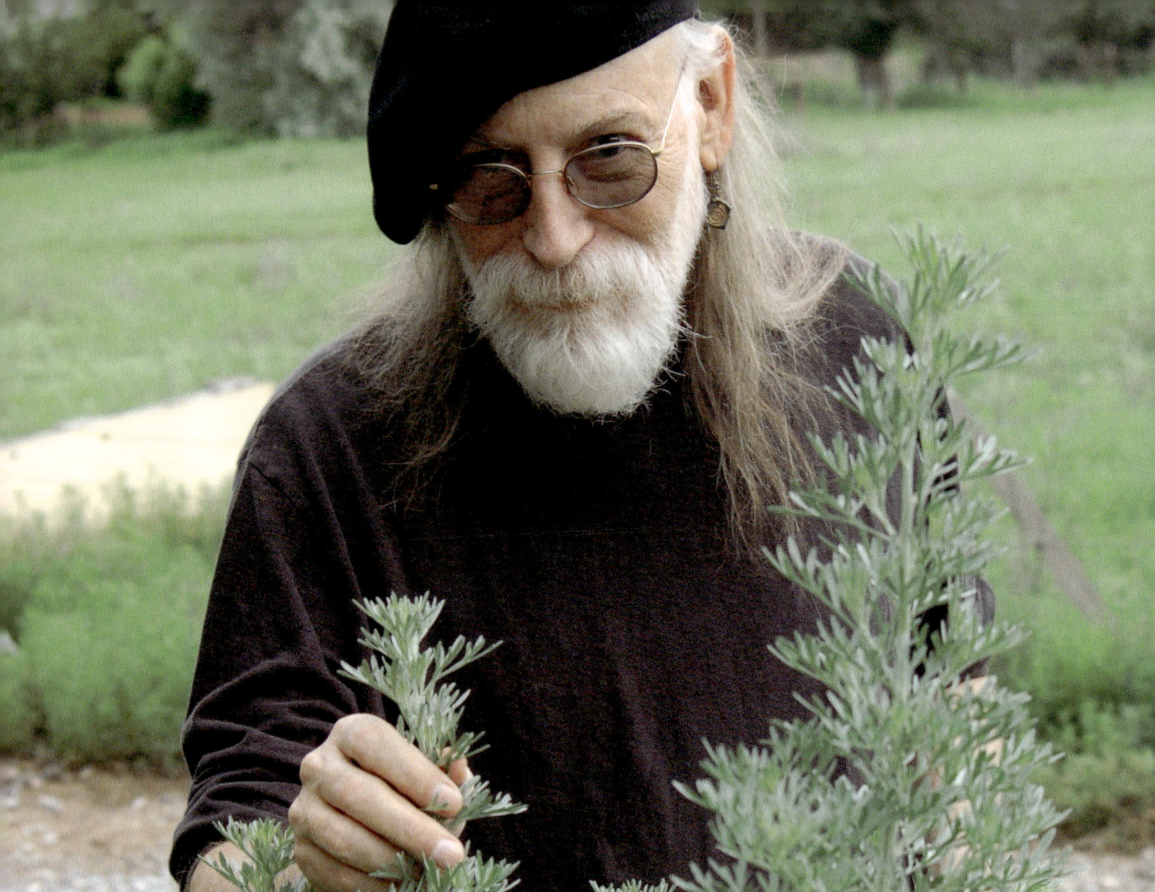

Artemisia (hier: *Artemisia absinthium*) ist ein hervorragendes antibiotisches Kraut gegen Parasiten.

Heißwasserauszug gegen Parasiten

Zutaten:

- 60 Gramm getrocknete *Alchornea*-Blätter
- 60 Gramm frische Ingwerwurzel, fein gehackt
- 60 Gramm *Sida*-Blätter
- 60 Gramm getrocknete *Artemisia absinthium*-Blätter
- 2 Liter Wasser

Geben Sie die Kräuter in ein Gefäß, mit fast kochendem Wasser aufgießen, bedeckt über Nacht ziehen lassen, anschließend umrühren und die Pflanzenmasse zerquetschen, um möglichst viel Flüssigkeit zu bekommen. Trinken Sie täglich eine Tasse. Die zubereitete Menge wird für 2 Tage ausreichen. Bereiten Sie den Auszug alle zwei Tage frisch zu und wenden Sie ihn insgesamt 8 Tage lang an. Der Heißwasserauszug eignet sich hervorragend zur Behandlung von Wurmerkrankungen (in diesem Fall können Sie auch nur *A. absinthium* und Ingwer gebrauchen). Der Geschmack ist unglaublich bitter, Ingwer mildert ihn ein wenig ab.

werden nur selten gemacht – falls doch, geben Sie das Kraut in Wasser mit Zimmertemperatur und lassen Sie es bedeckt über Nacht stehen.

Dekokt

Dekokte sind stärker als Auszüge. Im Grunde sind es gekochte Wasserauszüge. Es gibt zwei Arten von Dekokten: 1. den einfachen Dekokt und 2. das Dekokt-Konzentrat. Ein einfaches Dekokt ist ein Wasserauszug, der kurze Zeit gekocht wird. Ein Dekokt-Konzentrat wird so lange gekocht, bis ein erheblicher Teil des Wassers verdunstet ist. Pflanzenteile mit Harz, flüchtigen ätherischen Ölen und hitzeempfindlichen Inhaltsstoffen sind für Dekokte ungeeignet. Verwenden Sie nur Heilpflanzen, deren Inhaltsstoffe nicht durch Hitze geschädigt oder zerstört werden.

Wichtig ist, dass man mit kaltem Wasser startet – nicht warm, nicht heiß, sondern kalt soll es sein. Geben Sie die Kräuter hinzu und bringen Sie die Mischung zum Kochen. Der Auszug wird wirksamer, wenn Sie mit kaltem Wasser anfangen, da die verschiedenen Inhaltsstoffe bei jeweils unterschiedlichen Temperaturen extrahiert werden.

Manche Kräuter wie *Isatis* sind stärker wirksam, wenn sie nur wenige Minuten gekocht werden, da sie ihre Wirkstoffe bei höheren Temperaturen leichter abgeben. Die Wirksamkeit von Kräutern mit hohem Mehrfachzuckergehalt wie Reishi wird durch Kochen optimiert. Mehrfachzucker sind im Dekokt leichter extrahierbar. Kurz: Immer wenn ein Kraut gekocht wird, egal wie kurz, handelt es sich um ein Dekokt (Abkochung, Absud). Wenn Sie ein Kraut nur kochen, um Komponenten besser zu extrahieren, machen Sie ein einfaches Dekokt.

Dekokt-Konzentrate werden häufiger verwendet als der einfache Dekokt. Hierfür wird das Kraut so lange in Wasser gekocht, bis die Wassermenge deutlich reduziert ist – um die Hälfte oder mehr. Bei diesem Procedere ist die Konzentration der Wirkstoffe in geringerer Flüssigkeitsmenge höher – die Medizin wird stärker. Dekokt-Konzentrate werden nur selten wie Tee getrunken (Ausnahme: Reishi). Sie werden manchmal in niedrigerer Dosierung benutzt – wie die Tinktur. Ist der Dekokt zubereitet, abgekühlt und abgeseiht, verbreicht man davon einen Teelöffel – gewöhnlich drei- oder viermal täglich, je nach Kraut und Krankheit. In der Regel beträgt die Dosis von Dekokt-Konzentrat je nach Kraut 30 bis 120 Milliliter täglich.

Am häufigsten stellt man Hustensirup mit dem Abkochverfahren her. Man benutzt Dekokte auch für Umschläge und tränkt darin Baumwolltücher, um diese dann auf den Körper aufzulegen (etwa zur Linderung von Schmerzen und Gelenkentzündungen). Darüber hinaus wendet man Dekokte auch als Klistier an. So bringt man ein starkes Konzentrat in den Darm ein, dessen Wirkstoffe über den Dickdarm rasch ins Blut gelangen können.

Zur Herstellung Ihrer Dekokt-Konzentration sollten Sie möglichst Porzellan-,

Rezept für einen einfachen Dekokt

Zutaten:

- 30 Gramm Kräuter
- ½ Liter Wasser

Geben Sie das Kraut ins Wasser. Die Mischung zum Kochen bringen und mindestens 15 Minuten weiter kochen (einige Kräuter brauchen länger). Lassen Sie den Dekokt ein wenig abkühlen, dann abseihen. Die Pflanzenmasse zerquetschen, bis alle Flüssigkeit ausgetreten ist. Mit ausreichend Wasser aufgießen, bis das Flüssigkeitvolumen wieder ½ Liter beträgt. Sofort einnehmen.

Dekokt-Konzentrat bei Erkältung und Grippe

Zutaten:

- 30 Gramm getrocknete Salbeiblätter (weißer Salbei oder Küchensalbei)
- 1 Prise Cayennepfeffer
- 3 Tassen kaltes Wasser
- Saft von 1 Zitrone
- etwas Wildblütenhonig

Vermengen Sie die Salbeiblätter und den Cayennepfeffer. Geben Sie die Mischung ins Wasser und bringen Sie das Ganze zum Kochen. Drosseln Sie nun die Hitze und lassen Sie alles unbedeckt weiter köcheln, bis sich die Flüssigkeit um die Hälfte verringert hat. Nehmen Sie Ihren Dekokt nun vom Herd und lassen Sie ihn kurz auskühlen. Geben Sie für den Geschmack etwas Wildblütenhonig und Zitronensaft hinzu. Im Kühlschrank aufbewahren und je nach Bedarf täglich einen oder mehrere Teelöffel beim Anflug einer Rachen- oder Atemwegsinfektion einnehmen.

Glas- oder Edelstahlgefäße verwenden. Eisen und Aluminium kontaminieren die Kräuterzubereitung. Ist der Dekokt abgekühlt, verarbeiten Sie ihn so, wie Sie ihn später nutzen möchten. Dekokt-Konzentrate sind länger haltbar als Auszüge, vor allem wenn sie kühl aufbewahrt werden. Sirup ist im Kühlschrank oftmals ein Jahr haltbar.

Rezept für Hustensirup

Zutaten:

- 90 Gramm Andorn-Blätter oder Andorn-Äste
- 60 Gramm Kirschbaumrinde
- 60 Gramm Holunderbeeren
- 60 Gramm Alant-Wurzel
- 60 Gramm Süßholz-Wurzel
- 60 Gramm Eibisch-Wurzel
- 30 Gramm glatte Ulmen-Rinde
- 30 Gramm Eisenkraut-Blätter
- 30 Gramm *Lomatium*-Wurzel
- 4 ½ Liter Wasser
- 90 Milliliter Glycerin
- Wildblumenhonig
- 60 Milliliter Königskerzen-Tinktur
- 60 Milliliter Grindeliakraut-Tinktur

Geben Sie Andorn, Kirschbaumrinde, glatte Ulmen-Rinde, Holunderbeeren, Alant-Wurzel, Süßholz-Wurzel, Eisenkraut und *Lomatium* in einen Topf mit 4,5 Litern Wasser. Bringen Sie die Mischung unter ständigem Rühren zum Kochen. Danach verringern Sie die Hitzezufuhr etwas und rühren die Masse weiter, bis sich die Flüssigkeit um die Hälfte reduziert hat. Lassen Sie den Dekokt abkühlen – Sie können den Topf in ein kaltes Wasserbad stellen, das beschleunigt die Abkühlung. Seihen Sie die Flüssigkeit ab und drücken Sie sämtliche Flüssigkeit aus der Pflanzenmasse – am besten verwenden Sie hierfur ein Tuch.

Die schleimigen Kräuter – Süßholz und Eibisch – erschweren es der Flüssigkeit, durch das Gewebe des Stoffs hindurch zu gelangen, wenn Sie die Pflanzenteile auspressen. Deshalb geben Sie Süßholz und Eibisch zunächst *nicht* in die Kräutermischung. Wenn Sie dann die Pflanzenmasse ausgequetscht haben, erhitzen Sie den Dekokt erneut und geben Süßholz und Eibisch in einem Teebeutel hinzu. Bringen Sie das Ganze zum Kochen und lassen Sie es anschließend 30 Minuten unter ständigem Rühren köcheln. Nehmen Sie den Teebeutel heraus, lassen Sie alles abkühlen und quetschen Sie die Flüssigkeit aus dem Teebeutel, so gut es geht.

Erwärmen Sie die Flüssigkeit erneut – nur so stark, dass sich Honig und Glycerin auflösen können. Geben Sie zuerst das Glycerin zu und schmecken Sie die Mischung dann nach Belieben mit Honig ab. Das restliche *Lomatium* verarbeiten Sie nun zu einem feinen Pulver – in der Kaffeemühle oder einem Mörser – und geben das Pflanzenpulver anschließend in die Flüssigkeit. Wenn die Mischung kalt ist, geben Sie die Königskerzen- und die Grindeliakraut-Tinktur hinzu.

Honig, Glycerin und die beiden Tinkturen helfen dabei, den Sirup zu stabilisieren und machen ihn haltbar. Ich bewahre alles im Kühlschrank auf. Dann ist der Sirup mindestens ein Jahr haltbar. In der Regel empfiehlt es sich, den Sirup im Herbst zu kochen, wenn die Beeren reif sind, kurz bevor die „Erkältungszeit" beginnt.

Sie können die einzelnen Heilkräuter auch durch andere, gleichermaßen wirksame Kräuter ersetzen. Wenden Sie den Sirup nach Bedarf an – ich trinke den Sirup direkt aus der Flasche, er ist sehr wirksam.

À propos

- Auf Oxymel (Oenomel), das jahrtausendelang benutzt wurde, gehe ich nicht näher ein. Für die Basisversion benötigt man 1,1 Liter Honig plus 140 Milliliter Wasser plus 140 Milliliter Essig. Oxymel wurde häufig bei Erkältung, Grippe und Halsentzündung eingesetzt. Für die medizinische Oxymel-Zubereitung benutzt man bei diesem Rezept Dekokt-Konzentrat statt Wasser.
- Leckmittel sind medizinische Pasten (im Grunde ein Dekokt-Konzentrat plus Kräuterpulver), die durch Süßmittel (Honig, Sirup) genießbar gemacht werden. Marshmallows waren ursprünglich kein Süßkonfekt, sondern eine besondere Form des Leckmittels, das Medizin genießbar machte. Hier ein guter Vorschlag zur Einnahme von Kräuterpulvern: Die gewünschten Kräuterpulver mischen, dann ausreichend Honig zugeben, ein Bällchen formen, das nur leicht klebrig ist, und essen.

Spül- und Waschlösungen

Spül- oder Waschlösungen sind im eigentlichen Sinne Auszüge oder Dekokte, die direkt auf der Haut angewendet werden. Bei Hautverletzungen, Schürfwunden oder Verbrennungen (wie Sonnenbrand) wird jede Waschlösung, die eine tanninhaltige Kräuterdroge wie Eichen-, Akazien-, ältere Fichtennadeln oder lindernde Kräuter wie Eibisch und Kamille enthält, die Abheilung deutlich fördern. Kaktusfeige (eine beruhigende schleimige Pflanze) wirkt in solchen Fällen wahre Wunder.

Wenn Sie eine Hautinfektion oder eine Wunde haben und Entzündungen vermeiden möchten, benutzen Sie eine Waschlösung aus den geeigneten Kräutern, die in diesem Buch vorgestellt werden. Ist unklar, um welche Infektion es sich handelt, verwenden Sie die nachfolgende antibakterielle Waschlösung.

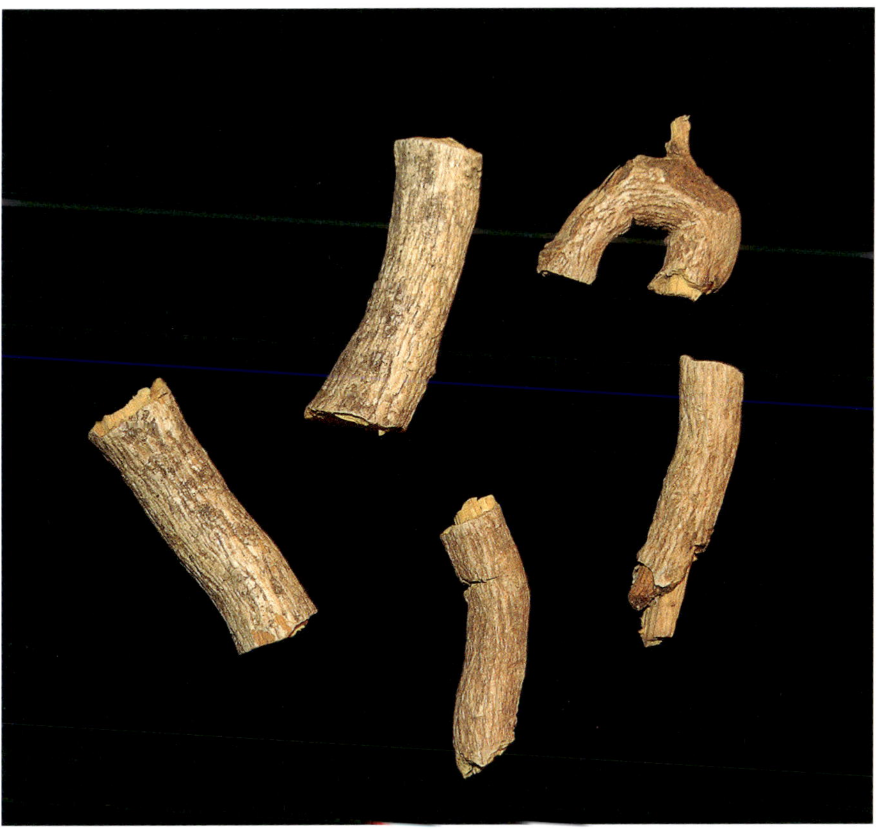

Cryptolepis-Wurzeln (hier: *Cryptolepis sanguinolenta)* verfügen über ein breites antiobiotisches Wirkspektrum. In Pulverform oder als Spüllösung kann man damit Wunden wunderbar behandeln.

Antibakterielle Waschlösung

Zutaten:

- 60 Gramm antibakterielle Kräuter wie *Artemisia* (*A. absinthium* ist sehr gut), *Cryptolepis* oder *Sida*
- 60 Gramm *Echinacea*
- 60 Gramm immergrüne Nadeln (egal welche)
- 1 Liter Wasser

Geben Sie die Kräuter in das Wasser. Bedecken und zum Kochen bringen. Dann 30 Minuten offen köcheln lassen, abkühlen und abseihen. Anschließend waschen Sie mit diesem Dekokt die betroffenen Stellen viermal täglich.

Dampfinhalation

Dampfinhalationen eignen sich hervorragend zur Behandlung von Atemwegsinfektionen. Sie können je nach Bedarf angewendet werden. Ausgezeichnete Dampfinhalationen kann man aus den meisten *Artemisia*-Arten, immergrünen Pflanzen, allen Salbeiarten und aus vielen anderen aromatischen Heilpflanzen zubereiten.

Hierfür geben Sie ein hocharomatisches, antibakterielles Kraut in Wasser, bringen die Mischung zum Kochen und inhalieren den Dampf.

Perkolation

Perkolationen werden im Grunde ähnlich hergestellt wie Filterkaffee. Man lässt Flüssigkeit langsam durch das Kraut hindurch sickern, das sich in einem Papierfilter befindet, und in ein Gefäß tropfen.

Es ist nützlich, über Perkolationen Bescheid zu wissen, wenn Ihnen eine Tinktur ausgeht, die Sie rasch benötigen. Die Herstellung dauert nur ein paar Stunden und nicht einige Wochen. Perkolation ist auch die beste Methode, um Kaltwasserauszüge zu bekommen. Die größte Vorteil von Perkolationen ist ihre Wirkstärke. Das liegt unter anderem an der Art der Lösungsmittel.

Im Prinzip ist ein Lösungsmittel reine Flüssigkeit, die keine speziellen Inhaltsstoffe enthält. Ein Lösungsmittel löst chemische Stoffe aus Trägermaterial, ohne dass es dabei zu einer chemischen Reaktion kommt, und nimmt

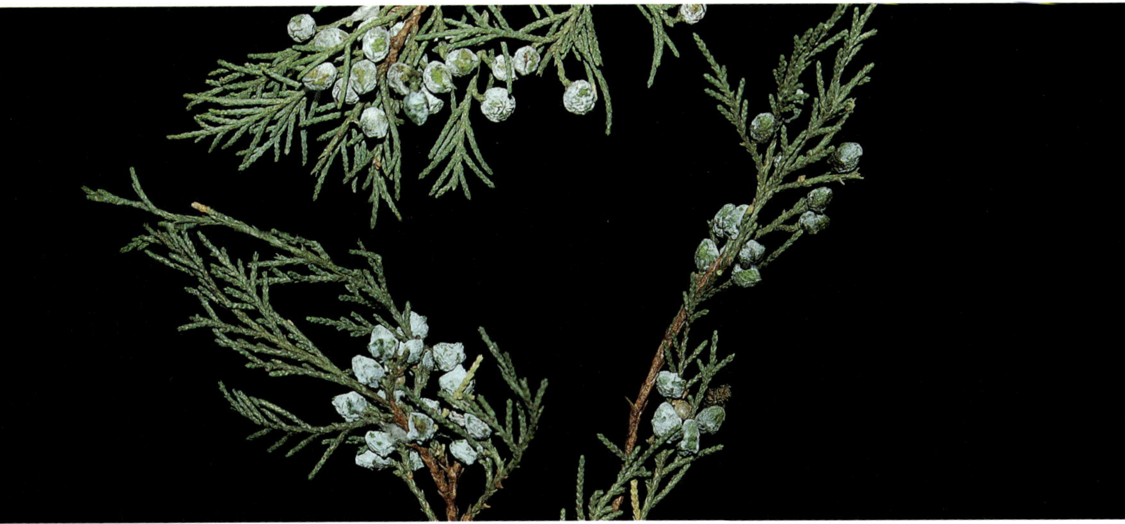

Bei Atemwegsinfektionen empfiehlt sich die Anwendung von Wacholder-Beeren oder -Nadelblättern.

Dampfinhalation bei Infektionen der oberen Atemwege

Obwohl für eine Dampfinhalations-Rezeptur vorzugsweise getrocknete Kräuter verwendet werden sollten, kann man bei Bedarf auch frische Heilpflanzen benutzen.

Zutaten:

- 60 Gramm junge Eukalyptus-Blätter, getrocknet
- 30 Gramm Salbei-Blätter, getrocknet
- 30 Gramm Wacholder-Blätter oder -Beeren, getrocknet
- 4 Liter Wasser

Geben Sie die Heilkräuter in das Wasser (in einen Behälter aus Glas, Edelstahl oder Keramik) und bringen Sie die Mischung zum Kochen. Nehmen Sie das Ganze dann vom Herd und inhalieren Sie die wohltuenden Dämpfe. Bedecken Sie dabei Ihren Kopf mit einem großen Handtuch. Atmen Sie die Dämpfe tief bis in die Lungen ein. Ist die Inhalationslösung ausgekühlt, bringen Sie sie erneut zum Kochen und wiederholen die Anwendung so oft wie nötig. Ersetzen Sie die Kräuter, wenn ihr Duft merklich nachlässt.

- Inhalation mit ätherischen Ölen: Anwendung wie zuvor beschrieben. Geben Sie je 30 Tropfen der ätherischen Öle in 1 Liter Wasser. Empfehlenswert ist eine Mischung aus folgenden Ölen: Rosmarin, Salbei, Wacholder, Eukalyptus und Bergamotte.

- Waschlösung für Wunden: Das Rezept kann ebenfalls als Waschlösung für entzündete oder nässende Wunden benutzt werden. Kochen Sie die Mischung allerdings nicht, sondern nehmen Sie sie, kurz bevor sie den Siedepunkt erreicht hat, vom Herd. Lassen Sie alles ziehen, bis die Waschlösung nur noch lauwarm ist, dann abseihen und die Wunden damit spülen, anschließend ein Wundpulver anwenden.

die Inhaltsstoffe schließlich auf. Anschließend ist es kein reines Lösungsmittel mehr. Stellen Sie sich vor, Sie haben auf der einen Seite die Lösungsflüssigkeit und auf der anderen das Kraut. Das Kraut enthält chemische Substanzen und die Flüssigkeit ist „leer". Bringt man beides zusammen, gehen die Inhaltsstoffe der Heilpflanze in die Lösung über. Sind die chemischen Komponenten des Krauts in die Flüssigkeit übergegangen und im Gleichgewicht mit den Konzentrationen im Kraut, gelangen die restlichen im Kraut verbliebenen Stoffe nur noch schwer in die Lösung. Stellen Sie sich das wie bei einer Waage vor, die waagrecht ausbalanciert ist. In diesem Moment ist der Sättigungspunkt erreicht.

Bei einer Perkolation kommt es zu keiner Sättigung des Lösungsmittels, da die Flüssigkeit, die mit dem Kraut in Berührung kommt, stets rein ist. Das ist der Grund, weshalb der Extrakt sehr stark wird. Sie werden das besser nachvollziehen können, wenn ich Ihnen im Folgenden das Verfahren näher beschreibe.

Um eine Perkolation herzustellen, benötigt man einen Perkolator, weshalb das Verfahren nur selten benutzt wird. Es ist ein wenig schwieriger als die Zubereitung einer Tinktur, für die man nur ein Gefäß benötigt. Perkolation ist doch etwas diffiziler, als Filterkaffee zu kochen. Manch einer baut sich seinen Perkolator selbst (das geht relativ einfach). Es gibt auch Perkolatoren im Bedarfshandel für wissenschaftliche Geräte zu kaufen.

Die meisten wissenschaftlichen Perkolatoren sind einige Meter lang und sehen aus wie eine riesengroße gläserne Eiscremetüte. Sie sind im oberen Bereich recht breit und verjüngen sich dann nach unten. Am unteren Ende ist eine schmale Öffnung, die in ein integriertes Glasrohr mündet, das mit einem Kontrollknopf versehen ist. Der Kontrollknopf funktioniert wie ein Zapfhahn. Er regelt den Fluss der Flüssigkeit.

Man kann sich einen eigenen Perkulator bauen, wenn man den Boden einer Glasflasche abschneidet – keine Plastikflasche verwenden. Die Flasche sollte die Größe und Form einer mittelgroßen Perrier-Wasserflasche haben. *Schleifen Sie die Kanten sehr sorgfältig mit feinem Sandpapier ab* – bis sie ganz glatt sind. Den Deckel sollten Sie aufbewahren, da Sie ihn später noch brauchen.

Bevor Sie den Perkolator in Betrieb setzen, sollten Sie entschieden haben, welche Art der Perkolation Sie machen möchten: Wasser, Alkohol oder eine Wasser-Alkohol-Mischung. Bereiten Sie das Lösungsmittel vor und geben Sie es in ein verschließbares Gefäß. Im zweiten Schritt nehmen Sie das getrocknete Kraut zur Hand und zerkleinern es so fein wie möglich – am besten in einem Mörser. Frische Kräuter eignen sich nicht für die Perkolation. Für ein optimales Ergebnis sollte das Kaut fast die Konsistenz von Pulver haben. Je mehr Pflanzenoberfläche mit der Flüssigkeit in Kontakt kommt, umso besser. Ist das Kraut pulverisiert/gemahlen, geben Sie es in eine Schüssel und befeuchten es mit ausreichend Alkohol – wässern Sie es nicht, sondern befeuchten Sie es nur. Dadurch werden die Zellwände aufgebrochen und der Auszug wird stärker.

Lassen Sie das befeuchtete Kraut einige Stunden ruhen. Sollten Sie ungeduldig sein, genügen auch 30 Minuten. Nehmen Sie nun etwas Filterpapier – ich verwende handelsübliche Kaffeefilter – und platzieren Sie es am Boden des Perkolators. Es ist hilfreich, wenn der Perkolator zuvor leicht befeuchtet wird. Das Papier schmiegt sich dann an das Glas an und verrutscht nicht. Richten Sie den Filter vorsichtig optimal aus – das Papier ist sehr empfindlich und zerreißt leicht! Wenn Sie das geschafft haben, geben Sie das befeuchtete Kraut in den Kegel. Achten Sie dabei darauf, dass keine Krautteile zwischen Filterpapier und Glas gelangen. Lockern Sie das Kraut sehr vorsichtig mit den Fingern auf – es sollte keine kompakte Pflanzenmasse sein, da die Flüssigkeit dann besser hindurch fließen kann.

Je nachdem, wie viel Kraut Sie benutzen, kann der Perkolator bis kurz zum oberen Rand gefüllt werden. Ist das gesamte Pflanzenmaterial im Perkolator, decken Sie die Kräutermasse mit einem runden Stück Filterpapier ab und legen etwas Schweres auf das Papier. So können Papier und Kraut nicht so leicht überlaufen – ein kleiner, sauberer Stein ist wunderbar für diesen Zweck … das ist nicht gerade eine wissenschaftliche Herangehensweise – ich weiß – es sieht aber gut aus.

Dann lassen Sie die Flüssigkeit langsam in den Perkolator fließen. Achten Sie darauf, dass Sie das wirklich sehr langsam machen, um das Kräuterpulver nicht aufzuwirbeln. Die Flüssigkeit sickert nun ganz langsam in die

Pflanzenmasse. Dabei bilden sich kleine Luftbläschen – es ist unmöglich, die gesamte Flüssigkeit auf einmal in den Perkolator zu gießen. Geben Sie langsam mehr und mehr Flüssigkeit hinzu, sobald der Flüssigkeitsspiegel absinkt. Wenn das Kraut vollständig durchtränkt ist, platzieren Sie ein Gefäß unterhalb des Hahns und öffnen diesen sehr vorsichtig. Manch einer befestigt einen Plastikschlauch am Hahn, über den die Flüssigkeit in das Gefäß fließt – unnötig zu erwähnen, dass der Perkolator hierzu hoch gehalten werden oder erhöht platziert werden muss, damit das funktioniert. Im besten Fall fließt pro Sekunde ein Tropfen aus dem Hahn – so sollten Sie den Hahn einstellen.

Man gewinnt mit diesem Verfahren deshalb eine derart exzellente Tinktur (oder Kaltwasserauszug), weil *nur* reine Flüssigkeit durch das Kraut fließt. Das bedeutet, dass die Flüssigkeit vollständig ungesättigt bleibt. Somit ist die Auszugskapazität extrem hoch. Während die Lösungsflüssigkeit durch die Kräuter fließt, zieht sie chemische Komponenten aus den Pflanzenteilen heraus und die nachfolgende Flüssigkeit nimmt wiederum die medizinisch wirksamen Inhaltsstoffe der Pflanze auf – sehr elegant.

Sollten Sie einen selbst gebauten Perkolator benutzen, bereiten Sie alles entsprechend vor. Wenn die Perkolation beginnt, öffnen Sie den Flaschenverschluss ein ganz klein wenig – nur so weit, dass sehr kleine Tropfen heraus fließen können – ein Tropfen pro Sekunde ist optimal.

Verdunstungskonzentrat

Verdunstungskonzentrate sind bemerkenswerte Arzneimittel, werden aber nur selten in der Phytotherapie benutzt und kaum verstanden. Das gängige Verdunstungskonzentrat in den USA wird aus Chaparral-Blättern hergestellt. Man behandelt damit Brustdrüsenentzündungen (Mastitis). Meiner Meinung nach benutzt man Verdunstungskonzentrate primär deshalb, weil man damit lokal stark wirksame Korikosteroidcremes herstellen kann, die pharmazeutischen Produkten in nichts nachstehen.

Ein Verdunstungskonzentrat wird durch sehr langsame Abkochung hergestellt. Dazu brauchen Sie einen Langsamkocher – einen Kochtopf, in dem Sie Kochgut auf kleinster Flamme köcheln können, leicht unterhalb des Siedepunkts oder kaum darüber – auf jeden Fall ganz langsam und sanft.

Für die Herstellung einer pflanzlichen Kortikosteroidcreme müssen Sie zunächst mit einem antientzündlichem Kraut beginnen. Davon gibt es viele und es lohnt sich, verschiedene Pflanzen auszuprobieren und herauszufin-

Pflanzliches Kortikosteroid-Verdunstungskonzentrat

Zutaten:

- 960 Milliliter Wasser
- 180 Gramm Weidenrinden-Pulver (oder Espenrinden-Pulver)

Geben Sie Wasser und Kräuter in einen Langsamkocher, bedecken Sie es und schalten den Kocher ein. Während sich das Wasser erwärmt, muss die Mischung gut durchgerührt werden. Beginnt das Wasser zu kochen, verringern Sie die Hitze so, dass es nur leicht köchelt. Lassen Sie den Kocher auf dieser Stufe und kochen Sie die Mischung 2 Tage lang.

Schalten Sie anschließend den Kocher aus, lassen Sie alles abkühlen und seihen Sie das Kraut ab. Drücken Sie die Pflanzenmasse durch ein Tuch, damit Sie soviel Flüssigkeit wie möglich bekommen. Reinigen Sie den Kocher und geben Sie die Flüssigkeit wieder hinein. Schalten Sie ihn wieder ein und bringen Sie das Ganze zum Kochen. Verringern Sie dann die Hitze so, dass alles nur leicht köchelt. Dabei sollte der Kocher geschlossen/bedeckt sein. Kochen Sie alles weiter, bis beinahe die ganze Flüssigkeit verdampft ist. Es sollten nurnoch 30 bis 60 Milliliter Flüssigkeit übrig bleiben.

Dieser Herstellungsprozess nimmt in der Regel eine Woche in Anspruch. Passen Sie jetzt sehr gut auf, da ab diesem Moment das restliche Wasser sehr leicht entweichen und die Mischung deshalb schnell anbrennen kann. Jetzt geht alles ganz schnell: Rühren Sie die Masse ständig, um zu sehen, wieviel Flüssigkeit sie noch enthält, schalten Sie den Kocher aus, wenn die Konsistenz richtig ist (wie eine Handcreme), lassen Sie die Masse abkühlen und geben Sie das Konzentrat in ein sauberes Schraubglas, das Sie entsprechend beschriften. Das Konzentrat ist *nicht* für die innerliche Anwendung geeignet!

den, welche für Sie am besten geeignet sind. Ich bevorzuge Pflanzen, die viel Salicylat enthalten (z. B. Espe oder Weide) und wasserlöslich sind. Ist der Dekokt durchgekocht, ist er sehr dickflüssig – und hat die Konsistenz einer Handcreme. Auf die Haut aufgetragen, ist das Mittel bei Hautausschlägen, Krampfadern und Entzündungen wirksam. Der einzige Nachteil ist, dass das Konzentrat eine fast schwarze Farbe hat, was nicht zu ändern ist. Man sieht das Konzentrat auf der Haut sofort – gewöhnungsbedürftig, wenn Sie Ihr Gesicht behandeln.

In der Regel friere ich Konzentrate ein. Aber selbst wenn man das nicht macht, sind sie monatelang haltbar. Für Bakterien ist die chemische Konzentration einfach zu hoch, um zu überleben. Selbstverständlich sind die Konzentrate nur für die äußerliche und *nicht* für die innerliche Anwendung geeignet.

Alkoholauszug

Einige Phytotherapeuten bevorzugen Alkoholauszüge (z. B. Tinkturen), da sie lange haltbar und gut zu dosieren sind. Man legt hierzu Frischpflanzen in purem Alkohol oder getrocknete Heilpflanzen in ein Wasser-Alkohol-Gemisch ein.

Ich benutze am liebsten Kornalkohol für Tinkturen. In der Praxis bedeutet das, Sie nehmen 95-prozentigen Alkohol. Es gibt auch Alkohol mit einer Reinheit von 100 oder sogar 200 Prozent. Allerdings wird er in der Regel nur von Wissenschaftlern oder großen Unternehmen gebraucht. Sie werden ihm wahrscheinlich niemals begegnen. In der Regel kauft man den 95-prozentigen Alkohol im Schnapshandel. In den USA greift man hier gerne auf die Marke Everclear zurück.

Einige Staaten und Länder verbieten es ihren Bürgern, derart hochprozentigen Alkohol zu erwerben (… natürlich nur im Interesse der „Volksgesundheit"). Sollten Sie in einer solchen Gegend leben, müssen Sie den Alkohol außerhalb Ihrer Landes- oder Staatsgrenze besorgen. Sie können Tinkturen, falls nötig, auch mit weniger reinem Alkohol herstellen. In solchen Regionen benutzt man meistens 40- oder 50-prozentigen Wodka. Nehmen Sie den hochprozentigsten Alkohol, den Sie bekommen können – nachfolgend erfahren Sie, weshalb das so wichtig ist.

In den USA steigt der Preis für Alkohol mit zunehmendem Alkoholgehalt. Der eigentliche Alkohol ist nicht teuer, hinzu kommen aber doppelt und dreifach Steuern und Abgaben. Wenn Sie also Wodka mit einem geringerem Alkoholgehalt kaufen, weil er günstiger ist, wird die Rechnung am Ende nicht aufgehen: Ihre Tinktur wird nur schwach wirksam sein.

Tinktur aus frischen Pflanzen

Frischpflanzen-Tinkturen entstehen, wenn man frische Pflanzenteile in reinen Kornalkohol gibt. In der Regel beträgt das Verhältnis 1:2 (mit wenigen Ausnahmen). Das bedeutet, auf einen Teil Kräuter (Trockengewicht) kommen zwei Teile Flüssigkeit (Flüssiggewicht). Die erste Zahl kennzeichnet immer den Kräuteranteil und die zweite Zahl den Flüssigkeitsanteil.

Wenn Sie zum Beispiel 90 Gramm *Echinacea* (Trockengewicht) haben, legen Sie sie in 180 Milliliter (Flüssiggewicht) Alkohol ein. Ich benutze in der Regel gut verschließbare Gläser oder Fläschchen, bewahre darin den Auszug auf, lagere sie lichtgeschützt und schüttele sie jeden Tag gut durch. Nach zwei Wochen wird das Kraut dekantiert und durch ein Tuch gepresst – bis es so trocken wie möglich ist (eine Kräuter oder Weinpresse ist äußerst nützlich). Die Flüssigkeit, die Sie so gewonnen haben, wird dann in beschrifteten dunkel getönten Fläschchen aufbewahrt.

Frische Pflanzen enthalten von Natur aus eine bestimmte Menge Wasser. Alkohol ist ein gutes Mittel, um Wasser zu extrahieren. Ein Hauptsymptom von „Alkoholkater" wird dadurch verursacht, dass der Alkohol dem Körper Wasser entzieht. Der Kopfschmerz bei Dehydrierung ist der gleiche wie bei einem Kater. Alkohol wird also nicht bloß die medizinisch wirksamen Substanzen aus der Pflanze extrahieren, sondern auch das enthaltene Wasser.

Das Wasser aus der Frischpflanze verdünnt den Alkohol je nach Pflanze bis zu einem gewissen Grad. Beispielsweise enthält Pfefferminze sehr viel Wasser – 50 Gewichtsprozent. Wenn Sie nun also eine Tinktur aus frischen Pfefferminzblättern zubereiten, wird sie 50 Prozent Alkohol und 50 Prozent Wasser enthalten. Myrrhe enthält fast gar kein Wasser – deshalb wird die Tinktur am Ende aus 95 Prozent Alkohol und 5 Prozent Wasser bestehen. Und all das Wasser war bereits im Alkohol, wenn man 95-prozentigen Alkohol benutzt hat.

Auspressen von Pflanzentinkturen

Wenn Sie Ihre Tinkturen fertig zubereitet und die Flüssigkeit abgegossen haben, enthält die Pflanzenmasse häufig noch jede Menge Flüssigkeit. Pressen Sie die Pflanzenmasse aus, bekommen Sie noch die in der Pflanze verbliebene Tinktur. Die meisten machen das per Hand. Am besten benutzt man aber ein Tuch aus engmaschigem Gewebe. Eine Kräuterpresse erleichtert die Arbeit enorm, aber auch eine Apfelpresse (je nach Art) kann gute Dienste leisten. Mit einer Presse bekommen Sie weitaus mehr Saft als durch Auspressen mit der Hand. Allerdings sind Pressen meistens teure Anschaffungen.

Bei frischen Pflanzen bekommen Sie in der Regel sehr viel Flüssigkeit. Trockenes Pflanzenmaterial ergibt nur wenig Flüssigkeit.

Frische Blätter sollten entweder zerkleinert werden oder als ganzes Kraut belassen bleiben, bevor man sie in Alkohol einlegt oder sie in einem Mixer mit dem Alkohol püriert. Frische Wurzel sollten mit Alkohol in einem Mixer zu einer breiigen Masse verarbeitet werden. Ich persönlich denke, es ist besser, Wurzel-Tinkturen aus getrockneten Wurzeln herzustellen. Auch hier gibt es einige Ausnahmen – eine davon ist die Korallenwurz.

Tinktur aus getrockneten Pflanzen

Während der Trockung verlieren Pflanzen ihre natürliche Feuchtigkeit. Die Menge Wasser, die man mit Alkohol kombiniert, um eine Tinktur herzustellen, entspricht der Menge Wasser, die die Pflanze während des Trocknungsprozesses verliert. Es gibt Tabellen, die Angaben zum Wassergehalt von Pflanzen machen. Wenn man getrocknete Kräuter für Tinkturen verwendet, muss man den Wassergehalt der Frischpflanze hinzufügen. Dadurch können auch wasserlösliche Komponenten extrahiert werden.

In der Regel ist das Verhältnis bei Tinkturen aus getrockneten Pflanzen 1:5. Das heißt, auf einen Teil getrocknete Pflanze kommen fünf Teile Flüssigkeit. Beispielsweise enthält frische *Echinacea angustifolia*-Wurzel 30 Prozent Wasser. Hat man nun 300 Gramm Wurzelpulver (Trockengewicht), fügt man 1500 Milliliter Flüssigkeit (Flüssiggewicht) hinzu. So hat man ein 1:5-Verhältnis. Der schwierige Teil der Rechnung besteht darin, festzulegen, welchen Wasser- bzw. Alkoholanteil diese Flüssigkeit hat. Im Falle von *Echinacea* sollten 30 Prozent der Flüssigkeit aus Wasser bestehen. Das heißt: 450 Milliliter Wasser und 1050 Milliliter Alkohol. Ein Rezept für diese spezielle Pflanzentinktur sieht etwa folgendermaßen aus:

Echinacea angustifolia: Frischpflanzen-Tinktur 1:2; getrocknete Wurzel-Tinktur: 1:5, 70 % Alkohol. Dosierung: 30 bis 60 Tropfen je nach Bedarf. Im Akutfall: 30 Tropfen, mindestens stundenweise.

Ich nehme an, Sie haben inzwischen verstanden, dass man für Frischpflanzen-Tinkturen mit einem 1:2 Verhältnis 95-prozentigen Alkohol braucht. Hinweis: *Jeder*, den ich kenne, geht davon aus, dass der 95-prozentige Alkohol, den er verwendet, 100 Prozent Alkohol enthält. *Niemand* zieht die übrigen 5 Prozent in Betracht und berücksichtigt dies in seiner Rezeptur … das Leben ist zu kurz.

Einmal mehr: Benutzen Sie kein Leitungswasser, wenn es sich vermeiden lässt. Pulverisieren Sie die Kräuter so fein wie möglich – in den USA verwendet man hierfür häufig einen sogenannten *Vitamix*. Das ist ein

Wie lange sind Tinkturen haltbar?

Tinkturen sollten lichtgeschützt aufbewahrt werden – ein dunkler und kühler Raum ist hierfür hervorragend geeignet. Man sollte sie in getönte oder dunkle Glasflaschen füllen. Wenn Sie sie ohnehin abgedunkelt aufbewahren, können Sie die Tinkturen auch in klare Glasflaschen abfüllen – so verfahren viele Phytotherapeuten mit größeren Mengen. In der Regel sind Tinkturen einige Jahre lang haltbar. Sie sollten aber auch über die Ausfällung (Präzipitation) Bescheid wissen – ein vernachlässigtes Gebiet der Phytotherapie.

Die chemischen Komponenten, die Sie aus dem Kraut extrahiert haben, sind in der Suspensionslösung enthalten. Im Laufe der Zeit werden einige dieser Substanzen ausgefällt und setzen sich am Flaschengrund ab. *Echinacea angustifolia* ist neben einigen anderen Kräutern ein starker Präzipitator. Andere Pflanzen wie Holunderblüten fällen hingegen nur sehr schwach aus – Sie werden hier so gut wie nie einen Bodensatz sehen. Leider gibt es zu diesem Thema nur sehr wenige Studien und auch keine Tabelle mit Präzipitationsraten von Pflanzen (… so weit ich weiß. Selbst nach intensiver Suche konnte ich keine ausfindig machen). Rein technisch benötigen wir eine Tabelle, die die Präzipitationsrate und die Präzipitationsmenge für jede Pflanze angibt.

Einige Phytotherapeuten fügen der Tinktur 20 bis 60 Milligramm Glycerin pro 480 Milliliter Tinktur hinzu, um die Präzipitation zu verzögern oder zu hemmen. Dadurch kann beispielsweise die Präzipitation von Tanninen verlangsamt werden. Ich bin mir nicht sicher, wie gut diese Methode bei anderen Wirkstoffen funktioniert. Probieren Sie es aus und lüften Sie das Geheimnis, wenn es Sie beunruhigt.

Sie werden feststellen, dass sich mit der Zeit bei einigen Kräutertinkturen immer mehr Stoffe am Flaschenboden absetzen. Es ist unmöglich, sie wieder zurück in Lösung zu bringen. Die meisten Phytotherapeuten schütteln die Flasche einfach, bevor sie die Tinktur dosieren, und empfehlen, dies so zu handhaben, bevor man Kräutermedizin einnimmt. Ich mache das auch so und es funktioniert offenbar ganz gut (… medizinisch betrachtet).

Es sind keine Daten verfügbar, die besagen, dass die Tinkturqualität durch Präzipitation beeinträchtigt wird. Gewiss ist aber, dass Tinkturen ohne Bodensatz bei ordnungsgemäßer Lagerung (luftdichte Behälter, kühl und lichtgeschützt) jahrzehntelang haltbar sind.

unzerstörbarer Mixer: Im Demo-Video zu diesem Gerät wird Holz zu Sägemehl zerkleinert. Ich habe meinen seit 25 Jahren und habe die Messer nur zweimal ersetzen müssen, obwohl ich das Gerät unglaublich oft benutze und auch strapaziere.

Wenn die Kräuter durch die Trocknung nicht steinhart werden (wie z. B. Säckelblume), bewahren Sie sie am besten als Ganzes auf. So ist weniger Oberfläche der Luft ausgesetzt. Sauerstoff beeinträchtigt und schwächt die Wirkung der chemischen Komponenten von Pflanzen sehr schnell.

Tinkturen aus getrockneten Pflanzen müssen wie Frischpflanzen-Tinkturen zwei Wochen lang an einem dunklen Ort mazerieren, bevor man sie dekantiert.

Tinktur-Kombinationen

Trotz der Aversion von US-Bürgern gegen das metrische System, sind die gesamten wissenschaftlichen Glaswaren in den USA metrisch beschriftet. Die meisten Phytotherapeuten verwenden einen Messzylinder, um die Tinkturmenge zu messen, die sie abgießen – man bekommt solche Gerätschaften im Handel für wissenschaftliche Instrumente. Die meisten Abfüllfläschchen für Pflanzenzubereitungen wie Tinkturen sind in den USA in Unzen ausgezeichnet, während die Messzylinder Milliliter-Angaben aufweisen. Grob entsprechen 30 Milliliter einer Unze.

Wenn man also eine Tinktur-Kombination gegen Grippe oder Erkältung herstellt, bestünde eine gute Mischung aus jeweils 10 Milliliter Echinacea-, Säckelblumen- und Süßholz-Tinktur. Insgesamt erhält man damit 30 Milliliter, also eine Flüssigunze Tinktur.

Man kann eine derartige Kombination in einem Messzylinder mischen – allerdings benötigen Sie hierzu eine ruhige Hand. Geben Sie dann die Tinktur-Kombination mit einer Pipette in ein getöntes Fläschchen, das eine Unze (also 30 Milliliter) fasst. Von der Tinktur sollte beim Anflug von Atemwegsinfektionen stündlich eine volle Pipette eingenommen werden. Das schützt normalerweise vor dem Ausbruch einer Erkältung oder Grippe, wenn Sie ein relativ robustes Immunsystem haben.

Glycerin

Man kann auch mit Glycerin Auszüge herstellen. Diese Substanz ist inzwischen eine populäre Alternative für Alkoholauszüge und wird gerne für

Kräutermedizin verwendet, die für Kinder bestimmt ist. Technisch gesehen ist Glycerin auch Akohol, wenngleich viele dies nicht wissen. Es ist in allen natürlichen Fetten und Ölen enthalten. Darüber hinaus ist Glycerin ein häufiges Nebenprodukt bei der industriellen Herstellung von Seifen. Es ist eine relativ moderne Substanz und wurde 1789 entdeckt. Medizinisch wird der Stoff erst seit Mitte des 19. Jahrhunderts eingesetzt.

Exkurs: Alkohol

In den USA und in einigen anderen Teilen der Welt (vor allem in Großbritannien) ist Purismus seit 20 Jahren auf dem Vormarsch. Puritaner haben dabei auch den von ihnen verteufelten Alkohol ins Visier genommen. Viele glauben, Alkohol zerstöre die westliche Zivilisation oder er mache zumindest den lieben Gott wütend.

Alkohol existierte lange vor dem Menschen in der ökologischen Matrix dieses Planeten. Er ist eine natürliche Substanz und findet sich innerhalb sowie außerhalb unseres Körpers. Das betrifft alle Lebewesen: Bäume, Bienen oder auch Elefanten (… kein Scherz!). Alle genießen das. Alkohol unterstützt die Körperfunktion, fördert die Organfunktion auf unterschiedliche Weise und reduziert die Inzidenz vieler Krankheiten. Es ist keine teuflische Substanz. Regelmäßig kommt es zu Bedenken wegen des Alkoholgehalts von Tinkturen. Viele fürchten sich davor, Tinkturen einzunehmen, die den teuflischen Stoff beinhalten.

Gehen wir der Sorge auf den Grund: Der Alkoholgehalt in Tinkturen fällt unglaublich gering aus. Wenn Sie einige Scheiben Brot essen, nehmen Sie mehr Alkohol zu sich (… ja, Brot enthält Alkohol – genug, um bei einem Alkoholtest ein Ergebnis von 0,05 Promille zu erzielen). Wenn Sie im Akutfall alle Stunde 20 Tropfen einer 60-prozentigen Alkoholtinktur einnehmen, verbrauchen Sie damit im Lauf des Tages insgesamt 1,7 Milliliter Alkohol – das ist weniger, als Sie mit ein oder zwei Scheiben Brot aufnehmen.

Wenn es aber dennoch ein Problem für Sie ist, können Sie Wasser- oder Glycerinauszüge machen – obgleich Glycerinauszüge nicht sehr wirksam sind und in Wasserauszügen einige der wichtigen alkohollöslichen Stoffe nicht enthalten sind. Manch einer erhitzt seine Tinktur, um damit den Alkohol zu eliminieren. Das funktioniert nicht sehr gut. Ich fürchte, dass man damit auch die Qualität der Tinktur mindert. Ich rate auf jeden Fall davon ab.

Glycerin ist relativ dickflüssig und schmeckt sehr süß. Unverdünntes Glycerin ist bei mir noch nie verdorben, selbst nachdem es jahrelang nicht im Kühlschrank aufbewahrt wurde. Wie Alkohol ist die Substanz sehr stabil und hat eigene antimikrobielle Eigenschaften. Sie ist als Auszugsmittel nicht ganz so wirksam wie Alkohol und Wasser. Glycerin kann beispielsweise weder Harz noch flüchtige oder fixierte Öle extrahieren. Daher ist Glycerin nur beschränkt benutzbar.

Sollten Sie Glycerin verdünnen, was bei der Herstellung von Auszügen erforderlich ist, wird die Tinktur nicht so stabil sein wie eine Alkoholtinktur. Meisten gibt man Glycerin 10 bis 15 Prozent Alkohol zu, um die Stabilität zu optimieren.

Glycerin hat einige gute Eigenschaften. Es spendet der Haut Feuchtigkeit, macht sie weich und beruhigt sie. Ich finde Glycerin hervorragend dazu geeignet, Extrakte gegen Ohreninfektionen zu machen. Im Gegensatz zu Alkohol wirkt Glycerin nicht hautreizend im Gehörgang, sondern hat eine lindernde Wirkung und liefert zugleich antimikrobielle Komponenten für betroffene Stellen.

Glycerin hat als Auszugsmittel im Vergleich zu Wasser oder Alkohol nur einen Wirkungsgrad von 60 Prozent. Darüber hinaus ist es um 40 Prozent weniger stark wirksam als andere Extrakte. Deshalb muss man Glycerinauszüge um das 1,5-fache höher dosieren. Das heißt, wenn die Dosis im Falle einer Alkohol- oder Wassertinktur 15 Tropfen beträgt, verordnet man bei einem Glycerinauszug 22 Tropfen.

Glycerinauszug aus getrockneten Kräutern

Das Verhältnis ist identisch mit Alkoholtinkturen, also 1:5. Die Lösungsflüssigkeit sollte hierbei mindestens 10 Prozent Alkohol enthalten, das verbessert die Wirkstärke. Der Rest der Flüssigkeit besteht aus 60 Prozent Glycerin und 30 Prozent Wasser.

Beispiel: Auf 150 Gramm *Echinacea*-Wurzelpulver kommen 750 Milliliter Flüssigkeit – das heißt: 75 Milliliter Alkohol plus 450 Milliliter Glycerin plus 225 Milliliter Wasser.

Wenn Sie zuerst den Alkohol zum Wurzelpulver geben und das ganze 24 Stunden stehen lassen, erhöht sich die Wirksamkeit. Erst dann geben Sie das Glycerin und Wasser hinzu und bewahren die Mixtur zwei Wochen in einem verschlossenen Behälter auf. Anschließend dekantieren Sie den Auszug und bewahren ihn wie Alkoholtinkturen auf.

Glyzerinauszug für Ohrinfektionen

Zutaten:

- 30 Gramm Berberin
- 30 Gramm *Cryptolepis* (alternativ: *Sida* oder *Alchornea*)
- 30 Gramm *Echinacea*
- 30 Gramm Wacholder (oder andere Nadeln von immergrünen Pflanzen)
- 30 Gramm *Usnea*
- 75 Milliliter Kornalkohol
- 450 Milliliter Glycerin
- 225 Milliliter Wasser

Verarbeiten Sie die Kräuter zu einem feinen Pulver und stellen Sie daraus eine Mischung her. Gießen Sie den Alkohol darüber und lassen Sie alles 24 Stunden lang stehen. Vermengen Sie dann das Glycerin und das Wasser und geben Sie die Flüssigkeit in das Gefäß mit den in Alkohol getränkten Kräutern. Lassen Sie das ganze zwei Wochen lang mazerieren, dann abseihen und dekantieren. Anschließend bewahren Sie den Auszug in einer dunkel getönten Flasche auf. Träufeln Sie bei Gehörgangsinfektionen 1 bis 3 Tropfen davon bis zu sechsmal täglich in das betroffene Ohr.

Glycerinauszug aus frischen Kräutern

In der Regel beträgt das Verhältnis bei Frischpflanzen 1:2. In diesem Fall benutzen Sie 15 Prozent reinen Alkohol und 85 Prozent Glycerin. Sie geben also auf 150 Gramm frisches Kraut 300 Milliliter Flüssigkeit – das heißt: 45 Milliliter 95-prozentiger Alkohol plus 255 Milliliter Glycerin.

Pflanzenhonig

Honig kann genauso wie Glycerin benutzt werden. Folgen Sie hierzu einfach den Zubereitungsangaben für Glycerinauszüge. Achten Sie darauf, dass Sie dabei einen Wildblütenhonig bester Qualität verwenden.

Nasenspray

Mit Nasensprays kann man hervorragend Nebenhöhlenentzündungen und Infektionen der oberen Atemwege behandeln, besonders im Frühstadium.

Nehmen Sie einfach eine Pflanzentinktur, geben Sie 10 Tropfen davon in eine Nasensprayflasche und füllen Sie diese mit 30 Milliliter Wasser auf. Nasensprayflaschen sind in fast jeder Apotheke erhältlich. Benutzen Sie das Nasenspray nach Bedarf.

Nasenspray-Zubereitung für Nebenhöhlenentzündungen

Zutaten:

- 5 Tropfen *Cryptolepis*-Tinktur
- 5 Tropfen *Bidens*-Tinktur
- 5 Tropfen Wacholderbeeren-Tinktur
- 5 Tropfen *Usnea*-Tinktur

Geben Sie die Tinkturen in eine Nasensprayflasche und füllen Sie diese mit Wasser auf, so dass Sie insgesamt 30 Milliliter erhalten. Schrauben Sie die Perfusorkappe auf und wenden Sie das Spray so oft wie nötig an. Sie können statt der Tinkturen auch je zwei Tropfen ätherisches Eukalyptus-, Salbei-, Rosmarin- und Wacholderöl verwenden.

Essigtinktur

Ich setze Essigtinkturen nur selten ein. Sie werden in vielen Kulturen aber traditionell benutzt. Eine ihrer Stärken ist dadurch begründet, dass Essig an sich schon eine hoch wirksame medizinische Substanz ist. Darüber hinaus sind Essigtinkturen haltbar. Man kann sie unbegrenzt lange aufbewahren. Für Tinkturen sollte man immer natürlichen Essig verwenden. Die meisten Menschen benutzen biologischen Apfelessig. Das Verhältnis sollte 1:2 sein, wenn Sie eine Tinktur aus frischen Pflanzen herstellen. Bei getrockneten Kräutern ist das Verhältnis 1:5. Die Zugabe von Wasser erübrigt sich bei Essigtinkturen.

Flüssigextrakt

Flüssigextrakte werden nur noch selten selbst zubereitet, da sie inzwischen im Kräuterhandel angeboten werden. Bekannt ist die *Eleutherococcus*-Tinktur von Herb Pharm (www.herb-pharm.com). Im Prinzip entspricht 1 Gramm Flüssigextrakt 1 Gramm Kräutergewicht. Es handelt sich um hochkonzentrierte Alkoholtinkturen. Im 19. Jahrhundert enthielten sie auch andere Substanzen wie Essig oder Zucker. *Alle* erfahrenen Apotheker des 19. Jahrhunderts und im frühen 20. Jahrhundert konnten solche Extrakte herstellen. Sie bereiteten sie in ihrer Apotheke in einem Laborraum zu und hatten sie bei Bedarf sogleich zur Hand. Heutzutage verwenden Unternehmen, die solche Extrakte produzieren, spezielle Instrumente für die Produktion.

Es folgt ein Rezept zur Herstellung eines Flüssigextrakts aus der Ipecacuanha-Pflanze. Es stammt aus einem frühen US-amerikanischen Arzneibuch:

> Befeuchten Sie 1100 Gramm feinkörniges Ipecacuanha-Pulver mit 180 Milliliter Alkohol. Geben Sie die Mischung in einen trichterförmigen Perkolator und gewinnen Sie daraus 1 ½ Liter Tinktur oder perkolieren Sie die Ipecacuanha-Masse, bis sie keine Stoffe mehr abgibt. Destillieren Sie die Tinktur über einem Wasserbad, bis sie eine sirupähnliche Konsistenz aufweist. Mischen Sie das Ganze mit 30 Millilitern Essigsäure und 300 Millilitern Wasser. Reduzieren Sie die Flüssigkeit durch Kochen auf ¼ Liter, die Harzstoffe müssten sich dabei abgetrennt haben. Wenn die Masse abgekühlt ist, mit einem Filter abseihen und anschließend über diesen Wasser hinzugießen, bis sich ein Flüssigkeitsvolumen von ¼ Liter ergibt. Am Ende mit ¼ Liter Alkohol vermengen.

Eine alternative Form des Flüssigkeitsextrakts ist ein Verdampfungskonzentrat. Machen Sie hierfür beispielsweise ein Konzentrat aus Weidenrinde und bewahren Sie die Pflanzenmasse auf. Geben Sie 150 Milliliter Alkohol (Reinheit: 95 Prozent) zur Pflanzenmasse und lassen Sie das ganze mazerieren, wie Sie das auch bei einem Dekokt im Langsamkocher machen. Ist der Dekokt bis auf 30 Milliliter reduziert oder ist die Flüssigkeit sehr zähflüssig, pressen Sie den Alkohol aus der Pflanzenmasse und vermengen ihn mit dem Konzentrat. Sie sollten auf diese Weise etwa 180 Milliliter Flüssigextrakt gewinnen, im Verhältnis 1:1. Die Dosis für die innerliche Anwendung ist sehr gering – etwa 1 bis 3 Tropfen. Dieser Flüssigextrakt ist deutlich stärker wirksam als eine normale Tinktur.

Diese Art von Flüssigextrakt kann man mit Pflanzen zubereiten, die primär wasserlösliche Inhaltsstoffe haben. Für solche, die einen Alkoholauszug voraussetzen, ist ein Perkolator erforderlich. Nachfolgend Michael Moores Rezept für einen mit einem Perkolator hergestellten Flüssigextrakt:

> Zerstoßen Sie 240 Gramm *Tabebuia* (Pau D'Arco), bereiten Sie die entsprechende Menge Menstruum [Lösungsflüssigkeit] vor (sagen wir viermal so viel

oder 960 Milliliter). Die Tinktur ist dann 50-prozentig. Erhöhen Sie den Alkoholgehalt im *Menstruum* Ihres Flüssigextrakts um 20 Prozent (z. B. auf 70 %). Mischen Sie 672 Milliliter Alkohol mit 288 Millilitern Wasser, um eine 70-prozentige Alkohollösung zu bekommen. Befeuchten Sie das *Tabebuia*-Pulver, lassen Sie es ZWEI Tage stehen, geben Sie es in einen größeren [Perkolator] Trichter, und lassen Sie die erste Charge Tinktur (sehr langsam) tropfen. Sie hat lediglich 75 Prozent des ursprünglichen Trockengewichts der Kräuterdroge. Das bedeutet, nachdem Sie 180 Milliliter Tinktur erhalten haben, nehmen Sie den Behälter weg und lassen den Rest in ein anderes Gefäß tropfen. Wenn das restliche *Menstruum* bis unterhalb der Kräuteroberfäche gesickert ist, beginnen Sie damit, Wasser in den Trichter zu gießen. Hier können Sie so viel Flüssigkeit durchsickern lassen, wie Sie möchten … einen Liter, zwei Liter, wie viel auch immer. Sie werden alles in einem Doppelkessel verdunsten lassen müssen, bis sich die Flüssigkeit auf 25 Prozent des Kräutervolumens verringert hat. In diesem Fall sind das 60 Milliliter. Fügen Sie so viel vom wertlosen Restertrag des zweiten Perkolationsvorgangs zu den 180 Millilitern der ersten Perkolations-Charge hinzu, dass Sie insgesamt 240 Milliliter Flüssigextrakt haben, der aus der *Tabebuia*-Borke gewonnen wurde. *Per definitionem* von der Stärke her 1:1.[1]

Spül-/Waschlösung

Am einfachsten stellt man eine Spül-/Waschlösung her, indem man 15 Milliliter Tinktur in ½ Liter Wasser gibt. Vor allem bei der Behandlung von Vaginalinfektionen ist eine solche Lösung sehr hilfreich. Insbesondere *Usnea* ist als Spülung geeignet, ebenso Berberin. Meist genügt es, die Spülung zweimal täglich anzuwenden.

Man kann auch einen starken Auszug oder ein Dekokt zubereiten und dann gekühlt als Spülung einsetzen. Hier eignen sich *S ida* oder *Cryptolepis*.

Einreibung

Einreibungen werden in der Regel aus Franzbranntwein hergestellt. Benutzen Sie ihn im Verhältnis 1:2 mit frischen und 1:5 mit getrockneten Pflanzen. Zusätzliches Wasser brauchen Sie nicht. Ich wende Einreibungen topisch bei Arthritis oder Muskelkater an. Cayennepfeffer ist hier ein hervorragendes Kraut: 90 Gramm Cayenne-Pulver in 450 Millilitern Franzbranntwein auflösen, zwei Wochen mazerieren lassen und dekantieren. Ich benetze immer nur meine Hand ein wenig und reibe dann die betroffene Stelle so oft wie nötig ein.

Warnung Waschen Sie danach unbedingt Ihre Hände und berühren Sie davor wirklich *niemals* irgendwelche Schleimhäute. Das schmerzt teuflisch. Auch sollten Sie niemals die Toilette aufsuchen und sich abwischen, wenn Sie Ihre Hände nicht zuvor wirklich sehr sorgfältig gewaschen haben – nur so nebenbei erwähnt.

Ölauszug

Ölauszüge sind vor allem bei Verbrennungen, Sonnenbrand, rissiger und trockener Haut, bei Hautinfektionen, als Ohrentropfen und für Wundsalben geeignet. Bei Ölauszügen gehen die medizinischen Wirkeigenschaften der Pflanze in das Öl über. Eine Salbe ist nichts anderes als ein verdickter Ölauszug, dem Bienenwachs beigegeben wurde.

Die Herstellung eines Ölauszugs ist im Prinzip ein Kinderspiel. Achten Sie aber wirklich gut darauf, dass kein Wasser im Öl verbleibt.

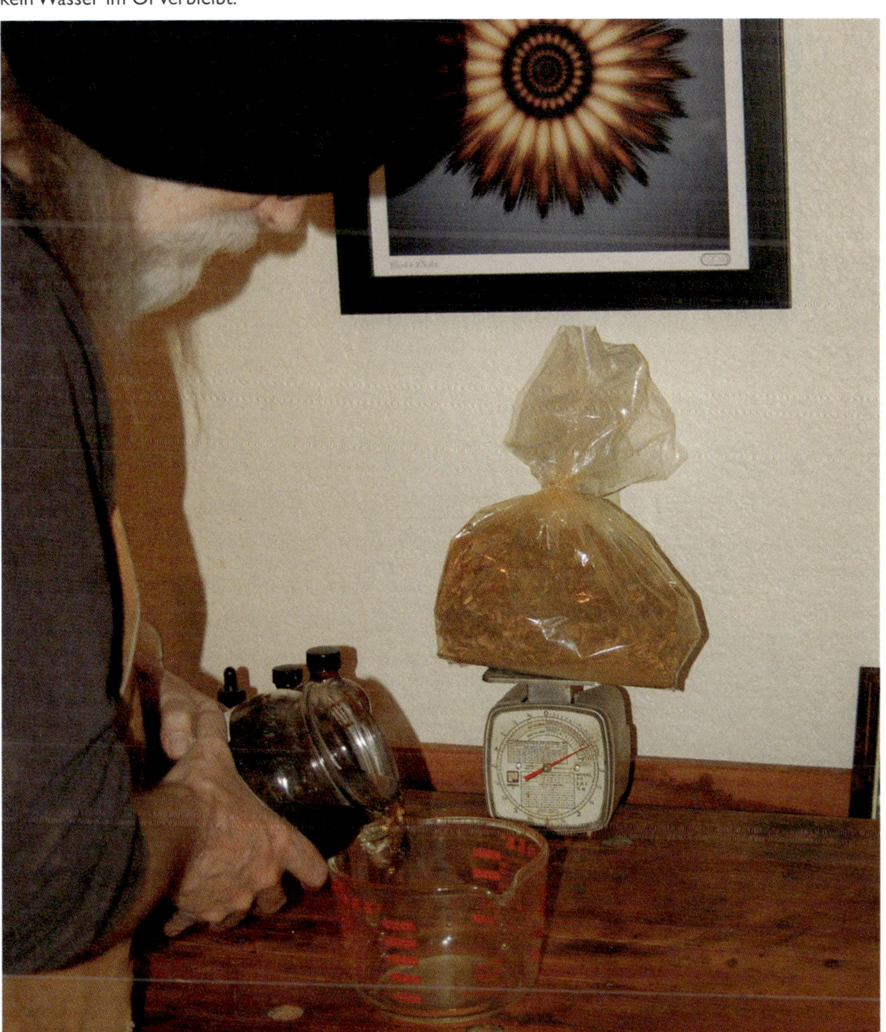

Ölauszug mit getrockneten Kräutern

Um einen Ölauszug aus getrockneten Kräutern herzustellen, vermahlen Sie die Kräuter zu möglichst feinem Pulver. Geben Sie das Pflanzenpulver in eine gläserne Backform und gießen Sie ausreichend Öl darüber. Rühren Sie die Masse sorgfältig um, um sicher zu gehen, dass die Kräuter komplett mit Öl getränkt sind. Dann bedecken Sie die homogene Masse mit zusätzlichem Öl (etwa 60 Millimeter hoch). Ich benutze in der Regel Olivenöl, weil es sehr stabil ist. Es wird nicht so leicht ranzig und hat antimikrobielle Wirkung.

Manche Menschen lassen die Mischung einfach nur bedeckt einige Wochen lang an einem sonnigen Ort stehen. Das funktioniert sehr gut, solange sie wirklich Sonne abbekommt und jeden Tag von der Sonne gewärmt wird.

Ölauszug für Hautinfektionen

Zutaten:

- 30 Gramm *Artemisia*-Blätter, getrocknet (alle Arten)
- 30 Gramm Berberin, getrocknet (alle Arten, Wurzel, Borke oder Blätter)
- 30 Gramm *Cryptolepis*, getrocknet (alternativ: *Sida*-, *Bidens*- oder *Alchornea*-Blätter)
- 30 Gramm *Echinacea*-Wurzel/oder Samen, getrocknet
- 30 Gramm Nadeln von Nadelbäumen (z. B. Fichte, Tanne, Kiefer o. a.) 30 Gramm *Usnea*, getrocknet
- 1 Liter Olivenöl

Zerstoßen Sie alle Kräuter möglichst fein und geben Sie die Mischung dann in ein Gefäß aus Glas oder Keramik – es sollte auf keinen Fall aus Metall sein. Gießen Sie ausreichend Öl hinzu, so dass die Kräutermischung durchtränkt ist. Mischen Sie alles zu einer homogenen Masse und bedecken Sie dann das ganze mit etwa 60 Millilitern Olivenöl. Erwärmen Sie die Mischung bedeckt und über Nacht im Ofen bei 65 bis 90 °C oder in einem Langsamkocher bei niedriger Temperatur sieben Tage lang. Pressen Sie die Öl-Kräuter-Mixtur durch ein Tuch, um das Öl zu extrahieren. Bewahren Sie das Öl in einem gut verschlossenen Glasbehälter an einem dunklen Ort auf. Es muss nicht im Kühlschrank aufbewahrt werden.

Ich persönlich bevorzuge den Ofen. Ich decke das Gefäß vor dem Zubettgehen ab, schiebe es bei geringer Hitze in den Ofen und lasse das ganze über Nacht durchziehen. Andere kochen die Kräuter bis zu zehn Tage bei 37,8 °C in einem Langsamkocher (… den meisten von uns dauert das zu lange). Wie auch immer Sie vorgehen – ist die Mischung fertig, lassen Sie sie abkühlen und gießen dann das Öl ab, indem Sie alles durch ein Tuch mit ausreichend festem Gewebe pressen.

Ölauszug mit frischen Kräutern

Um einen Ölauszug aus frischen Kräutern zu bekommen, geben Sie die Kräuter in ein Schraubglas und bedecken sie mit Öl. Die Kräuter sollten luftdicht bedeckt sein. Stellen Sie das Glas für zwei Wochen in die Sonne (oder kochen Sie die Mischung fünf Tage lang in einem Langsamkocher). Pressen Sie die Kräutermischung dann durch ein Tuch. Lassen Sie das dekantierte Öl stehen. Nach einem Tag setzt sich das Wasser, das von Natur aus in frischen Kräutern enthalten ist, auf dem Boden des Gefäßes ab. Gießen Sie vorsichtig das Öl ab und schütten Sie das Wasser weg.

Hinweis Das müssen Sie etwa zwei- bis dreimal machen, um das Wasser komplett zu entfernen. Verbleibt Wasser im Öl, ruiniert es den Auszug. Manche Phytotherapeuten beginnen mit der Zubereitung des Ölauszugs, indem sie das Kraut zuvor 24 Stunden in Alkohol einlegen. Auf diese Weise werden die Zellwände aufgebrochen und der Extrakt wird stärker.

Salben

Für die Herstellung von Salben nimmt man einen Ölauszug (das nachfolgende Rezept ist wunderbar) und vermengt ihn mit Bienenwachs. Man sollte nur Bienenwachs verwenden – kein Petroleum-Wachs! Bienenwachs ist aus vielen Gründen besser geeignet, unter anderem hat es antimikrobielle Eigenschaften.

Nun … nachdem Sie das Öl aus dem kalten Ölauszug gepresst haben, geben Sie es in ein Schraubglas (der Behälter kann auch aus Keramik oder Edelstahl sein) und erhitzen es langsam. Es muss nur so lange erwärmt werden, bis das Bienenwachs schmilzt.

Für eine Salbe benötigt man der Regel pro Tasse Ölauszug etwa 60 Gramm Bienenwachs. Besonders gut sind Bienenwachsperlen oder fein gehacktes Bienenwachs – in dieser Form schmilzt es schneller.

Ist das Bienenwachs geschmolzen und in das Öl eingerührt, geben Sie einige Tropfen der Masse auf einen kleinen Teller und lassen sie abkühlen. Wenn es anschließend noch zu weich ist, geben Sie einfach mehr Wachs hinzu. Eine ideale Salbe sollte einige Sekunden lang hart bzw. widerstandsfähig sein, wenn man sie mit dem Finger ausprobiert, bevor sie durch die Körperwärme geschmeidig wird. Ist die Salbe zu hart, mengen Sie ein wenig mehr Öl unter.

Ich habe meine Salben früher immer in kleine Schraubgläser gegeben. Inzwischen fülle ich sie in größere Behälter ab – in Marmeladengläser zum Beispiel. Die erwärme ich dann langsam, wenn ich Salbe brauche, und fülle dann etwas Salbe in kleine Schraubgläser ab, die ich bei mir tragen kann.

Lotion

Wasser und Öl mischen sich. Das Ergebnis nennt man Lotion. Für Hautlotionen macht man Wasserauszüge von Kräutern und vermengt diese mit Öl (und einem Emulgiermittel). Viele Kräuter, die wohltuend auf der Haut wirken, kann man in diese Lotionen geben. Das Internet informiert sehr gut hierüber (... ist allerdings nicht mein Ding).

Das ganze Heilkraut

Heilkräuter müssen nicht unbedingt zu Tinkturen oder Auszügen verarbeitet werden, sondern können auch auf verschiedene Arten direkt eingenommen werden: als Pulver, als Nahrungsmittel oder als Saft. In diesen Formen sind sie sehr wirksam bei Krankheiten oder Beschwerden.

Wundpulver zur äußerlichen Anwendung

Manche Wunden reagieren nicht gut auf feuchte Anwendungen wie Salben. Feuchte Wunden profitieren aber von der direkten Anwendung eines Kräuterpulvers. Fein gepulverte Kräuterkombinationen stoppen Blutungen und beschleunigen die Heilung. Darüber hinaus schützen sie vor Neuinfektionen. Nachdem der Heilungsprozess der Wunde eingesetzt hat, können Sie zur Behandlung mit Salben oder Honig übergehen.

Information am Rande: Ich habe einmal versehentlich einen dicken Nagel durch das Gelenk meines linken Zeigefingers geschlagen – eine komplizierte Fehlzündung meiner Nagelpistole. Nachdem ich mit einem Hammer meinen Finger aus dem Brett gezogen hatte, an das der Finger angenagelt war, gab ich etwas *Cryptolepis*-Tinktur auf den Nagel und zog ihn dann aus meinem Finger heraus. Anschließend benutzte ich zwei Tage lang ein Wundpulver, wie in diesem Buch beschrieben. Dann behandelte ich die Wunde eine Woche lang mit Honigumschlägen. Die Therapie wirkte wunderbar. Der Finger funktioniert wieder vollständig.

Kräuterpulver sind wahrscheinlich das beste Mittel, um Wunden zu behandeln. Zuerst zerkleinere ich die Kräuter mit meinem Mixer (Vitamix). Im zweiten Schritt gebe ich das grobe Pulver in eine Nuss- oder Kaffeemühle, um sie noch feiner zu zermahlen. So erhält man ein wirklich feines Pulver. Mörser und Mörserkeule erweisen gleichfalls gute Dienste – allerdings ist das eine zeitaufwändige Methode.

Nachdem die Kräuter zu Pulver verarbeitet wurden, müssen sie durch ein feinmaschiges Sieb gesiebt werden. Nur so erhält man besonders feines Pulver. Entfernen Sie alle Teile, die sich nicht mahlen lassen oder heben Sie solche für einen späteren Ölauszug auf. Geben Sie dann das durchgesiebte Pulver in einen verschließbaren Behälter und bewahren Sie es im Gefrierschrank oder an einem kühlen dunklen Ort auf. Schützt man es nicht optimal, verliert Kräuterpulver schnell seine Wirkung. Sollten Sie das Pulver nicht einfrieren (so ist es einige Jahre haltbar), muss es alle sechs Monate erneuert werden.

Bei Bedarf verteilen Sie das Pulver auf der feuchten Wunde. Es stoppt Blutungen, verhindert Infektionen und stimuliert die Zellwandbindung. Infektiöse, nässende und eitrige Wunden sollten geöffnet und mit einer antibakteriellen Spülung gereinigt werden. Im Anschluss daran behandelt man sie mit dem Pulver, das man einfach darüber streut – so oft wie nötig. Sobald die Wunde zu heilen beginnt, sollte man sie in Ruhe lassen (z. B. nicht kratzen oder sie erneut öffnen) – einfach mehr Wundpulver darüber geben oder bei Bedarf zu einer Behandlung mit Honig wechseln.

Kräuterpulver zur innerlichen Anwendung

Häufig presst man Kräuterpulver zu Tabletten oder füllt es in Kapseln ab, die dann innerlich angewendet werden können. In der Regel machen das kommerzielle Unternehmen so. Bei Bedarf kann man sich eine einfache Verkapselungs-Maschine kaufen. Kapseln per Hand zu befüllen ist unglaublich ermüdend. Derzeit nehme ich das Kraut einfach als Pulver ein. Einige mögen den oft bitteren Geschmack der Kräuter nicht und scheuen deshalb da-

Rezept für ein gutes Wundpulver

Zutaten:

- 30 Gramm Berberin (Wurzel oder Borke, je nachdem)
- 30 Gramm *Cryptolepis*-Wurzel (alternativ: *Sida*-, *Bidens*- oder *Alchornea*-Blätter)
- 30 Gramm *Echinacea*-Wurzel oder -Samen
- 30 Gramm Wacholder-Blätter
- 30 Gramm *Lomatium*-Wurzel
- 30 Gramm *Usnea*

Pulverisieren Sie alle Kräuter so fein wie möglich und sieben Sie die Kräutermischung durch ein feinmaschiges Sieb – nach Bedarf anwenden. Diese Anwendung kann auch bei Fußpilz eingesetzt werden. In diesem Fall streut man sie einfach in die Schuhe, Socken oder direkt auf den Fuß. Das Pulver kann man auch bei Babys mit Windelausschlag benutzen.

Kräuteranwendung für Magengeschwüre

Zutaten:

- 120 Gramm Süßholz-Wurzel, getrocknet
- 120 Gramm Eibisch-Wurzel, getrocknet
- 120 Gramm Schwarzwurz-Wurzel
- 60 Milliliter Berberinpflanzen-Tinktur
- 1 Liter Wildblumenhonig

Zermahlen Sie Süßholz, Eibisch und Schwarzwurz zu einem Pulver (so fein wie möglich) und mischen Sie alles zu gleichen Teilen zusammen. Nehmen Sie 30 Tage lang zweimal täglich 2 Teelöffel der Mischung mit etwas Flüssigkeit ein (morgens und abends). In den folgenden 60 Tagen nehmen Sie einmal täglich (morgens) eine 1:1-Mischung aus Süßholz und Eibisch (Schwarzwurz wird weggelassen) zu sich. Das Kräuterpulver sollte nicht in Kapseln gefüllt werden, sondern direkt geschluckt werden. So können die Kräuter die Magenschleimhaut vollständig bedecken. Bei Geschwüren im Zwölffingerdarm greifen Sie auf Kapseln zurück.

Gleichzeitig wenden Sie von Anfang an 15 Tage lang dreimal täglich 1 Teelöffel Berberin-Tinktur an. Und … essen Sie sechsmal täglich 30 Tage lang einen Teelöffel Honig.

vor zurück (... da ich sehr faul bin, schlucke ich das Kräuterpulver einfach mit etwas Saft oder Honig).

Da Heilkräuter in manchen Fällen definitiv in Pulverform benutzt werden müssen, sind manche Kräuter in Form von Kapseln oder Tabletten erhältlich. Besonders bei schweren Magengeschwüren sollte man von Kapseln absehen. Hier sollten Sie das Kräuterpulver stets mit etwas Flüssigkeit einnehmen. So kann das Kraut direkt in Kontakt mit der betroffenen Stelle kommen. Ist das Geschwür im Zwölffingerdarm lokalisiert, der sich direkt unterhalb des Magens befindet, sollten Sie *unbedingt* Kapseln einnehmen. Kapseln sammeln sich am unteren Ende des Magens und rutschen von dort aus in den Zwölffingerdarm – dorthin, wo sie gebraucht werden. Zwölffingerdarm-Geschwüre sind oft mit schmerzhaften Krämpfen verbunden, die Sie durch zusätzliche Gabe von einigen Tropfen ätherischem Pfefferminzöl lindern können. Hierzu vermengen sie das Kräuterpulver mit dem Öl und befüllen dann die Kapseln mit der Mischung.

Zäpfchen

Zur Behandlung von Erkrankungen wie Vaginalinfektionen oder Hämorrhoiden eignen sich Zäpfchen, die man aus Kräuterpulver herstellt. Bei einem abnormen PAP (Papanicolaou-Test)-Abstrich empfehle ich die mehrjährige Anwendung von *Echinacea*-Zäpfchen. Sie wirken wunderbar. Hierfür kombiniert man das Kräuterpulver mit ausreichend Flüssigkeit. Wenn das Zäpfchen stabil ist und in Form gebracht ist, wird es sogleich eingeführt.

Zäpfchen bei abnormen PAP-Abstrich

Zutaten:

- *Echinacea angustifolia*-Wurzel
- Pflanzliches Glycerin
- Mehl
- *Usnea*-Tinktur
- *Calendula*-Tinktur

Pulversieren Sie die *Echinacea*-Wurzel so fein wie möglich und mischen Sie das Pulver im Anschluss mit ausreichend pflanzlichem Glycerin, bis das Ganze die Konsistenz von Keksteig hat. Es wird noch ein wenig klebrig sein, deshalb geben Sie nun noch ausreichend Mehl hinzu (irgendeines – man kann auch

Spirulina oder Chlorella benutzen), um eine Brotteig-Konsistenz zu bekommen. Dann nehmen Sie etwas von der Masse und formen ein Zäpchen daraus – etwa daumengroß. Fahren Sie mit der restlichen Masse genauso fort, bis sie aufgebraucht ist. Legen Sie dann die fertigen Zäpfchen auf ein kleines Tablett und bewahren Sie sie im Gefrierschrank auf. Sie werden dort nicht einfrieren, sondern bleiben handlich und flexibel.

Schieben Sie jeden Abend vor dem Zubettgehen ein Zäpfchen bis zum Gebärmutterhals (Zervix) vor. Am nächsten Morgen führen Sie eine Spülung mit einer *Calendula*-Usnea-Tinktur (1:1) durch. Hierfür geben Sie 15 Milliliter Tinktur in ½ Liter Wasser (ansonsten fließen die Überreste des Zäpchens tagsüber heraus – das wollen Sie tunlichst vermeiden). Wiederholen Sie die Anwendung 14 Tage lang.

Verwendung von Frischpflanzen

Einige Kräuter sind besonders wirksam, wenn man sie frisch innerlich anwendet. Die offensichtlichste Form der inneren Anwendung von frischen Kräutern ist die Einnahme als Nahrungsmittel. Unsere Vorfahren verspeisten das Jahr über einige hundert Pflanzen, die meisten davon ernteten sie wild. Unsere Körper sind das gewohnt – und mit Verlaub muss man zugeben, dass einige Krankheiten auf Grund des Mangels an Wildpflanzen auf unserem Speiseplan entstehen. Beinahe alle Pflanzen sind essbar. Werden sie regelmäßig mit der Nahrung aufgenommen, sind ihre medizinischen Wirkstoffe Teil unserer täglichen Ernährung. Ich werde das Thema hier nicht vertiefen, möchte aber zumindest einige Kräuter erwähnen, die in frischer Form am besten wirken – primär als Pflanzensaft.

Medizinischer Pflanzensaft

Ingwer ist nur stark wirksam, wenn er frisch angewendet wird. Am besten entsaftet man die Pflanze zu diesem Zweck (siehe Ingwer-Monographie (ab S. 271). Auch der frische Saft aus Bidens oder *Artemisia annua* ist deutlich wirksamer als die getrocknete Pflanze. Und frischer *Echinacea purpurea*-Saft ist Therapiestandard in Deutschland. Andere Pflanzen, die zu wirksamem Frischsaft verarbeitet werden können, sind unter anderem Kohl und Wegerich.

Kohl ist reich an S-Methylmethionin (SMM), das man früher „Vitamin U" nannte – diese Substanz ist auch reichlich in gemälzter Gerste vorhanden.

SMM schützt Magen und Darm vor Geschwürsbildung und Entzündungen und ist auch als Heilmittel bei diesen Indikationen sehr wirksam. In frischem Kohlsaft ist diese Komponente besonders aktiv und reichlich enthalten. Das beste Mittel zur Behandlung von Reizdarm, Morbus Crohn oder Magen-Darm-Geschwüren ist der Saft von einem Stück Kohl (in der Größe einer Möhre) und sechs Blättern Wegerich. Ich gebe gerne noch den Saft von zwei Möhren, einer Roten Bete und vier Stangen Sellerie hinzu.

Wenngleich man seit langer Zeit Heilkäuter und Gemüse entsaftet, haben bisher nur wenige Menschen den medizinischen Nutzen von Pflanzensäften für sich entdeckt. Noch ist es ein sehr weites Feld, das großes Entwicklungspotenzial hat.

Entsaften Sie die Pflanzen und stabilisieren Sie den Saft mit 20 Volumenprozent Alkohol. Bei 150 Millilitern Saft geben Sie 30 Milliliter Kornalkohol dazu – das macht den Saft länger haltbar. Den Saft können Sie dann wie eine Tinktur anwenden – allerdings in viel höherer Dosierung.

Ätherische Öle

Ätherische Öle werden durch Destillation flüchtiger Öle aus Pflanzen gewonnen. Etwa 0,5 bis 5 Prozent Gewichtsanteil der Pflanze sind ätherische Öle. Bei den meisten Pflanzen trifft der geringere Wert zu. So viele Pflanzen sind notwendig, um ätherisches Öl zu bekommen: Besteht eine Pflanze zu 1 Prozent aus ätherischen Ölen, benötigt man etwa 3 Kilogramm Pflanze, um daraus 30 Milliliter essenzielles Öl zu gewinnen.

Für die Herstellung von ätherischem Öl ist Destillation erforderlich. In den letzten Jahren haben einige Phytotherapeuten damit begonnen, ätherisches Öl selbst herzustellen – aber die meisten von uns kaufen es einfach.

Ätherische Öle werden medizinisch hauptsächlich auf drei Arten angewendet: 1. direkt auf der Haut, manchmal verdünnt, teils auch unverdünnt; 2. als aromatherapeutische Inhalation und 3. in geringer Dosis innerlich.

Diese Öle durchdringen die Haut sehr gut. Epicondylitis humeri lateralis (Tennisellbogen) ist eine sehr schmerzhafte Entzündung des Ellbogennervs. Meist wird sie durch repetitiven Gelenkstress hervorgerufen. Reibt man die betroffene Stelle und 12 Zentimter darum herum mit ätherischem Birkenöl ein, lindert dies den Schmerz sowie die Entzündung bereits nach nur 15 Minuten merklich. Eine vollständige Heilung dauert Monate – aber diese unterstützende Therapie hilft ungemein.

Für Inhalationen kann man ätherische Öle in heißes Wasser geben oder sie mit etwas Wasser als Nasenspray verwenden. Eine innerliche Anwendung ist ebenfalls möglich – aber nur mit größter Vorsicht zu genießen. Diese Öle sind hochpotent, da so viel Pflanzenmaterial für die Herstellung gebraucht wird. Wenn Sie verrückt genug sind, 30 Milliliter ätherisches Öl oral einzunehmen – wovon unbedingt abzuraten ist – würden Sie im Grunde 3 Kilogramm Medizinkräuter in einer Form anwenden, die sogleich ins Blut übergeht. Deshalb werden ätherische Öle großzügig verdünnt, wenn sie Zubereitungen beigegeben werden, oder sie werden nur in sehr geringer Dosierung innerlich verordnet (einmalig 1 bis 5 Tropfen). Was die innerliche Anwendung von ätherischen Ölen betrifft, greife ich beispielsweise auf Pfefferminzöl zurück. Ich setze es bei schwerer Magenverstimmung mit einer einmaligen Dosis von 1 Tropfen an.

Dosierungseinheiten von Kräutermedizin

Scheinbar verwendet jeder andere Maßeinheiten für die Dosierung von Kräutermedizin. Einige sprechen von Millilitern (ml), andere von Tropfen, andere sagen „eine Pipette voll". Zudem ist oft die Rede von einem Teelöffel oder einem Esslöffel. Deshalb finden Sie nachfolgend eine hilfreiche Tabelle mit einigen Maßangaben.

- Ein Tropfen: Tropfen ist nicht gleich Tropfen (... verstehen Sie die Verwirrung?). Ein Tropfen Wasser und ein Tropfen Alkohol sind in etwa gleich, allerdings enthält ein Tropfen Glycerin mehr Flüssigkeit – etwa fünfmal mehr, als ein Tropfen Wasser, weil diese Substanz zähflüssig ist. Trotzdem spricht man immer von einem Tropfen. Ist das jetzt klar oder nicht?
- Eine Pipette: Ein gläsernes 30 Milliliter Tinktur-Fläschchen ist immer mit einer standardisierten Pipette ausgestattet, die an den Dimensionen des Fläschchens ausgerichtet ist. Zieht man die Pipette vollständig mit Tinktur auf, heißt das „eine volle Pipette". In der Regel sind das 30 Tropfen bzw. 1,5 Milliliter. Normalerweise lässt sich eine gläserne Pipette mit einem einfachen Druck nur bis zur Hälfte auffüllen. Um sie vollständig zu füllen, muss man zweimal drücken.
- Ein Milliliter entspricht bei Wasser oder Alkohol 20 Tropfen oder 2/3 einer Pipette.
- Ein Teelöffel (TL) sind 5 Milliliter oder 100 Tropfen oder 3 1/3 Pipettenfüllungen.
- Ein Esslöffel (EL) sind 15 Millilitern oder 3 Teelöffel oder 300 Tropfen.
- Eine Unze (engl. ounce) entspricht etwa 30 Millilitern bzw. 600 Tropfen.

Behandlung von Kindern

Die Körper von Kindern sind viel kleiner als die von Erwachsenen. Deshalb müssen die Dosierungen der Kräutermedizin angepasst werden. Mit einer der drei nachfolgenden Regeln kann man die passende Dosis für Kinder bestimmen:

- Clark-Regel: Teilen Sie das Kilogramm-Körpergewicht des Kindes durch 75, um den ungefähren Anteil einer Erwachsenendosis für ein Kind festzulegen. Das heißt: Bei einem Kind mit einem Körpergewicht von 37,5 Kilogramm entspricht die Dosis dem 75. Teil aus 37,5 bzw. der Hälfte einer Dosis für einen Erwachsenen. Diese Regel finde ich am nützlichsten.
- Cowling-Regel: Teilen Sie das Alter des Kindes am nächsten Geburtstag durch 24. Das heißt: Bei einem Kind, das acht Jahre alt wird, teilt man die Dosis 8 durch 24 oder man nimmt ein Drittel der Dosis eines Erwachsenen.
- Young-Regel: Teilen Sie das Alter des Kindes durch (12 + das Alter des Kindes). Das heißt: Bei einem dreijährigem Kind teilen Sie 3 durch (12 + 3 = 15) für eine 1/15 Dosis eines Erwachsenen.

Fieber senken bei Kindern

Das beste Mittel zur Absenkung von hohem Fieber bei Kindern ist Korallenwurz (*Corallorhiza maculata*). Man wendet das Kraut als Tinktur oder als Tee an. Hierfür lässt man 1 Teelöffel Korallenwurz in 240 Millilitern Wasser 30 Minuten lang ziehen und trinkt den Tee anschließend. Alternativ kann man einem Kind ab einem Körpergewicht von 30 Kilo auch 30 Tropfen Pflanzentinktur verabreichen. Die Teezubereitung von Brigitte Mars, die bei Ohreninfektionen empfohlen wird (siehe S. 429) senkt hohes Fieber ebenfalls sehr gut, wenn man der Teemischung Katzenminze beigibt. Darüber hinaus ist ein kaltes Bad ebenfalls empfehlenswert.

Ohreninfektionen bei Kindern

Die meisten Ohreninfektionen können bei Kindern erfolgreich mit Kräutern behandelt werden. Tinkturen, Glycerin-Auszüge, Honig, Tee und Pflanzen-Dampfanwendungen sind hier meistens wirksam (Rezepte ab S. 428).

Am häufigsten leiden Kinder unter Ohreninfektionen, die durch antibio-

Tinktur-Kombination gegen Ohreninfektion

Zutaten:

- 30 Milliliter *Echinacea*-Tinktur
- 30 Milliliter Ingwer-Tinktur
- 30 Milliliter Süßholz-Tinktur
- 30 Milliliter Säckelblumen-Tinktur

Vermischen Sie alle Tinkturen zu gleichen Teilen und benutzen Sie oral 30 Tropfen/75 kg Körpergewicht der Tinktur-Kombination stündlich, bis sich die Symptome legen. Am besten wird die Tinktur mit etwas Flüssigkeit eingenommen. Bei Kindern muss die Dosierung entsprechend angepasst werden. Eukalyptus- und Salbei-Tinkturen können ebenfalls verwendet werden. Sie können diese Anwendung auch als Glycerin-Auszug oder als medizinischen Honig zubereiten.

Ohrenöl für Kinder

Zutaten:

- 5 Knoblauchzehen
- 60 Milliliter Olivenöl
- 20 Tropfen ätherisches Eukalyptusöl

Hacken Sie den Knoblauch sehr fein und geben Sie ihn gemeinsam mit dem Olivenöl in eine kleine ofenfeste Form. Kochen Sie die Mischung über Nacht bei schwacher Hitze, rühren Sie dann alles um und zerdrücken Sie die Knoblauchzehen. Fügen Sie das ätherische Eukalyptusöl zum Knoblauchöl hinzu und verrühren Sie das Ganze zu einer homogenen Mischung. Bewahren Sie das Ohrenöl in einem dunkel gefärbten Fläschchen auf. Anwendung: Halten Sie eine gläserne Pipette eine Minute lang unter heißes Wasser, trocknen sie schnell und ziehen Sie das Ohrenöl aus der Flasche auf. Geben Sie alle halbe Stunde je 2 Tropfen in jedes Ohr, je nach Bedarf für 2 bis 7 Tage.

Brigitte Mars' Heiltee bei Ohreninfektionen

Zutaten:

- 30 Gramm Holunderblüte (*Sambucus spp.*)
- 30 Gramm Süßholz-Wurzel
- 30 Gramm Mormonentee (*Ephedra viridis*)
- 30 Gramm Pfefferminzblätter
- 30 Gramm Hagebutten
- 1 Liter Wasser
- Wildblumenhonig (optional)

Zerstoßen Sie alle Kräuter nur grob. Kochen Sie Wasser auf und nehmen Sie es kurz vor dem Siedepunkt vom Herd. Gießen Sie es dann über die Kräutermischung und lassen Sie den Tee ziehen, bis er angenehm warm und trinkbar ist. Rühren Sie nach Belieben Honig hinein und trinken Sie den Tee anschließend, so viel Sie möchten. Der Mormonentee hat abschwellende Wirkung; die Hagebutten sind leicht adstringierend, antientzündlich wirksam und reich an Vitamin C; die Holunderblüten wirken sedierend und senken Fieber; die Süßholz-Wurzel hemmt Entzündungen, wirkt antiviral sowie antibakteriell und schmeckt obendrein sehr gut; Pfefferminze lindert Fieber, wirkt abschwellend und beruhigend. Zusätzlich kann Katzenminze beigegeben werden. Sie hilft, das Fieber zu lindern.

tikaresistente Stämme verursacht werden (*Haemophilus influenzae, Staphylococcus aureus, Streptococcus pneumoniae* und *Branhamella catarrhalis*). Die nachfolgenden Behandlungen können als Monotherapie oder kombiniert sehr erfolgreich angewendet werden.

Durchfallkrankheiten bei Kindern

Kinder sind sehr anfällig für infektiöse Durchfallerkrankungen, häufig durch Bakterien der Art *E. coli* O157:H7 verursacht sowie durch antibiotikaresistente Stämme von *Shigella dysenteriae*. Gewinnen diese Bakterien die Oberhand, erkranken die Kinder zusätzlich an Fieber oder Durchfall. Hier wirken berberinhaltige Pflanzen am besten.

Behandlung von Durchfall bei Kindern: Meiner Erfahrung nach ist die gleichzeitige Gabe von Tee und einer Tinktur-Kombination in der Regel sehr wirksam.

Rosemarys Gladstars Tee gegen Durchfall

Zutaten:

- 3 Teile Brombeer-Wurzel
- 2 Teile glatte Ulmen-Rinde

Mischen Sie die Kräuter (z. B. 90 Gramm Brombeer-Wurzel und 60 Gramm glatte Ulmen-Rinde). Köcheln Sie dann 1 Teelöffel der Kräutermischung mit einer Tasse Wasser für 20 Minuten, dann abseihen und abkühlen lassen. Je nach Bedarf 2 bis 4 Teelöffel stündlich einnehmen.

Tinktur-Kombination gegen Durchfall

Zutaten:

- 30 Milliliter Akazien-Tinktur
- 30 Milliliter Berberin-Tinktur
- 30 Milliliter *Cryptolepis*-Tinktur
- 30 Milliliter Immergrün-Nadel-Tinktur

Kombinieren Sie die Tinkturen und schütteln Sie die Mischung gut durch. Verabreichen Sie 30 Tropfen/75 kg Körpergewicht alle 1 bis 2 Stunden mit etwas Wasser oder Orangensaft, bis sich die Symptome legen.

Schlussbemerkung

Nur Sie selbst wissen – mehr als jeder andere –, wie Sie sich in Ihrem Körper fühlen. Hören Sie auf Ihren Körper und achten Sie darauf, wie er auf jede Art von Medizin reagiert, die Sie zu sich nehmen. Wenn Sie kein gutes Gefühl bei einer Kräutermedizin haben, sollten Sie sie unbedingt sofort absetzen.

Anmerkungen

1. Michael Moore, Herbal *Materia Medica*, 5th ed. (Bisbee, AZ: Southwest School of Botanical Medicine, 1995).

Kräuterapotheke

263 Rezepte

Alle technischen Informationen wurden aus zuverlässigen Quellen gestohlen und ich bin froh darüber, dahinter zu stehen.

Edward Abbey

Für die Zubereitung pflanzlicher Tinkturen muss man unter anderem das Wasser-Alkohol-Verhältnis kennen. Jeder benötigt eine Auflistung medizinischer Pflanzen inklusive der jeweiligen Anforderung für die Tinkturzubereitung. Die Liste wird nicht jede Pflanze enthalten, die Sie jemals brauchen werden, aber sie ist ziemlich umfangreich.

Übrigens ist diese Liste hier ein Konglomerat aus verschiedenen Quellen: *Michael Moore*, *King's Eclectic Dispensatory*, einige chinesische *Materia medicae*, verschiedene Listen, die ich im Lauf der Zeit erhalten habe, und meine eigene Arbeit mit zahlreichen Pflanzen, die entweder nirgendwo anders genannt wurden oder deren in der Literatur empfohlene Zubereitungen schlichtweg nicht wirksam sind. Die Arbeit von Michael Moore ist der verständlichste und wertvollste Beitrag. Man kann sie auf der Website seines Schulungszentrums einsehen (*Southwest School Botanical Medicine*).

Hinweis Die Pflanzen sind hier mit ihrem botanischen Namen gelistet.

Abies (Tannen). Tinktur: frische Nadeln (müssen Frühlingswachstum zeigen), 1:2; getrocknete Nadeln, 1:5, 50 % Alkohol. Dosierung: 5 bis 20 Tropfen. Auszug: innerliche Anwendung, 60 bis 90 Milliliter; bei Bedarf äußerliche Anwendung möglich.

Acacia greggii (engl. *Catclaw acacia*). Standardauszug: Schote/Blatt, 60 bis 120 Milliliter.

Achillea (Schafgarbe). Tinktur: frische blühende Pflanze, 1:2; getrocknete Pflanze, 1:5, 50 % Alkohol (Hinweis: wird nicht empfohlen, da die flüchtigen chemischen Stoffe verloren gehen). Dosierung: 10 bis 30 Tropfen bis zu viermal täglich. Auszug: 3 bis 6 Tassen täglich, nach Bedarf.

Acornus calamus (Kalmus). Tinktur: frische Wurzel, 1:2; getrocknete Wurzel, 1:5, 60 % Alkohol. Dosierung: 14 bis 45 Tropfen, bis zu viermal täglich.

Actaea rubra (Rotfrüchtiges Christophskraut). Tinktur: frische Wurzel, 1:2; getrocknete Wurzel, 1:5, 80 % Alkohol. Dosierung: 10 bis 20 Tropfen, bis zu dreimal täglich.

Adiantum (Frauenhaarfarn). Auszug: gut getrocknetes Kraut: 30 bis 60 Milliliter.

Aesculus hippocastanum (Gewöhnliche Rosskastanie). Tinktur: getrocknete Wurzel oder Kastaniennuss, 1:5, 50 % Alkohol. Dosierung: 3 bis 10 Tropfen täglich.

Agave (Agave). Tinktur: frische Blätter, 1:2, 50 % Alkohol. Dosierung: 3 bis 10 Tropfen, täglich.

Agrimonia (Odermenning, Ackerkraut). Tinktur: frische Blätter, 1:2; getrocknete Blätter, 1:5, 50 % Alkohol. Dosierung: ¼ bis 1 TL, bis zu viermal täglich.

Agropyron repens (Gemeine Quecke). Tinktur: getrocknete Wurzel, 1:5, 50 % Alkohol. Dosierung: 30 bis 60 Tropfen, bis zu sechsmal täglich. Kalter Auszug: 60 bis 120 Milliliter.

Ailanthus altissima (Götterbaum). Tinktur: getrocknete innere Rinde, 1:5, 50 % Alkohol. Dosierung: ½ bis 1 TL, bis zu sechsmal täglich bei akutem Durchfall, ½ bis 1 TL, bis zu dreimal täglich bei *Giardia*-Infektion, 30 bis 90 Tropfen, bis zu dreimal täglich für alles andere. Kalter Auszug: 30 bis 60 Milliliter, bis zu fünfmal täglich.

Alchemilla (Frauenmantel). Tinktur: getrocknete Blätter oder Rinde, 1:2. Dosierung: 30 bis 90 Tropfen, bis zu dreimal täglich. Auszug: je nach Bedarf.

Alchornea (Wolfsmilchgewächse). Tinktur: getrocknete Blätter oder Rinde, 1:5, 50 % Alkohol. Dosierung: ¼ TL, alle vier Stunden.

Allium sativum (Knoblauch). Frischer Saft der Knolle: ¼ bis 1 TL. Tinktur, frische Knolle, 1:2. Dosierung: 15 bis 20 Tropfen. Warnung: Frischer Saft wirkt in höherer Dosis emetisch.

Alnus serrulata (Hasel-Erle). Dekokt: Rinde (frisch oder vor kurzem geerntet); innerliche Anwendung, ½ bis 2 TL, bis zu dreimal täglich; äußerliche Anwendung (als Waschspülung), nach Bedarf.

Alpinia (Galgant). Tinktur: getrocknete Wurzel, 1:5, 65 % Alkohol. Dosierung: 30 bis 90 Tropfen, nach Bedarf.

Althaea (Eibisch). Tinktur: frische Wurzel, 1:2; getrocknete Wurzel (je frischer, desto besser), 1:5, 50 % Alkohol. Dosierung: nach Bedarf.

Ambrosia (Traubenkraut). Tinktur: frisch oder vor kurzem getrocknet, 1:2. Dosierung: 20 bis 40 Tropfen, bis zu viermal täglich.

Ammi visnaga (Bischofskraut). Tinktur: Samen, 1:5, 60 % Alkohol. Dosierung: 60 bis 120 Tropfen, bis zu viermal täglich.

Anemone hirsutissima (*Pulsatilla ludoviciana, Pulsatilla patens, Anemone patens, Pulsatilla hirsutissima,* Finger-Kuhschelle). Tinktur: frische blühende Pflanze, 1:2. Dosierung: 10 bis 15 Tropfen, nach Bedarf, nicht öfter als stündlich. Hohe Dosierungen können zu Erbrechen führen.

Anemone tuberosa (Wüstenanemone, Knollenanemone). Siehe *A. hirsutissima.*

Anemopsis (*Yerba Mansa*). Tinktur: frische Pflanze,1:2; getrocknete Wurzel, 1:5, 60 %. Dosierung: 20 bis 60 Tropfen, bis zu fünfmal täglich. Kaltwasser-Perkolation: 60 bis 120 Milliliter, bis zu fünfmal täglich – wenn Sie es aushalten.

Angelica (Angelika, Engelwurz). Tinktur: frische Wurzel, 1:2; getrocknete Wurzel, 1:5, 65 % Alkohol. Dosierung: 30 bis 60 Tropfen, bis zu viermal täglich. Tinktur: Samen, 1:2. Dosierung: 10 bis 30 Tropfen, bis zu viermal täglich.

Angelica sinensis (*Dong Quai, Dang Gui,* Chinesischer Engelwurz). Tinktur: geräucherte Asia-Wurzel, 1:5, 70 % Alkohol. Dosierung: 15 bis 30 Tropfen, bis zu dreimal täglich.

Anisum (Anis). Tinktur: Samen, 1:5, 60 % Alkohol. Dosierung: 3 bis 15 Tropfen auf die Zunge geben, je nach Bedarf. Auszug: 60 bis 120 Milliliter, nach Bedarf.

Antennaria (Gemeines Katzenpfötchen). Standardauszug: ganze Pflanze 90 bis 180 Milliliter, bis zu viermal täglich.

Anthemis nobilis (Römische Rasenkamille, Teppichkamille, Duftkamille). Tinktur: frisches blühendes Kraut, 1:2, 50 % Alkohol. Dosierung: 30 Tropfen in Wasser, nach Bedarf. Auszug: 60 bis 120 Milliliter.

Apium (Sellerie). Tinktur: frische Samen, 1:2. Dosierung: 15 bis 80 Tropfen in Wasser bis zu dreimal täglich. Auszug, getrocknete Samen: ½ bis 1 TL Samen in einer Tasse mit heißem Wasser, bis zu viermal täglich.

Aralia californica (Kalifornische Aralie). Tinktur: frische Wurzel, 1:2; getrocknete Wurzel, 1:5, 50 % Alkohol. Dosierung: 10 bis 30 Tropfen, bis zu dreimal täglich.

Aralia hispida (Steifhaariger Angelikabaum). Tinktur: frische Wurzel, 1:2; getrocknete Wurzel, 1:5, 50 % Alkohol. Dosierung: 5 bis 25 Tropfen, bis zu dreimal täglich.

Aralia nudicaulis (Stechwinde). Tinktur: getrocknete Wurzel, 1:5, 60 % Alkohol. Dosierung: 15 bis 30 Tropfen, bis zu sechsmal täglich.

Aralia racemosa (Amerikanische Narde). Tinktur: frische Wurzel, 1:2; getrocknete Wurzel, 1:5, 50 % Alkohol. Dosierung: 5 bis 25 Tropfen, bis zu dreimal täglich.

Arctium (Kletten). Tinktur: getrocknete Wurzel, 1:5, 60 %. Dosierung: 30 bis 90 Tropfen, bis zu dreimal täglich. Tinktur: Samen, 1:5, 60 %. Dosierung: 10 bis 25 Tropfen, bis zu dreimal täglich.

Arctostaphylos (Bärentraube). Tinktur: getrocknete Blätter, 1:5, 50 %. Dosierung: 30 bis 60 Tropfen in 240 Milliliter Wasser, bis zu dreimal täglich.

Argemone corymbosa (Stachelmohn). Tinktur: frisches Kraut in Samung, 1:2. Dosierung: 5 bis 15 Tropfen, nach Bedarf.

Argemone mexicana (Stachelmohn). Siehe *Argemone corymbosa.*

Arnica (Arnika). Tinktur zur äußerlichen Anwendung: frische blühende Pflanze, 1:2, 70% Franzbranntwein, je nach Bedarf auf betroffene Stellen auftragen. Tinktur zur innerlichen Anwendung: frische blühende Pflanze oder Wurzel, 1:2. Dosierung: 1 bis 5 Tropfen, bis zu dreimal täglich. Überschreiten Sie die empfohlene Dosis nicht.

Artemisia absinthium (Wermutkraut). Tinktur: frische blühende Pflanze, 1:2; getrocknete Pflanze, 1:5, 60 % Alkohol. Dosierung: 30 bis 90 Tropfen bis zu sechsmal täglich. Kalter Auszug: frische blühende Pflanze, 30 bis 90 Milliliter, bis zu dreimal täglich.

Artemisia annua (Einjähriger Beifuß). Tinktur: frische blühende Pflanze, 1:2. Dosierung: 30 bis 90 Tropfen, bis zu sechsmal täglich.

Artemisia tridentata (Wüsten-Beifuß). Siehe *A. absinthium.*

Artemisia vulgaris (Gemeiner Beifuß). Tinktur: frische Pflanze, 1:2; getrocknete Pflanze, 1:5, 50% Alkohol. Dosierung: 15 bis 30 Tropfen, bis zu dreimal täglich.

Asarum (Haselwurz). Tinktur: frische Wurzel, 1:2; getrocknete Wurzel, 1:5, 60 % Alkohol. Dosierung: 20 bis 50 Tropfen in Wasser, bis zu dreimal täglich.

Asclepias asperula (Seidenpflanze, engl. *immortal root*). Tinktur: getrocknete Wurzel, 1:5, 50 % Alkohol. Dosierung: 5 bis 30 Tropfen, bis zu dreimal täglich. Am besten wird die Tinktur mit anderen Tinkturen kombiniert.

Asclepias cornuta (engl. *common milk-weed*). Siehe *A. asperula.*

Asclepias incarnata (Sumpf-Seidenpflanze). Siehe *A. asperula.*

Asclepias subulata (engl. *desert milk-weed*). Tinktur: getrocknete Wurzel, 1:5, 50 % Alkohol. Dosierung: 10 bis 20 Tropfen in Wasser, bis zu dreimal täglich.

Asclepias tuberosa (Knollige Seidenpflanze, Orange Seidenpflanze). Tinktur: frische Wurzel, 1:2; getrocknete Wurzel, 1:5, 50 % Alkohol. Dosierung:

30 bis 90 Tropfen, bis zu dreimal täglich.

Asparagus officinale (Gemüsespargel). Tinktur: frische Wurzel, 1:2; getrocknete Wurzel, 1:5, 50 % Alkohol. Dosierung: 30 bis 60 Tropfen, bis zu dreimal täglich.

Aspidosperma (Quebrachobaum). Tinktur: getrocknete Rinde, 1:5, 50 % Alkohol. Dosierung: 15 bis 30 Tropfen, bis zu dreimal täglich.

Astragalus membranaceus (syn. *A. mongholicus*, Mongolischer Tragant). Tinktur: getrocknete Wurzelscheiben, 1:5, 60% Alkohol. Dosierung: 30 bis 60 Tropfen, bis zu viermal täglich. Kaltwasser-Perkolation: 60 bis 90 Milliliter, bis zu dreimal täglich.

Avena (Hafer). Tinktur: frische milchige Samenspitze, 1:2. Dosierung: 10 bis 30 Tropfen, bis zu viermal täglich. Auszug: getrocknete Pflanze, 120 bis 240 Milliliter täglich.

Balsamorhiza (Balsamwurzel). Tinktur: frische Wurzel, 1:2; getrocknete Wurzel, 1:5, 65 % Alkohol. Dosierung: 25 bis 45 Tropfen, bis zu viermal täglich. Hinweis: Zerkleinern Sie die Wurzel gut, bevor Sie sie in den Mixer geben. Sie enthält Fasern, die sich sonst um das Schneidemesser Ihres Mixgeräts wickeln und es blockieren können.

Baptisia tinctoria (Gelbe Färberhülse). Tinktur: getrocknete Wurzel, 1:5, 65 % Alkohol. Dosierung: 10 bis 25 Tropfen, bis zu dreimal täglich.

Berberis vulgaris (Gewöhnliche Berberitze). Tinktur: getrocknete Wurzel, 1:5, 50 % Alkohol. Dosierung: 10 bis 60 Tropfen, bis zu dreimal täglich. Auszug oder Kaltwasser-Perkolation: 30 bis 90 Milliliter, bis zu dreimal täglich. Bei akuten Magen-Darm-Infektionen sollten Sie die Dosis erhöhen.

Bidens (Zweizahn). Gleiche Anwendung wie *B. pilosa*, allerdings wirken einige Zweizahn-Arten schwächer. Deshalb sollte die Dosierung beispielsweise bei *B. pinnata* um 50 Prozent höher als die übliche *B. pilosa*-Dosis sein.

Bidens pilosa (Behaarter Zweizahn). Am besten wird die Tinktur stets frisch zubereitet, frisches Kraut, 1:2. Dosierung: 45 bis 90 Tropfen in Wasser, bis zu zweimal täglich. Im Akutfall ¼ bis 1 TL auf 1 TL Wasser bis zu sechsmal täglich. Frischer Saft: Dosis siehe Tinktur; mit 20 bis 25 % Alkohol stabilisieren, wenn Sie ihn lagern möchten.

Brickellia grandiflora (engl. *brickellia*). Tinktur: getrocknetes Kraut, 1:5, 50 % Alkohol. Dosierung: 30 bis 60 Tropfen bis zu dreimal täglich. Auszug: 60 bis 120 Milliliter bis zu zweimal täglich.

Bursera microphylla (Bursera-Art; engl. *elephant tree*). Tinktur: kleine Zweige und getrocknete Blätter, 1:5, 70 % Alkohol. Dosierung: 10 bis 30 Tropfen, täglich. Am besten wird die Tinktur mit anderen Tinkturen kombiniert. Tinktur: Harz, 1:5, 80 % Alkohol. Dosierung: 5 bis 20 Tropfen, täglich.

Calendula officinalis (Ringelblume). Tinktur: frische Blüte, 1:2; getrocknete Blüte (sie sollte glänzend orange/gelb sein), 1:5, 70 % Alkohol. Dosierung: 5 bis 30 Tropfen, bis zu viermal täglich.

Capsella bursa-pastoris (Gewöhnliches Hirtentäschel). Tinktur: frische ganze Pflanze, 1:2; vor kurzem getrocknete Pflanze (ich würde die Zubereitung mit der getrockneten Pflanze nicht empfehlen), 1:5, 50 % Alkohol. Dosierung: 10 bis 30 Tropfen, bis zu zweimal täglich.

Capsicum (Chili). Tinktur: getrocknete Schote, 1:5, 95 % Alkohol. Dosierung: 5 bis 15 Tropfen, in der Regel in heißem Tee.

Cardamomum (Kardamom). Tinktur: Samen, 1:5, 50 % Alkohol. Dosierung: 5 bis 10 Tropfen.

Carum (Kümmel). Tinktur: Samen, 1:5, 50 % Alkohol. Dosierung: 10 bis 20 Tropfen in etwas Flüssigkeit.

Castela emoryi (*Holacantha emoryi, Chaparro amargosa*). Tinktur: getrocknete Pflanze, 1:5, 50 % Alkohol. Dosierung: 20 bis 50 Tropfen, bis zu zweimal täglich.

Caulophyllum (Frauenwurzel). Tinktur: getrocknete Wurzel, 1:5, 60 % Alkohol. Dosierung: 5 bis 20 Tropfen. Selten alleine eingesetzt; am besten in Kombination mit anderen Tinkturen.

Ceanothus (Säckelblume). Tinktur: getrocknete Wurzel, 1:5, 50 % Alkohol. Dosierung: 30 bis 90 Tropfen, bis zu viermal täglich. Am besten wirksam in Kombination mit anderen Anwendungen, außer zur Behandlung von Lymphproblemen. Kaltwasser-Perkolation: 60 bis 120 Milliliter, täglich.

Centaurium (Tausendgüldenkraut). Tinktur: frische Pflanze, 1:2. Dosierung: 10 bis 20 Tropfen vor den Mahlzeiten.

Centella asiatica (Indischer Wassernabel). Tinktur: frische Pflanze, 1:2. Dosierung: 15 bis 30 Tropfen, bis zu dreimal täglich; getrocknete Pflanze, 1:5, 50 % Alkohol. Dosierung: 20 bis 40 Tropfen, bis zu viermal täglich.

Cercocarpus (engl. *mountain mahogany*). Tinktur: Zweige/Stängel, 1:5, 50 % Alkohol. Dosierung: 15 bis 45 Tropfen in Wasser, bis zu dreimal täglich. Dekokt: 60 bis 90 Milliliter, dreimal täglich.

Cereus grandiflorus (Königin der Nacht). Tinktur: frische Pflanze, 1:2. Dosierung: 5 bis 25 Tropfen, bis zu viermal täglich.

Chamaecyparis lawsoniana (Blaue-Säulen-Scheinzypresse). Tinktur: frische Nadeln/Stängel, 1:2, 5 % Glycerin-Tinktur; gerade getrocknete Nadeln, 1:5, 60 % Alkohol, 5 % Glycerin. Dosierung: bei Durchfall, 20 Tropfen, je nach Bedarf, in der Regel nicht länger als drei Tage lang; bei entzündetem

Zahnfleisch, 5 Tropfen in Wasser, als Mundspülung. Von innerlicher Langzeitanwendung wird abgeraten. Auszug: getrocknete Nadeln/Äste, 60 bis 120 Milliliter, bei allgemeinen Magen-Darm-Beschwerden.

Chamaecyparis nootkatensis (Blaue Nutkazypresse). Siehe *C. lawsoniana.*

Chamaelirium (Helonias, Falsches Einkorn). Tinktur: getrocknete Wurzel, 1:5, 50 % Alkohol. Dosierung: 10 bis 40 Tropfen, täglich. Am besten in Kombination mit anderen Kräuteranwendungen.

Chelidonium (Schöllkraut). Tinktur: frische Pflanze, 1:2. Dosierung: 10 bis 25 Tropfen. Kurzzeitanwendung.

Chelone (Schlangenkopf). Tinktur: frisches Kraut, 1:2. Dosierung: 10 bis 20 Tropfen, bis zu dreimal täglich.

Chilopsis linearis (Wüstenweide). Tinktur: getrocknete Rinde und Zweige, 1:5, 50 % Alkohol. Dosierung: ¼ bis 1 TL bis zu dreimal täglich bei systemischem *Candida*-Befall. Dekokt oder Kaltwasser-Perkolation: 90 bis 180 Milliliter, bis zu dreimal täglich.

Chimaphila (Doldenwinterlieb). Tinktur: frisches Kraut, 1:2; getrocknetes Kraut, 1:5, 50 % Alkohol. Dosierung: 20 bis 50 Tropfen, täglich.

Chionanthus (Schneeflockenstrauch). Tinktur: frische Rinde, 1:2; getrocknete Rinde, 1:5, 65 % Alkohol. Dosierung: 30 Tropfen, bis zu zweimal täglich. Kaltwasser-Perkolation: Rinde oder Blätter, 60 bis 120 Milliliter.

Cimicifuga racemosa (Traubensilberkerze). Tinktur: getrocknete Wurzel, 1:5, 80 % Alkohol. Dosierung: 10 bis 25 Tropfen, bis zu dreimal täglich.

Cinchona (Chinarindenbaum). Tinktur: getrocknete Rinde, 1:3, 45 % Alkohol. Dosierung: 15 bis 30 Tropfen, bis zu dreimal täglich; bei Malaria, ¼ bis 1 TL, bis zu dreimal täglich, maximal 7 Tage, nach 2 Tagen wiederholen. Kaltwasser-Perkolation: 60 bis 90 Milliliter, bis zu dreimal täglich, maximal 7 Tage.

Cinnamomum (Zimt). Tinktur: getrocknetes Rindenpulver, 1:5, 60 % Alkohol, 5 % Glycerin. Dosierung: 20 bis 60 Tropfen, bis zu viermal täglich.

Clematis (Waldrebe). Tinktur: frisch getrocknetes Kraut, 1:5, 50 % Alkohol. Dosierung: 10 bis 40 Tropfen, bis zu dreimal täglich.

Collinsonia (Lippenblütler). Tinctur: getrocknete Wurzel, 1:5, 60 % Alkohol. Dosierung: 45 bis 60 Tropfen, bis zu viermal täglich. Michael Moore betrachtet die Frischpflanzentinktur der Tinktur aus getrockneter Wurzel als weit überlegen. Tinktur: frische Pflanze, 1:2, 20 bis 40 Tropfen, bis zu viermal täglich.

Commiphora (Myrrhe). Tinktur: getrocknetes Harz, 1:5, 95 % Alkohol. Dosierung: 5 bis 20, bis zu dreimal täglich.

Conyza canadensis (Kanadisches Berufkraut). Tinktur: frisches blühendes Kraut, 1:2. Dosierung: 15 bis 20 Tropfen, bis zu dreimal täglich. Infusion: frisches blühendes Kraut, 60 bis 120 Milliliter, bis zu viermal täglich.

Coptis (Goldfaden). Tinktur: getrocknete Wurzel, 1:5, 50 % Alkohol. Dosierung: 30 bis 60 Tropfen, bis zu dreimal täglich.

Corallorhiza (Korallenwurz). Tinktur: frische Wurzel, 1:2. Dosierung: Im Akutfall, 15 bis 30 Tropfen, maximal stündlich, nach Bedarf; als Tonikum: 30 bis 90 Tropfen, bis zu dreimal täglich. Ich glaube nicht, dass die getrocknete Wurzel bei diesem Kraut empfehlenswert ist, dennoch – Tinktur: getrocknete Wurzel, 1:5, 60 % Alkohol.

Coriandrum (Koriander). Tinktur: getrocknete Samen, 1:5, 65 % Alkohol. Dosierung: 10 bis 20 Tropfen, nach Bedarf.

Cornus sericea (Seidiger Hartriegel). Kaltwasser-Perkolation oder Infusion: getrocknete Wurzel oder Rinde, 90 bis 180 Milliliter, bis zu dreimal täglich.

Corydalis aurea (Goldener Lerchensporn). Tinktur: getrocknetes Kraut, 1:5, 50 % Alkohol. Dosierung: 10 bis 15 Tropfen, bis zu viermal täglich.

Crataegus (Weißdorn). Tinktur: getrocknete Beeren, 1:5, 60 % Alkohol; frisch blühende Zweige, 1:2. Dosierung: 10 bis 30 Tropfen, bis zu dreimal täglich.

Crocus (Krokus). Tinktur: getrocknete Stempel (teuer), 1:5, 95 % Alkohol. Dosierung: 5 bis 20 Tropfen.

Cubeba (Kubeben-Pfeffer). Tinktur: unreife Frucht, 1:5, 80 % Alkohol. Dosierung: 10 bis 30 Tropfen, bis zu dreimal täglich. Nicht zur Langzeitanwendung geeignet.

Cupressus (Zypresse). Tinktur: frische Nadeln/Strünke, 1:2, 5 % Glycerin; frisch getrocknete Nadeln, 1:5, 60 % Alkohol, 5 % Glycerin. Dosierung: bei Durchfall, 20 Tropfen, nach Bedarf, meist nicht länger als 3 Tage; bei Mundschleimhautinfektionen, 5 Tropfen in Wasser, als Spüllösung. Zur innerlichen Langzeitanwendung ungeeignet. Infusion: getrocknete Nadeln/Zweige, 60 bis 120 Milliliter, bei Darmproblemen.

Curcuma (Kurkuma). Tinktur: getrocknete Wurzel, 1:5, 50 % Alkohol. Dosierung: 10 bis 30 Tropfen, bis zu zweimal täglich.

Datura (Stechapfel). Tinktur: frische oder getrocknete Blätter, 1:3, 70 % Franzbranntwein. Äußerliche Anwendung.

Daucus carota (Möhre). Tinktur: getrocknete Samen, 1:5, 60 % Alkohol. Dosierung: 20 bis 60 Tropfen, bis zu zweimal täglich.

Dicentra formosa (Herzblumen). Tinktur: frische Wurzel, 1:2. Dosierung: 10 bis 20 Tropfen, bis zu dreimal täglich. Tinktur: getrocknete Wurzel, 1:5,

50 % Alkohol. Dosierung: 15 bis 30 Tropfen, bis zu dreimal täglich.

Dioscorea villosa (Wilde Yamswurzel). Tinktur: getrocknete Wurzel: 1:5, 60 % Alkohol. Dosierung: 30 bis 100 Tropfen, bis zu viermal täglich.

Dipsacus (Karde). Tinktur: frisch getrocknete einjährige Herbstwurzel oder zweijährige Frühlingswurzel, 1:3, 45 % Alkohol. Dosierung: 1 bis 3 Tropfen, bis zu dreimal täglich, abhängig davon, ob Sie ein homöopathischer Phytotherapeut sind oder nicht.

Dracontium (*Symplocarpus*, Stinkkohl). Tinktur: frisch getrocknete Wurzel, 1:5, 50 % Alkohol. Dosierung: 20 bis 60 Tropfen, bis zu dreimal täglich.

Echinacea angustifolia (Schmalblättriger Sonnenhut). Tinktur: frische Blütenköpfe in Samung, 1:2; getrocknete Wurzeln 1:5, 70 % Alkohol. Dosierung: akut, 30 Tropfen, stündlich; Tonikum: 30 bis 100 Tropfen, bis zu dreimal täglich.

Echinacea pallida (Prärie-Igelkopf). Siehe *E. angustifolia.*

Echinacea purpurea (Purpur-Sonnenhut). Siehe *E. angustifolia.* Ich betrachte die Pflanze als weniger wirksam als *E. angustifolia.* Die Dosis muss deshalb viel höher sein, 1 bis 2 TL bis zu fünfmal täglich.

Eleutherococcus (Taigawurzel). Tinktur: getrocknete Wurzel, 1:5, 60 % Alkohol. Dosierung: als Langzeittonikum, 20 bis 60 Tropfen, täglich. Flüssigextrakt: getrocknete Wurzel, 1:1, 60 % Alkohol. Dosierung: als Tonikum, 10 bis 15 Tropfen, bis zu dreimal täglich; im Akutfall mit schwerer Erschöpfung, ½ bis 1 TL zweimal täglich, 20 Tage, dann 10 Tage Pause und nach diesem Muster weiter.

Ephedra viridis (Meerträubel). Tinktur: getrocknetes Kraut, 1:5, 50 % Alkohol. Dosierung: 15 bis 30 Tropfen. Am besten in einer Kräuterkombination.

Ephedra vulgaris (Meerträubel). Tinktur: getrocknetes Kraut, 1:5, 50 % Alkohol. Dosierung: 10 bis 15 Tropfen. Meiner Meinung nach sollte die Anwendung nur in Kombination mit anderen eingesetzt werden. Hinweis: in den USA inzwischen illegal.

Epipactis gigantea (Amerikanische Ständelwurz). Tinktur: frische Pflanze, 1:2; getrocknete Wurzel, 1:5, 60 % Alkohol. Dosierung: 30 bis 90 Tropfen. Wunderbar nervenstärkend.

Equisetum arvense (Zinnkraut, Schachtelhalm). Tinktur: frische Frühlingspflanze, 1:2. Dosierung: 15 Tropfen bis ½ TL, bis zu fünfmal täglich. Auszug, getrocknetes Frühlings- oder frühes Sommerkraut: 60 bis 120 Milliliter täglich.

Equisetum hyemale (Winterschachtelhalm). Siehe *E. arvense.*

Eriodictyon (Santakraut). Tinktur: frische Blätter, 1:2; getrocknete Blätter,

1:5, 75 % Alkohol. Dosierung: 15 bis 30 Tropfen, bis zu fünfmal täglich. Ich bevorzuge diese Anwendung in Kombination mit anderen Zubereitungen. Auszug: 60 bis 120 Milliliter, je nach Bedarf.

Eschscholtzia californica (Kalifornischer Mohn). Tinktur: frische blühende Pflanze, 1:2. Dosierung: 15 bis 25 Tropfen, bis zu dreimal täglich.

Eucalyptus (Eukalyptus). Tinktur: getrocknete Blätter, 1:5, 65 % Alkohol. Dosierung: 5 bis 15 Tropfen in heißem Wasser, bis zu fünfmal täglich. Auszug: 60 bis 120 Milliliter, bis zu viermal täglich.

Eupatorium perfoliatum (Durchwachsener Wasserdost). Tinktur: frisches blühendes Kraut, 1:2. Dosierung: 20 bis 40 Tropfen in heißem Wasser, bis zu dreimal täglich. Auszug: getrocknetes Kraut: 180 bis 240 Milliliter, bis zu dreimal täglich.

Eupatorium purpureum (Purpur-Wasserdost). Tinktur: frische Wurzel, 1:2; getrocknete Wurzel, 1:5, 60 % Alkohol. Dosierung: 30 bis 90 Tropfen in warmen Wasser, bis zu dreimal täglich. Dekokt: getrocknete Wurzel, 60 bis 120 Milliliter, bis zu viermal täglich.

Euphrasia (Augentrost). Tinktur: getrocknetes Kraut, 1:5, 50 % Alkohol. Dosierung: 30 bis 90 Tropfen, oral, bis zu viermal täglich. Ich bevorzuge die Anwendung der Tinktur in Kombination mit anderen Zubereitungen. Dekokt: getrocknetes Kraut, 60 bis 120 Milliliter, bis zu viermal täglich.

Filipendula (Mädesüß). Tinktur: frisches blühendes Kraut, 1:2. Dosierung: 60 bis 90 Tropfen, bis zu viermal täglich. Tinktur: in Blüte getrocknetes Kraut, 1:5, 50 % Alkohol. Dosierung: 90 bis 120 Tropfen, bis zu viermal täglich. Auszug: in Blüte getrocknetes Kraut, 90 bis 180 Milliliter, bis zu viermal täglich.

Foeniculum (Fenchel). Tinktur: getrocknete Samen, 1:5, 60 % Alkohol. Dosierung: 10 bis 15 Tropfen, direkt auf die Zunge oder 30 bis 60 Tropfen in warmem Wasser, nach Bedarf. Auszug: nach Bedarf.

Fouquieria splendens (Ocotillo). Tinktur: frische Rinde, 1:2. Dosierung: 10 bis 30 Tropfen, bis zu viermal täglich.

Fragaria (Erdbeere). Auszug: getrocknetes Kraut: nach Bedarf.

Galium aparine (Kletten-Labkraut). Tinktur: frische Pflanze, 1:2. Dosierung: 1 bis 2 TL, bis zu viermal täglich. Frischer Pflanzensaft: bis zu 7 Milliliter täglich oder mit 25 % Alkohol stabilisierter Pflanzensaft; Tinktur in gleicher Dosierung. Auszug: nach Bedarf.

Ganoderma (Reishi, Lackporling). Tinktur: Fruchtkörper, 1:5, 20 Prozent Alkohol. Dosierung: 10 bis 20 Milliliter (2 bis 4 TL), dreimal täglich. Hinweis: Bereiten Sie einen Dekokt mit der Menge Wasser, die Sie für die Tinktur verwenden. Geben Sie das Gewächs dem kalten Wasser hinzu, aufkochen, 30 Minuten bei niedriger Temperatur köcheln lassen, vom Herd nehmen und abkühlen lassen, in ein Gefäß geben, Alkohol hinzufügen, bedecken und zwei Wochen ruhen lassen. Dekantieren und lagern. Sie können auch einen Langsamkocher verwenden, um den Dekokt zu zuzubereiten, dann zugedeckt für 24 bis 27 Stunden langsam kochen.

Garrya (Becherkätzchen). Tinktur: frische Blätter, 1:2; getrocknete Blätter, 1:5, 50 % Alkohol. Dosierung: 45 bis 60 Tropfen, bis zu fünfmal täglich. Tinktur: Wurzelrinde, 1:5, 50 % Alkohol. Dosierung: 10 bis 20 Tropfen, bis zu fünfmal täglich.

Gentiana (Enzian). Tinktur: getrocknete Wurzel, 1:5, 50 % Alkohol. Dosierung: 5 bis 20 Tropfen vor den Mahlzeiten, wenn möglich.

Geranium (Geranie). Tinktur: getrocknete Wurzel, 1:5, 50 % Alkohol, 10 % Glycerin. Dosierung: 30 Tropfen bis 1 TL, bis zu viermal täglich. Dekokt: 30 bis 120 Milliliter, bis zu viermal täglich.

Glycyrrhiza glabra (Süßholz). Tinktur: getrocknete Wurzel, 1:5, 50 % Alkohol. Dosierung: 10 Tropfen, bis zu dreimal täglich. Am besten wird die Tinktur in Kombination mit anderen Anwendungen eingesetzt. Ich empfehle keine Monotherapie mit diesem Kraut.

Glycyrrhiza lepidota (Amerikanischs Süßholz). Siehe *G. glabra.*

Gossypium (Baumwolle). Tinktur: frische Wurzelrinde, 1:2. Dosierung: 30 bis 60 Tropfen, bis zu dreimal täglich. Tinktur: frisch getrocknete Wurzelrinde, 1:5, 50 % Alkohol. Dosierung: 1 bis 2 TL, bis zu viermal täglich. Vermeiden Sie kommerziell produzierte Baumwolle; sie ist mit chemischen Stoffen versetzt.

Grindelia (Grindelie). Tinktur: frische Blüten, 1:2; frisch in Blüte getrocknetes Kraut, 1:5, 70 % Alkohol. Dosierung: 15 bis 40 Tropfen, bis zu fünfmal täglich.

Guaiacum officinale (Guajak). Tinktur: getrocknete Rinde oder Holz, 1:5, 95 % Alkohol. Dosierung: 5 bis 15 Tropfen in Wasser, häufig.

Hamamelis (Zaubernuss). Tinktur: frische Zweige und Blätter, 1:2. Dosierung: 10 bis 60 Tropfen, nach Bedarf.

Harpagophytum procumbens (Afrikanische Teufelskralle). Tinktur: getrocknete Pflanze, 1:2, 60 % Alkohol. Dosierung: bis zu 1 TL, zweimal täglich. Kaltwasser-Perkolation: 120 bis 180 Milliliter, täglich.

Heracleum (Bärenklau). Tinktur: frische Samen, 1:2. Dosierung: 5 bis 10 Tropfen, je nach Bedarf bei Hiatushernie. Tinktur: frische Wurzel, 1:2. Dosierung: 5 bis 10 Tropfen, je nach Bedarf als orales antimikrobielles Mittel für das Zahnfleisch.

Heterotheca (Goldaster). Tinktur zur äußerlichen Anwendung: frisches blühendes Kraut, 1:2, 70 % Franzbranntwein; vor kurzem getrocknetes Kraut 1:5, 70 % Franzbranntwein. Topisch als Einreibemittel. Wurzelpulver als pilzhemmendes Mittel für die Füße.

Humulus (Hopfen). Tinktur: frische Hopfenzapfen, 1:2; getrocknete Hopfenzapfen, 1:5, 65 % Alkohol. Dosierung: 30 bis 90 Tropfen, bis zu dreimal täglich.

Hydrangea arborescens (Ballhortensie). Tinktur: frische Wurzel, 1:2; getrocknete Wurzel, 1:5, 50 % Alkohol. Dosierung: ½ bis 1 TL in Wasser, bis zu viermal täglich.

Hydrastis (Gelbwurz). Tinktur: getrocknete Wurzel, 1:5, 70 % Alkohol. Dosierung: 20 bis 50 Tropfen, bis zu viermal täglich. Ich empfehle Berberin-Alternativen.

Hypericum (Johanniskraut). Tinktur: frische Blüte, 1:2. Dosierung: 20 bis 30 Tropfen, bis zu dreimal täglich. Getrocknete Pflanze ist wirkungslos.

Illicium (Sternanis). Tinktur: getrocknete Samen, 1:5, 50 % Alkohol. Dosierung: 5 bis 10 Tropfen, nach Bedarf.

Impatiens (Fleißiges Lieschen). Frischer Pflanzensaft: stabilisiert mit 20% Alkohol. Topische Anwendung bei Giftefeu-Ausschlag und anderen Hautausschlägen (Frischpflanzen-Tinktur ist nicht ganz so wirksam).

Inula (Alant). Tinktur: frische Wurzel, 1:2; getrocknete Wurzel, 1:5, 60 % Alkohol. Dosierung: 10 bis 30 Tropfen, bis zu viermal täglich.

Iris missouriensis (Rocky-Mountain-Schwertlilie). Tinktur: getrocknete Wurzel, 1:5, 80 % Alkohol. Dosierung: 5 bis 20 Tropfen, bis zu dreimal täglich. Nicht für Langzeitanwendung geeignet.

Iris versicolor (Sumpfiris). Siehe *I. missouriensis.*

Isatis (Färberwaid). Tinktur: getrocknete Blätter oder Wurzel, 1:5, 25 % Alkohol. Die Blätter und die Wurzel sollten zuvor in Wasser erhitzt werden – in siedendes Wasser geben, ziehen lassen bis sich alles abgekühlt hat, anschließend Alkohol hinzufügen. Dosierung: als Tonikum, 30 Tropfen, bis zu sechsmal täglich; im Akutfall, 1 TL, bis zu zehnmal täglich. Dekokt: Wurzel, 10 bis 30 Gramm der Wurzel 30 Minuten kochen. Dosierung: 1 Tasse dreimal täglich, maximal 3 Wochen. Dekokt: Blätter, 9 bis 15 Gramm der Blätter als Tonikum, 60 bis 120 Gramm im Akutfall, 30 Minuten lang gekochte Blätter. Dosierung: 1 Tasse, dreimal täglich.

Juglans major (Walnussbaum). Tinktur: frische Blätter, 1:2; getrocknete Blätter, 1:5, 50 % Alkohol. Dosierung: 30 bis 90 Tropfen, bis zu dreimal täglich. Tinktur: getrocknete Nussschale, 1:5, 50 % Alkohol. Dosierung: 20 bis 50 Tropfen, bis zu viermal täglich.

Juniperus (Wacholder). Tinktur: trockene Beeren, 1:5, 75 % Alkohol.

Dosierung: 10 bis 2 Tropfen bis zu dreimal täglich. Tinktur: frische Nadeln, 1:2. Dosierung: 30 bis 50 Tropfen, bis zu viermal täglich.

Krameria (Ratanhia). Tinktur: getrocknete Wurzel, 1:5, 50 % Alkohol, 10 % Glycerin (oder nicht; ich habe ohne den zusätzlichen Gebrauch von Glycerin ehrlich gesagt nie ein Problem gesehen). Dosierung: 20 bis 50 Tropfen, bis zu dreimal täglich. Ein Weltklasse-Adstringens.

Lactuca (Lattich). Tinktur: frisches Kraut in Samung, 1:2. Dosierung: ½ bis 1 TL, bis zu dreimal täglich.

Larrea (Chaparral). Tinktur: Blätter und kleine Zweige, 1:5, 75 % Alkohol. Dosierung: 20 bis 60 Tropfen, bis zu dreimal täglich.

Leonurus cardiaca (Echtes Herzgespann). Tinktur: frisches blühendes Kraut, 1:2 (Ich rate vom Gebrauch der getrockneten Pflanze ab). Dosierung: 30 bis 60 Tropfen, bis zu viermal täglich. Bis zu 7 Milliliter in Wasser aufgelöst. In Kombination mit *Pedicularis* (1:1) eine hervorragende Kräuteranwendung.

Leptandra (engl. *culver's root*). Tinktur: getrocknete Pflanze, 1:5, 65 % Alkohol. Dosierung: 10 bis 30 Tropfen, bis zu dreimal täglich. Ich verwende das Kraut bevorzugt in Kombination mit anderen Anwendungen. Ein gutes Kraut, aber sehr stark.

Ligusticum porteri (Osha). Tinktur: getrocknete Wurzel, 1:5, 70 % Alkohol. Dosierung: 20 bis 60 Tropfen, bis zu fünfmal täglich. Sehr intensiv.

Lobelia inflata (Indianertabak, aufgeblasene Lobelie). Tinktur: frisch blühende Pflanze, 1:4, purer Kornalkohol. Dosierung: 5 bis 20 Tropfen, bis zu viermal täglich. Die getrocknete Pflanze verwenden Sie am besten erst gar nicht, sie ist relativ wirkungslos. Tinktur: frische Samen, 1:5, 65 % Alkohol. Dosierung: 3 bis 10 Tropfen.

Lomatium dissectum (*Lomatium*). Tinktur: frische Wurzel, 1:2; getrocknete Wurzel, 1:5, 70 % Alkohol. Dosierung: 10 bis 30 Tropfen, bis zu viermal täglich.

Lycium pallidum (Bocksdorn). Tinktur: frisches Kraut, 1:2. Dosierung: 15 bis 40 Tropfen, bis zu viermal täglich.

Lycopus (Wolfstrapp). Tinktur: frisches Kraut, 1:2. Dosierung: 15 bis 40 Tropfen, bis zu dreimal täglich.

Lysichiton americanum (Amerikanischer Stinktierkohl), mein Favorit. Tinktur: frisch getrocknete Wurzel, 1:5, 50 % Alkohol. Dosierung: 20 bis 60 Tropfen, bis zu dreimal täglich.

Mahonia (Mahonie). Tinktur: getrocknete Wurzel, 1:5, 50 % Alkohol.

Dosierung: 10 bis 60 Tropfen, bis zu dreimal täglich. Auszug oder Kaltwasser-Perkolation: 30 bis 90 Milliliter, bis zu dreimal täglich. Bei akuten Magen-Darm-Infektionen muss die Dosis erhöht werden.

Malva neglecta (Weg-Malve). Auszug: 60 bis 180 Milliliter, nach Bedarf. Sehr nützlich als Teil einer Dekokt-Mischung für Hustensirup.

Marrubium (Andorn). Tinktur: frisches blühendes Kraut, 1:2; getrocknete Pflanze, 1:5, 50 % Alkohol. Dosierung: 30 bis 90 Tropfen, bis zu viermal täglich. (Igitt! Das ist so bitter.) Hervorragend nützlich als Teil einer Dekokt-Kombination für Hustensirup.

Matricaria (Kamille). Tinktur: frische Blüte, 1:2; getrocknete Blüte, 1:5, 45 % Alkohol. Dosierung: 100 bis 150 Tropfen, bis zu dreimal täglich.

Matricaria matricarioides, syn. ***M. discoidea*** (Strahlenlose Kamille). Siehe *Matricaria.*

Medicago sativa (Alfalfa). Auszug: getrocknete blühende Pflanze, morgens oder nach Bedarf. Hervorragend als Mischung mit Rotklee und wildem Haferstroh (1:1:1).

Melissa officinalis (Melisse). Tinktur: frisches blühendes Kraut, 1:2; gerade getrocknetes blühendes Kraut, 1:5, 50 % Alkohol. Dosierung: ½ bis 1 TL in warmen Wasser bis zu viermal täglich. Tinktur zur äußerlichen Anwendung: 1:3, 25 % Alkohol, 30 % Glycerin, 45 % Wasser; topisch anwenden bei juckenden Hautblasen/Gürtelrose.

Mentha arvensis (Ackerminze). Tinktur: frisches Kraut (in Blüte, wenn möglich), 1:2. Dosierung: 1 Tropfen und mehr.

Mentha piperita (Pfefferminze). Siehe *M. arvensis.*

Mentha spicata (Krauseminze). Siehe *M. arvensis.*

Menyanthes (Fieberklee). Tinktur: ganze frische Pflanze, 1:2; getrocknete Pflanze, 1:5, 50 % Alkohol. Dosierung: 10 bis 30 Tropfen, bis zu dreimal täglich.

Mitchella repens (Echte Rebhuhnbeere). Tinktur: frische Pflanze, 1:2; getrocknete Pflanze, 1:5, 50 % Alkohol. Dosierung: ½ bis 1 TL, bis zu dreimal täglich.

Myrica (Gagelstrauch). Tinktur: frische Wurzelrinde, 1:2; getrocknete Wurzelrinde, 1:5, 60 % Alkohol. Dosierung: 20 bis 60 Tropfen, bis zu dreimal täglich; im Akutfall ½ bis 1 TL, bis zu viermal täglich. Kaltwasser-Perkolation: 60 bis 120 Milliliter, bis zu dreimal täglich; im Akutfall bis zu sechsmal täglich.

Nepeta cataria (Katzenminze). Tinktur: frisches blühendes Kraut, 1:2; getrocknetes Kraut, wenn es nicht anders geht, 1:5, 50 % Alkohol. Dosierung:

½ bis 1TL, bis zu viermal täglich.

Nuphar (Teichrose). Tinktur: frische Wurzel, 1:2. Dosierung: 10 bis 20 Tropfen, bis zu dreimal täglich.

Oenothera (Nachtkerze). Tinktur: frischer blühender Blütenstil, 1:2. Dosierung: 30 Tropfen, bis zu 1 TL, nach Bedarf; Samen, 1:5, 60 % Alkohol, 10 % Glycerin. Dosierung: 3 bis 10 Tropfen, bis zu sechsmal täglich.

Olea europaea (Olive). Tinktur: frische Blätter, 1:2; getrocknete Blätter, 1:5, 60 % Alkohol. Dosierung: 20 bis 40 Tropfen, bis zu dreimal täglich.

Oplopanax horridus (Igelkraftwurz). Tinktur: getrocknete Wurzelrinde, 1:5, 60 % Alkohol. Dosierung: 10 bis 40 Tropfen, bis zu dreimal täglich.

Opuntia (Feigenkaktus). Frischer Saft, stabilisiert mit 25 % Alkohol; 30 bis 90 Milliliter, bis zu zweimal täglich.

Osmorhiza occidentalis (Süßdolde). Tinktur: getrocknete Wurzel, 1:5, 65 % Alkohol. Dosierung: 45 bis 60 Tropfen, bis zu dreimal täglich.

Paeonia (Pfingstrose, Päonie). Tinktur: getrocknete Wurzel, 1:5, 60 % Alkohol. Dosierung: 10 bis 25 Tropfen, bis zu viermal täglich.

Panax ginseng (Echter Ginseng). Tinktur: geräucherte (rote) Wurzel, 1:5, 70 % Alkohol. Dosierung: 5 bis 30 Tropfen, bis zu dreimal täglich; unbehandelte (weiße) Wurzel, 1:5, 70 % Alkohol. Dosierung: 20 bis 40 Tropfen.

Panax quinquefolium (Amerikanischer Ginseng). Tinktur: alle Arten von getrockneter Wurzel, 1:5, 70 % Alkohol. Dosierung von im Wald gewachsenem Ginseng: 10 bis 20 Tropfen, dreimal täglich. Dosierung von auf dem Feld gewachsenem Ginseng: 20 bis 40 Tropfen, dreimal täglich.

Parietaria (Glaskraut). Tinktur: blühendes Kraut, 1:5, 50 % Alkohol. Dosierung: 60 bis 90 Tropfen, bis zu fünfmal täglich.

Passiflora (Passionsblume). Tinktur: frisches blühendes Kraut (wenn Sie es in Blüte bekommen, ansonsten das ganze Kraut), 1:2; getrocknet, 1:5, 50 % Alkohol. Dosierung: ½ bis 1 ½ TL, bis zu viermal täglich.

Paulinia cupana (Guarana). Nehmen Sie pulverisierte Samen, 1 TL in ein wenig Wasser. Macht einen klaren Kopf und vitalisiert – ganz anders als Koffein. Bereiten Sie aus den getrockneten Samen eine Tinktur zu, wenn Sie möchten: 1:5, 65 % Alkohol. Dosierung: ¼ bis 1 TL.

Pedicularis und ***P. groenlandica*** (Läusekraut). Siehe *P. bracteosa.* Einige benutzen alle Arten der Gattung. Ich habe allerdings nur *P. groenlandica* und *P. bracteosa* versucht. *P. groenlandica* schmeckt entsetzlich. Michael Moore bemerkt, die *Pedicularis* seien semiparasitär und nehmen Stoffe von ihren Wirten auf. Ich ernte in der Regel Läusekraut, das in Pappelhainen wächst und habe bisher keine Probleme damit gehabt. Moore empfiehlt, Arten zu meiden, die in der Nachbarschaft zu *Senico*-Arten oder toxischen *Leguminosen* gedeihen. Meiner Meinung nach ist das getrocknete Kraut nutzlos.

Pedicularis bracteosa (Läusekraut). Tinktur: frische Pflanze, 1:2. Dosierung: 30 Tropfen bis zu 15 Milliliter in Wasser, nach Bedarf. Ich bevorzuge diese *Pedicularis*-Spezies. Sie ist ein wunderbares Muskelrelaxans, insbesondere in Kombination mit *Leonorus cardiaca*-Tinktur (1:1).

Petasites (Pestwurz). Tinktur: frisches Kraut, 1:2. Dosierung: 30 bis 60 Tropfen, bis zu dreimal täglich.

Petroselinum (Petersilie). Tinktur: getrocknete Wurzel, 1:5, 60 % Alkohol. Dosierung: 30 bis 90 Tropfen, bis zu dreimal täglich. Bei diesem Kraut mische ich die Tinktur mit etwas Wasser.

Phytolacca (Kermesbeere). Tinktur: getrocknete Wurzel, 1:5, 50 % Alkohol. Dosierung: 5 bis 15 Tropfen, bis zu dreimal täglich. Nicht annähernd so unsicher wie im Profil angegeben. Trotzdem sollten Sie das Kraut mit Zurückhaltung anwenden und es vorsichtig dosieren.

Picraena (Bitterholz). Tinktur: getrocknete Rinde, 1:5, 50 % Alkohol. Dosierung: 30 bis 60 Tropfen, bis zu dreimal täglich.

Pilocarpus (Paraguay-Jaborandi). Tinktur: getrocknete Blätter, 1:5, 60 % Alkohol. Dosierung: 15 bis 30 Tropfen in warmem Wasser.

Pinus (Kiefer). Tinktur, Nadeln, 1:5. 60 % Alkohol. Dosierung: 10 bis 30 Tropfen, bis zu dreimal täglich. Pulver: topische Anwendung, nach Bedarf.

Pinus-Pollen (Kiefer-Pollen). Tinktur: 1:5, 60 % Alkohol. Dosierung: als Tonikum, 10 Tropfen, bis zu dreimal täglich; in speziellen Fällen, 30 Tropfen täglich. Nicht für Männer unter 45 Jahren und nicht für Frauen geeignet, die keine spezifische Erkrankung haben. Bodybuilder sollten von der Einnahme des Krauts absehen, da es große Mengen Testosteron enthält. Hohe Dosierungen (15 Milligramm oder mehr pro Tag) lassen die Hoden schrumpfen und reduziert die normale Testosteronproduktion.

Piper methysticum (Kava). Tinktur: getrocknete Wurzel, 1:5, 60 % Alkohol. Dosierung: 30 bis 90 Tropfen, bis zu viermal täglich. Je frischer die Wurzel, umso besser.

Piper nigrum (Schwarzer Pfeffer). Tinktur: getrocknete Frucht (z. B. Pfefferkörner), 1:5, 65 % Alkohol. Dosierung: 5 bis 15 Tropfen.

Plantago major (Breitwegerich). Frischer Blättersaft, wirklich die einzig vernünftige Art, die Pflanze zu gebrauchen: 1 bis 2 TL, bis zu viermal täglich. Kann eingefroren oder mit 20 bis 25 % Alkohol stabilisert werden. Spezifisches Mittel bei Morbus Crohn, Reizdarm, Darmgeschwür. Topischer Umschlag mit den frischen Blättern ist hilfreich bei Holzsplitter-Verletzung – generell wann immer etwas in der Haut eingeschlossen ist. Es wirkt magisch!

Polygonatum (Salomonssiegel, Weißwurz). Tinktur: frische Wurzel, 1:2. Dosierung: 10 bis 30 Tropfen, bis zu dreimal täglich.

Polygonum bistorta (Schlangenknöterich). Tinktur: getrockneete Wurzel, 1:5, 50 % Alkohol, 10 % Glycerin. Dosierung: 30 bis 90 Tropfen, bis zu dreimal täglich.

Polypodium glycyrrhiza (Tüpfelfarn). Tinktur: getrocknete Wurzel, 1:5, 50 % Alkohol. Dosierung: 10 bis 30 Tropfen, bis zu dreimal täglich.

Populus balsamifera (Balsampappel). Tinktur: frische Frühjahrs-Blattknospen, 1:2; gerade erst getrocknete Frühjahrsblatt-Knospen, 1:5, 75 % Alkohol. Dosierung: 15 bis 30 Tropfen, bis zu dreimal täglich. Sie können auch einen Auszug aus den Knospen in Öl machen und diesen topisch anwenden. Lecker.

Populus tremuloides (Amerikanische Zitterpappel). Tinktur: frisch getrocknete Rinde, 1:5, 50 % Alkohol. Dosierung: 10 bis 30 Tropfen, bis zu dreimal täglich.

Prinos (engl. *black alder*). Tinktur: frisch getrocknete Rinde, 1:5, 65 % Alkohol. Dosierung: 10 bis 30 Tropfen, bis zu zweimal täglich.

Propolis (Bienenharz). Tinktur: 1:5, 95 % Alkohol. Dosierung: 5 bis 15 Tropfen in etwas Honig oder direkt eingenommen. Mit anderen Substanzen mischt es sich nicht gut.

Prunella (Braunelle). Tinktur: frische Pflanze, 1:2. Dosierung: nach Bedarf. Eine sehr unterschätzte Pflanze.

Prunus (Lorbeerkirsche). Tinktur: im späten Sommer oder im Herbst geerntete Rinde, 1:5, 60 % Alkohol, 10 % Glycerin. Dosierung: 30 bis 90 Tropfen, bis zu viermal täglich. Ich bevorzuge die kleinen Arten aus dem Hochgebirge – besonders für die Sirupzubereitung. Sie sind wirklich besser. Die Beeren sollten getrocknet werden und anschließend dem Sirup-Dekokt beigegeben werden noch während es kocht.

Prunus persica (Pfirsich). Tinktur: vor kurzem getrocknete Blätter, 1:5, 50 % Alkohol. Dosierung: 10 bis 60 Tropfen, bis zu dreimal täglich.

Ptelea (Hopfenstrauch). Tinktur: Rinde, Samen oder Blätter, 1:5, 65 % Alkohol. Dosierung: 10 bis 30 Tropfen, bis zu dreimal täglich.

Pulmonaria (Lungenkraut). Tinktur: frisches blühendes Kraut, 1:2. Dosierung: 30 bis 90 Tropfen, nach Bedarf.

Pygeum africanum (Afrikanischer Zwetschgenbaum). Tinktur: getrocknete Rinde, 1:5, 50 % Alkohol. Dosierung: 40 bis 80 Tropfen dreimal täglich.

Pyrola (Wintergrün). Tinktur: 1:5, 60 % Alkohol. Dosierung: 20 bis 40 Tropfen, bis zu viermal täglich. Dekokt: 30 bis 120 Milliliter, bis zu viermal täglich.

Quercus (Eiche). Tinktur: getrocknete Wurzel, 1:5, 50 % Alkohol, 10 % Glycerin. Dosierung: 30 Tropfen bis 1 TL, bis zu viermal täglich. Dekokt: 30 bis 120 Milliliter, bis zu viermal täglich.

Rhamnus californica (engl. *California buckthorn, coffeeberry*). Tinktur: gut getrocknete Rinde, 1:5, 50 % Alkohol. Dosierung: 1 bis 2 TL.

Rheum officinale (Rhabarber). Tinktur: getrocknete Wurzel, 1:5, 50 % Alkohol, 10 % Glycerin, Dosierung: 15 bis 30 Tropfen, bis zu viermal täglich. Hinweis: Vitamin C-Pulver ist bei Verstopfung das bessere Mittel.

Rhodiola rosea/ integrifolia (Rosenwurz). Tinktur: getrocknete Pflanze, 1:5, 50 % Alkohol (einige verwenden eine 1:3 Mischung). Dosierung: als Tonikum, 30 bis 40 Tropfen, drei- bis viermal täglich; im Akutfall, ½ bis 1 TL, dreimal täglich für 20 bis 30 Tage, dann wieder die tonisierende Dosis anwenden. Die Tinktur wird meist in Wasser genommen – die Pflanze ist extrem adstringierend.

Rhus aromatica (Gewürzsumach). Tinktur: getrocknete Wurzelrinde, 1:5, 50 % Alkohol, 10 % Glycerin. Dosierung: 20 bis 40 Tropfen, bis zu viermal täglich.

Rhus glabra (Scharlachsumach). Tinktur: getrocknete Rinde, 1:5, 50 % Alkohol, 10 % Glycerin. Dosierung: 20 bis 40 Tropfen, bis zu viermal täglich.

Rosmarinus (Rosmarin). Tinktur: trockene Blätter oder Früchte, 1:5, 60 % Alkohol. Dosierung: 30 bis 60 Tropfen, bis zu dreimal täglich.

Rubus idaeus (Himbeere). Auszug: getrocknete Blätter; Dosierung: so oft wie möglich. Exzellent für die Behandlung von Durchfallerkrankungen.

Rubus villosus (Brombeere). Auszug oder Dekokt: getrocknete Wurzelrinde, 60 bis 120 Milliliter. Wirklich hervorragend bei hartnäckigem Durchfall. Ich weiß nicht, warum das nicht mehr Leute anwenden.

Rumex crispus (Krauser Ampfer). Tinktur: getrocknete Wurzel, 1:5, 50 % Alkohol. Dosierung: 30 bis 75 Tropfen, bis zu dreimal täglich.

Rumex hymenosepalus (Ampferart, engl. *red dock*). Dekokt: getrocknete Wurzel. Dosierung: nicht viel. Es ist ein hervorragend adstringierendes Mittel. Es wird die Feuchtigkeit aus Ihrem Körper ziehen, von den Zehen bis zu Ihrem Kopf. Topisch kann man das Kraut sehr gut als Pulver oder als gekühltes Dekokt bei jeder Art von wässernden Wunden anwenden. Tinktur: getrocknete Wurzel, 1:5, 50 % Alkohol, 10 % Glycerin. Gut für Mundwasser-Kombinationen.

Ruscus aculeatus (Stechender Mäusedorn). Tinktur: frische Wurzel, 1:2. Dosierung: 30 bis 60 Tropfen, bis zu dreimal täglich.

Salix (Weide). Dekokt: getrocknete Rinde, 60 bis 120 Milliliter, bis zu viermal täglich. Verdunstungskonzentrat ist für die topische Anwendung geeignet.

Salvia (Salbei). Tinktur: frisches Kraut (in Blüte), 1:2; getrocknetes Kraut, 1:5, 50 % Alkohol. Dosierung: 30 bis 60 Tropfen, nach Bedarf. Dekokt und Auszug sind ebenfalls wirksam.

Sambucus (Holunder). Tinktur: frische Blüten, 1:2. Dosierung: 30 bis 90 Tropfen, bis zu dreimal täglich; frische Blätter, 1:2. Dosierung: 10 Tropfen, nicht öfter als einmal pro Stunde (ein gutes Nervenmittel); getrocknete Beere, 1:5, 50 % Alkohol. Dosierung: 20 bis 40 Tropfen, bis zu dreimal täglich. Sollte Schwindel auftreten, die Dosis verringern.

Scoparius (Ginster). Tinktur: getrocknete blühende Blüte, 1:2. Dosierung: 30 bis 60 Tropfen, bis zu dreimal täglich.

Scutellaria (Helmkraut). Tinktur: frische Pflanze, 1:2. Dosierung: 20 bis 60 Tropfen oder mehr, dreimal täglich. Einige reagieren sehr stark auf das Kraut, während es bei anderen wiederum gar nicht anschlägt. Vergessen Sie das getrocknete Kraut – es sei denn, es wurde erst vor kurzem geerntet. Es ist ansonsten recht nutzlos: 1:5, 50 % Alkohol.

Serenoa (Sägepalme). Tinktur: getrocknete Beere, 1:5, 80 % Alkohol. Dosierung: 30 bis 90 Tropfen, bis zu dreimal täglich. Igitt! Stinkendes Zeug.

Sida (Sida). Tinktur: frische Blätter, 1:2; getrocknete Blätter, 1:5, 60 % Alkohol. Dosierung: 20 bis 40 Tropfen, bis zu viermal täglich; im Akutfall, ½ bis 1 TL, drei- bis sechsmal täglich, in der Regel maximal 60 Tage.

Silybum marianum (Mariendistel). Tinktur: getrocknete Samen, 1:3, 70 % Alkohol. Dosierung: 30 bis 60 Tropfen, mindestens fünfmal täglich oder 1 bis 2 TL dreimal täglich bei Leberkrankheiten. Allerdings werden bei Leberkrankheiten die standardisierten Kapseln empfohlen. Man nimmt hiervon täglich 1200 Milligramm. Bei tonisierenden Mischungen für die Leber sollte man die pulverisierten Samen in höherer Dosierung verwenden.

Smilacina racemosa (Schattenblume). Tinktur: frische Wurzel, 1:2. Dosierung: 30 bis 90 Tropfen, bis zu dreimal täglich.

Solidago (Goldrute). Tinktur: frische blühende Pflanze, 1:2. Dosierung: 20 bis 60 Tropfen, bis zu dreimal täglich.

Stachys officinalis (Heilziest). Tinktur: frisches blühendes Kraut, 1:2; getrocknetes Kraut, 1:5, 50 % Alkohol. Dosierung: 3 Tropfen, bis 1 TL bis zu viermal täglich.

Stillingia sylvatica (engl. *queens root*). Tinktur: frische Wurzel, 1:2; vor kurzem getrocknete Wurzel, 1:5, 50 % Alkohol. Dosierung: 10 bis 30 Tropfen, täglich.

Swertia radiata, syn. ***Frasera speciosa*** (Denkmal-Pflanze, Hirschohr). Wurzelpulver, vor kurzem getrocknet, mit Vaseline mischen und auf Hautkrebs steichen, einbandagieren, nach 72 Stunden entfernen.

Symphytum (Beinwell). Tinktur: getrocknete Wurzel: 1:5, 50 % Alkohol. Dosierung: 30 bis 60 Tropfen, bis zu dreimal täglich,bis zu 30 Tage. Wurzelpulver bei Magen-Darm-Geschwüren: 1 TL dreimal täglich, 30 Tage.

Tabebuia (Goldbaum). Tinktur: getrocknete Rinde, 1:5, 50 % Alkohol. Dosierung: ½ bis 1 TL, bis zu viermal täglich.

Tanacetum (Rainfarn, Mutterkraut). Tinktur: frische Pflanze, 1:2; getrocknete Pflanze, 1:5, 50 % Alkohol. Dosierung: 30 bis 60 Tropfen, bis zu viermal täglich. Kalter Auszug: frische Pflanze in der Blüte, 60 bis 120 Milliliter.

Taraxacum (Löwenzahn). Tinktur: frische Wurzel, 1:2; frische Blätter, 1:2. Dosierung: ½ bis 1 TL, bis zu viermal täglich. Nehmen Sie das Kraut nicht vor dem Zubettgehen ein, es ist ein starkes Diuretikum.

Thuja (Thuje). Tinktur: frisches Kraut, Nadeln oder Blätter, 1:2. Dosierung: 5 bis 15 Tropfen in Wasser, bis zu viermal täglich.

Thymus (Thymian). Tinktur: frisches Kraut, 1:2,; getrocknetes Kraut, 1:5, 45 % Alkohol. Dosierung: 20 bis 40 Tropfen, bis zu dreimal täglich.

Tribulus (Burzeldorn). Tinktur: getrocknete Samen (und Kraut, wenn es sein muss), 1:5, 60 % Alkohol. Dosierung: 30 bis 40 Tropfen, bis zu zweimal täglich.

Trifolium pratense (Rotklee). Auszug oder Dekokt: blühendes Kraut, 120 bis 180 Milliliter, täglich.

Trillium (Dreiblätter, Waldlilien). Tinktur: frische Pflanze, 1:2. Dosierung: 15 bis 25 Tropfen, bis zu dreimal täglich.

Turnera diffusa (Damiana). Tinktur: frisches blühendes Kraut, 1:2. Dosierung: 20 bis 30 Tropfen, bis zu dreimal täglich (Lecker!). Die getrocknete Pflanze bringt es nicht wirklich. Stellt man aber eine Zubereitung 1:5, 60 % Alkohol her, dann könnte sie wirkungsvoll sein. Die frische Pflanze ist die erste Wahl.

Ulmus pumilla (Wunderhecke). Kalter Auszug: gepulverte oder zerschnitzelte Rinde. Dosierung: nach Bedarf bei Magen-Darm-Problemen und Schwäche. Hinweis: *Ulmus fulva* ist gefährdet. *Ulmus pumilla* kann auf jeden Fall alternativ zu *Ulmus fulva* eingesetzt werden. Das Kraut ist invasiv und sollte deshalb reichlich verwendet werden. Es ist sehr wirksam, seine frischen Samen sind sehr gut essbar und schmecken wunderbar – vor allem leicht in Butter angebraten. Die getrockneten Samen machen einen guten Geschmack.

Umbellularia (Kalifornischer Lorbeer). Tinktur: frische Blätter, 1:2; vor kurzem getrocknete Blätter, 1:5, 65 % Alkohol. Dosierung: 10 bis 20 Tropfen, bis zu dreimal täglich.

Uncaria tomentosa (Katzenkralle). Tinktur: getrocknete Wurzelrinde oder innere Rebstock-Rinde, 1:5, 60 % Alkohol. Dosierung: 40 bis 60 Tropfen, bis zu dreimal täglich.

Urtica (Brennnesseln). Auszug: ganzes Kraut. Dosierung: nach Bedarf.

Usnea (Flechte). Tinktur: getrocknetes Kraut, 1:5, 50 % Alkohol. Dosierung: 30 bis 60 Tropfen, bis zu viermal täglich. Das Gewächs sollte man gut mahlen, mit etwas Alkohol befeuchten und anschließend eine angemessene Menge Wasser zugeben, die für die Herstellung der Tinktur nötig ist. Nun das Ganze kurz aufkochen, dann langsam bedeckt 30 Minuten köcheln lassen. Anschließend muss die Tinktur abgedeckt auskühlen. Schließlich wird Alkohol zugegeben und die Mischung in ein Gefäß abgefüllt, wo sie weitere zwei Wochen ruht, dann dekantieren und in Flaschen abfüllen. Man kann auch einen Langsamkocher einsetzen. In diesem Fall wird das Ganze bei niedriger Leistung einige Tage gekocht.

Valeriana (Baldrian). Tinktur: getrocknete Wurzel, 1:5, 70 % Alkohol. Dosierung: 30 bis 90 Tropfen, bis zu dreimal täglich.

Verbascum (Königskerze). Tinktur: frischer blühender Blütenstil, 1:2. Dosierung: 20 bis 40 Tropfen, bis zu viermal täglich.

Verbena (Verbene). Tinktur: frisches blühendes Kraut, 1:2; getrocknetes blühendes Kraut, 1:5, 60 % Alkohol. Dosierung: 30 bis 90 Tropfen, bis zu viermal täglich.

Viburnum (Schneeball). Tinktur: Wurzelrinde und Rinde, 1:5, 50 % Alkohol. Dosierung: 30 bis 90 Tropfen, bis zu viermal täglich.

Vinca major (Großblättriges Immergrün). Tinktur: frisches Kraut, 1:2: getrocknetes Kraut, 1:5, 50 % Alkohol. Dosierung: 20 bis 40 Tropfen, bis zu zweimal täglich.

Viola odorata (Duftendes Veilchen). Tinktur: frische Pflanze in der Blüte, 1:2. Dosierung: 1 bis 2 TL, bis zu zweimal täglich.

Vitex agnus-castus (Mönchspfeffer). Tinktur: getrocknete Beeren, 1:5, 65 % Alkohol. Dosierung: 30 bis 60 Tropfen, morgens. Michael Moore empfiehlt den Gebrauch der Tinktur oder des Tees zwei Wochen lang vor der Menstruation, da es die Progesteronphase des Menstruationszyklus fördert.

Withania somnifera (Schlafbeere). Tinktur: getrocknete Wurzel, 1:5, 70 % Alkohol. Dosierung: 30 bis 40 Tropfen, bis zu dreimal täglich; frische Blätter, 1:2. Dosierung: 10 bis 30 Tropfen, bis zu dreimal täglich; getrocknete Samen, 1:5, 65 % Alkohol. Dosierung: 15 bis 30 Tropfen, bis zu dreimal täglich; frische Frucht, 1:2 (eine homogene Masse herstellen). Dosierung: 15 bis 30 Tropfen, bis zu dreimal täglich.

Xanthoxylum (Gelbholzbaum). Tinktur: Rinde/Beeren, 1:5, 65 % Alkohol. Dosierung: 10 bis 30 Tropfen, bis zu dreimal täglich.

Zea mays (Maisbart). Tinktur: frischer Maisbart, 1:2. Dosierung: ½ bis 1 ½ TL in Wasser. Exzellent in Kombination mit Anwendungen für Harnwegserkrankungen.

Zingiber (Ingwer). Frischer Wurzelsaft: mit 20 bis 25 % purem Kornalkohol stabilisiert. ¼ Tasse Ingwerwurzelsaft mit 240 Millilitern heißem Wasser mischen, anschließend 1 TL Wildblütenhonig und 1/8 TL Cayenne-Pfeffer einrühren, schließlich einen Spritzer Limone dazugeben. Dosierung: bis zu 6 Tassen täglich trinken. Frische Wurzeltinktur: 1:2. Dosierung: 10 bis 60 Tropfen in warmen oder heißem Wasser, bis zu sechsmal täglich.

Epilog

Das evolutionäre Potenzial lebender Organismen zu unterschätzen ist der folgenschwerste Fehler derjenigen, die chemische Mittel dazu benutzen, um die Natur zu unterwerfen. … Eine derart starke Antipathie gegen jedwede Regung des Lebens sollte uns zu denken geben. Durch ähnlich geartete Fehler in Bezug auf höhere Lebewesen sollten wir genug evolutionäres Wissen angehäuft haben, um das Ergebnis vorhersagen zu können.

Marc Lappé, PhD

Dass die Götter nichts von unserer Arroganz halten, ist eine der wichtigsten Lektionen der Legenden und Mythen unserer Vorfahren.

Uralte Versionen dieser Botschaft finden sich in der Geschichte von Arachne, einer sterblichen Weberin, die behauptete, sie verstünde mehr von der Webkunst als Athene, die Göttin der Weisheit und des Handwerks. Nachdem Arachne den Wettstreit verloren hatte, wurde sie als Strafe für ihre Anmaßung in eine Spinne verwandelt.

Eine andere Legende erzählt von Achilles, dessen Mutter ihn in Wasser eintauchte, das ihn unverwundbar machte – selbstverständlich vergaß sie dabei die Ferse, an der sie ihn hielt. Seitdem erinnert uns die „Achilles-Ferse" an die Torheit, zu glauben, wir seien unverwundbar.

Eine etwas weniger lang zurückliegende Warnung gibt uns Mary Shelley in ihrem Buch *Frankenstein* mit auf den Weg. Die Botschaft ihres Bestsellers gleicht den antiken Legenden und Mythen. Sie wendet sich speziell gegen die Arroganz der medizinischen Wissenschaft, die glaubt, sie könnte Gott spielen.

Trotz aller technologischen Errungenschaften unserer Zivilisation, sind diese uralten Warnungen bis heute für unsere Spezies von Bedeutung. Der wortgewandte Václav Havel meinte einst, dass es Kräfte im Universum gibt, mit denen man sich besser nicht anlegen sollte. Dazu passt vielleicht ganz gut, dass die kleinen Bakterien diejenigen sein werden, die uns Demut lehren.

Chymia egregia ancilla medicinae; non alia peior domina.

Chemie ist eine ausgezeichnete Dienerin, aber es gibt keine schlechtere Herrin.

Meine DNA und die Wurzeln der Heilkunst

Da gibt es eine Geschichte, die mich seit mehr als 40 Jahren verfolgt. Ein Missionar fragte ein Mitglied eines afrikanischen Stammes (ich weiß nicht mehr, welcher Stamm es genau war), ob er jemals zu Gott gebetet hätte. Darauf antwortete der Mann dem Missionar: „Nein, Gott ist weit weg und muss sich um so viele Dinge kümmern. Wir möchten ihn nicht mit unseren unbedeutenden Problemen belästigen. Deshalb beten wir zu unseren Ahnen. Ihre Geister sind den Menschen am nächsten. Sie erhören unsere Gebete viel leichter. Und sie erinnern sich noch, wie es ist, am Leben zu sein."

Diese Geschichte wirkt bis heute bei mir nach. Seit Jahren fühle ich, dass mir meine eigenen Vorfahren nahe sind – jene, die ich zu Lebzeiten kannte und jene, die lange vor meiner Geburt verstorben sind. Es schien mir stets, als könnte ich fühlen, wie ein Teil von ihnen durch meine Adern fließt oder wie sie mir beistanden, wenn ich Hilfe brauchte. Sie haben mich auf subtile Weise zu dem Menschen gemacht, der ich in diesem Leben bin.

Man lehrte uns, dass unsere DNA unseren physischen Leib formt: Die DNA bestimmt unsere Haarfarbe ebenso wie unsere Augenfarbe. Es gibt aber auch andere Erklärungen zur DNA und ihren Funktionen. In unserer DNA ist ein bestimmtes Erbgut abgespeichert, das unseren physischen Körper, den wir zu Lebzeiten besitzen, formt. Allerdings glaube ich, dass DNA nicht nur biologische Informationen unserer Vorfahren weitergibt, sondern auch andere Arten von Erinnerungen enthält. Damit meine ich beispielsweise, dass Erinnerungen und das Wissen unserer Ahnen, deren DNA in uns nachklingt, mit ihr weitergegeben werden. Ich denke, dies ist der Grund dafür, weshalb mir manchmal Vorfahren auf alten Bildern so vertraut vorkommen – obwohl ich ihnen niemals begegnet bin. Mir ist dann so, als hätte ich sie schon immer gekannt. Auch kommt es mir so vor, als ob deren Begabungen, bestimmte Eigenheiten, Eindrücke, angeborene Talente und deren Wirken im Leben ebenfalls als Erinnerungen in der DNA vorhanden sind. Sie haben mich auf subtile Weise beeinflusst – mehr, als ich es jemals gedacht hätte.

Wenn ich daran denke, dass meine Vorfahrin Elisabeth Lusterheide (1807–1879) Kräuterkundige und Hebamme war und mein Urgroßvater

Cecil Harrod (von dem mein zweiter Vorname stammt) ein Arzt, der meistens auf Kräuteranwendungen zurückgegriffen hat – und dass darüber hinaus seit 300 Jahren verschiedenste Ärzte und Heiler Teil meiner Familie waren –, frage ich mich, welche Informationen in meiner DNA wohl gespeichert sind.

Lange Zeit war ich fasziniert von meiner heilpflanzenkundigen Vorfahrin Elisabeth. Sie stammte aus der Kleinstadt Bramsche, die im Nordwesten Deutschlands liegt. Der Ort ist etwa 20 Kilometer von Osnabrück entfernt. Ich habe neulich im Internet Fotografien betrachtet, die in Bramsche aufgenommen wurden. Eine davon zeigte einen jungen Mann, der meinem Bruder David ungeheuer ähnlich sieht. Elisabeth war, wie ein Verwandter einst schrieb, „recht groß, robust und stark wie ein Mann. Sie hatte tiefschwarzes Haar, einen sehr hellen Teint und ein sonniges Gemüt." Ich finde, im Gesicht ihres Sohnes John Rudolph, meinem Ururgroßvater, spiegelt sich etwas von ihrem Antlitz wieder. Er ist das Familienoberhaupt auf der Fotografie aus dem Jahr 1895.

Elisabeths Ehemann, John Rudolph Buhner (1807–1847), der ebenfalls aus Bramsche stammte, war wie viele Leute damals ein Bauer. Albert, ein entfernter Cousin von mir, beschrieb ihn einst als „großen, starken Mann, mit einer Körpergröße von mehr als 1,83 Metern, blondem lockigem Haar und hellblauen Augen". Auch von ihm schwingt etwas im Gesicht meines Urgroßvaters Frederick Ferdinand Buhner mit, der zwischen 1874 und 1967 lebte. Er ist der junge Mann, der etwa Anfang 20 ist und links auf dem Foto steht. Die anderen Kinder auf der rechten und linken Seite sind Jane Marie (1889–1944), Martin (1880–1903 [er verstarb an einer Blinddarmentzündung]) und Rudolph (1871–1960).

Vier der Buhner-Geschwister wanderten mit ihren Familien in den 1830er-Jahren und in den frühen 1840er-Jahren in die USA aus. Sie ließen sich offenbar in einer kleinen Stadt namens Seymour in Indiana nieder. Damals lag sie inmitten der Urwälder des Ohio-River-Tals.

Rudolph und Elisabeth starteten Anfang September im Jahr 1840 ihre Reise von Bremerhaven aus. Von dort aus ging ein Schiff direkt nach New Orleans. Ihre drei Kinder John Henry (10), Elisabeth (5) und William (1) waren auch dabei. Damals konnten Leute, die

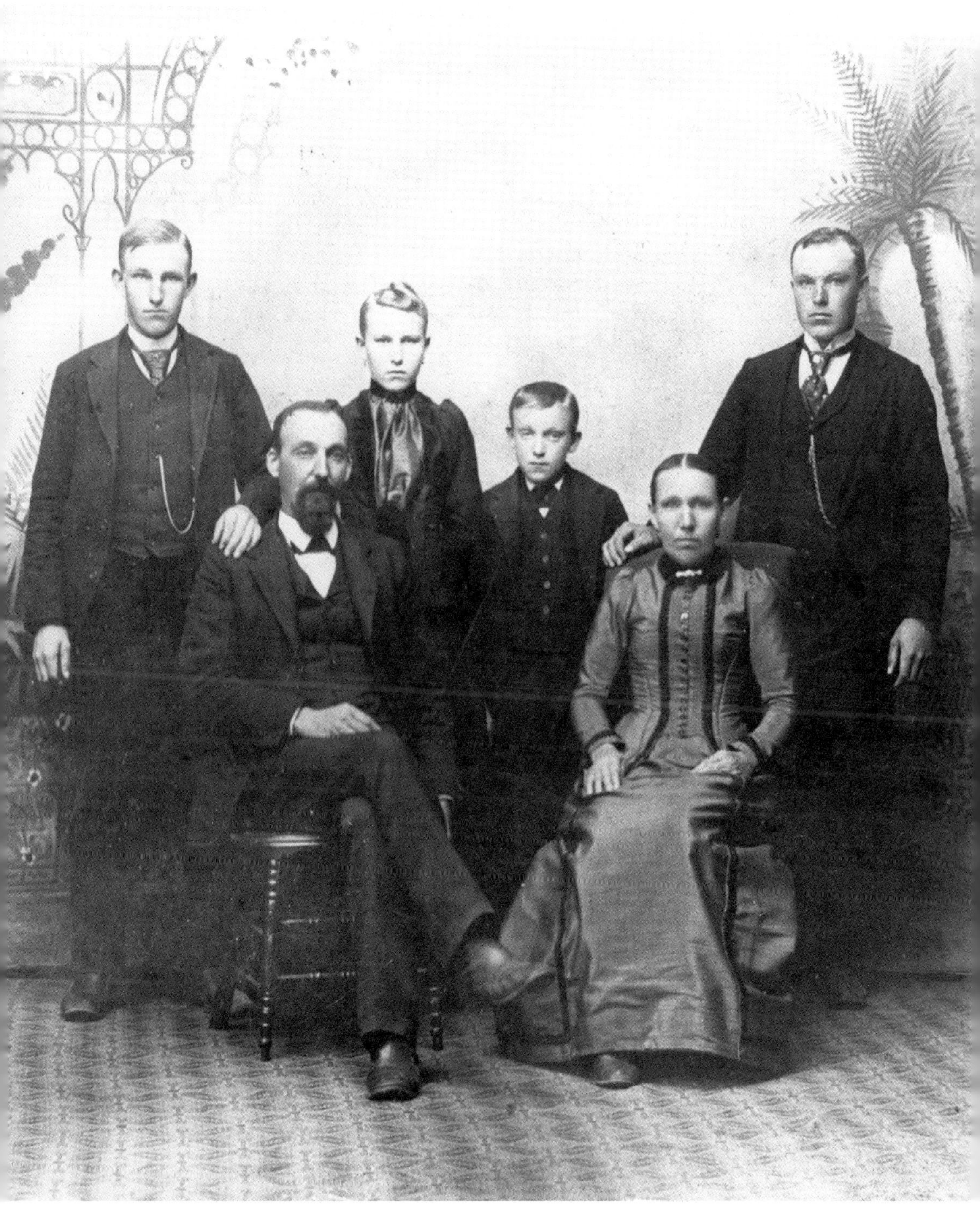

Meine Urgroßeltern, mein Großvater Frederick Ferdinand Buhner (1874–1944 [links]) und dessen Geschwister Jane Marie (1889–1944), Martin (1880–1903) und Rudolph (1871–1960 [rechts]).

Grund bewirtschaften wollten, in vielen Teilen der USA Land für sehr wenig Geld erwerben. Viele deutsche Einwanderer ließen sich im Tal des Ohio River nieder. Rudolphs Bruder sowie seine Schwester waren bereits dort. In Seymour gab es viele deutsche Auswanderer. Rudolph und Elisabeth verkauften fast ihren ganzen Besitz und erwarben 9,5 Kilometer südlich von Seymour 65 Hektar für $ 17.

So deckten sie sich mit Proviant für die anstehende Reise ein (wie ihr Sohn John Rudolph Albert vor langer Zeit erzählt hatte): geräucherte Würste und Fisch, Käse und einige Laibe Schwarzbrot. Mit spärlichem Gepäck in der Hand verabschiedeten sie sich von ihren Verwandten und machten sich auf den Weg ins 111 Kilometer entfernte Bremen. Die Seereise dauerte dreieinhalb Monate und die Familie kam am 26. Dezember 1840 am Hafen von New Orleans an.

Ich denke daran, wie das wohl gewesen sein muss, 100 Tage auf einem Schiff zu verbringen, das mit so vielen Menschen überfüllt war. Einwanderer, die wie Rudolph und Elisabeth auf der Suche nach einem neuen Leben waren. Die räumliche Enge, die fehlende Privatsphäre, die Gerüche von viel zu vielen Menschen in beengter Umgebung für viel zu lange Zeit. Die endlosen Tage im Laderaum des Schiffes, die viel zu seltenen Momente auf Deck an der frischen Luft. – Ich wundere mich immer, wie sie das mit den Windeln hinbekommen haben und wie sie sich um William, der noch so jung war, kümmern konnten. – Und nicht zuletzt der Moment, als sie endlich in New Orleans ankamen: Als das Schiff im Hafen festmachte, der Landungssteg heruntergelassen wurde und sie ihre ersten Schritte in ein neues Leben wagten. New Orleans war damals eine quicklebendige Stadt und einer der wichtigsten Häfen der neuen Welt. Tausende von Einwanderern strömten in die Stadt. Sie kamen aus allen Teilen der Welt. Ich kann mir die Menschenmengen, das Sprachengewirr und die Kleidung von Menschen aus so vielen unterschiedlichen Kulturen vorstellen. Und manchmal sehe ich vor meinem geistigen Auge ihren erstaunten Gesichtsausdruck, als sie nach so langer Zeit auf See aus dem Schiff ausstiegen und sich zum ersten Mal in einer vollkommen neuen Welt befanden.

Rudolph und Elisabeth trugen die Tracht, die in ihrer Region Deutschlands in den 1840er-Jahren üblich war. Sie sprachen beide sowohl Niederländisch als auch Deutsch – und ja, sie trugen hölzerne Schuhe (die offenbar sehr bequem sind).

Sie hielten sich nicht lange in New Orleans auf, sondern kauften Fahrkarten für eine der großen Raddampfer und verbrachten die folgenden Monate damit, flussaufwärts auf dem Mississippi River zu fahren. Nachdem sie den Haupthafen von Louisville in Kentucky hinter sich gelassen hatten, stiegen sie am Handelsposten von Madison (Indiana) aus. Von dort aus machten sie sich mit einem Planwagen zu ihrem neuen Zuhause auf, das 64 Kilometer entfernt war. Es war eine lange, sehr beschwerliche Reise mitten im Winter – die Straßen waren matschig und kaum befahrbar.

Rudolphs Bruder Johann Heinrich (1811–1886) und seine Schwester Anna Regina (1818–1889) waren 1834 nach Seymour gekommen. Ich glaube, dass Rudolph und Elisabeth zunächst eine Weile bei ihnen verbracht haben. Die Familie kam Anfang Februar 1841 an. Zu dieser Zeit schneite es sicher und gewiss war es sehr kalt. Ich stelle mir immer vor, wie sie aus dem Planwagen stiegen, mitten im Wald standen, sich umsahen und begriffen, welche ungeheure Aufgabe vor ihnen lag. Und wahrscheinlich fühlten sie sich ein wenig verlassen und eingeschüchtert von dem, was sie sich vorgenommen hatten. – Mir würde es jedenfalls so ergehen. – Ihr Mut bewegt mich zutiefst.

Sie rodeten ihr Land und begannen damit, es zu bestellen. Ihr erstes Häuschen war sehr einfach. Erst einige Jahre später bauten sie sich ein großes Blockhaus. Rudolph grub einen Brunnen, natürlich in Handarbeit. Er wurde von späteren Generationen noch bis zum Jahr 1959 benutzt.

Nachdem sie sich eingelebt hatten, begann Elisabeth, die Pflanzen der Gegend zu studieren und erntete sie für ihre Hausapotheke. Die Kräuter hingen von den Dachsparren des Hauses herab und trockneten dort. Irgendwann würden sie von Elisabeth zur Heilung von Krankheiten eingesetzt werden. Manchmal kamen Menschen von weit her, um sich behandeln zu lassen. Sie hatten Beschwerden, Krankheiten oder waren schwanger. – Mein Ururgroßvater John Rudolph, das Familienoberhaupt auf dem Bild, wurde in diesem Häuschen von Elisabeth im Jahr 1842 geboren. Dabei war sie wahrscheinlich von einigen ihrer weiblichen Verwandten und Freundinnen umringt. – Und wenn die Ernte im Herbst eingefahren war, nahmen Rudolph und John Henry wahrscheinlich den Planwagen und reisten abermals zum Handelsposten in Madison, um ihre Wurzelfrüchte über den Fluss nach Cincinnati und Louisville zu verschiffen.

Im Oktober 1847 erkrankte Rudolph auf einer dieser Reisen an Lungenentzündung. Der damals 16-jährige John Henry bettete ihn auf die Ladefläche des Planwagens und brachte ihn zurück nach Hause, wobei er zunehmend in ein Delirium verfiel. Die Familie eilte nach draußen und trug ihn ins Haus. Dort wurde er zu Bett gebracht. Obwohl Elisabeth alles tat, was in ihrer Macht stand, verschlimmerte sich sein Zustand und er starb einige Tage später. – In seinem Testament, das in niederländischer Sprache verfasst war, hinterließ er seinen gesamten Besitz seiner Frau Elisabeth und bat sie, „die Kinder groß zu ziehen und zu versorgen." Dies bezog sich auch auf den Jüngsten, mit dem Elisabeth gerade schwanger war.

Elisabeth widmete sich folglich der Betreuung und Erziehung ihrer Kinder. Seymour war damals eine stark lutherische Gemeinschaft, beinahe alle Mitglieder der Gemeinde waren deutscher Herkunft. Sie bauten gute Schulen und noch viel größere Kirchen. Alle Schulbücher waren in deutscher Sprache, was bis in die frühen 1940er-Jahre auch weiterhin so blieb. Ich erinnere mich bis heute an den starken deutschen Akzent meines Urgroßvaters Frederick Ferdinand.

John Henry führte die Farm weiter, bis er im Jahr 1864 eingezogen wurde, um im amerikanischen Bürgerkrieg zu kämpfen. Am 9. November im selben Jahr verstarb er (sonderbarerweise ebenfalls an einer Lungenentzündung) und wurde in Chattanooga in Tennessee begraben. – Mir ist immer noch nicht ganz klar, weshalb sie ihn damals eingezogen haben, da er zu diesem Zeitpunkt bereits 54 Jahre alt war. – John Rudolph übernahm nun die Farm und führte sie bis 1869 weiter. Im Dezember 1868 heiratete er Anna Siefker. Auch sie ist auf der Fotografie zu sehen, macht aber den Eindruck, als sei nicht sonderlich gut aufgelegt gewesen. – Die Familien Siefker und Buhner heirateten viele Male untereinander und machten gemeinsame Geschäfte. – Im folgenden Jahr kauften John Rudolph und Anna eine eigene Farm und zogen einige Kilometer weiter in Richtung Stadt.

In den nächsten 15 Jahren wurde John zum erfolgreichen Farmer, obwohl er wahrscheinlich mit der Agrikultur nicht viel anfangen konnte. Im Jahr 1886 hatte er eine „Offenbarung" und gründete gemeinsam mit seinem Freund Joseph Egbert und seinem angeheirateten Verwandten William Siefker ein Unternehmen zur Düngemittelherstellung, das sich zum wahrscheinlich größten Untrenehmen dieser Art im Tal des Ohio River entwickelte – knapp 80 Jahre später verkaufte es die Familie an den Monsanto-Konzern.

John und Annas ältester Sohn Rudolph konnte der Landwirtschaft nicht viel abgewinnen und wurde zunächst Schmied. Später war er als Mechaniker tätig. In der Folge erbte Johns zweitgeborener Frederick Ferdinand (F.F.) die Farm … und das Düngemittelunternehmen. Er war es, der daraus ein Multi-Millionen-Dollar-Geschäft machte. 1930 gründeten seine Söhne (Carl John – mein Großvater, Mart und Edward) ein Fuhrunternehmen, um den

Dünger besser ausliefern zu können. Als sie es in den späten 1960er-Jahren verkauften, war es zu einem der größten Fuhrunternehmen der USA geworden.

1929 ehelichte Carl John (1904–1969) Edna Harrod (1906–1983). – Ihre Flitterwochen verbrachten sie in Havanna auf Cuba, was mich immer neidisch gemacht hat. – Ednas Vater Cecil Harrod war ein Pferdearzt und ein verrückter dazu. Er eröffnete seine ärztliche Praxis im Jahr 1911 in Burney, Indiana. – Cecil lernte Mary Burney kennen und heiratete sie schließlich im Jahr 1912. Ihr erster Ehemann Josh war ein professioneller Baseball-Spieler. Er hatte viele Affären. – Ich habe immer noch Bilder von ihrem ersten gemeinsamen Auto, ein altes Ford T-Modell. Auf dem Foto ist meine Großmutter Edna gerade acht Jahre alt und steht auf dem Trittbrett des Wagens. Sie blickt hinaus in die Welt und ihr ganzes Leben liegt noch vor ihr.

Als ich heranwuchs, habe ich viel Zeit mit meinem Urgroßvater Cecil verbracht. Niemand hat ihn bei diesem Namen genannt. Man rief ihn Bud oder *Dad* oder Doktor Harrod oder *Grampa.*

Ich erinnere mich genau an seine Praxis, die sich hinter ihrem großen Haus in Columbus (Indiana) befand: an den Geruch von Medizin, der immer in der Luft lag, an das Geräusch, das das Ledersofa machte, wenn ich mich darauf gesetzt habe, an die Atmosphäre ... keine Arztpraxis in der ich jemals war, glich dieser Praxis.

Ich weiß noch, wie er mich ansah, wenn wir gemeinsam in diesem Raum saßen und uns unterhalten haben. Es war, als ob er tief in mich hineinblicken könnte – auf eine Weise, die ich als junges Kind nicht verstand. Ich habe noch seine Hände vor Augen, die Adern auf den Handrücken, ich rieche den Geruch von Tabak, der an ihm haftetet und habe den Klang seiner Stimme noch im Gedächtnis. Ich erinnere mich an seine Berührung und wie er mich nachts in den Arm nahm, wenn ich mit ihm im Bett lag und er mir Geschichten aus früheren Tagen und magischen Zeiten erzählte, während ich dabei langsam einschlief. Auf unerklärliche Weise wusste ich, dass ich zutiefst geliebt wurde. Und ich habe auch unsere langen Spaziergänge in den Wäldern und die lange Zeit zurückliegenden Tage in den 1950er-Jahren nicht vergessen. Der Duft der Erde, das Grün der uns umgebenden Pflanzen und die Atmosphäre des tiefen Waldes in der Sommerzeit sind mir bis heute im Gedächtnis. Ich erinnere mich, wie er seine Patienten angesehen hat, wie er ihnen aufmerksam zuhörte, mit ihnen arbeitete, auf der Suche nach einem Mittel, das sie wieder gesund machen konnte. Ich habe nicht vergessen, wie ich eines Nachts im Bett lag, zu ihm mit ganz kleinen und müden Augen aufblickte, als er seine Geschichte erzählt hatte – und ich dachte: „Ich möchte eines Tages so sein wie er." Und in all diesen Jahren habe ich mein Bestes getan, wie er zu werden.

Er starb 1963, als ich gerade elf Jahre alt war. Ein Licht in meinem Leben erlosch zu diesem Zeitpunkt. Selbst nach all den Jahren tut es noch weh. Er hat stets in mir fortgelebt und stand mir in schweren Zeiten bei – mit einer Weisheit, die nur die Ahnen wirklich kennen.

Neun Jahre nach seinem Tod zog ich in ein kleines Häuschen aus dem 19. Jahrhundert. Es liegt hoch in den Rocky Mountains von Colorado. Ich habe gelernt, harte Winter zu überstehen, ein Haus zu zimmern und ein Plumpsklo zu bauen, das keinen üblen Geruch verbreitet. Ich weiß mittlerweile, wie man mit einem Kaminofen umgeht und ich kenne die Pflanzen, die in meiner Gegend wachsen – einige davon verwende ich in der Küche, andere setze ich medizinisch ein.

Und ich erinnere mich an den Moment, als ich acht Jahre später krank wurde. Die Ärzte konnten keine Diagnose stellen. Ich wendete eine einfache Pflanze an, die auf unserem Land in 2700 Meter Höhe in den Rocky Mountains wuchs. Wenn man einmal durch eine Pflanze geheilt wurde, ist meiner Meinung nichts wieder so, wie es vorher war. So begann mein Weg in die Welt der Pflanzenheilkunde. Seit mehr als 30 Jahren arbeite ich inzwischen mit Heilpflanzen. Sie haben mich gelehrt – mehr als alles, das ich kenne –, was es bedeutet, ein Mensch zu sein.

Auf diesem Weg habe ich stets meine Ahnen in mir gefühlt, die mich ermuntern. Sie schenkten mir mein Aussehen, viele Stärken und auch einige Schwächen. Sie schenkten mir Geborgenheit und Weisheit und manchmal flüsterten sie mir in dunklen Zeiten der Verzweiflung Trost zu.

Irgendwie haben sie mich in den Kreis der Kräuterkundigen aufgenommen. Irgendwo, tief in meiner DNA ist diese Abstammungslinie verborgen. Und auf unerklärliche Weise wurde ich eines Tages gepackt und in das aufregende und zutiefst erfüllende Abenteuer der Kunst der Pflanzenheilkunde geworfen. Vor mehr als 20 Jahren gab es einen Augenblick, in dem ich die mit meiner Abstammung verbundene Berufung auf eine wundervolle und einzigartige Weise spürte – ein Weg, der mich in Jahrtausende zurückliegende Zeiten führt.

Stephen Harrod Buhner – Juni 2015

Entdecken Sie gesunde Produkte

Eine kleine Auswahl interessanter Bezugsquellen für heilsame Heilkräuter und Co.

Kräuter Schulte: www.kraeuterschulte.de

Die Drogerie *Kräuter Schulte* gehört zu den führenden Anbietern von Tinkturen, Arznei- und Gewürzkräutern in Deutschland. Zu ihren Kunden zählen Apotheken, Ärzte, Heilpraktiker, Heilkundige und auch einfach alle Menschen, die das richtige Kraut für ihre Heilung suchen. Neu im Sortiment sind ausgewählte CBD-Öle.

Kasimir und Lieselotte: www.kasimirlieselotte.de

Ein kleines Familienunternehmen mit einer eigenen Kräutermanufaktur in Brandenburg. Firmenchef Markus Gürtler und seine beiden Kinder Kasimir und Lieselotte fühlen sich dem ökologisch-biologischen Anbau verpflichtet und bauen verschiedene Heilpflanzen selber an.

Bachhuber China-Medica: www.china-medica.de

Firmeninhaber Andreas Bachhuber ist fasziniert vom jahrtausendealten Heilwissen der Chinesen und der hohen Kunst, die Schätze der Natur heilbringend für den Menschen einzusetzen. Seit mehr als drei Jahrzehnten versorgt die Firma *China-Medica* unter der Leitung von Andreas Bachhuber Apotheken und über sie die Ärzte, Heilpraktiker, Heilkundigen und Heilung Suchenden mit qualitativ hochwertigen, geprüften Arzneikräutern der traditionellen chinesischen Medizin.

Vitalpilze Chiemsee: www.vitalpilze-chiemsee.de

Claudia Rother, Gründerin und Inhaberin von Vitalpilze Chiemsee, bietet in ihrem Sortiment die wichtigsten Heilpilze an, die meisten in Bioqualität. Sie ist selbst begeisterte Mykotherapeutin, setzt die Vitalpilze seit vielen Jahren begleitend zu Therapien oder vorbeugend zur Gesunderhaltung ein und legt Wert auf höchste Qualität. Die heilenden und immunstärkenden Kräfte von Pilzen werden schon seit Jahrtausenden vom Menschen genutzt.

Maienfelser Naturkosmetik: www.maienfelser-naturkosmetik.de

Schon 30 Jahre steht die sympathische Familienmanufaktur *Maienfelser Naturkosmetik* unter der Führung von Gründer Hans-Peter Lindenmann für einzigartige Produkte von höchster Qualität.

Kreuterey: www.kreuterey.de

Die „Kreuterey" des Inhabers und leidenschaftlichen Gärtners Udo Schäfer ist ein kleiner Bio-Gartenbaubetrieb, der sich auf den Anbau von Heil-, Gewürz- und Aromapflanzen spezialisiert hat. Zusätzlich bietet er ein erlesenes Sortiment verschiedener Gemüsejungpflanzen an. Sensationell ist die große Auswahl an Basilikum-, und Chilisorten, die in vielen Kulturen als Heilkräuter und Heilgewürze verwendet werden. Bestellen Sie einfach online der Versand von Jungpflanzen zum eigenen Anbau ist eine prima Idee.

BioBloom: www.biobloom.at

Beim österreichischen Bio-Hanfproduzenten BioBloom stehen der Mensch und seine Gesundheit sowie der nachhaltige und sorgsame Umgang mit den Ressourcen der Natur im Mittelpunkt. BioBlooms Mission ist es, hochwertige biologische Naturprodukte aus Hanf zu produzieren.

Weihrauchwelt: weihrauchwelt.de

Eine Welt voller Kostbarkeiten zum Räuchern und Genießen. Weihrauch wird schon seit Tausenden von Jahren zu gesundheitlichen Zwecken verwendet, zum Beispiel zur physischen und spirituellen Reinigung von Räumen. Dazu kommen der beeindruckende Duft, positive Auswirkungen auf die Psyche und die religiöse Bedeutung.

Hanf-Delikatessen: www.hanf-delikatessen.de

Hanf gehört zu den ältesten Nutzpflanzen der Erde. Hanfsamen und Hanföl enthalten ca. 90% mehrfach ungesättigte Fettsäuren. Besonders hervorzuheben sind die Omega 3 Fettsäure und die essenzielle Alpha- und Gamma-Linolensäure. Auch aufgrund seines hochwertigen Eiweißgehaltes ist Hanf ein wertvolles, gesundheitsförderndes Naturprodukt. Bei Hanf-Delikatessen finden Sie Hanf-Lebensmittel in bester Bioqualität und Auswahl.

Bibliographie – Bücher

Aggarwal, Bhrat, et al. *Molecular Targets and Therapeutic Uses of Spices*. Singapore: World Scientific, 2009.

Bergner, Paul. *Medical Herbalism*, all issues.

Blumenthal, Mark, et al. *The Complete German Commission E Monographs*. Austin, TX: American Botanical Council, 1998.

Brinker, Francis. *Herb Contraindications and Drug Interactions*. Sandy, OR: Eclectic Publications, 1998.

Bryan, L. E. *Bacterial Resistance and Susceptibility to Chemotherapeutic Agents*. Cambridge: Cambridge University Press, 1982.

Buhner, Stephen. *Herbal Antibiotics*, 1st ed. North Adams, MA: Storey Publishing, 1999.

Cech, Richo. *Making Plant Medicine*. Williams, OR: Horizon Herbs Publication, 2000.

Duke, James. *The Green Pharmacy*. Emmaus, PA: Rodale, 1998.

Ellingwood, Finley. *American Materia Medica, Therapeutics, and Pharmacognosy*. Cincinnati: Eclectic Publications, 1919.

Farnsworth, Norman. "The Present and Future of Pharmacognosy." American Botanical Council reprint number 209, reprinted from *The American Journal of Pharmaceutical Education* 43 (1979): 239–243. Re: World Health Organization mandate on traditional medicines.

Felter, Harvey, and John Uri Lloyd. *King's American Dispensatory*. Cincinnati: Eclectic Publications, 1895.

Fisher, Jeffery. *The Plague Makers*. New York: Simon and Schuster, 1994.

Fox, Nicols. *Spoiled: The Dangerous Truth about a Food Chain Gone Haywire*. New York: Basic Books, 1998.

Green, James. *The Herbal Medicine-Maker's Handbook*, 4th ed. Forestville, CA: Wildlife and Green, 1990.

Harborne, Jeffrey, et al. *Phytochemical Dictionary: A Handbook of Bioactive Compounds from Plants*, 2nd ed. London: Taylor and Francis, 1999.

Hoffman, David. *The Herbal Handbook: A User's Guide to Medical Herbalism*. Rochester, VT: Healing Arts Press, 1988.

——. *Medical Herbalism*. Rochester, VT: Healing Arts Press, 2003.

——. *The New Holistic Herbal*. Rockport, MA: Element, 1992.

Hson-Mon Chang and Paul Pui-Hay But. *Pharmacology and Applications of Chinese Materia Medica*, 2 vols. Singapore: World Scientific, 2001.

Jing-Nuan Wu. *An Illustrated Chinese Materia Medica*. New York: Oxford University Press, 2005.

Khan, Ikhlas, and Ehab Abourashed. *Leung's Encyclopedia of Common Natural Ingredients Used in Food, Drugs, and Cosmetics*. Hoboken, NJ: Wiley, 2010.

Landis, Robyn, and K. P. Khalsa. *Herbal Defense*. New York: Warner Books, 1997.

Langenheim, Jean. *Plant Resins: Chemistry, Evolution, Ecology, Ethnobotany*. Portland, OR: Timber Press, 2003.

Lappé, Marc. *When Antibiotics Fail*. Berkeley, CA: North Atlantic Books, 1986.

Levy, Stuart. *The Antibiotic Paradox*. New York: Plenum, 1992.

Lieberman, P. B. *Protecting the Crown Jewels of Medicine: A Strategic Plan to Preserve the Effectiveness of Antibiotics*. Washington, DC: Center for Science in the Public Interest, 1998.

Mabey, Richard, ed. *The New Age Herbalist*. New York: Simon and Schuster, 1988.

Manandhar, Narayan. *Plants and People of Nepal*. Portland, OR: Timber Press, 2002.

Mitsuhashi, S. *Drug Action and Drug Resistance in Bacteria*. Tokyo, University of Tokyo Press, 1971.

Moerman, Daniel. *Native American Ethnobotany*. Portland, OR: Timber Press, 1998.
Moore, Michael. *Herbal Materia Medica*. Albuquerque, NM: Southwest School of Botanical Medicine, 1990.
——. *Herbal Repertory in Clinical Practice*. Albuquerque, NM: Southwest School of Botanical Medicine, 1990.
——. *Herbal Tinctures in Clinical Practice*. Albuquerque, NM: Southwest School of Botanical Medicine, 1990.
——. *Medicinal Plants of the Desert and Canyon West.* Sante Fe, NM: Museum of New Mexico Press, 1989.
——. *Medicinal Plants of the Mountain West.* Sante Fe: Museum of New Mexico Press, 1976.
——. *Medicinal Plants of the Pacific Northwest.* Sante Fe, NM: Red Crane Books, 1993.
Nadkarni, A. K. *Indian Materia Medica,* 2 vols. Bombay: Popular Frakashan, 1927.
NAPRALERT database of botanicals effective against human pathogenic bacteria as of December 1, 1998.
The Protocol Journal of Botanic Medicine, all issues.
Schmidt, Michael, et al. *Beyond Antibiotics*. Berkeley, CA: North Atlantic Books, 1994.
Science Magazine 257, no. 5073, American Association for the Advancement of Science, August 21, 1992. Entire volume focuses on antibiotic-resistant bacteria.
Scott, Timothy Lee. *Invasive Plant Medicine.* Rochester, VT: Healing Arts Press, 2010.
Shiu-Ying Hu. *An Enumeration of Chinese Materia Medica*. Hong Kong: Chinese University Press, 1980.
Spellberg, Brad. *Rising Plague*. Amherst, NY: Prometheus Books, 2009.
Stuart, G. A. *Chinese Materia Medica: Vegetable Kingdom.* Shanghai: American Presbyterian Mission Press, 1911.
Tillotson, Alan. *The One Earth Herbal Sourcebook*. New York: Kensington, 2001.
Van Wyck, Ben-Erik, and Michael Wink. *Medicinal Plants of the World.* Portland, OR: Timber Press, 2004.
Wax, Richard, et al., eds. *Bacterial Resistance to Antimicrobials,* 2nd ed. Boca Raton, FL: CRC Press, 2008.
Weiss, Rudolph. *Herbal Medicine*. Sweden: Beaconsfield, 1988.
Willcox, Merlin, et al., eds. *Traditional Medicinal Plants and Malaria.* Boca Raton, FL: CRC Press, 2004.
Williams, J. E. *Viral Immunity.* Charlottesville, VA: Hampton Roads, 2002.
Winston, David, and Steven Maimes. *Adaptogens*. Rochester, VT: Healing Arts Press, 2007.
You-Ping Zhu. *Chinese Materia Medica: Chemistry, Pharmacology and Applications.* Amsterdam: Harwood Academic Publishers, 1998.
Zhang Enqin. *Rare Chinese Materia Medica*. Shanghai: Shanghai University of Traditional Chinese Medicine, 1989.

Bibliographie – Fachartikel

Allgemein: Resistente Bakterien

Abera, B., et al. Antimicrobial susceptibility of *V. cholerae* in north west Ethiopia. *Ethiop Med J* 48, no. 1 (2010): 23–28.

Adabi, M. Distribution of class I integron and sulfamethoxazole trimethoprim constin in *Vibrio cholerae* isolated from patients in Iran. *Microb Drug Resist* 15, no. 3 (2009): 179–84.

Aeschlimann, Jeffrey R., and the University of Connecticut Health Center Department of Pharmacology (Farmington, Conn.). The role of multidrug efflux pumps in antibiotic resistance: multidrug efflux pump-based resistance in Gram-negative bacteria. MedScape Today News. http://medscape.com/viewarticle/458871_2 (accessed March 20, 2011).

Agence France-Presse (AFP). WHO calls for monitoring of new superbug. PhysOrg.com, August 20, 2010. http://physorg.com/news201528869.html.

Anonymous. Antibiotic resistance. Wikipedia. http://en.wikipedia.org/wiki/Antibiotic_resistance (accessed December 22, 2010).

Anonymous. Beta-lactamase. Wikipedia. http://en.wikipedia.org/wiki/Beta-lactamase (accessed March 14, 2011).

Anonymous. *Drug-resistant salmonella.* World Health Organization fact sheet 139, revised April 2005. http://www.who.int/mediacentre/factsheets/fs139/en/.

Anonymous. Drug-resistant "super bug" hits LA county hospitals, nursing homes. CBS Local Media (Los Angeles), March 24, 2011. http://losangeles.cbslocal.com/2011/03/24/drug-resistant-super-bug-hits-la-county-hospitals-nursing-homes/.

Anonymous. Experts list dangerous "super bugs." TheBostonChannel.com (WCVBTV), March 1, 2006. http://www.thebostonchannel.com/r/7586367/detail.html.

Anonymous. Extended-spectrum beta-lactamases (ESBLs). UK Health Protection Agency. http://www.hpa.org.uk/Topics/InfectiousDiseases/InfectionsAZ/ESBLs/ (accessed January 24, 2011).

Anonymous. Facts about antibiotic resistance. Infectious Diseases Society of America, revised April 2011. http://www.idsociety.org/AR_Facts/.

Anonymous. Hospital continues to limit visitors as it fights superbugs. *Ottawa Citizen*, December 21, 2010.

Anonymous. Hospitals preparing for killer bug. AsiaOne Health, December 2, 2010. http://asiaone.com/Health/News/Story/A1Story20101202-250352.html.

Anonymous. New deadly superbug Steno an ever-increasing threat. News-Medical.Net, May 8, 2008. http://news-medical.net/news/2008/05/08/38189.aspx.

Anonymous. 'The NHS failed my mum' says distraught daughter, *Grantham Journal* (UK), December 14, 2010. http://granthamjournal.co.uk/community/local_services_2_1767/health-care-services/the_nhs_failed_my_mum_says_distraught_daughter_1_1919865.

Associated Press. Update: new drug-resistant superbugs found in 3 states. FoxNews.com, September 14, 2010. http://foxnews.com/health/2010/09/14/update-new-drug-resistant-superbugs-states/.

Borland, Sophie. Flu crisis hits cancer surgery: Hospitals struggle to cope as deaths rise and Britain teeters on the brink of an epidemic. Mail Online (UK), December 27, 2010. http://dailymail.co.uk/news/article-1341807/As-deaths-rise-Britain-teeters-brink-epidemic-Flu-crisis-hits-cancer-surgery.html.

——. 460 flu victims fighting for life as experts admit 24 deaths from swine strain may be only fraction of the true number. Mail Online (UK), December 24, 2010. http://www.dailymail.co.uk/health/article-1341300/460-flu-victims-fighting-life-experts-admit-24-deaths-swine-strain-fraction-true-number.html.

Boseley, Sarah. Are you ready for a world without antibiotics? *The Guardian*, August 11, 2010. http://www.guardian.co.uk/society/2010/aug/12/the-end-of-antibiotics-health-infections.

Caldwell, Emily. Pandemic flu, like seasonal H1N1, shows signs of resisting Tamiflu. Ohio State University Research Communications news release, March 1, 2010. http://researchnews.osu.edu/archive/tamiflu.htm.

Campbell, D., and Anushka Asthana. The "catalogue of errors" that cost this father his life. *The Observer*, November 27, 2010. http://www.guardian.co.uk/society/2010/nov/27/nhs-hospitals-dr-foster-report.

Chakraborty, S., et al. Concomitant infection of enterotoxigenic *Escherichia coli* in an outbreak of cholera caused by *Vibrio cholerae* O1 and O139 in Ahmedabad, India. *J Clin Microbiol* 39, no. 9 (2001): 3241–46.

Chamilos, G., et al. Update on antifungal drug resistance mechanisms of *Aspergillus fumigatus*. *Drug Resist Updates* 8 (2005): 344–58.

Chander, J., et al. Epidemiology & antibiograms of *Vibrio cholerae* isolates from a tertiary care hospital in Chandigarth, north India. *Indian J Med Res* 129, no. 5 (2009): 613–17.

Chandrasekar, P. H. Antifungal resistance in *Aspergillus*. *Med Mycol* 43, suppl. 1 (May 2005): S295–98.

Dalsgaard, D. A., et al. Is *Vibrio cholerae* serotype 0139 a potential cause of a new pandemic? *Ugeskr Laeger* 157, no. 3 (1995): 280–83.

Das, S., et al. Trend of antibiotic resistance of *Vibrio cholerae* strains from east Delhi. *Indian J Med Res* 127, no. 5 (2008): 478–82.

Dickinson, Boonsri. The fight for life against superbugs. SmartPlanet *Science Scope* (blog), March 24, 2010. http://www.smartplanet.com/blog/science-scope/the-fight-for-life-against-superbugs/548.

——. Five superbug defenses that can keep you from dying in the hospital. SmartPlanet *Science Scope* (blog), December 22, 2010. http://smartplanet.com/blog/science-scope/five-superbug-defenses-that-can-keep-you-from-dying-in-the-hospital/5888.

Duke Medicine News and Communications. New superbug surpasses MRSA infection rates in community hospitals. News release, March 22, 2010. http://www.dukehealth.org/health_library/news/new_superbug_surpasses_mrsa_infection_rates_in_community_hospitals.

Engel, Mary. Deadly bacteria defy drugs, alarming doctors. *Los Angeles Times*, February 17, 2009. http://articles.latimes.com/2009/feb/17/science/sci-badbugs17.

Farkosh, Mary S. Extended-spectrum beta-lactamase producing Gram negative bacilli. Johns Hopkins Medicine: Hospital Epidemiology/Infection Control. http://hopkinsmedicine.org/heic/ID/esbl/ (accessed March 14, 2011).

Fernández-Delgado, M. *Vibrio cholerae* non-O1, non-O139 associated with seawater and plankton from coastal marine areas of the Caribbean Sea. *Int J Environ Helth Res* 19, no. 4 (2009): 279–89.

Ferreira, C., et al. *Candida albicans* virulence and drug-resistance requires the O-acyltransferase Gup1p. *BMC Microbiol* 10 (2010): 238–53.

Garg, P., et al. Expanding multiple antibiotic resistance among clinical strains of *Vibrio cholerae* isolated from 1992–7 in Calcutta, India. *Epidemiol Infect* 124, no. 3 (2000): 393–99.

Glass, R. I., et al. Emergence of multiple antibiotic-resistant *Vibrio cholerae* in Bangladesh. *J Infect Dis* 142, no. 6 (1980): 939–42.

Goel, A. K., et al. Genetic determinants of virulence, antibiogram and altered biotype among the *Vibrio cholerae* O1 isolates from different cholera outbreaks in India. *Infect Genet Evol* 10, no. 6 (2010): 815–19.

Goel, A. K., et al. Molecular characterization of *Vibrio cholerae* outbreak strains with altered El Tor biotype from southern India. *World J Microbiol Biotechnol* 26, no. 2 (2010): 281–87.

Hagemann, M., et al. The plant-associated bacterium *Stenotrophomonas rhizophila* expresses a new enzyme for the synthesis of the compatible solute glucosylglycerol. *J Bacteriol* 190, no. 7 (2008): 5898–906.

Haller, Brad. New superbug genes resist all antibiotics. OzarksFirst.com, December 15, 2010. http://ozarksfirst.com/fulltext?nxd_id=372146.

Hennessy-Fiske, Molly. Drug-resistant 'superbug' mostly limited to Southern California nursing homes, health officials say. *L.A. Now* (blog of the *Los Angeles Times*), March 24, 2011. http://latimesblogs.latimes.com/lanow/2011/03/superbug-in-southern-california.html.

Herper, Matthew. The most dangerous bacteria. Forbes.com, March 1, 2006. http://forbes.com/2006/03/01/antibiotics-pfizer-cubist-cx_mh_0301badbugs.html.

Hicks, L. A., et al. *Antimicrobial prescription data reveal wide geographic variability in antimicrobial use in the United States, 2009.* U.S. Centers for Disease Control, National Center for Immunization and Respiratory Diseases, Division of Bacterial Diseases. http://www.imshealth.com/deployedfiles/imshealth/global/content/staticfile/Antimicrobial_Prescription_Data_2009.pdf (accessed March 26, 2011).

Hirche, T. O., et al. Myeloperoxidase plays critical roles in killing *Klebsiella pneumoniae* and inactivating neutrophil elastase: effects on host defense. *J Immunol* 174, no. 3 (2005): 1557–65.

Hooper, David C. Efflux pumps and nosocomial antibiotic resistance: a primer for hospital epidemiologists. *Healthcare Epidem CID* 40 (2005): 1811–17.

Huff, E. New drug-resistant bacteria emerging in hospitals. NaturalNews.com, March 6, 2010. http://naturalnews.com/028313_drug-resistant_bacteria_hospitals.html.

Hutheesing, Nikhil. Eight deadly superbugs lurking in hospitals. DailyFinance, October 17, 2010. http://www.dailyfinance.com/2010/10/17/eight-deadly-superbugs-lurking-in-hospitals/

Johns Hopkins Bloomberg School of Public Health News Center. Flies may spread drug-resistant bacteria from poultry operations. News release, March 16, 2009. http://www.jhsph.edu/publichealthnews/press_releases/2009/graham_flies.html.

Johnson, J. R., et al. *Escherichia coli* sequence type ST131 as the major cause of serious multidrug-resistant *E. coli* infections in the United States. *Clin Infect Dis* 51, no. 3 (2010): 286–94.

Keim, Brandon. Antibiotics breed superbugs faster than expected. *Wired Science* (blog), Februrary 11, 2010. http://wired.com/wiredscience/2010/02/mutagen-antibiotics/.

——. Obama, farm industry clash over antibiotics. *Wired Science* (blog), July 21, 2009. http://wired.com/wiredscience/2009/07/farmantibiotic/.

——. Swine flu ancestor born on U.S. factory farms. *Wired Science* (blog), May 1, 2009. http://wired.com/wiredscience/2009/05/swineflufarm/.

——. Swine flu genes from pigs only, not human or birds. *Wired Science* (blog), April 28, 2009. http://wired.com/wiredscience/2009/04/swinefluupdate/.

Kelland, Kate, and Ben Hirschler. Scientists find new superbug spreading from India. Reuters, August 11, 2010. http://reuters.com/article/2010/08/11/us-infections-superbug-idUSTRE67A0YU20100811.

Khuntia, H. K., et al. An Ogawa cholera outbreak 6 months after the Inaba cholera outbreaks in India, 2006. *J Microbiol Immunol Infect* 43, no. 2 (2010): 133–37.

Kim, H. B., et al. Transferable quinolone resistance in *Vibrio cholerae*. *Antimicrob Agents Chemother* 54, no. 2 (2010): 799–803.

Klepser, Michael E. Antifungal resistance among *Candida* species. *Pharmacotherapy* 21, no. 8, part 2 (2001): 124S–132S.

Klevens, R. M., et al. Invasive methicillin-resistant *Staphylococcus aureus* infections in the United States. *JAMA* 298 (2007): 1763–71.

Knight, Danielle. US: Over-Use of Antibiotics Threatens Humans. TWN (Third World Network), October 11, 2000. http://twnside.org.sg/title/overuse-cn.htm.

Knorr, R., et al. Endocytosis of MHC molecules by distinct membrane rafts. *J Cell Sci* 122, part 10 (2009): 1584–94.

Koo, Ingrid. Superbugs on the rise. About.com, updated November 6, 2008. http://infectiousdiseases.about.com/od/rarediseases/a/rising_superbug.htm.

Kristof, Nicholas D. The spread of superbugs. Op-ed., *New York Times*, March 6, 2010. http://www.nytimes.com/2010/03/07/opinion/07kristof.html.

Kumar, P., et al. Characterization of an SXT variant *Vibrio cholerae* O1 Ogawa isolated from a patient in Trivandrum, India. *FEMS Microbiol Lett* 303, no. 2 (2010): 132–36.

Laurance, Jeremy. Doctors shocked by spread of swine flu—and its severity. *The Independent*, December 11, 2010. http://independent.co.uk/life-style/health-and-families/health-news/doctors-shocked-by-spread-of-swine-flu-ndash-and-its-severity-2157407.html.

Li, B. S., et al. Phenotypic and genotypic characterization *Vibrio cholerae* O139 of clinical and aquatic isolates in China. *Curr Microbiol* 62, no. 3 (2011): 950–955. E-pub (preprint) November 16, 2010.

Li-ting, Chen and Liu, Fanny. CDC to list new superbug NDM-1 as communicable disease. Focus Taiwan News Channel, September 7, 2010. http://focustaiwan.tw/ShowNews/WebNews_Detail.aspx?ID=201009070016&Type=aLIV.

Lloyd, Robin. Infectious superbug invades beaches. LiveScience, February 13, 2009. http://livescience.com/health/090213-beach-superbugs-mrsa.html.

Long, F., et al. Functional cloning and characterization of the multidrug efflux pumps NorM from *Neisseria gonorrhoeae* and YdhE from *Escherichia coli*. *Antimicrob Agents Chemother* 52, no. 9 (2008): 3052–60.

Loyola University Health System. Is re-emerging superbug the next MRSA? News release, September 15, 2008. http://www.eurekalert.org/pub_releases/2008-09/luhs-irs091508.php.

Lutz, B. D., et al. Outbreak of invasive aspergillus infection in surgical patients, associated with a contaminated air-handling system. *CID* 37 (2003): 786–87.

Manga, N. M., et al. Cholera in Senegal from 2004 to 2006: lessons learned from successive outbreaks. *Med Trop (Mars)* 68, no. 6 (2008): 589–92.

Martin, Daniel. Superbugs on the increase in care homes. Mail Online (UK), July 16, 2007. http://www.dailymail.co.uk/news/article-468837/Superbugs-increase-care-homes.html.

Meng, J., et al. Antibiotic resistance of *Escherichia coli* O157:H7 and O157:NM isolated from animals, food and humans. *J Food Prod* 61, no. 11 (1998): 1511–14.

Mora, A., et al. Antimicrobial resistance of Shiga toxin (verotoxin)-producing *Escherichia coli* O157:H7 and non-O157 strains isolated from humans, cattle, sheep and food in Spain. *Res Microbiol* 156, no. 7 (2005): 793–806.

Morse, J. Staph infection—a newly discovered STD? Yahoo! Voices, October 18, 2007. http://voices.yahoo.com/staph-infection-newly-discovered-std-604179.html.

Neergaard, Lauran. "C-diff" superbug on the rise: last-method at fighting intestinal bug. *Huffington Post* (blog), December 13, 2010. http://www.huffingtonpost.com/2010/12/13/cdiff-superbug_n_796156.html.

Nikaido, Hiroshi. Multidrug efflux pumps of Gram-negative bacteria. *J Bacteriol* 178, no. 20 (1996): 5853–59.

Nygren, E., et al. Establishment of an adult mouse model for direct evaluation of the efficacy of vaccines against *Vibrio cholerae*. *Infect Immun* 77, no. 8 (2009): 3475–84.

Osamor, V. S. The etiology of malaria scourge: a comparative study of endemic nations of Africa and Asia. *J Biol Sci* 10, no. 5 (2010): 440–47.

Paddock, Catharine. Polar bear droppings might help us understand superbugs. Medical News Today, January 15, 2010. http://medicalnewstoday.com/articles/176110.php?nfid=60100.

Pal, B. B., et al. Epidemics of severe cholera caused by El Tor *Vibrio cholerae* O1 Ogawa possessing the ctxB gene of the classical biotype in Orissa, India. *Int J Infect Dis* 14, no. 5 (2010): e384–89.

Perrone, Matthew. Congressman pushes FDA on chemical safety review. From the Associated Press, on the ABC News website, December 22, 2010. http://abcnews.go.com/Business/wireStory?id=12458030.

Powell, W. J. *Molecular mechanisms of antimicrobial resistance*. Technical report #14. Food Safety Network, February 2000. http://foodsafety.k-state.edu/articles/280/molecular_mechanisms_antimic_resist.pdf.

Preidt, Robert. Hospital-acquired infections a serious threat to ICU patients: study. HealthDay News, on the Bloomberg Businessweek website, December 1, 2010. http://businessweek.com/lifestyle/content/healthday/646702.html.

Qiao, J., et al. Antifungal resistance mechanisms of Aspergillus. *Jpn J Med Mycol* 49 (2008): 157–63.

Qureshi, A., et al. *Stenotrophomonas maltophelia* in salad. *Emerg Infect Dis* 11, no. 7 (2005): 1157–58.

Rahim, N., et al. Antibacterial activity of *Psidium guajava* leaf and bark against multidrug-resistant *Vibrio cholerae*: implication for cholera control. *Jpn J Infect Dis* 63, no. 4 (2010): 271–74.

Raloff, Janet. Tamiflu in rivers could breed drug-resistant flu strains. *Wired Science* (blog), September 20, 2009. http://www.wired.com/wiredscience/2009/09/drug-resistant-influenza/.

Reig, S., et al. Resistance against antimicrobial peptides is independent of *Escherichia coli* AcrAB, *Pseudomonas aeruginosa* MexAB and *Staphylococcus aureus* NorA efflux pumps. *Int J Antimicrob Agents* 33, no. 2 (2009): 174–76.

Reuters. New superbug genes sure to spread in the U.S., expert says. FoxNews.com, December 16, 2010. http://foxnews.com/health/2010/12/16/new-superbug-genes-sure-spread-expert-says/.

Roberts, Michelle. Seagulls "may be spreading superbugs." BBC News, September 20, 2010. http://bbc.co.uk/news/health-11374536.

Rodriguez, C., et al. Diversity and antimicrobial susceptibility of oxytetracycline-resistant isolates of *Stenotrophomonas* sp. and *Serratia* sp. associated with Costa Rican crops. *J Appl Microbiol* 103, no. 6 (2007): 2550–60.

Rosenberg, Martha. 15 dangerous drugs big pharma shoves down our throats. AlterNet, November 19, 2010. http://alternet.org/story/148907/15_dangerous_drugs_big_pharma_shoves_down_our_throats?page=entire.

Roy, S., et al. Gut colonization by multidrug-resistant and carbapenem-resistant *Acinetobacter baumannii* in neonates. *Eur J Clin Microbiol Infect Dis* 29, no. 12 (2010): 1495–500.

Rubenstein, Adam. Colorado attacking IDSA superbug list. *Life Science Deal Flow* (blog), March 6, 2006. http://rnaventures.blogspot.com/2006/03/colorado-attacking-idsa-superbug-list.html.

Ryan, David B. List of drug-resistant bacteria. LiveStrong.com, March 28, 2011. http://livestrong.com/article/28797-list-drugresistant-bacteria.

Ryan, R. P., et al. Interspecies signaling via the *Stenotrophomonas maltophilia* diffusible signal factor influences biofilm formation and polymyxin tolerance in *Pseudomonas aeruginosa*. *Mol Microbiol* 68, no. 1 (2008): 75–86.

Sá, L. L., et al. Occurrence and composition of class 1 and class 2 integrons in clinical and environmental O1 and non-O1/non-O139 *Vibrio cholerae* strains from the Brazilian Amazon. *Mem Inst Oswaldo Cruz* 105, no. 2 (2010): 229–32.

Sakai, Jill. Virus hybridization could create pandemic bird flu. University of Wisconsin–Madison news release, February 22, 2010. http://www.news.wisc.edu/17698.

Savel'ev, V. N., et al. Antibacterial susceptibility/resistance of *Vibrio cholerae* eltor clinical strains isolated in the Caucasus during the seventh cholera pandemic. *Antibiot Khimioter* 55, no. 5–6 (2010): 8–13.

Saviola, B., et al. The genus *Mycobacterium*—medical. *Prokaryotes* 1, part B (2006): 919–33.

Schroeder, C. M., et al. Antimicrobial resistance of *Escherichia coli* O157 isolated from humans, cattle, swine, and food. *Appl Environ Microbiol* 68, no. 2 (2002): 576–81.

Shepherd, Tory. Hygiene hypothesis: let children eat dirt. The Punch (Australia), December 6, 2010. http://thepunch.com.au/articles/a-dirty-piece-on-cleanliness/.

Smith, Jennie. More seasonal flu strains show worrisome dual antiviral resistance. Internal Medicine News Digital Network, December 7, 2010. http://internalmedicinenews.com/specialty-focus/women-s-health/single-article-page/more-seasonal-flu-strains-show-worrisome-dual-antiviral-resistance/17f055c464.html.

Sohn, Emily. Superbug: neither super nor a bug. Discovery News, September 17, 2010. http://news.discovery.com/human/superbug-bacteria-gene-threat.html.

Stein, Rob. New "superbugs" raising concerns worldwide. Website of the *Washington Post*, October 11, 2010. http://www.washingtonpost.com/wp-dyn/content/article/2010/10/11/AR2010101104518.html.

Sternberg, Steve. Drug-resistant "superbugs" hit 35 states, spread worldwide. *USA Today*, September 16, 2010. http://www.usatoday.com/yourlife/health/medical/2010-09-17-1Asuperbug17_ST_N.htm.

Stoler, Steve. Woman who lost 428 lbs. faces new health battle. WFAA TV, on the website azfamily.com, December 1, 2010. http://www.azfamily.com/news/Woman-who-lost-428-lbsfaces-new-health-battle-111159229.html.

Trafton, Anne. Mutation identified that might allow H1N1 to spread more easily. PhysOrg.com, March 9, 2011. http://physorg.com/news/2011-03-mutation-h1n1-easily.html.

Tristram, S., et al. Antimicrobial resistance in *Hamophilus influenzae*. *Clin Microbiol Rev* 20, no. 2 (2007): 368–89.

United Press International (UPI). Report: superbugs killed record number. UPI.com, May 23, 2008. http://www.upi.com/Science_News/2008/05/23/Report-Superbugs-killed-record-number/UPI-57821211586105/.

University of Texas Southwestern Medical Center. "Superbug" breast infections controllable in nursing mothers, UT Southwestern researchers find. News release, September 3, 2008. http://www.utsouthwestern.edu/newsroom/news-releases/year-2008/superbug-breast-infections-controllable-in-nursing-mothers-researchers-find.html.

Vanderbilt University Medical Center. Staph bacteria: blood-sucking superbug prefers taste of humans. News release, December 15, 2010. http://www.eurekalert.org/pub_releases/2010-12/vumc-bsp121310.php.

Vocolova, M., et al. Production of N-acylhomoserine lactone singal molecules by Gram-negative soil-borne and plant-associated bacteria. *Folia Microbiol* 48, no. 6 (2003): 794–98.

Wagner, H. Multitarget therapy—the future of treatment for more than just functional dyspepsia. *Phytomedicine* 13, suppl. 5 (2006): 122–29.

White, Sarah V. The empowered patient. Medill Reports, from the Medill School at Northwestern University, December 8, 2010. http://news.medill.northwestern.edu/chicago/news.aspx?id=175221.

Allgemein: Heilpflanzen (Antibiotikakräuter)

Abeysinghe, P. D. Antibacterial activity of some medicinal mangroves against antibiotic resistant pathogenic bacteria. *Indian J Pharm Sci* 72, no. 2 (2010): 167–72.

Abo-Khatwa, A. N., et al. Lichen acids as uncouplers of oxidative phosphorylation of mouse-liver mitochondria. *Nat Toxins* 4, no. 2 (1996): 96–102.

Addy, Marian E. Western Africa Network of Natural Products Research Scientists (WANNPRES), First Scientific Meeting August 15–20, 2004. Accra, Ghana: A Report. Conference report published in *Afr J Tradit Complement Altern Med* 2, no. 2 (2005): 177–205.

Anonymous. Africa: turning to traditional medicines in fight against malaria. IRIN (news service of the U.N. Office for the Coordination of Humanitarian Affairs), November 4, 2009. http://irinnews.org/report.aspx?ReportId=86866.

Anonymous. *Report of the International Conference on Traditional Medicine in HIV/AIDS and Malaria* (December 5–7, 2000, Nicon Hilton Hotel, Abuja, Nigeria). International Centre for Ethnomedicine and Drug Development and the Bioresources Development and Conservation Programme, 2000. http://intercedd.com/downloads/bdcp-interceddconf.pdf

Arias, M. E., et al. Antibacterial activity of ethanolic and aqueous extracts of *Acacia aroma* Gill. ex Hook et Arn. *Life Sci* 75, no. 2 (2004): 191–202.

Bačkorová M., et al. Variable responses of different human cancer cells to the lichen compounds parietin, atranorin, usnic acid and gyrophoric acid. *Toxicol In Vitro* 25, no. 1 (2011): 37–44. E-pub (preprint) September 17, 2010.

Batista, R., et al. Plant-derived antimalarial agents: new leads and efficient phytomedicines. Part II. Non-alkaloidal natural products. *Molecules* 14 (2009): 3037–72.

Bayir, Y., et al. The inhibition of gastric mucosal lesion, oxidative stress and neutrophil-infiltration in rats by the lichen constituent diffractaic acid. *Phytomedicine* 13, no. 8 (2006): 584–90.

Bazin, M. A., et al. Synthesis and cytotoxic activities of usnic acid derivatives. *Bioorg Med Chem* 16, no. 14 (2008): 6860–66.

Behera, B. C., et al. Antioxidant and antibacterial activities of lichen *Usnea ghattensis* in vitro. *Biotechnol Lett* 27, no. 14 (2005): 991–95.

Behera, B. C., et al. Antioxidant and antibacterial properties of some cultured lichens. *Bioresour Technol* 99, no. 4 (2008): 776–84.

Behera, B. C., et al. Evaluation of antioxidant potential of the cultured mycobiont of a lichen *Usnea ghattensis*. *Phytother Res* 19, no. 1 (2005): 58–64.

Behera, B. C., et al. Tissue culture of some lichens and screening of their antioxidant, antityrosinase and antibacterial properties. *Phytother Res* 21, no. 12 (2007): 1159–70.

Belofsky, G., et al. Metabolites of the "smoke tree," *Dalea spinosa*, potentiate antibiotic activity against multi-drug-resistant *Staphylococcus aureus*. *J Nat Prod* 69, no. 2 (2006): 261–64.

Belofsky, G., et al. Phenolic metabolites of *Dalea versicolor* that enhance antibiotic activity against model pathogenic bacteria. *J Nat Prod* 67, no. 3 (2004): 481–84.

Bian, X., et al. Study on the scavenging action of polysaccharide of *Usnea longissima* to oxygen radical and its anti-lipi peroxidation effects. *Zhong Yao Cai* 25, no. 3 (2002): 188–89.

Boehm, F. Lichens—photophysical studies of potential new sunscreens. *J Photochem Photobiol B* 95, no. 1 (2009): 40–45.

Brijesh, S., et al. Studies on *Pongamia pinnata* (L.) Pierre leaves: understanding the mechanism(s) of action in infectious diarrhea. *J Zhejiang Univ Sci B* 7, no. 8 (2006): 665–74.

Brijesh, S., et al. Studies on the antidiarrhoeal activity of *Aegle marmelos* unripe fruit: validating its traditional usage. *BMC Complement Altern Med* 9 (2009): 47.

Burlando, B., et al. Antiproliferative effects on tumour cells and promotion of keratinocyte wound healing by different lichen compounds. *Planta Med* 75, no. 6 (2009): 607–13.

Burt, S. Essential oils: their antibacterial properties and potential applications in food—a review. *Int J Food Microbiol* 94, no. 3 (2004): 223–53.

Campanella, L., et al. Molecular characterization and action of usnic acid: a drug that inhibits proliferation of mouse polyomavirus in vitro and whose main target is RNA transcription. *Biochimie* 84, no. 4 (2002): 329–34.

Cansaran, D., et al. Identification and quantitation of usnic acid from the lichen Usnea species of Anatolia and antimicrobial activity. *Z Naturforsch C* 61, no. 11–12 (2006): 773–76.

Cermelli, C., et al. Effect of eucalyptus essential oil on respiratory bacteria and viruses. *Curr Microbiol* 56, no. 1 (2008): 89–92.

Cheng, Y. B., et al. Oral acute toxicity of (+)-usnic acid in mice and its cytotoxicity in rat cardiac fibroblasts. *Nan Fang Yi Ke Da Xue Xue Bao* 29, no. 8 (2009): 1749–51.

Chérigo, L., et al. Bacterial resistance modifying tetrasaccharide agents from *Ipomoea murucoides*. *Phytochemistry* 70, no. 2 (2009): 222–27.

Chérigo, L., et al. Inhibitors of bacterial multidrug efflux pumps from the resin glycosides of *Ipomoea murucoides*. *J Nat Prod* 71, no. 6 (2008): 1037–45.

Chérigo, L., et al. Resin glycosides from the flowers of *Ipomoea murucoides*. *J Nat Prod* 69, no. 4 (2006): 595–99.

Cheruiyot, K. R., et al. In-vitro antibacterial activity of selected medicinal plants from Longisa region of Bomet district, Kenya. *Afr Health Sci* 9, suppl. 1 (2009): S42–46.

Choudhary, M. I., et al. Bioactive phenolic compounds from a medicinal lichen, *Usnea longissima*. *Phytochemistry* 66, no. 19 (2005): 2346–50.

Cloutier, M. M., et al. Tannin inhibits adenylate cyclase in airway epithelial cells. *Am J Physiol* 268, no. 5, part 1 (1995): L851–55.

Crutchley, R. D., et al. Crofelemer, a novel agent for treatment of secretory diarrhea. *Ann Pharmacother* 44, no. 5 (2010): 878–84.

da Silva, S. N. P. Nanoencapsulation of usnic acid: an attempt to improve antitumor activity and reduce hepatoxicity. *Eur J Pharm Biopharm* 64, no. 2 (2006): 154–60.

DalBó, S., et al. Activation of endothelial nitric oxide synthase by proanthocyanidin-rich fraction from *Croton celtidifolius* (Euphorbiaceae): involvement of extracellular calcium influx in rat thoracic aorta. *J Pharmacol Sci* 107, no. 2 (2008): 181–89.

De Carvalho, E. A., et al. Effect of usnic acid from the lichen *Cladonia substellata* on *Trypanosoma cruzi* in vitro: an ultrastructural study. *Micron* 36, no. 2 (2005): 155–61.

Dharmananda, Subhuti. Safety issues affecting herbs. Usnea: an herb used in Western and Chinese medicine. Institute for Traditional Medicine (Portland, Ore.), December 2003. http://itmonline.org/arts/usnea.htm.

Dobrescu, D. Contributions to the complex study of some lichens–*Usnea* genus. Pharmacological studies on *Usnea barbata* and *Usnea hirta* species. *Rom J Physiol* 30, no. 1–2 (1993): 101–7.

Dugour, M., et al. Development of a method to quantify in vitro the synergistic activity of "natural" antimicrobials. *Int J Food Microbiol* 85, no. 3 (2003): 249–58.

Durazo, F. A., et al. Fulminant liver failure due to usnic acid for weight loss. *Am J Gastroenterol* 99, no. 5 (2004): 950–52.
Einarsdóttir, E., et al. Cellular mechanisms of the anticancer effects of the lichen compound usnic acid. *Planta Med* 76, no. 10 (2010): 969–74.
Engel, K., et al. *Usnea barbata* extract prevents ultraviolet-B induced prostaglandin E2 synthesis and COX-2 expression in HaCaT keratinocytes. *J Photochem Photobiol* 89, no. 1 (2007): 9–14.
Faustova, N. M., et al. Antibacterial activity of aspen bark extracts against some pneumotropic microorganisms. *Zh Mikrobiol Epidemiol Immunobiol* 3 (2006): 3–7.
Feng, J., et al. New dibenzofuran and anthraquinone from *Usnea longissima. Zhongguo Zhong Yao Za Zhi* 34, no. 7 (2009): 852–53.
Feng, J., et al. Studies on chemical constituents from herbs of *Usnea longissima. Zhongguo Zhong Yao Za Zhi* 34, no. 6 (2009): 708–11.
Fisher, K., et al. The effect of lemon, orange and bergamot essential oils and their components on the survival of *Campylobacter jejuni, Escherichia coli* O157, *Listeria monocytogenes, Bacillus cereus* and *Staphylococcus aureus* in vitro and in food systems. *J Appl Microbiol* 101, no. 6 (2006): 1232–40.
Foti, R. S., et al. Metabolism and related human risk factors for hepatic damage by usnic acid containing nutritional supplements. *Xenobiotica* 38, no. 3 (2008): 264–80.
Francolini, I., et al. Usnic acid, a natural antimicrobial agent able to inhibit bacterial biofilm formation on polymer surfaces. *Antimicrob Agents Chemother* 48, no. 11 (2004): 4360–65.
Frankos, V. H. *NTP nomination for usnic acid and Usnea barbata herb.* U.S. Food and Drug Administration Division of Dietary Supplement Programs, January 2005. http://ntp.niehs.nih.gov/ntp/htdocs/Chem_Background/ExSumPdf/UsnicAcid.pdf.
Frederich, M., et al. Potential antimalarial activity of indole alkaloids. *Trans Royal Soc Trop Med Hyg* 102 (2008): 11–19.
Gangoué-Piéboji, J., et al. The in-vitro antimicrobial activity of some medicinal plants against beta-lactam-resistant bacteria. *J Infect Dev Ctries* 3, no. 9 (2009): 671–80.
Gauslaa, Y., et al. Size-dependent growth of two old-growth associated macrolichen species. *New Phytol* 181, no. 3 (2009): 683–92.
Gibbons, S. Phytochemicals for bacterial resistance—strengths, weaknesses and opportunities. *Planta Med* 74, no. 6 (2008): 594–602.
Gonçalves, F. A., et al. Antibacterial activity of guava, *Psidium guajava* Linnaeus, leaf extracts on diarrhea-causing enteric bacteria isolated from Seabob shrimp, *Xiphopenaeus kroyeri* (Heller). *Rev Inst Med Trop Sao Paulo* 50, no. 1 (2008): 11–15.
Graz, B., et al. *Argemone mexicana* decoction versus artesunate-amodiaquine for the management of malaria in Mali: policy and public-health implications. *Trans R Soc Trop Med Hyg* 104, no. 1 (2010): 33–41.
Guevara, J. M., et al. The in vitro action of plants on *Vibrio cholerae. Rev Gastroenterol Peru* 14, no. 1 (1994): 27–31.
Guo, L., et al. Review of usnic acid and *Usnea barbata* toxicity. *J Environ Sci Health C Environ Carcinog Ecotoxicol Rev* 26, no. 4 (2008): 317–38.
Halici, M., et al. Effects of water extract of *Usnea longissima* on antioxidant enzyme activity and mucosal damage caused by indomethacin in rats. *Phytomedicine* 12, no. 9 (2005): 656–62.
Han, D., et al. Usnic acid-induced necrosis of cultured mouse hepatocytes: inhibition of mitochondrial function and oxidative stress. *Biochem Pharmacol* 67, no. 3 (2004): 439–51.
He, X., et al. Anti-mutagenic lichen extract has double-edged effect on azoxymethane-induced colorectal oncogenesis in C57BL/6J mice. *Toxicol Mech Methods* 20, no. 1 (2010): 31–35.
Honda, N. K., et al. Antimycobacterial activity of lichen substances. *Phytomedicine* 17, no. 5 (2010): 328–32.
Hör, M., et al. Inhibition of intestinal chloride secretion by proanthocyanidins from *Guazuma ulmifolia. Planta Med* 61, no. 3 (1995): 208–12.
Hsu, L. M., et al. "Fat burner" herb, usnic acid, induced acute hepatitis in a family. *J Gastroenterol Hepatol* 20, no. 7 (2005): 1138–39.
Ji, X. Quantitative determination of usnic acid in *Usnea* lichen and its products by reversed-phase liquid chromatography with photodiode array detector. *J AOAC* 88, no. 5 (2005): 1256–58.
Jin, J. Q., et al. Down-regulatory effect of usnic acid on nuclear factor-kappaB-dependent tumor necrosis factor-alpha and inducible nitric oxide synthase expression in lipopolysaccharide-stimulated macrophages. *Phytother Res* 22, no. 12 (2008): 1605–9.
Jin, J., et al. The study on skin wound healing promoting action of sodium usnic acid. *Zhong Yao Cai* 28, no. 2 (2005): 109–11.
Kathirgamanathar, S., et al. Beta-orcinol depsidones from the lichen *Usnea* sp. from Sri Lanka. *Nat Prod Res* 19, no. 7 (2005): 695–701.
Kaur, K., et al. Antimalarials from nature. *Bioorg Med Chem* 17, no. 9 (2009): 3229–56.
Knight, K. P., et al. Influence of cinnamon and clove essential oil on the D- and z-values of *Escherichia coli* O157:H7 in apple cider. *J Food Prod* 70, no. 9 (2007): 2089–94.
Koparal, A. T., et al. In vitro cytotoxic activities of (+)-usnic acid and (-)-usnic acid on V79, A549, and human lymphocyte cells and their non-genotoxicity on human lymphocytes. *Nat Prod Res* 20, no. 14 (2006): 1300–1307.
Kristinsson, K. G., et al. Effective treatment of experimental acute otitis media by application of volatile fluids into the ear canal. *J Infect Dis* 191, no. 11 (2005): 1876–80.

Lee, J. A., et al. Effect of (+)-usnic acid on mitochondrial functions as measured by mitochondria-specific oligonucleotide microarray in liver of B6CF1 mice. *Mitochondrion* 9, no. 2 (2009): 149–58.
Lee, K. A., et al. Antiplatelet and antithrombotic activities of methanol extract of *Usnea longissima*. *Phytother Res* 19, no. 12 (2005): 1061–64.
Léon, I., et al. Pentasaccharide glycosides from the roots of *Ipomoea murucoides*. *J Nat Prod* 68, no. 8 (2005): 1141–46.
Leonard, D. B. Medicine at your feet: plants and food: *Usnea* spp. On the website of Medicine at Your Feet, produced by David Bruce Leonard, L.Ac. http://medicineatyourfeet.com/usneaspp.html (accessed January 21, 2011).
Lewis, K. In search of natural substrates and inhibitors of MDR pumps. *J Mol Microbiol Biotechnol* 3, no. 2 (2001): 247–54.
Lohézic,-Le, D. F., et al. Stictic acid derivatives from the lichen *Usnea articulata* and their antioxidant activities. *J Nat Prod* 70, no. 7 (2007): 1218–20.
Lounasmaa, M., et al. Simple indole alkaloids and those with a nonrearranged monoterpenoid unit. *Nat Prod Rep* 17 (2000): 175–91.
Madamombe, I. T., et al. Evaluation of antimicrobial activity of extracts from South African *Usnea barbata*. *Pharm Bio* 41, no. 3 (2003): 199–202.
Marcano, V., et al. Occurrence of usnic acid in *Usnea laevis* Nylander (lichenized ascomycetes) from the Venezuelan Andes. *J Ethnopharmacol* 66, no. 3 (1999): 343–46.
Mathabe, M. C., et al. Antibacterial activities of medicinal plants used for the treatment of diarrhoea in Limpopo Province, South Africa. *J Ethnopharmacol* 105, no. 1–2 (2006): 286–93.
Mayer, M., et al. Usnic acid: a non-genotoxic compound with anti-cancer properties. *Anticancer Drugs* 16, no. 8 (2005): 805–9.
Morinaga, N., et al. Differential activities of plant polyphenols on the binding and internalization of cholera toxin in vero cells. *J Biol Chem* 280, no. 24 (2005): 23303–9.
Muñoz-Ochoa, M., et al. Screening of extracts of algae from Baja California sur, Mexico as reversers of the antibiotic resistance of some pathogenic bacteria. *Eur Rev Med Pharmacol Sci* 14, no. 9 (2010): 739–47.
Nagy, Maria M. Quorum sensing inhibitory activities of various folk-medicinal plants and the thyme-tetracycline effect. PhD diss., Georgia State University, December 14, 2010. http://digitalarchive.gsu.edu/biology_diss/90.
Neff, G. W., et al. Severe hepatotoxicity associated with the use of weight loss diet supplements containing ma huang or usnic acid. *J Hepatol* 41, no. 6 (2004): 1062–64.
Nishikawa, Y., et al. Studies on the water soluble constituents of lichens. II. Antitumor polysaccharides of *Lasallia, Usnea,* and *Cladonia* species. *Chem Pharm Bull* (Tokyo) 22, no. 11 (1974): 2692–702.
Nybakken, L., et al. Forest successional stage affects the cortical secondary chemistry of three old forest lichens. *J Chem Ecol* 33, no. 8 (2007): 1607–18.
O'Neill, M. A., et al. Does usnic acid affect microtubules in human cancer cells? *Braz J Biol* 70, no. 3 (2010): 659–64.
Odabasoglu, F., et al. Comparison of antioxidant activity and phenolic content of three lichen species. *Phytother Res* 18, no. 11 (2004): 938–41.
Odabasoglu, F., et al. Gastroprotective and antioxidant effects of usnic acid on indomethacin-induced gastric ulcer in rats. *J Ethnopharmacol* 103, no. 1 (2006): 59–65.
Ofuji, K., et al. Effects of an antidiarrhoeica containing an extract from geranium herb on astringent action and short-circuit current across jejunal mucosa. *Nippon Yakurigaku Zasshi* 111, no. 4 (1998): 265–75.
Oi, H., et al. Identification in traditional herbal medications and confirmation by synthesis of factors that inhibit cholera toxin-induced fluid accumulation. *Proc Natl Acad Sci USA* 99, no. 5 (2002): 3042–46.
Okuyama, E., et al. Usnic acid and diffractaic acid as analgesic and antipyretic components of *Usnea diffracta*. *Planta Med* 61, no. 2 (1995): 113–15.
Oliveira, A. B., et al. Plant-derived antimalarial agents: new leads and efficient phytomedicines. *An Acad Bras Cienc* 81, no. 4 (2009): 716–40.
Ordoñez, A. A., et al. Design and quality control of pharmaceutical formulation containing natural products with antibacterial, antifungal and antioxidant properties. *Int J Pharm* 378, no. 1–2 (2009): 51–58.
Otniukova, T. N., et al. Lichens on branches of Siberian fir (*Abies sibirica* Ladeb) as indicators of atmospheric pollution in forests. *Izv Akad Nauk Ser Biol* 4 (2008): 479–90.
Oussalah, M., et al. Mechanism of action of Spanish oregano, Chinese cinnamon, and savory essential oils against cell membranes and walls of *Escherichia coli* O157:H7 and *Listeria monocytogenes*. *J Food Prod* 69, no. 5 (2006): 1046–55.
Palaniappan, K., et al. Use of natural antimicrobials to increase antibiotic susceptibility of drug resistant bacteria. *Int J Food Microbiol* 140, no. 2–3 (2010): 164–68.
Paranagama, P. A., et al. Heptaketides from *Corynespora* sp. inhabitating the cavern beard lichen, *Usnea cavernosa*: first report of metabolites of an endolichenic fungus. *J Nat Prod* 70, no. 11 (2007): 1700–1705.
Pereda-Miranda, R., et al. Polyacylated oligosaccharides from medicinal Mexican morning glory species as antibacterials and inhibitors of multidrug resistance in *Staphylococcus aureus*. *J Nat Prod* 69, no. 3 (2006): 406–9.
Periera, E. C., et al. Analysis of *Usnea fasciata* crude extracts with antineoplastic activity. *Tokai J Exp Clin Med* 19, no. 1–2 (1994): 47–52.
Plouzek, C. A., et al. Inhibition of P-glycoprotein activity and reversal of multidrug resistance in vitro by rosemary extract. *Eur J Cancer* 35, no. 10 (1999): 1541–45.
Pramyothin, P., et al. Hepatotoxic effect of (+)usnic acid from *Usnea siamensis* Wainio in rats, isolated rat hepatocytes and isolated rat liver mitochondria. *J Ethnopharmacol* 90, no. 2–3 (2004): 381–87.

Preuss, H. G., et al. Minimum inhibitory concentrations of herbal essential oils and monolaurin for Gram-positive and Gram-negative bacteria. *Mol Cell Biochem* 272, no. 1–2 (2005): 29–34.

Rahim, N., et al. Antibacterial activity of *Psidium guajava* leaf and bark against multidrug-resistant *Vibrio cholerae*: implication for cholera control. *Jpn J Infect Dis* 63, no. 4 (2010): 271–74.

Rezanka, T., et al. Hirtusneanoside, an unsymmetrical dimeric tetrahydroxanthone from the lichen *Usnea hirta*. *J Nat Prod* 70, no. 9 (2007): 1487–91.

Ribeiro-Costa, R. M., et al. In vitro and in vivo properties of usnic acid encapsulated into PLGA-microspheres. *J Microencapsul* 21, no. 4 (2004): 371–84.

Rukayadi, Y., et al. Screening of Thai medicinal plants for anticandidal activity. *Mycoses* 51, no. 4 (2008): 308–12.

Saenz, M. T., et al. Antimicrobial activity and phytochemical studies of some lichens from south of Spain. *Fitoterapia* 77, no. 3 (2006): 156–59.

Safak, B., et al. In vitro anti-*Helicobacter pylori* activity of usnic acid. *Phytother Res* 23, no. 7 (2009): 955–57.

Salari, M. H., et al. Antibacterial effects of *Eucalyptus globulus* leaf extract on pathological bacteria isolated from specimens of patients with respiratory tract disorders. *Clin Microbiol Infect* 12, no. 2 (2006): 194–96.

Sánchez, E., et al. Extracts of edible and medicinal plants damage membranes of *Vibrio cholerae*. *Appl Environ Microbiol* 76, no. 20 (2010): 6888–94.

Sanchez, W., et al. Severe hepatotoxicity associated with use of a dietary supplement containing usnic acid. *Mayo Clin Proc* 81, no. 4 (2006): 541–44.

Santiesteban-López, A., et al. Susceptibility of food-borne bacteria to binary combinations of antimicrobials at selected a(w) and pH. *J Appl Microbiol* 102, no. 2 (2007): 486–97.

Sarac, N., et al. Antimicrobial activities of the essential oils of *Origanum onites* L., *Origanum vulgare* L. subspecies *hirtum* (Link) Ietswaart, *Satureja thymbra* L., and *Thymus cilicicus* Boiss. & Bal. growing wild in Turkey. *J Med Food* 11, no. 3 (2008): 568–73.

Saxena, S., et al. Antimalarial agents from plant sources. *Current Science* 85, no. 9 (2003): 1314–29.

Schmeda-Hirschmann, G., et al. A new antifungal and antiprotozoal depside from the Andean lichen *Protousnea poeppigii*. *Phytother Res* 22, no. 3 (2008): 349–55.

Sharma, A., et al. Antibacterial activity of medicinal plants against pathogens causing complicated urinary tract infections. *Indian J Pharm Sci* 71, no. 2 (2009): 136–39.

Sharma, A., et al. Vibriocidal activity of certain medicinal plants used in Indian folklore medicine by tribals of Mahakoshal region of central India. *Indian J Pharmacol* 41, no. 3 (2009): 129–33.

Spelman, K., et al. Modulation of cytokine: expression by traditional medicines: a review of herbal immunomodulators. *Altern Med Rev* 11, no. 2 (2006): 128–50.

Stavri, M., et al. Bacterial efflux pump inhibitors from natural sources. *J Antimicrob Chemother* 59, no. 6 (2007): 1247–60.

Stermitz, F. R., et al. Polyacylated neohesperidosides from *Geranium caespitosum*: bacterial multidrug resistance pump inhibitors. *Bioorg Med Chem Lett* 13, no. 11 (2003): 1915–18.

Tay, T., et al. Evaluation of the antimicrobial activity of the acetone extract of the lichen *Ramalina farinacea* and its (+)-usnic acid, norstictic acid, and protocetraric acid constituents. *Z Naturforsch C* 59, no. 5–6 (2004): 384–88.

Tegos, G., et al. Multidrug pump inhibitors uncover remarkable activity of plant antimicrobials. *Antimicrob Agents Chemother* 46, no. 10 (2002): 3133–41.

Thakurta, P., et al. Antibacterial, antisecretory and antihemorrhagic activity of *Azadirachta indica* used to treat cholera and diarrhea in India. *J Ethnopharmacol* 111, no. 3 (2007): 607–12.

Velázquez, C., et al. Antisecretory activity of plants used to treat gastrointestinal disorders in Mexico. *J Ethnopharmacol* 103, no. 1 (2006): 66–70.

Vijayakumar, C. S., et al. Anti-inflammatory activity of (+)-usnic acid. *Fitoterapia* 71, no. 5 (2000): 564–66.

Voravuthikunchai, S. P., et al. Medicinal plant extracts as anti-*Escherichia coli* O157:H7 agents and their effects on bacterial cell aggregation. *J Food Prot* 69, no. 10 (2006): 2336–41.

Willcox, M. L., et al. Traditional herbal medicines for malaria. *BMJ* 329 (2004): 1156–59.

Wongsamitkul, N., et al. A plant-derived hydrolysable tannin inhibits CFTR chloride channel: a potential treatment of diarrhea. *Pharm Res* 27, no. 3 (2010): 490–97.

Yoshino, N., et al. Co-administration of cholera toxin and apple polyphenol extracts as a novel and safe mucosal adjuvant strategy. *Vaccine* 27, no. 35 (2009): 4808–17.

Zampini, I. C., et al. Antibacterial activity of *Zuccagnia* Cav. ethanolic extracts. *J Ethnopharmacol* 102, no. 3 (2005): 450–56.

Alchornea

Abo, K. A., et al. Antimicrobial screening of *Bridelia micrantha*, *Alchornea cordifolia* and *Boerhavia diffusa*. *Afr J Med Med Sci* 28, no. 3–4 (1999): 167–69.

Adedapo, A. A., et al. Effects of some plants of the spurge family on haematological and biochemical parameters in rats. *Vet Arhiv* 77, no. 1 (2007): 29–38.

Adeshina, G. O., et al. Pharmacognostic studies of the leaf of *Alchornea cordifolia* (Euphorbiaceae) found in Abuja. *Nigerian J Pharma Sci* 7, no. 1 (2008): 29–35.

Adeshina, G. O., et al. Phytochemical and antimicrobial studies of the ethyl acetate extract of *Alchornea cordifolia* leaf found in Abuja, Nigeria. *J Med Plants Res* 4, no. 8 (2010): 649–58.

Adewunmi, C. O., et al. Ethno-veterinary medicine: screenings of Nigerian medicinal plants for trypanocidal properties. *J Ethnopharmacol* 77, no. 1 (2001): 19–24.

Agbor, G. A., et al. Medicinal plants can be good source of antioxidants: case study in Cameroon. *Pakistan J Biol Sci* 10, no. 4 (2007): 537–44.
Agbor, K., et al. The antidiarrhoeal activity of *Alchornea cordifolia* leaf extract, *Phytother Res* 18, no. 11 (2004): 873–76.
Akoachere, J. F., et al. Antibacterial effect of *Zingiber officinale* and *Garcinia kola* on respiratory tract pathogens. *East Afr Med J* 79, no. 11 (2002): 588–92.
Al-Waili, N. S. Investigating the antimicrobial activity of natural honey and its effects on the pathogenic bacterial infections of surgical wounds and conjunctiva. *J Med Fosod* 7, no. 2 (2004): 210–22.
Anonymous. Agriculture ministry asked to review "hazardous" herb listing. MCOT.net (Thailand), February 18, 2009. http://enews.mcot.net/view.php?id=8668.
Anonymous. Falciparum malaria: New findings from University of Antwerp in the area of falciparum malaria published. *Malaria Weekly*, April 28, 2008. http://newsrx.com/newsletters/Malaria-Weekly/2008-04-28/26042820083MW.html.
Ayisi, N. K., et al. Comparative in vitro effects of AZT and extracts of *Ocimum gratissimum, Ficus polita, Clausena anistata, Alchornea cordifolia,* and *Elaeophorbia drupifera* against HIV-1 and HIV-2 infections. *Antiviral Res* 58, no. 1 (2003): 25–33.
Banzouzi, J. T., et al. In vitro antiplasmodial activity of extracts of *Alchornea cordifolia* and identification of an active constituent: ellagic acid. *J Ethnopharmacol* 81, no. 3 (2002): 399–401.
Bayor, M. T., et al. *Alchornea cordifolia* (Euphorbiaceae), the major constituent of antiasthmatic herbal formulations. *J Ghana Sci Assoc* 10, no. 2 (2008): 1.
Bum, E. N., et al. Validation of anticonvulsant and sedative activity of six medicinal plants. *Epilepsy Behav* 14, no. 3 (2009): 454–58.
Ebi, G. C. Antimicrobial activities of *Alchornea cordifolia. Filoterapia* 72, no. 1 (2001): 69–72.
Eliakim-Ikechukwu, C. F., et al. Histological changes in the pancreas following administration of ethanolic extract of *Alchornea cordifolia* leaf in alloxan-induced diabetic wistar rats. *Niger J Physiol Sci* 24, no. 2 (2009): 153–55.
Eliakim-Ikechukwu, C. F., et al. The effect of aqueous ethanolic extract of *Alchornea cordifolia* leaf on the histology of the aorta of Wistar rats. *Niger J Physiol Sci* 24, no. 2 (2009): 149–51.
Farombi, E. O. African indigenous plants with chemotherapeutic potentials and biotechnology approach to the production of bioactive prophylactic agents. *Afr J Biotechnol* 2, no. 12 (2003): 662–71.
Farombi, E. O., et al. Antioxidant properties of extracts from *Alchornea laxiflora* (Benth) Pax and Hoffman. *Phytother Res* 17, no. 7 (2003): 713–16.
Gatsing, D., et al. Antibacterial activity, bioavailability and acute toxicity evaluation of the leaf extract of *Alchornea cordifolia* (Euphorbiaceae). *Int J Pharmacol* 6, no. 3 (2010): 173–82.
Guédé, N. Z., et al. Ethnopharmacological study of plants used to treat malaria, in traditional medicine, by Bete populations of Issia (Côte d'Ivoire). *J Pharm Sci & Res* 2, no. 4 (2010): 216–27.
Igbeneghu, O. A., et al. A study of the in vivo activity of the leaf extract of *Alchornea cordifolia* against multiply antibiotic resistant *S. aureus* isolates in mice. *Phytother Res* 21, no. 1 (2007): 67–71.
Ismaila, O., et al. Evaluation of antistress potential and phytochemical constituents of aqueous root extract of *Alchornea cordifolia. Asian J Sci Res* 1, no. 4 (2008): 476–80.
Kleiman, R., et al. *Alchornea cordifolia* seed oil: a rich source of a new C20 epoxide, (+)cis-14, 15-epoxy-cis-11-eicosenoic acid. *Lipids* 12, no. 7 (1977): 610–12.
Kouakou-Siransy, G., et al. Effects of *Alchornea cordifolia* on elastase and superoxide anion produced by human neutrophils. *Pharm Biol* 48, no. 2 (2010): 128–33.
Manga, H. M., et al. In vivo anti-inflammatory activity of *Alchornea cordifolia* (Schumach. & Thonn.) Müll. Arg. (Euphorbiaceae). *J Ethnopharmacol* 92, no. 2–3 (2004): 209–14.
Mavar-Manga, H., et al. *Alchornea cordifolia* (Schumach. & Thonn.) Müll. Arg. *Prota* 11, no. 1 (2007): 1–10.
Mavar-Manga, H., et al. Anti-inflammatory compounds from leaves and root bark of *Alchornea cordifolia* (Schumach. & Thonn.) Müll. Arg. *J Ethnopharmacol* 115, no. 1 (2008): 25–29.
Mavar-Manga, H., et al. N1, N2, N3-trisisopentenyl guanidine and N1, N2-dilsopentenyl guanidine, two cytotoxic alkaloids from *Alchornea cordifolia* (Schumach. & Thonn.) Müll. Arg. (Euphorbiaceae) root barks. *Nat Prod Commun* 1, no. 12 (2006): 1097–100.
Mesia, G. K., et al. Antiprotozoal and cytotoxic screening of 45 plant extracts from Democratic Republic of Congo. *J Ethnopharmacol* 115, no. 3 (2008): 409–15.
Moshi, M. J., et al. The ethnomedicine of the Haya people of Bugabo Ward, Kagera Region, north western Tanzania. *J Ethnobiol Ethnomed* 5 (2009): 24.
Mpiana, P. T., et al. In vitro antidrepanocytary activity (anti-sickle cell anemia) of some Congolese plants. *Phytomedicine* 14, no. 2–3 (2007): 192–95.
Nworu, C. S., et al. Activation of murine lymphocytes and modulation of macrophage functions by fractions of *Alchornea cordifolia* (Euphorbiaceae) leaf extract. *Immunopharmacol Immunotoxicol* 32, no. 1 (2010): 28–36.
Ogundipe, O. O., et al. Bioactive chemical constituents from *Alchornea laxiflora* (Benth.) Pax and Hoffman. *J Ethnopharm* 74, no. 3 (2001): 275–80.
Ogundipe, O. O., et al. Biological activities of *Alchornea laxiflora* extractives. In *Standardization and utilization of herbal medicines: challenges of the 21st century*, 201–8. Proceedings of the 1st International Workshop on Herbal Medicine Products, Ibadan, Nigeria, November 22–24, 1998. Available from CAB Direct, http://cabdirect.org/abstracts/20043041503.html.
Okeke, I. N., et al. Antimicrobial spectrum of *Alchornea cordifolia* leaf extract. *Phytother Res* 13, no. 1 (1999): 67–69.

Okpuzor, J., et al. The potential of medicinal plants in sickle cell disease control: A review. *Int J Biomed Health Sci* 4, no. 2 (2008): 47.

Okwu, D. E., et al. Isolation, characterization and antibacterial activity screening of anthocyanidine glycosides from *Alchornea cordifolia* (Schumach. and Thonn.) Müll. Arg. leaves. *E-J Chem* 7, no. 1 (2010): 41–48.

Olaleye, M. T., et al. Acetaminophen-induced liver damage in mice: effects of some medicinal plants on the oxidative defense system. *Exp Toxicol Pathol* 59, no. 5 (2008): 319–27.

Olaleye, M. T., et al. Commonly used tropical medicinal plants exhibit distinct in vitro antioxidant activities against hepatotoxins in rat liver. *Exp Toxicol Pathol* 58, no. 6 (2007): 433–38.

Osadebe, P. O., et al. Anti-inflammatory effects of crude methanolic extract and fractions of *Alchornea cordifolia* leaves. *J Ethnopharmacol* 89, no. 1 (2003): 19–24.

Oyewale, A. O., et al. Cytotoxic correlation of some traditional medicinal plants using brine shrimp lethality test. *ChemClass J* 1 (2004): 110–12.

Pesewu, G. A., et al. Antibacterial activity of plants used in traditional medicines of Ghana with particular reference to MRSA. *J Ethnopharmacol* 116, no. 1 (2008): 102–11.

Soh, P. N., et al. In vitro and in vivo properties of ellagic acid in malaria treatment. *Antimicrob Agents Chemother* 53, no. 3 (2009): 1100–1106.

Tanaka, Y., et al. Antibacterial compounds of licorice against upper airway respiratory tract pathogens. *J Nutr Sci Vitaminol* (Tokyo) 47, no. 3 (2011): 270–73.

Tona, L., et al. Antiamoebic and phytochemical screening of some Congolese medicinal plants. *J Ethnopharmacol* 61, no. 1 (1998): 57–65.

Tona, L., et al. Antiamoebic and spasmolytic activities of extracts from some antidiarrhoeal traditional preparations used in Kinshasa, Congo. *Phytomedicine* 7, no. 1 (2000): 31–38.

Tona, L., et al. Biological screening of traditional preparations from some medicinal plants used as antidiarrhoeal in Kinshasa, Congo, *Phytomedicine* 6, no. 1 (1999): 59–66.

Umukoro, S., et al. Evaluation of the anti-stress and anticonvulsant activities of leaf extract of *Alchornea cordifolia* in mice. *J Ethnopharmacol* 127, no. 3 (2010): 768–70.

Artemisia

Abdul-Ghani, R., et al. Artemether shows promising female schizonticidal and ovicidal effects on the Egyptian strain of *Schistosoma mansoni* after maturity of infection. *Parasitol Res* 108, no. 5 (2011): 1199–205. E-pub (preprint) November 25, 2010.

Agarwal, S. P., et al. Determination of artemisinin in bulk and pharmaceutical dosage forms using HPTLC. *Indian J Pharm Sci* 71, no. 1 (2009): 98–100.

Aghajani, Z., et al. Composition and antimicrobial activity of the essential oil of *Artemisia kulbadica* from Iran. *Nat Prod Commun* 4, no. 9 (2009): 1261–66.

Ahameethunisa, A. R., et al. Antibacterial activity of *Artemisia nilagirica* leaf extracts against clinical and phytopathogenic bacteria. *BMC Complement Alt Medicine* 10, no. 6 (2010): 1–9.

Anamed. Artemesia annua *for the treatment of malaria.* A report for a workshop of the same name sponsored by Green Templeton College, anamed, and RITAM and organized by M. Willcox, et al., at Green Templeton College, Oxford, on March 13, 2010. http://www.anamed.net/world__anamed_groups/England_and_Scotland/Oxford_Artemisia_Workshop_Marc/oxford_artemisia_workshop_marc.html.

Anonymous. Artemisinin. Wikipedia. http://en.Wikipedia.org/wiki/Artemisinin (accessed January 16, 2011).

Anonymous. Research initiative on traditional antimalarial methods. Home page of the Research Initiative on Traditional Antimalarial Methods (RITAM). http://giftsofhealth.org/ritam/ (accessed January 17, 2011).

Anyasor, G. N., et al. Artesunate opens mitochondrial membrane permeability transition pore. *Annals Trop Med Pub Health* 2, no. 2 (2009): 37–41.

Arab, H. A., et al. Determination of artemisinin in *Artemisia sieberi* and anticoccidial effects of the plant extract in broiler chickens. *Trop Anim Health Prod* 38, no. 6 (2006): 497–503.

Arystan, L., et al. Experimental evaluation of the antibacterial and phagocytosis-stimulating properties of leucomisine. *Eksp Klin Farmakol* 72, no. 5 (2009): 35–37.

Ashton, M., et al. Artemisinin pharmacokinetics in healthy adults after 250, 500, and 100mg single oral doses. *Biopharm Drug Dispos* 19, no. 4 (1998): 245–50.

Ashton, M., et al. Artemisinin pharmacokinetics is time-dependent during repeated oral administrations in healthy male adults. *Drug Metab Dispos* 26, no. 1 (1998): 25–27.

Aydin-Schmift, B., et al. Carolus Linnaeus, the ash, worm-wood and other anti-malarial plants. *Scand J Infect Dis* 42, no. 11–12 (2010): 941–42.

Bavdekar, S. B., et al. Treatment of malaria in children. *J Postgrad Med* 42, no. 4 (1996): 115–20.

Berger, T. G., et al. Artesunate in the treatment of metastatic uveal melanoma—first experiences. *Oncol Rep* 14, no. 6 (2005): 1599–603.

Bhakuni, R. S., et al. Secondary metabolites of *Artemisia annua* and their biological activity. *Current Sci* 80, no. 1 (2001): 35–48.

Bilia, A. R., et al. Simple and rapid physico-chemical methods to examine action of antimalarial drugs with hemin: its application to *Artemesia annua* constituents. *Life Sci* 70, no. 7 (2002): 769–78.

Bilia, A. R., et al. Simultaneous analysis of artemisinin and flavonoids of several extracts of *Artemisia annua* L. obtained from a commercial sample and a selected cultivar. *Phytomedicine* 13, no. 7 (2006): 487–93.

Blanke, C. H., et al. Herba Artemisiae annuae tea preparation compared to sulfadoxine-pyrimethamine in the treatment of uncomplicated falciparum malaria in adults: a randomized double-blind clinical trial. *Trop Doct* 38, no. 2 (2008): 113–16.

Boareto, A. C., et al. Toxicity of artemisinin [*Artemisia annua* L.] in two different periods of pregnancy in Wistar rats. *Reprod Toxicol* 25, no. 2 (2008): 239–46.

Brown, G. D., et al. The biosynthesis of artemisinin (Qinghaosu) and the phytochemistry of *Artemisia annua* L. (Qinghao). *Molecules* 15, no. 11 (2010): 7603–98.

Castillo-Juarez, I., et al. Anti-*Helicobacter pylori* activity of plants used in Mexican traditional medicine for gastrointestinal disorders. *J Ethnopharmacol* 122, no. 2 (2009): 402–5.

Chang, H., et al. Antifungal activity of *Artemisia annua* endophyte cultures against phytopathogenic fungi. *J Biotechnol* 88, no. 3 (2001): 277–82.

Chen, C. P., et al. Screening of Taiwanese crude drugs for antibacterial activity against *Streptococcus mutans*. *J Ethnopharmacol* 27, no. 3 (1989): 285–95.

Cho, S. H., et al. Growth-inhibiting effects of seco-tanapartholides identified in *Artemisia princeps* var. *orientalis* whole plant on human intestinal bacteria. *J Appl Microbiol* 95, no. 1 (2003): 7–12.

Chung, E. Y., et al. Antibacterial effects of vulgarone B from *Artemisia iwayomogi* alone and in combination with oxacillin. *Arch Pharm Res* 32, no. 12 (2009): 1711–19.

Clark, R. L. Embryotoxicity of the artemisinin antimalarials and potential consequences for the use in women in the first trimester. *Reprod Toxicol* 28, no. 3 (2009): 285–96.

Connelly, Patrice. Horrible weed or miracle herb? A review of *Bidens pilosa*. *J Australian Trad Med* 15, no. 2 (2009): 77–79.

Darwish, R. M., et al. Effect of ethnomedicinal plants in folklore medicine in Jordan as antibiotic resistant inhibitors on *Escherichia coli*. *BMC Complement Altern Med* 10 (2010): 9.

de Ridder, S., et al. *Artemisia annua* as a self-reliant treatment for malaria in developing countries. *J Ethnopharmacol* 120, no. 3 (2008): 302–14.

De Vries, P. J., et al. The pharmacokinetics of a single dose of artemisinin in patients with uncomplicated falciparum malaria. *Am J Trop Med Hyg* 56, no. 5 (1997): 503–7.

Duc, D. D., et al. The pharmacokinetics of a single dose of artemisinin in healthy Vietnamese subjects. *Am J Trop Med Hyg* 51, no. 6 (1994): 785–90.

Efferth, T., et al. The antiviral activities of artemisinin and artesunate. *Clin Infect Dis* 47, no. 6 (2008): 804–11.

Efferth, T., et al. Toxicity of the antimalarial artemisinin and its derivitives. *Crit Rev Toxicol* 40, no. 5 (2010): 405–21.

Ene, A. C., et al. Antitrypanosomal effects of petroleum ether, chloroform and methanol extracts of *Artemisia maciverae* Linn. *Indian J Exp Biol* 47, no. 12 (2009): 981–86.

Ene, A. C., et al. Bioassay-guided fractionation and in vivo antiplasmodial effect of fractions of chloroform extract of *Artemisia maciverae* Linn. *Acta Trop* 112, no. 3 (2009): 288–94.

Esfandiari, B., et al. In vivo evaluation of anti-parasitic effects of *Artemisia absinthium* extracts on *Syphacia* parasite. *Internet J Parasit Dis* 2, no. 2 (2007) http://www.ispub.com/journal/the-internet-journal-of-parasitic-diseases/volume-2-number-2/in-vivo-evaluation-of-anti-parasitic-effects-of-artemisia-absinthium-extracts-on-syphacia-parasite.html.

Esimone, C. O., et al. In vitro antimicrobial interactions of arthemeter with some 4-quinolones. *Boll Chim Farm* 141, no. 5 (2002): 385–88.

Ferreira, J. F., et al. Drying affects artemisinin, dihydroartemisinic acid, and the antioxidant capacity of *Artemisia annua* L. leaves. *J Agric Food Chem* 58, no. 3 (2010): 1691–98.

Ferreira, J. F., et al. Flavonoids from *Artemisia annua* L. as antioxidants and their potential synergism with artemisinin against malaria and cancer. *Molecules* 15, no. 5 (2010): 3135–70.

Ferriera, Jorge F. S. Nutrient deficiency in the production of artemisinin, dihydroartemisinic acid, and artemisinic acid in *Artemisia annua* L. *J Agric Food Chem* 55, no. 5 (2007): 1686–94.

Gomes, M., et al. Rectal artemisinins for malaria: a review of efficacy and safety from individual patient data in clinical studies. *BMC Infect Dis* 8 (2008): 39.

Guonggrong, H., et al. Antioxidative and antibacterial activity of the methanol extract of *Artemisia anomala* S. Moore. *Afr J Biotechnol* 7, no. 9 (2008): 1335–38.

Gupta, P. C., et al. In vitro antibacterial activity of *Artemisia annua* Linn. growing in India. *Int J Green Pharm* 3, no. 3 (2009): 255–58.

Hayat, M. Q., et al. Palynological study of the genus *Artemisia* (Asteraceae) and its systematic implications. *P J Bot* 42, no. 2 (2010): 751–63.

Haynes, R. K., et al. Extraction of artemisinin and artemisinic acid: preparation of artemether and new analogues. *Trans R Soc Trop Med Hyg* 88, suppl. 1 (1994): S23–26.

Hong, J., et al. Suppression of the antigen-stimulated RBL-2H3 mast cell activation by artekeiskeanol A. *Planta Med* 75, no. 14 (2009): 1494–98.

Hsu, E. The history of qing hao in the Chinese material medica. *Trans R Soc Trop Med Hyg* 100, no. 6 (2006): 505–8.

Hussain, I., et al. Analysis of artemisinin in *Artemisia* species using high performance liquid chromatography. *World Applied Sci J* 10, no. 6 (2010): 632–36.

Juteau, F., et al. Antibacterial and antioxidant activities of *Artemisia annua* essential oil. *Fitoterapia* 73, no. 6 (2002): 532–35.

Kamchonwongpaisan, S., et al. Artemisian neurotoxicity: neuropathology in rats and mechanistic studies in vitro. *Am J Trop Med* 56, no. 1 (1997): 7–12.

Karunajeewa, H. A., et al. Artesunate suppositories versus intramuscular artemether for treatment of severe malaria in children in Papua New Guinea. *Antimicrob Agents Chemother* 50, no. 3 (2006): 968–74.

Kawazoe, K., et al. Sesquiterpenoids from *Artemisia gilvescens* and an anti-MRSA compound. *J Nat Prod* 66, no. 4 (2003): 538–39.

Kazemi, M., et al. Chemical composition and antimicrobial activity of *Artemisia tschernieviana* Besser from Iran. *Pharmacog Res* 1, no. 3 (2009): 120–24.

Keiser, J., et al. Effect of artemether, artesunate, OZ78, praziquantel, and tribendimidine alone or in combination chemotherapy on the tegument of *Clonorchis sinensis*. *Parasitol Int* 59, no. 3 (2010): 472–76.

Klayman, D. L. Qinghaosu (artemisinin): an antimalarial drug from China. *Science* 228, no. 4703 (1985): 1049–55.

Kordali, S., et al. Determination of the chemical composition and antioxidant activity of the essential oil of *Artemisia dracunculus* and of the antifungal and antibacterial activities of Turkish *Artemisia absinthium, A. dracunculus, Artemisia santonicum*, and *Artemisia spicigera* essential oils. *J Agric Food Chem* 53, no. 24 (2005): 9452–58.

Kurzhals, J. A., et al. Ineffective change of antimalaria prophylaxis to *Artemisia vulgaris* in a group travelling to West Africa. *Ugeskr Laeger* 167, no. 43 (2005): 4082–83.

Laciar, A., et al. Antibacterial and antioxidant activities of the essential oil of *Artemisia echegarayi* Hieron. (Asteraceae). *Revista argentina de microbiologia* (online) 41, no. 4 (2009): 226–31. http://www.scielo.org.ar/scielo.php?script=sci_arttext&pid=S0325-75412009000400006&lng=es&nrm=iso. ISSN 1851-7617.

Lee, S., et al. DA-9601 inhibits activation of the human mast cell line HMC-1 through inhibition of NF-kappaB. *Cell Biol Toxicol* 23, no. 2 (2007): 105–12.

Li, Q., et al. Toxicokinetic and toxicodynamic (TK/TD) evaluation to determine and predict the neurotoxicity of artemisinins. *Toxicology* 279, no. 1–3 (2011): 1–9.

Li, S., et al. Studies on prophylactic effect of artesunate on *Schistomiasis japonica*. *Chin Med J* (English) 109, no. 11 (1996): 848–53.

Lommen, W. J., et al. Artemisinin and sesquiterpene precursors in dead and green leaves of *Artemisia annua* L. crops. *Planta Med* 73, no. 10 (2007): 1133–39.

Lommen, W. J., et al. Trichome dynamics and artemisinin acculmulation during development and senescence of *Artemisia annua* leaves. *Planta Med* 72, no. 4 (2006): 336–45.

Longo, M., et al. In vivo and in vitro investigations of the effects of the antimalarial drug dihydroartemisinin (DHA) on rat embryos. *Reprod Toxicol* 22, no. 4 (2006): 797–810.

Luo, H., et al. Antioxidant and antimicrobial capacity of Chinese medicinal herb extracts in raw sheep meat. *J Food Prot* 70, no. 6 (2007): 1440–45.

Mannan, A., et al. Hairy roots induction and artemisinin analysis in *Artemisia dubia* and *Artemisia indica*. *Afr J Biotechnol* 7, no. 18 (2008): 3288–92.

Mannan, A., et al. Survey of artemisinin production by diverse *Artemisia* species in northern Pakistan. *Malar J* 9 (2010): 310.

McGovern, P. E., et al. Anticancer activity of botanical compounds in ancient fermented beverages (review). *Int J Oncol* 37, no. 1 (2010): 5–14.

McGovern, P. E., et al. Fermented beverages of pre- and proto-historic China. *Proc Natl Acad Sci U.S.A* 101, no. 51 (2004): 17593–98.

Medhi, B., et al. Pharmacokinetics and toxicological profile of artemisinin compounds: an update. *Pharmacology* 84, no. 6 (2009): 323–32.

Min, S. W., et al. Inhibitory effect of eupatilin and jaceosidin from *Artemisia princeps* on carrageenan-induced inflammation in mice. *J Ethnopharmacol* 125, no. 3 (2009): 497–500.

Mueller, M. S., et al. The potential of *Artemisia annua* L. as a locally produced remedy for malaria in the tropics: agricultural, chemical and clinical aspects. *J Ethnopharmacol* 73, no. 3 (2000): 487–93.

Mueller, M. S., et al. Randomized controlled trial of a traditional preparation of *Artemesia annua* L. (annual wormwood) in the treatment of malaria. *Trans R Soc Trop Med Hyg* 98, no. 5 (2004): 318–21.

Nagai, A., et al. Growth-inhibitory effects of artesunate, pyrimethamine, and pamaquine against *Babesia equi* and *Babesia caballi* in in vitro cultures. *Antimicrob Agents Chemother* 47, no. 2 (2003): 800–803.

N'Goran, E. K., et al. Randomized, double-blind, placebo-controlled trial of oral artemether for the prevention of patent *Schistosoma haematobium* infections. *Am J Trop Med Hyg* 68, no. 1 (2003): 24–32.

Noedl, H., et al. Evidence of artemisinin-resistant malaria in western Cambodia. *N Eng J Med* 359, no. 24 (2008): 2619–20.

Ortet, R., et al. Sesquiterpene lactones from the endemic Cape Verdean *Artemisia gorgonum*. *Phytochemistry* 69, no. 17 (2008): 2961–65.

Panossian, L. A., et al. Toxic brainstem encephalopathy after artemisinin treatment for breast cancer. *Ann Neurolog* 59, no. 4 (2006): 725–26.

Phan, V. T., et al. Artemisinine and artesunate in the treatment of malaria in Vietnam (1984–1999). *Bull Soc Pathol Exot* 95, no. 2 (2002): 86–88.

Poiată, A., et al. Antibacterial activity of some *Artemisia* species extract. *Rev Med Chir Soc Med Nat Iasi* 113, no. 3 (2009): 911–14.

Rabe, T., et al. Antibacterial activity of South African plants used for medicinal purposes. *J Ethnopharmacol* 56, no. 1 (1997): 81–87.

Ramazani, A., et al. In vitro antiplasmodial and phytochemical study of five *Artemisia* species from Iran and in vivo activity of two species. *Parasitol Res* 107, no. 3 (2010): 593–99.

Ramirez, C. Antibacterial action of non-volatile substances extracted from *Artemisia tridentata* Nutt. ssp. *tridentata*. *Can J Microbiol* 15, no. 11 (1969): 1341.
Räth, K., et al. Pharmacokinetic study of artemisinin after oral intake of a traditional preparation of *Artemisia annua* L. (annual wormwood). *Am J Trop Med Hyg* 70, no. 2 (2004): 128–32.
Romero, M. R., et al. Antiviral effect of artemisinin from *Artemisia annua* against a model member of the Flaviviridae family, the bovine viral diarrhoea virus (BVDV). *Planta Med* 72, no. 13 (2006): 1169–74.
Romero, M. R., et al. Effect of artemisinin/artesunate as inhibitors of hepatitis B virus production in an "in vitro" replicative system. *Antiviral Res* 68, no. 2 (2005): 75–83.
Rowen, Robert J. Artemisinin: from malaria to cancer treatment. *Townsend Letter* 91 (1995): 41–46.
Rustaiyan, Abdolhossein. A new antimalarial agent, effect of extracts of *Artemisia diffusa* against *Plasmodium berghei*. *Pharmacog Mag* 5, no. 17 (2009): 1–7.
Seddik, K., et al. Antioxidant and antibacterial activities of extracts from *Artemisia herba-alba* Asso. leaves and some phenolic compounds. *J Med Plants Res* 4, no. 13 (2010): 1273–80.
Shahverdi, A. R., et al. A TLC bioautographic assay for the detection of nitrofurantoin resistance reversal compound. *J Chromatograph B* 850, no. 1–2 (2007): 528–30.
Sherif, H., et al. Drugs, insecticides and other agents from *Artemisia*. *Med Hypotheses* 23, no. 2 (1987): 187–93.
Shin, T. Y., et al. *Artemisia iwayomogi* inhibits immediate-type allergic reaction and inflammatory cytokine secretion. *Immunopharmacol immunotoxicol* 28, no. 3 (2006): 421–30.
Squires, J. M., et al. Effects of artemisinin and *Artemisia* extracts on *Haemonchus contortus* in gerbils (*Meriones unguiculatus*). *Vet Parasitol* 175, no. 1–2: 103–8. E-pub (preprint) September 16, 2010.
Stavri, M., et al. Bioactive constituents of *Artemisia monosperma*. *Phytochemistry* 66, no. 2 (2005): 233–39.
Stermitz, F. R., et al. Two flavonoids from *Artemisia annua* which potentiate the activity of berberine and norfloxacin against a resistant strain of *Staphylococcus aureus*. *Planta Med* 68, no. 12 (2002): 1140–41.
Tallet, S. M., et al. Antifungal leaf-surface metabolites correlate with fungal abundance in sagebrush populations. *J Chem Ecol* 28, no. 11 (2002): 2141–68.
Tan, R. X., et al. Biologically active substances from the genus *Artemisia*. *Planta Med* 64, no. 4 (1998): 295–302.
Tawfik, A. F., et al. Effects of artemisinin, dihydroartemisinin and arteether on immune responses of normal mice. *Int J Immunopharmacol* 12, no. 4 (1990): 385–89.
Tuescher, F., et al. Artemisinin-induced dormancy in *Plasmodium falciparum*: duration, recovery rates, and implications in treatment failure. *J Infect Dis* 202, no. 9 (2010): 1362–68.
Umano, K., et al. Volatile chemicals identified in extracts from leaves of Japanese mugwort (*Artemisia princeps* Pamp.). *J Agric Food Chem* 48, no. 8 (2000): 3463–69.
Utzinger, J., et al. Oral artemether for prevention of *Schistosoma mansoni* infection: randomised controlled trial. *Lancet* 355, no. 9212 (2000): 1320–25.
Valdéz, A. F.-C., et al. In vitro anti-microbial activity of the Cuban medicinal plants *Simarouba glauca* DC, *Melaleuca leucadedron* L and *Artemisia absinthium* L. *Mem Inst Oswaldo Cruz* (Rio de Janeiro) 103, no. 6 (2008): 615–18.
Valecha, N., et al. Artemisinin: current status in malaria. *Indian J Pharmacol* 29, no. 2 (1997): 71–75.
Valentini, P., et al. *Fighting malaria in Africa and* Artemisia annua *L. infusion*. Pamphlet for the 2nd International Conference organized by (Istituto Cooperazione Economica Internazionale) and Piattaforma Artemesia, in Rome, Italy, April 23, 2010. http://icei.info/attachments/VIATM/Artemisia_Depli_Inglese_web.pdf.
van Agtmael, M. A., et al. Artemisinin drugs in the treatment of malaria: from medicinal herb to registered medication. *Trends Pharmacol Sci* 20, no. 5 (1999): 199–205.
Van de Meersch, H. Review of the use of artemisinin and its derivatives in the treatment of malaria. *J Pharm Belg* 60, no. 1 (2005): 23–9; 60, no. 3 (2005): 103.
Vega, E. A., et al. Antimicrobial activity of *Artemisia douglasiana* and dehydroleucodine against *Helicobacter pylori*. *J Ethnopharmacol* 124, no. 3 (2009): 653–55.
Verdian-rizi, M. R. Chemical composition and antimicrobial activity of the essential oil of *Artemisia annua* L. from Iran. *J Med Plant* 1,
no. 1 (2009): 21–24.
Wallaart, T. E., et al. Seasonal variation of artemisinin and its biosynthetic precursors in plants of *Artemisia annua* of different geographical origin: proof for the existence of chemotypes. *Planta Med* 66, no. 1 (2000): 57–62.
Wan, Y. D., et al. Studies on the antimalarial action of gelatin capsules of *Artemisia annua*. *Zhongguo Ji Sheng Chong Xue Yu Ji Sheng Chong Bing Za Zhi* 10, no. 4 (1992): 290–94.
Wang, Y. C., et al. Screening of anti-*Helicobacter pylori* herbs deriving from Taiwanese folk medicinal plants. *FEMS Immunol Med Microbiol* 43, no. 2 (2005): 295–300.
Wesche, D. L., et al. Neurotoxicity of artemisinin analogs in vitro. *Antimicrob Agents Chemother* 38, no. 8 (1994): 1813–19.
Willcox, M., et al. *Artemesia annua* as a herbal tea for malaria. *Afr J Tradit Complement Altern Med* 4, no. 1 (2007): 121–23.
Willcox, M., et al. *Artemesia annua* as a traditional herbal antimalarial. Chapter 3 in *Traditional Medicinal Plants and Malaria*, ed. M. Willcox, et al. Vol. 4 of Traditional Herbal Medicines for Modern Times. Boca Raton, Fla.: CRC Press, 2004. Available online from the Istituto Cooperazione Economica Internazionale at http://icei.info/attachments/VIATM/A_annua_as_a_traditional_herbal_antimalarial.pdf.
Willcox, M. L., et al. Is parasite clearance clinically important after malaria treatment in a high transmission area? A 3-month follow-up of home-based management with herbal medicine or ACT. *Trans R Soc Trop Med Hyg* 105, no. 1 (2011): 23–31.

Wootton, D. G., et al. Open-label comparative clinical study of chlorproguanil-dapsone fixed dose combination (Lapdap) alone or with three different doses of artesunate for uncomplicated *Plasmodium falciparum* malaria. *PLoS One* 3, no. 3 (2008): e1779.

Wright, C. W., et al. Ancient Chinese methods are remarkably effective for the preparation of artemisinin-rich extracts of qing hao with potent antimalarial activity. *Molecules* 15, no. 2 (2010): 804–12.

Wu, T. X., et al. Systematic review of benefits and harms of artemisinin-type compounds for preventing schistosomiasis. *Zhonghua Yi Xue Za Zhi* 83, no. 14 (2003): 1219–24.

Xiao, S., et al. Field studies on preventative effect of artemether against infection with *Schistosoma japonicum*. *Zhongguo Ji Sheng Chong Xue Yu Ji Sheng Chong Bing Za Zhi* 13, no. 3 (1995): 170–73.

Xiao, S., et al. Recent investigations of artemether, a novel agent for the prevention of schistosomiasis japonica, mansoni amd haematobia. *Acta Trop* 82, no. 2 (2002): 175–81.

Yashphe, J., et al. Antibacterial activity of *Artemisia herba-alba*. *J Pharm Sci* 68, no. 7 (1979): 924–25, 1979.

Zafar, M. M., et al. Screening of *Artemisia absinthium* for antimalarial effects on *Plasmodium berghei* in mice: a preliminary report. *J Ethnopharmacol* 30, no. 2 (1990): 223–26.

Zhang, Q. H., et al. Artemisia Zhuolu antibacterial activity of different ways to extract more. Free Papers Download Center, December 26, 2008. http://eng.hi138.com/?i120926.

Zheng, W. F., et al. Two flavonoids from *Artemisia giraldii* and their antimicrobial activity, *Planta Med* 62, no. 2 (1996): 160–62.

Zia, M., et al. Effect of growth regulators and amino acids on artemisinin production in the callus of *Artemisia absinthium*. *Pak J Bot* 39, no. 2 (2007): 799–805.

Ashwagandha

Aalinkeel, R., et al. Genomic analysis highlights the role of the JAK-STAT signaling in the anti-proliferative effects of dietary flavonoid "ashwagandha" in prostate cancer cells. *Evid Based Complement Alternat Med* 7, no. 2 (2010): 177–87. E-pub (preprint) January 10, 2008.

Agarwal, R., et al. Studies on immunomodulatory activity of *Withania somnifera* (ashwagandha) extracts in experimental immune inflammation. *J Ethnopharmacol* 67, no. 1 (1999): 27–35.

Ahmad, M., et al. Neuroprotective effects of *Withania somnifera* on 6-hydroxydopamine induced Parkinsonism in rats. *Hum Exp Toxicol* 24, no. 3 (2005): 137–47.

Ahmad, M. K. *Withania somnifera* improves semen quality by regulating reproductive hormone levels and oxidative stress in seminal plasma of infertile males. *Fertil Steril* 94, no. 3 (2010): 989–96.

Anonymous. Monograph. *Withania somnifera*. *Altern Med Rev* 9, no. 2 (2004): 211–14.

Anonymous. Role of ashwagandha in human health. On the website of Well Corps International. http://wellcorps.com/RoleOfAshwagandhaInHumanHealth.html (accessed February 8, 2012).

Archana, R., et al. Antistressor effect of *Withania somnifera*. *J Ethnopharmacol* 64, no. 1 (1999): 91–93.

Auddy, B., et al. A standardized *Withania somnifera* extract significantly reduces stress-related parameters in chronically stressed humans: a double-blind, randomized, placebo-controlled study. *JANA* 11, no. 1 (2008): 51–57.

Bani, S., et al. Selective Th1 up-regulating activity of *Withania somnifera* aqueous extract in an experimental system using flow cytometry. *J Ethnopharmacol* 107, no. 1 (2006): 107–15.

Bhat, J., et al. In vivo enhancement of natural killer cell activity through tea fortified with Ayurvedic herbs. *Phytother Res* 24, no. 1 (2010): 129–35.

Bhatnager, M., et al. Neuroprotective effects of *Withania somnifera* Dunal.: a possible mechanism. *Neurochem Res* 34, no. 11 (2009): 1975–83.

Bhattacharya, S. K., et al. Adaptogenic activity of *Withania somnifera*: an experimental study using rat model of chronic stress. *Pharmacol Biochem Behav* 75, no. 3 (2003): 547–55.

Chaudhary, G., et al. Evaluation of *Withania somnifera* in a middle cerebral artery occlusion model of stroke in rats. *Clin Exp Pharmacol Physiol* 30, no. 5–6 (2003): 399–404.

Davis, L., et al. Effect of *Withania somnifera* on cell mediated immune responses in mice. *J Exp Clin Cancer Res* 21, no. 4 (2002): 585–90.

Davis, L., et al. Suppressive effect of cyclophosphamide-induced toxicity by *Withania somnifera* extract in mice. *J Ethnopharmacol* 62, no. 3 (1998): 209–14.

Grandhi, A., et al. A comprehensive pharmacological investigation of ashwagandha and ginseng. *J Ethnopharmacol* 44, no. 3 (1994): 131–35.

Guatam, M., et al. Immune response modulation to DPT vaccine by aqueous extract of *Withania somnifera* in experimental system. *Int Immunopharmacol* 4, no. 6 (2004): 841–49.

Immanuel, G., et al. Dietary medicinal plant extracts improve growth, immune activity and survival of tilapia *Oreochromis mossambicus*. *J Fish Biol* 74, no. 7 (2009): 1462–75.

Jain, S., et al. Neuroprotective effects of *Withania somnifera* Dunn. in hippocampal sub-regions of female albino rat. *Phytother Res* 15, no. 6 (2001): 544–48.

Jaleel, Cheruth A. Antioxidant profile changes in leaf and root tissues of *Withania somnifera* Dunal. *Plant Omics J* 2, no. 4 (2009): 163–68.

Kaileh, M., et al. Withaferin A strongly elicits IkappaB kinase beta hyperphosphorylation concomitant with potent inhibition of its kinase activity. *J Biol Chem* 282, no. 7 (2007): 4253–64.

Khan, B., et al. Augmentation and proliferation of T lymphocytes and Th-1 cytokines by *Withania somnifera* in stressed mice. *Int Immunopharmacol* 6, no. 9 (2006): 1394–403.

Khan, S., et al. Molecular insight into the immune up-regulatory properties of the leaf extract of ashawagandha and identification of Th1 immunostimulatory chemical entity. *Vaccine* 27, no. 43 (2009): 6080–87.

Kour, K., et al. Restoration of stress-induced altered T cell function and corresponding cytokines patterns by withanolide A. *Int Immunopharmacol* 9, no. 10 (2009): 1137–44.

Kumar, A., et al. Protective effect of *Withania somnifera* Dunal on the behavioral and biochemical alterations in sleep-disturbed mice (grid over water suspended method). *Indian J Exp Biol* 45, no. 6 (2007): 524–28.

Kumar, P., and A. Kumar. Effects of root extract of *Withania somnifera* in 3-nitropropionic acid-induced cognitive dysfunction and oxidative damage in rats. *Intrl J Health Res* 1, no. 3 (2008): 139–49.

Kumar, P., et al. Possible neuroprotective effect of *Withania somnifera* root extract against 3-nitropropionic acid-induced behavioral, biochemical, and mitochondrial dysfunction in an animal model of Huntington's disease. *J Med Food* 12, no. 3 (2009): 591–600.

Malik, F., et al. Immune modulation and apoptosis induction: Two sides of antitumoural activity of a standardised herbal formulation of *Withania somnifera*. *Eur J Cancer* 45, no. 8 (2009): 1494–509.

Malik, F., et al. A standardized root extract of *Withania somnifera* and its major constituent withanolide-A elicit humoral and cell-mediated immune responses by up regulation of Th1-dominant polarization in BALB/c mice. *Life Sci* 80, no. 16 (2007): 1525–38.

Mikolai, J., et al. In vivo effects of ashwagandha (*Withania somnifera*) extract on the activation of lymphocytes. *J Altern Complement Med* 15, no. 4 (2009): 423–30.

Mirjalili, M. H., et al. Steroidal lactones from *Withania somnifera*, an ancient plant for novel medicine. *Molecules* 14 (2009): 2373–93.

Mishra, L.-C., et al. Scientific basis for the therapeutic use of *Withania somnifera* (ashwagandha): a review. *Altern Med Rev* 5, no. 4 (2000): 334–46.

Muralikrishnan, G., et al. Immunomodulatory effects of *Withania somnifera* on azoxymethane induced experimental colon cancer in mice. *Immunol Invest* 39, no. 7 (2010): 688–98.

Naidu, P. S., et al. Effect of *Withania somnifera* root extract on reserpine-induced orofacial dyskinesia and cognitive dysfunction. *Phytother Res* 20, no. 2 (2006): 140–46.

Niaz, A., et al. Calcium channel blocking activities of *Withania coagulans*. *Afr J Pharm Pharmacol* 3, no. 9 (2009): 439–42.

Padmavathi, B., et al. Roots of *Withania somnifera* inhibit forestomach and skin carcinogenesis in mice. *Evid Based Complement Alternat Med* 2, no. 1 (2005): 99–105.

Pretorius, E., et al. Comparing the cytotoxic potential of *Withania somnifera* water and methanol extracts. *Afr J Tradit Complement Altern Med* 6, no. 3 (2009): 275–80.

Rajasankar, S., et al. Ashwagandha leaf extract: a potential agent in treating oxidative damage and physiological abnormalities seen in a mouse model of Parkinson's disease. *Neurosci Lett* 454, no. 1 (2009): 11–15.

Rajasankar, S., et al. *Withania somnifera* root extract improves catecholamines and physiological abnormalities seen in a Parkinson's disease model mouse. *J Ethnopharmacol* 125, no. 3 (2009): 369–73.

Rasool, M., et al. Immunomodulatory role of *Withania somnifera* root powder on experimental induced inflammation: an in vivo and in vitro study. *Vascul Pharmacol* 44, no. 6 (2006): 406–10.

Rege, N. N., et al. Adaptogenic properties of six rasayana herbs in Ayurvedic medicine. *Phytother Res* 13, no. 4 (1999): 275–91.

Sabina, E. P. Evaluation of analgesic, antipyretic and ulcerogenic effort of withaferin A. *Intl J Integr Biol* 6, no. 2 (2009): 52–56.

Senthilnathan, P., et al. Enhancement of antitumor effect of paclitaxel in combination with immunomodulatory *Withania somnifera* on benzo(a)pyrene induced experimental lung cancer. *Chem Biol Interact* 159, no. 3 (2006): 180–85.

Shukla, S. D., et al. Stress induced neuron degeneration and protective effects of *Semecarpus anacardium* Linn. and *Withania somnifera* Dunn. in hippocampus of albino rats: an ultrastructural study. *Indian J Exp Biol* 38, no. 10 (2000): 1007–13.

Singh, A., et al. Effect of natural and synthetic antioxidants in a mouse model of chronic fatigue syndrome. *J Med Food* 5, no. 4 (2002): 211–20.

Singh, B., et al. Adaptogenic activity of a novel, withanolide-free aqueous fraction from the roots of *Withania somnifera* Dun. *Phytother Res* 15, no. 4 (2001): 311–18.

Singh, B., et al. Adaptogenic activity of a novel withanolide-free aqueous fraction from the roots of *Withania somnifera* Dun. (Part II). *Phytother Res* 17, no. 5 (2003): 531–36.

Sumantran, V. N., et al. Chondroprotective potential of root extracts of *Withania somnifera* in osteoarthritis. *J Biosci* 32, no. 2 (2007): 299–307.

Sundaram, S., et al. In vitro evaluation of antibacterial activities of crude extracts of *Withania somnifera* (ashwagandha) to bacterial pathogens. *Asian J Biotech* 3, no. 2 (2011): 194–99.

Teixeira, S. T., et al. Prophylactic administration of *Withania somnifera* extract increases host resistence in *Listeria monocytogenes* infected mice. *Int Immunopharmacol* 6, no. 10 (2006): 1535–42.

Ven Murthy, M. R., et al. Scientific basis for the use of Indian ayurvedic medicinal plants in the treatment of neurodegenerative disorders: ashwagandha. *Cent Nerv Syst Agents Med Chem* 10, no. 3 (2010): 238–46.

Widodo, N., et al. Deceleration of senescence in normal human fibroblasts by withanone extracted from ashwagandha leaves. *J Gerontol A Biol Sci Med Sci* 64, no. 10 (2009): 1031–38.

Winters, M. Ancient medicine, modern use: *Withania somnifera* and its potential role in integrative oncology. *Altern Med Rev* 11, no. 4 (2006): 269–77.

Winters, Marie. Ancient medicine, modern use: *Withania somnifera* and its potential role in integrative oncology. *Altern Med Rev* 11, no. 4 (2006): 269–77.

Yadav, C. S., et al. Propoxur-induced acetylcholine esterase inhibition and impairment of cognitive function: attenuation by *Withania somnifera*. *Indian J Biochem Biophys* 47, no. 2 (2010): 117–20.

Ziauddin, M., et al. Studies on the immunomodulatory effects of ashwagandha. *J Ethnopharmacol* 50, no. 2 (1996): 69–76.

Berberin-Pflanzen

Abidi, P., et al. The medicinal plant goldenseal is a natural LDL-lowering agent with multiple bioactive components and new action mechanisms. *J Lipid Res* 47, no. 10 (2006): 2134–47.

Anonymous. Berberine monograph. *Altern Med Rev* 5, no. 2 (2000): 175–77.

Anonymous. *Mahonia bealei* (Fortune) Carrière. Entry in the U.S. Department of Agriculture Natural Resources Conservation Service PLANTS Database. http://plants.usda.gov/java/profile?symbol=MABE2 (accessed January 25, 2011).

Anonymous. Phellodendron. Wikipedia. http://en.wikipedia.org/wiki/Phellodendron (accessed January 25, 2010).

Anonymous. Phellodendron amurense. Wikipedia. http://en.wikipedia.org/wiki/Phellodendron_amurense (accessed January 25, 2010).

Anonymous. Tinospora cordifolia. Wikipedia. http://en.wikipedia.org/wiki/Tinospora_cordifolia (accessed January 25, 2011).

Anonymous. Weed of the week: Amur corktree. U.S. Department of Agriculture Forest Service, Forest Health Staff, Newtown Square, Penn., February 19, 2005. http://na.fs.fed.us/fhp/invasive_plants/weeds/amur-corktree.pdf.

Anonymous. Weed of the week: Japanese barberry. U.S. Department of Agriculture Forest Service, Forest Health Staff, Newtown Square, Penn., June 13, 2005. http://na.fs.fed.us/fhp/invasive_plants/weeds/japanese-barberry.pdf.

Arayne, M. S., et al. The berberis story: *Berberis vulgaris* in therapeutics, *Pak J Pharm Sci* 20, no. 1 (2007): 83–92.

Askri, H., et al. Effects of chloropromazine, berberine and verapamil on *Escherichia coli* heat-labile enterotoxin-induced intestinal hypersecretion in rabbit ileal loops. *J Med Microbiol* 27 (1988): 99–103.

Ball, A. R., et al. Conjugated berberine to a multidrug resistance pump inhibitor creates an effective antimicrobial. *ACS Chem Biol* 1, no. 9 (2006): 594–600.

Borysiewicz, J., et al. Determining the invasive capabilities of the exotic tree *Phellodendron amurense* Rupr. in northeastern North America. Presentation at the Botany 2010 conference, July 31 through August 4, 2010, Providence, Rhode Island. http://2010.botanyconference.org/engine/search/index.php?func=detail&aid=236; http://www.youtube.com/watch?v=C20tvFpBwUE.

Budzinski, J. W., et al. Modulation of human cytochrome P450 3A4 (CYP3A4) and P-glycoprotein (P-gp) in caco-2 cell monolayers by selected commercial-source milk thistle and goldenseal products. *Can J Physiol Pharmacol* 85, no. 9 (2007): 966–78.

Buhlmann, C., and G. Ross. *Quantitation of the alkaloids berberine, palmatine and jatrorrhizine in Mahonia stem by capillary electrophoresis.* Pub. no. 5990-3396EN. (Waldbronn, Germany: Agilent Technologies, March 1, 2009). http://chem.agilent.com/Library/applications/5990-3396EN.pdf.

Cao, X., et al. Why is it challenging to predict intestinal drug absorption and oral bioavailability in human using rat model. *Pharm Res* 23, no. 8 (2006): 1675–86.

Cernáková, M., et al. Antimicrobial activity of berberine—a constituent of *Mahonia aquifolium*. *Folia Microbiol (Prague)* 47, no. 4 (2002): 375–78.

Chen, C. M., et al. Determination of berberine in plasma, urine and bile by high-performance liquid chromatography. *J Chromatogr B Biomed Appl* 665, no. 1 (1995): 117–23.

Chen, F., et al. Optimization of a novel mucoadhesive drug deliver system with ion-exchange resin core loaded with berberine hydrochloride using central composite design methodology. *Yao Xue Xue Bao* 43, no. 9 (2008): 963–68.

Chen, M. L., et al. Chemical and biological differentiation of cortex phellodendri chinensis and cortex phellodendri amurensis. *Planta Med* 76, no. 14 (2010): 1530–35.

Chen, Y., et al. Characterization of the transportation of berberine in coptidis rhizoma extract through rat primary cultured cortical neurons. *Biomed Chromatogr* 22, no. 1 (2008): 28–33.

Chin, L. W., et al. Anti-herpes simplex virus effects of berberine from coptidis rhizoma, a major component of a Chinese herbal medicine, ching-wei-san. *Arch Virol* 155, no. 12 (2010): 1933–41.

Chiu, H. F., et al. The pharmacological and pathological studies on several hepatic protective crude drugs from Taiwan (I). *Am J Chin Med* 16, no. 3–4 (1988): 127–37.

Clement-Kruzel, S., et al. Immune modulation of macrophage pro-inflammatory response by goldenseal and astragalus extracts. *J Med Food* 11, no. 3 (2008): 493–98.

Cuéllar, M. J., et al. Topical anti-inflammatory activity of some Asian medicinal plants used in dermatological disorders. *Fitoterapia* 72, no. 3 (2001): 221–29.

Cui, W. S., et al. A new isocoumarin from bark of *Pellodendron chinense*. *Nat Prod Res* 17, no. 6 (2003): 427–29.

Deng, Y., et al. Simultaneous determination of berberine, palmatine and jatrorrhizine by liquid chromatography-tandem mass spectrometry in rat plasma and its application in a pharmacokinetic study after oral administration of coptis-evodia herb couple. *J Chromatogr B Analyt Technol Biomed Life Sci* 863, no. 2 (2008): 195–205.

Domadia, P. N., et al. Berberine targets assembly of *Escherichia coli* cell division protein FtsZ. *Biochemistry* 47, no. 10 (2008): 3225–34.

Dong, Y., et al. Absorption of extractive rhizoma coptidis in rat everted gut scas. *Zhongguo Zhong Yao Za Zhi* 33, no. 9 (2008): 1056–60.

Douglas, J. A., et al. Seasonal variation of biomass and bioactive alkaloid content of goldenseal, *Hydrastis canadensis. Fitoterapia* 81, no. 7 (2010): 925–28.

Draco Natural Products. Corydalis: when life is just a pain. *Extrax Fax* 2, no. 8 (1999): 1. http://www.dracoherbs.com/assets/Exfax%209908%20final%20-%20new%20addr.PDF.

Freile, M. L., et al. Antifungal activity of aqueous extracts and of berberine isolated from *Berberis heterophylla. Acta Farm Bonaerense* 25, no. 1 (2006): 83–88.

Freile, M. L., et al. Antimicrobial activity of aqueous extracts and of berberine isolated from *Berberis heterophylla. Fitoterapia* 74, no. 7–8 (2003): 702–5.

Garcia, G. E., et al. Akt- and CREB-mediated prostate cancer cell proliferation inhibition by nexrutine, a *Phellodendron amurense* extract. *Neoplasia* 8, no. 6 (2006): 523–33.

Garrison, R., et al. Effect of a proprietary *Magnolia* and *Phellodendron* extract on weight management: a pilot, double-blind, placebo-controlled clinical trial. *Altern Ther Health Med* 12, no. 1 (2006): 50–54.

Ghosh, R., et al. *Phellodendron amurense* bark extract prevents progression of prostate tumors in transgenic adenocarcinoma of mouse prostate: potential for prostate cancer management. *Anticancer Res* 30, no. 3 (2010): 857–66.

Ghosh, R., et al. Regulation of cox-2 by cyclic AMP response element binding protein in prostate cancer: potential role for nexrutine. *Neoplasia* 9, no. 11 (2007): 893–99.

Gilman, E. F., and D. Watson. Phellodendron amurense: *Amur corktree.* Florida Cooperative Extension Service, Institute of Food and Agricultural Sciences, University of Florida, May 2011. http://edis.ifas.ufl.edu/st437.

Giri, P., et al. Binding of protoberberine alkaloid coralyne with double stranded poly(A): a biophysical study. *Mol Biosyst* 4, no. 4 (2008): 341–48.

Grippa, E., et al. Inhibition of *Candida rugosa* lipase by berberine and structurally related alkaloids, evaluated by high-performance liquid chromatography. *Biosci Biotechnol Biochem* 63, no. 9 (1999): 1557–62.

Gui, S., et al. Study on preparation of berberine microemulsion and its absorption in intestine. *Zhongguo Zhong Yao Za Zhi* 34, no. 4 (2009): 398–401.

Gui, S. Y., et al. Preparation and evaluation of a microemulsion for oral delivery of berberine. *Pharmazie* 63, no. 7 (2008): 516–19.

Gupta, P. K., et al. Validation of a liquid chromatography-tandem mass spectrometric assay for the quantitative determination of hydrastine and berberine in human serum. *J Pharm Biomed Anal* 49, no. 4 (2009): 1021–26.

Gurley, B. J., et al. Effect of goldenseal (*Hydrastis canadensis*) and kava kava (*Piper methysticum*) supplementation on digoxin pharmacokinetics in humans. *Drug Metab Dispos* 35, no. 2 (2007): 240–5.

Gurley, B. J., et al. Supplementation with goldenseal (*Hydrastis canadensis*), but not kava kava (*Piper methysticum*), inhibits human CYP3A activity in vivo, *Clin Pharmacol Ther* 83, no. 1 (2008): 61–9.

Hajnická, V., et al. Effect of *Mahonia aquifolium* active compounds on interleukin-8 production in the human monocytic cell line THP-1. *Planta Med* 68, no. 3 (2002): 266–68.

Harikumar, K. B., et al. Inhibition of progression of erythroleukemia induced by Friend virus in BALB/c mice by natural products—berberine, curcumin and picroliv. *J Exp Ther Oncol* 7, no. 4 (2008): 275–84.

Hayashi, K., et al. Antiviral activity of berberine and related compounds against human cytomegalovirus. *Bioorg Med Chem Lett* 17,
no. 6 (2007): 1562–64.

Head, Kathleen A. Natural approaches to prevention and treatment of infections of the lower urinary tract. *Altern Med Rev* 13, no. 3 (2008): 227–44.

Hua, W., et al. Determination of berberine in human plasma by liquid chromatography-electrospray ionization-mass spectrometry. *J Pharm Biomed Anal* 44, no. 4 (2007): 931–37.

Hwang, B. Y., et al. Antimicrobial constituents from goldenseal (the rhizomes of *Hydrastis canadensis*) against selected oral pathogens. *Planta Med* 69, no. 7 (2003): 623–27.

Imanshahidi, M., et al. Pharmacological and therapeutic effects of *Berberis vulgaris* and its active constituent, berberine. *Phytother Res* 22, no. 8 (2008): 999–1012.

Inbaraj, J. J., et al. Photochemistry and photocytoxicity of alkaloids from goldenseal (*Hydrastis canadensis* L.). 2. Palmatine, hydrastine, canadine, and hydrastinine. *Chem Res Toxicol* 19, no. 6 (2006): 739–44.

Jahnke, G. D., et al. Developmental toxicity evaluation of berberine in rats and mice. *Birth Defects Res B Dev Reprod Toxicol* 77, no. 3 (2006): 195–206.

James, M. A., et al. Dietary administration of berberine or *Phellodendron amurense* extract inhibits cell cycle progression and lung tumorigenesis. *Mol Carcinog* 50, no. 1 (2011): 1–7.

Jia, F., et al. Identification of palmatine as an inhibitor of West Nile virus. *Arch Virol* 155, no. 8 (2010): 1325–29.

Kai-sum, M., et al. Coptis accumulation of active ingredients. Free Papers Download Center, May 17, 2008. http://eng.hi138.com/?i135909.

Kalman, D. S., et al. Effect of a proprietary *Magnolia* and *Phellodendron* extract on stress levels in healthy women: a pilot, double-blind, placebo-controlled clinical trial. *Nutr J* 21, no. 7 (2008): 11.

Karmakar, S. R., et al. Anti-carcinogenic potentials of a plant extract (*Hydrastis canadensis*): I. Evidence from in vivo studies in mice (*Mus musculus*). *Asian Pac J Cancer Prev* 11, no. 2 (2010): 545–51.

Kheir, M. M., et al. Acute toxicity of berberine and its correlation with the blood concentration in mice. *Food Chem Toxicol* 48, no. 4 (2010): 1105–10.

Khin-Maung-U, et al. Clinical trial of berberine in acute watery diarrhoea. *Br Med J (Clin Res Ed)* 291, no. 6509 (1985): 1061–65.

Khin-Maung-U, et al. Clinical trial of high-dose berberine and tetracycline in cholera. *J Diarrhoeal Dis Res* 5, no. 3 (1987): 184–87.

Kim, J. B., et al. The alkaloid berberine inhibits the growth of anoikis-resistant MCF-7 and MDA-MB-231 breast cancer cell lines by inducing cell cycle arrest. *Phytomedicine* 17, no. 6 (2009): 436–40.

Kim, J. H., et al. Effect of *Phellodendron amurense* in protecting human osteoarthritic cartilage and chondrocytes. *J Ethnopharmacol* 134, no. 2 (2011): 234–42. E-pub (preprint) December 21, 2010.

Kim, J. S., et al. Immunoquantitative analysis for berberine and its related compounds using monoclonal antibodies in herbal medicines. *Analyst* 129, no. 1 (2004): 87–91.

Kulkarni, S. K., et al. Berberine: a plant alkaloid with therapeutic potential for central nervous system disorders. *Phytother Res* 24, no. 3 (2010): 317–24.

Kumar, A. P., et al. Akt/camp-responsive element binding protein/cyclin D1 network: a novel target for prostate cancer inhibition in transgenic adenocarcinoma of mouse prostate model mediated by nexrutine, a *Phellodendron amurense* bark extract. *Clin Cancer Res* 13, no. 9 (2007): 2784–94.

Kumar, A. P., et al. Natural products: potential for developing *Phellodendron amurense* bark extract for prostate cancer management. *Mini Rev Med Chem* 10, no. 5 (2010): 388–97.

Lau, C. W., et al. Cardiovascular actions of berberine. *Cardiovasc Drug Rev* 19, no. 3 (2001): 234–44.

Lauk, L., et al. Activity of *Berberis aetnensis* root extracts on *Candida* strains. *Fitoterapia* 78, no. 2 (2007): 159–61.

Lee, J. H., et al. Isolation and characterization of a novel glutathione S-transferase-activating peptide from the oriental medicinal plant *Phellodendron amurense*. *Peptides* 27, no. 9 (2006): 2069–74.

Lesnau, A., et al. Antiviral activity of berberine salts. *Pharmazie* 45, no. 8 (1990): 638–39.

Leu, C. H., et al. Constituents from the leaves of *Phellodendron amurense* and their antioxidant activity. *Chem Pharm Bull* (Tokyo), 54, no. 9 (2006): 1308–11.

Li, A., et al. Evaluation of antimicrobial activity of certain Chinese plants used in folkloric medicine. *World J Microbio Biotech* 24, no. 4 (2008): 569–72.

Li, A.-R., et al. Antimicrobial activity of four species of Berberidaceae. *Fitoterapia* 78, no. 5 (2007): 379–81.

Li, H. L., et al. Alkaloids from *Corydalis saxicola* and their anti-hepatitis B virus activity. *Chem Biodivers* 5, no. 5 (2008): 777–83.

Li, H. L., et al. Simultaneous determination of four active alkaloids from a traditional Chinese medicine *Corydalis saxicola* Bunting. (yanhuanglian) in plasma and urine samples by LC-MS-MS. *J Chromatogr B Analyst Technol Biomed Life Sci* 831, no. 1–2 (2006): 140–46.

Li, Y., et al. Effect of additives on absorption of *Coptis chinensis* total alkaloids and pharmacokinetics in mice. *Zhongguo Zhong Yao Za Zhi* 34, no. 3 (2009): 344–48.

Liepin, V. K., et al. Seasons, regions of procurement of Amur corktree bast (*Phellodendron amurense* Rupr.) and localization of berberine in it. *Farmatsiia* 17, no. 6 (1968): 65–69.

Lin, C. C., et al. Effects of oral administration of berberine on distribution and metabolism of 2-aminofluorene in Sprague-Dawley rats. *In Vivo* 21, no. 2 (2007): 321–28.

Lin, J. P., et al. Berberine induced down-regulation of matrix metalloproteinase-1, -2 and -9 in human gastric cancer cells (SNU-5) in vitro. *In Vivo* 22, no. 2 (2008): 223–30.

Liu, L., et al. Berberine suppresses intestinal disaccharidases with beneficial metabolic effects in diabetic states, evidences from in vivo and in vitro study. *Naunyn Schmiedebergs Arch Pharmacol* 381, no. 4 (2010): 371–81.

Liu, Y., et al. Simultaneous determination of seven alkaloids in *Phellodendron chinense* Schneid by high-performance liquid chromatography. *J AOAC Int* 93, no. 5 (2010): 1416–21.

Liu, Y. M., et al. A comparative study on commercial samples of phellodendri cortex. *Planta Med* 59, no. 6 (1993): 557–61.

Lu, S. S., et al. Berberine promotes glucagon-like peptide-1 (7-36) amide secretion in streptozotocin-induced diabetic rats. *J Endocrinol* 200, no. 2 (2009): 159–65.

Lu, T., et al. Simultaneous determination of berberine and palmatine in rat plasma by HPLC-ESI-MS after oral administration of traditional Chinese medicinal preparation huang-lian-jie-du decoction and the pharmacokinetic application of the method. *J Pharm Biomed Anal* 40, no. 5 (2006): 1218–24.

Lu, X. Y., et al. Enhancement of sodium caprate on intestine absorption and antidiabetic action of berberine. *AAPS Pharm Sci Tech* 11, no. 1 (2010): 372–82.

Ma, B. L., et al. Identification of the toxic constituents in rhizoma coptidis. *J Ethnopharmacol* 128, no. 2 (2010): 357–64.

Ma, L., et al. Absorption of coptisine chloride and berberrubine across human intestinal epithelial by using human Caco-2 cell monolayers. *Zhongguo Zhong Yao Za Zhi* 32, no. 23 (2007): 2523–27.

Maeng, H. J., et al. P-glycoprotein-mediated transport of berberine across Caco-2 cell monolayers. *J Pharm Sci* 91, no. 12 (2002): 2614–21.

Mahady, G. B., et al. In vitro susceptibility of *Helicobacter pylori* to isoquinoline alkaloids from *Sanguinaria canadensis* and *Hydrastis canadensis*. *Phytother Res* 17, no. 3 (2003): 217–21.

Min, Y. D., et al. Isolation of limonoids and alkaloids from *Phellodendron amurense* and their multidrug resistance (MDR) reversal activity. *Arch Pharm Res* 30, no. 1 (2007): 58–63.

Miyake, M., et al. Limonoids in *Phellodendron amurense* (Kihada). *Yakugaku Zasshi* 112, no. 5 (1992): 343–47.

Mori, H., et al. Principle of the bark of *Phellodendron amurense* to suppress the cellular immune response. *Planta Med* 60, no. 5 (1994): 445–49.

Mori, H., et al. Principle of the bark of *Phellodendron amurense* to suppress the cellular immune response: effect of phellodendrine on cellular and humoral immune responses. *Planta Med* 61, no. 1 (1995): 45–49.

Morisawa, TunyaLee. *Phellodendron amurense*. BugwoodWiki, updated March 23, 2009. http://wiki.bugwood.org/Phellodendron_amurense.
Musumeci, R., et al. *Berberis aetnensis* C. Presl. extracts: antimicrobial properties and interaction with ciprofloxacin. *Int J Antimicrob Agents* 22, no. 1 (2003): 48–53.
Oben, J., et al. *Phellodendron* and *Citrus* extracts benefit cardiovascular health in osteoarthritis patients: a double-blind, placebo-controlled pilot study. *Nutr J* 20, no. 7 (2008): 16.
Oben, J., et al. *Phellodendron* and *Citrus* extracts benefit joint health in osteoarthritis patients: a pilot, double-blind, placebo-controlled study. *Nutr J* 14, no. 8 (2009): 38.
Pan, G. Y., et al. The involvement of P-glycoprotein in berberine absorption. *Pharmacol Toxicol* 91, no. 4 (2002): 193–97.
Park, E. K. Antiinflammatory effects of a combined herbal preparation (RAH13) of *Phellodendron amurense* and *Coptis chinensis* in animal models of inflammation. *Phytother Res* 21, no. 8 (2007): 746–50.
Park, K. S., et al. Differential inhibitory effects of protoberberines on sterol and chitin biosyntheses in *Candida albicans*. *J Antimicrob Chemother* 43, no. 5 (1999): 667–74.
Park, K. S., et al. HWY-289, a novel semi-synthetic protoberberine derivative with multiple target sites in *Candida albicans*. *J Antimicrob Chemother* 47, no. 5 (2001): 513–19.
Ping, Yi., et al. Berberine reverses free-fatty-acid-induced insulin resistance in 3T3-L1 adipocytes through targeting IKK. *World J Gastroenterology* 14, no. 6 (2008): 876–83.
Pitta-Alvarez, S. I., et al. In vitro shoot culture and antimicrobial activity of *Berberis buxifolia* Lam. *In Vitro Cell Dev Biol Plant* 44, no. 6 (2008): 502–7.
Premkumar, J., et al. Activity and interactions of antibiotic and phytochemical combinations against *Pseudomonas aeruginosa* in vitro.
Int J Biol Sci 6, no. 6 (2010): 556–68.
Quan, H., et al. Potent in vitro synergism of fluconazole and berberine chloride against clinical isolates of *Candida albicans* resistant to fluconazole. *Antimicrob Agents Chemother* 50, no. 3 (2006): 1096–99.
Qui, W., et al. Effect of berberine on the pharmacokinetics of substrates of CYP3A and P-gp. *Phytother Res* 23, no. 11 (2009): 1553–58.
Rabbani, G. H., et al. Mechanism and treatment of diarrhoea due to *Vibrio cholerae* and *Escherichia coli*: roles of drugs and prostaglandins. *Dan Med Bull* 43, no. 2 (1996): 173–85.
Rabbani, G. H., et al. Randomized controlled trial of berberine sulfate therapy for diarrhea due to enterotoxigenic *Escherichia coli* and *Vibrio cholerae*. *J Infect Dis* 155, no. 5 (1987): 979–84.
Rajaian, H., et al. *Berberis vulgaris* as growth promoter in broiler chickens. *Int J Poultry Sci* 5, no. 4 (2006): 395–97.
Read, R. A., and J. Zasada. *Phellodendron amurense* Rupr.: Amur corktree. In *Woody Plant Seed Manual*, by the U.S. Department of Agriculture Forest Service (USDAFS Agriculture Handbook 727), 783–85. Washington DC: U.S. Government Printing Office, 2008. http://www.nsl.fs.fed.us/O&P%20genera.pdf.
Rohrer, U., et al. Antimicrobial activity of *Mahonia aquifolium* and two of its alkaloids against oral bacteria. *Schweiz Monatsschr Zahnmed* 117 (2007): 1126–31.
Ropivia, J., et al. Isoquinolines from the roots of *Thalictrum flavum* L. and their evaluation as antiparasitic compounds. *Molecules* 15 (2010): 6476–84.
Sack, R. B., et al. Berberine inhibits intestinal secretory response of *Vibrio cholerae* and *Escherichia coli* enterotoxins. *Infect Immun* 35, no. 2 (1982): 471–75.
Sahelian, Ray. *Phellodendron*. Newsletter. http://raysahelian.com/phellodendron.html (accessed January 25, 2011).
Sato, I., et al. The study of dentifrice containing *Phellodendron amurense* extract on periodontal disease (II). The clinical effects of dentifrice containing *Phellodendron amurense* extract and anti-inflammatory agents. *Nihon Shishubyo Gakkai Kaishi* 30, no. 3 (1988): 887–900.
Scazzocchio, F. et al. Antibacterial activity of *Hydrastis canadensis* extract and its major isolated alkaloids. *Planta Med* 67, no. 6 (2001): 561–64.
Schinella, G. R., et al. Inhibition of *Trypanosoma cruzi* growth by medical plant extract. *Fitoterapia* 73, no. 7–8 (2002): 569–75.
Serafim, T. L., et al. Different concentrations of berberine result in distinct cellular localization patterns and cell cycle effects in a melanoma cell line. *Cancer Chemother Pharmacol* 61, no. 6 (2008): 1007–18.
Severina, I. I., et al. Transfer of cationic antibacterial agents berberine, palmatine, and benzalkonium through bimolecular planar phospholipid film and *Staphylococcus aureus* membrane. *IUBMB Life* 52, no. 6 (2001): 321–24.
Shahid, M., et al. Ethnobotanical studies on *Berberis aristata* DC. root extracts. *Afr J Biotechnol* 8, no. 4 (2009): 556–63.
Shi, R., et al. Influence of *Coptis chinensis* on pharmacokinetics of flavonoids after oral administration of radix scutellariae in rats. *Biopharm Drug Dispos* 30, no. 7 (2009): 398–410.
Shrya, K., et al. Significant differences in alkaloid content of *Coptis chinensis* (huanglian), from its related American species. *Chinese Med* 4 (2009): 17.
Singh, A., et al. Berberine: alkaloid with wide spectrum of pharmacological activities. *I J Nat Prod* 3 (2010): 64–75.
Slobodniková, L., et al. Antimicrobial activity of *Mahonia aquifolium* crude extract and its major isolated alkaloids. *Phytother Res* 18, no. 8 (2004): 674–76.
Stermitz, F. R., et al. 5'-methoxyhydnocarpin-D and pheophorbide A: *Berberis* species components that potentiate berberine growth inhibition of resistant *Staphylococcus aureus*. *J Nat Prod* 63, no. 8 (2000): 1146–49.
Stermitz, F. R., et al. Synergy in a medicinal plant: antimicrobial action of berberine potentiated by 5'-methoxyhydnocarpin, a multidrug pump inhibitor. *PNAS* 97, no. 4 (2000): 1433–37.
Subhuti, Dharmananda. New uses of berberine: a valuable alkaloid from herbs for "damp-heat" syndromes. Institute for Traditional Medicine (Portland, Ore.), April 2005. http://itmonline.org/articles/berberine/berberine.htm.

Sun, D., et al. Berberine sulfate blocks adherence of *Streptococcus pyogenes* to epithelial cells, fibronectin, and hexadecane. *Antimicrob Agents Chemother* 32, no. 9 (1988): 1370–74.

Suraj, Gupte. Use of berberine in treatment of giardiasis. *Am J Dis Child* 129, no. 7 (1975): 866.

Swearingen, Jil M. Plant Conservation Alliance's Alien Plant Working Group "Least Wanted": Japanese Barberry. U.S. National Park Service Plant Conservation Alliance, May 20, 2005. http://nps.gov/plants/alien/fact/beth1.htm.

Tan, X., et al. In situ intestinal absorption kinetics of berberine and jatrorrhizine from extractive rhizoma coptidis in rats. *Zhongguo Zhong Yao Za Zhi* 35, no. 6 (2010): 755–58.

Tanaka, Y., et al. A meningoencephalitic form of cerebral aspergillosis effectively treated with a derivative of berberine alkaloids (author's transl). *Rinsho Shinkeigaku* 18, no. 10 (1978): 635–40.

Taylor, C. E., et al. Control of diarrheal diseases. *Annu Rev Public Health* 10 (1989): 221–44.

Tegos, G., et al. Multidrug pump inhibitors uncover remarkable activity of plant antimicrobials. *Antimicrob Agents Chemother* 46, no. 10 (2002): 3133–41.

Tsai, P. L., et al. Hepatobiliary excretion of berberine. *Drug Metab Dispos* 32, no. 4 (2004): 405–12.

Turner, N., et al. Berberine and its more biologically available derivative, dihydroberberine, inhibit mitochondrial respiratory complex 1: a mechanism for the action of berberine to activate AMP-activated protein kinase and improve insulin action. *Diabetes* 57 (2008): 1414–18.

Uchiyama, T., et al. Anti-ulcer effect of extract from phellodendri cortex. *Yakugaku Zasshi* 109, no. 9 (1989): 672–76.

Van Berkel, G. J. Thin-layer chromatography/desorption electrospray ionization mass spectrometry: investigation of goldenseal alkaloids. *Anal Chem* 79, no. 7 (2007): 2778–89.

Vennerstrom, J. L., et al. Berberine derivatives as antileishmanial drugs. *Antimicro Agent Chemother* 34, no. 5 (1990): 918–21.

Villinski, J., et al. Antibacterial activity and alkaloid content of *Berberis thunbergii, Berberis vulgaris* and *Hydrastis canadensis. Pharma Biol* 41, no. 8 (2003): 551–57.

Volleková, A., et al. Antifungal activity of *Mahonia aquifolium* extract and its major protoberberine alkaloids. *Phytother Res* 17, no. 7 (2003): 834–37.

Volleková, A., et al. Isoquinoline alkaloids from *Mahonia aquifolium* stem bark are active against *Malassezia* spp. *Folia Microbiol* 46, no. 2 (2001): 107–11.

Wang, L., et al. Metabolism, transformation and distribution of *Coptis chinensis* total alkaloids in rat. *Zhongguo Zhong Yao Za Zhi* 35, no. 15 (2010): 2017–20.

Wang, M., et al. Studies on the chemical constituents of *Phellodendron chinense. Zhong Yao Cai* 32, no. 2 (2009): 208–10.

Wang, W., et al. In vitro antioxidant, antimicrobial and anti-herpes simplex virus type 1 activity of *Phellodendron amurense* Rupr. from China. *Am J Chin Med* 37, no. 1 (2009): 1–9.

Wang, X., et al. Berberine inhibits *Staphylococcus epidermidis* adhesion and biofilm formation on the surface of titanium alloy. *J Orthop Res* 27, no. 11 (2009): 1487–92.

Wang, X. Q., et al. Effect of rhizoma coptidis and radix rehmanniae with different ratio on pharmacokinetics of berberine in rats. *Zhongguo Zhong Yao Za Zhi* 32, no. 17 (2007): 1795–97.

Watanabe, Y., et al. The study of dentifrice containing *Phellodendron amurense* extracts on periodontal disease (I). The anti-inflammatory effects and clinical effects of *Phellodendron amurense* extract on periodontal disease. *Nihon Shishubyo Gakkai Kaishi* 30, no. 3 (1988): 875–86.

Weber, H. A., et al. Extraction and HPLC analysis of alkaloids in goldenseal. *Sheng Wu Gong Cheng Xue Bao* 20, no. 2 (2004): 306–8.

Wei, P. H., et al. Determination of alkaloids from *Coptis chinensis* Franch. and *Phellodendron amurense* Rupr. decocted together in baitouweng decocta by high performance capillary electrophoresis. *Se Pu* 20, no. 6 (2002): 554–56.

Wongbutdee, Jaruwan. Physiological effects of berberine. *Pharm Health Sci J* 4, no. 1 (2009): 78–83.

Wu, T. S., et al. Constituents from the leaves of *Phellodendron amurense* var. *wilsonii* and their bioactivity. *J Nat Prod* 66, no. 9 (2003): 1207–11.

Wu, W. N., et al. Alkaloids of *Thalictrum*. XXI. Isolation and characterization of alkaloids from the roots of *Thalictrum podocarpum. Lloydia* 40, no. 4 (1977): 384–94.

Wu, X., et al. Effects of berberine on the blood concentration of cyclosporine A in renal transplanted recipients: clinical and pharmacokinetic study. *Eur J Clin Pharmacol* 61, no. 8 (2005): 567–72.

Xin, H. W., et al. The effects of berberine on the pharmacokinetics of cyclosporine A in healthy volunteers. *Methods Find Exp Clin Pharmacol* 28, no. 1 (2006): 25–29.

Xu, Lihui., et al. Inhibitory effects of berberine on the activation and cell cycle progression of human peripheral lymphocytes. *Cell Mol Immun* 2, no. 4 (2005): 295–300.

Xu, Y., et al. Extracts of bark from the traditional Chinese herb *Phellodendron amurense* inhibit contractility of the isolated rat prostate gland.
J Ethnopharmacol 127, no. 1 (2010): 196–99.

Yan, C., et al. Water-soluble chemical constituents from fruits of *Phellodendron chinense* var. *glabriusculum. Zhongguo Zhong Yao Za Zhi* 34, no. 22 (2009): 2895–97.

Yan, Q. N., et al. Study on the tissue distribution of berberine from rhizoma coptidis and compatibility with rhizoma coptidis and cortex cinnamomi in rats. *Zhong Yao Cai* 32, no. 4 (2009): 575–78.

Yang, C., et al. Effects of processing *Phellodendron amurense* with salt on anti-gout. *Zhongguo Zhong Yao Za Zhi* 30, no. 2 (2005): 145–48.

Yang, H. T., et al. Transport and uptake characteristics of a new derivative of berberine (CPU-86017) by human intestinal epithelial cell line: Caco-2. *Acta Pharmacol Sin* 24, no. 12 (2003): 1185–91.

Yao, M., et al. A reproductive screening test of goldenseal. *Birth Defects Res B Dev Reprod Toxicol* 74, no. 5 (2005): 399–404.
Ye, M., et al. Neuropharmacological and pharmacokinetic properties of berberine: a review of recent research. *J Pharm Pharmacol* 61, no. 7 (2009): 831–37.
Yi, L., et al. Simultaneous determination of baicalin, rhein and berberine in rat plasma by column-switching high-performance liquid chromatography. *J Chromatogr B Analyt Technol Biomed Life Sci* 838, no. 1 (2006): 50–55.
Yi, P., et al. Molecular mechanism of berberine in improving insulin resistance induced by free fatty acid through inhibiting nuclear transcription factor-kappaB p65 in 3T3-L1 adipocytes. *Zhongguo Zhong Xi Yi Jie He Za Zhi* 27, no. 12 (2007): 1099–104.
Yin, Jun., et al. Berberine improves glucose metabolism through induction of glycolysis. *Am J Physiol Endocrinol Metab* 294, no. 1 (2008): E148–156.
Yin, L., et al. Simultaneous determination of 11 active components in two well-known traditional Chinese medicines by HPLC coupled with diode array detection for quality control. *J Pharm Biomed Anal* 49, no. 4 (2009): 1101–8.
Yu, H. H., et al. Antimicrobial activity of berberine alone and in combination with ampicillin or oxacillin against methicillin-resistant *Staphylococcus aureus*. *J Med Food* 8, no. 4 (2005): 454–61.
Yu, Y., et al. Modulation of glucagon-like-peptide-1 release by berberine: in vivo and in vitro studies. *Biochem Pharmacol* 79, no. 7 (2010): 1000–1006.
Zhang, D., and T. Hartley. Phellodendron Ruprecht. In *Flora of China* 11, 75–76. St. Louis, MS: Missouri Botanical Garden Press; Beijing: Science Press, 2008.
Zhang, D. M., et al. Effect of baicalin and berberine on transport of nimodipine on primary-cultured, rat brain microvascular endothelial cells. *Acta Pharmacol Sin* 28, no. 4 (2007): 573–78.
Zhang, Q.-J., et al. Inhibitory activity of substance in seed and sarcocarp of *Phellodendron amurense*. In *Chinese Traditional and Herbal Drugs* 1 (2008) [in Chinese]. English abstract on Medicine & Hygiene website at http://medicine
-hygiene.idnwhois.org/download.php?aid=32448 (accessed December 25, 2011).
Zhang, Y., et al. Studies on in vivo release of berberine hydrochloride from carboxymethyl konjac glucomannan pellets in rats. *Zhongguo Zhong Yao Za Zhi* 33, no. 13 (2008):1591–95.
Zhang, Y., et al. Study on release mechanism of berberine hydrochloride-loaded carboxymethyl konjac glucomannan pellets for colonic delivery. *Zhongguo Zhong Yao Za Zhi* 33, no. 1 (2008): 23–26.
Zheng, H., et al.. *Phellodendron amurense*: Amur corktree. In *Invasive Plants of Asian Origin Established in the United States and Their Natural Enemies* 1, 131–32. Morgantown, W.Va.: U.S. Department of Agriculture Forest Service, 2004. Online on the BugwoodWiki website: http://wiki.bugwood.org/uploads/Phellodendron.pdf.
Zhou, H., et al. Determination of berberine in *Phellodendron chinense* Schneid and its processed products by TLC (thin layer chromatography) densitometry. *Zhongguo Zhong Yao Za Zhi* 20, no. 7 (1995): 405–7, 447.
Zhou, H. Y., et al. Ferulates, amurenlactone A and amurenamide A from traditional Chinese medicine cortex phellodendri amurensis. *J Asian Nat Prod Res* 19, no. 5–6 (2008): 409–13.
Zuo, Feng. Pharmacokinetics of berberine and its main metabolites in conventional and pseudo germ-free rats determined by liquid chromatography/ion trap mass spectrometry. *Drug Metab Dispos* 34, no. 12 (2006): 2064–71.

Bidens

Abajo, C., et al. In vitro study of the antioxidant and immunomodulatory activity of aqueous infusion of *Bidens pilosa*. *J Ethnopharmacol* 93, no. 2 (2004): 319–23.
Alarcon-Aguilar, F. J., et al. Investigation on the hypoglycemic effects of extracts of four Mexican medicinal plants in normal and alloxan-diabetic mice. *Phytother Res* 16, no. 4 (2002): 383–86.
Alvarez, A., et al. Gastric antisecretory and antiulcer activities of an ethanolic extract of *Bidens pilosa* L. var. *radiata* Schult. Bip. *J Ethnopharmacol* 67, no. 3 (1999): 333–40.
Alvarez, L., et al. Bioactive polyacetylenes from *Bidens pilosa*. *Planta Med* 62, no. 4 (1996): 355–57.
Andrade-Neto, V. F., et al. Antimalarial activity of *Bidens pilosa* L. (Asteraceae) ethanol extracts from wild plants collected in various localities or plants cultivated in human soil. *Phytother Res* 18, no. 8 (2004): 634–39.
Anonymous. Bidens pilosa. Wikipedia. http://en.wikipedia.org/wiki/Bidens_pilosa (accessed January 14, 2011).
Anonymous. *Bidens pilosa* (herb). Entry in the Global Invasive Species Database, modified August 30, 2010. http://issg.org/database/species/ecology.asp?si=1431&fr=1&sts=&lang=EN.
Anonymous. *Bidens pilosa* L., Asteraceae. Entry in the Pacific Island Ecosystems at Risk (PIER) database, updated March 5, 2010. http://hear.org/pier/species/bidens_pilosa.htm.
Anonymous. *Bidens pilosa* Linn. Newsodrome, September 28, 2011. http://newsodrome.com/alternative_medicine_news/bidens-pilosa-linn-22584780.
Anonymous. *Presence of compounds in picao preto* (Bidens pilosa). Carson City, Nev.: Raintree Nutrition, 2004. http://rain-tree.com/picao-preto-chemicals.pdf.
Ashafa, A. O. T., et al. Screening the root extracts from *Bidens pilosa* L. var. *radiata* (Asteraceae) for antimicrobial potentials. *J Med Plant Res* 3, no. 8 (2009): 568–72.
Brandão, M. G. L., et al. Antimalarial activity of extracts and fractions from *Bidens pilosa* and other *Bidens* species (Asteraceae) correlated with the presence of acetylene and flavonoid compounds. *J Ethnopharmacol* 57 (1997): 131–38.
Chang, C. L., et al. Cytopiloyne, a polyacetylenic glucose, prevents type 1 diabetes in nonobese diabetic mice. *J Immunol* 178, no. 11 (2007): 6984–93.

Chang, C. L., et al. The distinct effects of a butanol fraction of *Bidens pilosa* plant extract on the development of Th1-mediated diabetes and Th2-mediated airway inflammation in mice. *J Biomed Sci* 12, no. 1 (2005): 79–89.

Chang, J. S., et al. Antileukemic activity of *Bidens pilosa* L. var. *minor* (Blume) Sherff and *Houttuynia cordata* Thunb. *Am J Chin Med* 29, no. 2 (2001): 303–12.

Chang, M.-H., et al. The low polar constituents from *Bidens pilosa* L. var. *minor* (Blume) Sherff. *J Chinese Chem Soc* 47 (2000): 1131–36.

Chang, S. L., et al. Flavonoids centaurein and centaureidin, from *Bidens pilosa*, stimulate IFN-gamma expression. *J Ethnopharmacol* 112, no. 2 (2007): 232–36.

Chang, S.-L., et al. Polyacetylenic compounds and butanol fraction from *Bidens pilosa* can modulate the differentiation of helper T cells and prevent autoimmune diabetes in non-obese diabetic mice. *Planta Med* 70, no. 11 (2004): 1045–51.

Chiang, L. C., et al. Anti-herpes simplex virus activity of *Bidens pilosa* and *Houttuynia cordata*. *Am J Chin Med* 31, no. 3 (2003): 355–62.

Chiang, Y. M., et al. Cytopiloyne, a novel polyacetylenic glucoside from *Bidens pilosa*, functions as a T helper cell modulator. *J Ethnopharmacol* 110, no. 3 (2007): 532–38.

Chiang, Y. M., et al. Metabolite profiling and chemopreventive bioactivity of plant extracts from *Bidens pilosa*. *J Ethnopharmacol* 95, no. 2–3 (2004): 409–19.

Chien, S. C., et al. Anti-diabetic properties of three common *Bidens pilosa* variants in Taiwan. *Phytochemistry* 70, no. 10 (2009): 1246–54.

Chih, H. W., et al. Anti-inflammatory activity of Taiwan folk medicine "ham-hong-chho" in rats. *Am J Chin Med* 23, no. 3–4 (1995): 273–78.

Chin, H. W., et al. The hepatoprotective effects of Taiwan folk medicine ham-hong-chho in rats. *Am J Chin Med* 24, no. 3–4 (1996): 231–40.

Chippaux, J. P., et al. Drug or plant substances which antagonize venoms or potentiate antivenins. *Bull Soc Pathol Exot* 90, no. 4 (1997): 282–85.

Corren, J., et al. Clinical and biochemical effects of a combination botanical product (ClearGuard) for allergy: a pilot randomized double-blind placebo-controlled trial. *Nutr J* 14, no. 7 (2008): 20.

Costa R. J., et al. In vitro study of mutagenic potential of *Bidens pilosa* Linné and *Mikania glomerata* Sprengel using the comet and micronucleus assays. *J Ethnopharmacol* 118, no. 1 (2008): 86–93.

Dimo, T., et al. Effects of leaf aqueous extract of *Bidens pilosa* (Asteraceae) on KCI- and norepinephrine-induced contractions of rat aorta. *J Ethnopharmacol* 60, no. 2 (1998): 179–82.

Dimo, T., et al. Effects of the aqueous and methylene chloride extracts of *Bidens pilosa* leaf on fructose-hypertensive rats. *J Ethnopharmacol* 76, no. 3 (2001): 215–21.

Dimo, T., et al. Hypotensive effects of a methanol extract of *Bidens pilosa* Linn on hypertensive rats. *C R Acad Sci III* 322, no. 4 (1999): 323–29.

Dimo, T., et al. Leaf methanol extract of *Bidens pilosa* prevents and attenuates the hypertension induced by high-fructose diet in Wistar rats. *J Ethnopharmacol* 83, no. 3 (2002): 183–91.

Dimo, T., et al. Possible mechanisms of action of the neutral extract from *Bidens pilosa* L. leaves on the cardiovascular system of anaesthetized rats. *Phytother Res* 17, no. 1 (2003): 1135–39.

Frida, L., et al. In vivo and in vitro effects of *Bidens pilosa* L. (Asteraceae) leaf aqueous and ethanol extracts on primed-oestrogenized rat uterine muscle. *Afr J Tradit Complement Altern Med* 5, no. 1 (2007): 79–91.

Garcia, M., et al. Screening of medicinal plants against *Leishmania amazonensis*. *Pharm Biol* 48, no. 9 (2010): 1053–58.

Gbedema, S. Y., et al. Modulation effect of herbal extracts on the antibacterial activity of tetracycline. *Int J Contemp Res Rev* 1, no. 4 (2010). 1–5.

Gbolade, A. A. Inventory of antidiabetic plants in selected districts of Lagos State, Nigeria. *J Ethnopharmacol* 121, no. 1 (2009): 135–39.

Geissberger, P., et al. Constituents of *Bidens pilosa* L.: do the components found so far explain the use of this plant in traditional medicine? *Acta Trop* 48, no. 4 (1991): 251–61.

Hoffmann, B., et al. Further acylated chalcones from *Bidens pilosa*. *Planta Med* 54, no. 5 (1988): 450–51.

Hoffmann, B., et al. New chalcones from *Bidens pilosa*. *Planta Med* 54, no. 1 (1988): 52–54.

Horiuchi, M., et al. Effects of *Bidens pilosa* L. var. *radiata* Scherff on experimental gastric lesion. *J Nat Med* 64, no. 4 (2010): 430–35.

Horiuchi, M., et al. Improvement of the antiiinflammatory and antiallerginic activity of *Bidens pilosa* L. var. *radiata* Scherff treated with enzyme (cellulosine). *J Health Sci* 54, no. 3 (2008): 294–301.

Hsu, H.-M., et al. Contrasting effects of aqueous tissue extracts from an invasive plant, *Bidens pilosa* L. var. *radiata*, on the performance of its sympatric plant species. *Taiwania* 54, no. 3 (2009): 255–60.

Hsu, Y. J., et al. Anti-hyperglycemic effects and mechanism of *Bidens pilosa* water extract. *J Ethnopharmacol* 122, no. 2 (2009): 379–83.

Hudson, J. B. Plant photosensitizers with antiviral properties. *Antiviral Res* 12, no. 2 (1989): 55–74.

Hudson, J. B., et al. Therapeutic potential of plant photosensitizers. *Pharmacol Ther* 49, no. 3 (1991): 181–222.

Jäger, A. K., et al. Screening of Zulu medicinal plants for prostaglandin-synthesis inhibitors. *J Ethnopharmacol* 52, no. 2 (1996): 95–100.

Khan, M. R., et al. Anti-microbial activity of *Bidens pilosa*, *Bischofia javanica*, *Elmerillia papuana* and *Sigesbekia orientalis*. *Fitoterapia* 72, no. 6 (2001): 662–65.

Krettli, A. U., et al. The search for new antimalarial drugs from plants used to treat fever and malaria or plants randomly selected: review. *Mem Inst Oswaldo Cruz* 96, no. 8 (2001): 1033–42.

Kumar, J. K., et al. A new disubstituted actylacetone from the leaves of *Bidens pilosa* Linn. *Nat Prod Res* 17, no. 1 (2003): 71–74.

Kumari, P., et al. A promising anticancer and antimalarial component from the leaves of *Bidens pilosa*. *Planta Med* 75, no. 1 (2009): 59–61.

Kviecinski, M. R., et al. Study of the antitumor potential of *Bidens pilosa* (Asteraceae) used in Brazilian folk medicine. *J Ethnopharmacol* 117, no. 1 (2008): 69–75.

Lans, Cheryl. Comparison of plants used for skin and stomach problems in Trinidad and Tobago with Asian ethnomedicine. *J Ethnobiol Ethnomed* 3 (2007): 1–25.

Leonard, D. B. Medicine at your feet: plants and food: *Bidens* spp. On the website of Medicine at Your Feet, produced by David Bruce Leonard, L.Ac. http://medicineatyourfeet.com/bidenspilosa.html (accessed January 14, 2011).

Makuzva, R., et al. Antimicrobial screening in *Bidens pilosa* and *Jatropha curcas*. Honors project publication, 1990, Department of Pharmacy, Faculty of Medicine, University of Zimbabwe. http://uz.ac.zw/medicine/pharmacy/pubs/1990.html.

Matsumoto, T., et al. Effects of *Bidens pilosa* L. var. *radiata* Scherff treated with enzyme on histamine-induced contraction of guinea pig ileum and on histamine release from mast cells. *J Smooth Muscle Res* 45, no. 2–3 (2009): 75–86.

Moundipa, P. F., et al. In vitro amoebicidal activity of some medicinal plants of the Bamun region (Cameroon). *Afr J Tradit Complement Altern Med* 2, no. 2 (2005): 113–21.

Mvere, B. *Bidens pilosa* L. Record in the Protabase database, ed. G. J. H. Grubben and O. A. Denton (PROTA: Plant Resources of Tropical Africa/Resources végétales de l'Afrique tropicale). Wageningen, Netherlands. http://database.prota.org/search.htm (accessed January 14, 2011).

Nguelefack, T. B., et al. Relaxant effects of the neutral extract of the leaves of *Bidens pilosa* Linn on isolated rat vascular smooth muscle. *Phytother Res* 19, no. 3 (2005): 207–10.

Ogunbinu, A. O., et al. Constituents of *Cajuns cajan* (L.) Millsp., *Moringa oleifera* Lam., *Heliotropium indicum* L. and *Bidens pilosa* L. from Nigeria. *Nat Prod Commun* 4, no. 4 (2009): 573–78.

Okoli, R. I., et al. Phytochemical and antimicrobial properties of four herbs from Edo State, Nigeria. *Report and Opinion* 1, no. 5 (2009): 67–73.

Oliviera, F. Q., et al. New evidences of antimalarial activity of *Bidens pilosa* roots extract correlated with polyacetylene and flavonoids. *J Ethnopharmacol* 93, no. 1 (2004): 39–42.

Ong, P. L., et al. The anticancer effect of protein-extract from *Bidens alba* in human colorectal carcinoma SW480 cells via the reactive oxidative species- and glutathione depletion-dependent apoptosis. *Food Chem Toxicol* 46, no. 5 (2008): 1535–47.

Parry, D. W., et al. Opaline silica deposits in the leaves of *Bidens pilosa* L. and their possible significance in cancer. *Annal Botany* 58 (1986): 641–47.

Pereira, R. L., et al. Immunosuppressive and anti-inflammatory effects of methanolic extract and the polyacetylene isolated from *Bidens pilosa* L. *Immunopharmacology* 43, no. 1 (1999): 31–37.

Priyanka, K., et al. A promising anticancer and antimalarial component from the leaves of *Bidens pilosa*. *Planta Med* 75, no. 1 (2009): 59–61.

Rabe, T., et al. Antibacterial activity of South African plants used for medicinal purposes. *J Ethnopharmacol* 56 (1997): 81–87.

Rojas, J. J., et al. Screening for antimicrobial activity of ten medicinal plants used in Colombian folkloric medicine: a possible alternative in the treatment of non-nosocomial infections. *BMC Complement Alt Med* 6 (2006): 2.

Sarg, T. M., et al. Constituents and biological activity of *Bidens pilosa* L. grown in Egypt. *Acta Pharm Hung* 61, no. 6 (1991): 317–23.

Sarker, S. D., et al. 5-O-methylhoslundin: an unusual flavonoid from *Bidens pilosa* (Asteraceae). *Biochem Syst Ecol* 28, no. 6 (2000): 591–93.

Sun, Y., et al. Cadmium tolerance and accumulation characteristics of *Bidens pilosa* L. as a potential Cd-hyperaccumulator. *J Hazard Mater* 161, no. 2–3 (2009): 808–14.

Sun, Y. B., et al. Characteristics of cadmium tolerance and bioaccumulation of *Bidens pilosa* L. seedlings. *Huan Jing Ke Xue* 30, no. 10 (2009): 3028–35.

Sun, Y. B., et al. Joint effects of arsenic and cadmium on plant growth and metal bioaccumulation: a potential Cd-hyperaccumulator and As-excluder *Bidens pilosa* L. *J Hazard Mater* 165, no. 1–3 (2009): 1023–28.

Sundararajan, P., et al. Studies of anticancer and antipyretic activity of *Bidens pilosa* whole plant. *Afr Health Sci* 6, no. 1 (2006): 27–30.

Suzigan, M. I., et al. An acqueous extract of *Bidens pilosa* L. protects liver from cholestatic disease: experimental study in young rats. *Acta Cir Bras* 24, no. 5 (2009): 347–52.

Tan, P. V., et al. Effects of methanol, cyclohexane and methylene chloride extracts of *Bidens pilosa* on various gastric ulcer models in rats. *J Ethnopharmacol* 73, no. 3 (2000): 415–21.

Tobinaga, S., et al. Isolation and identification of a potent antimalarial and antibacterial polyacetylene from *Bidens pilosa*. *Planta Med* 75, no. 6 (2009): 624–28.

Towers, G. H., et al. Potentially useful antimicrobial and antiviral phototoxins from plants. *Photochem Photobiol* 46, no. 1 (1987): 61–66.

Trivedi, P., et al. HPLC method development and validation of cytotoxic agent phenyl-heptatriyne in *Bidens pilosa* with ultrasonic-assisted cloud point extraction and preconcentration. *Biomed Chromatogr* 25, no. 6 (2011): 697–706. E-pub (preprint) September 1, 2010.

Ubillas, R. P., et al. Antihyperglycemic acetylenic glucosides from *Bidens pilosa*. *Planta Med* 66, no. 1 (2000): 82–83.

Usami, E., et al. Assessment of antioxidant activity of natural compound by water- and lipid-soluble antioxidant factor. *Yakugaku Zasshi* 124, no. 11 (2004): 847–50.

Valdés, H. A. L., et al. *Bidens pilosa* Linné. *Rev Cubana Plant Med* 1 (2001): 28–33.

Wang, R., et al. Polyacetylenes and flavonoids from the aerial parts of *Bidens pilosa*. *Planta Med* 76, no. 9 (2010): 893–96.

Wat, C. K., et al. Ultraviolet-mediated cytotoxic activity of phenylheptatriyne from *Bidens pilosa* L. *J Nat Prod* 42, no. 1 (1979): 103–11.

Waterhouse, D. F. *Bidens pilosa*. In *Biological Control of Weeds: Southeast Asian Prospects*, 26–33. Canberra: Australian Centre for International Agricultural Research, 1994. http://aciar.gov.au/files/node/2160/MN26%20Part%203.pdf.

Wei, S., et al. Screen of Chinese weed species for cadmium tolerance and accumulation characteristics. *Int J Phytoremediation* 10, no. 6 (2008): 584–97.

Wei, S. H., et al. Hyperaccumulative characteristics of 7 widely distributed weed species in composite family especially *Bidens pilosa* to heavy metals. *Huan Jing Ke Xue* 29, no. 10 (2008): 2912–18.

Wu, L. W., et al. A novel polyacetylene significantly inhibits angiogenesis and promotes apoptosis in human endothelial cells through activation of the CDK inhibitors and caspase-7. *Planta Med* 73, no. 7 (2007): 655–61.

Wu, L. W., et al. Polyacetylenes function as anti-angiogenic agents. *Pharm Res* 21, no. 11 (2004): 2112–19.

Wu, Y. S., et al. Season variations for metallic elements compositions study in plant *Bidens pilosa* L. var. *radiate* Sch. in central Taiwan. *Environ Monit Assess* 168, no. 1–4 (2010): 255–67.

Yang, H. L., et al. Protection from oxidative damage using *Bidens pilosa* extracts in normal human erythrocytes. *Food Chem Toxicol* 44, no. 9 (2006): 1513–21.

Yoshida, N., et al. *Bidens pilosa* suppresses interleukin-1beta-induced cyclooxygenase-2 expression through the inhibition of mitogen activated protein kinases phosphorylation in normal human dermal fibroblasts. *J Dermatol* 33, no. 10 (2006): 676–83.

Yuan, L. P., et al. Protective effects of total flavonoids of *Bidens pilosa* L. (TFB) on animal liver injury and liver fibrosis. *J Ethnopharmacol* 116, no. 3 (2008): 539–46.

Cryptolepis

Ameyaw, Y., et al. Quality and harvesting specifications of some herbalists in the eastern region of Ghana. *Ethnobotanical Leaflets* (2005). http://ethnoleaflets.com/leaflets/eghana.htm.

Ameyaw, Y., et al. The impact of pH and soil nutrients on the total alkaloid content of *Cryptolepis sanguinolenta* (Lindl.) Schtr. *Biosci Biotech Res Asia* 4, no. 2 (2007): 1.

Amponsah, K., et al. Manual for the propagation and cultivation of medicinal plants of Ghana. Accra, Ghana: Aburi Botanic Garden (University of Ghana), 2002. Available from CabDirect at http://cabdirect.org/abstracts/20073006217.html.

Anasah, C., et al. In vitro genotoxicity of the West African anti-malarial herbal *Cryptolepis sanguinolenta* and its major alkaloid cryptolepine. *Toxicology* 208, no. 1 (2005): 141–47.

Anonymous. Antimicrobial properties of some West African medicinal plants II. Antimicrobial activity of aqueous extracts of *Cryptolepis sanguinolenta* (Lindl.) Schlechter. *Quart. J. Crude Du Res* 17, no. 2 (1979): 78–80.

Anonymous. Cryptolepis: An African traditional medicine that provides hope for malaria victims. *Herbal Gram* 60 (2003): 54–59, 67.

Anonymous. *Cryptolepis buchanani*. Brief profile on the website of Ayurvedic Community at http://ayurvediccommunity.com/Botany.asp?Botname=Cryptolepis%20buchanani (accessed December 28, 2010).

Anonymous. Review of cryptoline. On the website of EurekaMag.com at http://eurekamag.com/review/c/427/cryptolopine.php (accessed November 20, 2010).

Anonymous. Selected African botanical remedies. http://academic.cengage.com/resource_uploads/downloads/049511541X_122179.pdf.

Anonymous. Shyamlata. On the website of AyurvedaConsultants.com at http://ayurvedaconsultants.com/images/doctor/ayurveda/ayurvedic-herb-shyamlata.aspx (accessed December 28, 2010).

Ansah, C., et al. Anxiogenic effects of an aqueous crude extract of *Cryptolepis sanguinolenta* (Periploceae) in mice. *Int J Pharmacol* 4, no. 1 (2008): 20–26.

Ansah, C., et al. Cryptolepine provokes changes in the expression of cell cycle proteins in growing cells. *Am J Pharmacol Tox* 4, no. 4 (2009): 177–85.

Ansah, C., et al. The popular herbal antimalarial, extract of *Cryptolepis sanguinolenta*, is potently cytotoxic. *Oxford J Life Sci Med Tox Sci* 70, no. 2 (2002): 245–51.

Ansah, C., et al. Reproductive and developmental toxicity of *Cryptolepis sanguinolenta* in mice. *Res J Pharmacol* 4, no. 1 (2010): 9–14.

Ansah, C., et al. Toxicological evaluation of the anti-malarial herb *Cryptolepis sanguinolenta* in rodents. *J Pharmacol Toxicol* 3 (2008): 335–43.

Appiah, Alfred A. The golden roots of *Cryptolepis sanguinolenta*. In *African natural plant products: new discoveries and challenges in chemistry and quality*, ed. H. R. Juliani, J. E. Simon, and C.-T. Ho, 231–39. ACS Symposium Series 1021. American Chemical Society, 2009.

Asase, A., et al. *Medicinal plants used for the treatment of malaria in Wechiau Community Hippopotamus Sanctuary in Ghana*. Abstract of an oral presentation made at the Society for Economic Botany's 48th annual meeting, June 4–7, 2007, at Lake Forest College, Chicago, Ill. http://econbot.org/_organization_/07_annual_meetings/meetings_by_year/2007/pdfs/abstracts/asase.pdf.

Bakhlet, A. O., et al. Therapeutic utility, constituents and toxicity of some medicinal plants: a review. *Vet Human Toxicol* 37, no. 3 (1995): 255–58.

Banerji, J., et al. A novel route to anticonvulsant imesatins and an approach to cryptolepine, the alkaloid from *Cryptolepis* sp. *Indian J Chem* 44B (2005): 426–29.

Bérangére, G., et al. Synthesis and evaluation of analogues of 10H-indol[3-2-b]-quinoline as G-quadruplex stabilizing ligands and potential inhibitors of the enzyme telomerase. *Org Biomol Chem* 2 (2004): 981–88.

Bierer, D. E., et al. Antihyperglycemic activities of crytolepine analogues: an ethnobotanical lead structure isolated from *Cryptolepis sanguinolenta*. *J Med Chem* 41, no. 15 (1998): 2754–64.

Bierer, D. E., et al. Ethnobotanical-directed discovery of the antihyperglycemic properties of cryptolepine: its isolation from *Cryptolepis sanguinolenta*, synthesis, and in vitro and in vivo activities. *J Med Chem* 41, no. 6 (1998): 894–901.

Bierer, D. E. Hypoglycemic agent from cryptolepis. U.S. Patent 5,917,052, filed September 28, 1994, and issued June 29, 1999.

Boakye-Yiadom, K., et al. Cryptolepine hydrochloride effect on *Staphylococcus aureus*. *J Pharm Sci* 68, no. 12 (1979): 1510–14.

Bugyei, K. A., et al. Clinical efficacy of a tea-bag formulation of *Cryptolepis sanguinolenta* root in the treatment of acute uncomplicated falciparum malaria. *Ghana Med J* 44, no. 1 (2010): 3–9.

Cimanga, K., et al. In vitro and in vivo antiplasmodial activity of cryptolepine and related alkaloids from *Cryptolepis sanguinolenta*. *J Nat Prod* 60, no. 7 (1997): 688–91.

Cimanga, K., et al. In vitro biological activities of alkaloids from *Cryptolepis sanguinolenta*. *Planta Med* 62, no. 1 (1996): 22–27.

Dankwa, Kwabena. Evaluation of antimalarial activity of four (4) *Cryptolepis sanguinolenta* based herbal preparations on *Plasmodium berghei* in mice. Thesis, Kwame Nkruma University of Science and Technology (Ghana), 2006. http://dspace.knust.edu.gh/dspace/handle/123456789/1590.

Dassonneville, L., et al. Cytotoxicity and cell cycle effects of the plant alkaloids cryptolepine and neocryptolepine: relation to drug-induced apoptosis. *Eur J Pharmacol* 409, no. 1 (2000): 9–18.

Gibbons, S., et al. Cryptolepine hydrochloride: a potent antimycobacterial alkaloid derived from *Cryptolepis sanguinolenta*. *Phytother Res* 17, no. 4 (2003): 434–36.

Grycová, Lenka. Applications of NMR to study structures of natural compounds. PhD thesis, Masaryk University, 2010. http://is.muni.cz/th/12679/prif_d/PhD_thesis_LG.pdf.

Guittat, L., et al. Interactions of cryptolepine and neocryptolepine with unusual DNA structures. *Biochemie* 85, no. 5 (2003): 535–47.

Hadden, C. E., et al. 11-isopropylcryptolepine: a novel alkaloid isolated from *Cryptolepis sanguinolenta* characterized using submicro NMR techniques. *J Nat Prod* 62, no. 2 (1999): 238–40.

Humenuik, R., et al. Cytotoxicity and cell cycle effects of novel indolo[2,3-b]quinoline derivatives. *Oncol Res* 13, no. 5 (2003): 269–77.

Iwu, Maurice M. The Associate Program on Ethnobiology, Socio-Economic Value Assessment and Community Based Conservation. Report DAMD17-99-2-9025, prepared for the U.S. Army Medical Research and Materiel Command, Fort Detrick, Md., October 2000. http://www.dtic.mil/cgi-bin/GetTRDoc?Location=U2&doc=GetTRDoc.pdf&AD=ADA406251.

Jansen, P. C. M., and Schmelzer, G. H. *Cryptolepis sanguinoleta* (Lindl.) Schltr. Record from Protabase database, ed. G. J. H. Grubben and O. A. Denton (PROTA: Plant Resources of Tropical Africa/Resources végétales de l'Afrique tropicale). Wageningen, Netherlands. http://database.prota.org/search.htm (accessed November 18, 2010).

Jaromin, A., et al. Liposomal formulation of DIMIQ, potential antitumor indolo[2,3-b] quinoline agent and its cytotoxicity on hepatoma Morris 5123 cells. *Drug Deliv* 15, no. 1 (2008): 49–56.

Jonckers, T. H., et al. Synthesis, cytotoxicity, and antiplasmodial and antitrypanosomal activity of new neocryptolepine derivatives. *J Med Chem* 45, no. 16 (2002): 3497–508.

Kaul, A., et al. Immunopotentiating properties of *Cryptolepis buchanani* root extract. *Phytother Res* 17, no. 10 (2003): 1140–44.

Laupattarakasem, P., et al. An evaluation of the activity related to inflammation of four plants used in Thailand to treat arthritis. *J Ethnopharmacol* 85, no. 2–3 (2003): 207–15.

Laupattarakasem, P., et al. In vitro and in vivo anti-inflammatory potential of *Cryptolepis buchanani*. *J Ethnopharmacol* 108, no. 3 (2006): 349–54.

Luo, J., et al. *Cryptolepis sanguinolenta*: an ethnobotanical approach to drug discovery and the isolation of a potentially useful new antihyperglycaemic agent. *Diabet Med* 15, no. 5 (1998): 367–74.

Luo, J., et al. Hypoglycemic agent from cryptolepis. U.S. Patent 5,629,319, filed June 6, 1995, and issued May 13, 1997.

Maurya, et al. Pharmaceutical composition comprising extract from plant *Cryptolepis buchanani* for tea. U.S. Patent 6,548,086, filed December 18, 2001, and issued April 15, 2003.

Mills-Robertson, F. C., et al. In vitro antimicrobial activity of *Cryptolepis sanguinolenta* (Periplocaceae). *Afr J Pharm Pharmacol* 3, no. 10 (2009): 476–80.

Mtshemla, Vathiswa. Synthesis of 2,3-diaryl-4-methoxyquinolines via palladium-catalyzed cross coupling reactions. Master's thesis, University of South Africa, May 2008. http://uir.unisa.ac.za/bitstream/handle/10500/2275/dissertation.pdf?sequence=1.

Noamesi, B. K., et al. Studies on cryptolepine. *Planta Med* 48, no. 5 (1983): 48–51.

Obua, C., et al. Antimalarial activity of some plants used in traditonal medicine in Uganda. *E C Afr J Pharma Sci* 5, no. 2 (2002): 1.

Olajide, O. A., et al. Anti-inflammatory properties of cryptolepine. *Phytother Res* 23, no. 10 (2009): 1421–25.

Olajide, O. A., et al. Synthetic cryptolepine inhibits DNA binding of NF-kappaB. *Bioorg Med Chem* 15, no. 1 (2007): 43–49.

Oluwafemi, A. J., et al. Evaluation of cryptolepine and huperzine derivatives as lead compounds towards new agents for the treatment of human African trypanosomiasis. *Nat Prod Commun* 4, no. 2 (2009): 193–98.

Otsyina, Hope R. Toxicological evaluation of *Cryptolepis sanguinolenta, Momordica charantia* and *Euphorbia hirta* in rats. Thesis, Kwame Nkruma University of Science and Technology (Ghana), 2008. http://dspace.knust.edu.gh:8080/jspui/handle/123456789/885.

Oyekan, A. O., et al. Cryptolepine inhibits platelet aggregation in vitro and in vivo and stimulates fibrinolysis ex vivo. *Gen Pharmacol* 19, no. 2 (1988): 233–37.

Pande, M., et al. Crystalization and preliminary X-ray analysis of cryptolepain, a novel glycosylated serine protease from *Cryptolepis buchanani. Acta Crystallogr Sect F Struct Biol Cryst Commun* 63, part 2 (2006): 74–80.

Paulo, A., et al. Antiplasmodial activity of *Cryptolepis sanguinolenta* alkaloids from leaves and roots. *Planta Med* 66, no. 1 (2000): 30–34.

Paulo, A., et al. Chemotaxonomic analysis of the genus *Cryptolepis. Biochem Syst Ecol* 31, no. 2 (2003): 155–66.

Paulo, A., et al. *Cryptolepis sanguinolenta* activity against diarrhoeal bacteria. *J Ethnopharmacol* 44, no. 2 (1994): 73–77.

Paulo, A., et al. In vitro antibacterial screening of *Cryptolepis sanguinolenta* alkaloids. *J Ethnopharmacol* 44, no. 2 (1994): 127–30.

Paulo, A., et al. Steroidal alkaloids from *Cryptolepis obtusa. Phytochemistry* 53, no. 3 (2000): 417–22.

Prasad, P. J. N., et al. Micropropagation of *Cryptolepis buchanani* Roem. & Schult. *Taiwania* 49, no. 1 (2004): 57–65.

Rao, V. R., et al. Interactions of cryptosin with mammalian cardiac beta-adrenoceptors. *Drug Chem Toxicol* 13, no. 2–3 (1990): 173–94.

Rauwald, H. W., et al. *Cryptolepis sanguinolenta*: antimuscarinic properties of cryptolepine and the alkaloid fraction at M1, M2 and M3 receptors. *Planta Med* 58, no. 6 (1992): 486–88.

Sawer, I. K., et al. The effect of cryptolepine on the morphology and survival of *Escherichia coli, Candida albicans* and *Saccharomyces cerevisiae. J Appl Bacteriol* 79, no. 3 (1995): 314–21.

Sawer, I. K., et al. The killing effect of cryptolepine on *Staphylococcus aureus. Lett Appl Microbiol* 40, no. 1 (2005): 24–29.

Silva, O., et al. Antimicrobial activity of Guinea-Bissau traditional remedies. *J Ethnopharmacol* 50, no. 1 (1996): 55–59.

Simon, J. E., et al. Medicinal crops of Africa. In *Issues in new crops and new uses*, ed. J. Janick and A. Whipkey, 322–31. Alexandria, Va.: ASHS Press, 2007. http://hort.purdue.edu/newcrop/ncnu07/pdfs/simon322-331.pdf.

Sittiwet, C., et al. Anti-bacterial activity of *Cryptolepis buchanani* aqueous extract. *Int J Biol Chem* 3 (2009): 90–94.

Soh, P. N., et al. Are West African plants a source of future antimalarial drugs? *J Ethnopharmacol* 114, no. 2 (2007): 130–40.

Tempesta, Michael S. The clinical efficacy of *Cryptolepis sanguinolenta* in the treatment of malaria. *Ghana Med J* 44, no. 1 (2010): 1–2.

Van Miert, S., et al. In vitro inhibition of beta-haematin formation, DNA interactions, neocryptolepine derivatives. *Exp Parasitol* 108, no. 3–4 (2004): 163–68.

Van Miert, S., et al. Isoneocryptolepine, a synthetic indoloquinoline alkaloid, as an antiplasmodial lead compound. *J Nat Prod* 68, no. 5 (2005): 674–77.

Venkateswara, R., et al. Cryptosin, a cardenolide from the leaves of *Cryptolepis buchanani. Phytochemistry* 28, no. 4 (1989): 1203–5.

Wright, C. W. Cryptolepine and development of new antimalarial agents. *Iran J Pharm Res (IJPR)* 3, suppl. 2 (2004): 17.

Wright, C. W. Recent developments in naturally derived antimalarials: cryptolepine analogues. *J Pharm Pharmacol* 59, no. 6 (2007): 899–904.

Yakubu, Clare Banoeng. "Nibima": a wonder plant for malaria treatment for Ghana. *Eyes on Malaria* 3 (online). http://eyesonmalaria.org/nibima.html.

Yeau, K. L., et al. The cardiotonic effect of a glycoside from *Cryptolepis buchanani. Yao Xue Xue Bao* 10 (1963): 561–65.

Zhu, H., et al. Chemical compound review: cymopol. Entry on WikiGenes website at http://wikigenes.org/e/chem/e/5386672.html (accessed November 18, 2010).

Zhu, H., et al. Mechanisms of induction of cell cycle arrest and cell death by cryptolepine in human lung adenocarcinoma A549 cells. *Oxford J Life Sci Med Tox Sci* 91, no. 1 (2006): 132–39.

Zhu, X. Y., et al. Synthesis and evaluation of isosteres of N-methyl indolo[3,2-b]-quinoline (cryptolepine) as new antinfective agents. *Bioorg Med Chem* 15, no. 2 (2007): 686–95.

Echinacea

Aboulella, A. M., et al. Phytotherapeutic effects of *Echinacea purpurea* in gamma-irradiated mice. *J Vet Sci* 8, no. 4 (2007): 341–51.

Anonymous. Echinacea: Monograph. *Altern Med Rev* 6, no. 4 (2001): 411–14.

Binns, S. E., et al. Light-mediated antifungal activity of echinacea extracts. *Planta Med* 66, no. 3 (2000): 241–14.

Birt, D. F. Echinacea in infection. *Am J Clin Nutr* 87, no. 2 (2008): 488S–92S.

Brush, J., et al. The effect of *Echinacea purpurea, Astragalus membranaceus* and *Glycyrrhiza glabra* on CD69 expression and immune cell activation in humans. *Phytother Res* 20, no. 8 (2006): 687–95.

Chaves, Fernando., et al. Effect of *Echinacea purpurea* (Asteraceae) aqueous extract on antibody response to *Bothrops asper* venom and immune cell response. *Rev Biol Trop Int J Trop Biol* 55, no. 1 (2007): 113–19.
Facino, R. M., et al. Echinacoside and caffeoyl conjugates protect collagen from free radical-induced degradation: a potential use of echinacea extracts in the prevention of skin photodamage. *Planta Med* 61, no. 6 (1995): 510–14.
Fuchikama, H., et al. Effects of herbal extracts on the function of human organic anion-transporting polypeptide OATP-B. *Drug Metab Dispos* 34, no. 4 (2006): 577–82.
Jurkstiene, V., et al. Compensatory reactions of immune sytem and action of purple coneflower (*Echinacea purpurea* (L.) Moench) preparations. *Medicina (Kaunas)* 40, no. 7 (2004): 657–62.
Kim, L. S., et al. Immunological activity of larch arabinogalactan and echinacea: a preliminary, randomized, double-blind, placebo-controlled trial. *Altern Med Rev* 7, no. 2 (2002): 138–49.
Kraus, G. A., et al. Synthesis and natural distribution of anti-inflammatory alkamides from echinacea. *Molecule* 11, no. 10 (2006): 758–67.
LaLone, C. A., et al. Echinacea species and alkamides inhibit prostaglandin E(2) production in RAW264.7 mouse macrophage cells. *J Agric Food Chem* 55, no. 18 (2007): 7314–22.
Lee, T.-T., et al. Flavonoid, phenol and polysaccharide content of *Echinacea purpurea* L. and its immunostimulant capacity in vitro. *Internl J Enviro Sci Dev* 1, no. 1 (2010): 5–9.
McCann, D. A., et al. Cytokine- and interferon-modulating properties of *Echinacea* spp. root tinctures stored at –20 degrees C for 2 years. *J Interferon Cytokine Res* 27, no. 5 (2007): 425–36.
Melchart, D., et al. Results of five randomized studies on the immunomodulatory activity of preparations of echinacea. *J Altern Complement Med* 1, no. 2 (1995): 145–60.
Miller, Sandra C. Echinacea: a miracle herb against aging and cancer? Evidence *in vivo* in mice. *Evid Based Complement Alternat Med* 2, no. 3 (2005): 309–14.
Mishima, S., et al. Antioxidant and immuno-enhancing effects of *Echinacea purpurea*. *Biol Pharm Bull* 27, no. 7 (2004): 1004–9.
Pleschka, S., et al. Anti-viral properties and mode of action of standardized *Echinacea purpurea* extract against highly pathogenic avian influenza virus (H5N1, H5N7) and swine-origin H1N1 (S-OIV). *Virol J* 13, no. 6 (2009): 197.
Raduner, S., et al. Alkylamides from echinacea are a new class of cannabinomimetics. Cannabinoid type 2 receptor-dependent and -independent immunomodulatory effects. *J Biol Chem* 281, no. 20 (2006): 14192–206.
Rininger, J. A., et al. Immunopharmacological activity of echinacea preparations following simulated digestion on murine macrophages and human peripheral blood mononuclear cells. *J Leukocyt Biol* 68 (2000): 503.
Roesler, J., et al. Application of purified polysaccharides from cell cultures of the plant *Echinacea purpurea* to mice mediates protection against systemic infections with *Listeria monocytogenes* and *Candida albicans*. *Int J Immunopharmacol* 13, no. 1 (1991): 27–37.
Romiti, N., et al. P-glycoprotein inhibitory activity of lipophilic constituents of *Echinacea pallida* roots in a human proximal tubular cell line. *Planta Med* 74, no. 3 (2008): 264–66.
Rousseau, B., et al. Investigation of anti-hyaluronidase treatment on vocal fold wound healing. *J Voice* 20, no. 3 (2006): 443–51.
Senchina, D. S., et al. Phenetic comparison of seven echinacea species based on immunomodulatory characteristics. *Econ Bot* 60, no. 3 (2006):205–11.
Senchina, D. S., et al. Year-and-a-half old, dried echinacea roots retain cytokine-modulating capabilities in an in vitro human older adult model of influenza vaccination. *Planta Med* 72, no. 13 (2006): 1207–15.
Sharma, M., et al. The potential use of echinacea in acne: control of *Propionibacterium acnes* growth and inflammation. *Phytother Res* 25, no. 4 (2011): 517–21. E-pub (preprint) September 9, 2010.
Sharma, S. M., et al. Bactericidal and anti-inflammatory properties of a standardized echinacea extract (Echinaforce): dual actions against respiratory bacteria. *Phytomedicine* 17, no. 8–9 (2010): 563–68.
Soudi, S., et al. Antileishmanial effect of *Echinacea purpurea* root extract cultivated in Iran. *Iran J Pharm Res* 6, no. 2 (2007): 147–49.
Spence, Katherine M. In vivo evaluation of immunomodulatory properties of crude extracts of *Echinacea* species and fractions isolated from *Echinacea purpurea*. Master's thesis, University of Southern Queensland (Toowoomba, Queensland), 1999. http://eprints.usq.edu.au/1512/.
Steinmüller, C., et al. Polysaccharides isolated from plant cell cultures of *Echinacea purpurea* enhance the resistance of immunosuppressed mice against systemic infections with *Candida albicans* and *Listeria monocytogenes*. *Int J Immunopharmacol* 15, no. 5 (1993): 605–14.
Stevenson, L. M., et al. Modulation of macrophage immune responses by echinacea. *Molecules* 10 (2005): 1279–85.
Tamta, H., et al. Variability in in vitro macrophage activation by commercially diverse bulk echinacea plant material is predominantly due to bacterial lipoproteins and lipopolysaccharides. *J Agric Food Chem* 56, no. 22 (2008): 10552–56.
Tunnerhoff, F. H., et al. Research in man and animal on the effect of echinacea extracts on artificial formation of connective tissues after fibrin implantations. *Arzneimittelforschung* 6, no. 6 (1956): 330–34.
Wagner, H., et al. Immunostimulant action of polysaccharides (heteroglycans) from higher plants. Preliminary communication. *Arzneimittelforschung* 34, no. 6 (1984): 659–61.
Wagner, H., et al. Immunostimulating action of polysaccharides (heteroglycans) from higher plants. *Arzneimittelforschung* 35, no. 7 (1985): 1069–75.
Wang, C. Y., et al. Genomics and proteomics of immune modulatory effects of a butanol fraction of *Echinacea purpurea* in human dendritic cells. *BMC Genomics* 13, no. 9 (2008): 479.

Zaporozhets, O. A., et al. Medicinal plants: spectrophotometric determination of hydroxycynnamic acid and related compounds in echinacea preparations. *Pharmaceutical Chem J* 37, no. 12 (2003): 632.
Zhai, Z., et al. Alcohol extract of *Echinacea pallida* reverses stress-delayed wound healing in mice. *Phytomedicine* 16, no. 6–7 (2009): 669–78.
Zhai, Z., et al. Alcohol extracts of echinacea inhibit production of nitric oxide and tumor necrosis factor-alpha by macrophages in vitro. *Food Agric Immunol* 18, no. 3–4 (2007): 221–36.
Zhai, Z., et al. Echinacea increases arginase activity and has anti-inflammatory properties in RAW 264.7 macrophage cells, indicative of alternative macrophage activation. *J Ethnopharmacol* 122, no. 1 (2009): 76–85.
Zhai, Z., et al. Enhancement of innate and adaptive immune functions by multiple *Echinacea* species. *J Med Food* 10, no. 3 (2007): 423–34.
Zwickey, H., et al. The effects of *Echinacea purpurea, Astragalus membranaceus* and *Glycyrrhiza glabra* on CD25 expression in humans: a pilot study. *Phytother Res* 21, no. 11 (2007): 1109–12.

Honig

Abdelatif, M., et al. Safety and efficacy of a new honey ointment on diabetic foot ulcers: a prospective pilot study. *J Wound Care* 17, no. 3 (2008): 108–10.
Acton, C. Medihoney: a complete wound bed preparation product. *Br J Nurs* 17, no. 11 (2008): S44, S46–48.
Adams, C. J., et al. Isolation by HPLC and characterization of the bioactive fraction of New Zealand manuka (*Leptospermum scoparium*) honey. *Carbohydr Res* 343, no. 4 (2008): 651–59.
Ahmed, A. K., et al. Honey-medicated dressing: transformation of an ancient remedy into modern therapy. *Ann Plast Surg* 50, no. 2 (2003): 143–47.
Alandejani, T., et al. Effectiveness of honey on *Staphylococcus aureus* and *Pseudomonas aeruginosa* biofilms. *Otolaryngol Head Neck Surg* 141, no. 1 (2009): 114–18.
Alvarez-Suarez, J. M., et al. Antioxidant and antimicrobial capacity of several monofloral Cuban honeys and their correlation with color, polyphenol content and other chemical compounds. *Food Chem Toxicol* 48, no. 8–9 (2010): 2490–99.
Alese, O. B., et al. Pyoderma gangrenosum and ulcerative colitis in the tropics. *Rev Soc Bras Med Trop* 41, no. 6 (2008): 664–67.
Al-Jabri, A. A., et al. Antibacterial activity of Omani honey alone and in combination with gentamicin. *Saudi Med J* 26, no. 5 (2005): 767–71.
Al-Jabri, A. A., et al. In vitro antibacterial activity of Omani and African honey. *Br J Biomed Sci* 60, no. 1 (2003): 1–4.
Al-Waili, N. S. The antimicrobial potential of honey from United Arab Emirates on some microbial isolates. *Med Sci Monit* 11, no. 12 (2005): BR433–38.
——. Identification of nitric oxide metabolites in various honeys: effect of intravenous honey on plasma and urinary nitric oxide metabolites concentrations. *J Med Food* 6, no. 4 (2003): 359–64.
——. Investigating the antimicrobial activity of natural honey and its effects on the pathogenic bacterial infections of surgical wounds and conjunctiva. *J Med Food* 7, no. 2 (2004): 210–22.
——. Mixture of honey, beeswax and olive oil inhibits growth of *Staphylococcus aureus* and *Candida albicans*. *Arch Med Res* 36, no. 1 (2005): 10–13.
——. Therapeutic and prophylactic effects of crude honey on chronic seborrheic dermatitis and dandruff. *Eur J Med Res* 6, no. 7 (2001): 306–8.
——. Topical honey application vs. acyclovir for the treatment of recurrent herpes simplex lesions. *Med Sci Monit* 10, no. 8 (2004): MT94–98.
Armstrong, D. G. Manuka honey improved wound healing in patients with sloughy venous leg ulcers. *Evid Based Med* 14, no. 5 (2009): 148.
Asadi-Pooya, A. A., et al. The antimycobacterial effect of honey: an in vitro study. *Riv Biol* 96, no. 3 (2003): 491–95.
Attia, W. Y., et al. The anti-tumor effect of bee honey in Ehrlich ascite tumor model of mice is coincided with stimulation of the immune cells. *Egypt J Immunol* 15, no. 2 (2008): 169–83.
Aysan, E., et al. The role of intra-peritoneal honey administration in preventing post-operative peritoneal adhesions. *Eur J Obstet Gynecol Reprod Biol* 104, no. 2 (2002): 152–55.
Ayyildiz, A., et al. Intraurethral honey application for urethral injury: an experimental study. *Int Urol Nephrol* 39, no. 3 (2007): 815–21.
Badawy, O. F., et al. Antibacterial activity of bee honey and its therapeutic usefulness against *Escherichia coli* O157:H7 and *Salmonella typhimurium* infection. *Rev Sci Tech* 23, no. 3 (2004): 1011–22.
Baghel, P. S., et al. A comparative study to evaluate the effect of honey dressing and silver sulfadiazine dressing on wound healing in burn patients. *Indian J Plast Surg* 42, no. 2 (2009): 176–81.
Bang, L. M., et al. The effect of dilution on the rate of hydrogen peroxide production in honey and its implications for wound healing. *J Altern Complement Med* 9, no. 2 (2003): 267–73.
Bansal, V., et al. Honey—a remedy rediscovered and its therapeutic utility. *Kathmandu Univ Med J (KUMJ)* 3, no. 3 (2005): 305–9.
Bardy, J., et al. A systematic review of honey uses and its potential value within oncology care. *J Clin Nurs* 17, no. 19 (2008): 2604–23.
Basson, N. J., et al. Antimicrobial activity of two South African honeys produced from indigenous *Leucospermum cordifolium* and *Erica* species on selected micro-organisms. *BMC Complement Altern Med* 15, no. 8 (2008): 41.

Basualdo, C., et al. Comparison of the antibacterial activity of honey from different provenance against bacteria usually isolated from skin wounds. *Vet Microbiol* 124, no. 3–4 (2007): 375–81.
Bell, S. G. The therapeutic use of honey. *Neonatal Netw* 26, no. 4 (2007): 247–51.
Beretta, G., et al. Quinoline alkaloids in honey: further analytical (HPLC-DAD-ESI-MS, multidimensional diffusion-ordered NMR spectroscopy), theoretical and chemometric studies. *J J Pharm Biomed Anal* 50, no. 3 (2009): 432–39.
Betts, J. The clinical application of honey in wound care. *Nurs Times* 104, no. 14 (2008): 43–44.
Bittman, S., et al. Does honey have a role in paediatric wound management? *Br J Nurs* 19, no. 15 (2010): S19–24 passim.
Blair, S. E., et al. The unusual antibacterial activity of medical-grade *Leptospermum* honey: antibacterial spectrum, resistance and transcriptome analysis. *Eur J Microbiol Infect Dis* 28, no. 10 (2009): 1199–208.
Blaser, G., et al. Effect of medical honey on wounds colonized or infected with MRSA. *J Wound Care* 16, no. 8 (2007): 325–28.
Boorn, K. L., et al. Antimicrobial activity of honey from the stingless bee *Trigona carbonaria* determined by agar diffusion, agar dilution, broth microdilution and time-kill methodology. *J Appl Microbial* 108, no. 5 (2010): 1534–43.
Boukraâ, L., et al. Additive action of honey and starch against *Candida albicans* and *Aspergillus niger*. *Rev Iberoam Micol* 24, no. 4 (2007): 309–11.
Boukraâ, L., et al. Additive activity of royal jelly and honey against *Pseudomonas aeruginosa*. *Altern Med Rev* 13, no. 4 (2008): 330–33.
Boukraâ, L., et al. Honey use in burn management: potentials and limitations. *Forsch Komplementmed* 17, no. 2 (2010): 74–80.
Boukraâ, L., et al. Rediscovering the antibiotics of the hive. *Recent Pat Antiinfect Drug Discov* 4, no. 3 (2009): 206–13.
Boukraâ, L., et al. Sahara honey shows higher potency against *Pseudomonas aeruginosa* compared to north Algerian types of honey.
J Med Food 10, no. 4 (2007): 712–14.
Boukraâ, L., et al. Synergistic action of starch and honey against *Aspergillus niger* in correlation with diastase number. *Mycoses* 51, no. 6 (2008): 520–22.
Boukraâ, L., et al. Synergistic action of starch and honey against *Pseudomonas aeruginosa* in correlation with diastase number. *J Altern Complement Med* 14, no. 2 (2008): 181–84.
Chambers, J. Topical manuka honey for MRSA-contaminated skin ulcers. *Palliat Med* 20, no. 5 (2006): 557.
Chang, J., et al. The use of honey for wound care management: a traditional remedy revisited. *Home Healthc Nurse* 27, no. 5 (2009): 308–16.
Chernev, I., et al. Combined noncontact, low-frequency ultrasound and medical honey for the treatment of chronic wounds: a case series. *J Wound Ostomy Continence Nurs* 37, no. 4 (2010): 421–25. E-pub (preprint) 2010.
Cooper, R. Honey in wound care: antibacterial properties. *GMS Krankenhhyg Interdiszip* 2, no. 2 (2007): doc. 51.
Cooper, R. Using honey to inhibit wound pathogens. *Nurs Times* 104, no. 3 (2008): 46, 48–49.
Cooper, R. A., et al. Absence of bacterial resistance to medical-grade manuka honey. *Eur J Microbiol Infect Dis* 29, no. 10 (2010): 1237–41.
Cooper, R. A., et al. Antibacterial activity of honey against strains of *Staphylococcus aureus* from infected wounds. *J Royal Soc Med* 92 (1999): 283–85.
Cooper, R. A., et al. The efficacy of honey in inhibiting strains of *Pseudomonas aeruginosa* from infected burns. *J Burn Care Rehabil* 23, no. 6 (2002): 366–70.
Cooper, R. A., et al. Honey, health and longevity, *Curr Aging Sci* 3, no. 3 (2010): 239–41. E-pub (preprint) 2010.
Cooper, R. A., et al. The sensitivity to honey of Gram-positive cocci of clinical significance isolated from wounds. *J Appl Microbiol* 93, no. 5 (2002): 857–63.
Cutting, K. F. Honey and contemporary wound care: an overview. *Ostomy Wound Manage* 53, no. 11 (2007): 49–54.
Dai, T., et al. Topical antimicrobials for burn wound infections. *Recent Pat Antiinfect Drug Discov* 5, no. 2 (2010): 124–51.
Dunford, C. The use of honey-derived dressings to promote effective wound management. *Prof Nurse* 20, no. 8 (2005): 35–38.
Dunwoody, G., et al. The use of medical grade honey in clinical practice. *Br J Nurs* 17, no. 20 (2008): S38–44.
Eddy, J. J., et al. Practical consideration of using topical honey for neuropathic diabetic foot ulcers: a review. *WMJ* 107, no. 4 (2008): 187–90.
Emsen, M. A different and safe method of split thickness skin graft fixation: medical honey application. *Burns* 33, no. 6 (2007): 782–87.
English, H. K., et al. The effect of manuka honey on plaque and gingivitis: a pilot study. *J Int Acad Periodontol* 6, no. 2 (2004): 63–67.
Ergul, E., et al. The effect of honey on the intestinal anastomotic wound healing in rats with obstructive jaundice. *Bratisl Lek Listy* 111, no. 5 (2010): 265–70.
Estevinho, L., et al. Antioxidant and antimicrobial effects of phenolic compounds extracts of northeast Portugal honey. *Food Chem Toxicol* 46, no. 12 (2008): 3774–79.
Estrada, H., et al. Evaluation of the antimicrobial action of honey against *Staphyloccocus aureus, Staphylococcus epidermidis, Pseudomonas aeruginosa, Escherichia coli, Salmonella enteritidis, Listeria monocytogenes* and *Aspergillus niger*. Evaluation of its microbiological charge. *Arch Latinoam Nutr* 55, no. 2 (2005): 167–71.
Eyarefe, O. D., et al. Small bowel responses to enteral honey and glutamine administration following massive small bowel resection in rabbit. *Afr J Med Sci* 37, no. 4 (2008): 309–14.

Fangio, M. F., et al. Antimicrobial activity of honey the southeast of Buenos Aires Province against *Escherichia coli*. *Rev Argent Microbiol* 39, no. 2 (2007): 120–23.

French, V. M., et al. The antibacterial activity of honey against coagulase-negative staphylococci. *J Antimicrob Chemother* 56, no. 1 (2005): 228–31.

Genacias-Acuna, E. F. Active *Leptospermum* honey and negative pressure wound therapy for nonhealing postsurgical wounds. *Ostomy Wound Manage* 56, no. 3 (2010): 10–12.

Gethin, G., et al. Bacteriological changes in sloughy venous leg ulcers treated with manuka honey or hydrogel: an RCT. *J Wound Care* 17, no. 6 (2008): 241–44, 246–47.

Gethin, G., et al. Case series of use of manuka honey in leg ulceration. *Int Wound J* 2, no. 1 (2005): 10–15.

Gethin, G., et al. Manuka honey vs. hydrogel—a prospective, open label, multicentre, randomized controlled trial to compare desloughing efficacy and healing outcomes in venous ulcers. *J Clin Nurs* 18, no. 3 (2009): 466–74.

Gethin, G. T., et al. The impact of manuka honey dressings on the surface pH of chronic wounds. *Int Wound J* 5, no. 2 (2008): 185–94.

Gollu, A., et al. Effect of honey on intestinal morphology, intraabdominal adhesions and anastomotic healing. *Phytother Res* 22, no. 9 (2008): 1243–47.

Gottrup, F., et al. Current management of wound healing. *G Ital Dermatol Venereol* 144, no. 3 (2009): 217–28.

Gupta, A. K., et al. Role of antifungal agents in the treatment of seborrheic dermatitis. *Am J Clin Dermatol* 5, no. 6 (2004): 417–22.

Gurdal, M., et al. Predisposing factors and treatment outcome in Fournier's gangrene. Analysis of 28 cases. *Urol Int* 70, no. 4 (2003): 286–90.

Hashemi B., et al. Comparison between topical honey and mafenide acetate in treatment of auricular burn. *Am J Otolaryngol* 32, no. 1 (2011): 28–31. E-pub (preprint) November 24, 2009.

Hendrickson, M. A. Utilizing active *Leptospermum* honey dressings in the treatment of cutaneous small-vessel vasculitis. *Ostomy Wound Manage* 56, no. 4 (2010): 10–12.

Henriques A., et al. Free radical production and quenching in honeys with wound healing potential. *J Antimicrob Chemother* 58, no. 4 (2006): 773–77.

Henriques A. F., et al. The intracellular effects of manuka honey on *Staphylococcus aureus*. *Eur J Clin Microbiol Infect Dis* 29, no. 1 (2010): 45–50.

Heppermann, B. Towards evidence based emergency medicine: Best BETs from the Manchester Royal Infirmary. Bet 3. Honey for the symptomatic relief of cough in children with upper respiratory tract infections. *Emerg Med J* 26, no. 7 (2009): 522–23.

Holzgreve, H. Honey is better than aciclovir in herpes. *MMW Fortschr Med* 147, no. 3 (2005): 18.

Hon, J. Using honey to heal a chronic wound in a patient with epidermolysis bullosa. *Br J Nurs* 14, no. 19 (2005): S4–10 passim.

Iftikhar F., et al. Effects of acacia honey on wound healing in various rat models. *Phytother Res* 24, no. 4 (2010): 583–86.

Ingle, R., et al. Wound healing with honey — a randomised controlled trial. *S Afr Med J* 96, no. 9 (2006): 831–35.

Irish, J., et al. Antibacterial activity of honey from the Autralian stingless bee *Trigona carbonaria*. *Int J Antimicrob Agents* 32, no. 1 (2008): 89–90.

Irish, J., et al. Honey has an antifungal effect against *Candida* species. *Med Mycol* 44, no. 3 (2006): 289–91.

Johnson, D. W., et al. The honeypot study of protocol: a randomized controlled trial of exit-site application of Medihoney antibacterial wound gel for the prevention of catheter-associated infections in peritoneal dialysis patients. *Perit Dial Int* 29, no. 3 (2009): 303–9.

Jull, A., et al. Randomized clinical trial of honey impregnated dressings for venous leg ulcers. *Br J Surg* 95, no. 2 (2008): 175–82.

Jull, A. B, et al. Honey as a topical treatment of wounds. *Cochrane Database Syst Rev* 8, no. 4 (2008): CD005083.

Khan, F. R., et al. Honey: nutritional and medicinal value. *Int J Clin Pract* 61, no. 10 (2007): 1705–7.

Khanal, B., et al. Effect of topical honey on limitation of radiation-induced oral mucositis: an intervention study. *Int J Oral Maxillofac Surg* 39, no. 12 (2010): 1181–85. E-pub (preprint) September 15, 2010.

Khoo, Y. T., et al. Wound contraction effects and antibacterial properties of tualang honey on full-thickness burn wounds in rats in comparison to hydrofibre. *BMC Complement Altern Med* 10 (2010): 48.

Kiefer, S., et al. (E,Z)-3-(3',5'-dimethoxy-4'-hydroxy-benzylidene)-2-indolinone blocks mast cell degranulation. *Eur J Pharm Sci* 40, no. 2 (2010): 143–47.

Koc, A. N., et al. Antifungal activity of Turkish honey against *Candida* spp. and *Trichosporon* spp: an in vitro evaluation. *Med Mycol* 47, no. 7 (2009): 707–12.

Kwakman, P. H., et al. How honey kills bacteria. *FASEB J* 24, no. 7 (2010): 2576–82.

Kwakman, P. H., et al. Medical-grade honey enriched with antimicrobial peptides has enhanced activity against antibiotic-resistant pathogens. *Eur J Clin Microbiol Infect Dis* 30, no. 2 (2011): 251–57. E-pub (preprint) October 7, 2010.

Kwakman, P. H., et al. Medical-grade honey kills antibiotic-resistant bacteria in vitro and eradicates skin colonization. *Clin Infect Dis* 46, no. 11 (2008): 1677–82.

Langemo, D. K., et al. Use of honey for wound healing. *Adv Skin Wound Care* 22, no. 3 (2009): 113–18.

Lay-flurrie, K. Honey in wound care: effects, clinical application and patient benefit. *Br J Nurs* 17, no. 11 (2008): S30, S32–36.

Lotfy, M., et al. Combined use of honey, bee propolis and myrrh in healing a deep, infected wound in a patient with diabetes mellitus. *Br J Biomed* 63, no. 4 (2006): 171–73.

Lusby, P. E., et al. Bactericidal activity of different honeys against pathogenic bacteria. *Arch Med Res* 36, no. 5 (2005): 464–67.
Lusby, P. E., et al. A comparison of wound healing following treatment with *Lavandula* × *allardii* honey or essential oil. *Phytother Res* 20, no. 9 (2006): 755–57.
Maeda, Y., et al. Antibacterial activity of honey against community-associated methicillin-resistant *Staphyloccocus aureus* (CA-MRSA). *Complement Ther Clin Pract* 14, no. 2 (2008): 77–82.
Majtán, J. Apitherapy—the role of honey in the chronic wound healing process. *Epidemiol Mikrobiol Imunol* 58, no. 3 (2009): 137–40.
Majtan, J., et al. Effect of honey and its major royal jelly protein 1 on cytokine and MMP-9 mRNA transcripts in human keratinocytes. *Exp Dermatol* 19, no. 8 (2010): e73–79.
Majtan, J., et al. Honeydew honey as a potent antibacterial agent in eradiation of multi-drug resistant *Stenotrophomonas maltophilia* isolates from cancer patients. *Phytother Res* 25, no. 4 (2011): 584–87. E-pub (preprint) September 29, 2010.
Majtan, J., et al. Is manuka honey the best type of honey for wound care? *J Hosp Infect* 74, no. 3 (2010): 305–6.
Makhdoom, A., et al. Management of diabetic foot by natural honey. *J Ayub Med Coll Abbottabad* 21, no. 1 (2009): 103–5.
Martos, I., et al. Flavonoids in monospecific eucalyptus honeys from Australia. *J Agric Food Chem* 48, no. 10 (2000): 4744–48.
Mavric, E., et al. Identification and quantification of methylglyoxal as the dominant antibacterial constituent of manuka (*Leptospermum scoparium*) honeys from New Zealand. *Mol Nutr Food Res* 52, no. 4 (2008): 483–89.
McIntosh, C. D., et al. Honey dressing versus paraffin tulle gras following toenail surgery. *J Wound Care* 15, no. 3 (2006): 133–36.
Mercan, N., et al. Antimicrobial activity and pollen composition of honey samples collected from different provinces in Turkey. *Nat Prod Res* 21, no. 3 (2007): 187–95.
Merckoll, P., et al. Bacteria, biofilm and honey: a study of the effects of honey on "planktonic" and biofilm-embedded chronic wound bacteria. *Scand J Infect Dis* 41, no. 5 (2009): 341–47.
Miorin, P. L., et al. Antibacterial activity of honey and propolis from *Apis mellifera* and *Tetragonisca angustula* against *Staphylococcus aureus*. *J Appl Microbiol* 95, no. 5 (2003): 913–20.
Misirlioglu, A., et al. Use of honey as an adjunct in the healing of split-thickness skin graft donor site. *Dermatol Surg* 29, no. 2 (2003): 168–72.
Moghazy, A. M., et al. The clinical and cost effectiveness of bee honey dressing in the treatment of diabetic foot ulcers. *Diabetes Res Clin Pract* 89, no. 3 (2010): 276–81.
Molan, P. C. The evidence supporting the use of honey as a wound dressing. *Int J Low Extrem Wounds* 5, no. 1 (2006): 40–54.
Molan, P. C., et al. Using honey to heal diabetic foot ulcers. *Adv Skin Wound Care* 21, no. 7 (2008): 313–16.
Moolanaar, M., et al. The effect of honey compared to conventional treatment on healing of radiotherapy-induced skin toxicity in breast cancer patients. *Acta Oncol* 45, no. 5 (2006): 623–24.
Motallebnejad, M., et al. The effect of topical application of pure honey on radiation-induced mucositis: a randomized clinical trial. *J Contemp Dent Pract* 9, no. 3 (2008): 40–47.
Mphande A. N., et al. Effects of honey and sugar dressings on wound healing. *J Wound Care* 16, no. 7 (2007): 317–19.
Mullai, V., et al. Bactericidal activity of different types of honey against clinical and environmental isolates of *Pseudomonas aeruginosa*. *J Altern Complement Med* 13, no. 4 (2007): 439–41.
Mundo, M. A., et al. Growth inhibition of foodborne pathogens and food spoilage organisms by select raw honeys. *Int J Food Microbiol* 97, no. 1 (2004): 1–8.
Namias, N. Honey in the management of infections. *Surg Infect* (Larchmont) 4, no. 2 (2003): 219–26.
Nasir, N. A., et al. Antibacterial properties of tualang honey and its effect in burn wound management: a comparative study. *BMC Complement Altern Med* 10 (2010): 31.
Natarajan, S., et al. Healing of an MRSA-colonized, hydroxyurea-induced leg ulcer with honey. *J Dermatolog Treat* 12, no. 1 (2001): 33–36.
Ndayisaba, G., et al. Treatment of wounds with honey. 40 cases. *Presse Med* 21, no. 32 (1992): 1516–18.
Oduwole, O., et al. Honey for acute cough in children. *Cochrane Database Syst Rev* 20, no. 1 (2010): CD007094.
Okeniyi, J. A., et al. Comparison of healing of incised abcess wounds with honey and EUSOL dressing. *J Altern Complement Med* 11, no. 3 (2005): 511–13.
Oladejo, O. W., et al. A comparative study of the wound healing properties of honey and *Ageratum conyzoides*. *Afr J Med Sci* 32, no. 2 (2003): 193–96.
Olaitan, P. B., et al. Honey: a reservoir for microorganisms and an inhibitory agent for microbes. *Afr Health Sci* 7, no. 3 (2007): 159–65.
Osuagwu, F. C., et al. Enhanced wound contraction in fresh wounds dressed with honey in Wistar rats (*Rattus novergicus*). *West Afr J Med* 23, no. 2 (2004): 114–18.
Ousey, K., et al. Topical antimicrobial agents for the treatment of chronic wounds. *Br J Community Nurs* 14, no. 9 (2009): S6–10 passim.
Panknin, H. T. Wound management with medicinal honey: an effective alternative to antiseptics especially in young children. *Kinderkrankenschwester* 28, no. 1 (2009): 29–30.
Patton, T., et al. Use of a spectrophotometric bioassay for determination of microbial sensitivity to manuka honey. *J Microbiol Methods* 64, no. 1 (2006): 84–95.
Paul, I. M., et al. Effect of honey, dextromethorphan, and no treatment on nocturnal cough and sleep quality for coughing children and their parents. *Arch Pediatr Adolesc Med* 161, no. 12 (2007): 1140–46.

Pieper, B. Honey-based dressings and wound care: an option for care in the United States. *J Wound Ostomy Continence Nurs* 36, no. 1 (2009): 60–66; quiz 67–68.
Rashad, U. M., et al. Honey as topical prophylaxis against radiochemotherapy-induced mucositis in head and neck cancer. *J Laryngol* 123, no. 2 (2009): 223–28.
Robson, V., et al. Standardized antibacterial honey (Medihoney) with standard therapy in wound care: randomized clinical trial. *J Adv Nurs* 65, no. 3 (2009): 565–75.
Robson, V., et al. Using leptospermum honey to manage wounds impaired by radiotherapy: a case series. *Ostomy Wound Manage* 55, no. 1 (2009): 38–47.
Rossiter, K., et al. Honey promotes angiogeneic activity in the rat aortic ring assay. *J Wound Care* 19, no. 10 (2010): 440, 442–46.
Rudzka-Nowak, A., et al. Application of manuka honey and GENADYNE A4 negative pressure wound therapy system in a 55-year old woman with extensive phlegmonous and necrotic lesions in the abdominal integuments and lumbar region after traumatic rupture of the colon. *Med Sci Monit* 16, no. 11 (2010): CS138–42.
Saber, A. Effect of honey versus intergel in intraperitoneal adhesion prevention and colonic anastomotic healing: a randomized controlled study in rats. *Int J Surg* 8, no. 2 (2010): 121–27.
Salomon, D., et al. Honey: from Noe to wound care. *Rev Med Suisse* 6, no. 246 (2010): 871–74.
Sare, J. L. Leg ulcer management with topical medical honey. *Br J Community Nurs* 13, no. 9 (2008): S22–26 passim.
Sayad, S. M., et al. Immune defense of rats immunized with fennel honey, propolis, and bee venom against staphylococcal infection. *J Med Food* 12, no. 3 (2009): 569–75.
Schumacher, H. H. Use of medical honey in patients with chronic venous leg ulcers after split-skin grafting. *J Wound Care* 13, no. 10 (2004): 451–52.
Shadkam, M. N., et al. A comparison of the effect of honey, dextromethorphan, and diphenhydramine on nightly cough and sleep quality in children and their parents. *J Altern Complement Med* 16, no. 7 (2010): 787–93.
Sharp, A. Beneficial effects of honey dressings in wound management. *Nurs Stand* 24, no. 7 (2009): 66–72 passim.
Shukrimi, A., et al. A comparative study between honey and povidone iodine as dressing solution for Wagner type II diabetic foot ulcers. *Med J Malaysia* 63, no. 1 (2008): 44–46.
Simon, A., et al. Antibacterial honey (Medihoney) for wound care of immunocompromised pediatric oncology patients. *GMS Krankenhhyg Interdiszip* 1, no. 1 (2006): doc. 18.
Simon, A., et al. Wound care with antibacterial honey (Medihoney) in pediatric hematology-oncology. *Support Care Cancer* 14, no. 1 (2006): 91–97.
Staunton, C. J., et al. The use of honey as a topical dressing to treat a large, devitalized wound in a stumptail macaque (*Macaca arctoides*). *Contemp Top Lab Anim Sci* 44, no. 4 (2005): 43–45.
Stephen-Haynes, J. Evaluation of a honey-impregnated tulle dressing in primary care. *Br J Community Nurs Suppl* (2004): S21–27.
Tan, H. T., et al. The antibacterial properties of Malaysian tualang honey against wound and enteric microorganisms in comparison to manuka honey. *BMC Complement Altern Med* 15, no. 9 (2009): 34.
Tanih, N. F., et al. An African perspective on *Helicobacter pylori*: prevalence of human infection, drug resistance, and alternative approaches to treatment. *Ann Trop Med Parasitol* 103, no. 3 (2009): 189–204.
Temaru, E., et al. Antibacterial activity of honey from stingless honeybees (Hymenoptera; Apidae; Meliponinae). *Pol J Microbiol* 56, no. 4 (2007): 281–85.
Timm, M., et al. Immunomodulatory effects of honey cannot be distinguished from endotoxin. *Cytokine* 42, no. 1 (2008): 113–20.
Tonks, A. J., et al. A 5.8-kDa component of manuka honey stimulates immune cells via TLR4. *J Leukoc Biol* 82, no. 5 (2007): 1147–55.
Tonks, A. J., et al. Honey stimulates inflammatory cytokine production from monocytes. *Cytokine* 21, no. 5 (2003): 242–47.
Tshukudu, G. M., et al. Comparative in vitro study of honey based and silver based wound preparations on cell viability. *Burns* 36, no. 7 (2010): 1036–41.
Tushar, T., et al. Effect of honey on CYP3A4, CYP2D6 and CYP2C19 enzyme activity in healthy human volunteers. *Basic Clin Pharmacol Toxicol* 100, no. 4 (2007): 269–72.
van den Berg, A. J., et al. An in vitro examination of the antioxidant and anti-inflammatory properties of buckwheat honey. *J Wound Care* 17, no. 4 (2008): 172–74, 176–78.
Van der Weyden, E. A. Treatment of a venous leg ulcer with a honey alginate dressing. *Br J Community Nurs*, June 2005, suppl.: S21–27 passim.
——. The use of honey for the treatment of two patients with pressure ulcers. *Br J Community Nurs* 8, no. 12 (2003): S14–20.
Visavadia, B. G., et al. Manuka honey dressing: an effective treatment for chronic wound infections. *Br J Oral Maxillofac Surg* 46, no. 1 (2008): 55–56.
Visavadia, B. G., et al. Manuka honey dressing: an effective treatment for chronic wound infections. *Br J Oral Maxillofac Surg* 46, no. 8 (2008): 696–97.
Wang, X. H., et al. Antimutagenic effect of various honeys and sugars against Trp-p-1. *J Agric Food Chem* 50, no. 23 (2002): 6923–28.
White, R. The benefits of honey in wound management. *Nurs Stand* 20, no. 10 (2005): 57–64; quiz 66.
Wijesinghe, M., et al. Honey in the treatment of burns: a systematic review and meta-analysis of its efficacy. *N Z Med J* 122, no. 1295 (2009): 47–60.

Wilkinson, J. M., et al. Antibacterial activity of 13 honeys against *Escherichia coli* and *Pseudomonas aeruginosa*. *J Med Food* 8, no. 1 (2005): 100–103.
Wilson, V. Assessment and management of fungating wounds: a review. *Br J Community Nurs* 10, no. 3 (205): S28–34.
Yapucu, G., et al. Effectiveness of a honey dressing for healing pressure ulcers. *J Wound Ostomy Continence Nurs* 34, no. 2 (2007): 184–90.
Yuzbasioglu, M. F., et al. Administration of honey to prevent peritoneal adhesions in a rat peritonitis model. *Int J Surg* 7, no. 1 (2009): 54–57.
Zeiger, B. The use of active *Leptospermum* honey dressings to re-initiate the wound healing process. *Ostomy Wound Manage* 56, no. 1
(2010): 10.
Zeina, B., et al. Effect of honey versus thyme on rubella virus survival in vitro. *J Altern Complement Med* 2, no. 3 (1996): 345–48.
Zhao, Y. L., et al. Effects of different extracts from radix isatidis lymphocytes of mice by biothermodynamics. *Zhongguo Zhong Yao*
Za Zhi 31, no. 7 (2006): 590–93.

Ingwer

Ahui, M. L., et al. Ginger prevents Th2-mediated immune responses in a mouse model of airway inflammation. *Int Immunopharmacol* 8, no. 12 (2008): 1626–32.
Ajith, T. A., et al. *Zingiber officinale* Roscoe prevents acetaminophen-induced acute hepatotoxicity by enhancing hepatic antioxidant status. *Food Chem Toxicol* 45, no. 11 (2007): 2267–72.
Altman, R. D., et al. Effects of a ginger extract on knee pain in patients with osteoarthritis. *Arthritis Rheum* 44, no. 11 (2001): 2531–38.
Anonymous. Ginger. Herbs at a Glance fact sheet from the U.S. National Center for Complementary and Alternative Medicine, updated July 2010. http://nccam.nih.gov/health/ginger/.
Anonymous. Ginger. Profile on the website Herbs2000.com. http://herbs2000.com/herbs/herbs_ginger.htm (accessed February 9, 2011).
Anonymous. Ginger. Wikipedia. http://en.wikipedia.org/wiki/Ginger (accessed February 9, 2011).
Benchaluk, T., et al. Effects of *Zingiber officinale* Roscoe on methyl parathion intoxication in rats. *Chinag Mai Med J* 49, no. 3 (2010): 81–88.
Bensch, K., et al. Investigations into the antiadhesive activity of herbal extracts against *Campylobacter jejuni*. *Phytother Res* 25, no. 8 (2011): 1125–32. E-pub (preprint) January 31, 2011.
Betoni, J. E., et al. Synergism between plant extract and antimicrobial drugs used on *Staphylococcus aureus* diseases. *Mem Inst Oswaldo Cruz* 101, no. 4 (2006): 387–90.
Betz, O., et al. Is ginger a clinically relevant antiemetic? A systematic review of randomized controlled trials. *Forsch Komplementarmed Klass Naturheilkd* 12, no. 1 (2005): 14–23.
Bhat, J., et al. In vivo enhancement of natural killer cell activity through tea fortified with Ayurvedic herbs. *Phytother Res* 24, no. 1 (2010): 129–35.
Black, C. D., et al. Ginger (*Zingiber officinale*) reduces muscle pain caused by eccentric exercise. *J Pain* 11, no. 9 (2010): 894–903.
Borrelli, F., et al. Effectiveness and safety of ginger in the treatment of pregnancy-induced nausea and vomiting. *Obstet Gynecol* 105, no. 4 (2005): 849–56.
Carrasco, F. R., et al. Immunomodulatory activity of *Zingiber officinale* Roscoe, *Salvia officinalis* L. and *Syzygium aromaticum* L. essential oils: evidence for humor- and cell-mediated responses. *J Pharm Pharmacol* 61, no. 7 (2009): 961–67.
Chen, I. N., et al. Antioxidant and antimicrobial activity of Zingiberaceae plants in Taiwan. *Plant Foods Hum Nutr* 63, no. 1 (2008): 15–20.
Cwikla, C., et al. Investigations into the antibacterial activities of phytotherapeutics against *Helicobacter pylori* and *Campylobacter jejuni*. *Phytother Res* 24, no. 5 (2010): 649–56.
Daswani, P. G., et al. Antidiarrhoeal activity of *Zingiber officinale* (Rosc.). *Current Sci* 98, no. 2 (2010): 222–29,.
Datta, A., et al. Antifilarial effect of *Zingiber officinale* on *Dirofilaria immitis*. *J Helminthol* 61, no. 3 (1987): 268–70.
Demin, G., et al. Comparative antibacterial activities of crude polysaccharides and flavonoids from *Zingiber officinale* and their extraction. *Asian J Trad Med* 5, no. 6 (2010): 1.
Denyer, C. V., et al. Isolation of antirhinoviral sesquiterpenes from ginger (*Zingiber officinale*). *J Nat Prod* 57, no. 5 (1994): 658–62.
Dügenci, S. K., et al. Some medicinal plants as immunostimulant for fish. *J Ethnopharmacol* 88, no. 1 (2003): 99–106.
Egwurugwa, J. N., et al. Effects of ginger (*Zingiber officinale*) on cadmium toxicity. *Afr J Biotechnol* 6, no. 18 (2007): 2078–82.
Fischer-Rasmussen, W., et al. Ginger treatment of hyperemesis gravidarum. *Eur J Obstet Gynecol Reprod Biol* 38, no. 1 (1991): 19–24.
Foster, Steven. Ginger: *Zingiber officinale*—your food is your medicine. Monograph on the website of Steven Foster. http://stevenfoster.com/education/monograph/ginger2.html (accessed February 9, 2011).
Gato, C., et al. Lethal efficacy of extract from *Zingiber officinale* (traditional Chinese medicine) or [6]-shogaol and [6]-gingerol in *Anisakis* larvae in vitro. *Parasitol Res* 76, no. 8 (1990): 653–56.

Gaus, K., et al. Standardized ginger (*Zingiber officinale*) extract reduces bacterial load and suppresses acute and chronic inflammation in Mongolian gerbils infected with cagA *Helicobacter pylori*. *Pharm Biol* 47, no. 1 (2009): 92–98.

Ginger, C. D. Molecular/biochemical development of new drugs against macro- and microfilariae. *Acta Leiden* 59, no. 1–2 (1990): 315–28.

Haghighi, M., et al. Comparing the effects of ginger (*Zingiber officinale*) extract and ibuprofen on patients with osteoarthritis. *Arch Iran Med* 8, no. 4 (2005): 267–71.

Heeba, G. H., et al. Effect of combined administration of ginger (*Zingiber officinale* Roscoe) and atorvastatin on the liver of rats. *Phytomedicine* 17, no. 14 (2010): 1076–81.

Imanishi, N., et al. Macrophage mediated inhibitory effect of *Zingiber officinale* Rosc, a traditional Oriental herbal medicine, on the growth of influenza A/Aichi/2/68 virus. *Am J Chin Med* 34, no. 1 (2006): 157–69.

Immanuel, G., et al. Dietary medicinal plant extracts improve growth, immune activity and survival of tilapia *Oreochromis mossambicus*. *J Fish Biol* 74, no. 7 (2009): 1462–75.

Iqbal, Z., et al. In vitro anthelmintic activity of *Allium sativum, Zingiber officinale, Cucurbita mexicana* and *Ficus religiosa*. *Int J Agr Biol* 3, no. 4 (2001).

Iqbal, Z., et al. In vivo anthelmintic activity of ginger against gastrointestinal nematodes of sheep. *J Ethnopharmacol* 106, no. 2 (2006): 285–87.

Iwami, M., et al. Inhibitory effects of zingerone, a pungent component of *Zingiber officinale* Roscoe, on colonic motility in rats. *J Nat Med* 65, no. 1 (2011): 89–94.

Jagetia, G. C., et al. Influence of ginger rhizome (*Zingiber officinale* Rosc) on survival, glutathione and lipid peroxidation in mice after whole-body exposure to gamma radiation. *Radiat Res* 160, no. 5 (2003): 584–92.

Khan, R., et al. Activity of solvent extracts of *Prosopis spicigera, Zingiber officinale* and *Trachyspermum ammi* against multidrug resistant bacterial and fungal. *J Infect Dev Ctries* 4, no. 5 (2010): 292–300.

Koh, E. M., et al. Modulation of macrophage functions by compounds isolated from *Zingiber officinale*. *Planta Med* 75, no. 2 (2009): 148–51.

Lakshmi, B. V., et al. Attenuation of acute and chronic restraint stress-induced perturbations in experimental animals by *Zingiber officinale* Roscoe. *Food Chem Toxicol* 48, no. 2 (2010): 530–35.

Lans, Cheryl. Ethnoveterinary medicines used to treat endoparasites and stomach problems in pigs and pets in British Columbia, Canada. *Vet Parasitol* 148, no. 3–4 (2007): 325–40.

Lee, S., et al. Liquid chromatographic determination of 6-, 8-, 10-gingerol and 6-shogaol in ginger (*Zingiber officinale*) as the raw herb and dried aqueous extract. *J AOAC Int* 90, no. 5 (2007): 1219–26.

Lin, R. J., et al. Larvicidal activities of ginger (*Zingiber officinale*) against *Angiostrongylus cantonensis*. *Acta Trop* 115, no. 1–2 (2010): 69–76.

Lin, R. J., et al. Larvicidal constituents of *Zingiber officinale* (ginger) against *Anisakis simplex*. *Plant Med* 76, no. 16 (2010): 1852–58.

Lopez, P., et al. Solid- and vapor-phase antimicrobial activities of six essential oils: susceptibility of selected foodborne bacterial and fungal strains. *J Agric Food Chem* 53, no. 17 (2005): 6939–46.

Maghsoudi, S., et al. Preventive effect of ginger (*Zingiber officinale*) pretreatment on renal ischemia-reperfusion in rats. *Eur Surg Res* 46, no. 1 (2011): 45–51.

Mahady, G. B., et al. Ginger (*Zingiber officinale* Roscoe) and the gingerols inhibit the growth of CagA+ strains of *Helicobacter pylori*. *Anticancer Res* 23, no. 5A (2003): 3699–702.

Malu, S. P., et al. Antibacterial activity and medicinal properties of ginger (*Zingiber officinale*). *Global J Pure Applied Sci* 15, no. 3 (2009): 365–68.

Masoud, H., et al. Comparing the effects of ginger (*Zingiber officinale*) extract and ibuprofen on patients with osteoarthritis. *Arch Iran Med* 8, no. 4 (2005): 267–71.

Merawin, L. T., et al. Screening of microfilaricidal effects of plant extracts against *Dirofilaria immitis*. *Res Vet Sci* 88, no. 1 (2010): 142–47.

Nagoshi, C., et al. Synergistic effect of [10]-gingerol and aminoglycosides against vancomycin-resistant enterococci (VRE). *Biol Pharm Bull* 29, no. 3 (2006): 443–47.

Nanjundaiah, S. M., et al. Gastroprotective effect of ginger rhizome (*Zingiber officinale*) extract: role of gallic acid and cinnamic acid in H+, K+-ATPase/*H. pylori* inhibition and anti-oxidative mechanism. *Evid Based Complement Alternat Med*, no. 249487 (2011). E-pub (preprint) July 1, 2009. doi:10.1093/ecam/nep060.

Nogueira de Melo, G. A., et al. Inhibitory effects of ginger (*Zingiber officinale* Roscoe) essential oil on leukocyte migration in vivo and in vitro.
J Nat Med 65, no. 1 (2011): 241–46.

Nya, E. J., et al. Use of dietary ginger, *Zingiber officinale* Roscoe, as an immunostimulant to control *Aeromonas hydrophila* infections in rainbow trout, *Oncorhynchus mykiss* (Walbaum). *J Fish Dis* 32, no. 11 (2009): 971–77.

Park, K. J. Evaluation of in vitro antiviral activity in methanol extracts against influenza virus type A from Korean medicinal plants. *Phytother Res* 17, no. 9 (2003): 1059–63.

Park, K. J., et al. In vitro antiviral activity of aqueous extracts from Korean medicinal plants against influenza virus type A. *J Microbiol Biotechnol* 15, no. 5 (2005): 924–29.

Park, M., et al. Antibacterial activity of [10]-gingerol and [12]-gingerol isolated from ginger rhizome against periodontal bacteria. *Phytother Res* 22, no. 11 (2008): 1446–49.

Presser, Art. Ginger. Fact sheet in the Smart Supplementation series. Knoxville, Tenn.: Huntington College of Health Sciences, 2001. http://hchs.edu/literature/Ginger.pdf.

Raji, Y., et al. Anti-inflammatory and analgesic properties of the rhizome extract of *Zingiber officinale*. *Afr J Biomed Res* 5 (2002): 121–24.

Reinhard, G., et al. Ginger—an herbal medicinal product with broad anti-inflammatory actions. *J Med Food* 8, no. 2 (2005): 125.

Sabul, B., et al. Caryophyllene-rich rhizome oil of *Zingiber nimmonii* from South India: chemical characterization and antimicrobial activity. *Phytochemistry* 67, no. 22 (2006): 2469–73.

Sasikumar, B., et al. *Ginger*. Extension pamphlet. Calicut, Kerala: Indian Institute of Spices Research, October 2008. http://spices.res.in/pdf/package/ginger.pdf.

Sephavand, R., et al. Ginger (*Zingiber officinale* Roscoe) elicits antinociceptive properties and potentiates morphine-induced analgesia in the rat radiant heat tail-flick test. *J Med Food* 13, no. 6 (2010): 1397–401.

Sharma, A., et al. Antibacterial activity of medicinal plants against pathogens causing complicated urinary tract infections. *Indian J Pharm Sci* 71, no. 2 (2009): 136–39.

Shivanand, D. J., et al. Fresh organically grown ginger (*Zingiber officinale*): composition and effects on LPS-induced PGE2 production. *Phytochemistry* 65 (2004): 1937–54.

Shukla, Y., et al. Cancer preventive properties of ginger: a brief review. *Food Chem Toxicol* 45, no. 5 (2007): 683–90.

Singh, G., et al. Chemistry, antioxidant and antimicrobial investigations on essential oil and oleoresins of *Zingiber officinale*. *Food Chem Toxicol* 46, no. 10 (2008): 3295–302.

Sookkongwaree, K., et al. Inhibition of viral proteases by Zingiberaceae extracts and flavones isolated from *Kaempferia parviflora*. *Pharmazie* 61, no. 8 (2006): 717–21.

Srivastava, K. C., et al. Ginger (*Zingiber officinale*) in rheumatism and musculoskeletal disorders. *Med Hypotheses* 39, no. 4 (1992): 342–48.

Stephens, James M. *Ginger—*Zingiber officinale *Roscoe*. Publication HS600 from the Horticultural Sciences Department, Florida Cooperative Extension Service, Institute of Food and Agricultural Sciences, University of Florida, May 1994 (reviewed March 2009). http://edis.ifas.ufl.edu/pdffiles/MV/MV06700.pdf.

Tan, B. K., et al. Immunomodulatory and antimicrobial effects of some traditional Chinese medicinal herbs: a review. *Curr Med Chem* 11, no. 11 (2004): 1423–30.

Thongson, C., et al. Antimicrobial effect of Thai spices against *Listeria monocytogenes* and *Salmonella typhimurium* CT104. *J Food Prot* 68, no. 10 (2005): 2054–58.

Ueda, H., et al. Repeated oral administration of a squeezed ginger (*Zingiber officinale*) extract augmented the serum corticosterone level and had anti-inflammatory properties. *Biosci Biotechnol Biochem* 74, no. 11 (2010): 2248–52.

van Breemen, R. B., et al. Cyclooxygenase-2 inhibitors in ginger (*Zingiber officinale*). *Fitoterapia* 82, no. 1 (2011): 38–43.

Wang, H. M., et al. *Zingiber officinale* (ginger) compounds have tetracycline-resistance modifying effects against clinical extensively drug-resistant *Acinetobacter baumannii*. *Phytother Res* 24, no. 12 (2010): 1825–30.

Wang, X., et al. Anti-influenza agents from plants and traditional Chinese medicine. *Phytother Res* 20, no. 5 (2006): 335–41.

Wattanathorn, J., et al. *Zingiber officinale* mitigates brain damage and improves memory impairment in focal cerebral ischemic rat. *Evid Based Complement Alternat Med*, no. 429505 (2011). doi:10.1155/2011/429505.

Yip, Y. B., et al. An experimental study on the effectiveness of massage with aromatic ginger and orange essential oil for moderate-to-severe knee pain among the elderly in Hong Kong. *Complement Ther Med* 16, no. 3 (2008): 131–38.

Zhou, H. L., et al. The modulatory effects of the volatile oil of ginger on the cellular immune response in vitro and in vivo in mice. *J Ethnopharmacol* 105, no. 1–2 (2006): 301–5.

Zick, S. M., et al. Quantitation of 6-, 8- and 10-gingerols and 6-shogaol in human plasma by high-performance liquid chromatography with electrochemical detection. *Int J Biomed* 6, no. 3 (2010): 233–40.

Piperin/Schwarzer Pfeffer

Al-Fatimi, M., et al. Antimicrobial, cytotoxic and antioxidant activity of selected basidiomycetes from Yemen. *Pharmazie* 60, no. 10 (2005): 776–80.

Allameh, A., et al. Piperine, a plant alkaloid of the piper species, enhances the bioavailability of afloxin B1 in rat tissues. *Cancer Lett* 61, no. 3 (1992): 195–99.

Anonymous. Biological activities of piperine. Entry in Dr. Duke's Phytochemical and Ethnobotanical Databases. http://www.ars-grin.gov/duke (accessed February 27, 2011).

Anonymous. Chemicals in: *Piper nigrum* L. (Piperaceae). Entry in Dr. Duke's Phytochemical and Ethnobotanical Databases. http://www.ars
-grin.gov/duke (accessed February 27, 2011).

Anonymous. Piperine. QuestHealthLibrary.com, a website of Quest Vitamins. http://www.questhealthlibrary.com/herbs/piperine (accessed January 30, 2010).

Atal, C. K. Biochemical basis of enhanced drug availability by piperine: evidence that piperine is a potent inhibitor of drug metabolism. *J Pharmacol Exp* 232, no. 1 (1985): 258–62.

Badmaev, V., et al. Piperine derived from black pepper increases the plasma levels of coenzyme Q10 following oral supplementation. *J Nutr Biochem* 11, no. 2 (2000): 109–13.

Bajad, S., et al. Antidiarrhoeal activity of piperine in mice. *Planta Med* 67, no. 3 (2001): 284–87.

Bang, J. S., et al. Anti-inflammatory and antiarthritic effects of piperine in human interleukin 1beta-stimulated fibroblast-like synoviocytes and in rat arthritis models. *Arthritis Res Ther* 11, no. 2 (2009): R49.

Bhardwaj, R. K., et al. Piperine, a major constituent of black pepper, inhibits human P-glycoprotein and CYP3A4. *J Pharmacol* 302, no. 2 (2002): 645–50.

Bishnoi, M., et al. Protective effect of curcumin and its combination with piperine (bioavailability enhancer) against haloperidol-associated neurotoxicity: cellular and neurochemical evidence. *Neurotox Res* 20, no. 3 (2011): 215–25. E-pub (preprint) November 13, 2010.

Chaudhry, N. M., et al. Bactericidal activity of black pepper, bay leaf, aniseed and coriander against oral isolates. *Pak J Pharm Sci* 19, no. 3 (2006): 214–18.

Chen, J., et al. The role of CYP3A4 and p-glycoprotein in food-drug and herb-drug interactions. *Pharmacist* 25, no. 9 (2006): 732–38.

Chonpathompikunlert, P., et al. Piperine, the main alkaloid of Thai black pepper, protects against neurodegeneration and cognitive impairment in animal model of cognitive deficit like condition of Alzheimer's disease. *Food Chem Toxicol* 48, no. 3 (2010): 798–802.

Chun, H., et al. Biochemical properties of polysaccharides from black pepper. *Biol Pharm Bull* 25, no. 9 (2002): 1203–8.

Dama, M. S., et al. Effect of trikatu pretreatment on the pharmacokinetics of pefloxacin administered orally in mountain Gaddi goats. *J Vet Sci* 9, no. 1 (2008): 25–29.

Fu, M., et al. Neuroprotective effect of piperine on primarily cultured hippocampal neurons. *Biol Pharm Bull* 33, no. 4 (2010): 598–603.

Gideon [pseud.]. Piperine multiplies the strength of many supplements and drugs. *Delano Report* (blog). http://Delano.com/blog/?tag=piperine (accessed 2/27/2011).

Gupta, S. K., et al. Comparative anti-nociceptive, anti-inflammatory and toxicity profile of nimesulide vs nimesulide and piperine combination. *Pharmacol Res* 41, no. 6 (2002): 657–62.

Horn, J. R., and P. D. Hansten. Get to know an enzyme: CYP3A4. *Pharmacy Times*, September 2008: 40–42.

Johri, R. K. Piperine-mediated changes in the permeability of rat intestinal epithelial cells. The status of gamma-glutamyl transpeptidase activity, uptake of amino acids and lipid peroxidation. *Biochem Pharmacol* 43, no. 7 (1992): 1401–7.

Lala, L. G., et al. Pharmacokinetic and pharmacodynamic studies on interaction of "trikatu" with diclofenac sodium. *J Ethnopharmacol* 91, no. 2–3 (2004): 277–80.

Lee, S. W., et al. Alkamides from the fruits of *Piper longum* and *Piper nigrum* displaying potent cell adhesion inhibition. *Bioorg Med Chem Lett* 18, no. 16 (2008): 4544–46.

Matheny, C., et al. Pharmacokinetic and pharmacodynamic implications of P-glycoprotein modulation. *Pharmacotherapy Publications* 21, no. 7 (2001): 1–2.

Mehmood, M. H., et al. Pharmacological basis for the medicinal use of black pepper and piperine in gastrointestinal disorders. *J Med Food* 13, no. 5 (2010): 1086–96.

Mujumdar, A. M., et al. Anti-inflammatory activity of piperine. *Jpn J Med Sci Biol* 43, no. 3 (1990): 95–100.

Mujumdar, A. M., et al. Effect of piperine on pentobarbitone induced hypnosis in rats. *Indian J Exp Biol* 28, no. 5 (1990): 486–87.

Najar, I. A., et al. Involvement of P-glycoprotein and CYP 3A4 in the enhancement of eteposide bioavailability by a piperine analogue. *Chem Biol Interact* 190, no. 2–3 (2011). E-pub (preprint) February 17, 2011.

Nakatani, N., et al. Chemical constituents of peppers (*Piper* spp.) and application to food preservation: naturally occurring antioxidative compounds. *Environ Health Perspect* 67 (1986): 135–42.

Oesterheld, Jessica. P-gp (ABCB1) Introduction. On the website of GeneMDRx. http://www.genemedrx.com/PGP_Introduction.php (accessed February 27, 2011).

Pathak, N., et al. Cytoprotective and immunomodulating properties of piperine on murine splenocytes: an in vitro study. *Eur J Pharmacol* 576, no. 1–3 (2007): 160–70.

Ramakrishnan, Pankajavalli. The role of P-glycoprotein in the blood-brain barrier. *Einstein Quart J Biol Med* 19 (2003): 160–65.

Rashood, M., et al. Phytochemical studies on the seed extract of *Piper nigrum* Linn. *Nat Prod Res* 19, no. 7 (2005): 703–12.

Reddy, S. V., et al. Antibacterial constituents from the berries of *Piper nigrum*. *Phytomedicine* 11, no. 7–8 (2001): 697–700.

Rho, M. C., et al. ACAT inhibition of alkamides identified in the fruits of *Piper nigrum*. *Phytochemistry* 68, no. 6 (2007): 899–903.

Sabina, E. P., et al. A role of piperine on monosodium urate crystal-induced inflammation—an experimental model of gouty arthritis. *Inflammation* 34, no. 3 (2011). E-pub (preprint) 2010.

Sasidharan, I. Comparative chemical composition and antimicrobial activity of berry and leaf essential oils of *Piper nigrum* L. *IJBMR* 1, no. 4 (2010): 215–18.

Shingh, I. P., et al. Synthesis and antileishmanial activity of piperoyl-amino acid conjugates. *Eur J Med Chem* 45, no. 8 (2010): 3439–45.

Shoba, G., et al. Influence of piperine on the pharmacokinetics of curcumin in animals and human volunteers. *Planta Med* 64, no. 4 (1998): 353–56.

Suresh, D. V, et al. Binding of bioactive phytochemical piperine with human serum albumin: a spectrofluorometric study. *Biopolymers* 86, no. 4 (2007): 265–75.

Thummel, K. Gut instincts: CYP3A4 and intestinal drug metabolism. *J Clin Invest* 117, no. 11 (2007): 3173–76.

Volak, L. P., et al. Curcuminoids inhibit multiple human cytochromes P450, UDP-glucuronosyltransferase, and sulfotransferaseenzymes, whereas piperine is a relatively selective CYP3A4 inhibitor. *Drug Metab Dispos* 36, no. 8 (2008): 1594–605.

Zhang, W., et al. Dietary regulation of P-gp function and expression. *Expert Opin Drug Metab Toxicol* 5, no. 7 (2009): 789–801.

Zhou, S., et al. Herbal modulation of P-glycoprotein. *Drug Metab Rev* 36, no. 1 (2004): 57–104.

Reishi

Ahmadi, K., et al. *Ganoderma lucidum* induces the expression of CD40/CD86 on peripheral blood monocytes. *Iran J Immunol* 6, no. 2 (2009): 87–91.

Babu, P. D., et al. The sacred mushroom "reishi"– a review. *Am Eurasian J Botany* 1, no. 3 (2008): 107–10.

Bao, X. F., et al. Structural features of immunologically active polysaccharides from *Ganoderma lucidum*. *Phytochemistry* 59, no. 2 (2002): 175–81.

Bhagwan, S. S., et al. *Ganoderma lucidum*: a potent pharmacological macrofungus. *Curr Pharm Biotechnol* 10 (2009): 717–42.

Chan, W. K., et al. *Ganoderma lucidum* mycelium and spore extracts as natural adjuvants for immunotherapy. *J Altern Complement Med* 11, no. 6 (2005): 1047–57.

Chan, W. K., et al. Response of human dendritic cells to different immunomodulatory polysaccharides derived from mushroom and barley. *Int Immunol* 19, no. 7 (2007): 891–99.

Chang, Y. H., et al. *Ganoderma lucidum* extract promotes immune responses in normal BALB/c mice in vivo. *In Vivo* 23, no. 5 (2009): 755–59.

Chang, Y. H., et al. *Ganoderma lucidum* extracts inhibited leukemia WEHI-3 cells in BALB/c mice and promoted an immune response in vivo. *Biosci Biotechnol Biochem* 73, no. 12 (2009): 2589–94.

Chen, S. D., et al. Effects of fermentation products of *Ganoderma lucidum* on growth performance and immunocompetence in weanling pigs. *Arch Anim Nutr* 62, no. 1 (2008): 22–32.

Chen, W. C., et al. Effects of *Ganoderma lucidum* and krestin on subset T-cell in spleen of gamma-irradiated mice. *Am J Chin Med* 23, no. 3–4 (1995): 289–98.

Chen, W. Y., et al. Effect of reishi polysaccharides on human stem/progenitor cells. *Bioorg Med Chem* 18, no. 24 (2010): 8583–91.

Chen, X., et al. Monitoring of immune responses to a herbal immune-modulator in patients with advanced colorectal cancer. *Int Immunopharmacol* 6, no. 3 (2006): 499–508.

Cheng, C. H., et al. The effects of two different *Ganoderma* species (lingzhi) on gene expression in human monocytic THP-1 cells. *Nutr Cancer* 62, no. 5 (2010): 648–58.

Cheuk, W., et al. Regression of gastric large B-cell lymphoma accompanied by a florid lymphoma-like T-cell reaction: immunomodulatory effect of *Ganoderma lucidum* (lingzhi)? *Int J Surg Pathol* 15, no. 2 (2007): 180–86.

Eo, S. K., et al. Antiviral activities of various water and methanol soluble substances isolated from *Ganoderma lucidum*. *J Ethnopharmacol* 68, no. 1–3 (1999): 129–36.

Eo, S. K., et al. Possible mode of antiviral activity of acidic protein bound polysaccharides isolated from *Ganoderma lucidum* on herpes simplex viruses. *J Ethnopharmacol* 72, no. 3 (2000): 475–81.

Gao, Y., et al. Antibacterial and antiviral value of the genus *Ganoderma* P. Karst. species (Aphyllophoromycetideae): a review. *Int J Med Mushrooms* 5, no. 3 (2003): 20.

Gao, Y., et al. Effects of ganopoly (a *Ganoderma lucidum* polysaccharide extract) on the immune functions in advanced-stage cancer patients. *Immunol Invest* 32, no. 3 (2003): 201–15.

Gao, Y., et al. Effects of water-soluble *Ganoderma lucidum* polysaccharides on the immune functions of patients with advanced lung cancer. *J Med Food* 8, no. 2 (2005): 159–68.

Gill, S. K., et al. Toxicity of a traditional Chinese medicine, *Ganoderma lucidum*, in children with cancer. *Can J Clin Pharmacol* 15, no. 2 (2008): e275–85.

Hijikata, Y., et al. Herbal mixtures containing the mushroom *Ganoderma lucidum* improve recovery time in patients with herpes genitalis and labialis. *J Altern Complement Med* 13, no. 9 (2007): 985–87.

Hsu, H. Y., et al. Reishi immune-modulation protein induces interleukin-2 expression via protein kinase-dependent signaling pathways within human T cells. *J Cell Physiol* 215, no. 1 (2008): 15–26.

Hsu, M. J., et al. Polysaccharide purified from *Ganoderma lucidum* inhibits spontaneous and Fas-mediated apoptosis in human neutrophils through activation of the phosphatidylinositol 3 kinase/Akt signaling pathway. *J Leukoc Biol* 72, no. 1 (2002): 207–16.

Hsu, M. J., et al. Signaling mechanisms of enhanced neutrophil phagocytosis and chemotaxis by the polysaccharide purified from *Ganoderma lucidum*. *Br J Pharmacol* 139, no. 2 (2003): 289–98.

interaction with recombinant innate immunity receptor-Fc fusion proteins. *J Biol Chem* 284, no. 5 (2009): 34479–89.

Huang, S. Q., et al. Extraction of polysaccharide from *Ganoderma lucidum* and its immune enhancement activity. *Int J Biol Macromol* 47, no. 3 (2010): 336–41.

Huang, S. Q., et al. Optimization of alkaline extraction of polysaccharides from *Ganoderma lucidum* and their effect on immune function of mice. *Molecules* 15, no. 5 (2010): 3694–708.

Jeurink, P. V., et al. Immunomodulatory capacity of fungal proteins on the cytokine production of human peripheral blood mononuclear cells. *Int Immunopharmacol* 8, no. 8 (2008): 1124–33.

Ji, Z., et al. Immunomodulation of RAW264.7 macrophages by GLIS, a proteopolysaccharide from *Ganoderma lucidum*. *J Ethnopharmacol* 112, no. 3 (2007): 445–50.

Kim, K. C., et al. *Ganoderma lucidum* extract protects DNA from strand breakage caused by hydroxyl radical and UV irradiation. *Int J Mol Med* 4, no. 3 (1999): 273–77.

Kim, Y. S., et al. Antiherpetic activities of acidic protein bound polysaccharides isolated from *Ganoderma lucidum* alone and in combinations with interferons. *J Ethnopharmacol* 72, no. 3 (2000): 451–58.

Kohguchi, M., et al. Immuno-potentiating effects of the antler-shaped fruiting body of *Ganoderma lucidum* (rokkaku-reishi). *Biosci Biotechnol Biochem* 68, no. 4 (2004): 881–87.
Kuo, M. C., et al. *Ganoderma lucidum* mycelia enhance innate immunity by activating NF-kappaB. *J Ethnopharmacol* 103, no. 2 (2006): 217–22.
Li, W. J., et al. *Ganoderma atrum* polysaccharide induces antitumor activity via the mitochondrial apoptotic pathway related to activation of host immune response. *J Cell Biochem* e-pub (preprint) December 7, 2010.
Li, Y. Q., et al. Anti-hepatitis B activities of ganoderic acid from *Ganoderma lucidum*. *Biotechnol Lett* 28, no. 11 (2006): 837–41.
Lin, J. Y., et al. *Ganoderma tsugae* in vivo modulates Th1/Th2 and macrophage responses in an allergic murine model. *Food Chem Toxicol* 44, no. 12 (2006): [illegible]
Lin, K. L., et al. Reishi polysaccharides induce immunoglobulin production through the TLR4/TLR2-mediated induction of transcription factor Blimp-1. *J Biol Chem* 281, no. 34 (2006): 24111–23.
Lin, Y. L., et al. An immunomodulatory protein,
ling zhi-8, induced activation and maturation
of human monocyte-derived dendritic cells by the NF-kappaB and MAPK pathways. *J Leukoc Biol* 86, no. 4 (2009): 877–89.
Lin, Y. L., et al. Polysaccharide purified from *Ganoderma lucidum* induced activation and maturation of human monocyte-derived dendritic cells by the NF-kappaB and p38 mitogen-activated protein kinase pathways. *J Leukoc Biol* 78, no. 2 (2005): 533–43.
Lin, Y. L., et al. Polysaccharide purified from *Ganoderma lucidum* induces gene expression changes in human dendritic cells and promotes T helper 1 immune response in BALB/c mice. *Mol Pharmacol* 70, no. 2 (2006): 637–44.
Lin, Z. B. Cellular and molecular mechanisms of immune-modulation by *Ganoderma lucidum*. *J Pharmacol Sci* 99, no. 2 (2005): 144–53.
Lin, Z. B., et al. Anti-tumor and immunoregulatory activities of *Ganoderma lucidum* and its possible mechanisms. *Acta Pharmacol Sin* 25, no. 11 (2004): 1387–95.
Moradali, M. F., et al. Investigation of potential antibacterial properties of methanol extracts from fungus *Ganoderma applanatum*. *Chemotherapy* 52, no. 5 (2006): 241–44.
Mothana, R. A., et al. Antiviral lanostanoid triterpenes from the fungus *Ganoderma pfeifferi*. *Fitoterapia* 74, no. 1–2 (2003): 177–80.
Mothana, R. A., et al. Ganomycins A and B, new antimicrobial farnesyl hydroquinones from the basidiomycete *Ganoderma pfeifferi*. *J Nat Prod* 63, no. 3 (2000): 416–18.
Neidermeyer, T. H., et al. Antiviral terpenoid constituents of *Ganoderma pfeifferi*. *J Nat Prod* 68, no. 12 (2005): 1728–31.
Ofodile, L. N., et al. Antimicrobial activity of some *Ganoderma* species from Nigeria. *Phytother Res* 19, no. 4 (2005): 310–13.
Oh, K. W., et al. Antiherpetic activities of acidic protein bound polysaccharide isolated from *Ganoderma lucidum* alone and in combinations with acyclovir and vidarabine. *J Ethnopharmacol* 72, no. 1–2 (2000): 221–27.
Quereshi, S., et al. Evaluation of antibacterial activity of different *Ganoderma lucidum* extracts. *People's J Scientif Res* 3, no. 1 (2010): 9–13.
Russell, R., et al. *Ganoderma*—a therapeutic fungal biofactory. *Phytochemistry* 67, no. 18 (2006): 1985–2001.
Sanodiya, B. S., et al. *Ganoderma lucidum*: a potent pharmacological macrofungus. *Curr Pharm Biotechnol* 10, no. 8 (2009): 717–42.
Shao, B. M., et al. Immune receptors for polysaccharides from *Ganoderma lucidum*. *Biochem Biophys Res Commun* 323, no. 1 (2004): 133–41.
Sliva, Daniel. *Ganoderma lucidum* in cancer research, *Leukemia Res* 30 (2006): 767–68.
Sliva, D., et al. Biological activity of spores and dried powder from *Ganoderma lucidum* for the inhibition of highly invasive human breast and prostate cancer cells. *J Altern Complement Med* 9, no. 4 (2003): 491–97.
Smania, E. F., et al. Antifungal activity of sterols and triterpenes isolated from *Ganoderma annulare*. *Fitoterapia* 74, no. 4 (2003): 375–77.
Smania, J. A., et al. Derivation does not influence antimicrobial and antifungal activities of applanoxicide acids and sterols from *Ganoderma* spp. *Z Naturforsch C* 61, no. 1–2 (2006): 31–34.
Spelman, K., et al. Traditional herbal remedies that influence cell adhesion molecule activity. *Phytother Res* 25, no. 4 (2011): 473–83. E-pub (preprint) November 23, 2010.
Stamets, P. Products for log and stump cultivation. On the website of Fungi Perfecti. http://www.fungi.com/plus/index.html (accessed January 30, 2012).
Sun, L. X., et al. Promoting effects of *Ganoderma lucidum* polysaccharides on B16F10 cells to activate lymphocytes. *Basic Clin Pharmacol Toxicol* 108, no. 3 (2011): 149–54. E-pub (preprint) October 22, 2010.
Volman, J. J., et al. Effects of mushroom-derived beta-glucan-rich polysaccharide extracts on nitric oxide production by bone marrow-derived macrophages and nuclear factor-kappaB transactivation in Caco-2 reporter cells: can effects be explained by structure? *Mol Nutr Food Res* 54, no. 2 (2010): 268–76.
Wachtel-Galor, S., et al. *Ganoderma lucidum* ("lingzhi"), a Chinese medicinal mushroom: biomarker responses in a controlled human supplementation study. *Br J Nutr* 91, no. 2 (2004): 263–69.
Wang, G., et al. Enhancement of IL-2 and IFN-gamma expression and NK cells activity involved in the anti-tumor effect of ganoderic acid Me in vivo. *Int Immunopharmacol* 7, no. 6 (2007): 864–70.
Wang, X., et al. Effects of *Ganoderma lucidum* polysaccharides on CYP2E1, CYP1A2 and CYP3A activities in BCG-immune hepatic injury in rats. *Biol Pharm Bull* 30, no. 9 (2007): 1702–6.

Wang, X., et al. HPLC method for the determination and pharmacokinetic studies of four triterpenoids in rat plasma after oral administration of *Ganoderma lucidum* extract. *Biomed Chromatogr* 21, no. 4 (2007): 389–96.
Wasser, S. P. Reishi or ling zhi (*Ganoderma lucidum*). In *Encyclopedia of Dietary Supplements*, ed. P. M. Coates et al., 603–22. New York: Marcel Dekker, 2005. Reproduced online at http://alohamedicinals.com/reishi.pdf.
Xie, J. T., et al. *Ganoderma lucidum* extract inhibits proliferation of SW 480 human colorectal cancer cells. *Exp Oncol* 28, no. 1 (2006): 25–29.
Yeh, C. H., et al. Polysaccharides PS-G and protein LZ-8 from reishi (*Ganoderma lucidum*) exhibit diverse functions in regulating murine macrophages and T lymphocytes. *J Agric Food Chem* 58, no. 15 (2010): 8535–44.
Yin, G., et al. Chinese herbs (astragalus radix and *Ganoderma lucidum*) enhance immune response of carp, *Cyprinos carpio*, and protection against *Aeromonas hydrophila*. *Fish Shellfish Immunol* 26, no. 1 (2009): 140–45.
Yoon, S. Y., et al. Antimicrobial activity of *Ganoderma lucidum* extract alone and in combination with some antibiotics. *Arch Pharm Res* 17, no. 6 (1994): 438–42.
Yue, G. G., et al. Comparative studies of various *Ganoderma* species and their different parts with regard to their antitumor and immunomodulating activities in vitro. *J Altern Complement Med* 12, no. 8 (2006): 777–89.
Yuen, J. W., et al. Anticancer effects of *Ganoderma lucidum*: a review of scientific evidence. *Nutr Cancer* 53, no. 1 (2005): 11–17.
Zhang, G. L., et al. Hepatoprotective role of *Ganoderma lucidum* polysaccharide against BCG-induced immune liver injury in mice. *World J Gastroenterol* 8, no. 4 (2002): 728–33.
Zhang, J., et al. GLIS, a bioactive proteoglycan fraction from *Ganoderma lucidum*, displays anti-tumour activity by increasing both humoral and cellular immune response. *Life Sci* 87, no. 19–22 (2010): 628–37.
Zhang, J. P., et al. Lipid extract from completely sporoderm-broken germinating *Ganoderma sinensis* spores elicits potent antitumor immune responses in human macrophages. *Phytother Res* 23, no. 6 (2009): 844–50.
Zhang, Y., et al. Effects of *Ganoderma lucidum* capsules on T lymphocytes subsets in football players on "living high-training low." *Br J Sports Med* 42, no. 10 (2008): 819–22.
Zhao, H., et al. Enteric mucosal immune response might trigger the immunomodulation activity of *Ganoderma lucidum* polysaccharide in mice. *Planta Med* 76, no. 3 (2010): 223–27.
Zhou, G. Q., et al. Effect of *Ganoderma lucidum* polysaccharides on intestinal mucosal immune system in H22 liver cancer bearing mice. *Zhongguo Zhong Xi Yi Jie He Za Zhi* 29, no. 4 (2009): 335–39.
Zhou, X., et al. Ganodermataceae: natural products and their related pharmacological functions. *Am J Chin Med* 35, no. 4 (2007): 559–74.
Zhu, X. L., et al. Effects of *Ganoderma lucidum* polysaccharides on proliferation and cytotoxicity of cytokine-induced killer cells. *Acta Pharmacol Sin* 26, no. 9 (2005): 1130–37.

Rosenwurz

Abidoff, M., and Z. Ramazanov. *Rhodiola rosea*: the herbal heavyweight from Russia. *Muscle Development* (January 2003). http://vitalityplus.com.au/articles/RhodiolaPDF%20on%20Physical%20Performance.pdf.
Abidov, M., et al. Effect of extracts from *Rhodiola rosea* and *Rhodiola crenulata* (Crassulaceae) roots on ATP content in mitochondria of skeletal muscles. *Bull Exp Biol Med* 136, no. 6 (2003): 585–87.
Abidov, M., et al. Extract of *Rhodiola rosea* radix reduces the level of C-reactive protein and creatinine kinase in the blood. *Bull Exp Biol Med* 138, no. 1 (2004): 63–64.
Akgul, Y., et al. Lotaustralin from *Rhodiola rosea* roots. *Fitoterapia* 75, no. 6 (2004): 612–14.
An, F., et al. Determination of salidroside in eight *Rhodiola* species by TLC-UV spectrometry. *Zhongguo Zhong Yao Za Zhi* 23, no. 1 (1998): 43–44, 64.
Anonymous. Rhodiola. On the website of Paradise Herbs. http://paradiseherbs.com/media/uploads/research/Rhodiola.pdf (accessed February 8, 2012).
Anonymous. *Rhodiola integrifolia* Raf. Entry in the U.S. Department of Agriculture Natural Resources Conservation Service PLANTS Database. http://plants.usda.gov/java/profile?symbol=RHINI (accessed December 10, 2010).
Anonymous. *Rhodiola rhodantha*. Entry in Plants for a Future database. http://www.pfaf.org/user/Plant.aspx?LatinName=Rhodiola+rhodantha (accessed December 21, 2011).
Anonymous. *Rhodiola rhodantha*. Entry in the U.S. Department of Agriculture Natural Resources Conservation Service PLANTS Database. http://plants.usda.gov/java/profile?symbol=RHRH4 (accessed December 10, 2010).
Anonymous. *Rhodiola rosea*. Monograph. *Altern Med Rev* 7, no. 5 (2002): 421–23.
Anonymous. *Rhodiola rosea*. Wikipedia. http://en.Wikipedia.org/wiki/Rhodiola_rosea (accessed February 12, 2011).
Anonymous. *Rhodiola rosea* L. Entry in the Global Biodiversity Information Facility database. http://data.gbif.org/search/taxa/Rhodiola%20rosea (accessed December 10, 2010).
Anonymous. *Rhodiola rosea* L. Entry in the U.S. Department of Agriculture Natural Resources Conservation Service PLANTS Database. http://plants.usda.gov/java/profile?symbol=RHRO3 (accessed December 10, 2010).
Anonymous. Study on the chemical constituents from *Rhodiola bupleuroldes*. Magazine abstract, October 10, 2008. http://jokefans.com/read.php/4735.htm.
Arora, R., et al. Evaluation of radioprotective activities *Rhodiola imbricata* Edgew—a high altitude plant. *Mol Cell Biochem* 273, no. 1–2 (2005): 209–23.
Aslanyan, G., et al. Double-blind, placebo-controlled, randomized study of single dose effects of ADAPT-232 on cognitive functions. *Phytomedicine* 17, no. 7 (2010): 494–99.
Battistelli, M., et al. *Rhodiola rosea* as antioxidant in red blood cells: ultrastructural and hemolytic behaviour. *Eur J Histochem* 49, no. 3 (2005): 243–54.

Bocharova, O. A., et al. The effect of a *Rhodiola rosea* extract on the incidence of recurrences of a superficial bladder cancer (experimental clinical research). *Urol Nefrol* (Moscow) 2 (1995): 46–47.

Brown, R. P., et al. *Rhodiola rosea*: a phytomedicinal overview. *HerbalGram* 56 (2002): 40–52.

Bystritsky, A., et al. A pilot study of *Rhodiola rosea* (Rhodax) for generalized anxiety disorder (GAD). *J Altern Complement Med* 14, no. 2 (2008): 175–80.

Calcabrini, C., et al. *Rhodiola rosea* ability to enrich cellular antioxidant defences of cultured human keratinocytes. *Arch Dermatol Res* 302, no. 3 (2010): 191–200.

Cao, L. L., et al. The effect of salidroside on cell damage induced by glutamate and intracellular free calcium in PC12 cells. *J Asian Nat Prod Res* 8, no. 1–2 (2006): 159–65.

Chen, X., et al. Hypoglycemic effect of *Rhodiola sachalinensis* A. Bor. polysaccharides: comparison of administration in different ways. *Zhongguo Zhong Yao Za Zhi* 21, no. 11 (1996): 685–87.

Chen, C. H., et al. Antioxidant activity of some plant extracts towards xanthine oxidase, lipoxygenase and tyrosinase. *Molecules* 14, no. 8 (2009): 2947–58.

Chen, Q. G., et al. The effects of *Rhodiola rosea* extract on 5-HT level, cell proliferation and quantity of neurons at cerebral hippocampus of depressive rats. *Phytomedicine* 16, no. 9 (2009): 830–38.

Chen, T. S., et al. Antioxidant evaluation of three adaptogen extracts. *Am J Chin Med* 36, no. 6 (2008): 1209–17.

Chen, X., et al. Protective effect of salidroside against H2O2-induced cell apoptosis in primary culture of rat hippocampal neurons. *Mol Cell Biochem* 332, no. 1–2 (2009): 85–93.

Cui, S., et al. Determination of p-tyrosol and salidroside in three samples of *Rhodiola crenulata* and one of *Rhodiola kirilowii* by capillary zone electrophoresis. *Anal Bioanal Chem* 377, no. 2 (2003): 370–74.

Darbinyan, V., et al. Clinical trial of *Rhodiola rosea* L. extract SHR-5 in the treatment of mild to moderate depression. *Nord J Psychiatry* 61, no. 5 (2007): 343–48.

Darbinyan, V., et al. *Rhodiola rosea* in stress induced fatigue—a double blind cross-over study of a standardized extract SHR-5 with a repeated low-dose regimen on the mental performance of healthy physicians during night duty. *Phytomedicine* 7, no. 5 (2000): 365–71.

De Bock, K., et al. Acute *Rhodiola rosea* intake can improve endurance exercise performance. *Int J Sport Nutr Exerc Metab* 14, no. 3 (2004): 298–307.

De Sanctis, R., et al. In vitro protective effect of *Rhodiola rosea* extract against hypochlorous acid-induced oxidative damage in human erythrocytes. *Biofactors* 20, no. 3 (2004): 147–59.

Dieamant, G. C., et al. Neuroimmunomodulatory compound for sensitive skin care: in vitro and clinical assessment. *J Cosmet Dermatol* 7, no. 2 (2008): 112–19.

Evdokimov, V. G., et al. Effect of cryopowder *Rhodiola rosea* L. on cardiorespiratory parameters and physical performance of humans. *Aviakosm Ekolog Med* 43, no. 6 (2009): 52–56.

Evstatieva, L., et al. Chemical composition of the essential oils of *Rhodiola rosea* L. of three different origins. *Pharmacogn Mag* 6, no. 24 (2010): 256–58.

Fan, W., et al. Prolyl endopeptidase inhibitors from the underground part of *Rhodiola sachalinensis*. *Chem Pharm Bull* (Tokyo) 49, no. 4 (2001): 396–401.

Fintelmann, V., et al. Efficacy and tolerability of a *Rhodiola rosea* extract in adults with physical and cognitive deficiencies. *Adv Ther* 24, no. 4 (2007): 929–39.

Galambosi, B. Demand and availability of *Rhodiola rosea* L. raw material. Chapter 16 in *Medicinal and Aromatic Plants*, ed. R. J. Bogers et al., 223–36. Wageningen UR Frontis series, vol. 17. Springer, 2006.

Gao, D., et al. Antidiabetic potential of *Rhodiola sachalinensis* root extract in streptozotocin-induced diabetic rats. *Methods Find Exp Clin Pharmacol* 31, no. 6 (2009): 375–81.

Gauger, K. J., et al. *Rhodiola crenulata* inhibits the tumorigenic properties of invasive mammary epithelial cells with stem cell characteristics. *J Med Plants Res* 4, no. 6 (2010): 446–54.

Goel, H. C., et al. Radioprotection by *Rhodiola imbricata* in mice against whole-body lethal irradiation. *J Med Food* 9, no. 2 (2006): 154–60.

Grace, M. H., et al. Phytochemical characterization of an adaptogenic preparation from *Rhodiola heterodonta*. *Nat Prod Commun* 4, no. 8 (2009): 1053–58.

Guest, H. J. Molecular phylogeography of *Rhodiola integrifolia* (Crassulaceae) and its postglacial recolonization of north-western North America. Poster presented at the Botany 2006 conference at California State University at Chico, July 28–August 2, 2006. http://2006.botanyconference.org/engine/search/index.php?func=detail&aid=668.

Guest, H. J. Systematic and phylogeographic implications of molecular variation in the western North American roseroot, *Rhodiola integrifolia* (Crassulaceae). Master's thesis, University of Victoria (British Columbia), 2001. http://hdl.handle.net/1828/2812.

Guo, Y. Synthesis, biological activity of salidroside and its analogues. *Chem Pharm Bull* (Tokyo) 58, no. 12 (2010): 1627–29.

Gupta, A., et al. Effects of *Rhodiola imbricata* on dermal wound healing. *Planta Med* 73, no. 8 (2007): 774–77.

Gupta, V., et al. Anti-oxidative effect of *Rhodiola imbricata* root extract in rats during cold, hypoxia and restraint (C-H-R) exposure and post-stress recovery. *Food Chem Toxicol* 48, no. 4 (2010): 1019–25.

Gupta, V., et al. A dose dependent adaptogenic and safety evaluation of *Rhodiola imbricata* Edgew, a high altitude rhizome. *Food Chem Toxicol* 46, no. 5 (2008): 1645–52.

Gupta, V., et al. Mechanism of action of *Rhodiola imbricata* Edgew during exposure to cold, hypoxia and restraint (C-H-R) stress induced hypothermia and post stress recovery in rats. *Food Chem Toxicol* 47, no. 6 (2009): 1239–45.

Ha, Z., et al. The effect of rhodiola and acetazolamide on the sleep architecture and blood oxygen saturation in men living at high altitude. *Zhonghua Jie He He Hu Xi Za Zhi* 25, no. 9 (2002): 527–30.

Hellum, B. H., et al. Potent in vitro inhibition of CYP3A4 and P-glycoprotein by *Rhodiola rosea*. *Planta Med* 76, no. 4 (2010): 331–38.
Huang, S. C., et al. Attenuation of long-term *Rhodiola rosea* supplementation on exhaustive swimming-evoked oxidative stress in the rat. *Chin J Physiol* 52, no. 5 (2009): 316–24.
Hung, S. K., et al. The effectiveness and efficacy of *Rhodiola rosea* L.: a systematic review of randomized clinical trials. *Phytomedicine* 18, no. 4 (2011): 235–44. E-pub (preprint) October 30, 2010.
Iaremiĭ, I. N., et al. Hepatoprotective properties of liquid extract of *Rhodiola rosea*. *Eksp Klin Farmakol* 65, no. 6 (2002): 57–59.
Jafari, M., et al. *Rhodiola*: a promising anti-aging Chinese herb. *Rejuvenation Res* 10, no. 4 (2007): 587–602.
Jang, S. L. Salidroside from *Rhodiola sachalinensis* protects neuronal PC12 cells against cytotoxicity induced by amyloid-beta. *Immunopharmacol Immunotoxicol* 25, no. 3 (2003): 295–304.
Jeong, H. J., et al. Neuraminidase inhibitory activities of flavonoids isolated from *Rhodiola rosea* roots and their in vitro anti-influenza viral activities. *Bioorg Med Chem* 17, no. 19 (2009): 6816–23.
Kang, S., et al. Comparative study of the constituents from 10 *Rhodiola* plants. *Zhong Yao Cai* 20, no. 12 (1997): 616–18.
Kanupriya., et al. Cytoprotective and antioxidant activity of *Rhodiola imbricata* against tert-butyl hydroperoxide induced oxidative injury in U-937 human macrophages. *Mol Cell Biochem* 275, no. 1-2 (2005): 1–6.
Kelly, G. S. *Rhodiola rosea*: a possible plant adaptogen. *Altern Med Rev* 6, no. 3 (2001): 293–302.
Khanum, F., et al. *Rhodiola rosea*: a versatile adaptogen. *Inst Food Tech* 4 (2005): 55–62.
Kobayashi, K., et al. Constituents of *Rhodiola rosea* showing inhibitory effect on lipase activity in mouse plasma and alimentary canal. *Planta Med* 74, no. 14 (2008): 1716–19.
Kormosh, N., et al. Effect of a combination of extract from several plants on cell-mediated and humoral immunity of patients with advanced ovarian cancer. *Phytother Res* 20, no. 5 (2006): 424–25.
Kucinskaite, A., et al. Evaluation of biologically active compounds in roots and rhizomes of *Rhodiola rosea* L. cultivated in Lithuania. *Medicina* (Kaunas) 43, no. 6 (2007): 487–494, 2007.
Kucinskaite, A., et al. Experimental analysis of therapeutic properties of *Rhodiola rosea* L. and its possible application in medicine. *Medicina* (Kaunas) 40, no. 7 (2004): 614–19.
Kwon, Y. I., et al. Evaluation of *Rhodiola crenulata* and *Rhodiola rosea* for management of type II diabetes and hypertension. *Asia Pac J Clin Nutr* 15, no. 3 (2006): 425–32.
Lee, F. T., et al. Chronic *Rhodiola rosea* extract supplementation enforces exhaustive swimming tolerance. *Am J Chin Med* 37, no. 3 (2009): 557–72.
Lee, M. W., et al. Antioxidative phenolic compounds from the roots of *Rhodiola sachalinensis* A. Bor. *Arch Pharm Res* 23, no. 5 (2000): 455–58.
Lei, Y., et al. Chemical composition of the essential oils of two *Rhodiola* species from Tibet. *Z Naturforsch C* 58, no. 3-4 (2003): 161–64.
Li, C., et al. Study on the extraction process for saldroside and p-tyrosol in *Rhodiola crenulata*. *Zhong Yao Cai* 29, no. 11 (2006): 1239–41.
Li, H. B., et al. Salidroside stimulated glucose uptake in skeletal muscle cells by activating AMP-activated protein kinase. *Eur J Pharmacol* 588, no. 2-3 (2008): 165–69.
Li, H. X., et al. Production of Th1- and Th2-dependent cytokines induced by the Chinese medicine herb, *Rhodiola algida*, on human peripheral blood monocytes. *J Ethnopharmacol* 123, no. 2 (2009): 257–66.
Li, J., et al. Effect of rhodiola on expressions of Flt-1, KDR and Tie-2 in rats with ischemic myocardium. *Zhongguo Zhong Xi Yi Jie He Za Zhi* 25, no. 5 (2005): 445–48.
Li, T., et al. Identification and comparative determination of rhodionin in traditional Tibetan medicinal plants of fourteen *Rhodiola* species by high-performance liquid chromatography-photodiode array detection and electrospray ionization-mass spectrometry. *Chem Pharm Bull* (Tokyo) 56, no. 6 (2008): 807–14.
Li, T., et al. Pharmacological studies on the sedative and hypnotic effect of salidroside from the Chinese medicinal plant *Rhodiola sachalinensis*. *Phytomedicine* 14, no. 9 (2007): 601–4.
Li, X., et al. Bioactive constituents from Chinese natural medicines. XXIX. Monoterpene and monoterpene glycosides from the roots of *Rhodiola sachalinensis*. *Chem Pharm Bull* (Tokyo) 56, no. 4 (2008): 612–15.
Liu, Q., et al. Phenolic components from *Rhodiola dumulosa*. *Zhongguo Zhong Yao Za Zhi* 33, no. 4 (2008): 411–13.
Lovieno, N., et al. Second-tier natural antidepressants: review and critique, *J Affect Disord* 130, no. 3 (2011): 343–57. E-pub (preprint) June 26, 2010.
Luo, D., et al. Studies on the chemical constituents from *Rhodiola dumulosa* (I). *Zhong Yao Cai* 28, no. 2 (2005): 98–99.
Ma, G., et al. Rhodiolosides A–E, monoterpene glycosides from *Rhodiola rosea*. *Chem Pharm Bull* (Tokyo) 54, no. 8 (2006): 1229–33.
Majewska, A., et al. Antiproliferative and antimitotic effect, S phase accumulation and induction of apoptosis and necrosis after treatment of extract from *Rhodiola rosea* rhizomes on HL-60 cells. *J Ethnopharmacol* 103, no. 1 (2006): 43–52.
Maslov, L. N., et al. Antiarrhythmic activity of phytoadaptogens in short-term ischemia-reperfusion of the heart and postinfarcation cardiosclerosis. *Bull Exp Biol Med* 147, no. 3 (2009): 331–34.
Maslova, L. V., et al. The cardioprotective and antiadrenergic activity of an extract of *Rhodiola rosea* in stress. *Eksp Klin Farmakol* 57, no. 6 (1994): 61–63.
Mattioli, L., et al. Effects of *Rhodiola rosea* L. extract on behavioural and physiological alterations induced by chronic mild stress in female rats. *J Psychopharmacol* 23, no. 2 (2009): 130–42.
Mattioli, L., et al. *Rhodiola rosea* L. extract reduces stress- and CRF-induced anorexia in rats. *J Psychopharmacol* 21, no. 7 (2007): 742–50.

Meng, L. Q., et al. Effection of observation Xinnaoxin capsules in treatment of chronic cerebral circulatory insufficiency. *Zhongguo Zhong Yao Za Zhi* 32, no. 17 (2007): 1798–800.
Ming, D. S., et al. Bioactive compounds from *Rhodiola rosea* (Crassulaceae). *Phytother Res* 19, no. 9 (2005): 740–43.
Mishra, K. P., et al. Adjuvant effect of aqueous extract of *Rhodiola imbricata* rhizome on the immune responses to tetanus toxoid and ovalbumin in rats. *Immunopharmacol Immunotoxicol* 32, no. 1 (2010): 141–46.
Mishra, K. P., et al. Aqueous extract of *Rhodiola imbricata* rhizome inhibits proliferation of an erythroleukemic cell line K-562 by inducing apoptosis and cell cycle arrest at G2/M phase. *Immunobiology* 213, no. 2 (2008): 125–31.
Mishra, K. P., et al. Aqueous extract of *Rhodiola imbricata* rhizome stimulates proinflammatory mediators via phosphorylated IkappaB and transcription factor nuclear factor-kappaB. *Immunopharmacol Immunotoxicol* 28, no. 2 (2006): 201–12.
Mishra, K. P., et al. Aqueous extract of *Rhodiola imbricata* rhizome stimulates Toll-like receptor 4, granzyme-B and Th1 cytokines in vitro. *Immunobiology* 214, no. 1 (2009): 27–31.
Mook-Jung, I., et al. Neuroprotective effects of constituents of the Oriental crude drugs, *Rhodiola sacra, R. sachalinensis* and tokaku-joki-to, against beta-amyloid toxicity, oxidative stress and apoptosis. *Biol Pharm Bull* 25, no. 8 (2002): 1101–4.
Moran, R. V. *Rhodiola integrifolia*. In *Flora of North America* 8, ed. Flora of North America Steering Committee, 164–66. New York and Oxford, 2009. http://efloras.org/florataxon.aspx?flora_id=1&taxon_id=250092043.
Morgan, M., et al. *Rhodiola rosea*—rhodiola. *Chem Pharm Bull* (Tokyo) 47 (2005): 1–4.
Nakamura, S., et al. Bioactive constituents from Chinese natural medicines. XXXVI. Chemical structures and hepatoprotective effects of constituents from roots of *Rhodiola sachalinensis*. *Chem Pharm Bull* (Tokyo) 55, no. 10 (2007): 1505–11.
Nakamura, S., et al. Bioactive constituents from Chinese natural medicines. XXXVIII. Chemical structures of acyclic glycosides from the roots of *Rhodiola crenulata*. *Chem Pharm Bull* (Tokyo) 56, no. 4 (2008): 536–40.
Narimanian, M., et al. Impact of Chisan (ADAPT-232) on the quality-of-life and its efficacy as an adjuvant in the treatment of acute non-specific pneumonia. *Phytomedicine* 12, no. 10 (2005): 723–29.
Olsson, E. M., et al. A randomized, double-blind, placebo-controlled, parallel-group study of the standardized extract SHR-5 of the roots of *Rhodiola rosea* in the treatment of subjects with stress-related fatigue. *Planta Med* 75, no. 2 (2009): 105–12.
Pae, H. O., et al. *Rhodiola sachalinesis* induces the expression of inducible nitric oxide synthase gene by murine fetal hepatocytes (BNL CL. 2). *Immunopharmacol Immunotoxicol* 23, no. 1 (2001): 25–33.
Panossian, A., et al. Comparative study of *Rhodiola* preparations on behavioral despair of rats. *Phytomedicine* 15, no. 1–2 (2008): 84–91.
Panossian, A., et al. Evidence-based efficacy of adaptogens in fatigue, and molecular mechanisms related to their stress-protective activity. *Curr Clin Pharmacol* 4, no. 3 (2009): 198–219.
Panossian, A., et al. Rosenroot (*Rhodiola rosea*): traditional use, chemical composition, pharmacology and clinical efficacy. *Phytomedicine* 17, no. 7 (2010): 481–93.
Parisi, A., et al. Effects of chronic *Rhodiola rosea* supplementation on sport performance and antioxidant capacity in trained male: preliminary results. *J Sports Med Phys Fitness* 50, no. 1 (2010): 57–63.
Pashkevich, I. A., et al. Comparative evaluation of effects of p-tyrosol and *Rhodiola rosea* extract on bone marrow cells in vivo. *Eksp Klin Farmakol* 66, no. 4 (2003): 50–52.
Peng, J. N., et al. Chemical constituents of *Rhodiola kirilowii* (Regel) Regel. *Zhongguo Zhong Yao Za Zhi* 19, no. 11 (1994): 676–77, 702.
Peng, J. N., et al. Studies on the chemical constituents of *Rhodiola fastigita*. *Yao Xue Xue Bao* 31, no. 10 (1996): 798–800.
Pererva, T. P., et al. Interaction of *Ungernia victoris, Rhodiola rosea* and *Polyscias filicifolia* plant extracts with bacterial cells. *Tsitol Genet* 44, no. 4 (2010): 34–40.
Perfumi, M., et al. Adaptogenic and central nervous system effects of single doses of 3% rosavin and 1% salidroside *Rhodiola rosea* L. extract in mice. *Phytother Res* 21, no. 1 (2007): 37–43.
Pickut, W. The uses of the *Rhodiola integrifolia* herb. LIVESTRONG.com, July 13, 2010. http://livestrong.com/article/173782-the-uses-of-the-rhodiola-integrifolia-herb/.
Platikanov, S., et al. Introduction of wild golden root (*Rhodiola rosea* L.) as a potential economic crop in Bulgaria. *Econ Bot* 20, no. 10 (2008): 1–7.
Pooja., et al. Anti-inflammatory activity of *Rhodiola rosea*—"a second-generation adaptogen." *Phytother Res* 23, no. 8 (2009): 1099–102.
Qin, Y. J., et al. Effects of *Rhodiola rosea* on level of 5-hydroxytryptamine, cell proliferation and differentiation, and number of neuron in cerebral hippocampus of rats with depression induced by chronic mild stress. *Zhongguo Zhong Yao Za Zhi* 33, no. 23 (2008): 2842–46.
Qu, Z. Q., et al. Pretreatment with *Rhodiola rosea* extract reduces cognitive impairment induced by intracerebroventricular streptozotocin in rats: implications of anti-oxidative and neuroprotective effects. *Biomed Environ Sci* 22, no. 4 (2009): 318–26.
Rohloff, J., et al. Volatiles from rhizomes of *Rhodiola rosea* L. *Phytochemistry* 59, no. 6 (2002): 655–61.
Ruan, X., et al. Analysis on the trace element and amino acid content in xinjiang 6 series *Rhodiola* L. plant. *Guang Pu Xue Yu Guang Pu Fen Xi* 21, no. 4 (2001): 542–44.
Schittko, U., and J. Grann. *Rhodiola integrifolia*: hybrid origin and medicinal ancestry. In *Proceedings of the North Dakota Academy of Science*, April 2008. Available online on the CBS Interactive website at http://findarticles.com/p/articles/mi_hb253/is_62/ai_n29437249/.

Schriner, S. E., et al. Decreased mitochondrial superoxide levels and enhanced protection against paraquat in *Drosophila melanogaster* supplemented with *Rhodiola rosea*. *Free Radic Res* 43, no. 9 (2009): 836–43.
Schriner, S. E., et al. Protection of human cultured cells against oxidative stress by *Rhodiola rosea* without activation of antioxidant defenses. *Free Radic Biol Med* 47, no. 5 (20009): 577–84.
Schutgens, F. W., et al. The influence of adaptogens on ultraweak biophoton emission: a pilot-experiment. *Phytother Res* 23, no. 8 (2009): 1103–8.
Seikou, N., et al. Bioactive constituents from Chinese natural medicines. XXVI. Chemical structures and hepatoprotective effects of constituents from roots of *Rhodiola sachalinensis*. *Chem Pharm Bull* (Tokyo) 55, no. 10 (2007): 1505–11.
Seo, W. G., et al. The aqueous extract of *Rhodiola sachalinensis* root enhances the expression of inducible nitric oxide synthase gene in RAW264.7 macrophages. *J Ethnopharmacol* 76, no. 1 (2001): 119–23.
Shen, W., et al. Effects of rhodiola on expression of vascular endothelial cell growth factor and angiogenesis in aortic atherosclerotic plaque of rabbits. *Zhongguo Zhong XI Yi Jie He Za Zhi* 28, no. 11 (2008): 1022–5.
Shevtsov, V. A., et al. A randomized trial of two different doses of a SHR-5 *Rhodiola rosea* extract versus placebo and control of capacity for mental work. *Phytomedicine* 19, no. 2–3 (2003): 95–105.
Shi, C. D., et al. Automatic nervous system mediates the cardiovascular effects of *Rhodiola sacra* radix in rats. *J Ethnopharmacol* 119, no. 2 (2008): 284–90.
Sio-Po, I., et al. Association of free radicals and the tissue renin-angiotensin system: prospective effects of *Rhodiola*, a genus of Chinese herb, on hypoxia-induced pancreatic injury, *JOP* 2, no. 1 (2001): 16–25.
Skopinska-Rózewska, E., et al. The effect of *Rhodiola quadrafida* extracts on cellular immunity in mice and rats. *Pol J Vet Sci* 11, no. 2 (2008): 105–11.
Skopinska-Rózewska, E., et al. The influence of *Rhodiola quadrifida* 50% hydro-alcoholic extract and salidroside on tumor-induced angiogenesis in mice. *Pol J Vet Sci* 11, no. 2 (2008): 97–104.
Smith, H. I. Materia medica of the Bella Coola and neighboring tribes of British Columbia. In *Annual report for 1927*, bulletin no. 56 of the Canada Department of Mines and the National Museum of Canada, 47–68. Ottawa: F. A. Acland, 1929. Reproduced online at http://wolf.mind.net/swsbm/Ethnobotany/Bella_Coola_Materia_Medica.pdf.
Spasov, A. A., et al. A double-blind, placebo-controlled pilot study of the stimulating and adaptogenic effect of *Rhodiola rosea* SHR-5 extract on the fatigue of students caused by stress during an examination period with a repeated low-dose regimen. *Phytomedicine* 7, no. 2 (2000): 85–89.
Spasov, A. A., et al. The effect and preparation rodakson on the psychophysiological and physical adaptation of students to an academic load. *Eksp Klin Farmakol* 63, no. 1 (2000): 76–78.
Tan, C. B., et al. Protective effect of salidroside on endothelial cell apoptosis induced by cobalt chloride. *Biol Pharm Bull* 32, no. 8 (2009): 1359–63.
Tolonen, A., et al. Phenylpropanoid glycosides from *Rhodiola rosea*. *Chem Pharm Bull* (Tokyo) 51, no. 4 (2003): 467–70.
Tu, Y., et al. *Rhodiola crenulata* induces death and inhibits growth of breast cancer cell lines. *J Med Food* 11, no. 3 (2008): 413–23.
van Diermen, D., et al. Monoamine oxidase inhibition by *Rhodiola rosea* L. roots. *J Ethnopharmacol* 122, no. 2 (2009): 397–401.
Walker, T. B., et al. Does *Rhodiola rosea* possess ergogenic properties? *Int J Sport Nutr Exerc Metab* 16, no. 3 (2006): 305–15.
Wang, H., et al. The in vitro and in vivo antiviral effects of salidroside from *Rhodiola rosea* L. against Coxsackievirus B3. *Phytomedicine* 16, no. 2–3 (2009): 146–55.
Wang, Q., et al. Salidroside protects the hypothalamic-pituitary-gonad axis of male rats undergoing negative psychological stress in experimental navigation and intensive exercise. *Zhongua Nan Ke Xue* 15, no. 4 (2009): 331–36.
Wiedenfeld, H., et al. Phytochemical and analytical studies of extracts from *Rhodiola rosea* and *Rhodiola quadrifida*. *Pharmazie* 62, no. 4 (2007): 308–11.
Wójcik, R., et al. The effect of Chinese medicinal herb *Rhodiola kirilowii* extracts on cellular immunity in mice and rats. *Pol J Vet Sci* 12, no. 3 (2009): 399–405.
Wong, Y. C., et al. Chemical constituents and anti-tuberculosis activity of root of *Rhodiola kirilowii*. *Zhongguo Zhong Yao Za Zhi* 33, no. 13 (2008): 1561–65.
Wu, T., et al. Cardioprotection of salidroside from ischemia/reperfusion injury by increasing N-acetylglucosamine linkage to cellular proteins. *Eur J Pharmacol* 613, no. 1–3 (2009): 93–99.
Wu, Y. L., et al. Hepatoprotective effects of salidroside on fulminant hepatic failure induced by D-galactosamine and lipopolysaccharide in mice. *J Pharm Pharmacol* 61, no. 10 (2009): 1375–82.
Xu, K. J., et al. Preventive and treatment effect of composite rhodiolae on acute lung injury in patients with severe pulmonary hypertension during extracorporeal circulation. *Zhongguo Zhong Xi Yi Jie He Za Zhi* 23, no. 9 (2003): 648–50.
Yan, X., et al. Seasonal variations in biomass and salidroside content in roots of *Rhodiola sachalinensis* as affected by gauze and red film shading. *Ying Yong Sheng Tai Xue Bao* 15, no. 3 (2004): 382–86.
Yoshikawa, M., et al. Bioactive constituents of Chinese natural medicines. II. Rhodiolae radix. (1). Chemical structures and antiallergic activity of rhodiocyanosides A and B from the underground part of *Rhodiola quadrifida* (Pall.) Fisch. et May. (Crassulaceae). *Chem Pharm Bull* (Tokyo) 44, no. 11 (1996): 2086–91.
Yoshikawa, M., et al. Bioactive constituents of Chinese natural medicines. IV. Rhodiolae radix. (2). On the histamine release inhibitors from the underground part of *Rhodiola sacra* (Prain ex Hamet) S. H. Fu (Crassulaceae): chemical structures of rhodiocyanoside D and sacranosides A and B. *Chem Pharm Bull* (Tokyo) 45, no. 9 (1997): 1498–503.

Yoshikawa, M., et al. Rhodiocyanosides A and B, new antiallergic cyanoglycosides from Chinese natural medicine "si lie hong jing tain," the underground part of *Rhodiola quadrifida* (Pall.) Fisch. et Mey. *Chem Pharm Bull* (Tokyo) 43, no. 7 (1995): 1245–47.

Yousef, G. G., et al. Comparative phytochemical characterization of three *Rhodiola* species. *Phytochemistry* 67 (2006): 2380–91.

Yu, S., et al. Involvement of ERK1/2 pathway in neuroprotection by salidroside against hydrogen peroxide-induced apoptotic cell death. *J Mol Neurosci* 40, no. 3 (2010): 321–31.

Yu, S., et al. Neuroprotective effects of salidroside in the PC12 cell model exposed to hypoglycemia and serum limitation. *Cell Mol Neurobiol* 28, no. 8 (2008): 1067–78.

Zhang, J., et al. Salidroside protects cardiomyocyte against hypoxia-induced death: a HIF-1alpha-activated and VEGF-mediated pathway. *Eur J Pharmacol* 607, no. 1–3 (2009): 6–14.

Zhang, L., et al. Neuroprotective effects of salidroside against beta-amyloid-induced oxidative stress in SH-SY5Y human neuroblastoma cells. *Neurochem Int* 57, no. 5 (2010): 547–55.

Zhang, L., et al. Protective effects of salidroside on hydrogen peroxide-induced apoptosis in SH-SY5Y human neuroblastoma cells. *Eur J Pharmacol* 564, no. 1–3 (2007): 18–25.

Zhang, S., et al. Early use of Chinese drug rhodiola compound for patients with post-trauma and inflammation in prevention of ALI/ARDS. *Zhonghua Wai Ke Za Zhi* 37, no. 4 (1999): 238–40.

Zhang, S., et al. Extraction of flavonoids from *Rhodiola sachlinesis* A. Bor by UPE and the antioxidant activity of its extract. *Nat Prod Res* 22, no. 2 (2008): 178–87.

Zhang, W. S., et al. Protective effects of salidroside on injury induced by hypoxia/hypoglycemia in cultured neurons. *Zhongguo Zhong Yao Za Zhi* 29, no. 5 (2004): 459–62.

Zhang, Z., et al. The effect of rhodiola capsules on oxygen consumption of myocardium and coronary artery blood flow in dogs. *Zhongguo Zhong Yao Za Zhi* 23, no. 2 (1998): 104–6.

Zhao, H. W., et al. *Rhodiola sacra* aqueous extract (RSAE) improves biochemical and sperm characteristics in cryopreserved boar semen. *Theriogenology* 71, no. 5 (2009): 849–57.

Zhou, X., et al. *Rhodiola sachalinensis* suppresses T241 fibrosarcoma tumor cells proliferation in vitro and growth in vivo. *Zhong Yao Cai* 31, no. 9 (2008): 1377–80.

Zhou, X., et al. Salidroside production by hairy roots of *Rhodiola sachalinensis* obtained after transformation with *Agrobacterium rhizogenes*. *Biol Pharm Bull* 30, no. 3 (2007): 439–42.

Zhu, B. W., et al. Reduction of noise-stress-induced physiological damage by radices of astragali and rhodiolae: glycogen, lactic acid and cholesterol contents in liver of the rat. *Biosci Biotechnol Biochem* 67, no. 9 (2003): 1930–36.

Zhu, B. W., et al. Resistance imparted by traditional Chinese medicines to the acute change of glutamic pyruvic transaminase, alkaline phosphatase and creatine kinase activities in rat blood caused by noise. *Biosci Biotechnol Biochem* 68, no. 5 (2004): 1160–63.

Zhu, L., et al. Prevention of *Rhodiola–Astragalus membranaceus* compounds against simulated plateau hypoxia brain injury in rat. *Space Med Med Eng* (Beijing) 18, no. 4 (2005): 303–5.

Zhuravlev, Y. N., et al. Medicinal plants of the Kurile Islands. *Botanical News from the Russian Far East* 2 (2005): 1–2.

Zubeldia, J. M., et al. Exploring new applications for *Rhodiola rosea*: can we improve the quality of life of patients with short-term hypothyroidism induced by hormone withdrawal? *J Med Food* 13, no. 6 (2010): 1287–92.

Zuo, G., et al. Activity of compounds from Chinese herbal medicine *Rhodiola kirilowii* (Regel) Maxim against HCV NS3 serine protease. *Antiviral Res* 76, no. 1 (2007): 86–92.

Säckelblumen

Alakurtti, S., et al. Pharmacological properties of the ubiquitous natural product betulin. *Eur J Pharm Sci* 1 (2006): 1–13.

Berry, A. M., et al. Bacteriohopanetetrol: abundant lipid in frankia cells and in nitrogen-fixing nodule tissue. *Plant Physiol* 95, no. 1 (1991): 111–15.

Bishop, J. G., et al. The effect of ceanothyn on blood coagulation time. *J Am Pharm Ass* 46, no. 7 (1957): 396–98.

Cichewicz, R. H. Chemistry, biological activity, and chemotherapeutic potential of betulinic acid for the prevention and treatment of cancer and HIV infection. *Med Res Rev* 24, no. 1 (2004): 90–114.

Cook, William. Ceanothus americanus. Entry in *The Physiomedical Dispensatory* (1869). Electronic version hosted on the website of *Medical Herbalism* journal. http://medherb.com/cook/home.htm.

de Sá, M. S., et al. Antimalarial activity of betulinic acid and derivatives in vitro against *Plasmodium falciparum* and in vivo in *P. berghei*-infected mice. *Parasitol Res* 105, no. 1 (2009): 275–79.

Delwiche, C. C., et al. Nitrogren fixation by *Ceanothus*. *Plant Physiol* 40, no. 6 (1965): 1045–47.

Eichenmüller, M., et al. Betulinic acid induces apoptosis and inhibits hedgehog signaling in rhabdomyosarcoma. *Br J Cancer* 103, no. 1 (2010): 43–51.

Emile, A., et al. Bioassay-guided isolation of antifungal alkaloids from *Melochia odorata*. *Phytother Res* 21, no. 4 (2007): 398–400.

Fisher, J. B., et al. What the towers don't see at night: nocturnal sap flow in trees and shrubs at two AmeriFlux sites in California. *Tree Physiol* 27, no. 4 (2007): 597–610.

Fu, J. Y. Betulinic acid ameliorates impairment of endothelium-dependent relaxation induced by oxidative stress in rat aorta. *Zhejiang Da Xue Xue Bao Yi Xue Ban* 39, no. 5 (2010): 523–29.

Giordano, A. A. S., et al. *Ceanothus americanus*: its effect on the coagulation time of the blood. *Arch Otolaryngol* 7, no. 6 (1928): 618–22.

Groot, J. T., et al. The pharmacology of *Ceanothus americanus.* I. Preliminary studies: hemodynamics and the effects on coagulation. *J Pharm Exper Therap* 30, no. 4 (1926): 275–91.
Klein, F. K., et al. Ceanothus alkaloids. Americine. *J Am Chem Soc* 90, no. 9 (1968): 2398–404.
Kommera, H., et al. Synthesis and anticancer activity of novel betulinic acid and betulin derivatives. *Arch Pharm* (Weinheim) 343, no. 8 (2010): 449–57.
Laferriere, J. E., et al. Mineral composition of some traditional Mexican teas. *Plant Food Hum Nutr* 41 (1991): 277–82.
Lan, P., et al. Understanding the structure-activity relationship of betulinic acid derivatives as anti-HIV-1 agents by using 3D-QSAR and docking. *J Mol Model* 17, no. 7 (2011): 1643–59. E-pub (preprint) October 27, 2010.
Laszczyk, M. N. Pentacytic triterpenes of the lupane, oleanane and ursane group as tools in cancer therapy. *Planta Med* 75, no. 15 (2009): 1549–60.
Leal, I. C., et al. Ceanothane and lupane type triterpenes from *Zizyphus joazeiro*—an anti-staphylococcal evaluation. *Planta Med* 76, no. 1 (2010): 47–52.
Lee, S. M., et al. Anti-complementary activity of triterpenoides from fruit of *Zizyphus jujuba. Biol Pharm Bull* 27, no. 11 (2004): 1883–86.
Lee, S. S., et al. Preparation and cytotoxic effect of ceanothic acid derivatives. *J Nat Prod* 61, no. 11 (1998): 1343–47.
Li, X. C., et al. Antimicrobial compounds from *Ceanothus americanus* against oral pathogens. *Phytochemistry* 46, no. 1 (1997): 97–102.
Li, Y., et al. Betulin induces mitochondrial cytochrome c release associated apoptosis in human cancer cells. *Mol Carcinog* 49, no. 7 (2010): 630–40.
Lo, Y. C. Betulinic acid stimulates the differentiation and mineralization of osteoblastic MC3T3-E1 cells: involvement of BMP/Runx2 and beta-catenin signals. *J Agric Food Chem* 58, no. 11 (2010): 6643–49.
Lucas, Joy. Ceanothus—a nice cup of tea & a piece of ague cake. Updated August 30, 2003. On the Homeopathic Materia Medica website at http://web.mac.com/joylucas/iWeb/Site/Materia%20Medica%20(2)_files/Ceanothus.pdf.
Lucero, M. E., et al. Composition of *Ceanothus gregii* oil as determined by stream distillation and solid-phase microextraction. *J Essent Oil Res* 22 (2010): 104–42.
Lynch, T. A., et al. An investigation of the blood coagulation principles from *Ceanothus americanus. J Am Pharm Assoc Am Pharm Assoc* (Baltimore) 47, no. 11 (1958): 816–19.
Moore, M. *Ceanothus: red root.* Folio on the website of the Southwest School of Botanical Medicine. http://www.swsbm.com/FOLIOS/RedRtFol.pdf (accessed December 21, 2011).
Rooney, R. F., et al. A case of poisoning from *Ceanothus velutinus*, resembling *Rhus* poisoning. *Cal State J Med* 3, no. 9 (1905): 290–91.
Roscoe, C. W., et al. A preliminary study of the alkaloidal principles of *Ceanothus americanus* and *Ceanothus velutinus. J Am Pharm Assoc* 49, no. 2 (1960): 108–12.
Saaby, L., et al. Isolation of immunomodulatory triterpene acids from a standardized rose hip powder (*Rosa canina* L.). *Phytother Res* 25, no. 2 (2011): 195–201. E-pub (preprint) 2010.
Salazar-Aranda, R., et al. Antimicrobial and antioxidant activities of plants from northeast of Mexico. *Evid Based Complement Alternat Med* e-pub (preprint) September 21, 2009.
Spjut, R. W. *Ceanothus*: Rhamnacea. On the website of World Botanical Associates. http://worldbotanical.com/ceanothus.htm (accessed December 9, 2010).
Steele, J. C., et al. In vitro and in vivo evaluation of betulinic acid as an antimalarial. *Phytother Res* 13, no. 2 (1999): 115–19.
Suksamram, S., et al. Ceanothane- and lupane-type triterpenes with antiplasmodial and antimycobacterial activities from *Ziziphus cambodiana. Chem Pharm Bull* (Tokyo) 54, no. 4 (2006): 535–37.
Takada, Y., et al. Betulinic acid suppresses carcinogen-induced NF-kappa B activation through inhibition of I kappa B alpha kinase and p65 phosphorylation: abrogation of cyclooxygenase-2 and matrix metalloprotease-9. *J Immunol* 171, no. 6 (2003): 3278–86.
Theraldsen, C. E., et al. Notes on blood reactions of the alkaloids of *Ceanothus americanus. Am J Physiol* 79, no. 3 (1926): 545–52.
Tschesche, R., et al. Alkaloids from Rhamnaceae. IV. Integerrin, an additional peptide alkaloid from *Ceanothus integgerrimus* Hock and Arn. *Tetrahedron Lett* 11 (1968): 1311–15.
Tschesche, R., et al. Integerressin and integerrenin, two peptide alkaloids from *Ceanothus integerrimus* Hook. and Arn. *Chem Ber* 100, no. 12 (1967): 3924–36.
Vijayan, V., et al. Betulinic acid inhibits endotoxin stimulated phosphorylation cascade and pro-inflammatory prostaglandin E(2) production in human peripheral blood mononuclear cells. *Br J Pharmacol* 162, no. 6 (2011): 1291–303. E-pub (preprint) 2010.
Wastle, H. Influence of tea leaves from *Ceanothus americanus* on blood pressure of hypertensive rats. *Fed Proc* 7, no. 1, part 1 (1948): 131.
Wollenweber, E., et al. Exudate flavonoids of eight species of *Ceanothus* (Rhamnaceae). *Z Naturforsch C* 59, no. 7–8 (2004): 459–62.
Yi, J. E. Immunomodulatory effects of betulic acid from the bark of white birch on mice. *J Vet Sci* 11, no. 4 (2010): 305–13.
Yogeeswari, P., et al. Betulinic acid and its derivatives: a review on their biological properties. *Curr Med Chem* 12, no. 6 (2005): 657–66.

Yoon, J. J., et al. Betulinic acid inhibits high glucose-induced vascular smooth muscle cells proliferation and migration. *J Cell Biochem* 111, no. 6 (2010): 1501–11.

Yun, Y., et al. Immunomodulatory activity of betulinic acid by producing pro-inflammatory cytokines and activation of macrophages. *Arch Pharm Res* 26, no. 12 (2003): 1087–95.

Sida

Adeniyi, S. A., et al. Preliminary phytochemical analysis and insecticidal activity of ethanolic extracts of four tropical plants (*Vernonia amygdalina, Sida acuta, Ocimum gratissimum* and *Telfaria occidentalis*) against beans weevil (*Acanthscelides obtectus*). *Int J Phys Sci* 5, no. 6 (2010): 753–62.

Agyarko, K., et al. Metal levels in some refuse dump soils and plants in Ghana. *Plant Soil Environ* 56, no. 5 (2010): 244–51.

Ahmed, F., et al. Cryptolepine, isolated from *Sida acuta*, sensitizes human gastric adenocarcinoma cells to TRAIL-induced apoptosis. *Phytother Res* 25, no. 1 (2011): 147–50. E-pub (preprint) 2010.

Ahmed, M. U. Cyclopropenoid fatty acids in seed oils of *Sida acuta* and *Sida rhombifolia* (Malvaceae). *J Am Oil Chem Sci* 53, no. 11 (1976): 698–99.

Alesiani, D., et al. Identification of phenolic compounds from medicinal and melliferous plants and their cytotoxic activity in cancer cells. *Caryologia* 60, no. 1–2 (2007): 90–95.

Ananil, K., et al. Investigation of medicinal plants of Togo for antiviral and antimicrobial activities. *Pharm Biol* 38, no. 1 (2000): 40–45.

Anonymous. Country mallow. Brief profile on the HolisticOnLine.com website. http://holistic-online.com/herbal-med/_Herbs/h129.htm (accessed January 9, 2011).

Anonymous. Country mallow. Entry in the Oshims.com herb directory. http://oshims.com/herb-directory/c/country-mallow (accessed January 9, 2011).

Anonymous. Ethnobotanical uses: *Sida acuta*. Dr. Duke's Phytochemical and Ethnobotanical Databases, online at http://ars-grin.gov/duke (accessed November 20, 2010).

Anonymous. Gulipas: *Sida cordifolia* Linn. Brief profile in Philippine Medicinal Plants database hosted on the StuartXchange.org website, updated November 2011. http://stuartxchange.org/Gulipas.html.

Anonymous. Nagabala. Brief profile on the HolisticOnLine.com website. http://holistic-online.com/herbal-med/_Herbs/h_sida-spinosa.htm (accessed January 9, 2011).

Anonymous. *Sida acuta*. Entry in the Listing of Interesting Plants of the World, on the Australian New Crops website. http://newcrops.uq.edu.au/listing/species_pages_S/Sida_acuta.htm (accessed November 15, 2010).

Anonymous. *Sida acuta*. Entry in the Pacific Island Ecosystems at Risk (PIER) database, updated December 27, 2010. http://hear.org/pier/species/sida_acuta.htm.

Anonymous. *Sida acuta*. Ethnobotanical Garden forum on the Shroomery Message Board. http://shroomery.org/forums/showflat.php/Number/945022 (accessed January 9, 2011).

Anonymous. *Sida acuta* Burm. f. Brief profile on website of Globinmed (Global Information Hub on Integrated Medicine). http://globinmed.com/index.php?option=com_content&view=article&id=79111:sida-acuta-burm-f&catid= 721:s (accessed November 15, 2010).

Anonymous. *Sida* L. Entry in the U.S. Department of Agriculture Natural Resources Conservation Service PLANTS Database. http://plants.usda.gov/java/profile?symbol=SIDA (accessed November 15, 2010).

Anonymous. *Sida rhombifolia*. Brief profile on the website of Shaman Australis Botanicals. http://shaman-australis.com.au/shop/index.php?cPath=21_35_108 (accessed November 20, 2010).

Anonymous. *Sida rhombifolia* L.—Malvaceae. Chemicals and activities of the plant as given in Dr. Duke's Phytochemical and Ethnobotanical Databases, online at http://ars-grin.gov/duke (accessed November 20, 2010).

Anonymous. Taxon: *Sida acuta* Burm. f. Entry in the USDA Germplasm Resources Information Network (GRIN) database. http://www.ars-grin.gov/cgi-bin/npgs/html/taxon.pl?33885 (accessed November 20, 2010).

Assam, J. P., et al. In vitro antibacterial activity and acute toxicity studies of aqueous-methanol extract of *Sida rhombifolia* Linn. (Malvaceae). *BMC Complement Alt Med* 10, no. 40 (2010): 1–7.

Balakrishnan, V., et al. Ethanoveterinary studies amoung farmers in Dindigul District Tamil Nadu, India. *Global J Pharm* 3, no. 1 (2009): 15–23.

Banzouzi, J.-T., et al. Studies on medicinal plants of Ivory Coast: investigation of *Sida acuta* for in vitro antiplasmodial activities and identification of an active constituent. *Phytomed Int J Phytother Phytopharm* 11, no. 4 (2004): 338–41.

Bhawani, S. A., et al. Thin-layer chromatographic analysis of steroids: a review. *Trop J Pharm Res* 9, no. 3 (2010): 301–13.

Bonjean, K., et al. The DNA intercalating alkaloid cryptolepine interferes with topoisomerase II and inhibits primarily DNA synthesis in B16 melanoma. *Biochemistry* 37, no. 15 (1998): 5136–46.

Cao, J. H., et al. Studies of the chemical constituents of the herb huanghuaren (*Sida acutá* Burm. f.). *Zhongguo Zhong Yao Za Zhi* 18, no. 11 (1993): 681–703.

Chowdhury, A., et al. Phytochemical and biological investigations of *Sida rhomboidea* Linn. *Internet J Alt Med* 7, no. 2 (2009): 1–10.

Darwish, F. M. M., et al. Ecdysteroids and other constituents from *Sida spinosa*. *Phytochemistry* 62, no. 8 (2003): 1179–84.

Datusalia, A. K., et al. Antidepressant-like potential of *Sida tiagii* Bhandari fruits in mice. *J Health Sci* 55, no. 4 (2009): 641–48.

Datusalia, A. K., et al. Anxiolytic and antiseizure effects of *Sida tiagii* Bhandri. *J Health Sci* 54, no. 5 (2008): 544–50.

Dinan, L., et al. Phytoecdysteroid profiles in seeds of *Sida* spp. (Malvaceae). *Phytochem Anal* 12, no. 2 (2001): 110–19.

Edeoga, H. O., et al. Phytochemical constituents of some Nigerian medicinal plants. *Afr J Biotechnol* 4, no. 7 (2005): 685–88.

Ediriweera, E.R.H.S.S. A review of medicinal uses of weeds in Sri Lanka. *Tropical Agricultural Research & Extension* (Sri Lanka) 10 (2007): 11–16. http://sljol.info/index.php/TARE/article/viewFile/1865/1556.

Ekor, M., et al. Comparative evaluation of the protective effect of the ethanolic and methanolic leaf extracts of *Sida acuta* against hyperglycaemia and alterations of biochemical and haematological indices in alloxan diabetic rats. *J Pharmacol Toxicol* 5 (2010): 1–12.

Ekpo, M. A., et al. Antimicrobial activity of ethanolic and aqueous extracts of *Sida acuta* on microorganisms from skin infections. *J Med Plant Res* 3, no. 9 (2009): 621–24.

Flanagan, G. J., et al. The successful biological control of spinyhead sida, *Sida acuta* [Malvaceae], by *Calligrapha pantherina* (Col: Chrysomelidae) in Australia's Northern Territory. In *Proceedings of the X International Symposium on Biological Control of Weeds, July 4–14, 1999*, ed. Neal R. Spencer, 35–41. Bozeman: Montana State University, 2000.

Gupta, A. K., et al. Phytoextraction capacity of the plants growing on tannery sludge dumping sites. *Bioresour Technol* 98, no. 9 (2007): 1788–94.

Hudson, J. B., et al. Further investigations on the antiviral activities of medicinal plants of Togo. *Pharm Biol* 38, no. 1 (2000): 46–50.

Idu, M., et al. Ethnobotanical plants used for oral healthcare among the Esan tribe of Edo State, Nigeria. *Ethnobotanical Leaflets* 13 (2009): 548–63.

Idu, M., et al. Ethnobotanical uses of plants among the Binis in the treatment of ophthalmic and ENT (ear, nose and throat) ailments. *Ethnobotanical Leaflets* 13 (2009): 480–503.

Iroha, I. R., et al. Evaluation of the antibacterial activity of extracts of *Sida acuta* against clinical isolates of *Staphyloccocus aureus* isolated from human immunodeficiency virus/acquired immunodeficiency syndrome patients. *Res J Pharmocol* 3, no. 2 (2009): 22–25.

Jang, D. S., et al. Compounds obtained from *Sida acuta* with the potential to induce quinone reductase and to inhibit 7,12-dimethylbenz[a]anthracene-induced preneoplastic lesions in a mouse mammary organ culture model. *Arch Pharm Res* 26, no. 8 (2003): 585–90.

Karou, D., et al. Antibacterial activity of alkaloids from *Sida acuta*. *Afr J Biotechnol* 5, no. 2 (2006): 195–200.

Karou, D., et al. Antimalarial activity of *Sida acuta* Burm. f. (Malvaceae) and *Pterocarpus erinaceus* Poir. (Fabaceae). *J Ethnopharm* 89 (2003): 291–94.

Karou, S. D., et al. *Sida acuta* Burm. f.: a medicinal plant with numerous potencies. *Afr J Biotechnol* 6, no. 25 (2007): 2953–59.

Khan, M. H., et al. Herbal remedies of asthma in Thoubal District of Manipur in north east India. *Indian J Nat Prod Res* 1, no. 1 (2010): 80–84.

Khatoon, S., et al. HPTLC method for chemical standardization of *Sida* species and estimation of the alkaloid ephedrine. *J Planar Chromato* 18 (2005): 364–67.

Kiessoun, K., et al. Polyphenol contents, antioxidant and anti-inflammatory activities of six Malvaceae species traditionally used to treat hepatitis B in Burkina Faso. *Eur J Sci Res* 44, no. 4 (2010): 570–580, 2010.

Leonard, D. B. *Medicine at your feet: healing plants of the Hawaiian kingdom.* Sida rhombifolia *(huang hua mu).* 2008. http://medicineatyourfeet.com/Sida_rhombifolia.pdf.

Londonkar, R. L., et al. Phytochemical and contraceptive property of *Sida acuta* Burm. f. Ind. in albino rats. *Int J PharmTech Res* 1, no. 4 (2009): 1260–66.

Malairajan, P., et al. Analgesic activity of some Indian medicinal plants *J Ethnopharmacol* 106, no. 3 (2006): 425–28.

Malairajan, P., et al. Antiulcer activity of *Sida acuta* Burm. *Nat Prod Sci* 12, no. 3 (2006): 150–52.

Matsut, T. A., et al. The plant alkaloid cryptolepine induces p21 and cell cycle arrest in a human osteosarcoma cell line. *Int J Oncol* 31 (2007): 915–22.

Mishra, M. P. Traditional-ethnoherbological and medicinal properties of *Sida* plant. On the website Ecosensorium. org, November 4, 2009. http://ecosensorium.org/2009/11/traditional-ethnoherbological-and.html.

Mott, J. J., et al. Germination and establishment of the weeds *Sida acuta* and *Pennisetum pedicellatum* in the Northern Territory. *Australian J Exper Agr Animal Husb* 20, no. 105 (1980): 463–69.

Nguyen-Pouplin, J., et al. Antimalarial and cytotoxic activities of ethnopharmacologically selected medicinal plants from south Vietnam. *J Ethnopharm* 109 (2007): 417–27.

Oboh, I. E., et al. Antimicrobial activity of the ethanol extract of the aerial parts of *Sida acuta* Burm. f. (Malvaceae). *Trop J Pharm Res* 6, no. 4 (2007): 809–13.

Ogie-Odia, E. A., et al. Assessment of some therapeutic plants of the Abbi People in Ndokwa West L.G.A. of Delta State, Nigeria. *Ethnobotanical Leaflets* 13 (2009): 989–1002.

Orech, F. O., et al. Potential toxicity of some traditional leafy vegetables consumed in Nyang'Oma Division, western Kenya. *Afr J Food Nutr Sci* 5, no. 1 (2005): 1–13.

Otero, R., et al. Snakebites and ethnobotany in the northwest region of Colombia. Part II. Neutralization of lethal and enzymatic effects of *Bothrops atrox* venom. *J Ethnopharmacol* 71, no. 3 (2000): 505–11.

Otero, R., et al. Snakebites and ethnobotany in the northwest region of Colombia. Part III. Neutralization of the haemorrhagic effect of *Bothrops atrox* venom. *J Ethnopharmacol* 73, no. 1–2 (2000): 233–41.

Oudhia, P. Khareti or bala (*Sida cordifolia* Linn.). Fact sheet on the website of the NewCROP program at Purdue University, 2004. http://www.hort.purdue.edu/newcrop/CropFactSheets/bala.html (accessed January 9, 2011).

——. Traditional medicinal knowledge about common herbs in Chattisgarh, India: interactions with the rice farmers of Tilda region. Research article on the website Botanical.com. http://botanical.com/site/column_poudhia/articles/_1130.html (accessed 11/20/2010).

——. Traditional medicinal uses of gangeran (*Sida spinosa*) in Chhattisgarh, India. Research article on the website Botanical.com. http://botanical.com/site/column_poudhia/articles/_1645.html (accessed November 20, 2010).

Prakash, A., et al. Alkaloid constituents of *Sida acuta, S. humilis, S. rhombifolia* and *S. spinosa*. *Planta Med* 43, no. 12 (1981): 384–88.

Rajakaruna, N., et al. Antimicrobial activity of plants collected from serpentine outcrops in Sri Lanka. *Pharm Biol* 40, no. 3 (2002): 235–44.

Rao, R. E., et al. Studies on fixed oil of seeds of *Sida acuta* Burm. *J Am Oil Chem Soc* 50, no. 5 (1973): 168–69.

Saganuwan, A. S., et al. Evaluation of *Sida acuta* subspecie *acuta* leaf/flower combination for antimicrobial activity and phytochemical constituents. *Afr J Clin Exper Microbiol* 7, no. 2 (2006): 83–88.

Sreedevi, C. D., et al. Hepatoprotective studies on *Sida acuta* Burm. f. *J Ethnopharmacol* 124, no. 2 (2009): 171–75.

Sutradhar, R. K., et al. Bioactive alkaloid from *Sida cordifolia* Linn. with analgesic and anti-inflammatory activities. *Iran J Pharm Ther* 5, no. 2 (2006): 175–78.

Williams, R., et al. *A native growing season forage for wildlife—teaweed,* Sida acuta *Burm. f.* Publication FOR 114, one of a series of the School of Forest Resources and Conservation, Florida Cooperative Extension Service, Institute of Food and Agricultural Sciences, University of Florida. First published December 2006; revised March 2011. http://edis.ifas.ufl.edu/pdffiles/FR/FR16800.pdf.

Süßholz

Acharya, S. K., et al. A preliminary open trial on interferon stimulator (SNMC) derived from *Glycyrrhiza glabra* in the treatment of subacute hepatic failure. *Indian J Med Res* 98 (1993): 69–74.

Adams, L. S., et al. Analysis of the interactions of botanical extract combinations against the viability of prostate cancer cell lines. *Evid Based Complement Alternat Med* 3, no. 1 (2006): 117–24.

Agarwal, A., et al. An evolution of the efficacy of licorice gargle for attenuating postoperative sore throat: a prospective, randomized, single-blind study. *Anesth Analg* 109, no. 1 (2009): 77–81.

Aiyegoro, O. A., et al. Use of bioactive plant products in combination with standard antibiotics: implications in antimicrobial chemotherapy. *J Med Plants Res* 3, no. 13 (2009): 1147–52.

Aly, A. M. Licorice: a possible anti-inflammatory and anti-ulcer drug. *AAPS PharmSciTech* 6, no. 1 (2005): E74–82.

Ambawade, S. D., et al. Anticonvulsant activity of roots and rhizomes of *Glycyrrhiza glabra*. *Ind J Pharmacol* 34 (2002): 251–55.

Anonymous. Glycyrrhiza. Wikipedia. http://en.wikipedia.org/wiki/Glycyrrhiza (accessed February 7, 2011).

Anonymous. *Glycyrrhiza glabra*. *Altern Med Rev* 10, no. 3 (2005): 230–37.

Anonymous. *Glycyrrhiza* L. Entry in the U.S. Department of Agriculture Natural Resources Conservation Service PLANTS Database. http://plants.usda.gov/java/profile?symbol=GLYCY (accessed February 7, 2011).

Anonymous. *Glycyrrhiza lepidota*. Entry in the U.S. Department of Agriculture Natural Resources Conservation Service PLANTS Database. http://plants.usda.gov/java/profile?symbol=GLLE3 (accessed December 20, 2011).

Anonymous. *Glycyrrhiza uralensis*. Wikipedia. http://en.wikipedia.org/wiki/Glycyrrhiza_uralensis (accessed February 7, 2011).

Anonymous. Liquorice. Wikipedia. http://en.wikipedia.org/wiki/Liquorice (accessed February 7, 2011).

Aoki, F., et al. Clinical safety of licorice flavonoid oil (LFO) and pharmacokinetics of glabridin in healthy humans. *J Am Coll Nutr* 26, no. 3 (2007): 209–18.

Armanini, D., et al. Treatment of polycystic ovary syndrome with spironolactone plus licorice. *Eur J Obstet Gynecol Reprod Biol* 131, no. 1 (2007): 61–67.

Asl, M. N., et al. Review of pharmacological effects of *Glycyrrhiza* sp. and its bioactive compounds. *Phytother Res* 22, no. 6 (2008): 709–24.

Badam, L. In vitro antiviral activity of indigenous glycyrrhizin, licorice and glycyrrhizic acid (Sigma) on Japanese encephalitis virus. *J Commun Dis* 29, no. 2 (1997): 91–99.

Barthomeuf, C., et al. Conferone from *Ferula schtschurowskiana* enhances vinblastine cytotoxicity in MDCK-MDR1 cells by competitively inhibiting P-glycoprotein transport. *Planta Med* 72, no. 7 (2006): 634–39.

Belofsky, G., et al. Metabolites of the "smoke tree," *Dalea spinosa*, potentiate antibiotic activity against multidrug-resistant *Staphylococcus aureus*. *J Nat Prod* 69, no. 2 (2006): 261–64.

Belofsky, G., et al. Phenolic metabolites of *Dalea versicolor* that enhance antibiotic activity against model pathogenic bacteria. *J Nat Prod* 67, no. 3 (2004): 481–84.

Betoni, J. E. C., et al. Synergism between plant extract and antimicrobial drugs used on *Staphylococcus aureus* diseases. *Mem Inst Oswaldo Cruz* 101, no. 4 (2006): 387–90.

Biavatti, Maique W. Synergy: an old wisdom, a new paradigm for pharmacotherapy. *Braz J Pharm Sci* 45, no. 3 (2009): 371–78.

Biradar, Y. Evaluation of antimalarial activity of selected plants of Indian systems of medicine and study: the synergistic activity of the compounds present therein. PhD diss., Nirma University (India), December 9, 2010. http://ietd.inflibnet.ac.in/handle/10603/1379.

Bojian, B., et al. Glycyrrhiza Linnaeus. In *Flora of China* 10, 509–11. St. Louis, MS: Missouri Botanical Garden Press; Beijing: Science Press, 2010.

Burgess, J. A. Review of over-the-counter treatments for aphthous ulceration and results from use of a dissolving oral patch containing glycyrrhiza complex herbal extract. *J Contemp Dent Pract* 9, no. 3 (2008): 88–98.

Chérigo, L., et al. Bacterial resistance modifying tetrasaccharide agents from *Ipomoea murucoides*. *Phytochemistry* 70, no. 2 (2009): 222–27.
Chérigo, L., et al. Inhibitors of bacterial multidrug efflux pumps from the resin glycosides of *Ipomoea murucoides*. *J Nat Prod* 71, no. 6 (2008): 1037–45.
Chérigo, L., et al. Resin glycosides from the flowers of *Ipomoea murucoides*. *J Nat Prod* 69, no. 4 (2006): 595–99.
Cho, H. J., et al. Hexane/ethanol extract of *Glycyrrhiza uralensis* licorice exerts potent anti-inflammatory effects in murine macrophages and in mouse skin. *Food Chem* 121 (2010): 959–66.
Chung, S. Y., et al. Potent modulation of P-glycoprotein activity by naturally occurring phenylbutenoids from *Zingiber cassumunar*. *Phytother Res* 23, no. 4 (2009): 472–76.
Chung, S. Y., et al. Potent modulation of P-glycoprotein-mediated resistance by kaempferol derivatives isolated from *Zingiber zerumbet*. *Phytother Res* 21, no. 6 (2007): 565–69.
Cinatl, J., et al. Glycyrrhizin, an active component of liquorice roots, and replication of SARS-associated coronavirus. *Lancet* 361, no. 9374 (2003): 2045–46.
Cortés-Selva, F., et al. Dihydro-beta-agarofuran sesquiterpenes: a new class of reversal agents of the multidrug resistance phenotype mediated by P-glycoprotein in the protozoan parasite *Leishmania*. *Curr Pharm Des* 11, no. 24 (2005): 3125–39.
Dao, T. T., et al. Chalcones as novel influenza A (H1N1) neuraminidase inhibitors from *Glycyrrhiza inflata*. *Bioorg Med Chem Lett* 21, no. 1 (2011): 294–98. E-pub (preprint) November 5, 2010.
Dong, Y., et al. The anti-respiratory syncytial virus (RSV) effect of radix glycyrrhizae in vitro. *Zhong Yao Cai* 27, no. 6 (2004): 425–27.
Efferth, T., et al. Complex interactions between phytochemicals: the multi-target therapeutic concept of phytotherapy. *Curr Drug Targets* 12, no. 1 (2011): 122–32.
Elmadjian, F., et al. The action of mono-ammonium glycyrrhizinate on adrenalectomized subjects and its synergism with hydrocortisone. *J Clin Endocrinol Metab* 16, no. 3 (1956): 338–49.
Fiore, C., et al. Antiviral effects of *Glycyrrhiza* species. *Phytother Res* 22, no. 2 (2008): 141–48.
Follett, J., et al. Growing licorice (*Glycyrrhiza glabra* L.). New Zealand Center for Crop and Food Research broadsheet 121 (2000).
Foster, Steven. Licorice—Glycyrrhiza. Series of monographs on the website of Steven Foster. http://stevenfoster.com/education/monograph/licorice.html (accessed February 7, 2011).
Fuhrman, B., et al. Lycopene synergistically inhibits LDL oxidation in combination with vitamin E, glabridin, rosmarinic acid, carnosic acid, or garlic. *Antioxid Redox Signal* 2, no. 3 (2000): 491–506.
Gao, X., et al. Review of pharmacological effects of *Glycyrrhiza* radix and its bioactive compounds. *Zhongguo Zhong Yao Za Zhi* 34, no. 21 (2009): 2695–700.
Grankina, V. P., et al. Trace element composition of Ural licorice *Glycyrrhiza uralensis* Fisch. (Fabaceae family). *Contemp Probl Ecol* 2, no. 4 (2009): 396–99.
Grover, I. S., et al. Effect of liquorice [*Glycyrrhiza glabra* Linn.] as an adjuvant in newly diagnosed sputum smear-positive patients of pulmonary tuberculosis on directly observed treatment short course (DOTS) therapy. *Chest* 130, no. 4, suppl. (2006): 95S.
Hammouda, F. M., et al. *Glycyrrhiza glabra* L. In *A Guide to Medicinal Plants in North Africa*, 147–50. Malaga, Spain: IUCN Center for Mediterranean Cooperation, 2005. http://uicnmed.org/nabp/database/HTM/PDF/p94.pdf.
Hayashi, H., et al. Field survey of *Glycyrrhiza* plants in central Asia (2). Characterization of phenolics and their variation in the leaves of *Glycyrrhiza* plants collected in Kazakhstan. *Chem Pharm Bull* (Tokyo) 51, no. 11 (2003): 1147–52.
He, J., et al. Antibacterial compounds from *Glycyrrhiza uralensis*. *J Nat Prod* 69 (2006): 121–24.
Hirabayashi, K., et al. Antiviral activities of glycyrrhizin and its modified compounds against human immunodeficiency virus type 1 (HIV-1) and herpes simplex virus type 1 (HSV-1) in vitro. *Chem Pharm Bull* (Tokyo) 39, no. 1 (1991): 112–15.
Hoever, G., et al. Antiviral activity of glycyrrhizic acid derivatives against SARS-coronavirus. *J Med Chem* 48, no. 4 (2005): 1256–59.
Irani, M., et al. Leaves antimicrobial activity of *Glycyrrhiza glabra* L. *Iran J Pharm Res* 9, no. 4 (2010): 425–28.
Janke, R.. *Farming a few acres of herbs: licorice*. MF-2616. Kansas State University, May 2004. ksre.ksu.edu/library/hort2/mf2616.pdf.
Johns, C. Glycyrrhizic acid toxicity caused by consumption of licorice candy cigars. *CJEM* 11, no. 1 (2009): 94–96.
Ko, H. C., et al. The effect of medicinal plants used in Chinese folk medicine on RANTES secretion by virus-infected human epithelial cells. *J Ethnopharmacol* 107, no. 2 (2006): 205–10.
Kolbe, L., et al. Anti-inflammatory efficacy of licochalcone A: correlation of clinical potency and in vitro effects. *Arch Dermatol Res* 298, no. 1 (2006): 23–30.
Kondo, K., et al. Constituent properties of licorices derived from *Glycyrrhiza uralensis*, *G. glabra*, or *G. inflata* identified by genetic information. *Biol Pharm Bull* 30, no. 7 (2007): 1271–77.
Kuo, K., et al. Water extract of *Glycyrrhiza uralensis* inhibited enterovirus 71 in a human foreskin fibroblast cell line. *Am J Chin Med* 37, no. 2 (2009): 383–94.
Kusano, Eiji. How to diagnose and treat a licorice-induced syndrome with findings similar to that of primary hyperaldosteronism. *Intern Med* 43, no. 1 (2004): 5–6.
Kushiev, H., et al. Remediation of abandoned saline soils using *Glycyrrhiza glabra*: a study from the Hungry Steppes of central Asia. *Int J Agr Sust*. 3, no. 2): 102, 2005.

Lapi, F., et al. Myopathies associated with red yeast rice and liquorice: spontaneous reports from the Italian Surveillance System of Natural Health Products. *Br J Clin Pharmacol* 66, no. 4 (2008): 572–74.

León, I., et al. Pentasaccharide glycosides from the roots of *Ipomoea murucoides*. *J Nat Prod* 68, no. 8 (2005): 1141–46.

Li, X. L., et al. Antioxidant status and immune activity of glycyrrhiza in allergic rhinitis mice. *Int J Mol Sci* 12 (2011): 905–16.

Li, Y. S. Toxicity attenuation and efficacy potentiation effect of liquorice on treatment of rheumatoid arthritis with *Tripterygium wilfodii*. *Zhongguo Zhong Xi Yi Jie He Za Zhi* 26, no. 12 (2006): 1117–19.

Lin, J. C. Mechanism of action of glycyrrhizic acid in inhibition of Epstein-Barr virus replication in vitro. *Antiviral Res* 59, no. 1 (2003): 41–47.

Liu, X. R., et al. Treatment of intestinal metaplasia and atypical hyperplasia of gastric mucosa with xiao wei yan powder. *Zhongguo Zhong Xi Yi Jie He Za Zhi* 12, no. 10 (1992): 602–3, 580.

Martin, M. D., et al. A controlled trial of a dissolving oral patch concerning *glycyrrhiza* (licorice) herbal extract for the treatment of aphthous ulcers. *Gen Dent* 56, no. 2 (2008): 206–10.

Moghadamnia, A. A. The efficacy of the bioadhesive patches containing licorice extract in the management of recurrent aphthous stomatitis. *Phytother Res* 23, no. 2 (2009): 246–50.

Molnár, J., et al. Reversal of multidrug resistance by natural substances from plants. *Curr Top Med Chem* 10, no. 17 (2010): 1757–68.

Morel, C., et al. Isoflavones as potentiators of antibacterial activity. *J Agric Food Chem* 51, no. 19 (2003): 5677–79.

Muralidharan, P., et al. Cerebroprotective effect of *Glycyrrhiza glabra* Linn. root extract on hypoxic rats. *J Bangladesh Pharmacol Soc (BDPS)* 4 (2009): 60–64.

Nagoshi, Chihiro. Synergistic effect of [10]-gingerol and aminoglycosides against vancomycin-resistant enterococci (VRE). *Biol Pharm Bull* 29, no. 3 (2006): 443–47.

Nomura, T., et al. Chemistry of phenolic compounds of licorice (*Glycyrrhiza* species) and their estrogenic and cytotoxic activities. *Pure Appl Chem* 74, no. 7 (2002): 1199–206.

Parsaeimehr, A., et al. Producing friable callus for suspension of culture in *Glycyrrhiza glabra*. *Adv Enviro Biol* 3, no. 2 (2009): 125–28.

Pati, A. K. Licorice (*Glycyrrhiza glabra, G. uralensis*). Press release from Best Nutrition Products, Inc., Hayward, Calif., July 10, 2010. On the website of PRLog at http://prlog.org/10780323-licorice-glycyrrhiza-glabra-uralensis-dr-abhay-kumar-pati-best-nutrition-hayward-ca-usa.html.

Pompei, R., et al. Antiviral activity of glycyrrhizic acid. *Experientia* 36, no. 3 (1980): 304.

Pompei, R., et al. Glycyrrhizic acid inhibits virus growth and inactivates virus particles. *Nature* 281, no. 5733 (1979): 689–90.

Pompei, R., et al. Glycyrrhizic acid inhibits virus growth in embryonated eggs. *Microbiologica* 6, no. 3 (1983): 247–50.

Räikkönen, K., et al. Maternal licorice consumption and detrimental cognitive and psychiatric outcomes in children. *Am J Epidemiol* 170, no. 9 (2009): 1137–46.

Renjie, L., et al. Protective effect of *Glycyrrhiza glabra* polysaccharides against carbon tetrachloride-induced liver injury in rats.
Afr J Microbiol Res 4, no. 16 (2010): 1784–87.

Saeedi, M., et al. The treatment of atopic dermatitis with licorice gel. *J Dermatolog Treat* 14, no. 3 (2003): 153–57.

Saif, M. W., et al. Phase I study of the botanical formulation PHY906 with capecitabine in advanced pancreatic and other gastrointestinal malignancies. *Phytomedicine* 17, no. 3–4 (2010): 161–69.

Sancar, M., et al. Comparative effectiveness of *Glycyrrhiza glabra* vs. omeprazole and misoprostol for the treatment of aspirin-induced gastric ulcers. *Afr J Pharm Pharmacol* 3, no. 12 (2009): 615–20.

Sato, J., et al. Antifungal activity of plant extracts against *Arthrinium sacchari* and *Chaetomium funicola*. *J Biosci Bioeng* 90, no. 4 (2000): 442–46.

Sato, Y., et al. Isoliquiritigenin, one of the antispasmodic principles of *Glycyrrhiza uralensis* roots, acts in the lower part of intestine. *Biol Pharm Bull* 30, no. 1 (2007): 145–49.

Schröfelbauer, B., et al. Glycyrrhizin, the main active compound in liquorice, attenuates pro-inflammatory responses by interfering with membrane-dependent receptor signaling. *Biochem J* 421, no. 3 (2009): 473–82.

Shibata, S. A drug over the millennia: pharmacognosy, chemistry, and pharmacology of licorice. *Yakugaku Zasshi* 120, no. 10 (2000): 849–62.

Shirazi, M., et al. An evaluation of antibacterial activity of *Glycyrrhiza glabra* extract on the growth of salmonella, shigella and ETEC *E. coli*. *J Biol Sci* 7 (2007): 827–29.

Simões, M., et al. Understanding antimicrobial activities of phytochemicals against multidrug resistant bacteria and biofilms. *J Nat Prod* 26 (2009): 746–57.

Sofia, H. N., and T. M. Walter. Review of *Glycyrrhiza glabra*, Linn. Siddha Papers 02 (01) (LR). ISSN 0974-2522. January 12, 2009. http://openmed.nic.in/3195/01/Glycyrrhiza_final.pdf.

Stavri, M., et al. Bacterial efflux pump inhibitors from natural sources. *J Antimicrob Chemo* 59 (2007): 1247–60.

Strandberg, T. E., et al. Birth outcome in relation to licorice consumption during pregnancy. *Am J Epidemiol* 153, no. 11 (2001): 1085–88.

Strandberg, T. E., et al. Preterm birth and licorice consumption during pregnancy. *Am J Epidemiol* 156, no. 9 (2002): 803–5.

Sui, X., et al. Antiviral effect of diammonium glycyrrhizinate and lithium chloride on cell infection by pseudorabies herpesvirus. *Antiviral Res* 85, no. 2 (2010): 346–53.

Sultana, S., et al. Antimicrobial, cytotoxic and antioxidant activity of methanolic extract of *Glycyrrhiza glabra*. *Agr Biol J N America* 1, no. 5 (2010): 957–60.

Tancevski, I., et al. Images in cardiovascular medicine. Malicious licorice. *Circulation* 117 (2008): e299.
Teelucksingh, S., et al. Potentiation of hydrocortisone activity in skin by glycyrrhetinic. *Lancet* 335, no. 8697 (1990): 1060–63.
Utsunomiya, T., et al. Glycyrrizin, an active component of licorice roots, reduces morbidity and mortality of mice infected with lethal doses of influenza virus. *Antimicrob Agents Chemother* 41, no. 3 (1997): 551–56.
Wagner, H., et al. Natural products chemistry and phytomedicine research in the new millennium: new developments and challenges. *ARKIVOC* 7 (2004): 277–84.
Wang, X. Q., et al. The anti-respiratory syncytial virus effect of active compound of *Glycyrrhiza* GD4 in vitro. *Zhong Yao Cai* 29, no. 7 (2006): 692–94.
Williamson, E. M., et al. Synergy: interactions within herbal medicines. *Eur Phyto J* 8, no. 5 (2001): 401–9.
Wolkerstoerfer, A., et al. Glycyrrhizin inhibits influenza A virus uptake into the cell. *Antiviral Res* 83, no. 2 (2009): 171–78.
Wu, T. H., et al. Hypouricemic effect and regulatory effects on autonomic function of shao-yao gan-cao tang, a Chinese herbal prescription, in asymptomatic hyperuricemic vegetarians. *Rheumatol Int* 28, no. 1 (2007): 27–31.
Yamashiki, M., et al. Effects of the Japanese herbal medicine "sho-saiko-to" (TJ-9) on interleukin-12 production in patients with HCV-positive liver cirrhosis. *Dev Immunology* 7, no. 1 (1999): 17–22.
Yasue, H., et al. Severe hypokalemia, rhabdomyolysis, muscle paralysis, and respiratory impairment in a hypertensive patient taking herbal medicines containing licorice. *Intern Med* 46, no. 9 (2007): 575–78.
Yim, S. B., et al. Protective effect of glycyrrhizin on 1-methyl-4-phenylpyridinium-induced mitochondrial damage and cell death in differentiated PC12 cells. *J Pharmacol Exper Therap* 321, no. 2 (2007): 816.
Yuan, H. N., et al. A randomized, crossover comparison of herbal medicine and bromocriptine against risperidone-induced hyperprolactinemia in patients with schizophrenia. *J Clin Psychopharmacol* 28, no. 3 (2008): 264–370.
Zhang, L., et al. Study on adscription of plasma effective constituents of rat after administrated with *Paeonia lacliflora* and *Glycyrrhiza uralensis*. *Zhongguo Zhong Yao Za Zhi* 32, no. 17 (2007): 1789–91.

Taigawurzel

Anonymous. Eleutherococcus. Wikipedia. http://en.Wikipedia.org/wiki/Eleutherococcus (accessed December 9, 2010).
Anonymous. *Eleutherococcus pentaphyllus*. Entry in the U.S. Department of Agriculture Natural Resources Conservation Service PLANTS Database. http://plants.usda.gov/java/profile?symbol=ELPE6 (accessed 12/9/2010).
Anonymous. *Eleutherococcus senticosus*. Entry in the Plants for a Future database. http://pfaf.org/user/Plant.aspx?LatinName=Eleutherococcus+senticosus (accessed January 24, 2008).
Anonymous. *Eleutherococcus senticosus.* Wikipedia. http://en.Wikipedia.org/wiki/Eleutherococcus_senticosus (accessed December 9, 2010).
Anonymous. *Eleutherococcus senticosus*: monograph. *Altern Med Rev* 11, no. 2 (2006): 151–55.
Anonymous. Ginseng: *Eleutherococcus pentaphyllus*. State distribution map on the website of EDDMApS (Early Detection and Distribution Mapping System) at http://eddmaps.org/distribution/usstate.cfm?sub=21019 (accessed December 9, 2010).
Arushanian, E. B., et al. Effect of eleutherococcus on short-term memory and visual perception in healthy humans. *Eksp Klin Farmakol* 66, no. 5 (2003): 10–13.
Bączek, Katarzyna. Accumulation of biologically active compounds in eleuthero (*Eleutherococcus senticosus* /Rupr. Et Maxim./Maxim.) grown in Poland. *Herba Polonica* 55, no. 1 (2009): 7–13.
Barenboim, G. M. Part V: Eleutherococcus and adaptogens: generalizations and hypotheses. Eleutherococcus: application and the mechanism of action. Available online on the website of VitaOffice at http://vitaoffice.com/images/office/download/eleuthroandadaptogens.pdf (accessed December 19, 2011).
Barenboim, G. M., and N. B. Kozlova. Part III: Eleutherococcus extract as an agent increasing the biological resistance of man exposed to unfavorable factors. Use of eleutherococcus extract for increasing the biological resistance of man exposed to different unfavourable environmental factors (a review). Available online on the website of VitaOffice at http://vitaoffice.com/images/office/download/eleuthrobioresist.pdf (accessed December 19, 2011).
Barenboim, G. M., and L. A. Protozanova. Part IV: Eleutherococcus extract: prospective trends in application. General methodological principles of the use of eleutherococcus extract for decreasing the effects of embryotoxic factors. Available online on the website of VitaOffice at http://vitaoffice.com/images/office/download/eleuthrotrends.pdf (accessed December 19, 2011).
Bocharov, E. V., et al. Neuroprotective features of phytoadaptogens. *Vestn Ross Akad Med Nauk* 4 (2008): 47–50.
Cicero, A. F., et al. Effects of Siberian ginseng (*Eleutherococcus senticosus* Maxim.) on elderly quality of life: a randomized clinical trial. *Arch Gerentol Geriatr Suppl* 9 (2004): 69–73.
Dardymov, I. V. Part II: Study of the mechanism of action of eleutherococcus extract. Some aspects of the mechanism of action of eleutherococcus extract. Available online on the website of VitaOffice at http://vitaoffice.com/images/office/download/eleuthromechanism.pdf (accessed December 19, 2011).
Davydov, M., et al. *Eleutherococcus senticosus* (Rupr. & Maxim.) Maxim. (Araliaceae) as an adaptogen: a closer look. *J Ethnopharmacol* 72, no. 3 (2000): 345–93.
Deyama, T., et al. Constituents and pharmacological effects of *Eucommia* and Siberian ginseng, *Acta Pharmacol Sin* 22, no. 12 (2001): 1057–70.
Donovan, J. L., et al. Siberian ginseng (*Eleutherococcus senticosus*) effects on CYP2D6 and CYP3A4 activity in normal volunteers. *Drug Metab Dispos* 31, no. 5 (2003): 519–22.

Drozd, J., et al. Estimation of humoral activity of *Eleutherococcus senticosus*. *Acta Pol Pharm* 59, no. 9 (2002): 395–401.

Feng, S., et al. Determination of eleutheroside E and eleutheroside B in rat plasma and tissue by high-performance liquid chromatography using solid-phase extraction and photodiode array detection. *Eur J Pharm Biopharm* 62, no. 3 (2006): 315–20.

Gaffney, B. T., et al. The effects of *Eleutherococcus senticosus* and *Panax ginseng* on steroidal hormone indices of stress and lymphocyte subset numbers in endurance athletes. *Life Sci* 70, no. 4 (2001): 431–42.

Gaffney, B. T., et al. *Panax ginseng* and *Eleutherococcus senticosus* may exaggerate an already existing biphasic response to stress via inhibition of enzymes which limit the binding of stress hormones to their receptors. *Med Hypotheses* 56, no. 5 (2001): 567–72.

Glatthaar-Saalmüller, B., et al. Antiviral activity of an extract derived from roots of *Eleutherococcus senticosus*. *Antiviral Res* 50, no. 3 (2001): 223–28.

Hartz, A. J., et al. Randomized controlled trial of Siberian ginseng for chronic fatigue. *Psychol Med* 34, no. 1 (2004): 51–61.

Jeong, H. J., et al. Inhibitory effects of mast cell-mediated allergic reactions by cell cultured Siberian ginseng. *Immunopharmacol Immunotoxicol* 23, no. 1 (2001): 107–17.

Jung, C. H., et al. *Eleutherococcus senticosus* extract attenuates LPS-induced iNOS expression through the inhibition of Akt and JNK pathways in murine macrophage. *J Ethnopharmacol* 113, no. 1 (2007): 183–87.

Kang, J. S., et al. Quantitative determination of eleutheroside B and E from *Acanthopanax* species by high performance liquid chromatography. *Arch Pharm Res* 24, no. 5 (2001): 407–11.

Kaplan, E. Y., et al. Part I: Eleutherococcus extract. Action range study of the range of the adaptogenic action of *Eleutherococcus senticosus* Rupr. et Maxim. Available online on the website of VitaOffice at http://vitaoffice.com/images/office/download/eleuthroactionrange.pdf (accessed December 19, 2011).

Kimura, Y., et al. Effects of various *Eleutherococcus senticosus* cortex on swimming time, natural killer activity and corticosterone level in forced swimming stressed mice. *J Ethnopharmacol* 95, no. 2–3 (2004): 447–53.

Kuo, J., et al. The effect of eight weeks of supplementation with *Eleutherococcus senticosus* on endurance capacity and metabolism in human. *Chin J Physiol* 53 (2010): 1–7.

Lee, Jung J., et al. Extract of *Acanthopanax koreanum* for the treatment or prevention of hepatitis or the liver protective drug. U.S. Patent 7,309,504 B2, filed January 24, 2003, and issued December 18, 2007.

Lee, S., et al. Antiinflammatory activity of hyperin from *Acanthopanax chiisanensis* roots. *Arch Pharm Res* 27, no. 6 (2004): 628–32.

Li, W., et al. Acanthopanax for acute ischemic stroke. *Cochrane Database Syst Rev* 8, no. 3 (2009): CD007032.

Liu, Y, et al. Effects of *Acanthopanax giraldii* Harms var. *hispidus* Hoo polysaccharides on the human gastric cancer cell line SGC-7901 and its possible mechanism. *Chin Med J* 115, no. 5 (2002): 716–21.

Natural Products Research Institute at Seoul National University. *Eleutherococcus sessiliflorus*. In *Medicinal plants in the Republic of Korea*. WHO Regional Publications Western Pacific Series, no. 21. Manila: World Health Organization, 1998. http://wpro.who.int/internet/files/pub/97/105.pdf.

Panossian, A., et al. Stimulating effect of adaptogens: an overview with particular reference to their efficacy following single dose administration. *Phytother Res* 19, no. 10 (2005): 819–38.

Park, H. R., et al. Antioxidant activity of extracts from *Acanthopanax senticosus*. *Afr J Biotechnol* 5, no. 23 (2006): 2388–96.

Provalova, N. V., et al. Mechanisms underling the effects of adaptogens on erythropoiesis during paradoxical sleep deprivation. *Bull Exp Biol Med* 133, no. 5 (2002): 428–32.

Randall, R. P. *Eleutherococcus pentaphyllus* (Araliaceae). Entry in *A Global Compendium of Weeds*. Meredith, Victoria (Australia): R. G. and F. J. Richardson, 2002. Available on the website of the Hawaiian Ecosystems at Risk (HEAR) project at http://hear.org/gcw/species/eleutherococcus_pentaphyllus (accessed December 9, 2010).

Rogala, E., et al. The influence of *Eleutherococcus senticosus* on cellular and humoral immunological response of mice. *Pol J Vet Sci* 6, no. 3, suppl. (2003): 37–39.

Sang-Chul, J., et al. Chemical characteristics and immuno-stimulating properties of biopolymers extracted from *Acanthopanax sessiliflorus*. *J Biochem Mol Biol* 39, no. 1 (2006): 84–90.

Schmolz, M. W., et al. The synthesis of Rantes, G-CSF, IL-4, IL-5, IL-6, IL-12 and IL-13 in human whole-blood cultures is modulated by an extract from *Eleutherococcus senticosus* L. roots. *Phytother Res* 15, no. 3 (2001): 268–70.

Singh, N., et al. A comparative evaluation of some anti-stress agents of plant origin. *Ind J Pharmacol* 23, no. 2 (1991): 99–103.

Singh, N., et al. Effect of anti-stress plants on biochemical changes during stress reaction. *Ind J Pharmacol* 23, no. 3 (1991): 137–42.

Sithisarn, P., et al. Antioxidant activity of *Acanthopanax trifoliatus*. *Med Princ Pract* 18 (2009): 393–98.

Soya, H., et al. Extract from *Acanthopanax senticosus* Harms (Siberian ginseng) activates NTS and SON/PVN in the rat brain. *Biosci Biotechnol Biochem* 72, no. 9 (2008): 2467–80.

Steinmann, G. G., et al. Immunopharmacological in vitro effects of *Eleutherococcus senticosus* extracts. *Arzneimittelforschung* 51, no. 1 (2001): 76–83.

Szolomicki, J., et al. The influence of active components of *Eleutherococcus senticosus* on cellular defence and physical fitness in man. *Phytother Res* 14, no. 1 (2000): 30–35.

Tohda, C., et al. Inhibitory effects of *Eleutherococcus senticosus* extracts on amyloid beta(25-35)-induced neuritic atrophy and synaptic loss. *J Pharmacol Sci* 107, no. 3 (2008): 329–39.

Wang, Z., et al. Semipreparative separation and determination of eleutheroside E in *Acanthopanax giraldii* Harms by high-performance liquid chromatography. *J Chromatogr Sci* 43, no. 5 (2005): 249–52.
Weigant, F. A., et al. Plant adaptogens increase lifespan and stress resistance in *C. elegans*. *Biogerontology* 10, no. 1 (2009): 27–42.
Yi, J. M, et al. Effect of *Acanthopanax senticosus* stem on mast cell-dependent anaphylaxis. *J Ethnopharmacol* 79, no. 3 (2002): 347–52.
Yunfei, Deng. *Eleutherococcus humillimus*, a new combination in Chinese Araliaceae. *Novon* 13 (2003): 305–6.

Tragant

Ai, P., et al. Aqueous extract of astragali radix induces human natriuresis through enhancement of renal response to arterial natriuretic peptide. *J Ethnopharmacol* 116, no. 3 (2008): 413–21.
Anonymous. Astragalous. *Herbs at a Glance NCCAM* (updated 2008).
Anonymous. *Astragalus membranaceus*. Monograph. *Altern Med Rev* 8, no. 1 (2003): 72–77.
Brush, J., et al. The effect of *Echinacea purpurea, Astragalus membranaceus* and *Glycyrrhiza glabra* on CD69 expression and immune cell activation in humans. *Phytother Res* 20, no. 8 (2006): 687–95.
Cho, J. H., et al. Myelophil, an extract mix of astragali radix and salviae radix, ameliorates chronic fatigue: a randomized, double-blind, controlled pilot study. *Complement Ther Med* 17, no. 3 (2009): 141–46.
Dobrowolski, C., and K. Jackson. *In vitro* rate of phagocytosis in macrophages stimulated by *Astragalus membranaceus*. *Journal of Research Across the Disciplines* (Jackson University, Jacksonville, Fla.) 2009, no. 1. https://my.ju.edu/departments/AcademicAffairs/WritingAtJU/JRAD/Documents/Dobrowolski-AM_Research_Paper.pdf.
Duan, P., et al. Clinical study on effect of astragalus in efficacy enhancing and toxicity reducing of chemotherapy in patients of malignant tumor. *Zhongguo Zhong Xi Yi Jie He Za Zhi* 22, no. 7 (2002): 515–17.
Gao, X. P., et al. Effect of huangqi zengmian powder on interstitial response in patients with esophageal cancer at peri-operational period. *Zhongguo Zhong Xi Yi Jie He Za Zhi* 21, no. 3 (2001): 171–73.
Haixue, K., et al. Secocycloartane triterpenoidal saponins from the leaves of *Astragalus membranaceus* Bunge. *Helv Chim Acta* 92, no. 5 (2009): 950–58.
Huang, Z. Q., et al. Effect of *Astragalus membranaceus* on T-lymphocyte subsets in patients with viral myocarditis. *Zhongguo Zhong Xi Yi Jie He Za Zhi* 15, no. 6 (1995): 328–30.
Hyun-Jung, P., et al. The effects of *Astralagus Membranaceus* on repeated restraint stress-induced biochemical and behavioral responses. *Korean J Physiol Pharmacol* 13, no. 4 (2009): 315–19.
Ka-Shun Ko, J., et al. Amelioration of experimental colitis by *Astragalus membranaceus* through anti-oxidation and inhibition of adhesion molecule synthesis. *World J Gastroenterol* 11, no. 37 (2005): 5787–94.
Kemper, K. J., and R. Small. Astragalus (*Astragalus membranaceus*). Longwood Herbal Task Force, September 3, 1999. http://longwoodherbal.org/astragalus/astragalus.PDF.
Kong, X. F., et al. Chinese herbal ingredients are effective immune stimulators for chickens infected with the Newcastle disease virus. *Poult Sci* 85, no. 12 (2006): 2169–75.
Li, S. P., et al. Synergy of astragalus polysaccharides and probiotics (*Lactobacillus* and *Bacillus cerus*) on immunity and intestinal microbiota in chicks. *Poult Sci* 88, no. 3 (2009): 519–25.
Li, Z. P., et al. Effect of mikvetch injection on immune function of children with tetralogy of Fallot after radical operation. *Zhongguo Zhong Xi Yi Jie He Za Zhi* 24, no. 7 (2004): 596–600.
Liu, K. Z., et al. Effects of astragalus and saponins of *Panax notoginseng* on MMP-9 in patients with type 2 diabetic macroangiopathyl. *Zhongguo Zhong Yao Za Zhi* 29, no. 3 (2004): 264–66.
Liu, Z. G., et al. Effect of astragalus injection on immune function in patients with congestive heart failure. *Zhongguo Zhong Xi Yi Jie He Za Zhi* 23, no. 5 (2003): 351–53.
Lu, M.-C., et al. Effect of *Astragalus membranaceus* in rats on peripheral nerve regeneration: in vitro and in vivo studies. *J Trauma* 68, no. 2 (2010): 434–40.
Mao, S. P., et al. Modulatory effect of *Astragalus membranaceus* on Th1/Th2 cytokine in patients with herpes simplex keratitis. *Zhongguo Zhong Xi Yi Jie He Za Zhi* 24, no. 2 (2004): 121–23.
Mao, X. F., et al. Effects of ß-glucan obtained from the Chinese herb *Astragalus membranaceus* and lipopolysaccharide challenge on performance, immunological, adrenal, and somatotropic responses of weaning pigs. *J Anim Sci* 83 (2005): 2775–82.
Matkowski, A., et al. Flavonoids and phenol carboxylic acids in Oriental medicinal plant *Astragalus membranaceus* acclimated in Poland. *Z Naturforsch C* 58, no. 7–8 (2003): 602–4.
Peng, A., et al. Herbal treatment for renal diseases. *Ann Acad Med Singapore* 34 (2005): 44–51.
Schafer, P. *Astragalus membranaceus*. On the website of Chinese Medicinal Herb Farm. 2009. http://www.chinesemedicinalherbfarm.com/Astragalus%20membran3.pdf.
Shabbir, M. Z., et al. Immunomodulatory effect of polyimmune (*Astragalus membranaceus*) extract on humoral response of layer birds vaccinated against Newcastle disease virus. *Int J Agri Biol* 10 (2008): 585–87.
Shen, P., et al. Differential effects of isoflavones, from *Astragalus membranaceus* and *Pueraria thomsonii*, on the activation of PPARalpha, PPARgamma, and adipocyte differentiation in vitro. *J Nutr* 136 (2006): 899–905.
Sheng, B.-W., et al. *Astragalus membranaceus* reduces free radical-mediated injury to renal tubules in rabbits receiving high-energy shock waves. *Chin Med J* (English) 118, no. 1 (2005): 43–49.
Shi, F. S., et al. Effect of astragalus saponin on vascular endothelial cell and its function in burn patients. *Zhongguo Zhong Xi Yi Jie He Za Zhi* 21, no. 10 (2001): 750–51.

Su, L., et al. Effect of intravenous drip infusion of cyclophosphamide with high-dose astragalus injection in treating lupus nephritis. *Zhong Xi Yi Jie He Xue Bao* 5, no. 3 (2007): 272–75.

Sun, H., et al. Effect on exercise endurance capacity and antioxidant properties of *Astragalus membranaceus* polysaccharides (APS). *J Med Plant Res* 4, no. 10 (2010): 982–86.

Taixiang, W., et al. Chinese medical herbs for chemotherapy side effects in colorectal cancer patients. *Cochrane Database Syst Rev* 25, no. 1 (2005): CD0004540.

Tin, M. Y. Study of the anticarcinogenic mechanisms of *Astragalus Membranaceus* in colon cancer cells and tumor xenograft. Master's thesis, Hong Kong Baptist University, 2006. http://www.hkbu.edu.hk/~libimage/theses/abstracts/b20195643a.pdf.

Wang, F., et al. Effect of astragalus on cytokines in patients undergoing heart valve replacement. *Zhongguo Zhong Xi Yi Jie He Za Zhi* 28, no. 6 (2008): 455–60.

Wang, H. F., et al. Effects of *Astragalus membranaceus* on growth performance, carcass characteristics, and antioxidant status of broiler chickens. *Acta Agric Scand* 60, no. 3 (2010): 151–58.

Wang, M. S., et al. Clinical study on effect of astragalus injection and its immunoregulation action in treating chronic aplastic anemia. *Chin J Integr Med* 13, no. 2 (2007): 98–102.

Wojcikowski, K., et al. Effect of *Astragalus membranaceus* and *Angelica sinensis* combined with enalapril in rats with obstructive uropathy. *Phytotherapy Research* 24, no. 6 (2010): 875–84.

Wu, J., et al. Effect of astragalus injection on serious abdominal traumatic patients' cellular immunity. *Chin J Integr Med* 12, no. 1 (2006): 29–31.

Wu, Y., et al. Inhibition of *Astragalus membranaceus* polysaccharides against liver cancer cell HepG2. *African Journal of Microbiology Research* 4, no. 20 (2010): 2181–83.

Xian-qing, M., et al. Hypoglycemic effect of polysaccharide enriched extract of *Astragalus membranaceus* in diet induced insulin resistant C57BL/6J mice and its potential mechanism. *Phytomedicine* 16, no. 5 (2009): 416–25.

Xiaoyan, Z., et al. Effect of superfine pulverization on properties of *Astragalus membranaceus* powder. *Adv Powder Technol* 203, no. 3 (2010): 620–25.

Yang, W. J., et al. Synergistic antioxidant activities of eight traditional Chinese herb pairs. *Biol Pharm Bull* 32, no. 6 (2009): 1021–26.

Yao-Haur, K., et al. *Astragalus membranaceus* flavonoids (AMF) ameliorate chronic fatigue syndrome induced by food intake restriction plus forced swimming. *J Ethnopharmacol* 122, no. 1 (2009): 28–34.

Yu, D. H., et al. Studies of chemical constituents and their antioxidant activities from *Astragalus mongholicus* Bunge. *Biomedical and Environmental Sciences* 18 (2005): 297–301.

Zhang, J. G., et al. Clinical study on effect of astragalus injection on left ventricular remodeling and left ventricular function in patients with acute myocardial infarction. *Zhongguo Zhong Xi Yi Jie He Za Zhi* 22, no. 5 (2002): 346–48.

Zhang, J. G., et al. Effect of astragalus injection plasma levels of apoptosis-related factors in aged patients with chronic heart failure. *Chin J Integr Med* 11, no. 3 (2005): 187–90.

Zou, Y. H., et al. Effect of astragalus injection combined with chemotherapy on quality of life in patients with advanced non-small cell lung cancer. *Zhongguo Zhong Xi Yi Jie He Za Zhi* 23, no. 10 (2003): 733–35.

Zwickey, H., et al. The effect of *Echinacea purpurea*, *Astragalus membranaceus* and *Glycyrrhiza glabra* on CD25 expression in humans: a pilot study. *Phytother Res* 21, no. 11 (2007): 1109–12.

Usnea

Chifiriuc, M. C., et al. In vitro study of the inhibitory activity of usnic acid on dental plaque biofilm. *Roum Arch Microbiol Immunol* 68, no. 4 (2009): 215–22.

Cocchietto, M., et al. A review of usnic acid, an interesting natural compound. *Naturwissenschaften* 89, no. 4 (2002): 137–46.

Doell, Janet. The saga of *Usnea longissima* in California. *Bull Cal Lichen Soc* 11, no. 2 (2004): 37–44.

Elo, H., et al. Potent activity of the lichen antibiotic (+)-usnic acid against clinical isolates of vancomycin-resistant enterococci and methicillin-resistant *Staphylococcus aureus*. *Naturwissenschaften* 94, no. 6 (2007): 465–68.

Esme, H., et al. Investigation of the germicidal effect of usnic acid, betadine, savlosol, and desderman on the protoscolexes of lung hydatid cysts. *Tukiye Parazitol Derg* 31, no. 2 (2007): 101–4.

Fazio, A. T., et al. Lichen secondary metabolites from the cultured lichen mycobionts of *Teloschistes chryophthamus* and *Ramalina celastri* and their antiviral activities. *Z Naturforsch C* 62, no. 7–8 (2007): 543–49.

Hariharan, G. N., et al. Checklist of lichens and lichenicolous fungi of Tamil Nadu (India). On the website of the Environmental Information System Centre, September 1, 2007. http://tnenvis.nic.in/Lichens/tamil-nadu.htm.

Ingólfsdóttir, K. Usnic acid. *Phytochemistry* 61, no. 7 (2002): 729–36.

Kim, M. S., et al. Melanogenesis inhibitory effects of methanolic extracts of *Umbilicaria esculenta* and *Usnea longissima*. *J Microbiol* 45, no. 6 (2007): 578–82.

Kreander, K., et al. A rapid screening method for detecting active compounds against erythromycin-resistant bacterial strains of Finnish origin. *Folia Micobiol* 50, no. 6 (2005): 487–93.

Lans, C., et al. Ethnoveterinary medicines used for ruminants in British Columbia, Canada. *J Ethnobiol Ethnomed* 26, no. 3 (2007): 11.

Lauterwein, M., et al. In vitro activities of the lichen secondary metabolites vulpinic acid, (+)-usnic acid, and (-)-usnic acid against aerobic and anaerobic microorganisms. *Antimicrob Agents Chemother* 39, no. 11 (1995): 2541–43.

Lira, M. C., et al. In vitro uptake and antimycobacterial activity of liposomal usnic acid formulation. *J Liposome Res* 19, no. 1 (2009): 49–58.

Molnár, K., et al. Current results on biological activities of lichen secondary metabolites: a review. *Z Naturforsch C* 65, no. 3–4 (2010): 157–73.
Paranagama, P. A., et al. Heptaketides from *Corynespora* sp. inhibiting the cavern beard lichen, *Usnea cavernosa*: first report of metabolites of an endolichenic fungus. *J Nat Prod* 70 (2007): 1700–1705.
Paudel, B., et al. Antibacterial activities of ramlin, usnic acid and its three derivatives isolated from the Antarctic lichen *Ramalina terebrata*. *Z Naturforsch C* 65, no. 1–2 (2010)): 34–38.
Ramos, D. F., et al. Antimycobacterial activity of usnic acid against resistant and susceptible strains of *Mycobacterium tuberculosis* and non-tuberculous mycobacteria. *Pharm Biol* 48, no. 3 (2010): 260–63.
Rawat, M. S. M., et al. Chemical study on Garhwal Himalayan lichen: *Usnea emidotteries*. *Ind J Chem* 45B (2006): 2566–70.
Rowe, J. G., et al. Antibacterial activity of some lichens from southern Spain. *Ann Pharm Fr* 47, no. 2 (1989): 89–94.
Storaunet, K. O., et al. Effect of logging on the threatened epiphytic lichen *Usnea longissima*: a comparative and retrospective approach. *Silva Fennica* 42, no. 5 (2008): 685.
Verma, N., et al. Antioxidant and hepatoprotective activity of a lichen *Usnea ghattensis* in vitro. *Appl Biochem Biotechnol* 152, no. 2–3 (2008): 167–81.
Vijayan, P., et al. Antiviral activity of medicinal plants of Nilgiris. *Indian J Med Res* 120, no. 1 (2004): 24–29.
Wang, X. P., et al. Plasmid elimination effect of usnic acid on the antibiotic-resistant *Staphylococcus aureus*. *Zhong Yao Cai* 29, no. 1 (2006): 36–39.
Weckesser, S., et al. Screening of plant extracts for antimicrobial activity against bacteria and yeasts with dermatological relevance. *Phytomedicine* 14, no. 7–8 (2007): 508–16.
Wei, L. L., et al. In vitro effect of (+)-usnic acid on *Toxoplasma gondii* tachyzoites. *Zhongguo Ji Sheng Chong Xue Yu Ji Sheng Chong Bing Za Zhi* 26, no. 6 (2008): 438–41.
Yamamoto, Y., et al. Screening of tissue cultures and thalli of lichens and some of their active constituents for inhabitation of tumor promoter-induced Epstein-Barr virus activation. *Chem Pharm Bull* (Tokyo) 43, no. 8 (1995): 1388–90.

Wacholder

Akkol, E. K., et al. A comparative study on the antinociceptive and anti-inflammatory activities of five *Juniperus* taxa. *J Ethnopharamacol* 125, no. 2 (2009): 330–36.
Ali, S. A., et al. Protective role of *Juniperus phoenicea* and *Cupressus sempervirens* against CCl4. *World J Gastrointest Pharmacol Ther* 1, no. 6 (2010): 123–31.
Almaarri, K., et al. Volatile compounds from leaf extracts *of Juniperus excels*a growing in Syria via gas chromatography mass spectrometry±. *Anal Methods* 2 (2010): 673–77.
Al-Mustafa, A. H., et al. Antioxidant activity of some Jordanian medicinal plants used traditionally for the treatment of diabetes. *Pak J Biol Sci* 11, no. 3 (2008): 351–58.
Al-Qahtani, S. J., and M. Al-Shawaf. In vitro study effectiveness of Saudi plants' extracts against selected microorganisms. Abstract of a poster presentation at the preliminary program for the Saudi Dental Society Annual Scientific Meeting and IADR–Saudi Arabian Section General Assembly Meeting, Riyadh, Saudi Arabia, January 10–13, 2005. http://iadr.confex.com/iadr/saudi05/preliminaryprogram/abstract_71741.htm.
Angioni, A., et al. Chemical composition of the essential oils of *Juniperus* from ripe and unripe berries and leaves and their antimicrobial activity. *J Agric Food Chem* 51, no. 10 (2003): 3073–78.
Anonymous. Chinese medicine treatment of chronic obstructive pulmonary disease research. Free Papers Download Center, August 4, 2009. http://eng.hi138.com/?i120068.
Anonymous. Chinese medicine treatment of depression status. Free Papers Download Center, June 19, 2008. http://eng.hi138.com/?i123796.
Anonymous. Juniper berry. Brief monograph in the herb encyclopedia maintained by Flora Manufacturing and Distributing. http://florahealth.com/herbal_encyclopedia_int.cfm (accessed March 22, 2011).
Anonymous. Totarol. http://en.wikipedia.org/wiki/Totarol (accessed November 25, 2010).
Ateş, D. A., et al. Antimicrobial activities of various medicinal and commercial plant extracts. *Turk J Biol* 27 (2003): 157–62.
Barjaktarović, B., et al. Chemical composition of *Juniperus communis* L. fruits supercritical CO2 extracts: dependence on pressure and extraction time. *J Agric Food Chem* 53, no. 7 (2005): 2630–36.
Bergner, P. *Juniperus*: are juniper berries a kidney irritant? *Medical Herbalism* 6, no. 2 (1994): 12.
Butani, L., et al. Amelioration of tacrolimus-induced nephrotoxicity in rats using juniper oil. *Transplantation* 76, no. 2 (2003): 306–11.
Caldecott, T. Juniperus communis, Pinaceae. http://toddcaldecott.com/index.php/herbs/learning-herbs (accessed November 22, 2010).
Chavali, S. R., et al. Increased production of TNF-alpha and decreased levels of dienoic eicosanoids, IL-6 and IL-10 in mice fed menhaden oil and juniper oil diets in response to an intraperitoneal lethal dose of LPS. *Prostaglandins Leukot Essent Fatty Acids* 59, no. 2 (1998): 89–93.
Clark, A. M., et al. Antimicrobial properties of heartwood, bark/sapwood and leaves of *Juniperus* species. *Phytother Res* 4, no. 1 (1990): 15–19.
Committee on Herbal Medicinal Products (HMPC). List of references supporting the assessment of *Juniperus communis* L., pseudo-fructus. European Medicines Agency, November 12, 2009. http://www.ema.europa.eu/docs/en_GB/document_library/Herbal_-_List_of_references_supporting_the_assessment_report/2011/02/WC500102145.pdf.

Derwich, E., et al. Chemical composition of leaf essential oil of *Juniperus phoenicea* and evaluation of its antibacterial activity. *Int J Agric Biol* 12 (2010): 199–204.

Diğrak, M., et al. Antimicrobial activities of several parts of *Pinus brutia, Juniperus oxycedrus, Abies ciclicia, Cedrus libani* and *Pinus nigra*. *Phytother Res* 13, no. 7 (1999): 584–87.

El Sawi, S. A., and H. M. Motawe. Labdane, pimarane and abietane diterpenes from the fruits of *Juniperus phoenicea* L. grown in Egypt and their activities against human liver carcinoma. *Can J Pure Appl Sci* 2, no. 1 (2008): 115–22.

El Sawi, S. A., et al. Chemical composition, cytotoxic activity and antimicrobial activity of essential oils of leaves and berries of *Juniperus phoenicea* L. grown in Egypt. *Afr J Tradit Complement Altern Med* 4, no. 4 (2007): 417–26.

Ennajar, M., et al. The influence of organ, season and drying method on chemical composition and antioxidant and antimicrobial activities of *Juniperus phoenicea* L. essential oils. *J Sci Food Agric* 90, no. 3 (2010): 462–70.

Filipowicz, N., et al. Antibacterial and antifungal activity of juniper berry oil and its selected components. *Phytotherapy Research* 17 (2003): 227–31.

Filipowicz, N., et al. The phytochemical and genetic survey of common and dwarf juniper (*Juniperus communis* and *Juniperus nana*) identifies chemical races and close taxonomic identity of species. *Planta Med* 72, no. 9 (2006): 850–53.

Gavini, E., et al. Solid lipid microparticles (SLM) containing juniper oil anti-acne topical carriers: preliminary studies. *Pharm Dev Technol* 10, no. 4 (2005): 479–87.

Ghrabi, Zeineb. *Juniperus phoenicia* L. In *A Guide to Medicinal Plants in North Africa*, 161–63. Malaga, Spain: IUCN Center for Mediterranean Cooperation, 2005.

Gordien, A. Y., et al. Antimycobacterial terpenoids from *Juniperus communis* L. (Cuppressaceae). *J Ethnopharmacol* 126, no. 3 (2009): 500–505.

Jaiswal, R., et al. Totarol inhibits bacterial cytokinesis by perturbing the assembly dynamics of FtsZ. *Biochemistry* 46, no. 14 (2007): 4211–20.

Jimenez-Arellanes, A., et al. Activity against multidrug-resistant *Mycobacterium tuberculosis* in Mexican plants used to treat respiratory diseases. *Phytother Res* 17, no. 8 (2003): 903–8.

Johnston, W. H., et al. Antimicrobial activity of some Pacific Northwest woods against anaerobic bacteria and yeast. *Phytother Res* 15, no. 7 (2001): 586–88.

Jones, S. M., et al. Dietary juniper berry oil minimizes hepatic reperfusion injury in the rat. *Hepatology* 28, no. 4 (1998): 1042–50.

Karaman, F., et al. Antimicrobial activity of aqueous and methanol extracts of *Juniperus oxycedrus* L. *J Ethnopharmacol* 85, no. 2–3 (2003): 231–35.

Karchesy, J. *The literature of juniper utilization for oils and specialty products: a report to the Western Juniper Steering Committee*. Corvallis: Oregon State University Department of Forest Products, April 1, 1998. http://juniper.oregonstate.edu/bibliography/documents/php80YmFy_literature.pdf.

Kozan, E., et al. Evaluation of some plants used in Turkish folk medicine against parasitic infections for their in vivo anthelmintic activity. *J Ethnopharmacol* 108, no. 2 (2006): 211–16.

Lamnauer, D. *Juniperus oxycedrus* L. In *A Guide to Medicinal Plants in North Africa*, 157–160. Malaga, Spain: IUCN Center for Mediterranean Cooperation, 2005.

Lesjak, M. M., et al. *Juniperus sibirica* Burgsdorf as a novel source of antioxidant and anti-inflammatory agents. *Food Chemistry* 124, no. 3 (2010): 850–56.

Loizzo, M. R., et al. Phytochemical analysis and in vitro antiviral activities of the essential oils of seven Lebanon species. *Chem Biodivers* 5, no. 3 (2008): 461–70.

Mahady, G. B., et al. In vitro susceptibility of *Helicobacter pylori* to botanical extracts used traditionally for the treatment of gastrointestinal disorders. *Pytother Res* 10, no. 11 (2005): 988–91

Marino, A., et al. In vitro effect of branch extracts of *Juniperus* species from Turkey on *Staphylococcus aureus* biofilm *FEMS Immunol Med Microbiol* 59, no. 3 (2010): 470–76.

Martz, F., et al. Effect of latitude and altitude on the terpenoid and soluble phenolic composition of juniper (*Juniperus communis*) needles and evaluation of their antibacterial activity in the boreal zone. *J Agric Food Chem* 57, no. 20 (2009): 9575–84.

Miceli, N., et al. Comparative analysis of flavonoid profile, antioxidant and antimicrobial activity of the berries of *Juniperus communis* L. var. *communis* and *Juniperus communis* L. var. *saxatilis* Pall. from Turkey. *J Agric Food Chem* 57, no. 15 (2009): 6570–77.

Moein, M. R., et al. Analysis of antimicrobial, antifungal and antioxidant activities of *Juniperus excelsa* M. B subsp. *polycarpos* (K. Koch) Takhtajan essential oil. *Pharmacognosy Res* 2, no. 3 (2010): 128–31.

Mossa, J. S., et al. Antimycobacterial constituents from *Juniperus procera, Ferula communis* and *Plumbago zeylanica* and their in vitro synergistic activity with isonicotinic acid hydrazine. *Phytother Res* 18 (2004): 934–37.

Nixon, D., and D. Hobbs. The use of totarol to treat acne in an adolescent: a case study. *NZFP* (*New Zealand Family Physician*) 33, no. 4 (2006): 1–3, 2006.

Orhan, N., et al. Effects of *Juniperus oxycedrus* ssp. *oxycedrus* on tissue lipid peroxidation, trace elements (Cu, Zn, Fe) and blood glucose levels in experimental diabetes. *J Ethnopharmacol* 133, no. 2 (2011): 759–64.

Ottavioli, J., et al. Chemical variability of the needle oil of *Juniperus communis* ssp. *alpina* from Corsica. *Chem Biodivers* 6, no. 12 (2009): 2192–99.

Pankaj, K., et al. Identification of phytochemical content and antibacterial activity of *Juniperus communis* leaves. *Int J Biotechnol Biochem* 6, no. 1 (2004): 87–91.

Pepeljnjak, S., et al. Antimicrobial activity of juniper berry essential oil (*Juniperus communis* L., Cupressaceae). *Acta Pharm* 55, no. 4 (2005): 417–22.

Pubget. [Juniperus articles and abstracts.] http://pubget.com (search for "juniperus"; accessed November 22, 2010).
Rezvani, S., et al. Analysis and antimicrobial activity of the plant *Juniperus communis*. *Rasāyan J Chem* 2, no. 2 (2009): 257–60.
Sadeghi-aliabadi, H., et al. Evaluation of in vitro cytotoxic effects of *Juniperus foetidissima* and *Juniperus sabina* extracts against a panel of cancer cells. *Iran J Pharm Res* 8, no. 4 (2009): 281–86.
Salido, S., et al. Chemical studies of essential oils of *Juniperus oxycedrus* ssp. *badia*. *J Ethnopharmacol* 81, no. 1 (2002): 129–34.
Samoylenko, V., et al. Antiparasitic, nematicidal and antifouling constituents from *Juniperus* berries. *Phytother Res* 22, no. 12 (2008): 1570–76.
San Feliciano, A., et al. Antineoplastic and antiviral activities of some cyclolignans. *Planta Med* 59, no. 3 (1993): 246–49.
Sati, S. C., et al. Antibacterial potential of leaf extracts of *Juniperus communis* L. from Kumaun Himalaya. *Afr J Microbiol Res* 4, no. 12 (2010): 1291–94.
Schneider, I., et al. Inhibitory activity of *Juniperus communis* on 12(S)-HETE production in human platelets. *Planta Med* 70, no. 5 (2004): 471–74.
Smith, E. C., et al. The phenolic diterpene totarol inhibits multidrug efflux pump activity in *Staphylococcus aureus*. *Antimicrob Agents Chemother* 51, no. 12 (2007): 4480–83.
Van Slambrouck, S., et al. Effects of crude aqueous medicinal plant extracts on growth and invasion of breast cancer cells. *Oncol Rep* 17, no. 6 (2007): 1487–92.
Wanner, J., et al. Chemical composition and antibacterial activity of selected essential oils and some of their main compounds. *Nat Prod Commun* 5, no. 9 (2010): 1359–64.
Webster, D., et al. Antimycobacterial screening of traditional medicinal plants using the microplate resazurin assay. *Can J Microbiol* 56, no. 6 (2010): 487–94.

Wasserdost

Anonymous. Chemicals in: *Eupatorium perfoliatum* L. (Asteraceae). Entry in Dr. Duke's Phytochemical and Ethnobotanical Databases. http://ars-grin.gov/duke (accessed December 9, 2010).
Elsässer-Beile, U., et al. Cytokine production in leukocyte cultures during therapy with echinacea extract. *J Clin Lab Anal* 10, no. 6 (1996): 441–45.
Gassinger, C. A. A controlled clinical trial for testing of efficacy of the homeopathic drug *Eupatorium perfoliatum* D2 in the treatment of common cold (author's transl). *Arzneimittelforschung* 31, no. 4 (1981): 732–36.
Habtemariam, S., et al. Cytotoxicity and antibacterial activity of ethanol extract from leaves of a herbal drug, boneset (*Eupatorium perfoliatum*). *Phytother Res* 14, no. 7 (2000): 575–77.
Herz, W., et al. Sesquiterpene lactones of *Eupatorium perfoliatum*. *J Org Chem* 42, no. 13 (1977): 2264–71.
Lang, G., et al. Antiplasmodial activities of sesquiterpene lactones from *Eupatorium semialatum*, *Z Naturforsch C* 57, no. 3–4 (2002): 282–86.
Lira-Salazar, G., et al. Effects of homeopathic medications *Eupatorium perfoliatum* and *Arsenicum album* on parasitemia of *Plasmodium berghei*-infected mice. *Homeopathy* 95, no. 4 (2006): 223–28.
Maas, M., et al. Caffeic acid derivatives from *Eupatorium perfoliatum* L. *Molecules* 14, no. 1 (2008): 36–45.
Robinson, G., et al. Medical attributes of *Eupatorium perfoliatum*—boneset. Paper developed for a course in medical botany at Wilkes University, Wilkes-Barre, Penn., July 2007. http://klemow.wilkes.edu/Eupatorium.html.
Wagner, H., et al. Immunological studies of plant combination preparations. In-vitro and in-vivo studies on the stimulation of phagocytosis. *Arzneimittelforschung* 41, no. 10 (1991): 1072–76.
Woerdenbag, H. J. Enhanced cytostatic of the sesquiterpene lactone eupatoriopicrin by glutathione depletion. *Br J Cancer* 59, no. 1 (1989): 68–75.

Register

A

F

H

I

J

K

L

M

Q

R

T

U

V

W

X

Y

Z

Die heilende Seele der Pflanzen

Was wir von Pflanzen lernen können, wenn wir ihnen zuhören, und warum Biophilia für das Leben auf Erden so wichtig ist

„Ich glaube, dass viele Krankheiten, mit denen wir konfrontiert werden, mit Naturmedizin heilbar sind. Wir müssen nur unsere verloren gegangene Fähigkeit, die Seele der Pflanzen zu verstehen und mit ihr zu kommunizieren, wiederentdecken. Dann können wir aus der unerschöpflichen Quelle von Energie, Liebe und Weisheit der Natur schöpfen"
Stephen Harrod Buhner

Pflanzen haben eine Seele und heilende Kräfte. Sie spüren, wenn wir Hilfe brauchen. Und sie helfen uns, wenn wir sie darum bitten. Schon Goethe wusste das. Aber wie offenbaren sie sich uns?

Eine Antwort gibt „Die heilende Seele der Pflanzen", ein Buch der Gedanken und Gefühle. Wie eine poetische Wegbeschreibung nimmt es uns mit auf eine Reise in die geheimnisvolle Welt der Pflanzen. Und wie ein Sachbuch vermittelt es wichtiges Wissen über die Probleme, die unser Überleben gefährden: Umweltzerstörung, resistente Bakterien, Luftverschmutzung, Krebs und Klimawandel.

Dieses wundervoll geschriebene Buch präsentiert die erstaunlichen Erkenntnisse eines Naturforschers, Poeten und Experten für Pflanzenmedizin. Buhner ist zutiefst davon überzeugt, dass die Erde ein einzigartiger und großer lebendiger Organismus ist, der seine Bewohner schützen und deren Lebensgrundlagen erhalten möchte. Die Pflanzen auf Mutter Erde waren schon immer und sind noch heute die primäre Medizin des Menschen und aller Erdenbewohner.

Die Natur ist tiefgründiger, als wir bislang glaubten – und als es uns beigebracht wurde. Buhners bemerkenswerte Sichtweisen und seine wissenschaftliche Analyse eröffnen uns neue Wege, die Zusammenhänge des Lebens besser zu verstehen.

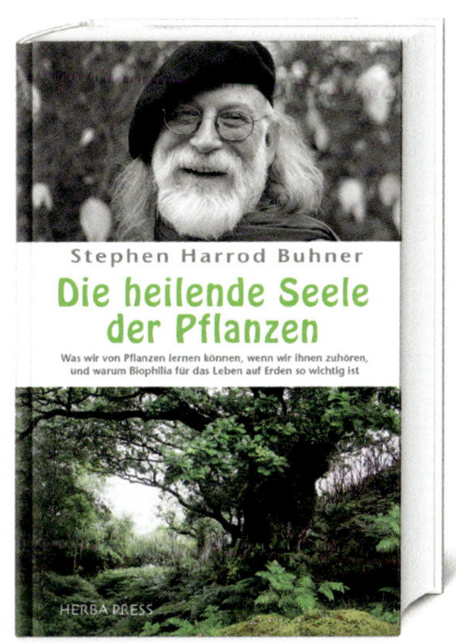

Die heilende Seele der Pflanzen
384 Seiten, Hardcover, 15,5 x 23 cm
HERBA PRESS
ISBN 978-3-946245-03-1

Pflanzliche Virenkiller

Immunstärkung und natürliche Heilmittel bei schweren und resistenten Virusinfektionen

„Heilkräuter sind die Medizin der Menschen. Sie waren es immer. Sie waren unsere Begleiter, als wir aus dem ökologischen Bauch des Planeten gekrochen sind. Sie begleiten uns noch immer, und sie heilen die Notleidenden – zumindest jene, die über sie Bescheid wissen. Geben Sie sich keinen Illusionen hin: Es kommt der Tag, an dem wir sie brauchen"

Stephen Harrod Buhner

Lernen Sie mehr über Heilkräuter, die erfolgreich Viren abwehren und Infektionen bekämpfen können. Definitiv die richtige Lektüre für alle, die nicht nur den nächsten Grippevirus rein pflanzlich bekämpfen, sondern mehr wissen wollen! Buhner macht deutlich, dass u. a. die weltweite Massentierhaltung, aber auch Pestizide in der Landwirtschaft und die Verseuchung der Umwelt dafür verantwortlich sind, dass sich lebensgefährliche Viren immer weiter ausbreiten. Er warnt vor zunehmenden Resistenzen, die Viren auch gegen Arzneimittel entwickeln.

Wichtige Punkte, die das Buch behandelt:

- Behandlungsstrategien bei Infektionen durch Grippeviren, FSME-, Epstein-Barr-, Dengue-Viren, SARS-, Corona-Viren, Zika, Herpes & Co.
- Ausführliche Beschreibungen der wirksamsten Heilpflanzen
- Umfangreiche Präsentation der wissenschaftlichen Forschung
- Vorbeugen: hilfreiche Anwendungen zur Stärkung des Immunsystems
- Pflanzliche Antivirenmittel selbst herstellen

Stephen Harrod Buhner erklärt, was es mit „neu auftauchenden" Viren auf sich hat – und weist einmal mehr darauf hin, dass es für uns keinen „Krieg" gegen Mikroorganismen zu gewinnen gibt. Es werden nicht nur raffinierte Überlebensstrategien von Viren vorgestellt, sondern auch praxistaugliche und evidenzbasierte Vorschläge gemacht, wie man sich gegen Virusintelligenz mithilfe von Heilkräutern erfolgreich zur Wehr setzt.

Buhner stellt bewährte antivirale Heilkräuter vor. Wir lernen, welche unglaublichen Heilkräfte uns die Natur zur Verfügung stellt. Ein brillantes, hoffnungsvolles Werk, das aufzeigt, wie wichtig unser eigenes Immunsystem als erste Abwehrinstanz ist und wie wir es mit Heilpflanzen optimal unterstützen können. Das Buch „Pflanzliche Virenkiller“ bietet viel detailliertes Fachwissen und ein großes Spektrum an Tipps und praktischen Rezeptvorschlägen für den täglichen Gebrauch.

Die Vielfalt der Heilpflanzen ist unerschöpflich – hier eine kleine Auswahl von Fotos aus dem Buch:

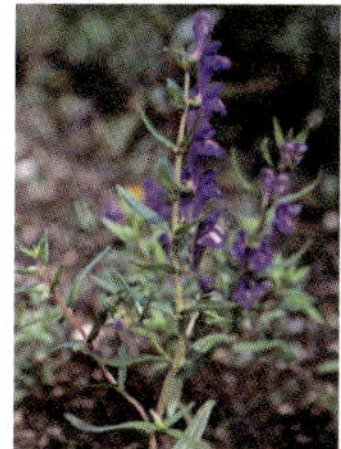
Baikal-Helmkraut

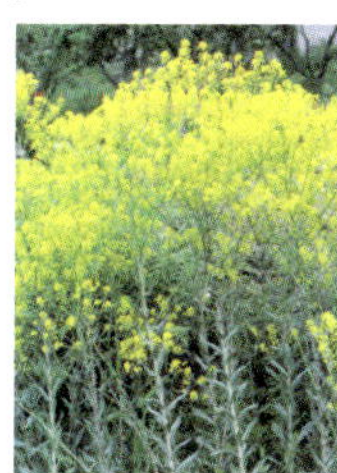
Isatis

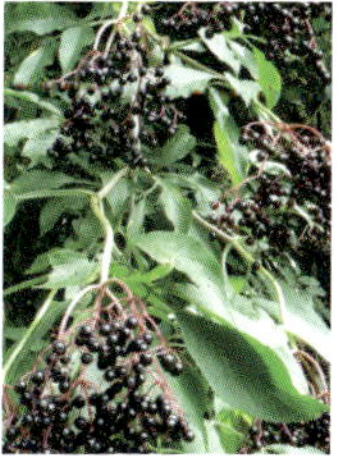
Holunder

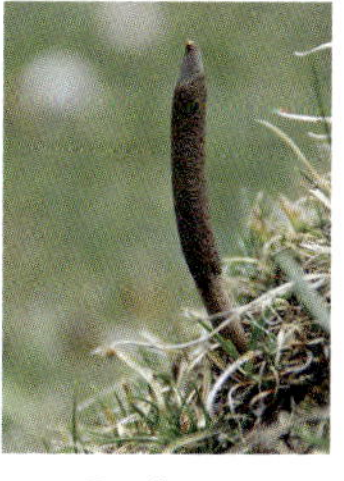
Cordyceps

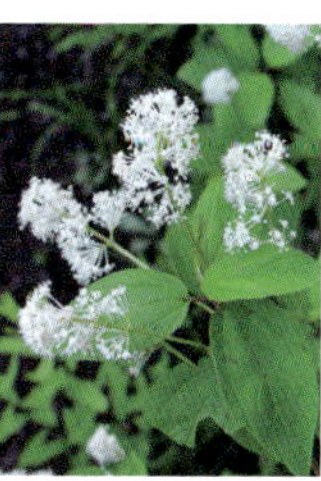
Säckelblume

1.400 wissenschaftliche Studien, die die Aussagen zu den medizinischen Wirkungen der Kräuter belegen, bilden die Grundlage des praxisnahen und bisher einzigartigen Buches.
Vitaljournal

Medizinische Heilpflanzen bekämpfen nicht nur das Virus selbst, sondern wirken sich auch positiv auf das Ökosystem unseres Körpers aus. Stephen erweist uns durch das Aufdecken ihrer Wirkpotenziale einen großen Dienst.
Jim McDonald, *herbcraft.org*

Buch für Buch zeigt uns Stephen Harrod Buhner neue Denkansätze hinsichtlich des wachsenden medizinischen Dogmatismus und der Ungewissheit unserer Zeit auf. Wir brauchen einen klugen und erfahrenen Ratgeber, der uns wertvolles Wissen über Heilpflanzen mitteilt; Stephen hat bewiesen, dass er der Richtige hierfür ist.
Matthew Wood, MS, Phytotherapeut

Pflanzliche Virenkiller präsentiert umfassendes Heilkräuterwissen, fundierte Fachinformationen und praktische Tipps auf 480 Seiten. Die wirksamsten Heilpflanzen sind mit farbigen Fotografien abgebildet.
Hardcover, 16,5 x 24 cm
HERBA PRESS
ISBN 978-3-946245-01-8

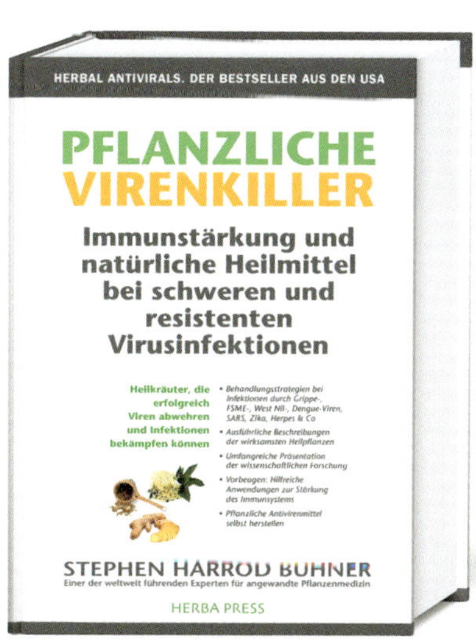

Lyme Borreliose natürlich heilen

Borreliose und ihre Koinfektionen Chlamydiose und Rickettsiose

„Die Buhner-Protokolle"

„Ich verneige mich ehrfürchtig vor jenen Menschen, die mit cleveren Pathogenen infiziert sind und nicht aufgegeben haben. Sie haben dafür gekämpft, einen Ausweg aus einer Erkrankung zu finden, die in unserer Kultur nur von sehr wenigen verstanden wird."
Stephen Harrod Buhner

Im vorliegenden Buch schildert der Autor Stephen Harrod Buhner, was Borreliose-Bakterien im Körper anrichten und wie die Erkrankung mit natürlichen Mitteln geheilt werden kann. Das Buch wendet sich an Patienten, die an Lyme-Borreliose leiden, und Therapeuten, die Lyme-Borreliose behandeln – Ärzte, Heilpraktiker und Apotheker. Der Leser kann gezielt die Kapitel auswählen, die ihn interessieren: medizinisch-wissenschaftliche Informationen über die Mechanismen der Borrelien-, Chlamydien- und Rickettsieninfektionen, Diagnostik, Tests und Nachweisverfahren oder detaillierte Therapieprotokolle mit antiinfektiösen Heilkräutern.

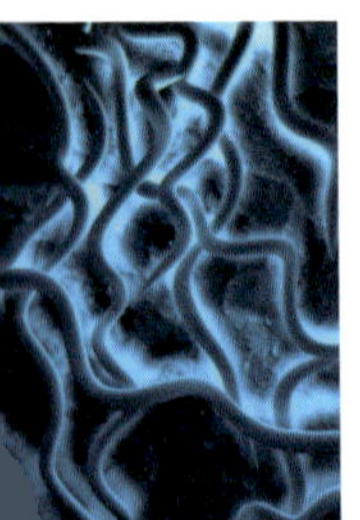

Borrelia burgdorferi

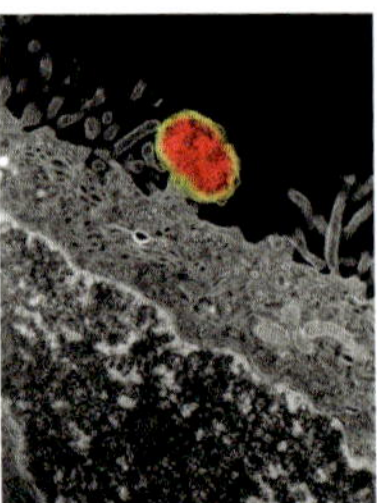

Rickettsia rickettsii

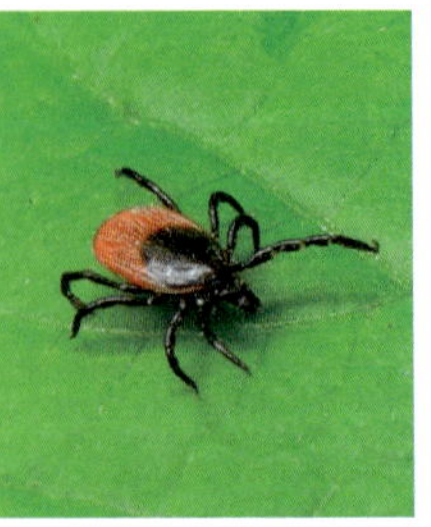

Ixodes ricinus

Lyme Borreliose natürlich heilen präsentiert umfassendes Heilkräuterwissen, fundierte Fachinformationen und praktische Tipps auf 656 Seiten. Die wirksamsten Heilpflanzen sind mit farbigen Fotografien abgebildet.
Hardcover, 16,5 x 24 cm
HERBA PRESS
ISBN 978-3-946245-05-6

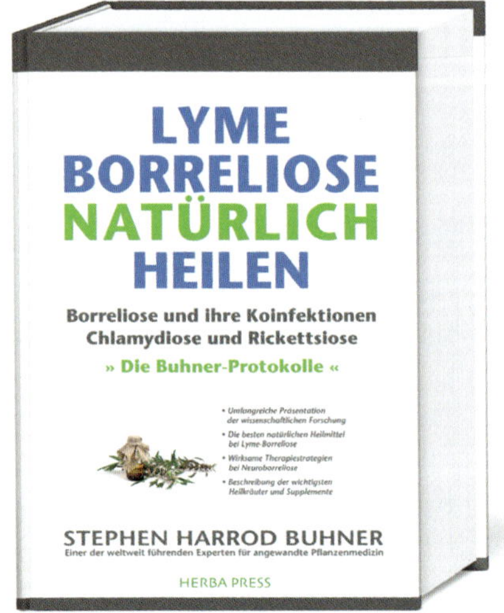

Borreliose Koinfektionen

Erkennen • Behandeln • Heilen

Babesia, Ehrlichia und Anaplasma, Mycoplasma, Bartonella

„Ich selbst und Tausende Betroffene haben von den in diesem Buch beschriebenen Protokollen profitiert. Ich hoffe darauf, dass diese Protokolle auch bei Ihnen erfolgreich sein werden."
Stephen Harrod Buhner

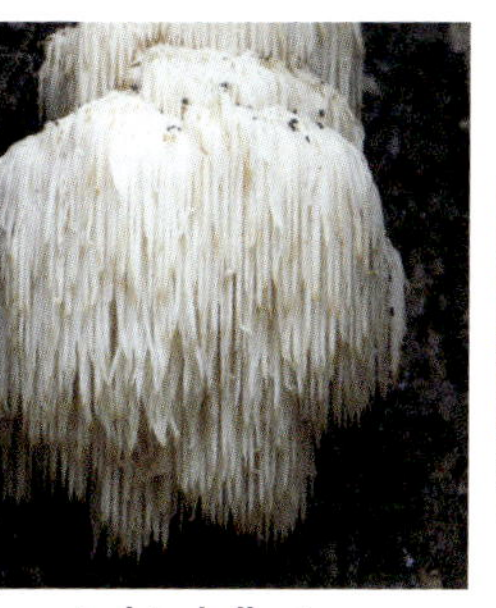

Igelstachelbart

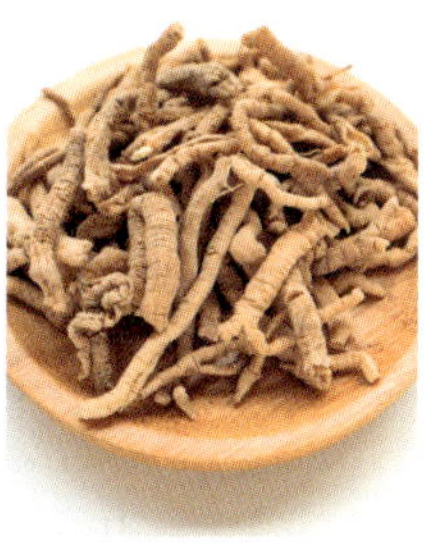

Senegawurzel

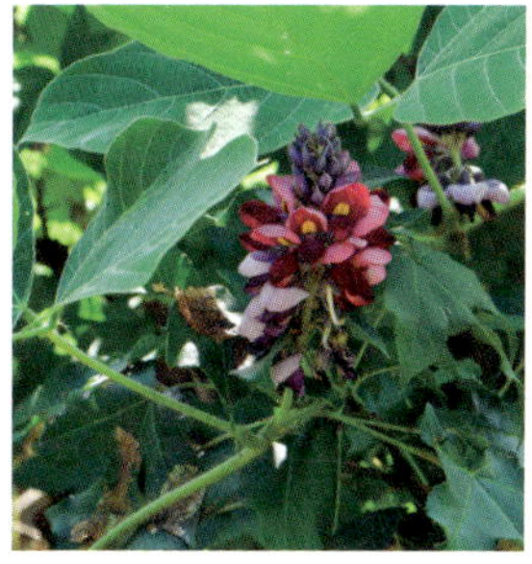

Kudzu

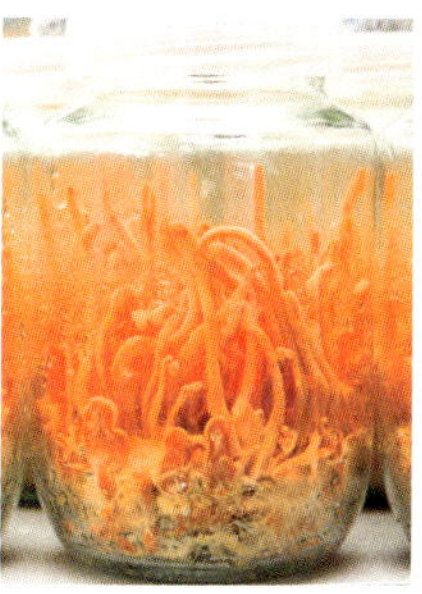

Cordyceps

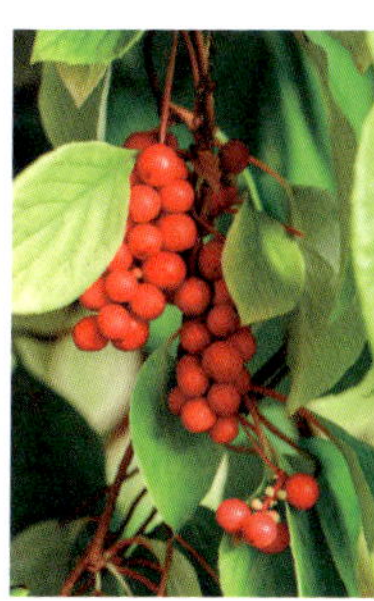

Schisandra

Zecken und andere Überträger von Krankheiten haben in der Regel mehr als einen Erreger im Gepäck. Ärzten, Heilpraktikern und Therapeuten steht erstmals ein komplettes Kompendium zur Behandlung von Borreliose-Koinfektionen zur Verfügung. Laien und betroffene Patienten erfahren, was sich hinter unerklärlichen Beschwerden verbergen kann und wie man Borreliose-assoziierte Infektionen mit der Kraft der Natur unter Kontrolle bekommt.

Borreliose Koinfektionen
Autoren: Stephen Harrod Buhner und Eberhard Wormer. Fundierte Fachinformationen und praktische Tipps auf 560 Seiten. Viele Abbildungen und Grafiken. Besonders umfangreiche Materia medica mit farbigen Fotografien.
Solides Hardcover
Format: 16,5 x 24 cm
HERBA PRESS
ISBN 978-3-946245-07-0

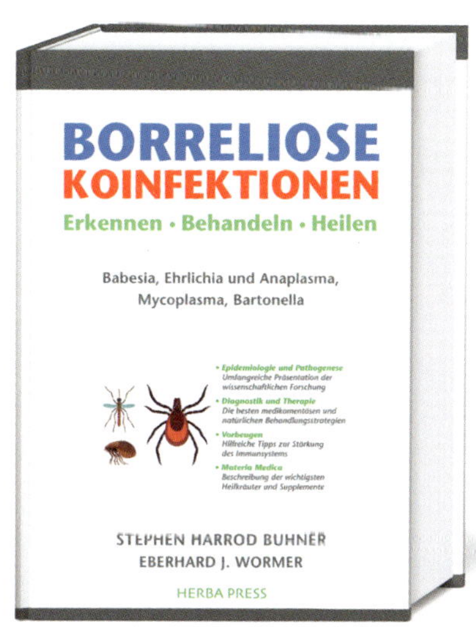

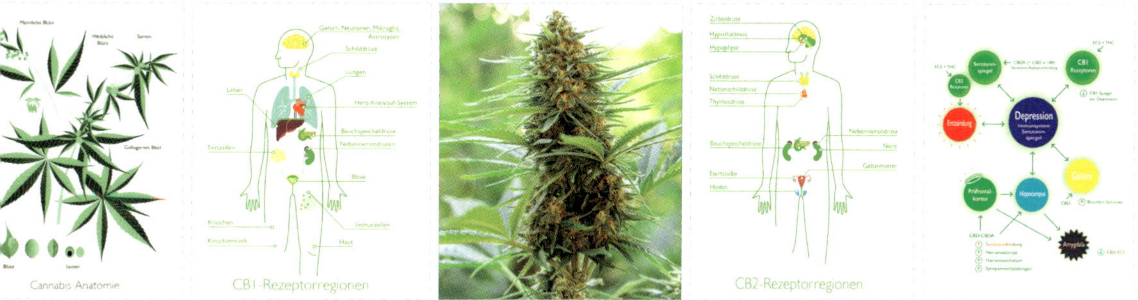

Ganzheitliche Heilung mit Cannabis

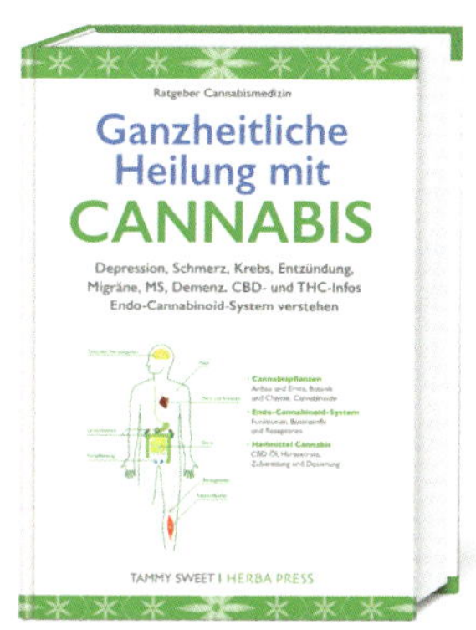

Dieses Buch möchte Ihnen die Cannabispflanze vorstellen. Es behandelt unter anderem Erkrankungen, bei denen Cannabismedizin helfen kann: Depression, Schmerz, Reizdarm, Migräne, Multiple Sklerose, Krebs und Demenz. Das umfangreiche Werk bietet Informationen, Erkenntnisse und Handlungsanweisungen für Heilpraktiker, Ärzte, Apotheker, Herbalisten, Naturheilkundler, Phyto-, Psychotherapeuten und für alle interessierten Neulinge.

Ganzheitliche Heilung mit Cannabis. Viele farbige Abb., Tabellen und Pflanzenfotos. 288 Seiten. Hardcover, Format 16,5 x 24 cm.
ISBN 978-3-946245-09-4

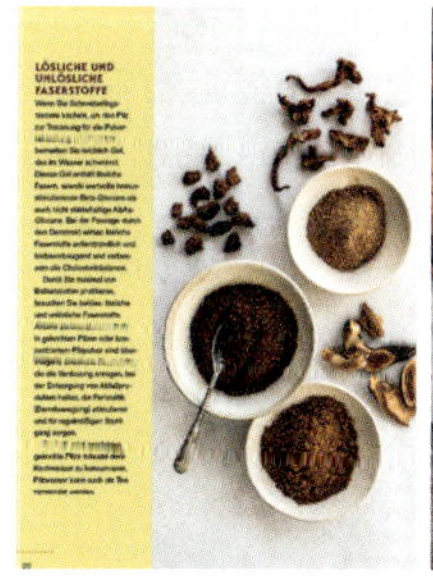

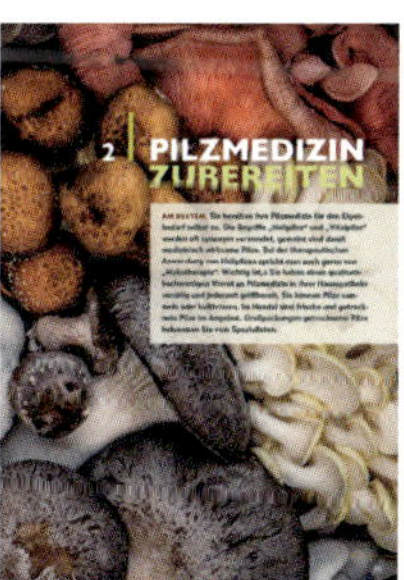

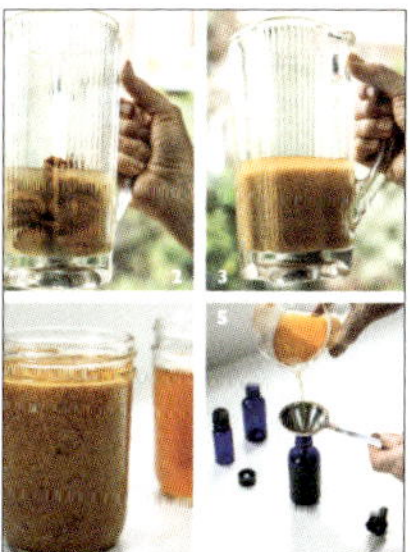

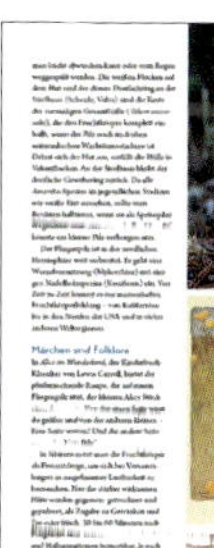

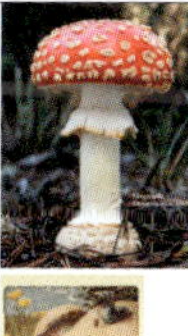

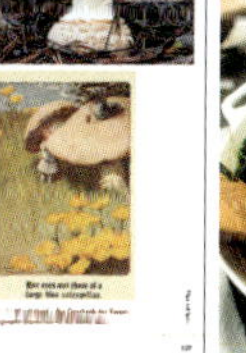

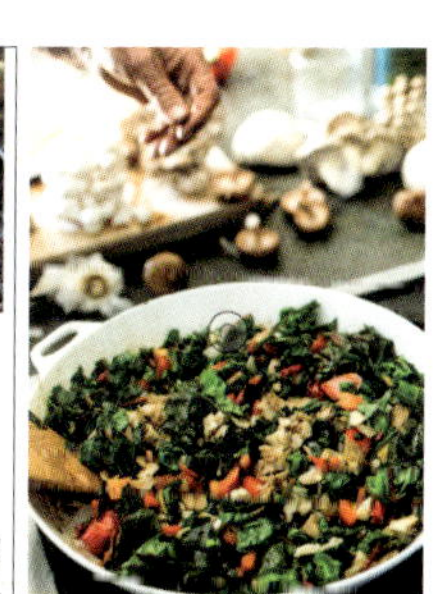

Ganzheitliche Anwendung von Heilpilzen

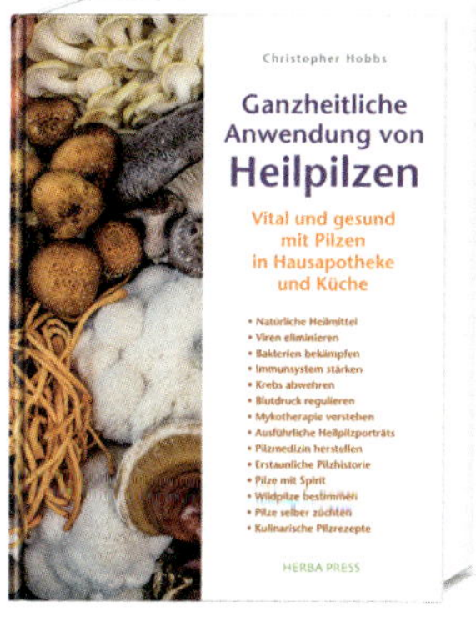

In diesem Buch finden Sie umfassende Praxisinfos aus der langjährigen Arbeit des Autors Dr. Christopher Hobbs mit Heilpilzen, Erfahrungsberichte über Pilzmedizin bei Patienten und die wichtigsten Ergebnisse der Forschung über medizinisch wirksame Pilze. Schwerpunkte sind ausführliche Heilpilzporträts und eine Auswahl der besten Pilzspezies bei diversen Gesundheitsstörungen. Lernen Sie neue Heilpilze kennen, von denen Sie vorher noch nie gehört haben, die aber seit Jahrhunderten in Asien und der TCM (Traditionelle Chinesische Medizin) verwendet werden. Gegliedert in sechs sehr informative Kapitel. Ein Werk, das verständlich für Laien ist und gleichzeitig als Fachbuch für Spezialisten dient. Ein Buch, das die Herzen aller Pilzfans höherschlagen lässt.

Ganzheitliche Anwendung von Heilpilzen. Sechs spannende, umfangreiche Kapitel. Sehr viele farbige Abbildungen, hilfreiche Tabellen und spektakuläre Pilzfotos. 328 Seiten. Hardcover. Großformat 22 x 28 cm.
ISBN 978-3-946245-10-0

Die heilende Gewürz Apotheke

Gewürze und Kräuter werden schon seit Jahrtausenden als Nahrung und Medizin verwendet. Die gesundheitsstärkenden Wirkungen beim Menschen sind sehr gut erforscht und zweifelsfrei belegt. Gewürze stärken die Abwehrkraft. Der Körper ist dann besser vor bekannten und unbekannten Angreifern wie Viren, Bakterien und Pilzen geschützt. Gewürzmedizin kann sowohl heilen und Krankheiten vorbeugen als auch schulmedizinische Behandlungen begleiten und verbessern. Sie ist dort am wirksamsten, wo wir am dringendsten Hilfe benötigen – zur Stärkung des gesamten Immunsystems und zur Unterstützung unseres Wohlbefindens.

Der wichtigste Aspekt sind Gewürze, die bei der Zubereitung von Mahlzeiten verwendet werden. Sie erfahren in den fünf Kapiteln dieses Buches, wie Gewürzmedizin funktioniert und wie Sie eigene Mischungen kreieren können. Lernen Sie, welche gesundheitlichen Vorteile und Wirkungen die vorgestellten Gewürze und Kräuter haben. Entdecken Sie die enorme Vielfalt der Anwendungsmöglichkeiten Ihrer persönlichen Gewürz-Apotheke mit superleckeren, gesunden Rezepten im praktischen Teil des umfangreichen Buches.

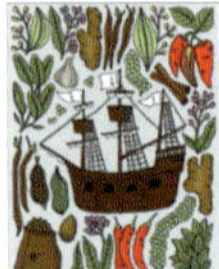
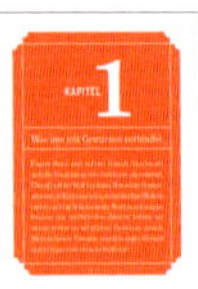
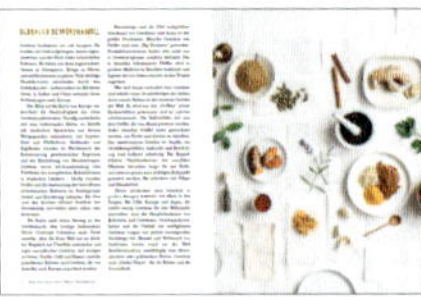
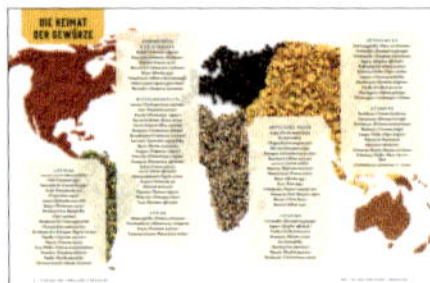
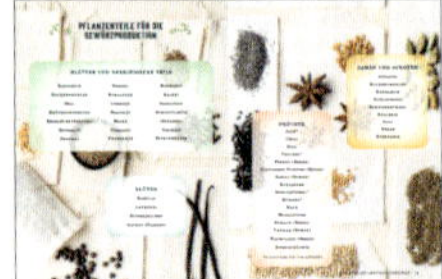

Beispielseiten **Kapitel 1. Was uns mit Gewürzen verbindet**

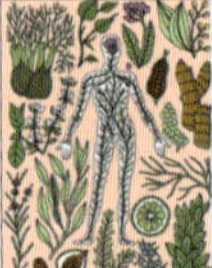
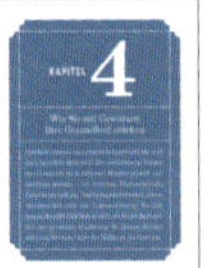
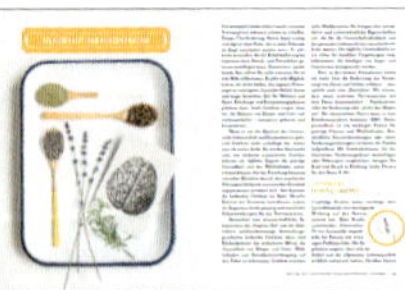
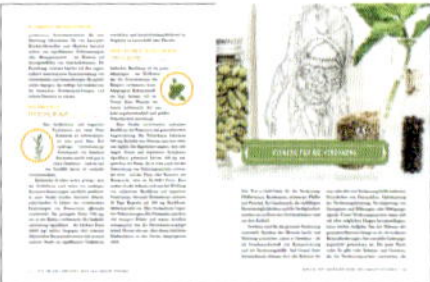
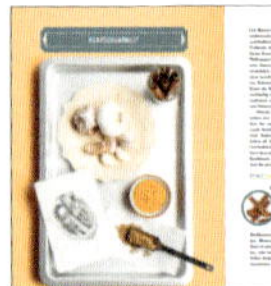
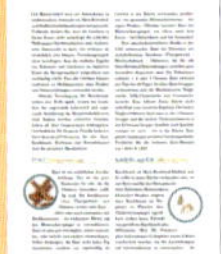

Beispielseiten **Kapitel 4. Wie Sie mit Gewürzen Ihre Gesundheit stärken**

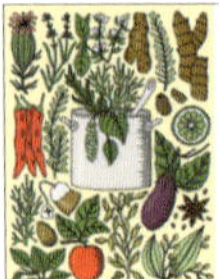
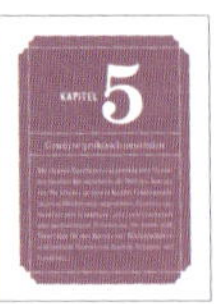
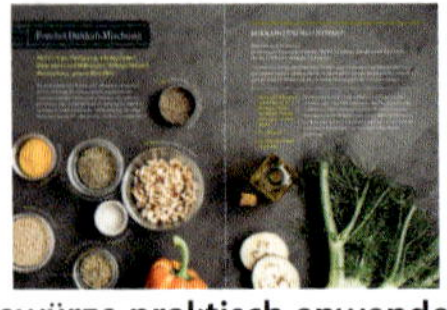

Beispielseiten **Kapitel 5. Gewürze praktisch anwenden**

Die heilende Gewürz Apotheke
Alle Gewürze und Kräuter mit farbigen Abbildungen. Informative Tabellen über die medizinischen Wirkungen. Heilkräftige Gewürzmischungen und leckere Rezepte.
184 Seiten. Hardcover.
Format 16,5 x 22 cm
ISBN 978-3-946245-08-7

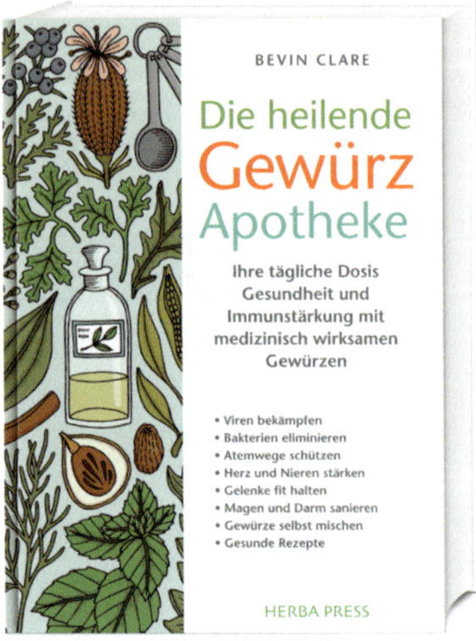

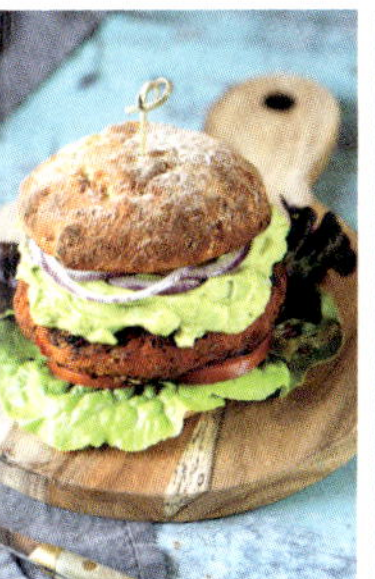
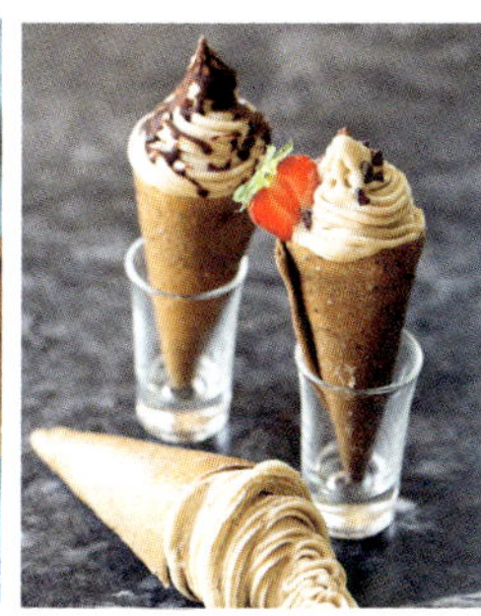
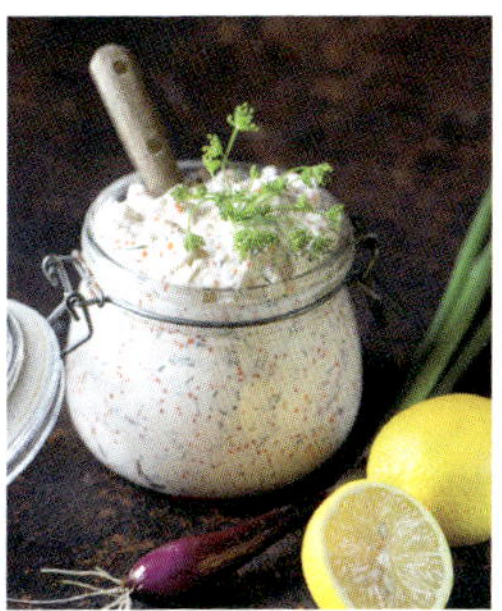
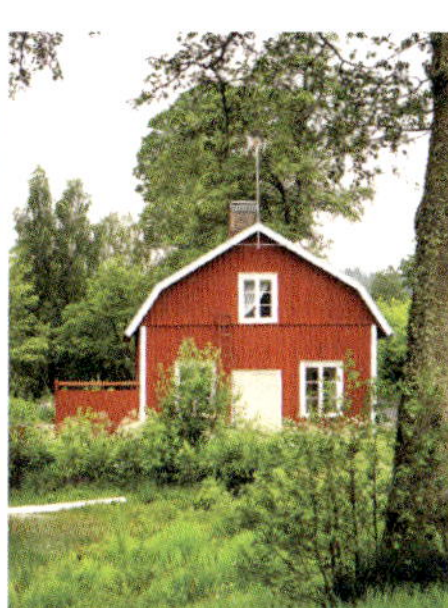
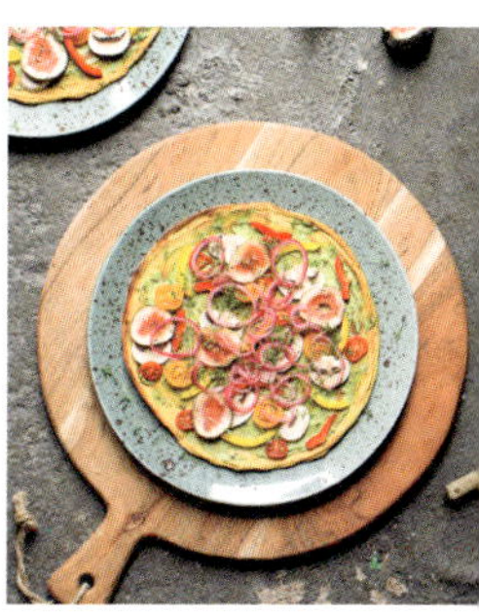

Vegan mit Genuss und Liebe

Ob Luxus-Frühstück, heiße Eintöpfe, schnelle Gerichte, Snacks, Hausmannskost oder farbenfrohe Salate: Schon die tollen Fotos von Köchin Erikas Rezepten wecken jede einzelne Geschmacksknospe aus dem Tiefschlaf – egal ob Sie Veganer oder Allesesser sind. Und erst ihre großartigen Torten: unwiderstehlich lecker!

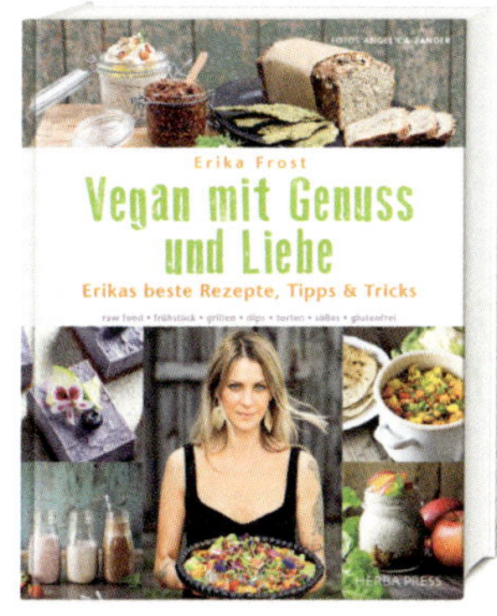

Vegan mit Genuss und Liebe
Die besten Rezepte, Tipps & Tricks der schwedischen Köchin Erika! 192 Seiten, Hardcover, 22 x 28 cm.
ISBN 978-3-946245-04-9

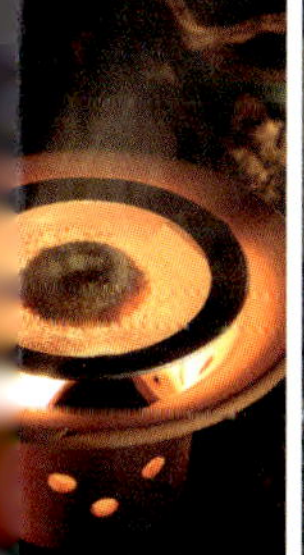
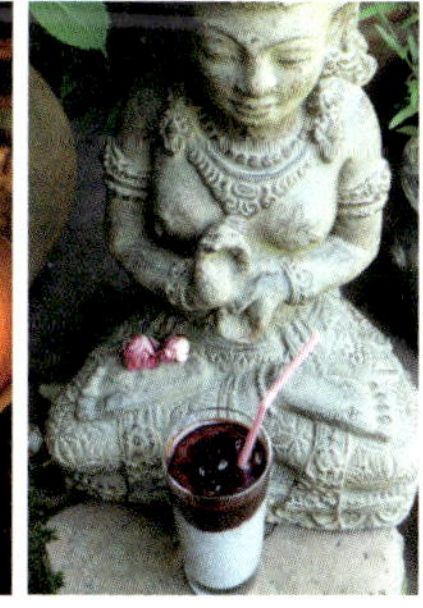
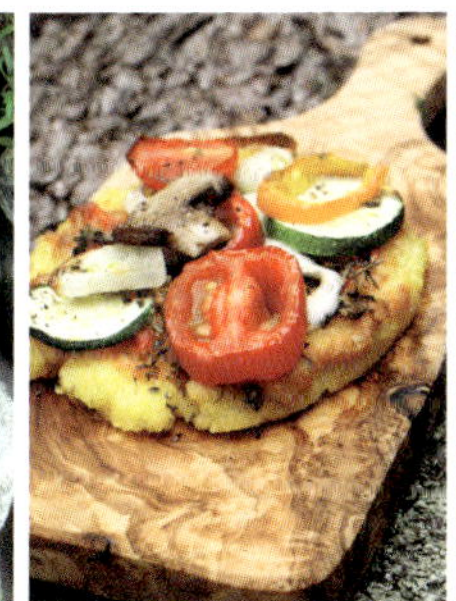
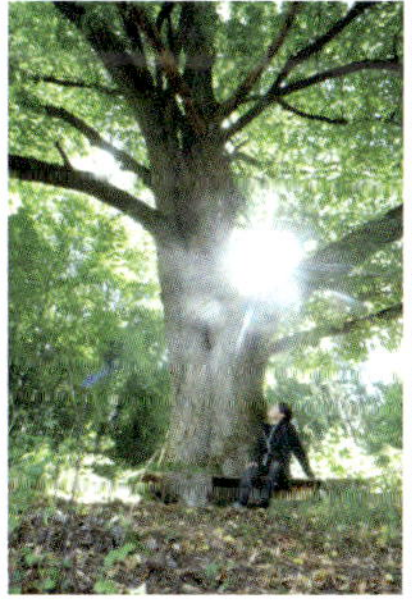
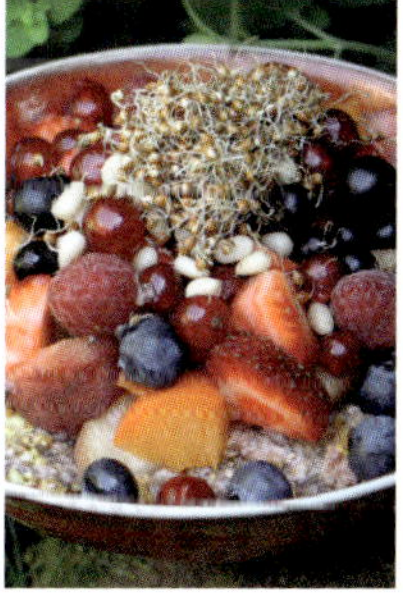
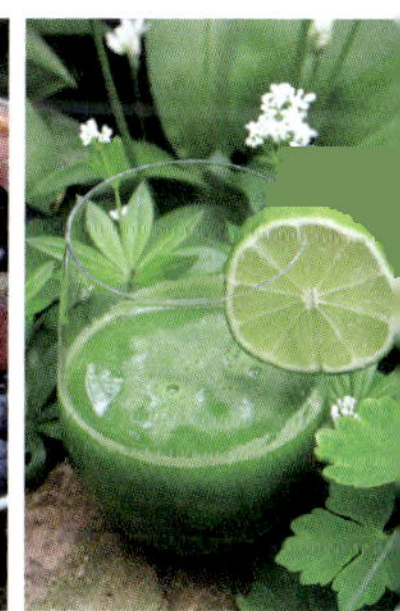

In Topform durch die Wechseljahre

Wie wichtig eine gute Gesundheit für die Frau ist, macht sich besonders in den Wechseljahren bemerkbar. Die Autorin zeigt mit ihrem umfangreichen Ratgeber überzeugend auf, dass es jeder Frau in den Wechseljahren gelingen kann, ihren Körper auf natürliche Weise durch vollwertige pflanzenbasierte Ernährung wieder in Topform zu bringen. Ein wunderschönes Buch, liebevoll gestaltet und mit vielen farbigen Abbildungen. Auf über 120 Seiten finden Sie leckere pflanzliche Rezepte, jedes mit einem schönen Foto bebildert.

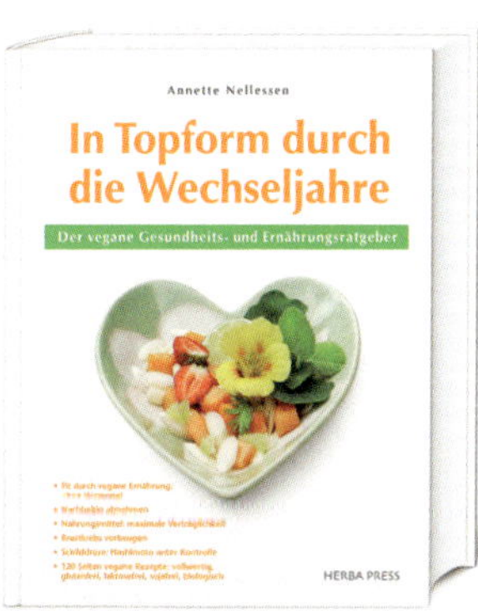

In Topform durch die Wechseljahre
Gesundheitsratgeber + Kochbuch.
Autorin: Annette Nellessen
376 Seiten, Hardcover, 19 x 24 cm.
ISBN 978-3-946245-02-5